Fisiologia Humana

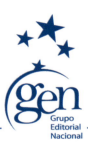

O GEN | Grupo Editorial Nacional – maior plataforma editorial brasileira no segmento científico, técnico e profissional – publica conteúdos nas áreas de ciências da saúde, exatas, humanas, jurídicas e sociais aplicadas, além de prover serviços direcionados à educação continuada e à preparação para concursos.

As editoras que integram o GEN, das mais respeitadas no mercado editorial, construíram catálogos inigualáveis, com obras decisivas para a formação acadêmica e o aperfeiçoamento de várias gerações de profissionais e estudantes, tendo se tornado sinônimo de qualidade e seriedade.

A missão do GEN e dos núcleos de conteúdo que o compõem é prover a melhor informação científica e distribuí-la de maneira flexível e conveniente, a preços justos, gerando benefícios e servindo a autores, docentes, livreiros, funcionários, colaboradores e acionistas.

Nosso comportamento ético incondicional e nossa responsabilidade social e ambiental são reforçados pela natureza educacional de nossa atividade e dão sustentabilidade ao crescimento contínuo e à rentabilidade do grupo.

Fisiologia Humana

Carlos Alberto Mourão Júnior
Médico Endocrinologista. Bacharel em Direito. Matemático.
Mestre em Ciências Biológicas pela Universidade Federal de Juiz de Fora (UFJF).
Doutor em Ciências pela Escola Paulista de Medicina da Universidade Federal de São Paulo (Unifesp).
Pós-Graduado em Filosofia pela UFJF.
Professor Associado de Biofísica e Fisiologia da UFJF.

Dimitri Marques Abramov
Médico Psiquiatra. Mestre em Ciências Biológicas pela Universidade Federal de Juiz de Fora (UFJF).
Doutor em Ciências (Fisiologia) pelo Instituto de Biofísica Carlos Chagas Filho da Universidade Federal do Rio de Janeiro (UFRJ).

Segunda edição

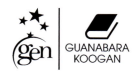

- Os autores deste livro e a editora empenharam seus melhores esforços para assegurar que as informações e os procedimentos apresentados no texto estejam em acordo com os padrões aceitos à época da publicação, *e todos os dados foram atualizados pelos autores até a data do fechamento do livro*. Entretanto, tendo em conta a evolução das ciências, as atualizações legislativas, as mudanças regulamentares governamentais e o constante fluxo de novas informações sobre os temas que constam do livro, recomendamos enfaticamente que os leitores consultem sempre outras fontes fidedignas, de modo a se certificarem de que as informações contidas no texto estão corretas e de que não houve alterações nas recomendações ou na legislação regulamentadora.

- Data do fechamento do livro: 11/12/2020.

- Os autores e a editora se empenharam para citar adequadamente e dar o devido crédito a todos os detentores de direitos autorais de qualquer material utilizado neste livro, dispondo-se a possíveis acertos posteriores caso, inadvertida e involuntariamente, a identificação de algum deles tenha sido omitida.

- **Atendimento ao cliente: (11) 5080-0751 | faleconosco@grupogen.com.br**

- Direitos exclusivos para a língua portuguesa
  Copyright © 2021 by
  Editora Guanabara Koogan LTDA.
  Uma editora integrante do GEN | Grupo Editorial Nacional
  Travessa do Ouvidor, 11
  Rio de Janeiro – RJ – CEP 20040-040
  www.grupogen.com.br

- Reservados todos os direitos. É proibida a duplicação ou reprodução deste volume, no todo ou em parte, em quaisquer formas ou por quaisquer meios (eletrônico, mecânico, gravação, fotocópia, distribuição pela Internet ou outros), sem permissão, por escrito, da Editora Guanabara Koogan Ltda.

- Capa: Bruno Sales

- Imagens da capa: cosmin4000/alex-mit (iStock)

- Editoração eletrônica: Anthares

- Ficha catalográfica

CIP-BRASIL. CATALOGAÇÃO NA PUBLICAÇÃO
SINDICATO NACIONAL DOS EDITORES DE LIVROS, RJ

M89f
2. ed.

Mourão Júnior, Carlos Alberto
Mourão & Abramov: Fisiologia humana / Carlos Alberto Mourão Júnior, Dimitri Marques Abramov. - 2. ed. - Rio de Janeiro : Guanabara Koogan, 2021.
  428 p. ; 28 cm.

  Inclui bibliografia e índice
  ISBN 978-85-277-3640-4

1. Fisiologia humana. 2. Fisiologia - Estudo e ensino. 3. Biologia humana. 4. Corpo humano. I. Abramov, Dimitri Marques. II. Título.

20-67334   CDD: 612.071
                                                                                      CDU: 612:37

Camila Donis Hartmann - Bibliotecária - CRB-7/6472

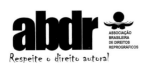

Dedicatória

À minha esposa, Janice, e à memória de meus pais.
Carlos Alberto Mourão Júnior

Aos meus filhos queridos: Amanda e Dimitri.
Dimitri Marques Abramov

Agradecimentos

À Editora Guanabara Koogan que, há mais de uma década, na pessoa do editor Aluisio Affonso, acreditou e orquestrou a realização desta obra.

À equipe de primeira grandeza do Grupo GEN – Juliana Affonso (superintendente da área de saúde), Maria Fernanda Dionysio (editora), Tatiane Carreiro (coordenadora editorial), Ana Carolina Brandão (produtora editorial) e Renato de Mello (ilustrador) – que, com brilhantismo, competência, dedicação e zelo, permitiram que este livro viesse a lume.

Aos grandes pensadores e cientistas – do passado, do presente e do futuro –, por dedicarem sua existência à causa de tentar reduzir as tantas incertezas que atormentam a razão humana.

Aos nossos queridos alunos que, ao longo de nossa jornada, nos motivam a tentar progredir cada vez mais e corresponder melhor às suas necessidades e expectativas. Este livro existe por eles e para eles.

Mourão & Abramov

Material Suplementar

Este livro conta com o seguinte material suplementar:

- Ilustrações da obra em formato de apresentação (restrito a docentes cadastrados).

O acesso ao material suplementar é gratuito. Basta que o leitor se cadastre e faça seu *login* em nosso *site* (www.grupogen.com.br), clicando em GEN-IO, no *menu* superior do lado direito.

O acesso ao material suplementar *online* fica disponível até seis meses após a edição do livro ser retirada do mercado.

Caso haja alguma mudança no sistema ou dificuldade de acesso, entre em contato conosco (gendigital@grupogen.com.br).

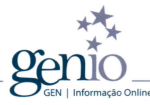

GEN-IO (GEN | Informação Online) é o ambiente virtual de aprendizagem do GEN | Grupo Editorial Nacional

Prefácio

Em 2009, lançamos, pela mesma editora, o *Curso de Biofísica*, um livro no qual mostramos como as variáveis físicas presentes na Natureza atuam em sistemas biológicos. Nos cursos da área da saúde, uma vez compreendido como as leis naturais operam no corpo humano, o próximo passo é entender como os sistemas orgânicos funcionam na intimidade, e como eles interagem entre si, objetivando a harmonia no funcionamento do todo. Esse é o objeto de estudo da Fisiologia humana, que tem a Biofísica como pré-requisito indispensável.

Alcançado nosso primeiro objetivo, o texto sobre Biofísica, o qual vem sendo criteriosamente revisado e atualizado no decorrer dos anos, demos mais um passo, que foi elaborar e lançar, em 2011, o livro-texto *Fisiologia Essencial*, que, agora, totalmente reformulado e atualizado, sob o título de *Fisiologia Humana*, temos o prazer de apresentar.

Antes de prosseguir com as explicações e justificativas que nos levaram a escolher um ou outro caminho para o planejamento e a organização deste livro, queremos registrar que não tivemos e não temos a pretensão de substituir os excelentes e tradicionais tratados de Fisiologia existentes no mercado. Pelo contrário, acreditando que há lugar para as duas visões que vamos expor aqui, queremos nos aliar a eles no desafio de ensinar Fisiologia.

Duas visões

Entendemos que os grandes tratados são *livros técnicos* apropriados para a consulta ou para o aprofundamento de conhecimentos já consolidados. Entretanto, sabemos também que as instituições de ensino da área da saúde destinam cada vez menos tempo ao estudo da Fisiologia, e que os estudantes se ressentem da falta de textos adaptados a essa realidade.

Em razão disso, nosso objetivo foi escrever um *livro didático* para os estudantes que ensaiam seus primeiros passos na fisiologia, um texto enxuto, absolutamente compatível com o tempo exíguo que os currículos proporcionam para o conteúdo programático da disciplina.

Estrutura e volume de informações

Planejamos o repertório de capítulos com uma organização específica que possibilita aos docentes ministrarem todo o conteúdo da disciplina em três períodos letivos, cada qual com aproximadamente 14 semanas de aula. Alguns capítulos ocuparão mais de uma aula, e outros poderão, com tranquilidade, ser esgotados em menos tempo.

Este texto, bem como o volume e o encadeamento dos assuntos, foi empregado na prática e mostrou-se plenamente acessível e autoexplicativo, mostrando que os estudantes conseguem bom aproveitamento ao lerem, sozinhos, os capítulos, exercitando, assim, o autodidatismo e preparando-se melhor para as aulas. Desse modo, o professor pode ficar mais à vontade para planejar sua aula, enfocando as partes que julgar mais importantes ou complexas em cada capítulo.

Organização

A fim de abarcar o conteúdo programático da Fisiologia, optamos por dividir a obra em três partes distintas e complementares. Na Parte 1, *Fundamentos*, que representa uma introdução à obra, apresentamos diversas conjecturas e pressupostos teóricos que têm por objetivo oferecer uma visão panorâmica e apresentar os conceitos básicos da Fisiologia. Apesar de enfocar fundamentos importantes, acreditamos que, em um curso mais curto, a Parte 1 pode ser ministrada de maneira ainda mais condensada.

A Parte 2, *Fisiologia Celular*, trata de conceitos que, segundo nosso ponto de vista, merecem toda a atenção possível, uma vez que as ideias que lá estão são o alicerce sobre o qual se deverá construir o edifício do conhecimento fisiológico. Sugerimos que se gaste o tempo que for necessário para que o conteúdo apresentado possa ser adequadamente compreendido e perfeitamente assimilado, uma vez que ele é fundamental para a compreensão da Parte 3, *Fisiologia dos Sistemas*.

Há quem pense que a fisiologia dos sistemas é a Fisiologia propriamente dita, uma vez que nela se discutem os processos alostáticos em cada sistema orgânico. Contudo, insistimos que essa parte só poderá ser adequadamente compreendida se estiver bem alicerçada nos fundamentos estudados na Parte 2, os quais são totalmente indispensáveis para a compreensão das funções orgânicas.

Características especiais

Acrescentamos ao texto propriamente dito recursos pedagógicos que visam facilitar a compreensão do conteúdo, como:

 Objetivos de estudo: cada capítulo se inicia com a explicitação dos objetivos que o leitor pode alcançar.

 Conceitos-chave do capítulo: lista dos termos fundamentais para a compreensão do capítulo em particular e da Fisiologia em geral.

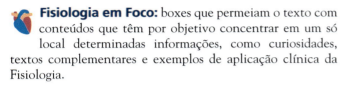 **Fisiologia em Foco:** boxes que permeiam o texto com conteúdos que têm por objetivo concentrar em um só local determinadas informações, como curiosidades, textos complementares e exemplos de aplicação clínica da Fisiologia.

Trechos destacados: representam ideias fundamentais para a compreensão do contexto ou a formalização de premissas importantes para a Fisiologia.

 Resumo: sumariza, em tópicos, as ideias centrais do tema apresentado no capítulo.

 Autoavaliação: perguntas referentes ao conteúdo apresentado no capítulo, cujas respostas podem ser facilmente encontradas ao longo do texto. Sugerimos aos docentes que procurem incentivar seus alunos a buscar as respostas por eles mesmos. Esse é um exercício interessante para que o jovem comece a praticar o autodidatismo, uma habilidade fundamental para o futuro profissional. Se o professor julgar necessário, ou até mesmo tiver tempo disponível para tal, poderá propor a realização de grupos de estudo e discussão em sala de aula, tornando o estudo mais interativo e participativo.

Questões para pesquisa suplementar: ainda na seção de Autoavaliação, há questões que se iniciam com a lupa, ícone que indica que o aluno não encontrará as respostas no livro, devendo fazer uma pesquisa suplementar para obtê-las.

Ilustrações

Cientes do grande impacto didático que as ilustrações produzem nos alunos, criamos tantas quantas julgamos necessárias para que o texto pudesse ser mais bem compreendido. Todos os desenhos deste livro foram idealizados pelos autores e, depois, aprimorados por um *designer* profissional.

Glossário

Muitos dos termos empregados no texto são desconhecidos por boa parte dos leitores que se iniciam na área da saúde. Por isso, sempre que procedente, essas palavras foram destacadas em cor e repetidas na margem da página, acompanhadas de uma breve definição. Todos os termos foram reunidos e repetidos ao final do livro, em ordem alfabética, constituindo um Glossário para consulta rápida.

Bibliografia

A Bibliografia é composta de muitos livros que foram importantes direta ou indiretamente para a composição desta obra. Optamos por colocá-la no fim da obra, e não ao final de cada capítulo, pois, neste caso, muitos deles seriam citados em redundância. Os artigos científicos mencionados são, em geral, artigos de revisão que podem ser encontrados nos sistemas de busca bibliográfica disponibilizados pela maioria das instituições de ensino. Além disso, as bibliotecas das faculdades frequentemente dispõem dos livros citados em seu acervo.

Um abraço fraterno,
Mourão & Abramov

Sumário

Introdução, 1

Parte 1 Fundamentos, 3

1 Homeostase e Alostase, 5
   Objetivos de estudo, 6
   Conceitos-chave do capítulo, 6
   Introdução, 7
   A organização da natureza, 7
   O objetivo da Fisiologia, 15
   Resumo, 16
   Autoavaliação, 17

Parte 2 Fisiologia Celular, 19

2 A Célula, 21
   Objetivos de estudo, 22
   Conceitos-chave do capítulo, 22
   Introdução, 23
   Meio interno, 25
   O protagonista da vida, 26
   Resumo, 27
   Autoavaliação, 27

3 A Membrana Celular, 29
   Objetivos de estudo, 30
   Conceitos-chave do capítulo, 30
   Introdução, 31
   Compartimentos líquidos do organismo, 32
   Canais de membrana, 33
   Transporte através da membrana, 35
   Um aspecto essencial, 39
   Resumo, 40
   Autoavaliação, 41

4 Potencial Graduado, 43
   Objetivos de estudo, 44
   Conceitos-chave do capítulo, 44
   Introdução, 45
   A membrana em repouso, 45
   Variação do potencial elétrico de membrana, 47
   O fenômeno de somação no tempo e no espaço, 51
   Resumo, 56
   Autoavaliação, 56

5 Potencial de Ação, 57
   Objetivos de estudo, 58
   Conceitos-chave do capítulo, 58
   Introdução, 59
   Potencial de ação como fenômeno, 59
   A natureza do potencial de ação, 60
   Fases do potencial de ação, 63
   Período refratário absoluto e relativo, 64
   Potencial graduado *versus* potencial de ação, 64
   Propagação do potencial de ação, 65
   Potencial de ação no músculo cardíaco, 70
   Células com automatismo, 70
   Resumo, 71
   Autoavaliação, 72

6 Transdução Sensorial, 73
   Objetivos de estudo, 74
   Conceitos-chave do capítulo, 74
   Introdução, 75
   Estímulos, 77
   Receptores, 77
   Propriocepção, 88
   Nocicepção, 89
   Interocepção: o sentido do estado fisiológico do corpo, 91
   Resumo, 92
   Autoavaliação, 93

7 Comunicação Celular, 95
   Objetivos de estudo, 96
   Conceitos-chave do capítulo, 96
   Introdução, 97
   Comunicação entre as células, 97
   Tipos de comunicação celular, 98
   Receptores e resposta celular, 106
   Sinalização celular entre neurônios, 111
   Regulação da resposta celular, 113

Resumo, 114
Autoavaliação, 115

8 Sinapses e Músculos, 117
Objetivos de estudo, 118
Conceitos-chave do capítulo, 118
Introdução, 119
Transmissão sináptica, 119
Sistemas musculares, 123
Resumo, 136
Autoavaliação, 137

9 Plasticidade, 139
Objetivos de estudo, 140
Conceitos-chave do capítulo, 140
Introdução, 141
A plasticidade e a variável tempo, 142
Plasticidade nos sistemas celulares, 144
Neuroplasticidade, 145
Plasticidade muscular, 159
O lado negativo da plasticidade, 162
Regeneração, 162
Resumo, 163
Autoavaliação, 164

Parte 3 Fisiologia dos Sistemas, 165

10 Sistema Nervoso, 167
Objetivos de estudo, 168
Conceitos-chave do capítulo, 168
Introdução, 169
Comportamentos, 169
Divisão do sistema nervoso, 175
Percurso da informação no sistema nervoso: o ciclo percepção-ação, 186
Atividade neural basal, 194
Resumo, 197
Autoavaliação, 197

11 Sistema Digestório, 199
Objetivos de estudo, 200
Conceitos-chave do capítulo, 200
Introdução, 201
Processamento de nutrientes, 201
Aparelho digestório, 202
Processo alimentar, 206
Resumo, 216
Autoavaliação, 217

12 Sistema Respiratório, 219
Objetivos de estudo, 220
Conceitos-chave do capítulo, 220
Introdução, 221
Sistema respiratório, 222
Ventilação pulmonar, 224
Difusão de gases para o sangue, 229
Transporte de gases respiratórios no sangue, 231
Controle neural da respiração, 233
Pulmões e equilíbrio acidobásico, 236
Resumo, 238
Autoavaliação, 238

13 Sistema Circulatório, 239
Objetivos de estudo, 240
Conceitos-chave do capítulo, 240
Introdução, 241
Funções metabólicas do sistema circulatório, 241
Constância do meio interno, 241
Sistemas circulatórios aberto e fechado, 241
Funções do sistema circulatório, 242
Coração, 244
Vasos sanguíneos, 250
Regulação da função cardíaca, 258
Sangue: um tecido líquido, 264
Resumo, 265
Autoavaliação, 266

14 Sistema Urinário, 269
Objetivos de estudo, 270
Conceitos-chave do capítulo, 270
Introdução, 271
Anatomia funcional dos rins, 271
Funções não excretoras, 273
Funções excretoras, 276
Funções reguladoras, 283
Micção, 287
Resumo, 289
Autoavaliação, 290

15 Sistema Endócrino, 291
Objetivos de estudo, 292
Conceitos-chave do capítulo, 292
Introdução, 293
Divisão funcional do sistema endócrino, 293
Sistema endócrino periférico, 294
Sistema endócrino central, 313
Resumo, 318
Autoavaliação, 319

Glossário, 321

Bibliografia, 337

Índice Alfabético, 347

Fisiologia Humana

Como usar as características especiais desta obra

▸ Os boxes Fisiologia em Foco descrevem curiosidades práticas acerca da Fisiologia.

▸ Termos fundamentais são destacados no texto e definidos nas margens. Esse recurso evita que a leitura seja interrompida e serve de elemento de revisão dos assuntos. Essas palavras estão repetidas no Glossário, ao final do livro.

▸ Destaques em vermelho consolidam conceitos descritos no texto.

Objetivos de estudo

- Compreender a interdependência entre os elementos da natureza
- Entender o conceito de sistemas na natureza e saber diferenciar sistema dissipati...
- Estabelecer uma relação entre o equilíbrio e a vida com seus processos vitais
- Definir homeostase e alostase à luz dos conceitos de macroestado e microestado
- Entender o conceito de retroalimentação positiva e negativa e sua importância para...
- Definir doença segundo os conceitos de carga alostática e estresse
- Compreender a finalidade do estudo da Fisiologia

Conceitos-chave do capítulo

Alostase	Estabilidade	Retroalime...
Autonomia	Estresse	S...
Auto-organização	Faixa de tolerância	
Carga alostática	Fisiologia	
Disruptor	Homeost...	
Doença	Int...	
Elemento		
Equilíbrio		

▶ Todos os capítulos se iniciam com o item Objetivos de estudo, que relaciona os principais aspectos que devem ser compreendidos ao término da leitura.

▶ Relação de Conceitos-chave do capítulo, fundamentais para a compreensão da Fisiologia.

Introdução

Em nosso livro de Biofísica reunimos conhecimentos fundamentais para a compreensão de como os organismos vivos são organizados e como eles funcionam em função do tempo. Reunimos também conhecimentos acerca do que são alostase, homeostase e estresse, e de como as doenças surgem e desorganizam o organismo.

Esses conceitos são fundamentais para o bom entendimento deste livro e, além disso, indispensáveis para a compreensão crítica de toda a gama de interações funcionais harmônicas e desarmônicas sediadas nos organismos, e entre esses organismos e seu meio ambiente. Sem dúvida alguma, a Biofísica é pré-requisito indispensável para a Fisiologia.

Como alguns dos leitores não tiveram oportunidade... nhecer nosso livro e outros talvez já tenham esque... lhes das bases da Biofísica, vamos rever, neste... desses conceitos com a amplitude necess... ia seja compreendida no cont...

▶ A Introdução do texto principal dos capítulos contém uma visão geral daquilo que será abordado em seguida.

RESUMO

- Toda célula apresenta diferença de potencial (DDP) entre os lados de sua membrana. A superfície interna da membrana é negativa, e a superfície externa da membrana é positiva
- A diferença de potencial elétrico apresentada pela célula é uma fonte de energia potencial (reserva energética). Essa DDP é utilizada principalmente por células neuronais e musculares
- A alta concentração de proteínas é o que determina a eletronegatividade no meio intracelular. Diversos íons atuam na determinação do potencial intra- e extracelular
- O potássio é o grande responsável pela variação do potencial elétrico da célula, devido à sua alta permeabilidade, comparada à de outros íons. Pequenas variações na concentração do potássio são capazes de gerar grandes variações na DDP. A concentração de K^+ é maior no meio intracelular (98%) devido à atração com as proteínas e à bomba de sódio-potássio
- O potencial de repouso é o potencial medido no momento em que há um equilíbrio entre a força elétrica e a força de difusão do potássio. Portanto, o potencial de repouso é determinado pela alta permeabilidade seletiva da membrana ao K^+ em repouso
- A diferença de cargas só existe entre os lados da membrana, fazendo com que esta se comporte como um capacitor. Os meios intra- e extracelular são isoelétricos, sendo ótimos condutores
- A estabilidade eletroquímica da célula é mantida por meio do trabalho das bombas iônicas
- Quatro variantes são importantes para o potencial de repouso da membrana: alta concentração intracelular de proteínas, alta permeabilidade da...

▶ O Resumo ao final de cada capítulo possibilita revisões rápidas do texto, além de ser uma ferramenta útil na preparação para testes e provas.

AUTOAVALIAÇÃO

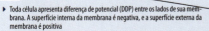

4.1 Qual a importância da diferença de potencial para a célula? Dê exemplos de diferentes tipos celulares e sua relação com a DDP.

4.2 Por que a célula pode ser considerada uma verdadeira pilha elétrica?

3 A diferença de potencial existente na célula é uma fonte de... uma reserva energética. Como e por que isso o... ortância do potássio na DDP...

▶ Perguntas de Autoavaliação possibilitam a aferição dos conhecimentos adquiridos.

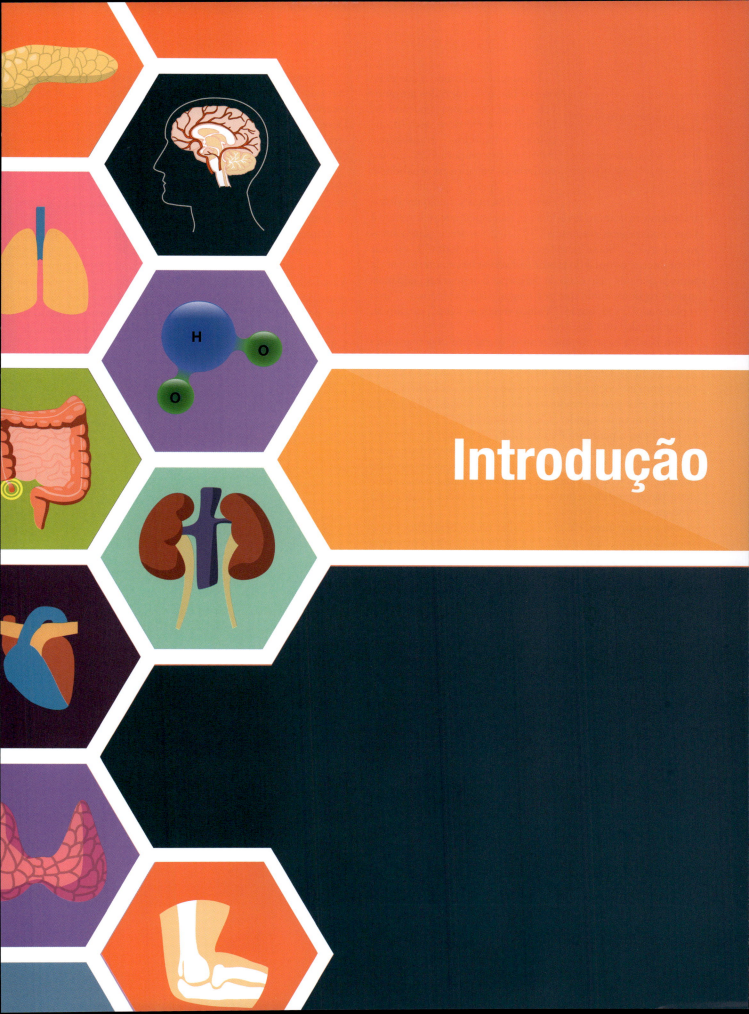

Introdução

> **Glossário**
>
> **Anatomia**
> Estudo da forma e da estrutura dos elementos de um sistema
>
> **Fisiologia**
> Estudo das funções de cada um dos elementos de um sistema, levando-se em conta as interações entre eles

Há alguns anos, tudo o que existia por baixo do capô dos automóveis eram sistemas mecânicos, hidráulicos e elétricos, sem os circuitos integrados, transistores, *chips* e microcomputadores que invadiram os veículos na atualidade. Naquela época, quando nosso carro apresentava qualquer defeito, era muito comum levá-lo a um mecânico que se limitava a fazer umas poucas perguntas ("O defeito aparece com o automóvel frio?", "Só se manifesta na marcha lenta?"), escutar atentamente o ronco do motor e observar as características da fumaça que saía pelo cano de descarga. E de repente, não mais que de repente, como que por magia, dizia categórico: "Pifou o platinado!". Ou, então, "Vamos trocar as velas", ou, ainda, "O carburador está desregulado".

Era bonito e, ao mesmo tempo, intrigante observar tanta perícia nos mecânicos, que de maneira rápida e precisa diagnosticavam os defeitos sem usar um aparelho sequer e já partiam para a execução do conserto. Nesse momento era comum ficarmos nos perguntando: como ele consegue "acertar na mosca" com tanta rapidez? Qual é o segredo?

Pois bem, a pergunta é exatamente esta: qual é o segredo? A resposta não parece ser muito difícil. Na verdade, para compreender os "sinais e sintomas" que as peças apresentam quando *deixam de funcionar de maneira adequada*, o mecânico deve ter aprendido, com toda sua experiência, duas coisas fundamentais.

Em primeiro lugar, ele precisa saber muito bem quais são as peças que compõem o veículo e onde elas estão. Ou seja, a anatomia das peças. *Em segundo*, precisa saber responder a si mesmo, nos mínimos detalhes, algumas perguntas, tais como:

- Como *funciona* cada peça, individualmente?
- Uma vez que as peças se associam e se relacionam entre si para formar sistemas (sistema de refrigeração, sistema de ignição, sistema de alimentação, sistema de suspensão etc.), como é o *funcionamento* de cada um desses sistemas?
- Como se dá a *interação* das peças para que um determinado sistema funcione adequadamente?
- Como se dá a interação dos sistemas para que o todo (o carro) funcione a contento?

Se o mecânico souber responder a essas questões fundamentais, com certeza estará apto a compreender o que acontecerá quando alguma peça ou sistema falhar em sua missão. Desse modo, terá condições de fazer o diagnóstico preciso, sem que nisso haja qualquer mágica ou exercício de adivinhação, totalmente respaldado na razão.

Agora, como um simples exercício de extrapolação, imagine que esse carro seja o corpo humano. Se no primeiro caso o mecânico tem de conhecer a anatomia, no segundo ele tem de estar a par da fisiologia do veículo.

Muito bem, estamos prontos para definir o que é a fisiologia humana e qual é o seu objeto de estudo.

Retornando ao exemplo do carro e dando prosseguimento à analogia deste com o corpo humano, podemos dizer que, nos primeiros períodos do seu curso, você estudou todos os detalhes possíveis sobre as "peças", em suas diversas dimensões. Esse foi o propósito das aulas de Anatomia, de Histologia, de Citologia e de Bioquímica.

Você também já estudou, em Biofísica, como as leis da natureza se aplicam e constroem os sistemas biológicos. Portanto, agora você está preparado para descobrir como as "peças" e os sistemas *funcionam* e *interagem*.

Nessa viagem que agora se inicia, vamos descobrir as maravilhas do corpo humano – essa obra monumental que a natureza concebeu ao longo de 4 milhões de anos de evolução. Algumas vezes, viajaremos no tempo e voltaremos a um passado remoto para buscar nos primos de outras ordens e filos as origens das funções orgânicas. Assim, seja bem-vindo à Fisiologia!

Antes, porém, de iniciar na Fisiologia humana, vamos repassar no Capítulo 1 alguns conceitos fundamentais – como homeostase e alostase –, conhecimentos indispensáveis para a boa compreensão do principal objeto de estudo deste livro.

No Capítulo 2 faremos uma rápida revisão da unidade morfofuncional de todos os organismos vivos – a célula –, para compreender a fisiologia celular, abordada nos Capítulos 3 a 9.

É importante que os capítulos da Parte 2, *Fisiologia Celular*, sejam lidos com muita atenção, pois constituem a base sobre a qual se assenta a fisiologia dos sistemas, da qual trataremos na Parte 3.

Parte 1

Fundamentos

1 Homeostase e Alostase, 5

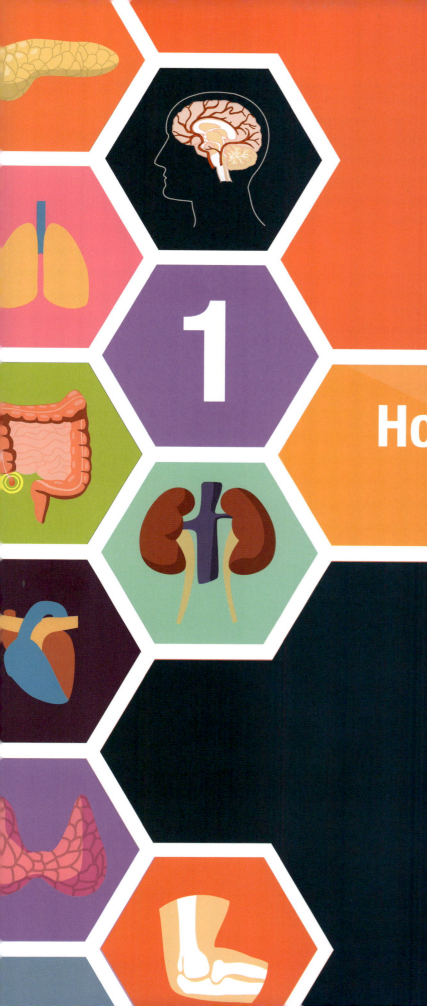

1 Homeostase e Alostase

Objetivos de estudo, 6
Conceitos-chave do capítulo, 6
Introdução, 7
A organização da natureza, 7
O objetivo da Fisiologia, 15
Resumo, 16
Autoavaliação, 17

Objetivos de estudo

Compreender a interdependência entre os elementos da natureza
Entender o conceito de sistemas na natureza e saber diferenciar sistema dissipativo de sistema conservativo
Estabelecer uma relação entre o equilíbrio e a vida com seus processos vitais
Definir homeostase e alostase à luz dos conceitos de macroestado e microestado
Entender o conceito de retroalimentação positiva e negativa e sua importância para a auto-organização
Definir doença segundo os conceitos de carga alostática e estresse
Compreender a finalidade do estudo da Fisiologia

Conceitos-chave do capítulo

- Alostase
- Autonomia
- Auto-organização
- Carga alostática
- Disruptor
- Doença
- Elemento
- Equilíbrio
- Estabilidade
- Estresse
- Faixa de tolerância
- Fisiologia
- Homeostase
- Interdependência
- Relação
- Retroalimentação negativa
- Retroalimentação positiva
- Servomecanismo
- Sistema conservativo
- Sistema dissipativo
- Sistemas
- Sistemas alostáticos
- Sobrecarga alostática

Introdução

Em nosso livro de Biofísica reunimos conhecimentos fundamentais para a compreensão de como os organismos vivos são organizados e como eles funcionam em função do tempo. Reunimos também conhecimentos acerca do que são alostase, homeostase e estresse, e de como as doenças surgem e desorganizam o organismo.

Esses conceitos são fundamentais para o bom entendimento deste livro e, além disso, indispensáveis para a compreensão crítica de toda a gama de interações funcionais harmônicas e desarmônicas sediadas nos organismos, e entre esses organismos e seu meio ambiente. Sem dúvida alguma, a Biofísica é pré-requisito indispensável para a Fisiologia.

Como alguns dos leitores não tiveram oportunidade de conhecer nosso livro e outros talvez já tenham esquecido detalhes das bases da Biofísica, vamos rever, neste capítulo, muitos desses conceitos com a amplitude necessária para que a Fisiologia seja compreendida no contexto das profissões da área de Saúde.

Mesmo que você não se enquadre em nenhum desses dois casos e esteja familiarizado com a organização da natureza e a dinâmica dos sistemas adaptativos, sugerimos que leia atentamente esta revisão – poderá ser uma experiência importante, uma vez que aqui damos outro formato a esses conceitos.

Mais adiante faremos uma explanação sobre os processos fisiológicos celulares que subjazem a fisiologia dos órgãos e sistemas do organismo de qualquer espécie animal.

Para começar, vamos rever a organização das partes dos seres vivos em sistemas e como esses sistemas se relacionam por meio da alostase, e, a partir daí, estudaremos a obra-prima chamada homeostase.

A organização da natureza

Quando observamos uma multidão de pessoas trafegando nas ruas de uma cidade, cada qual com sua vida e seu destino, temos a nítida impressão de que estamos diante de um conjunto de solitários, de elementos completamente *independentes*. A mesma impressão temos diante de muitas outras coletividades de elementos que nos cercam. Ao passar em um jardim botânico, depararemos com diversas espécies de musgos, árvores, arbustos, cada qual no seu espaço, cumprindo seu ciclo de crescimento e morte. No corpo humano, por exemplo, parece que os ossos do pé e o testículo estão levando sua vida independentes um do outro. Será que estão mesmo?

Se observarmos com olhar crítico *essa multidão de elementos*, perceberemos que há uma relação entre eles. Essa relação não é necessariamente estrutural, mas sim funcional. Logo, relação funcional entre dois elementos é aquela em que o estado do primeiro elemento influencia o estado do segundo. Veja a Figura 1.1.

🫀 Os elementos da natureza sempre se relacionam de algum modo.

Em meio a essa multidão de pessoas anônimas poderá estar o gerente de banco que lhe negou crédito na semana passada. Em meio ao monte de coisas verdes no jardim botânico há uma espécie vegetal que parasita as raízes de outra, há uma árvore que faz sombra sobre a samambaia e possibilita que esta cresça. Os efeitos dos hormônios do testículo afetarão, de alguma maneira, a concentração de substâncias na matriz do osso do pé.

🫀 Todos os elementos do universo se relacionam de algum modo e formam uma teia de ligações – quer dizer, de relações.

Isso é mais evidente se observarmos os operários de uma fábrica, os jogadores de um time de futebol, as peças do motor de um carro. Nesses casos, as relações são mais explícitas. Na natureza, cada elemento é uma parte que constitui algo maior e mais complexo cuja dinâmica depende da interação dessas partes.

A natureza não se organiza sobre coisas independentes; na verdade, ela é organizada por coisas interdependentes. Essa interdependência é funcional, se não for também estrutural (p. ex., a gestante e o feto têm uma interdependência funcional e estrutural).

Essas relações funcionais entre as partes de um organismo vivo são o tema da Fisiologia. Veremos adiante alguns princípios que regem essas relações funcionais.

Sistemas

Quaisquer elementos da natureza que tenham algum tipo de relação funcional formam um sistema. O requisito mínimo para um sistema existir é a presença de duas partículas que

> **Glossário**
>
> **Alostase**
> Fenômeno de variação interna das partes do organismo para manutenção da constância do todo (manutenção da homeostase)
>
> **Homeostase**
> Estado de estabilidade de um organismo vivo
>
> **Estresse**
> É uma força contrária à homeostase, que exige do organismo uma resposta alostática
>
> **Fisiologia**
> É o estudo da alostase
>
> **Relação**
> Interação entre os elementos da natureza
>
> **Relação estrutural**
> É a relação de dependência anatômica
>
> **Relação funcional**
> É a relação pela qual o estado do primeiro elemento influencia o estado do segundo
>
> **Sistema**
> Conjunto de elementos que se inter-relacionam

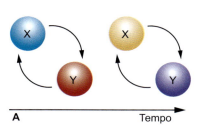 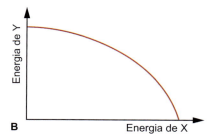

Figura 1.1 Os elementos da natureza se relacionam entre si, o que leva a transformações recíprocas (troca de energia) nesses elementos. **A.** As relações entre os elementos acontecem com o tempo – são dinâmicas. **B.** A curva hipotética ilustra o fato de que, quando a energia em um elemento é nula, o outro elemento apresenta energia máxima, o que sugere um processo de intercâmbio energético permanente.

mantenham entre si uma relação funcional, como os prótons e os nêutrons, que formam um sistema chamado núcleo atômico.

Um sistema pode ser considerado um elemento de um sistema maior. Por exemplo, cada próton e cada nêutron, considerados elementos do sistema "núcleo atômico", são compostos por partículas quânticas menores ainda, como os *quarks*, que formam os sistemas "prótons" e "nêutrons".

Na natureza, a concepção de elemento e sistema é relativa ao nível de complexidade que estamos explorando. No organismo, para ilustrar, o coração é um elemento do conhecido sistema circulatório. No que se refere às fibras miocárdicas, porém, o coração é um sistema.

Portanto, sistemas formam sistemas, que formam sistemas. E isso ocorre em cada nível, com relações funcionais peculiares, mas que se baseiam nos princípios da dinâmica da natureza, que vamos examinar mais adiante. Veja a Figura 1.2.

De fato, já que sistemas são também elementos de um sistema maior em outro nível de complexidade, os sistemas, por si, se inter-relacionam. Apesar de os textos de termodinâmica clássica estabelecerem uma definição mais formal e rigorosa dos tipos de sistemas, neste livro, a fim de facilitar o entendimento, classificaremos os sistemas somente como dissipativos ou conservativos. Qual é a diferença entre eles?

Sistema dissipativo. *É um sistema no qual ocorre perda de energia em forma de calor quando seus elementos interagem.* Logo, é um sistema que intercambia energia, matéria e/ou informação com outros sistemas.

Sistema conservativo. *É um sistema no qual **não** ocorre perda de energia em forma de calor quando seus elementos interagem.* Seria um sistema no qual as interações ocorreriam para sempre, sem a necessidade de intercâmbio de energia, matéria e/ou informação. Ou seja, é um sistema que não troca nada com o resto da natureza.

Olhando criticamente estas definições, que impressão você tem? Existem sistemas conservativos na natureza? A resposta, sem dúvida, é *não*. Caso contrário, o utópico moto-contínuo seria uma realidade: existiriam máquinas cujo funcionamento é alimentado pela energia do próprio movimento. Qualquer interação na natureza gasta energia, ou seja, as transformações geradas por essas interações se dão com perda de energia em outras formas (em geral, o calor). Observe a Figura 1.3.

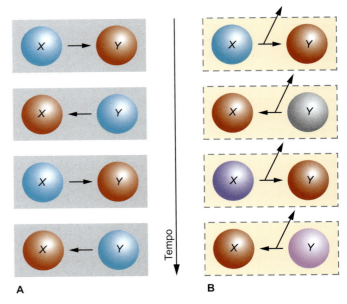

Figura 1.3 Sistemas conservativos (**A**) e sistemas dissipativos (**B**), ambos em função do tempo. As setas correspondem ao fluxo de energia, matéria ou informação. Repare que, no sistema dissipativo, a cada transformação ocorre dissipação de energia para o meio.

Quando uma célula sofre mitose, grande parte de sua energia é perdida no processo. Quando um músculo realiza uma contração, parte da energia mecânica se perde em forma de calor. Em todas as reações químicas, parte da energia mobilizada se perde em forma de calor. O envelhecimento celular é um exemplo de processo dissipativo, pois as perdas de energia tornam, dia a dia, o processo de regeneração tecidual menos eficiente, e o efeito acumulativo dessa ineficiência produz os sinais visíveis do envelhecimento.

Os sistemas dissipativos são a regra na natureza, tanto que doravante falaremos sempre de processos dissipativos. Teremos em mente, então, que toda "máquina" orgânica perde eficiência ao longo da vida, e essa ineficiência tem um custo energético ou organizacional (a exemplo do calor desprendido pela atividade muscular e do envelhecimento).

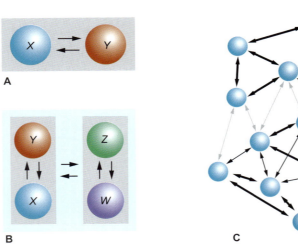

Figura 1.2 Sistemas. **A.** Considera-se sistema dois elementos quaisquer que tenham uma relação entre si. **B.** Sistemas menores podem ser elementos em sistemas maiores. **C.** Os sistemas são caracterizados pelo "peso" (representado pela espessura das setas) das relações entre os elementos. No entanto, todos os elementos do Universo mantêm relação entre si, seja direta ou indiretamente.

Equilíbrio, estabilidade e homeostase

Um sistema dissipativo, com o tempo, pode entrar em equilíbrio com seu meio circundante. Quando isso acontece? Ora, quando o sistema em questão não consegue mais utilizar os próprios recursos para realizar transformações. Entra, assim, em equilíbrio energético com o meio. *Um exemplo clássico de equilíbrio é o de uma barra de ferro incandescente colocada em cima de uma pedra, ao ar livre.* Com o tempo, a barra de ferro vai esfriando, e as transformações que se dão no cerne dessa barra, aceleradas pelo calor, vão diminuindo de frequência. Observamos com clareza que, em determinado momento, a barra entra em equilíbrio com o meio, tanto que *ambos (meio e barra) acabam tendo a mesma temperatura*. Logo, o equilíbrio sucede quando não há mais troca de energia. Veja essa ideia ilustrada na Figura 1.4.

Existe estado de equilíbrio no organismo vivo? Sim; quando a célula perde a capacidade de intercambiar energia com seu entorno, seja ou não através de matéria. Então, a célula e o meio vão chegar a uma condição de homogeneidade tanto energética quanto em relação às substâncias que os compõem, uma vez que *não há mais metabolismo* para regular a composição química da célula. *Esse fenômeno de equilíbrio entre a célula (ou outro elemento vivo) e o meio é o que chamamos de morte.* Essa célula morre quando perde a capacidade de intercambiar energia com seu entorno. Marque bem essa afirmação para todo o seu estudo da Fisiologia:

🫀 A vida é incompatível com o equilíbrio.

Ou seja,

🫀 Os processos vitais se dão longe do equilíbrio.

Por exemplo, apesar de existirem canais para potássio abertos na membrana da célula, o potássio está em equilíbrio entre os meios intra- e extracelular na célula em repouso, uma vez que o íon não entra nem sai da célula, nessa condição. Essa afirmação está correta? A resposta é *não*, pois as concentrações de potássio dentro e fora da célula são extremamente discrepantes (na verdade, 98% do potássio estão dentro da célula).

O extremo gasto energético da célula, mobilizado em todo o metabolismo da membrana, promove as condições necessárias para conservar essa diferença de concentração. Nos Capítulos 4 e 5 isso será explicado em detalhes.

Contudo, embora não esteja em *equilíbrio* entre os meios da célula em repouso, o potássio encontra-se em um estado de estabilidade. Isso se deve ao fato de as concentrações de potássio dentro da célula permanecerem constantes a despeito do tempo e de pequenas variações que possam ocorrer na concentração extracelular de potássio.

Conceitualmente, dizemos que

🫀 *Sistema estável é aquele que mantém sua configuração no decorrer do tempo, ainda que longe do equilíbrio.*

Um sistema pode ser estável e estar em equilíbrio com o meio. Eis a estabilidade espontânea que define o equilíbrio, conforme se estuda em Biofísica.

Os seres vivos, porém, por serem sistemas dissipativos, sempre mantêm sua estabilidade bem longe do equilíbrio. Quer dizer, asseguram certa constância em seus parâmetros (estabilidade), porém à custa de gasto energético (longe do equilíbrio). Veja a Figura 1.5.

No nosso foco, que é a Fisiologia, consideramos como definição:

🫀 *Ser vivo é um sistema dissipativo estável, que mantém, com relativa autonomia, sua estabilidade longe do equilíbrio.*

O termo autonomia é fundamental para conceituarmos o que é um ser vivo, e todo ser vivo precisa ter autonomia. Um carro em funcionamento também é um sistema dissipativo – seu motor perde energia em forma de calor – e também é um sistema estável longe do equilíbrio, pois o motor continua trabalhando e liberando calor independentemente do meio circundante.

> **Glossário**
>
> **Sistema dissipativo**
> É um sistema no qual ocorre perda de energia em forma de calor quando seus elementos interagem
>
> **Sistema conservativo**
> É um sistema no qual *não* ocorre perda de energia em forma de calor quando seus elementos interagem
>
> **Moto-contínuo**
> Uma máquina que, uma vez acionada, funcionaria para sempre com o uso de energia do próprio trabalho
>
> **Equilíbrio**
> Estado de estabilidade espontânea no qual não ocorre mais troca de energia. O equilíbrio entre a célula (ou outro elemento vivo) e o meio é o que chamamos de morte
>
> **Estabilidade**
> Manutenção da configuração no decorrer do tempo. É um processo dinâmico em que há gasto de energia
>
> **Autonomia**
> Capacidade de um ser vivo de manter sua homeostase

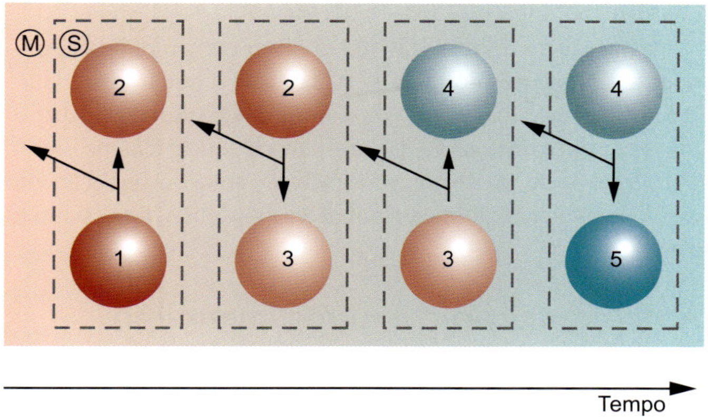

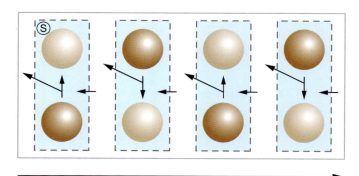

Figura 1.4 Tendência ao equilíbrio termodinâmico entre um sistema (*S*) e o meio circundante (*M*). As *setas* mostram circulação de energia. O equilíbrio se estabelecerá quando não houver mais troca.

Figura 1.5 Sistemas biológicos (*S*) dissipativos e estáveis, longe do equilíbrio. Apesar de dissipativos (*setas para fora do sistema*), eles consomem energia para conservar a estabilidade (*setas para dentro do sistema*).

Entretanto, o carro tem autonomia? O que acontece com o motor do carro quando acaba o combustível? Entra em equilíbrio. E o carro tem autonomia para obter mais combustível por si só? Não, mas um ser vivo é capaz de adaptar-se ao meio para conseguir energia e, assim, preservar sua autonomia.

Autonomia, sem dúvida, é um termo relativo. Uma criança recém-nascida tem autonomia nutricional, ou seja, seu organismo consegue converter em substrato energético determinados compostos orgânicos, além do leite materno. Sua autonomia comportamental, porém, é muito limitada. O mesmo podemos dizer dos vírus, que deixam de demonstrar autonomia quando não estão parasitando alguma célula. Portanto, a classificação de sistemas como *vivos* ou *não vivos* requer um rigor maior do que apenas considerar dissipação e estabilidade; autonomia também deve ser considerada haja vista que um ser vivo deve ser dotado de certa autonomia.

Para que os processos vitais sejam possíveis, são necessários diversos estados estáveis (*estabilidade*) internos, como temperatura quase constante, pH sanguíneo quase constante, concentrações de glicose no sangue quase constantes etc. Obviamente, em razão da complexidade do sistema, esses valores sofrem pequenas oscilações dentro de uma faixa considerada estatisticamente "normal".

Já nos referimos ao termo *homeostase*, e agora vamos estudá-lo com mais profundidade. Esse termo é muito antigo, foi inicialmente proposto por Walter Cannon, no início do século passado. Observe bem a Tabela 1.1. Nela estão ilustrados os conceitos que serão abordados no decorrer do texto.

Sintetizando:

> Homeostase é o estado de estabilidade dos seres vivos, à custa de gasto energético.

Contudo, a homeostase se dá *à custa de energia*, uma vez que seres vivos são sistemas dissipativos.

Essa homeostase tem que ser mantida apesar das pressões do ambiente, como variações na oferta de nutrientes e variações no calor solar etc. Então, *essa energia que sustenta a homeostase produz processos dinâmicos (de transformação), que visam compensar as variações do entorno*.

Conforme a Tabela 1.1, os parâmetros homeostáticos encontram-se estáveis em uma faixa de normalidade, dentro da qual conseguem variar sem comprometer a vitalidade do organismo. Os valores não são constantes em relação ao tempo. Estabelecemos essa faixa de normalidade com a observação dos parâmetros em amostras populacionais de pessoas saudáveis que são avaliadas estatisticamente. Essas faixas podem ser específicas para determinados caracteres subpopulacionais, como idade ou sexo. No caso da idade, os valores de colesterol sobem de 180 mg/dℓ para 210 mg/dℓ da segunda para a quinta década de vida, e o sexo da pessoa implica diferentes variações. Para exemplificar, os hormônios foliculoestimulantes (FSH) e luteinizante (LH) mantêm valores basais diferentes entre homens e mulheres, e o volume total de sangue apresenta média próxima de 4 ℓ para mulheres e 5 ℓ para homens.

Alostase

O conjunto de processos para a manutenção da homeostase é chamado de alostase. Portanto, alostase é o processo de variação interna das partes do organismo para manutenção da estabilidade do todo. E essa estabilidade, como já foi assinalado, é a homeostase.

Apesar de sua crescente importância e de suas aplicações, a alostase é um conceito relativamente novo, que não consta da maioria dos dicionários. Esse conceito foi inicialmente proposto por Sterling & Eyer, na década de 1980, e posteriormente aprimorado por Bruce McEwen. Atualmente podemos definir alostase da seguinte maneira:

> Alostase é uma adaptação biológica, que busca a estabilidade (homeostase).

No caso da temperatura corporal, a frequência cardíaca, a taxa de metabolismo celular e outros fatores são as variáveis determinantes da temperatura. Essas variáveis, denominadas alostáticas, encontram outros exemplos no sistema nervoso autônomo, no sistema endócrino e no sistema imunológico. Veja a Figura 1.6.

Na alostase, o estado de um determinado elemento do sistema ordena, interfere, modula, regula o estado de outros elementos do sistema, forçando a resultante para um determinado estado de estabilidade – ou seja, a homeostase. Por exemplo, no hipotálamo há um centro termorregulador que compensa os estados de todos os outros elementos envolvidos na produção de calor no corpo. Veja a Figura 1.7.

A *alostase é um processo de integração entre os elementos de determinado sistema*, no qual pode haver desde uma rede de influências entre os elementos (p. ex., sistema imunológico) até um elemento central que ordena e modula a função de diversos sistemas independentes (p. ex., eixos hipotálamo-hipófise-glândulas).

Voltaremos à Tabela 1.1 para analisar o exemplo da glicose e ilustrar alguns conceitos. Ao aplicar o que foi estudado até aqui, vemos que a faixa de normalidade (coluna da direita) representa um estado de estabilidade, que é a *homeostase*. O conjunto de processos adaptativos, como a secreção de insulina e a absorção intestinal de carboidratos, representa a *alostase*.

Auto-organização e retroalimentação

No caso de sistemas, nos quais há uma central de regulação ou nos quais se observa uma rede de influências, os processos que ocorrem são compensatórios. Em outras palavras, o comportamento de determinado elemento no momento *t* será modulado no momento *t* + 1 por outro(s) elemento(s) do sistema. No caso do centro termorregulador, a sua atividade será

Tabela 1.1 Parâmetros da homeostase em seres humanos normais.

Parâmetro	Valores médios	Faixa de normalidade
Glicemia	90 mg/dℓ	80 a 110 mg/dℓ
Temperatura corporal	36,5 °C	35,8 a 37 °C
Pco₂ nos tecidos	40 mmHg	35 a 45 mmHg
Sódio no sangue	140 mEq/ℓ	135 a 145 mEq/ℓ
Pressão arterial sistólica em repouso	130 mmHg	110 a 140 mmHg
pH do sangue arterial	7,40	7,35 a 7,45

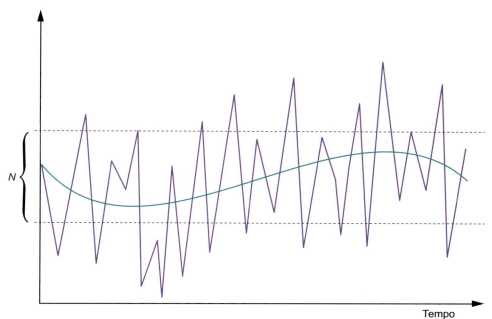

Figura 1.6 Um padrão homeostático (*linha azul*) evolui dentro de uma faixa de normalidade N (*linhas tracejadas*), à custa de uma variável alostática (*linha roxa*), que oscila visando à manutenção do parâmetro homeostático em questão.

modulada pelo resultado do comportamento dos sistemas produtores de calor; portanto, se esquentar demais, o centro termorregulador reduz sua atividade; se esfriar demais, o centro termorregulador aumenta a sua atividade.

De maneira geral, as variações do comportamento dos elementos do sistema são retroalimentadas pelos efeitos desse comportamento.

As partes do processo entram em acordo entre si, chegando a um estado estável auto-organizado.

🫀 Os processos compensatórios que levam à auto-organização do sistema são chamados processos de retroalimentação.

O feedback, ou retroalimentação, na verdade nada mais é que um processo alostático, já que busca estabilizar o sistema. A Figura 1.8 elucida esse mecanismo de feedback.

> **Glossário**
>
> **Alostase**
> Fenômeno de variação interna das partes do organismo para manutenção da constância do todo
>
> **Processo alostático**
> Processo de integração entre os elementos de determinado sistema
>
> **Auto-organização**
> É a capacidade do organismo de organizar-se de maneira espontânea

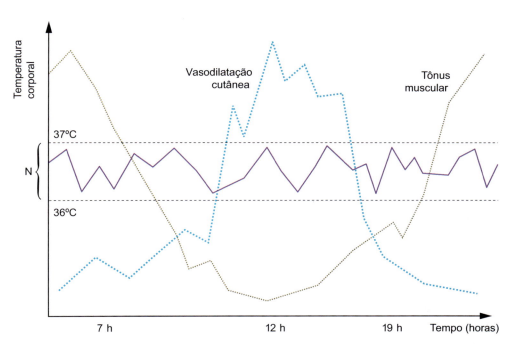

Figura 1.7 Homeostase da temperatura interna em função de parâmetros alostáticos compensatórios, como o tônus muscular e a vasodilatação cutânea.

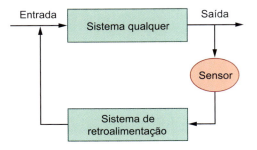

Figura 1.8 Módulo esquemático de um mecanismo alostático regulado, direta ou indiretamente, a partir da entrada, pelo seu próprio produto (saída), por meio de um mecanismo de retroalimentação a partir do sinal de um sensor.

Um exemplo disso é a boia que existe nas caixas d'água. Quando o nível de água da caixa desce, a boia também desce e permite a entrada de água na caixa. Por outro lado, se o nível de água sobe, a boia também sobe e obstrui a entrada de água. Assim, o nível de água na caixa se autorregula, ou seja, se auto-organiza. Segundo a Física, qualquer mecanismo ou dispositivo que se autorregula recebe o nome de servomecanismo. No corpo humano, os servomecanismos (processos alostáticos que buscam a homeostase) operam por processos de retroalimentação.

Esses *processos de retroalimentação são, em boa parte dos casos, processos de regulação inibitória, chamados de* feedback negativo, ou seja, a resultante "comportamento" de determinado(s) elemento(s) do sistema tem efeito inibitório sobre a atividade desses elementos. Relembre o caso do centro termorregulador já mencionado: observe que o calor (o efeito do processo de regulação térmica) é um inibidor da função do centro de termorregulação.

Esse fenômeno de retroalimentação negativa é bem exemplificado pelo termostato da geladeira (servomecanismo): quando a temperatura sobe, ele ativa o motor do eletrodoméstico, que reduz a temperatura interna e desliga o motor tão logo a temperatura chega ao valor ideal. Essa regulação, que é cíclica, intermitente e contínua, visa manter a temperatura dentro de uma determinada faixa de valores.

O centro termorregulador é o nosso termostato. Assim, a regulação da temperatura interna do organismo é resultado de processos de *feedback* negativo que atuam no sistema de termorregulação.

Em paralelo ao feedback negativo, observamos vários exemplos de feedback positivo dentro dos sistemas alostáticos. A retroalimentação positiva remete à ideia de que o efeito do comportamento de um elemento do sistema tonifica, estimula esse comportamento. Portanto, há uma tendência de esse comportamento expressar-se de maneira cada vez mais potente.

Muitos padrões de feedback positivo estão relacionados com a plasticidade, que será estudada mais adiante. Tais casos serão explorados no momento exato em que você compreender melhor a dinâmica dos feedbacks positivos. Outro exemplo é o processo de ovulação, que você estudará no último capítulo desta obra.

Em geral, as curvas gráficas das funções alostáticas retroalimentadas positivamente são em formato de S. O ganho crescente na função sigmoide (em S) tem um limiar máximo, no qual a função se estabiliza e não demonstra maiores variações em função do tempo ou da alostase. A hipertrofia muscular, como podemos ver, tem um comportamento desse tipo.

De modo geral, resumimos que no feedback negativo "*quanto mais, menos*", e no feedback positivo "*quanto mais, mais*". Reiterando, feedback *negativo* é o que ocorre nos servomecanismos, como os termostatos e a boia da caixa d'água (quanto mais água houver na caixa, menos água poderá entrar); feedback *positivo* é o que ocorre no que chamamos de *círculo vicioso*, como uma bola de neve (quanto mais rola, mais cresce).

Na retroalimentação positiva, muitas vezes os mecanismos alostáticos não remetem à homeostase, e em muitas oportunidades tais feedbacks são a causa de danos à homeostase e à integridade do organismo. Observe a Figura 1.9.

Carga alostática, estresse e doença

Conforme mencionado, *alostase é um processo ativo, que consome energia para a manutenção da homeostase*. Vamos falar um pouco sobre essa questão da energia.

A ideia de *carga* remete à quantidade de energia que deverá ser gasta para a realização de determinado trabalho. Imagine que você gasta certa energia para deslocar uma carga de 5 kgf por 3 m; se a carga for maior (p. ex., 20 kgf), a quantidade de energia necessária para a realização desse trabalho deverá ser bem maior, não é mesmo?

Portanto, a expressão carga alostática diz respeito à quantidade de energia metabólica que deverá ser dispensada por determinado mecanismo alostático para a manutenção da

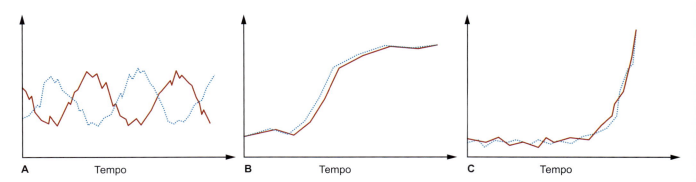

Figura 1.9 Gráficos de duas funções sobrepostas integradas por feedback negativo (**A**), positivo fisiológico (**B**) e positivo não fisiológico (**C**), em função do tempo.

homeostase. Obviamente, se o indivíduo estiver nu no Polo Norte, a carga alostática para a manutenção da homeostase térmica será muito maior do que a carga alostática para manter o indivíduo em homeotermia em uma bela praia do Nordeste brasileiro.

Podemos, então, dizer que:

> Carga alostática é a quantidade de energia despendida no processo de alostase.

É importante ressaltar que, em algumas situações, os mecanismos alostáticos ficam sobrecarregados. Por exemplo, a incidência de infarto agudo do miocárdio aumenta significativamente durante o inverno em locais de clima frio, fenômeno que analisaremos a seguir. Dois dos fatores determinantes da regulação térmica são a vasoconstrição periférica e o aumento do tônus muscular, que demandam aumento do trabalho do músculo cardíaco – em consequência, a carga alostática desse mecanismo afeta o coração. Em condições de frio excessivo, é possível que pessoas com predisposição ao infarto sejam acometidas por tal agravo, pois o frio excessivo ocasiona, com o tempo, uma sobrecarga alostática, a qual é cumulativa. Logo, o coração, que diretamente nada tem a ver com a regulação de temperatura, é que absorve essa sobrecarga alostática. O excesso de trabalho do músculo cardíaco, exigido pelos sistemas que regulam a temperatura, aumenta a demanda de oxigênio pelo coração. Quando a demanda se torna maior que a oferta, ocorre o infarto.

Logo,

> A sobrecarga alostática leva a uma demanda de energia maior que a ofertada pelo organismo.

A Figura 1.10 apresenta o gráfico de temperatura visto na Figura 1.7. Nesse caso, o indivíduo está acometido por febre, que é um desvio da homeostase relacionado com uma doença, e esse "novo" estado homeostático fora do normal produz uma sobrecarga alostática. A nova faixa de temperatura é chamada faixa de tolerância, dentro da qual a sobrecarga alostática ainda consegue ser compensada. No entanto, temperaturas acima da faixa de tolerância, ou seja, superiores a 42 °C (hipertermia maligna), podem levar à morte, haja vista que os mecanismos alostáticos falham por já terem chegado ao seu limite energético. No caso da hipertermia maligna, o tratamento não é medicamentoso, uma vez que não há mais alostase para se modular, mas físico e é feito com compressas de gelo.

Avaliados esses fenômenos, estamos aptos a compreender por que as doenças sucedem. Na verdade, uma *doença é resultado da descompensação da homeostase causada por sobrecarga alostática em algum mecanismo do sistema*, e essa sobrecarga provoca reflexos globais que são danosos ao sistema.

> Doença, portanto, é o resultado da descompensação da homeostase causada por sobrecarga alostática em algum mecanismo do sistema.

Entretanto, devemos nos perguntar: toda ferida infectada se transforma em doença? Todas as estenoses da artéria renal levam a uma doença? Todo excesso de produção de prolactina provoca uma doença? Toda célula neoplásica leva ao câncer?

Três questões devem ser esclarecidas para podermos responder a essas perguntas: qual é o tamanho ou o volume da neoplasia, estenose, ferida ou excesso de prolactina? Há

Glossário

Servomecanismo
Qualquer mecanismo ou dispositivo que se autorregule

Feedback negativo
Situação em que o efeito de um processo reduz a intensidade desse processo. Sinônimo de retroalimentação negativa

Retroalimentação negativa
Situação em que o efeito de um processo reduz a intensidade desse processo

Feedback positivo
Situação em que o efeito de um processo aumenta a intensidade desse processo. Sinônimo de retroalimentação positiva

Retroalimentação positiva
Situação em que o efeito de um processo aumenta a intensidade desse processo

Carga alostática
Quantidade de energia metabólica que deverá ser dispensada por determinado mecanismo alostático para a manutenção da homeostase

Faixa de tolerância
Intervalo dentro do qual a sobrecarga alostática ainda consegue ser compensada

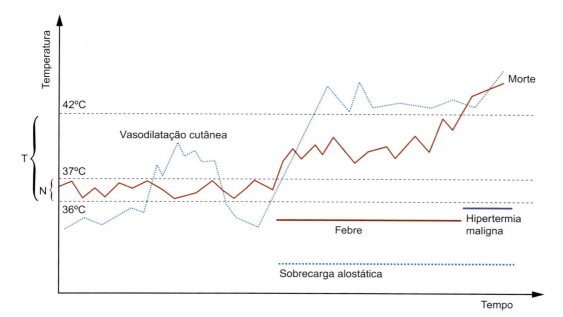

Figura 1.10 Sobrecarga alostática. N representa a faixa de normalidade, e T, a faixa de tolerância. Repare que, acima da faixa de tolerância, apesar de continuar havendo vasodilatação cutânea (visando à perda de calor para o meio), a temperatura corporal continua subindo.

quanto tempo a neoplasia, ferida, estenose ou excesso de prolactina vem atuando? Qual é a predisposição do indivíduo, ou seja, de seu organismo, para responder a essas condições de sobrecarga alostática?

Vemos, então, que *doença é uma condição especial*, que se dá quando a sobrecarga alostática é muito intensa, quando ela dura muito tempo ou quando o indivíduo é predisposto o suficiente para que ocorra colapso de determinado sistema de homeostase.

Conclui-se, portanto, que

🫀 Doença é o efeito de uma sobrecarga alostática *não compensada*.

É importante perceber ainda o seguinte: *o organismo não foi concebido para reconhecer a doença*. Assim, qualquer alteração em determinada parte do sistema vai desencadear mecanismos alostáticos para resolver o problema daquela parte específica, ainda que para isso todo o resto do sistema tenha de pagar o preço.

Por exemplo, se falta sangue em determinado órgão, processos alostáticos (neurais, hormonais etc.) entram em ação para "salvar" o órgão em questão, ainda que para isso tenham de comprometer o fluxo sanguíneo de todos os outros órgãos.

Isso é resultado de motivos termodinâmicos: se um determinado órgão for agredido, os processos alostáticos vão agir de maneira exacerbada para corrigir o problema. Essa ação exacerbada nada mais é que a sobrecarga alostática, que é patológica, em vez da carga alostática, fisiológica. Logo, se ocorre sobrecarga alostática, mais energia se gasta; uma vez que energia não se cria, a única saída é retirar dos outros processos a energia da carga alostática normal, o que acarreta um processo mal-adaptativo que culmina em sofrimento do sistema caso o processo patológico não seja interrompido.

Na verdade, isso é consequência de uma pressão evolutiva que sempre aponta na direção da *otimização*, já que a evolução das espécies adota o princípio da *economia energética*. Em suma, para que a relação custo-benefício seja favorável, a estratégia da evolução é sempre buscar maximizar benefícios e/ou minimizar custos; é por esse critério que os indivíduos (espécimes) e as espécies são selecionados. Ser *apto*, do ponto de vista evolutivo, significa ser capaz de sobreviver e transmitir seus genes com o menor custo energético possível.

Em uma espécie, somente os espécimes mais aptos são selecionados, o que garante sua sobrevivência e sua reprodução. Em um indivíduo (espécime), somente os processos celulares e fisiológicos com relação custo-benefício mais favorável são selecionados pela evolução. Quando qualquer sistema alostático de um indivíduo entra em colapso e surge a doença, ocorre um desequilíbrio energético generalizado, já que, como dissemos, o organismo não foi projetado para lidar com a doença. Segundo as leis da evolução, para uma espécie é mais interessante que um espécime morra e não perpetue seus genes; assim, a espécie continuará a evoluir contando com indivíduos mais aptos.

Voltemos agora à Tabela 1.1 para exemplificar os novos conceitos que acabamos de ver, retomando o exemplo da glicose. Já dissemos que a faixa de normalidade representa um estado de estabilidade, que é a homeostase. O conjunto de processos adaptativos (secreção de insulina, absorção intestinal de carboidratos etc.) representa a alostase. Pois bem, nesse caso, onde entra a carga alostática? É simples: a carga alostática nada mais é que a energia despendida pelos processos alostáticos para conservar a glicose dentro da faixa de normalidade. E se, porventura, a alostase não for capaz de manter a glicose dentro da faixa de normalidade, como ocorre no

VAMOS PENSAR UM POUCO?

Que tal exercitarmos o raciocínio utilizando analogias e metáforas? Então faça o seguinte: observe a Figura 1.11. Primeiro imagine o indivíduo se equilibrando sobre a corda. Agora, suponha que, na extremidade da vara que ele utiliza, pouse, subitamente, uma inoportuna ave, fazendo com que ele tente se manter sobre a corda, mas acabe se desequilibrando e caindo.

Pois bem, agora, estabeleça uma comparação entre essa situação imaginária e os seguintes conceitos, relacionando a segunda coluna de acordo com a primeira:

(A) Homeostase   ( ) Ave inoportuna
(B) Alostase   ( ) Situação de ameaça, imposta pela ave
(C) Estresse   ( ) Energia gasta pelo equilibrista antes de a ave pousar
(D) Disruptor   ( ) Energia gasta para tentar se equilibrar, em vão (antes de cair)
(E) Carga alostática ( ) Conjunto de mecanismos usados para se equilibrar
(F) Sobrecarga alostática ( ) Situação de estabilidade sobre a corda, antes da ave

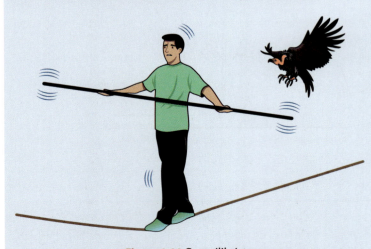

Figura 1.11 O equilibrista.

Resposta: D, C, E, F, B, A

diabetes? Bem, agora não estamos falando mais de Fisiologia, e sim de uma doença (o diabetes); nesse caso, a estabilidade foi perdida em decorrência de um processo patológico (doença) que passa a exigir do sistema uma quantidade de energia além da "cota normal", que é a sobrecarga alostática.

Estresse

Qualquer evento real ou imaginário que ameace a homeostase, exigindo uma resposta alostática do organismo, é chamado de estresse. Como veremos adiante, estresse não é bom nem ruim: é apenas um evento que leva o organismo a uma resposta adaptativa. O termo estresse foi inicialmente utilizado na década de 1950, por Hans Selye.

Se esse estresse produzir sobrecarga alostática, talvez seja o agente etiológico de uma doença. Um mesmo estressor, como uma bactéria do intestino, tanto pode ser uma pressão adaptativa que leva a uma reorganização da flora ou a uma resposta imunológica quanto o agente patogênico que causa doença infecciosa.

Atualmente os agentes estressores têm também sido chamados de disruptores. Um disruptor é qualquer agente capaz de romper a homeostase, ou seja, ameaçar a estabilidade de um sistema qualquer. Há disruptores de diversas naturezas; eles podem ser físicos (variação brusca de temperatura, variação brusca de pressão, radiações, trauma mecânico etc.), químicos (venenos, pesticidas, metais pesados etc.) ou biológicos (vírus, bactérias, fungos, protozoários e helmintos).

Assim,

🫀 Todo estresse gera uma carga alostática, mas a doença ocorre apenas quando há uma sobrecarga alostática.

Disruptor é qualquer agente capaz de romper a homeostase.

> **Glossário**
> **Sobrecarga alostática**
> Fenômeno no qual o organismo sofre demanda de energia maior do que a oferta.
> **Estresse**
> Evento que leva o organismo a uma resposta adaptativa

O objetivo da Fisiologia

O objetivo da Fisiologia é estudar os mecanismos alostáticos que atuam de maneira contínua objetivando a homeostase. Quando tais mecanismos se esgotam e entram em falência, ocorre uma sobrecarga alostática. Temos, então, a doença, que é o objeto de estudo da patologia.

Isso deixa claro por que se deve aprender Fisiologia: para entender a falência de um processo (alostase) é indispensável conhecer bem todas as características desse processo, o que nos leva a afirmar, de modo simplificado, que

🫀 Fisiologia é o estudo da alostase.

PARA SABER MAIS: DOIS CONCEITOS SUPLEMENTARES

Macroestados e microestados

O conceito de macroestados e microestados vem de um ramo do conhecimento denominado mecânica estatística. Esses conceitos são muito interessantes, embora não sejam indispensáveis para a compreensão dos fenômenos de homeostase e alostase. Portanto, caso você não se sinta à vontade com eles, não se preocupe: pode deixar de lado este boxe, pois não haverá prejuízo de seu aprendizado por isso. O objetivo deste é meramente ilustrativo e tem como meta o enriquecimento de conceitos.

Vamos explicar a definição de microestados e macroestados de um sistema por meio de uma analogia: o jogo de dados em um cassino. Para dois dados, um microestado é a *"combinação" dos números* nas faces dos dois dados viradas para cima. Por exemplo, 1 e 3 ou 2 e 4 são dois microestados diferentes. O macroestado é a soma dos números. Assim, os macroestados para os dois microestados do exemplo são 4 (1 + 3) e 6 (2 + 4). Deve-se ressaltar que a quantidade de microestados associados a um determinado macroestado não é a mesma para todos os macroestados, e o macroestado mais provável é aquele com a maior quantidade de microestados possíveis.

Um macroestado de 7 em nosso par de dados tem seis microestados possíveis: 1 e 6, 2 e 5, 3 e 4, 4 e 3, 5 e 2 e 6 e 1. Para um macroestado de 2, há somente um microestado possível: 1 e 1. Assim, um macroestado de 7 tem seis vezes mais microestados do que um macroestado de 2 e é, portanto, seis vezes mais provável. Com efeito, o macroestado 7 é o macroestado mais provável para dois dados.

Lembrando que o jogo de dados é construído em torno das probabilidades de vários macroestados, considere o macroestado de baixa probabilidade 2: a única maneira de consegui-lo é obter um valor 1 em cada dado. Dizemos que esse macroestado tem um elevado grau de ordem – temos de obter um valor 1 em cada dado para que ele ocorra.

Entretanto, considerando os microestados possíveis para um macroestado de 7, vemos seis possibilidades. Esse macroestado é mais desordenado, porque são possíveis diversos microestados que resultarão no mesmo macroestado. Assim, concluímos que os macroestados de elevada probabilidade são macroestados desordenados, e os macroestados de baixa probabilidade são macroestados ordenados. Por isso, nas situações mais estáveis a desordem é maior, e isso corrobora a segunda lei da Termodinâmica, que diz que a entropia ou o grau de desordem que caracteriza os sistemas dissipativos sempre aumenta.

Para reforçar os conceitos de macroestado e microestado, suponha agora um conjunto de seis dados. Cada dado, como é sabido, tem seis faces, numeradas de 1 a 6. Imagine que você jogou esses dados no tapete e que a soma dos números sorteados resultou em 17 (veja, na Figura 1.12, a configuração de números). Pode-se concluir que existem muitas outras combinações de números que também podem resultar em 17.

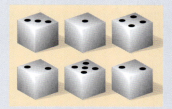 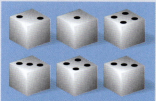

Figura 1.12 Macro- e microestados em um conjunto de seis dados de seis faces.

Apesar de os microestados variarem bastante (p. ex., um conjunto de seis dados pode apresentar 6 × 6 × 6 × 6 × 6 × 6 = 46.656 microestados possíveis, ou seja, 46.656 "combinações" possíveis), o número de macroestados possíveis varia bem menos: em um conjunto de seis dados existem apenas 31 macroestados, que variam de 6 a 36, ou seja, todos os resultados possíveis da soma dos dados.

Em relação ao exemplo dos dados, existem macroestados mais prováveis, como o de valor 17, e outros muito menos prováveis, como os de valores 6 ou 36. Logo, quando você jogar os dados no tapete, é bem maior a probabilidade de sortear um macroestado igual a 17 do que um macroestado igual a 6, ou 36.

Assim, podemos supor que, ao longo do tempo, um determinado macroestado esteja mais frequente, por ser mais provável. Esse macroestado, por assim dizer, é mais estável, tem maior probabilidade de ocorrer.

Qual a relação disso com a homeostase e o organismo? Ora, se a homeostase é um estado estável construído sobre as variações de estado dos sistemas que compõem o organismo, podemos concluir que a homeostase nada mais é que o macroestado mais provável (por isso, estável), resultante dos microestados que estão se manifestando.

Voltando ao exemplo da temperatura do corpo, vamos aplicar os conceitos de macroestados e microestados. O que determina a temperatura corporal? São dezenas de variáveis diretas e indiretas que influenciam a temperatura interna, por exemplo, níveis hormonais, metabolismo celular, tônus muscular, frequência cardíaca etc. Embora todas essas variáveis do organismo variem aleatoriamente ao longo do dia, a resultante delas é uma temperatura estável, em torno de 37°C.

Estabelecendo uma analogia com o jogo de dados, a temperatura (macroestado) seria a soma dos dados, ao passo que as variáveis que interferem na temperatura seriam os dados em suas muitas combinações possíveis. Cada combinação de variáveis (metabolismo, tônus muscular etc.) seria um microestado que resultaria no macroestado (temperatura corporal).

RESUMO

- Na natureza não existem elementos isolados. Cada elemento é uma parte que constitui algo maior. Todos os elementos se relacionam funcional e/ou estruturalmente de alguma maneira
- Quaisquer elementos (a partir de dois) formam sistemas. Um sistema pode ser elemento de um sistema maior. Quer dizer, sistemas formam sistemas
- Existem na natureza dois tipos de sistema: o conservativo e o dissipativo. O sistema dissipativo é aquele no qual se dá perda de energia (dissipação) quando há interação de seus elementos. No sistema conservativo não há perda de energia, pois esse sistema é autossuficiente. Na natureza, todos os sistemas são dissipativos
- Equilíbrio é o estado no qual não há mais troca de energia entre elementos de um sistema. O estado de equilíbrio é incompatível com a vida. Os processos vitais se dão longe do equilíbrio
- Um sistema estável é aquele capaz de manter suas configurações com o tempo, mesmo estando longe do equilíbrio. Para isso, os sistemas gastam energia. Esse é o caso dos seres vivos
- O equilíbrio é um estado de estabilidade espontânea
- Autonomia é uma característica indispensável à sobrevivência dos seres vivos, ou seja, é a capacidade de buscar energia para sustentar seus estados de estabilidade.
- Homeostase é a manutenção da estabilidade interna de um indivíduo à custa de gasto energético
- Chamamos alostase ao fenômeno de variação dos microestados para a manutenção do macroestado (homeostase). Sistema alostático é aquele que entra em ação para tentar preservar a estabilidade do meio. Homeostase é, portanto, o macroestado mais estável resultante dos processos alostáticos
- Os seres vivos têm uma série de microestados que regulam seu macroestado. Por exemplo, no corpo humano níveis de hormônios, metabolismo celular, frequência cardíaca e vasoconstrição são microestados que definem um macroestado, nesse caso, a temperatura corporal
- A auto-organização de um sistema se dá por meio de processos de retroalimentação. Um mecanismo que se autorregula é denominado servomecanismo
- São dois os processos de retroalimentação (feedback): a positiva e a negativa. Retroalimentação negativa é um mecanismo inibitório pelo qual o agente em excesso determina a diminuição da sua produção. Retroalimentação positiva é um mecanismo fortificante em que cada agente determina a formação de novos agentes
- Carga alostática é a quantidade de energia metabólica a ser usada para manter a homeostase
- Doença é o resultado de uma descompensação da homeostase causada por sobrecarga alostática
- O organismo não foi concebido para reconhecer processos patológicos. Uma descompensação da homeostase desencadeia mecanismos alostáticos, ainda que para isso os demais sistemas sejam prejudicados
- Do ponto de vista evolutivo, é mais interessante para uma espécie que o indivíduo doente morra, não perpetuando seus genes. É desse modo que a natureza seleciona os mais aptos
- Qualquer ação que ameace o organismo, levando-o a produzir uma resposta, é chamada de estresse. Todo estresse gera uma carga alostática; quando essa carga é demasiada (sobrecarga), sucede a doença
- Para sintetizar, Fisiologia é o estudo da alostase.

AUTOAVALIAÇÃO

1.1 No século XVII, o poeta inglês John Donne escreveu: "Nenhum homem é uma ilha, completo em si próprio. Cada ser humano é uma parte do continente, uma parte de um todo." Justifique essa frase à luz do que foi estudado neste capítulo.

1.2 Por que na natureza não existem sistemas conservativos?

1.3 O que acontece fisiologicamente quando um indivíduo morre?

1.4 Diferencie equilíbrio de estabilidade.

1.5 O que é homeostase? Uma vez alcançada a homeostase, é possível mantê-la sem gasto energético? Justifique.

1.6 Dê um exemplo de retroalimentação negativa.

1.7 O que é retroalimentação positiva? É possível mantê-la indefinidamente? Que implicações isso teria para o organismo?

1.8 Um dia você acorda bastante desanimado. A garganta dói e você nota que está com febre. Ao consultar um médico, ele diz que você está com gripe. Qual é a definição fisiológica de doença? Do ponto de vista fisiológico, o que levou seu organismo a reagir dessa maneira?

1.9 O que é o estresse? Existe relação entre doença e estresse? Podemos afirmar que todo estresse provoca doença? Justifique.

1.10 Defina homeostase e alostase. Qual é a relação entre as duas? Agora, defina homeostase usando a palavra alostase e vice-versa.

1.11 Diferencie carga alostática de sobrecarga alostática. Cite exemplos desses conceitos nos processos que ocorrem ou podem ocorrer no corpo humano.

1.12 O conceito de estresse está mais relacionado a qual dos seguintes conceitos: homeostase, alostase, carga alostática ou sobrecarga alostática? Justifique sua resposta.

1.13 Em um interessante artigo de revisão, Edward J. Calabrese (2008) sugere que alguns processos adaptativos (resposta adaptativa, precondicionamento e a lei de Yerkes-Dodson) nada mais são do que manifestações de um processo adaptativo mais genérico, conhecido como *hormese*. Faça uma pesquisa e escreva um resumo, definindo e explicando do que se trata cada um desses processos.

1.14 Faça uma pesquisa sobre a teoria do *vitalismo*, pense a respeito e redija um texto contendo uma análise crítica sobre esse assunto.

1.15 Pesquise a respeito de um fenômeno denominado *neguentropia*. Faça um resumo evidenciando do que ele trata e qual é a sua relação com a teoria do vitalismo e a teoria da complexidade irredutível.

1.16 O físico e filósofo estadunidense Thomas Khun (1922-1996) cunhou o termo *paradigma*. Faça uma pesquisa e escreva um texto definindo paradigma e explicando como ele se relaciona ao conceito de ciência.

Parte 2

Fisiologia Celular

2 A Célula, 21
3 A Membrana Celular, 29
4 Potencial Graduado, 43
5 Potencial de Ação, 57
6 Transdução Sensorial, 73
7 Comunicação Celular, 95
8 Sinapses e Músculos, 117
9 Plasticidade, 139

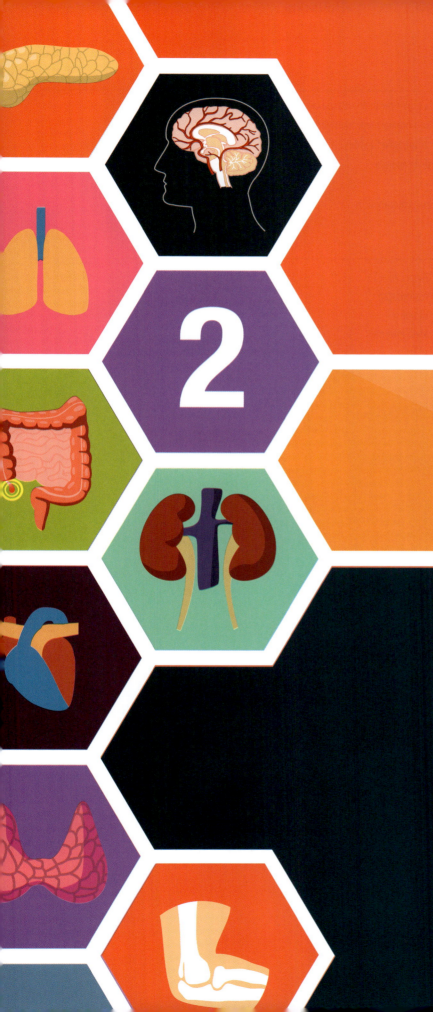

2

A Célula

Objetivos de estudo, 22
Conceitos-chave do capítulo, 22
Introdução, 23
Meio interno, 25
O protagonista da vida, 26
Resumo, 27
Autoavaliação, 27

Objetivos de estudo

Entender que a vida foi possível a partir da organização do sistema celular
Estabelecer relação entre especialização, autonomia e reprodutibilidade
Identificar o meio interno aquoso como indispensável à vida
Entender a importância do ATP como fonte de energia
Compreender o processo de fosforilação
Perceber a importância da água nos processos metabólicos

Conceitos-chave do capítulo

ADP (difosfato de adenosina)	Especialização	Pluricelular
ATP (trifosfato de adenosina)	Fosforilação	Unicelular
ATPase	Hidrólise	
Célula	Meio interno	

Introdução

Como sabemos, a *célula* é a unidade fundamental dos seres vivos. Portanto, estudar os mecanismos fundamentais e universais conhecidos que promovem o funcionamento das células é condição essencial para uma compreensão crítica dos processos fisiológicos dos organismos.

Neste capítulo estudaremos a célula sob uma visão puramente funcional, sem nos preocuparmos com a descrição de organelas citoplasmáticas e suas funções, já que essa discussão pertence ao domínio da Citologia. Focalizaremos nosso estudo nos aspectos dinâmicos da célula viva, analisando como ela se comunica com o meio que a envolve e como as células se comunicam entre si.

De acordo com a *teoria dos sistemas*, células são os menores sistemas da natureza que podem ser classificados como vivos. Este é um conceito funcional de célula.

Autonomia

Uma característica fundamental dos organismos vivos é a sua autonomia. Um ser autônomo é capaz de viver competitivamente no meio ambiente, por si só, reunindo as habilidades para sobreviver.

É sabido que, nos seres *pluricelulares* com tecidos especializados, as células perdem a sua autonomia se forem retiradas do conjunto ao qual pertencem.

Isso, de fato, restringiria as células especializadas, organismos vivos? Por exemplo, a célula da pele deixaria de ser um organismo vivo quando retirada de seu contexto, pois depende incondicionalmente do ambiente pluricelular para sua sobrevivência?

Vejamos o que aconteceria a uma célula da nossa pele ao ser retirada do tecido ao qual pertence e colocada em uma lagoa. Enquanto inúmeros seres *unicelulares*, como amebas e paramécios, estariam vivendo normalmente na lagoa, a célula da nossa pele morreria em poucos instantes. Então, as células da pele seriam autônomas? Não, não são. No entanto, será que, por causa disso, perdem o atributo de unidades vivas, seres vivos? Também não.

Vamos utilizar uma metáfora para explicar esse aparente paradoxo entre especialização e autonomia. Pensemos na própria espécie humana, que desde tempos primitivos foi capaz de adaptar-se a ambientes inóspitos, como a floresta amazônica e a calota polar. Nesses lugares, o ser humano soube viver de maneira autônoma, aprendendo onde encontrar comida, como se proteger do frio e dos predadores, como conseguir um lugar seguro para dormir.

Um estudante universitário da área de Saúde – ou um profissional especializado em mecânica de aviões ou um *chef* de culinária tailandesa – sobreviveria por quanto tempo sozinho no hábitat desses homens primitivos? Provavelmente muito pouco.

Pois bem: comparativamente, o homem primitivo seria como a ameba, e o estudante como a célula da pele. Ele deixaria de ser um organismo vivo por causa disso? É óbvio que não.

Percebe-se, assim, por que um dia, na longa evolução natural, algumas células decidiram formar organismos pluricelulares e, com isso, perder sua autonomia.

Os indígenas da floresta não tinham tempo para desenvolver conhecimentos, cultura e tecnologia para organizar uma sociedade complexa como a nossa. Tinham de se preocupar em caçar, construir ocas, proteger-se de predadores. Cada homem primitivo é um pouco de tudo, mas esse "tudo" é muito pouco sofisticado. O máximo que um homem primitivo fazia em termos de alimentação era assar um animal que abatia, enquanto na sociedade moderna existem homens especializados em culinária sofisticada ou em mecânica de aeronaves. Observe a Figura 2.1. Ela mostra que células em organismos pluricelulares perderam autonomia, porém ganharam especialização.

Disso devemos entender que

🧬 **Especialização é a otimização de uma capacidade em detrimento de outras.**

Glossário

Célula
Menor sistema da natureza que pode ser classificado como vivo

Teoria dos sistemas
Define sistema como um conjunto de elementos que se inter-relacionam

Pluricelular
Organismo formado por mais de uma célula.

Unicelular
Organismo formado por apenas uma célula

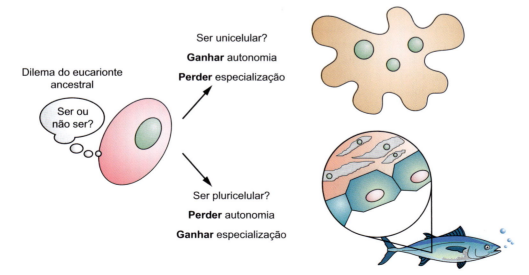

Figura 2.1 Esquema da especialização celular *versus* autonomia celular.

Especialização

Quando formam sociedades complexas – assim como as células de organismos pluricelulares complexos –, os seres humanos abrem mão da maioria das habilidades de sobrevivência para aperfeiçoar-se em algumas habilidades específicas *com proficiência e excelência*. Contudo, *a sobrevivência de cada indivíduo da sociedade é garantida pelos demais indivíduos, os quais desenvolvem também outras habilidades e provêm a sobrevivência uns dos outros*. Por exemplo, alguém pode se especializar em cozinha tailandesa, pois existe alguém que se especializou em segurança pública, alguém que se especializou em medicina, e assim por diante. Ou seja, de certa maneira, somos frutos da solidariedade humana.

Essa comunhão de habilidades especializadas de cada indivíduo de uma sociedade complexa permite que a coletividade prospere de maneira muito mais eficiente do que entre os indivíduos primitivos – "pluriaptos", porém sem especialidade alguma. A prova definitiva está a seu redor: a humanidade, que forma a sociedade mais complexa que se conhece, dominou a crosta terrestre. Porém, os indivíduos dessa sociedade se tornaram verdadeiros prisioneiros, pois dela não podem sair sem que isso lhes custe a sobrevivência.

Com as células ocorreu o mesmo: juntaram-se em grandes coletividades e foram, ao longo de milhões de anos, especializando-se e produzindo "sociedades" celulares (*i. e.*, organismos pluricelulares) cada vez mais bem-sucedidas – mas dependendo umas das outras para sobreviver.

🔻 **Organismos pluricelulares são formados por células especializadas.**

Logo, existe uma verdadeira rede de relações entre as células de diferentes especialidades dentro de um organismo, relações que constituem o objeto de estudo da fisiologia de sistemas. Contudo, só podemos conhecer e entender a fisiologia da coletividade se compreendermos a fisiologia da unidade.

🔻 **Tecidos, órgãos e sistemas são formados por células com especialidades afins. A especialização celular é condição necessária para a organização pluricelular.**

É importante ressaltar que, na verdade, o fato de os seres unicelulares terem se tornado pluricelulares, e daí terem se especializado, foi uma necessidade gerada pela pressão evolutiva. Vamos tomar como exemplo um ser unicelular, o paramécio de água doce. Assim como qualquer outra célula, o paramécio necessita de moléculas, como o oxigênio, para viabilizar a produção celular de energia (ATP) e possibilitar que as reações químicas celulares (metabolismo) ocorram. Por estar em total contato com a água, esse protozoário retira oxigênio da própria água através do processo de difusão.

Acontece que, conforme você estudou em Biofísica, *quanto maior a distância, menos eficiente é a difusão*. É fácil entender esse princípio: quando alguém abre um frasco de perfume perto de nós, sentimos a fragrância em toda a sua intensidade; entretanto, quando o vidro é aberto a alguns metros de distância, as moléculas "perdem-se" no caminho, e poucas chegam a sensibilizar nosso olfato.

Os solutos dispersos na água demoram frações de segundo para alcançar seu equilíbrio de difusão com o interior de um paramécio, já que este dista poucos nanômetros da fonte de solutos (no caso, a água). Em nosso organismo, a glicose gasta cerca de 3 segundos para alcançar 90% do equilíbrio de difusão em um local que dista 1 mm da fonte de glicose (como no sangue), mas levaria 11 anos para chegar à mesma concentração em um ponto a apenas 10 cm da fonte. Portanto, a vida seria impossível se não existissem tecidos especializados em levar nutrientes para a vizinhança das células, como é o caso dos pulmões e dos intestinos, que promovem a difusão de modo eficaz.

Daí, o que ocorreu com os seres pluricelulares? Eles tiveram, ao longo da evolução, de alocar grupamentos de células para realizar funções específicas, como o transporte de substâncias, que deram origem aos sistemas orgânicos, tais como o circulatório, o respiratório e o digestório. Esses sistemas só existem para entregar na porta da célula aquilo que ela poderia retirar diretamente da água, caso fosse um ser unicelular.

Outros sistemas se desenvolveram para, por meio de processos ativos de adaptação, manterem a estabilidade dos parâmetros (temperatura, pH) que circundam a célula. São os sistemas alostáticos por excelência, como o sistema nervoso, o endócrino e o imunológico. Portanto, a condição indispensável para um ser vivo se tornar pluricelular foi criar tecidos especializados. E, quanto maior a complexidade, mais sofisticadas foram ficando as especializações (sistemas). Essa foi a solução que a engenharia da evolução encontrou para possibilitar que os seres se tornassem mais complexos.

Entretanto, em tese, qualquer célula pode reaprender a viver sozinha, pois carrega em seu DNA todas as potencialidades de suas ancestrais para retornar a um organismo "pluriapto" ou "totipotente". Do mesmo modo, os seres humanos têm as capacidades de sobrevivência de seus ancestrais, e um engenheiro de telecomunicações pode aprender a pescar, caçar, lutar contra lobos e tigres e atritar pedras para fazer fogo.

🔻 **Em condições patológicas, toda célula especializada pode retornar a um nível menor de especialização e maior de autonomia.**

O câncer – doença em que a célula perde suas funções mas passa a se reproduzir de maneira acelerada – é um bom exemplo de perda de especialização acompanhada de aumento de autonomia reprodutiva. Na natureza observamos que, com relação às células, quanto maior seu grau de especialização, mais difícil se torna sua reprodução, pois, por algum motivo ainda não totalmente esclarecido, a célula especializada normalmente apresenta um grau de sofisticação que faz com que fique difícil que ela se reproduza. Isso fica claro ao compararmos as células de um embrião (que ainda não se especializaram e se reproduzem exponencialmente para formar o organismo) com uma célula nervosa, altamente especializada em gerar e conduzir impulsos, porém com mínima capacidade reprodutiva (por isso os neurônios, quando lesionados, dificilmente se regeneram).

Em vista disso, podemos concluir que

🔻 **Quando a especialização é máxima, a reprodutibilidade é mínima, e vice-versa.**

Então, no câncer, é como se a célula retornasse ao estado embrionário, reproduzindo-se de maneira acelerada, gerando muitas populações de células sem especialização alguma. Essas células "inúteis" formam massas que comprimem vasos sanguíneos e tecidos e competem com as células sadias por nutrientes e energia, o que às vezes leva a um desfecho fatal.

Existe um filo dos invertebrados – os poríferos – cujos indivíduos são seres pluricelulares sésseis e imóveis, e sua coletividade celular forma uma organização em "prototecidos" com um grau incipiente de especialização. Quando uma célula de um porífero (esponja) se desprende, ela retorna a uma forma livre, não especializada e autônoma de vida, que, devido a fatores ambientais predisponentes, pode multiplicar-se e dar origem a uma nova esponja (Figura 2.2). Do filo dos celenterados em diante isso não ocorre, pois os seres já apresentam um grau maior de complexidade e já exibem tecidos com certo grau de especialização. Assim, a autonomia das células vai sendo proporcionalmente reduzida na medida em que os seres se tornam mais complexos e vão ascendendo na escala zoológica.

Meio interno

A importância da água para a Fisiologia é indiscutível. Em Biofísica, aprende-se que *a vida só existe por causa das soluções aquosas*, e em Bioquímica ensina-se a dinâmica das reações entre os solutos na água. Na Terra primitiva, quando a crosta era coberta por oceanos, a primeira célula surgiu na água salgada, e nesse meio viveram por milhões de anos os seres vivos. *Até os dias de hoje, só existem organismos unicelulares eucariontes em meios líquidos aquosos ou nos quais exista umidade suficiente.* Até mesmo as bactérias que se encontram em suspensão no ar ou em superfícies secas muitas vezes só conseguem se reproduzir em meios aquosos.

Porém, ao contrário dos organismos unicelulares, milhões de espécies de organismos pluricelulares mantêm uma vida intensa, dinâmica e proliferativa nos ambientes terrestres e ou aéreos. É necessário compreendermos a dinâmica da água nesses organismos, porque, como veremos agora, de certa maneira *os organismos pluricelulares saíram do oceano, mas mantiveram o oceano dentro de si*.

Se observarmos com cuidado, constataremos que todas as células abaixo da crosta de queratina que reveste nosso epitélio externo estão banhadas em um *líquido extracelular cuja composição eletrolítica é muito semelhante à dos oceanos da Terra primitiva*. Daí, as células construíram um meio ambiente aquoso circunscrito ao corpo pluricelular para que, por meio desse ambiente, pudessem manter seu metabolismo e suas funções com toda a intensidade. Esse meio que banha as células é chamado de meio interno.

O meio interno (ou meio intersticial) é o meio ambiente líquido que banha as células.

Tanto temos um oceano dentro de nós, que somos compostos por 60 a 70% de água. A Tabela 2.1 mostra as porcentagens de água em nosso organismo em diferentes fases da vida.

Por que a água é tão indispensável para a vida? A *água, por suas propriedades físico-químicas, é o solvente universal*, indispensável nas soluções interativas, mas esse não é o único motivo. Praticamente todas as reações químicas necessitam de moléculas de água como reagentes. Por exemplo, uma propriedade fantástica da água é a sua capacidade de sofrer autoionização, ou seja, *estar em forma de OH^- e H^+ espontaneamente*. Como a hidroxila e o hidrogênio são espécies químicas muito reagentes, "atacam" moléculas e quebram ligações químicas (Figura 2.3).

A Figura 2.3 mostra que inicialmente houve a quebra de uma ligação na molécula, e isso consome energia. Porém, essa quebra (endotérmica) se deu à custa de duas ligações (exotérmicas) da hidroxila e do hidrogênio com as "pontas" da molécula quebrada. Assim, na hidrólise, a resultante de energia que se consome e se libera vai determinar o saldo energético final da reação. Sendo assim, a hidrólise, apesar de representar a quebra de uma molécula, *pode ser exotérmica*, ou seja, liberar energia.

Como veremos a seguir, o fato de a hidrólise da água ser exotérmica explica, inclusive, a relação entre a quebra do ATP e a liberação de energia no cotidiano metabólico da célula.

De fato, a água é o principal elemento do grande palco chamado meio interno. Assim como ocorre no meio interno,

> **Glossário**
>
> **Rede de relações**
> Há uma verdadeira rede de relações entre as células de diferentes especialidades dentro de um organismo, e essas relações são o objeto de estudo da fisiologia dos sistemas
>
> **Paramécio**
> Protozoário de vida livre
>
> **Meio interno**
> Também chamado de meio intersticial, é o ambiente líquido, intrínseco ao corpo, que banha as células
>
> **Autoionização**
> Capacidade de uma molécula se ionizar de modo independente
>
> **Hidrólise**
> Reação de quebra de uma molécula que ocorre por meio da água

Tabela 2.1 Porcentagem de água no corpo humano em diferentes fases da vida.

Feto	Quase 100%
Bebê	80%
Adulto	70%
Idoso	50%

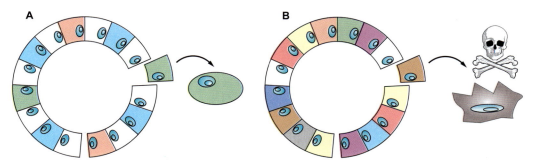

Figura 2.2 A. Na esponja, uma célula que se destaca da colônia adquire autonomia. **B.** Nos animais com maior complexidade, tal autonomia não existe, pois uma célula que se destaca está fadada à morte.

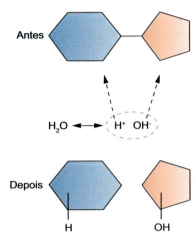

Figura 2.3 Reação de hidrólise.

no citoplasma a água é o assoalho que sustenta a vida, participa dela e permite que ela aconteça, contando com um personagem fundamental, onipresente em qualquer processo fisiológico do meio intracelular, que discutiremos a seguir.

O protagonista da vida

Sem dúvida alguma, existem milhares de personagens importantes para a vida. As células, um dos sistemas mais complexos que há, são como caldeirões cheios de uma mistura composta de milhares de moléculas diferentes, grandes e complexas, que se relacionam da maneira mais variável que se possa imaginar.

Existe, porém, um personagem principal que está em todas as cenas, em todas as relações. Podemos, eventualmente, em uma célula A ou B, mudar alguns personagens, mas esse protagonista jamais pode faltar. Seja em uma bactéria ou em uma baleia-azul, as células precisam dele para existir, e isso desde os primórdios, quando a primeira célula habitou este planeta.

Muitas células podem realizar metabolismo anaeróbico, dispensando o oxigênio e diversas reações celulares ocorrem sem a presença do cálcio, do sódio e do potássio. Uma célula pode usar como substrato energético lipídios e aminoácidos, em vez da glicose, e sem o protagonista as proteínas seriam agentes inertes, tais como os vírus, que, apesar de terem revestimento proteico, só apresentam atividade quando parasitam outras células. Então, afinal, quem é esse personagem? É o ATP ou trifosfato de adenosina.

Por que o ATP é tão importante? Porque as células armazenam, para seu uso cotidiano, toda a energia que obtêm pelo metabolismo fermentativo ou oxidativo. Logo, o ATP detém o potencial transformador da célula, a capacidade da célula de manter-se como um sistema estável e autônomo.

> O ATP, detentor da energia potencial da célula, absorve ou libera energia pela seguinte reação: ATP ↔ ADP + P.

A quebra do ATP em ADP (difosfato de adenosina) e P (fosfato) libera energia para o trabalho celular. Sem o ATP é impossível a célula como um todo utilizar energia para os processos que a mantêm viva. Por esse motivo, diversos autores consideram que só existe vida em um organismo quando nele há produção de ATP; ou seja, organismos que não utilizam ATP não são considerados organismos vivos. *Pode-se dizer que o ATP é a moeda energética da célula e a moeda energética da vida.*

O motivo de o ATP ser metaforicamente considerado moeda energética vem do seu papel nas relações celulares, que, direta ou indiretamente, precisam de energia, do mesmo modo que na sociedade humana a moeda é indispensável para que se produzam as relações de troca e transformação.

Em última instância, todo alimento que ingerimos se transforma em glicose. Então, por que não utilizamos diretamente a energia química da quebra da glicose nos processos celulares, em vez de empregarmos a energia da quebra da glicose para primeiro produzir o ATP que posteriormente é hidrolisado para produzir energia para o trabalho celular? Em outras palavras: não seria mais prático utilizar a energia produzida na glicólise, sem a participação do ATP como intermediário do processo?

Ocorre que a quantidade de energia obtida com a quebra total de uma molécula de glicose é muito grande, mas só um pouco dessa energia é necessária nos processos metabólicos corriqueiros da célula. Logo, apenas uma pequena quantidade da energia resultante da quebra da glicose seria utilizada no trabalho da célula, e o grande volume restante se dissiparia, configurando um desperdício de energia. Cada molécula de ATP, por sua vez, por liberar uma quantidade pequena de energia ao ser hidrolisada, funciona como uma moedinha de pequeno valor, podendo ser utilizável corriqueiramente em qualquer operação celular sem que haja desperdício de energia. *A glicose é como o dinheiro no banco – uma reserva de energia que é transferida para o ATP, para que este, sim, participe do cotidiano metabólico das células.* A oxidação de cada molécula de glicose rende energia suficiente para ressintetizar de 36 a 38 moléculas de ATP.

Assim sendo, quando os nutrientes energéticos – carboidratos e lipídios – são metabolizados, *não formam ATP diretamente;* na verdade, eles fornecem energia para a ressíntese do ATP. Este, sim, é quebrado a cada demanda momentânea da célula, fornecendo energia para o trabalho celular.

O uso de ATP também gera economia de tempo, pois a oxidação da glicose para obtenção de energia envolve dezenas de reações, sendo um processo muito mais demorado e complexo do que a quebra do ATP em ADP + P, que é uma reação única. Logo, o ATP é energia de pronta entrega que pode ser utilizada em processos que exigem disponibilidade quase imediata de energia – por exemplo, a contração reflexa de um músculo ocular para piscar os olhos quando um objeto estranho se aproxima da córnea.

Há uma dúvida frequente em relação à quebra do ATP em ADP e fósforo inorgânico. Em geral, as reações de síntese liberam energia (reações exotérmicas), enquanto as reações da análise (quebra) são endotérmicas, com a necessidade de absorver energia para que possam ocorrer. Ora, então como a quebra do ATP pode liberar energia? Ou, em outras palavras, como uma reação de análise pode ser exotérmica?

De fato, à primeira vista pode parecer absurdo, mas é necessário levar em conta que a quebra do ATP não é tão somente um rompimento de ligações químicas. Ocorre que a quebra do ATP em ADP + P é uma reação de hidrólise, já que a água é um dos reagentes do processo. A formação de ligações covalentes, que ocorre no fim da transformação, libera mais energia do que a absorção energética na quebra das ligações presentes entre os átomos das moléculas de ATP e água. Assim sendo, o saldo energético final fará com que a reação como um todo seja exotérmica. Existem ainda outros motivos para a reação da quebra do ATP ser exotérmica, como a ressonância do fosfato inorgânico, forças elétricas envolvidas na molécula e saldo de entropia na reação.

A reação de hidrólise do ATP é, sem sombra de dúvida, uma das reações químicas mais importantes nos seres vivos, porém tal reação não se dá de maneira espontânea. Para que ela ocorra é fundamental a presença de uma enzima, a ATPase.

🍎 A equação da hidrólise do ATP é ATP + H_2O → ADP + HPO_4^- + H^+.

A importância do ATP não reside somente no fato de ele ser a fonte de energia celular. A liberação do fósforo como produto da reação de hidrólise também é fundamental para o pleno funcionamento da célula, pois esse elemento tem a capacidade de fosforilar substratos.

A relevância da reação de fosforilação para os processos celulares deve-se a que a adição de um radical fosfato à estrutura molecular de uma proteína, a fosforilação, possibilita a transfiguração dessa proteína, ou seja, uma alteração de conformação espacial, de estrutura quaternária, e tal alteração tem efeitos no seu papel funcional. Por exemplo, a transformação conformacional de uma proteína que ocorre após a adição de um fosfato a ela é um fenômeno que pode transformar uma proenzima em enzima atuante. Muitas dessas fosforilações ocorrem sob a ação de uma família de enzimas chamadas proteinoquinases, que serão abordadas em detalhes no Capítulo 7, *Comunicação Celular*.

> **Glossário**
>
> **ATP (trifosfato de adenosina)**
> Molécula detentora de energia potencial para a célula
>
> **ADP (difosfato de adenosina)**
> Molécula resultante da perda de um grupo fosfato do ATP
>
> **ATPase**
> Enzima responsável pela hidrólise (quebra) do ATP
>
> **Fosforilação**
> Adição de um radical fosfato à estrutura de uma proteína, alterando sua conformação espacial e sua função

O fosfato é o grande motor dessas reações de transformação de proteínas em virtude de as alterações estruturais reversíveis das moléculas proteicas se darem principalmente por causa de forças de repulsão e atração na conformação tridimensional que forma a estrutura quaternária das proteínas em geral. O fosfato, por ser um ânion trivalente, pode alterar o campo eletrostático das proteínas, promovendo mudanças em sua conformação espacial, e as alterações da estrutura das proteínas normalmente modificam sua função.

RESUMO

- Todos os seres vivos são formados por células. Os vírus são a exceção a essa regra, mas, por terem autonomia reprodutiva, capacidade de síntese proteica e adaptabilidade por processos evolutivos, mesmo que dependentes de um hospedeiro, podem ser considerados seres vivos *potenciais*
- Célula é o menor sistema da natureza que manifesta vida
- Com a evolução e a formação de tecidos pluricelulares, as células foram conquistando a capacidade de se especializarem, em detrimento de sua autonomia
- Todos os organismos pluricelulares têm células especializadas. Todavia, em condições patológicas, toda célula especializada pode retornar a um nível menor de especialização e maior de autonomia, como no caso do câncer
- Quando a especialização celular é máxima, a reprodutibilidade é mínima, e vice-versa. Como exemplo, têm-se as células nervosas, que são bastante especializadas mas não são capazes de se reproduzir
- As células que formam indivíduos pluricelulares são banhadas pelo meio interno (meio extracelular intersticial), que é o meio ambiente líquido, intrínseco ao corpo. Esse meio é fundamental para que ocorram as reações metabólicas do organismo
- No meio interno a água é o principal componente, devido às suas características: é o solvente universal e atua como reagente em praticamente todas as reações químicas
- A molécula de trifosfato de adenosina, ou ATP, é a protagonista da vida, pois é detentora da energia potencial da célula
- Considera-se o ATP uma moeda energética por duas razões fundamentais: é ferramenta de troca, pois disponibiliza de maneira rápida e eficiente energia na porta da célula; e tem uma quantidade de energia otimizada, o que evita desperdícios
- A molécula de ATP fornece energia pela quebra da seguinte forma: ATP → ADP + P. Essa é uma reação de hidrólise, e a formação de ligações covalentes no fim do processo libera mais energia do que a absorção energética na quebra das ligações presentes entre os átomos das moléculas de ATP e água, gerando saldo energético positivo
- Fosforilação consiste na adição do grupo fosfato à estrutura de uma molécula proteica. Esse mecanismo é importante na alteração da conformação da proteína, alterando sua função.

AUTOAVALIAÇÃO

2.1 "Henri Bénard, físico francês, concebeu em 1900 um sistema composto por uma fina película de óleo que se estende ao longo de um recipiente metálico plano que recebe calor homogeneamente em sua parte inferior. Inicialmente, antes de o sistema receber energia, as moléculas de óleo se movimentam pouco, e o sistema está estável e em equilíbrio. Ao começar o recipiente a se esquentar, as moléculas se agitam caoticamente. Assim, o sistema está instável e se afasta do equilíbrio. Contudo, a um determinado momento, quando a temperatura do líquido atinge certo ponto e, obrigatoriamente, o ar contíguo ao óleo mantém-se mais frio, estabelecem-se correntes de convecção no óleo – as moléculas organizam suas trajetórias em movimentos cíclicos dentro de células hexagonais virtuais que se formam na película do óleo." Esse texto demonstra que existem padrões de organização dentro de mundos caóticos. Você é capaz de dar alguns exemplos de tal organização no seu cotidiano?

2.2 Um grande debate sempre presente na comunidade científica é a respeito dos vírus: sua classificação não é uma unanimidade. Tudo isso por uma questão de referencial. Com base nas características virais, quais seriam os argumentos usados pelos dois grupos, os que defendem o vírus como seres vivos e os que são contra?

2.3 Em 1665, o cientista inglês Robert Hooke publicou um livro em que descreveu pela primeira vez uma célula. A partir da observação da cortiça, ele comparou a estrutura visualizada com os pequenos quartos nos quais os monges viviam. Essa estrutura foi batizada com o nome *cellula* (do latim, "quarto pequeno"). Hoje sabemos que a célula é considerada a menor estrutura viva. Quais as suas características que nos permitem classificá-la como a unidade fundamental dos seres vivos?

2.4 Explique a frase: "Quando a especialização é máxima, a reprodutibilidade é mínima, e vice-versa". Dê exemplos na sua resposta.

2.5 Desidratação é a perda de líquidos pelo organismo de maneira acentuada, podendo levar a sintomas como fraqueza, tontura, dor de cabeça e até mesmo à morte. Explique a importância da água nos sistemas orgânicos.

2.6 A principal fonte energética do organismo é a glicose. Apesar disso, a glicose não é usada para fornecer energia na intimidade da célula, sendo metabolizada e armazenada a energia nas moléculas de ATP. Por que não se usa a glicose como fonte primária de energia?

2.7 Explique a importância da fosforilação na abertura dos canais iônicos proteicos na célula.

2.8 "Câncer é o nome dado a um conjunto de mais de 100 doenças que têm em comum o crescimento desordenado (maligno) de células que invadem tecidos e órgãos, podendo espalhar-se (metástase) para outras regiões do corpo. Dividindo-se rapidamente, essas células tendem a ser muito agressivas e incontroláveis, determinando a formação de tumores (acúmulo de células cancerosas) ou neoplasias malignas. Por outro lado, um tumor benigno significa simplesmente uma massa de células que se multiplicam vagarosamente e se assemelham ao seu tecido original, raramente constituindo risco de vida." Esse texto foi extraído do *site* do Instituto Nacional de Câncer (INCA). A partir dos seus conhecimentos sobre fisiologia e utilizando conceitos de doença e sobrecarga alostática, explique como ocorre o desenvolvimento do câncer e suas consequências para o organismo em estágios mais avançados da doença.

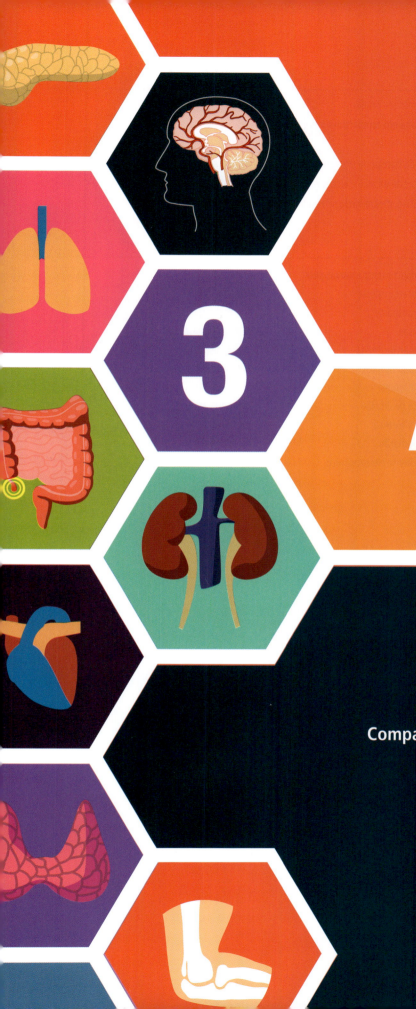

3

A Membrana Celular

Objetivos de estudo, 30
Conceitos-chave do capítulo, 30
Introdução, 31
Compartimentos líquidos do organismo, 32
Canais de membrana, 33
Transporte através da membrana, 35
Um aspecto essencial, 39
Resumo, 40
Autoavaliação, 41

Objetivos de estudo

- Compreender a função e a morfologia da membrana celular
- Entender a importância da divisão do organismo em compartimentos e suas diferentes composições
- Formar um conceito de meio interno
- Diferenciar transporte através da membrana de transporte por canais iônicos, além de suas subdivisões
- Descrever os mecanismos de atuação das forças de difusão e elétrica no transporte de solutos
- Caracterizar transporte ativo e transporte passivo, descrevendo seus subtipos

Conceitos-chave do capítulo

- Bomba
- Bombas eletrogênicas
- Canais abertos
- Canais com comportas
- Canais de membrana
- Canais ligante-dependentes
- Canais mecano-dependentes
- Canais voltagem-dependentes
- Compartimento
- Compartimento extracelular
- Compartimento intracelular
- Compartimento intravascular
- Contratransporte
- Cotransporte
- Difusão
- Difusão facilitada
- Difusão simples
- Eucariontes
- Força de difusão
- Força elétrica
- Fosforilação
- Gradiente eletroquímico
- Interstício
- Meio interno
- Membrana celular
- Membrana plasmática
- Permeabilidade
- Procariontes
- Transportadores
- Transporte ativo
- Transporte ativo primário
- Transporte ativo secundário
- Transporte passivo

Introdução

A membrana celular, também conhecida como membrana plasmática, é uma estrutura que existe em todas as células. Algumas células, chamadas procariontes, existentes em bactérias e algas azuis, têm apenas uma membrana que as separa do resto do mundo. Outras, as eucariontes, têm outras estruturas membranosas em seu interior, entre elas a membrana nuclear, que limita o núcleo: daí o termo eucarionte, que significa núcleo bem definido. Veja a Figura 3.1.

As membranas são os elementos fundamentais para a constituição física de todas as células e para a organização funcional das células eucariontes, e é fácil entender o porquê disso: a própria célula só pode ser considerada um indivíduo, uma estrutura delimitada, uma unidade física, se existir algo que a limite e a separe do resto do mundo.

Para facilitar a compreensão da Fisiologia da membrana, vamos comparar uma célula eucarionte a uma casa. As paredes da casa, tais como as membranas celulares, são fundamentais para a organização do ambiente interno. Imagine uma casa sem paredes entre a cozinha e os quartos, sem separação entre o banheiro e a sala de visitas. Da mesma maneira, as membranas constituem compartimentos físicos que precisam ser individualizados de acordo com suas funções e as funções da célula como um todo. A explicação é que tais compartimentos devem restringir algumas substâncias e moléculas em concentrações diferentes da concentração dos demais componentes celulares e extracelulares.

As membranas formam compartimentos celulares que separam meios com diferentes composições.

Observe a estrutura química da membrana celular na Figura 3.2. A membrana plasmática consiste em uma dupla camada contínua de lipídios (bicamada lipídica), que confere flexibilidade à membrana. Note, também, que há três grandes classes de lipídios que compõem a membrana plasmática: fosfolipídios, esteróis e glicolipídios, sendo que os *fosfolipídios* são os mais abundantes. Podemos ver ainda que a parte polar dos fosfolipídios fica voltada para o meio extracelular e para o meio intracelular, devido à afinidade com a água.

Assim como as paredes da casa, a célula tem em suas membranas espécies de portas, janelas, fechaduras, campainhas, interruptores e tomadas de energia. Em geral as casas contêm tubulações que passam por dentro das paredes, e com a célula também é assim. As redes elétrica, hidráulica e de esgoto de uma célula estão relacionadas com a membrana da célula. E, mais ainda, muito da mobília celular está apoiada em suas membranas.

Sem membranas, a célula, assim como a casa, seria uma entidade virtual, pois dentro dela só há praticamente substâncias químicas livres e soltas, necessárias para o metabolismo celular.

> **Glossário**
>
> **Membrana celular**
> Fronteira física que delimita a célula, organismo vivo, do resto do mundo. De natureza fluídica, é sede de vários mecanismos funcionais da célula
>
> **Procarionte**
> Célula que não tem núcleo individualizado nem membranas internas
>
> **Eucarionte**
> Célula que tem estruturas membranosas em seu interior, entre elas a membrana nuclear (carioteca)

As membranas são sede da grande maioria dos mecanismos funcionais celulares.

A grande diferença fundamental entre a membrana celular e a parede de uma casa é que a primeira é líquida e a segunda é sólida. A membrana celular é fluídica, composta por lipídios especiais, os fosfolipídios, e isto é uma enorme vantagem da célula em relação à casa. Imagine se tudo que está fixado nas paredes da sua casa estivesse flutuando em uma membrana líquida. Seria necessário arrastar a estante para poder plugar a TV na tomada atrás dela? Não. Você simplesmente traria a tomada flutuante até você. Outra vantagem da fluidez da membrana é que a célula se torna um corpo elástico e plástico que pode acomodar sua forma a exigências do meio, alterar essa forma com relativa facilidade e, ainda, ser mais resistente a forças extrínsecas que estressem a membrana. A casa perfeita teria paredes líquidas.

Como se pode observar na Figura 3.2, visualmente a membrana se parece com a superfície de uma *pizza* na qual as azeitonas (que seriam os complexos moleculares proteicos) flutuam dinamicamente. Além disso, pelo fato de a membrana ser fluida, proteínas (azeitonas) produzidas dentro da célula podem facilmente ser incorporadas à membrana e, por outro lado, proteínas presentes na membrana podem facilmente se destacar desta, e, por endocitose, se incorporar ao citoplasma. Assim, durante todo o tempo, proteínas "surgem" e "desaparecem" da membrana. Como muitas dessas proteínas são canais e transportadores, esse vaivém possibilita que a membrana se adapte à cinética do transporte de substâncias através dela. A Figura 3.3 ilustra algumas características da estrutura fluida da membrana.

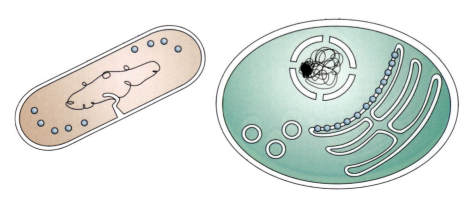

Figura 3.1 Células procariontes e eucariontes.

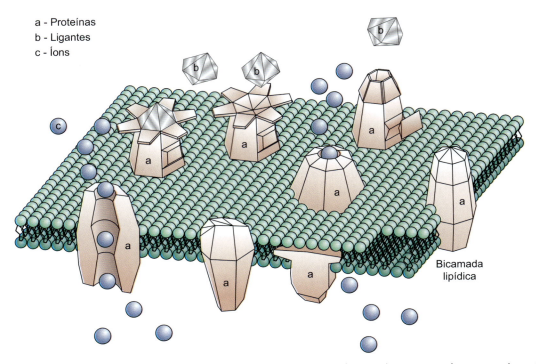

Figura 3.2 Estrutura da membrana celular: uma bicamada lipídica que mantém inclusas inúmeras proteínas, as quais podem desempenhar diferentes funções.

Compartimentos líquidos do organismo

O meio interno dos mamíferos tem uma composição química bem diferente daquela do meio intracelular e, dependendo do compartimento, essa composição externa muda sensivelmente.

Didaticamente, *o organismo pode ser dividido em dois compartimentos*: o compartimento intracelular e o compartimento extracelular. Estes apresentam uma composição química bastante diferente entre si, em relação tanto aos eletrólitos – sódio, cloreto, fosfato, potássio, bicarbonato, cálcio, magnésio – quanto a moléculas orgânicas, como proteínas e açúcar (Figura 3.4).

Delimitando-se o compartimento extracelular nos animais mais complexos, como os vertebrados, esse compartimento pode ser dividido em dois outros, tomando-se como referência os vasos sanguíneos: o intravascular (sangue e linfa) e o interstício. Veja a Tabela 3.1.

Excetuando-se as células do sangue e da linfa, todas as outras células estão imersas no líquido intersticial. Logo, o meio interno é o interstício, pois é este que banha as células e realiza trocas com o meio intracelular.

> Os compartimentos extracelulares (intravascular e interstício) têm a mesma composição eletrolítica.

Esses compartimentos, entretanto, diferem quanto às macromoléculas, tanto em concentração quanto em espécie. Por exemplo, em condições fisiológicas a albumina é uma proteína típica no sangue e praticamente inexistente no interstício.

Dada a importância do tema, vale a pena ressaltar que

> A composição dos compartimentos está relacionada com a sua função e com o fluxo de água entre eles.

Os processos de difusão e osmose proporcionam a movimentação de solutos, produzindo alteração de concentração entre os

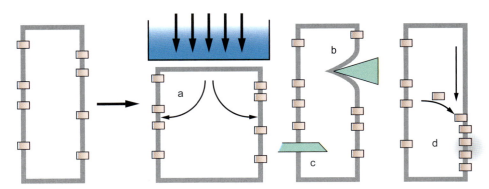

Figura 3.3 Vantagens da parede líquida: capacidade de se deformar (adaptar-se) quando submetida a uma pressão difusa (*a*) ou localizada (*b*). A membrana não se rompe após sofrer perfuração (*c*). Dinâmica das inclusões macromoleculares (*d*), que podem tanto trafegar quanto ser adicionadas à membrana após sua síntese citoplasmática, segundo as necessidades da função celular.

Capítulo 3 A Membrana Celular   33

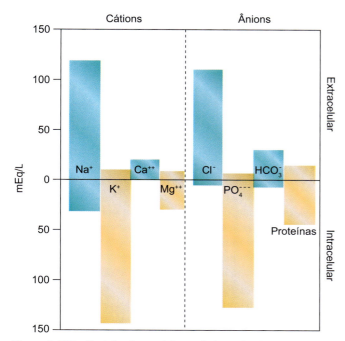

Figura 3.4 Distribuição de espécies químicas eletricamente carregadas (íons e proteínas) nos compartimentos intra e extracelular, em mEq/ℓ. As proteínas apresentam carga elétrica negativa.

Tabela 3.1 Compartimentos do corpo humano.

Intracelular	
Extracelular	Intravascular
	Intersticial

meios, a qual é um motor para direcionar o fluxo de água entre esses meios. Apesar de a água estar em constante movimento entre os compartimentos, às vezes levando solutos, em condições normais, fisiológicas, o volume total de água em cada compartimento não se altera. O responsável pelo trânsito da água entre os compartimentos é o íon sódio, e podemos dizer que *a água acompanha o sódio como a sombra acompanha o corpo*. Contudo, a *pressão osmótica média em ambos os compartimentos é a mesma*, tanto que o volume de água total neles contido não se altera.

Um indivíduo de 70 kg tem cerca de 40 ℓ de água no corpo. Destes, 25 ℓ estão dentro das células, no compartimento intracelular, e 15 ℓ estão no compartimento extracelular, sendo que 10 ℓ se alojam no interstício e 5 ℓ ficam no compartimento intravascular, composto por sangue (vasos sanguíneos) e linfa (vasos linfáticos).

Os volumes de líquido mudam de acordo com a faixa etária e o peso. Por exemplo, bebês e idosos têm mais água no líquido extracelular do que no líquido intracelular, e as pessoas obesas são constituídas por menor percentual de água, uma vez que a gordura é hidrofóbica. Por essas razões, bebês, idosos e obesos desidratam-se mais facilmente, pois a água do compartimento extracelular é perdida com mais facilidade.

Canais de membrana

As paredes delimitam os cômodos de uma casa, porém não os isolam completamente. Da mesma maneira, na célula *as membranas não isolam os compartimentos intracelulares*, tampouco a célula do meio extracelular. Trata-se de uma ideia bem intuitiva. As células intercambiam água, eletrólitos e pequenas moléculas (como glicose e aminoácidos) com o meio extracelular, mas as macromoléculas (como proteínas e polissacárides) não atravessam a membrana. Assim como as paredes têm portas, as membranas dispõem de canais, que nada mais são que proteínas que atravessam a membrana e deslocam-se ao longo desta. A morfologia de um canal se encontra na Figura 3.5.

> **Glossário**
>
> **Compartimento**
> No organismo humano, área separada fisicamente dos outros meios, preenchida por um líquido de composição química característica
>
> **Compartimento intracelular**
> Delimita o espaço interno da célula e tem composição química característica
>
> **Compartimento extracelular**
> É dividido em duas partes, intravascular e o interstício, e tem composição química diferente daquela encontrada no interior das células
>
> **Compartimento intravascular**
> É formado por sangue e linfa
>
> **Interstício**
> Compartimento que banha as células e realiza trocas com o meio intracelular
>
> **Canais de membrana**
> Proteína que atravessa a membrana e pode deslocar-se ao longo desta, com a finalidade de transportar substâncias entre os meios extra- e intracelular

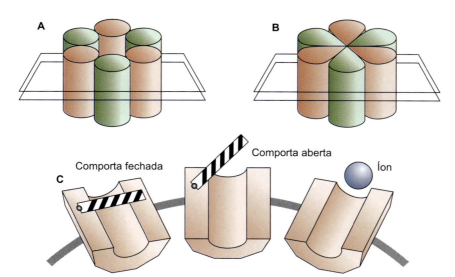

Figura 3.5 Canais de membrana são proteínas quaternárias inclusas na membrana, compostas por diferentes domínios proteicos representados pelos cilindros justapostos, formando o poro do canal. **A.** A estrutura química de um canal pode ser comparada a seis canetas que formem um cilindro maior, mantendo uma passagem no meio delas. **B.** Essa estrutura modifica-se, e o poro do canal se fecha. **C.** Canal com portão fechado (*esquerda*), aberto (*centro*) e sem portão (*direita*).

Na casa, a porta, tanto quanto o canal na membrana, é um dos caminhos, mas há moléculas que independem dessa passagem, as moléculas apolares, lipossolúveis, que podem se difundir em meios lipídicos, atravessando a membrana por simples difusão.

Os canais das membranas fazem destas uma barreira semipermeável seletiva.

As membranas plasmáticas são semipermeáveis e seletivas, o que pode ser explicado por analogia com a funcionalidade de diversos tipos de portas. Uma porta fica aberta o tempo todo? Não necessariamente. As portas podem estar fechadas, trancadas a chave ou controladas por mecanismos extrínsecos a elas.

Uma porta trancada pode ser aberta tanto por dentro como por fora com a chave certa. Uma porta de elevador, por sua vez, se abre quando um sinal elétrico informa que ele está no andar desejado. As portas giratórias de banco deixam passar apenas uma pessoa por vez, desde que não esteja portando metais, e não é possível transportar um guarda-roupa montado por uma porta normal de uma casa.

Veja na Figura 3.6 os diversos tipos de canais com comporta, que se abrem em situações específicas.

Há um canal com comporta dependente de um *ligante químico* específico, que pode se acoplar à estrutura do canal pelo lado de dentro ou pelo lado de fora da célula, dependendo do caso. Com isso, modifica-se a conformação espacial do canal, possibilitando que ele se torne permeável à passagem de solutos.

Existem canais com comporta que dependem de mudanças no estado do meio circundante, as quais vão determinar tanto o grau quanto o tempo de abertura do canal. Exemplos desses estados são a diferença de potencial elétrico (DDP) da membrana, nos *canais voltagem-dependentes*, e as forças mecânicas, nos *canais mecano-dependentes*.

Existem ainda canais que só são permeáveis a determinadas moléculas de características específicas, como a valência iônica. A Tabela 3.2 sintetiza os tipos de canais.

Tabela 3.2 Tipos de canais existentes na membrana.

Abertos	
	Ligante-dependentes
Com comporta	Voltagem-dependentes
	Mecano-dependentes

Independentemente do mecanismo de abertura dos canais, só passarão por eles moléculas que, juntamente com sua camada de hidratação, "caibam na porta". Do mesmo modo que não existem portas permeáveis a guarda-roupas, não existem canais permeáveis a macromoléculas.

Assim como nas paredes há vãos sem porta que não se fecham, na membrana existem canais que estão sempre abertos, mas é importante ressaltar que, apesar disso, tais canais são seletivos e só deixam passar por eles moléculas com *tamanho adequado* e *afinidade química* com o canal. Assim, por exemplo, existem canais abertos para o potássio por onde só o potássio pode passar. A Figura 3.7 mostra exemplos de canais seletivos.

Por ser tão vital, *a água é a única substância que pode passar por qualquer canal iônico*, entrando e saindo das células com obediência apenas à pressão osmótica existente nos meios, a qual é determinada pela concentração de solutos osmoticamente ativos, sendo o sódio o mais importante deles. Além disso, existe na membrana um canal específico para a água, denominado *aquaporina*.

Outras moléculas que também têm muita força osmótica são as das proteínas, que não passam de um compartimento para outro, já que apresentam alto peso molecular (estrutura molecular muito grande). Porém, as *proteínas são importantes para "segurar" a água dentro de compartimentos*. Por exemplo, a albumina é fundamental para manter água no compartimento intravascular. Já o *sódio*, que é um íon e, portanto, pode atravessar a membrana por meio de canais, é o responsável pelo fluxo de água entre os compartimentos, uma vez que a água sempre acompanha o fluxo de sódio.

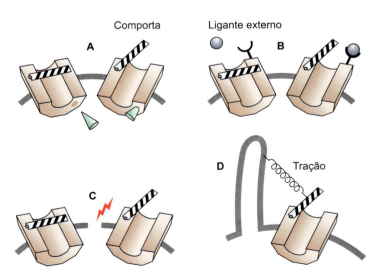

Figura 3.6 Canais com portões cuja abertura depende de condições químicas e físicas específicas e diferentes. Os mais comuns são os seguintes: canais dependentes de ligantes intracelulares (**A**) e extracelulares (**B**); canais com portão controlados por voltagem (como as portas de um elevador) (**C**); tipo comum e peculiar de canal com portão mecano-dependente que se abre devido a forças de tração ou a pressão na membrana ou na estrutura do próprio canal (**D**).

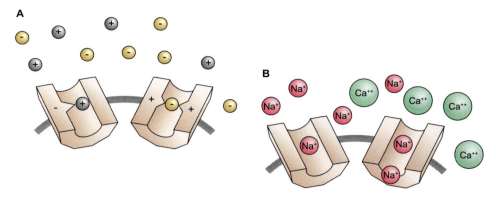

Figura 3.7 Canais abertos, cujos poros são seletivos a íons com determinadas valências (**A**) ou a íons com determinado diâmetro (**B**). Em geral, a seletividade dos poros obedece a ambas as condições.

Quanto às muitas proteínas que existem no compartimento intracelular, foram sintetizadas no interior desse compartimento a partir dos aminoácidos que passaram por canais através da membrana. Essas proteínas jamais poderão sair da célula atravessando a membrana, em virtude de seu tamanho.

Transporte através da membrana

Vamos iniciar o estudo das modalidades de transporte que ocorrem através da membrana empregando uma metáfora. Se colocarmos 150 pessoas dentro de uma pequena sala de 40 m², com a porta trancada, elas terão que permanecer no ambiente, apesar do desconforto. Entretanto, se a porta for aberta, as pessoas começarão a sair, fugindo do incômodo provocado pela superlotação.

Por outro lado, se dentro da sala houver alguém distribuindo dinheiro, é provável que as pessoas se mantenham no aposento, mesmo que a porta seja aberta, pois lá dentro há algo que as atrai. É exatamente isso que ocorre com os íons nos compartimentos orgânicos. Se existe uma concentração muito grande de íons em determinado local, a força de difusão faz com que ocorra uma saída de íons para um local em que haja menor concentração. Esses íons podem se deslocar também com base na atração ou na repulsão eletrostática, por meio da força elétrica, que faz com que eles migrem para perto dos íons com cargas opostas, que os atraem.

Logicamente, esses movimentos só ocorrem quando há permeabilidade adequada a esses íons, ou seja, se os canais, ou portas, estiverem abertos.

Outra maneira pela qual os íons são movimentados é empurrando-os ou puxando-os contra sua força de difusão ou sua força elétrica. Nesse caso, ao se moverem contra uma força elétrica ou força de difusão, eles terão que ir contra a correnteza e, portanto, despender energia.

Existem basicamente dois tipos de transporte. O primeiro é o transporte passivo, pelo qual as moléculas se movimentam *a favor de um* gradiente eletroquímico, ou seja, ocorrem em função de diferenças entre cargas elétricas ou em função da diferença de concentração. Nesse tipo de transporte não existe gasto energético (ATP), pois o fenômeno ocorre *morro abaixo*, isto é, de maneira espontânea. O segundo tipo é o transporte ativo, no qual existe gasto de ATP para empurrar ou puxar substâncias *contra o gradiente* elétrico ou químico (concentração). É um transporte que acontece *morro acima*. Veja a Tabela 3.3.

💧 O gradiente eletroquímico é dado pela resultante da força de difusão e da força elétrica para uma dada substância.

Transporte passivo ou difusão

Moléculas pequenas (como os íons) atravessam a membrana por canais. Algumas moléculas orgânicas relativamente grandes, em comparação com os íons (como a glicose e os aminoácidos), entram na membrana, mas não por canais, pois um hipotético canal para essas moléculas teria um poro muito grande e seria impossível controlar a passagem de moléculas menores por um canal de tal dimensão.

Para resolver esse impasse, a célula conta com os transportadores, que são proteínas especiais cuja conformação se altera com a acoplagem da molécula que, por meio da força de difusão, tende a entrar na célula. Com a alteração, a estrutura do canal empurra a molécula para dentro sem, em momento algum, abrir um vão com o meio externo. É bom lembrar que esses transportadores, assim como os canais, são *altamente seletivos*, ou seja, só viabilizam a passagem de uma substância química que tenha afinidade com eles, como se fossem uma roleta de ônibus, pela qual só passa uma pessoa por vez. Observe a Figura 3.8.

Glossário

Ligante químico
Molécula que pode se acoplar à estrutura do canal pelo lado de dentro ou pelo lado de fora da célula e modificar a conformação espacial do canal para que ele se torne permeável à passagem de solutos

Canal voltagem-dependente
Depende da DDP da membrana para ser ativado

Canal mecano-dependente
Sua ativação é dependente de forças mecânicas

Aquaporina
Canal de membrana específico para passagem de água

Força de difusão
Força que faz com que uma substância vá de um meio mais concentrado para um meio menos concentrado

Força elétrica
Força determinada pela atração ou repulsão de cargas elétricas

Transporte passivo
Transporte que ocorre a favor de uma força, seja elétrica ou de difusão

Gradiente eletroquímico
Diferença de concentração ou de cargas elétricas entre dois meios

Transporte ativo
Transporte que depende de consumo de energia, já que ocorre contra uma força, seja elétrica ou de difusão

Difusão
Processo de transporte que ocorre a favor de um gradiente

Transportadores
Proteínas especiais cuja conformação se altera com a acoplagem da molécula

Tabela 3.3 Tipos de transporte de substâncias através da membrana.

Transporte passivo (difusão)	Difusão simples	
	Difusão facilitada	
Transporte ativo	Primário	
	Secundário	Cotransporte
		Contratransporte

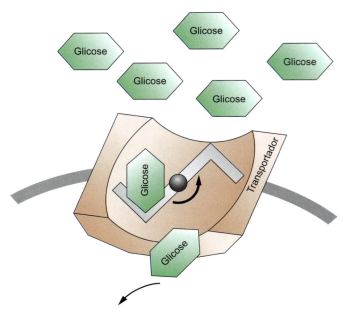

Figura 3.8 Transportador de membrana, utilizado para transporte de monoses (glicose) ou aminoácidos. O transportador (ou carreador) nada mais é que uma proteína de membrana.

Uma vez aberto um canal da membrana celular ou acionado um transportador, *a passagem de moléculas por essas estruturas vai acontecer em função da força de difusão e da força elétrica, segundo a natureza dessas moléculas*. Logo, não há qualquer tipo de gasto energético nesse processo, pois a passagem dessas substâncias se dá *a favor* das forças. Tais processos são chamados de transporte passivo, o qual pode ser de dois tipos: difusão simples, através de canais, ou difusão facilitada, por meio de uma proteína transportadora, também chamada de carreador.

Um exemplo clássico de difusão facilitada é o que ocorre com a glicose (Figura 3.8). Logo após nos alimentarmos, a glicose é absorvida no intestino e chega ao sangue. Daí ela precisa entrar nas células a fim de servir de combustível para a fogueira metabólica da célula. Como, nesse momento, ela está muito mais concentrada fora do que dentro da célula, existe um gradiente químico que favorece a entrada da glicose, e o processo se dará de modo passivo, por difusão.

Como a molécula de glicose é grande, para que o processo ocorra é preciso que exista um transportador, mas a ligação da glicose com o transportador só se dá na presença da insulina – um hormônio fundamental para a entrada de glicose na célula. Logo, a insulina atua facilitando a ligação da glicose com seu transportador. Por esse motivo, existem dois tipos principais de diabetes melito, doença em que a glicose não consegue entrar nas células, acumulando-se no sangue: o diabetes tipo 1, no qual o problema é a baixa produção de insulina, e o diabetes tipo 2, no qual, apesar de haver insulina disponível, o problema está no transportador.

Se compararmos o processo de difusão simples com o processo de difusão facilitada, observaremos que ambos dependem da diferença de concentração entre os meios, porém a velocidade a que os dois ocorrem pode apresentar um comportamento físico diferente (Figura 3.9).

Podemos ver na Figura 3.9 que, no caso da difusão simples, quanto mais aumenta a concentração extracelular da substância, mais rápida é a difusão. Porém, no caso da difusão facilitada, isso não se dá de modo linear – a partir de uma determinada concentração a velocidade se estabiliza, não mais se elevando. Isso ocorre porque, em alguns casos, apesar de a velocidade de difusão facilitada ser até maior que a velocidade de difusão simples, na difusão facilitada ocorre um fenômeno de saturação dos transportadores. Quando todos os transportadores já estão ocupados, não há como aumentar a velocidade.

Como mencionamos, as substâncias apolares não necessitam de canais para se moverem através da membrana, atravessando a matriz lipídica por simples difusão. As mais importantes substâncias apolares que se difundem livremente pelos lados da membrana são os gases (como o oxigênio, o nitrogênio e seus óxidos) e o gás carbônico, que encontram passagem livre. Como na célula há muito mais membrana livre do que canais, o trânsito de gases é mais dinâmico que o trânsito de qualquer substância hidrossolúvel, que tem de passar por canais. Por esse motivo, graças à alta energia cinética dos gases, a respiração celular é um processo otimizado em todos os sentidos.

O álcool (etanol) é outro exemplo clássico de substância que encontra caminho livre através da matriz lipídica da membrana. No organismo, o álcool desenvolve alguns de seus efeitos de maneira rápida e efetiva, pois, sendo uma molécula de polaridade muito fraca, pode atravessar livremente a membrana celular e chegar rápido ao cérebro.

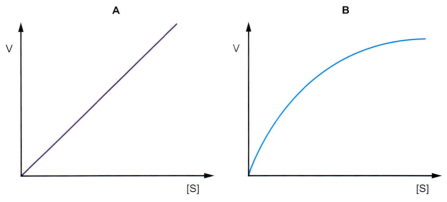

Figura 3.9 Gráficos da velocidade de difusão de uma substância S qualquer em função da concentração extracelular dessa substância, em casos de difusão simples (**A**) e difusão facilitada (**B**). [S]: concentração da substância.

Transporte ativo

Vamos iniciar o estudo dos processos de transporte contra gradiente químico ou elétrico – ou seja, *nadando contra a correnteza* – com uma questão: *como se dá o controle das concentrações de íons como o sódio e o potássio?*

Já vimos que existem diversas moléculas, como os íons, que estão em concentração muito maior no interior que no exterior da célula, contrariando as forças de difusão ou elétrica referentes a essas moléculas. Porém, quem forçou a colocação dessas moléculas em maior concentração dentro ou fora da célula? Foram proteínas (bombas), que são capazes de transportar ativamente (com consumo de energia) solutos contra um gradiente eletroquímico.

Transporte ativo primário

Esses processos ativos podem ser primário, realizado por bombas iônicas para transporte de íons, ou secundário, realizado para transporte de moléculas como a glicose contra seu gradiente de concentração, à custa das forças de um outro íon, como o sódio.

Os processos ativos primários *são mediados por complexos proteicos chamados* bombas transportadoras. Bomba, nesse caso, é um nome genérico de uma proteína que atua como agente que impulsiona determinada substância contra alguma força da natureza, de modo similar ao que ocorre com as bombas que nas residências levam a água até pontos mais altos, contra a força da gravidade.

As bombas da membrana transportam substâncias contra as forças de difusão e/ou elétrica dos seus respectivos meios, para os quais empurra essas substâncias. Tais bombas são análogas ao transportador já descrito para difusão facilitada: uma espécie de "roleta" proteica.

Porém, a roleta da bomba gira por ação de um motor movido pela energia produzida pela quebra da ATP, que arrasta determinado íon contra os gradientes elétrico e de concentração, quando esse íon se acopla à roleta. Algumas dessas bombas realizam transporte de íons para dentro ou para fora dos compartimentos, ativamente. São "roletas" *pelas quais só passa um íon, em um único sentido*, como as bombas que acumulam cálcio no retículo endoplasmático de células musculares (Figura 3.10).

Muitas dessas bombas são trocadoras, já que transportam íons diferentes para lados distintos da membrana. Ou seja, enquanto passa um íon em um sentido por um lado da roleta, pelo outro lado passa outro íon no sentido contrário. Como exemplo, temos a famosa bomba de 3 sódios/2 potássios, que joga 2 potássios dentro da célula e retira 3 sódios do interior desta, *gerando um gradiente osmolar negativo no interior da célula* (Figura 3.10). Essa bomba de sódio-potássio tem como uma de suas principais funções evitar que se acumule água dentro da célula, pois, ao expulsar sódio, a água sai junto.

Há também a bomba de potássio-hidrogênio, que elimina hidrogênio da célula enquanto é absorvido o potássio (presente nas células do estômago para produção de ácido clorídrico na luz do órgão). Como utilizam ATP, as bombas do transporte ativo são genericamente denominadas bombas ATPase.

Existem bombas ATPase trocadoras denominadas bombas neutras, que movimentam a mesma quantidade de cargas elétricas tanto para dentro quanto para fora do compartimento celular. Quando movimentam uma quantidade diferente de íons para dentro e para fora do compartimento celular, as bombas (trocadoras ou não) são chamadas bombas eletrogênicas, como é o caso da bomba de sódio-potássio. Alguns exemplos de bombas ATPase podem ser vistos na Tabela 3.4.

> **Glossário**
>
> **Difusão simples**
> Transporte passivo de substâncias através de canais da membrana
>
> **Difusão facilitada**
> Transporte passivo de substâncias por meio de uma proteína transportadora
>
> **Fenômeno de saturação**
> Ocorre quando todos os transportadores já estão ligados à substância que está se difundindo
>
> **Processos ativos primários**
> Transporte através de bombas transportadoras
>
> **Bombas transportadoras**
> Proteínas que, por meio de consumo de energia, transportam substâncias contra um gradiente eletroquímico
>
> **Bomba de sódio-potássio**
> Bomba transportadora que, ao mesmo tempo que retira 3 íons Na^+ de dentro da célula, captura 2 íons K^+ para dentro da célula
>
> **Bombas neutras**
> Bombas que movimentam a mesma quantidade de cargas para dentro e para fora da célula
>
> **Bombas eletrogênicas**
> Bombas que produzem excesso ou falta de cargas elétricas no meio intracelular

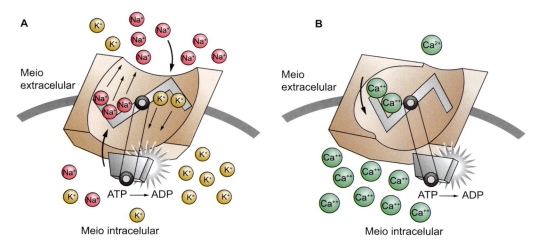

Figura 3.10 Bombas transportadoras. **A.** Bomba de sódio-potássio, que, para cada ATP, expulsa 3 íons Na^+ e captura 2 íons K^+. **B.** Bomba de cálcio, denominada SERCA, que, para cada ATP, captura 2 íons Ca^{++} para dentro do retículo endoplasmático. Repare que ambas atuam contra gradientes de concentração.

Tabela 3.4 Bombas ATPase transportadoras.

Bomba	Função	Observações
Na/K ATPase (trocadora)	Bombeia 3 Na⁺ para fora da célula e 2 K⁺ para dentro do citoplasma	Principal bomba eletrogênica. Geradora de gradiente de sódio para transporte ativo secundário. Consome até 40% de todo o ATP das células. Funciona a 170 Hz. As catecolaminas aumentam a capacidade de fosforilação da bomba
SERCA ATPase	Bombeia Ca⁺⁺ para dentro do retículo sarcoplasmático (retículo endoplasmático do músculo)	Bomba de sequestro de cálcio (cria reserva endoplasmática desse íon). Um terço do sarcoplasma do músculo esquelético está coberto por SERCAs. Existem várias isoformas de SERCA para vários tecidos musculares lisos e estriados
PMCa⁺⁺ ATPase	Bombeia Ca⁺⁺ para o exterior da célula	Para ajuste fino do cálcio intracelular
K/H ATPase (trocadora)	Bombeia um H⁺ para fora da célula, para cada K⁺ que bombeia para dentro	Comum nas células parietais do estômago (produtoras de HCl). Provoca a acidificação da urina e a reabsorção de potássio nos néfrons do rim
H⁺ ATPase mitocondrial	Bombeia H⁺ do citoplasma para a matriz mitocondrial	Localiza-se na membrana interna da mitocôndria, recaptando hidrogênios liberados na cadeia respiratória. É um caso raro de bomba reversa ou ATP-sintase: pode aproveitar o efluxo por difusão do H⁺ e sintetizar ATP na mitocôndria
H⁺ ATPase lisossômica	Bombeia H⁺ do citoplasma para vacúolos e lisossomos	Acidifica os meios internos dessas vesículas, as quais contêm enzimas proteases, lipases e nucleases que funcionam em pH ácido

Transporte ativo secundário

O transporte ativo primário é um processo que utiliza a energia obtida diretamente a partir do metabolismo celular (hidrólise do ATP).

🫀 O transporte ativo secundário utiliza a energia do gradiente de concentração de outra substância, que é transportada ativamente.

Em outro transporte ativo, o secundário, *a substância transportada sempre se vale de outra substância que está sendo transportada a favor de um gradiente de concentração criado por alguma bomba ATPase, em outro ponto da membrana*. A bomba envolvida, na maioria dos casos de transporte ativo secundário, é a bomba Na/K ATPase.

Assim, sempre existirão duas substâncias envolvidas: a substância transportada e a outra substância que se movimenta por gradiente de concentração, "dando carona" para a substância transportada. Quando as duas se movem no mesmo sentido, temos o cotransporte (simporte); quando se movem em sentidos opostos, dá-se o contratransporte (antiporte).

Voltemos ao modelo da roleta para explicar primeiro o cotransporte, utilizando como exemplo o cotransporte de glicose-sódio. Nesse tipo de transporte a roleta está sendo girada pelo sódio, que entra avidamente na célula, uma vez que em outra parte da membrana existem bombas de sódio-potássio continuamente tirando sódio do meio intracelular, mantendo a força de difusão para o sódio apontando para dentro da célula (Figura 3.11).

Logo, por difusão, o sódio entra na célula por essa roleta, que é o cotransportador e que se encontra em um ponto afastado da bomba. Contudo, a glicose está acoplada ao espaço dessa roleta, e para entrar o sódio tem de empurrar a glicose para dentro. Ou seja, a glicose pega carona na força do sódio, que é o elemento *que faz a força, empurrando a glicose para dentro, uma vez que esta se encontra acoplada à roleta*.

Observe que a glicose foi transportada porque, antes, uma bomba em outro local da membrana (transporte ativo primário) produziu as condições para o sódio entrar e trazer com ele a glicose. Antes de a glicose ser transportada, o processo foi deflagrado por uma bomba (Na/K), que nada tem a ver com a glicose. Por isso, diz-se que o transporte de glicose é *secundário*.

Esse tipo de transporte de glicose ocorre, por exemplo, nos enterócitos, as células absortivas do intestino que, mesmo já estando saturados de glicose, têm de continuar absorvendo-a da luz intestinal. Assim, nessa situação especial, a glicose deve entrar contra um gradiente de concentração – e, portanto, o transporte da glicose não pode ocorrer por difusão facilitada, que é um processo passivo. Veja a Figura 3.11.

O cotransporte da glicose e dos aminoácidos, bem como de alguns íons, como o bicarbonato, só ocorre em duas situações: ou no rim, onde há reabsorção dessas substâncias, ou no intestino delgado, onde tais substâncias são absorvidas ativamente do quimo alimentar.

Já no contratransporte, que é mediado pelo contratransportador, a força de gradiente do sódio é utilizada para retirar uma substância do interior da célula contra o seu gradiente de concentração.

Um exemplo clássico do contratransporte é dado no contratransportador de sódio-hidrogênio, encontrado nos túbulos do rim. Em vez de uma glicose acoplada ao local de entrada da roleta, há um hidrogênio acoplado ao local oposto dela. Ou seja, quando o sódio entra, expulsa o hidrogênio para fora.

Esse processo é muito importante na *regulação do equilíbrio acidobásico, porque é capaz de eliminar H⁺, de valência ácida, contra seu gradiente*. Por isso, quando os rins entram em falência, o sangue fica acidificado (acidose).

Os transportadores e as bombas são extremamente abundantes no corpo humano, por representarem um excelente recurso alostático para regular íons e macromoléculas. Essas proteínas, bombas e transportadoras podem ser tanto inibidas quanto estimuladas por várias substâncias exógenas e medicamentos.

Reveja a Tabela 3.3, que sintetiza os tipos de transporte.

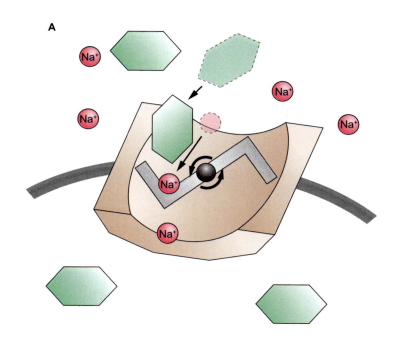

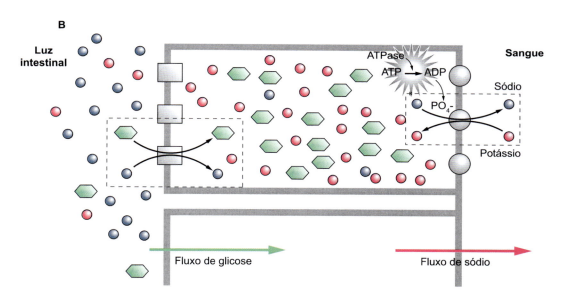

Figura 3.11 Cotransporte. **A.** A glicose, acoplada ao transportador, é impulsionada contra o seu gradiente de concentração pela força de difusão e pela do sódio, que gira a roleta. **B.** Dinâmica do processo em uma célula do intestino delgado, especializada em absorver monoses e aminoácidos por mecanismo de cotransporte secundário à custa da energia cinética do sódio, graças às bombas de sódio-potássio ATPase no lado oposto (lâmina basal) do enterócito.

Um aspecto essencial

Como pudemos observar, o ATP é essencial e indispensável para o funcionamento das bombas que trocam íons nos mais diversos tecidos e células, e sabemos também que a hidrólise do ATP fornece energia necessária para as bombas funcionarem. Porém, rememorando o que abordamos no Capítulo 2, *A Célula*, existe algo mais que o ATP pode fazer: quando ele é quebrado, ocorre a liberação de um radical fosfato, que poderá fosforilar muitas proteínas.

Logo, isso explica por que muitos processos de abertura de canais ou bombeamento de pequenas moléculas através da membrana são considerados processos ativos, que consomem energia. É porque, muitas vezes, além da energia da quebra do ATP, para que os processos ocorram é necessária a presença do fosfato como agente que altera a conformação espacial das proteínas. Veja a Figura 3.12.

Glossário

Cotransporte (simporte)
Modo de transporte ativo em que duas substâncias entram ou saem juntas da célula

Contratransporte (antiporte)
Modo de transporte ativo em que, enquanto uma substância entra na célula, outra sai da célula

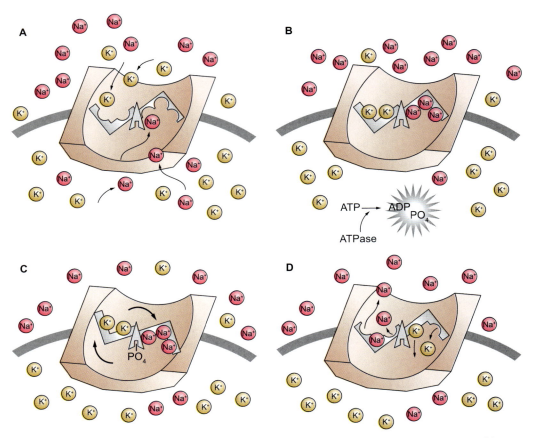

Figura 3.12 A. Migração dos íons para os seus locais específicos. **B.** Quebra de ATP pela enzima ATPase com liberação de energia. **C.** Acoplamento do fosfato no local específico, com alteração conformacional do complexo quaternário (transportador). **D.** Desligamento dos íons dos locais ativos e sua liberação para os compartimentos celulares.

RESUMO

- A membrana plasmática existe em todas as células e tem a finalidade de limitá-las e separá-las do restante do organismo. A membrana tem uma bicamada lipídica, com inúmeras proteínas inclusas
- O corpo humano é dividido em compartimentos. Cada compartimento é uma porção de líquido com uma composição química característica, separada fisicamente de outras porções
- Cada organismo tem dois compartimentos básicos: o intracelular e o extracelular
- No compartimento intracelular ocorrem as reações metabólicas celulares. O compartimento extracelular é dividido em duas regiões: intravascular (sangue e linfa) e o interstício (que banha as células, realizando trocas)
- A água tem livre acesso por entre as membranas ou através de qualquer canal
- A água presente no líquido extracelular é mais facilmente perdida. Por isso bebês e idosos, que têm maior percentual de água extracelular, desidratam-se mais facilmente. Os obesos também se desidratam com mais facilidade, mas por terem menor quantidade de água corporal

- O responsável pelo trânsito de água entre os compartimentos é o íon sódio. Pode-se dizer que a água acompanha o sódio como a sombra acompanha o corpo
- Uma substância pode entrar ou sair de uma célula de duas maneiras: através da matriz lipídica da própria membrana, no caso de substâncias apolares, ou por canais presentes na membrana
- Os canais da membrana são de natureza proteica e atravessam a membrana. Os canais formam barreiras semipermeáveis e seletivas
- Existem canais abertos e canais com comporta. Nos canais com comporta é necessário que haja algum mecanismo para abri-las, o qual pode ser um ligante químico (canais ligante-dependentes), uma voltagem (canais voltagem-dependentes) ou uma força mecânica (canais mecano-dependentes). Mesmo os canais abertos são seletivos
- O transporte através da membrana pode consumir energia (transporte ativo) ou ocorrer sem gasto energético (transporte passivo)
- No caso do transporte passivo, que não consome energia, o transporte é feito por difusão. Esta pode ser simples (através

de canais) ou facilitada (através de uma proteína transportadora, também chamada de carreadora)
- No caso de transporte ativo, há gasto de energia em virtude de ele ocorrer contra um gradiente elétrico ou químico
- O transporte ativo pode ser primário ou secundário. No primeiro caso, o transporte é mediado por bombas transportadoras. No segundo, o transporte utiliza a energia do gradiente de concentração de outra substância, que é transportada ativamente
- O transporte ativo secundário pode ser de dois tipos: *cotransporte* (simporte), quando a substância transportada e a outra substância que se movimenta por gradiente de concentração se deslocam no mesmo sentido; e *contratransporte* (antiporte), quando substâncias são transportadas em sentidos contrários
- A energia necessária para o funcionamento das bombas é proveniente da hidrólise do ATP. Além disso, a liberação do fosfato é importante para a fosforilação da proteína
- A fosforilação é a adição de um radical fosfato à proteína do canal. Essa adição gera uma alteração da conformação da proteína e, em consequência, do canal, permitindo que ele se torne permeável a determinada substância.

AUTOAVALIAÇÃO

3.1 "As membranas biológicas são como as fronteiras da matéria viva." Essa citação foi extraída do livro *Biofísica médica*, de J. J. Pedroso de Lima (Imprensa da Universidade de Coimbra, Portugal). Justifique-a, com base nos seus conhecimentos sobre a membrana.

3.2 Na membrana celular existe um desequilíbrio entre o meio interno e o meio externo da célula, sendo essa diferença fundamental para a vida. Quais propriedades da membrana permitem manter o desequilíbrio entre os dois meios?

3.3 Apesar de podermos fazer analogia entre a membrana plasmática e as paredes de uma casa, a membrana tem algumas características próprias que trazem vantagem para a célula em relação às paredes da casa. Descreva essas características.

3.4 Dona Maria mora em um local no município de Bom Jardim de Minas. Em um dia de muito calor, após fazer uma longa caminhada sob o sol escaldante e sem ter se alimentado antes de sair de casa, ela começa a passar mal. Fica pálida e com a sensação de que vai desmaiar. Como sua pressão é baixa, logo lhe dizem para colocar sal embaixo da língua. Baseie-se nos seus conhecimentos de Fisiologia para dizer se o sal tem alguma relação com a pressão sanguínea. Descreva essa relação.

3.5 Quais são os tipos de canais de membrana? Enumere cada um deles e seus subtipos, relacionando-os com suas características.

3.6 Diferencie transporte ativo de transporte passivo.

3.7 Quais as diferenças entre o transporte ativo primário e o secundário?

3.8 Descreva o mecanismo de funcionamento da bomba de sódio-potássio. Essa bomba tem alguma relação com o edema celular? Qual?

3.9 O contratransporte de sódio-hidrogênio é importante no controle do pH sanguíneo. Explique como o contratransporte funciona e qual mecanismo essa bomba utiliza.

3.10 Qual a importância do ATP nos mecanismos de transporte ativo?

4

Potencial Graduado

Objetivos de estudo, 44
Conceitos-chave do capítulo, 44
Introdução, 45
A membrana em repouso, 45
Variação do potencial elétrico de membrana, 47
O fenômeno de somação no tempo e no espaço, 51
Resumo, 56
Autoavaliação, 56

Objetivos de estudo

- Entender que há uma diferença de potencial entre os lados da membrana
- Saber definir o que é um potencial graduado e listar suas propriedades físico-químicas
- Estabelecer relação entre diferença de potencial e diferença de concentração de íons nos meios intra- e extracelular
- Compreender os fenômenos que determinam o potencial de repouso da membrana
- Conceber a DDP celular como fonte de energia potencial
- Entender que o potencial elétrico é dinâmico, sendo influenciado pela difusão de íons
- Perceber o potencial de repouso como um estado de estabilidade
- Definir e compreender a despolarização e a hiperpolarização
- Elaborar o conceito de condução eletrotônica
- Compreender o fenômeno de somação

Conceitos-chave do capítulo

- Bioeletrogênese
- Bomba eletrogênica
- Bombas iônicas
- Capacitor
- Condução decremental
- Condução eletrotônica
- Corrente iônica
- Despolarização
- Diferença de potencial
- Energia potencial
- Força de difusão
- Força elétrica
- Hiperpolarização
- *Locus* eletrogênico
- Permeabilidade
- Potencial de ação
- Potencial de membrana
- Potencial de repouso
- Potencial elétrico
- Potencial graduado
- Sinapse
- Somação
- Somação espacial
- Somação temporal
- Tecidos excitáveis
- Variação contínua
- Voltagem

Introdução

No capítulo anterior, estudamos os mecanismos de transporte transmembrana. Neste capítulo vamos discutir como os canais iônicos e o movimento de íons através da membrana são capazes de produzir fenômenos celulares de natureza elétrica, os quais são de importância fundamental para o funcionamento do organismo humano.

A maneira pela qual o potencial elétrico se estabelece nas células é assunto do domínio da Biofísica. Porém, dada sua importância, vamos rememorar alguns pontos-chave relativos à bioeletrogênese na célula.

A membrana em repouso

Toda célula viva manifesta uma diferença de potencial elétrico entre as superfícies interna e externa de sua membrana cujo valor varia em diferentes tipos de célula. É o *potencial de repouso*. Veja a Figura 4.1.

As fibras musculares do miocárdio, por exemplo, quando em repouso mantêm uma diferença de potencial (DDP) de aproximadamente –90 mV; os neurônios mantêm valores menores de DDP, entre –70 e –80 mV.

Essa diferença de potencial elétrico é utilizada nos processos de comunicação neuronal ou de deflagração da contração muscular, que provêm da diferença de potencial entre os lados da membrana. Por esse motivo, os tecidos nervoso e muscular são denominados excitáveis. Porém, repetimos, *o potencial de membrana existe em todos os tecidos*, e não somente nos *tecidos excitáveis*. O que é exclusividade dos *tecidos excitáveis* é o *potencial de ação*, que estudaremos no Capítulo 5, *Potencial de Ação*.

A DDP é uma condição relacionada com os mecanismos funcionais que as diferentes espécies celulares manifestam em virtude da sua especialização. Por exemplo, células especializadas em absorção de nutrientes no intestino utilizam a DDP para gerar forças elétricas que mobilizam o sódio para que este atue no cotransporte de glicose e de aminoácidos. A entrada de cálcio, um cátion bivalente, nas paratireoides é também impulsionada pela DDP das células dessas glândulas, as quais apresentam interior negativo. As trocas iônicas que ocorrem nos rins, por exemplo, são direta ou indiretamente influenciadas pelas forças elétrica e de difusão para o íon sódio.

Uma vez que a célula apresenta uma diferença de potencial elétrico, ela é uma verdadeira pilha elétrica, fonte de *energia potencial*, daí diferença de potencial elétrico.

A rigor, a energia potencial elétrica que toda célula manifesta em sua DDP poderia ser considerada uma reserva energética da qual a célula lançaria mão em diversos trabalhos, inclusive nas reações químicas endotérmicas do metabolismo celular. Já dissemos no capítulo anterior que até 40% da energia química (ATP) são consumidos pelas bombas de sódio-potássio. Como a

> **Glossário**
>
> **Potencial de repouso**
> Tensão negativa que existe na face interna da membrana de todas as células do corpo humano
>
> **Tecidos excitáveis**
> Tecidos capazes de gerar e conduzir potenciais de ação
>
> **Potencial de ação**
> Voltagem que se estabelece na face interna da membrana das células musculares e neuronais quando são estimuladas
>
> **Energia potencial**
> Modalidade de energia capaz de produzir movimento

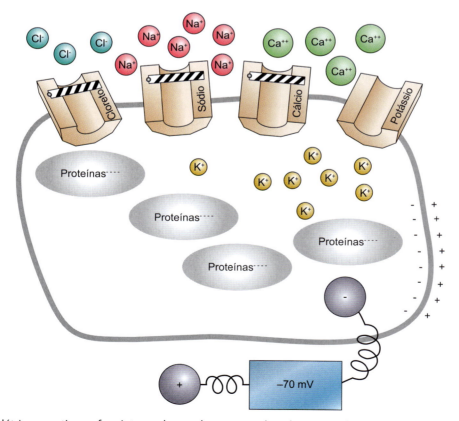

Figura 4.1 Potencial elétrico negativo na face interna da membrana causado pelas cargas elétricas negativas (proteínas) predominantes no meio intracelular. Em repouso, na maior parte das células há apenas canais de potássio permeáveis, abertos.

FISIOLOGIA EM FOCO

Por que a DDP é utilizada como reserva de energia?

O ATP é a principal reserva de energia para as células. Porém, em determinados processos metabólicos a DDP pode ser uma fonte mais apropriada de mobilização energética. Há três motivos termodinâmicos para isso: (1) a DDP está presente em todas as partes da célula; (2) a DDP, sempre em prontidão máxima, cede energia imediatamente para os processos metabólicos tão logo o fluxo de íons comece; (3) a variação de DDP é um processo menos dissipativo que a quebra de ATP, porque o que faz a DDP variar é somente o fluxo de entrada e saída de íons através de canais da membrana. Esse processo, por si só, produz uma diferença de potencial elétrico ao longo da membrana, sendo, portanto, uma ferramenta para o trabalho celular.

---

bomba é eletrogênica e contribui para manter o potencial elétrico da célula, essa energia fica armazenada em forma de potencial elétrico. Os tecidos excitáveis consomem essa energia durante o seu metabolismo especial.

■ A DDP celular é um fenômeno da diferença de concentração de íons positivos e negativos entre os lados da membrana da célula. A DDP da membrana é uma reserva de energia para o metabolismo celular.

Como vimos na Figura 4.1, o que determina primeiramente a negatividade do interior da célula é a alta concentração de proteínas no meio intracelular. O potencial elétrico gerado pelas proteínas, isoladas, aproxima-se de –200 mV. Porém, observamos que a voltagem real no meio intracelular oscila entre –90 e –60 mV. Por quê?

A membrana celular contém uma grande quantidade de canais de potássio abertos, sem comporta, que permitem a passagem seletiva de potássio. Para se ter uma ideia quantitativa, em repouso a membrana é 100 vezes mais permeável ao potássio que ao sódio. Isso significa simplesmente que, para cada canal aberto para o sódio, existem 100 canais abertos para o potássio. Então, fica claro que o potássio, em tese, tem alta capacidade de atravessar a membrana, entrando ou saindo da célula. Vamos examinar como se dá a dinâmica desse íon.

A vida começou em oceanos primitivos, e a concentração iônica dos nossos meios extracelular e intracelular é muito parecida com a dos primeiros coacervados. Isso se deve ao fato de que as bombas iônicas foram umas das primeiras estruturas engendradas pela evolução. Essas bombas, como você bem sabe, são capazes de manter diferentes concentrações iônicas dentro e fora da célula.

A bomba de sódio-potássio joga 3 Na^+ para fora e 2 K^+ para dentro da célula. Assim, a bomba parece ser a principal responsável pela diferença de concentração de íons em ambos os lados da membrana. No caso do potássio, 98% desse íon se encontra no compartimento intracelular. Essa enorme predominância intracelular do potássio tem ainda mais uma causa: a alta concentração intracelular de proteínas com carga elétrica negativa que atraem eletricamente o K^+.

Agora, imagine o que ocorre quando a permeabilidade da membrana ao potássio é alta: a força de difusão tende a empurrar o potássio para fora, e a força elétrica tende a puxá-lo para dentro. Devido ao enorme gradiente de concentração, sai um pouco de potássio da célula, ocasionando uma leve negatividade em seu interior. Se nesse momento colocarmos um eletrodo no meio intracelular, registraremos um potencial elétrico de cerca de –90 mV. Como esse é o potencial registrado quando as forças elétrica e de difusão do potássio se equilibram, dizemos que esse é o potencial de repouso da célula.

Reforçando, quando essas forças se equilibram, dizemos que *a membrana está em repouso*. Tal equilíbrio ocorre quando as concentrações intra- e extracelular de potássio são, respectivamente, 140 mEq/ℓ e 4 mEq/ℓ.

E o que acontece com os demais íons externos à membrana? O íon mais concentrado no meio extracelular é o sódio, com 145 mEq/ℓ. A célula tem muito pouco sódio dentro dela, cerca de 10 mEq/ℓ, já que reúne muito poucos canais abertos permeáveis ao sódio. Assim, o pouco de sódio que entra na célula se dá por vazamento ou por falhas na impermeabilidade. Cada vez que vaza um pouco de sódio para o interior da célula, a tendência é sair um pouco de potássio pelos canais sem comporta. Contudo, as bombas de sódio-potássio buscam continuamente corrigir esses vazamentos.

Portanto, quem determina o potencial de repouso é a *alta permeabilidade seletiva da membrana ao potássio*. Isso pode nos levar a crer que, para a DDP do interior da célula atingir o valor de –80 mV, deveria sair da célula uma quantidade de potássio relativamente grande. Contudo, grandes alterações no potencial de membrana são causadas por alterações minúsculas nas concentrações iônicas. Para uma célula com um diâmetro de 50 nm que contenha uma concentração de 100 mM de K^+, pode-se calcular que a alteração na concentração necessária para levar a membrana de 0 a –80 mV é de aproximadamente 0,00001 mM. Ou seja, quando o K^+ flui para fora até que seu equilíbrio seja alcançado, a concentração interna de K^+ cai de 100 mM para 99,99999 mM, uma queda irrisória.

É muito importante deixar bem claro que não é correto afirmar que a movimentação de potássio faz com que o meio intracelular fique negativo e o meio extracelular fique positivo.

Na verdade não é assim. Como a movimentação de potássio é modesta, ela produz uma delgada camada de cargas positivas e negativas distribuídas ao longo das *superfícies* externa e interna da membrana, respectivamente. Repare bem: essa distribuição se dá apenas nas superfícies da membrana, transformando-a em um capacitor que acumula energia potencial elétrica.

Os meios intracelular e extracelular continuam *isoelétricos* e, portanto, são ótimos *meios condutores* para correntes iônicas. Isso satisfaz o *princípio da eletroneutralidade*, que diz que toda solução tende a ser eletricamente neutra e nenhuma solução pode conter um excesso detectável de cargas positivas ou negativas. Esse fato é muito importante para compreendermos a transmissão de sinais que estudaremos adiante.

A bomba de sódio-potássio, por forçar mais sódio para fora do que potássio para dentro, mantém a célula levemente fora do equilíbrio de forças. Assim, ela é eletrogênica, apesar de sua contribuição para a manutenção do potencial de repouso ser de apenas 20%. Ou seja, se as bombas parassem de funcionar, lentamente as concentrações iriam tender a se igualar por vazamento contínuo de sódio para dentro e de potássio para fora, e a diferença de potencial elétrico da membrana se reduziria significativamente.

Causas do potencial de repouso

Ainda há muita discussão sobre qual é o principal determinante do potencial de repouso da membrana. Na verdade, quatro variáveis são importantes para esse processo: a *alta concentração intracelular de proteínas*, a *alta permeabilidade da membrana ao potássio*, a *alta concentração de potássio intracelular* e a *bomba de Na/K*. Essas variáveis ocorrem de maneira contínua, e é difícil dizer qual ocorre antes da outra, ou qual é a causa da outra.

O que estudamos até aqui possibilita compreendermos que o *potencial de repouso é um estado estável longe do equilíbrio*, e que ele se dá à custa das bombas de sódio-potássio que mantêm as concentrações iônicas estáveis. Logo, existem processos alostáticos extremamente dinâmicos por trás desse oceano de íons.

Variação do potencial elétrico de membrana

A estabilidade do potencial de membrana, caracterizada pela estabilidade das concentrações iônicas nos compartimentos celulares, pode ser fisiologicamente alterada em razão das funções da célula. Ou seja, a energia, que antes era potencial, transforma-se em energia cinética. Logo, na célula ocorre movimento de íons – a corrente iônica –, enquanto nos circuitos elétricos clássicos ocorre movimento de elétrons – a corrente elétrica.

A variação da DDP celular se dá por cinética de íons.

Processos que permitem efluxo seletivo de potássio (saída de carga positiva) ou influxo seletivo de cloreto (entrada de carga negativa), por exemplo, aumentam a DDP celular, que faz com que o lado interno da membrana fique mais negativo, ocorrendo hiperpolarização.

Deve-se notar que, na hiperpolarização, a voltagem no interior da célula *diminui*, por exemplo, de –70 mV para –100 mV, enquanto a DDP *aumenta*. Isso acontece porque a voltagem no interior da célula leva em conta o valor relativo (–100 é menor que –70), enquanto a DDP leva em conta o valor absoluto (100 é maior que 70).

Por outro lado, processos que permitem influxo seletivo de sódio ou cálcio, ou entrada de cargas positivas, por exemplo, são processos que *diminuem* a DDP celular, fazendo com que o lado interno da membrana fique menos negativo. Ou seja, há despolarização. Da mesma maneira, na despolarização a voltagem no interior da célula *aumenta*. Veja a Figura 4.2.

É importante atentar para o que mostra a Figura 4.2: um aumento da DDP significa uma hiperpolarização, aumento da polaridade, ou uma diminuição da voltagem. Uma redução da DDP provoca o inverso.

Por questão de nomenclatura, consideramos qualquer processo de *hiperpolarização* um processo de *diminuição do*

> **Glossário**
>
> **Potencial elétrico**
> Capacidade de atrair ou repelir cargas elétricas
> **Coacervados**
> Aglomerados de moléculas proteicas que possivelmente deram origem à vida na Terra
> **Capacitor**
> Dispositivo capaz de armazenar energia potencial elétrica
> **Meios isoelétricos**
> Meios com a mesma quantidade de cargas elétricas
> **Hiperpolarização**
> Aumento da diferença de potencial; é uma exacerbação da polaridade
> **Despolarização**
> Diminuição da diferença de potencial; é uma redução da polaridade

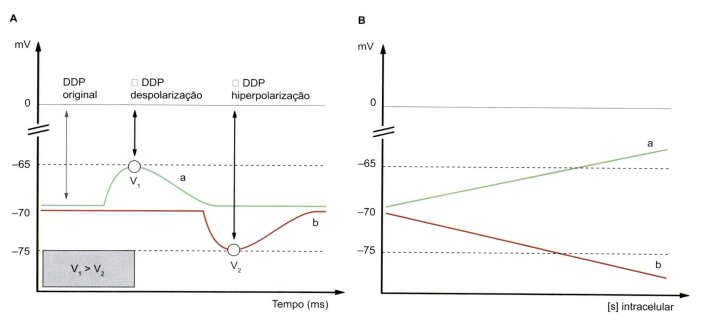

Figura 4.2 A. Variação da DDP em função do tempo para entrada de um cátion (*a*) e um ânion (*b*), respectivamente. **B.** Variação da DDP em função do fluxo de cátions (*a*) e ânions (*b*) com alteração das concentrações intracelulares.

potencial elétrico (ou diminuição da voltagem), tendo como referência para a DDP o lado interno da membrana. Lógico, pois do ponto de vista numérico a variação de –5 para –10 se traduz como uma diminuição, uma subtração de quantidades, um aumento de déficit. Quando acontece a *despolarização*, convencionamos que ocorre *aumento do potencial elétrico* (ou aumento da voltagem) tendo como referência para a DDP o lado interno da membrana. Aqui a variação de –5 para –2 constitui um aumento, uma adição de quantidades, uma redução de déficit.

🫀 **As reduções de DDP correspondem a um aumento da voltagem (ou potencial elétrico). Os aumentos de DDP correspondem a uma redução da voltagem (ou potencial elétrico).**

Em outras palavras:

🫀 **Despolarizar equivale a aumentar a voltagem no interior da célula. Hiperpolarizar significa reduzir a voltagem no interior da célula.**

Vejamos mais um exemplo numérico para consolidar a ideia. A voltagem de –100 mV é menor (mais negativa) que a voltagem de –50 mV, e esta é menor que +20 mV. Vale destacar que os aumentos e reduções do potencial de membrana são gradua-dos, ou seja, os valores registrados de voltagem com a entrada ou saída de íons variam de acordo com a intensidade do fator causador dessa entrada ou saída de íons. Por exemplo, quanto mais canais com comporta para o sódio forem abertos, maior será o influxo do íon e maior o aumento de voltagem registrado.

Então, conforme o painel à direita da Figura 4.2, podemos definir:

🫀 **Variação contínua é a variação de uma grandeza da natureza, como a temperatura ou a voltagem da membrana, que pode assumir qualquer valor numérico.**

A temperatura ambiente, por exemplo, pode variar de 22,58765412235 para –7,556709982345. A quantidade de números decimais da medida vai depender da sensibilidade do instrumento de aferição.

Reforçando: potenciais graduados são alterações locais e rápidas no potencial de membrana, podendo ser despolarizantes ou hiperpolarizantes. Tais potenciais são chamados de graduados porque sua amplitude varia na razão direta da intensidade do estímulo que os produz. Logo, quanto maior for o estímulo, maior será a alteração na voltagem. Os potenciais graduados ocorrem sempre em virtude de algum estímulo capaz de abrir canais iônicos com comportas.

O potencial de membrana das células geralmente varia de maneira graduada, mas há exceções, as quais serão exploradas no próximo capítulo. Veja a Figura 4.3.

Já foi mencionado que uma das características do potencial elétrico da membrana é sua onipresença. Ou seja, em qualquer parte da membrana o potencial registrado em repouso é o mesmo – isto é, se na ponta da célula o potencial em repouso é de –70 mV, na base da célula também será –70 mV.

É importante ressaltar que, quando ocorre uma variação gradual do potencial elétrico da membrana, essa variação é *local*, ou seja, não se estende a toda a membrana. A variação de voltagem é gradual pelo fato de estar relacionada com a abertura de canais iônicos com comporta, geralmente mediada por um estímulo químico (veja a Figura 4.3). Ou seja, determinados canais para íons específicos vão se abrir na presença de um ligante químico no meio que o circunda.

Às vezes, canais para íons diferentes podem abrir-se ao mesmo tempo, ou subtipos de canais para um mesmo íon podem abrir-se seletivamente, produzindo perfis completamente individualizados de ondas de potencial graduado, em

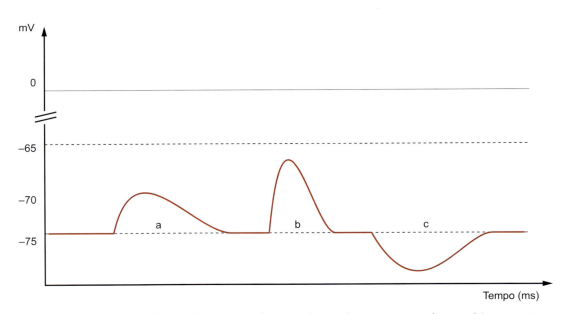

Figura 4.3 Variação graduada contínua da DDP de uma membrana ao longo do tempo, causada por várias correntes transitórias de cátions e ânions através da membrana. Como a variação da DDP é função da variação total do balanço intracelular de cargas positivas/negativas, em qualquer um dos casos, *a*, *b* ou *c*, podemos ter correntes simultâneas de vários íons, o que conferiria a peculiaridade do formato das ondas de potencial graduado. Por exemplo, em *a* podemos ter a abertura exclusiva de canais lentos de cálcio, que promovem uma variação mais branda e lenta do que em *b*, onde poderíamos ter uma abertura maciça de canais de sódio. Já em *c* podemos contar com a abertura de canais de potássio ou de cloro, que podem estar associados a canais de cálcio ou sódio, tornando a hiperpolarização resultante mais longa e menos ampla.

FISIOLOGIA EM FOCO

Potencial de membrana em tecidos não excitáveis

A cada dia são descobertos mais mecanismos celulares ligados ao potencial transmembrana. Um deles, muito interessante, é a utilização dos potenciais elétricos transmembrana em processos celulares de tecidos não excitáveis, ou seja, a secreção de insulina é um fenômeno elétrico.

Nas ilhotas pancreáticas existem as células beta, responsáveis pela produção da insulina como resposta a níveis elevados de glicose no sangue; para secretar o hormônio, as células beta precisam sentir quando esses níveis estão elevados.

Recentemente foi descoberto que a secreção de insulina depende totalmente dos potenciais de membrana. Para entendermos isso, é preciso saber que nas células beta existem dois tipos de canais:

- Canais de cálcio voltagem-dependentes
- Canais abertos de potássio que podem ser fechados por dentro pelo ATP. Esses canais são conhecidos como canais de K_{ATP}.

Os canais de K_{ATP} são os responsáveis pela alta permeabilidade da membrana ao potássio, em repouso, como ocorre em qualquer célula. E o que ocorre quando os níveis de glicose aumentam no sangue, por exemplo, após uma refeição?

- A glicose presente no sangue entra na célula beta por difusão facilitada
- A glicólise que ocorrerá na célula beta produz ATP
- O ATP se liga ao domínio citoplasmático do canal de K_{ATP}, fechando-o
- Cessa o vazamento de K^+ para o meio extracelular
- Com isso, a voltagem no interior da célula aumenta, ou seja, ocorre despolarização
- Essa despolarização, ao elevar o potencial elétrico da célula, abre os canais de cálcio controlados por voltagem
- O cálcio entra na célula por difusão
- Dentro da célula, o cálcio faz com que as vesículas de insulina se liguem à membrana e ocorra a exocitose da insulina para o meio extracelular. Mais adiante explicaremos melhor como o cálcio é capaz de exercer esta e muitas outras funções nas células.

função do tempo. A Figura 4.4 ilustra o potencial graduado resultante de correntes de íons sódio e cloreto, determinadas pelo padrão de abertura de seus canais.

Os neurotransmissores, como o glutamato, são ligantes químicos que se acoplam a um local ativo de um receptor denominado AMPA. Este se abre em presença do ácido aminometil propiônico, o que possibilita a passagem de sódio para o interior da membrana. Na verdade, o glutamato pode ativar outros tipos de receptores, porém o receptor AMPA é o mais comum. Esse receptor nada mais é que um canal de sódio ligante-dependente, sendo o glutamato o seu ligante. A Figura 4.5 ilustra esta dinâmica.

Em algumas situações, os canais iônicos podem ser abertos pelo lado de dentro da célula. Isso pode ocorrer quando certos

> **Glossário**
> **Potenciais graduados**
> Variações contínuas da voltagem da membrana

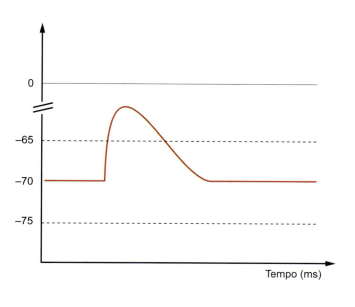
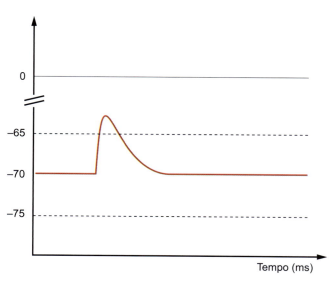
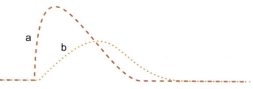

Figura 4.4 Potencial graduado resultante (*linha cheia*). À esquerda, quando ocorre somente entrada de sódio (*linha tracejada*). À direita, quando ocorre entrada somente de sódio (*a*) e de sódio com cloro (*b*).

fatores extracelulares, como a adrenalina, a serotonina e outros neurotransmissores, se ligam a receptores da membrana, induzindo uma cascata bioquímica intracelular capaz de fosforilar canais iônicos por dentro, abrindo-os. No Capítulo 7, *Comunicação Celular*, isso será discutido em detalhes.

Correntes iônicas ao longo da membrana

Quando um canal do tipo AMPA, na presença do glutamato, se abre e deixa o sódio entrar, obviamente essa entrada vai levar a uma variação gradual da voltagem elétrica da membrana (veja a Figura 4.5).

Portanto, a variação é local, restringe-se à região em que a entrada de sódio ocorreu ou estende-se por toda a superfície da célula, uma vez que o potencial de membrana, por si, é onipresente?

O fenômeno de variação da voltagem, sem dúvida, *vai estender-se por toda a membrana*. Ou seja, ao abrirmos um canal de sódio em uma região dessa célula, seus efeitos serão sentidos em toda a extensão da membrana. *Contudo, o valor da variação de voltagem será cada vez menor à medida que nos afastarmos do canal que se abriu*. Dizemos que ocorreu uma condução decremental, que vai diminuindo ao longo do tempo. Por quê?

Do ponto de vista eletrodinâmico, este é um fenômeno dissipativo chamado resistência elétrica. Sabe-se que a corrente elétrica perde energia em função do comprimento e do raio do fio condutor. No caso de células, não estamos tratando nem de elétrons livres nem de fios de cobre, mas de *íons e soluções eletrolíticas*. Então, como um conceito da eletricidade clássica se aplica aqui? Em primeiro lugar, o conceito de resistência elétrica não é primazia da eletricidade, mas da termodinâmica. Qualquer partícula em movimento perde energia, em forma de calor, para seu meio – seja ele uma solução eletrolítica ou um fio de cobre –, e essa redução da energia cinética se deve ao movimento browniano.

E o que acontece na solução? É simples. Após uma determinada massa de íons entrar por um determinado canal, os

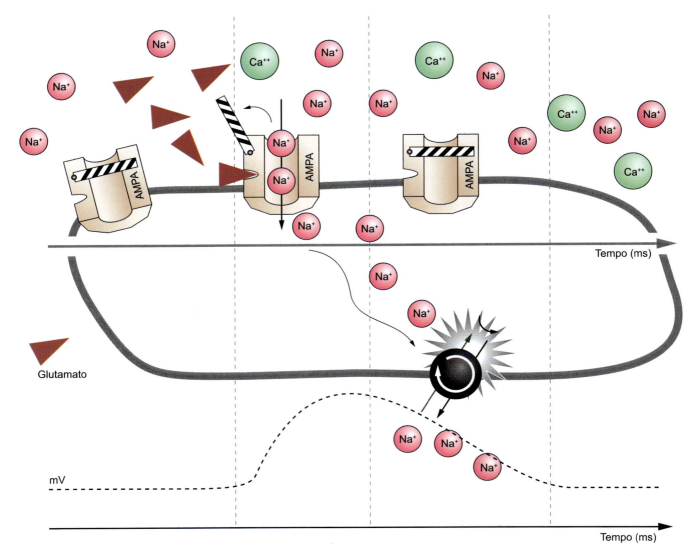

Figura 4.5 Dinâmica da abertura de canais AMPA na presença do neurotransmissor glutamato. A ilustração foi dividida em quatro fases que coincidem com quatro momentos do potencial graduado representado pela linha tracejada (*embaixo*). O primeiro momento é o repouso, no qual os canais AMPA estão fechados. No segundo momento ocorre a abertura dos canais com despolarização da membrana, na presença do glutamato. Em seguida, quando os canais se fecham e as bombas Na/K começam a atuar, lentamente o potencial graduado decai até os valores basais da DDP. O momento seguinte é um novo repouso. Repare que a bomba de Na/K restaura o potencial aos níveis de repouso.

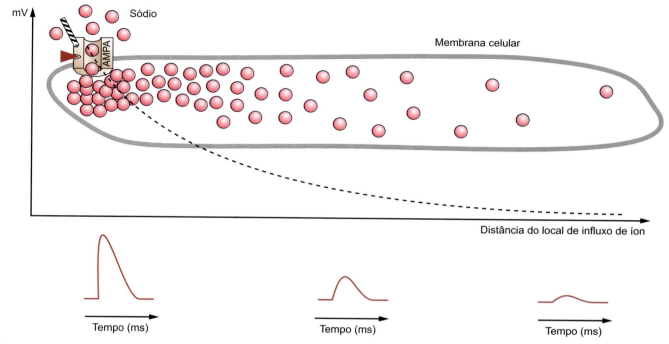

Figura 4.6 Condução eletrotônica, variando em função da distância. Embaixo está representada a queda da voltagem em função da distância.

íons terão que se propagar por difusão. Ora, conforme vimos no Capítulo 2, A Célula, *o tempo de difusão é diretamente proporcional ao quadrado da distância a ser percorrida*. Isto é, a difusão só é efetiva a curtíssimas distâncias.

A condução de uma variação graduada de voltagem ao longo da membrana tem um nome específico: condução eletrotônica, expressão que se relaciona com a tonicidade de uma solução eletrolítica, ou seja, com a quantidade de soluto iônico na solução. Observe na Figura 4.6 o gráfico da voltagem de uma célula em função da distância.

Vamos interpretar a Figura 4.6. Em primeiro lugar, partiremos da premissa de que um canal com comporta se mantém aberto por um tempo limitado, geralmente relacionado com o tempo em que o ligante fica acoplado ao receptor. Nas dimensões da célula, um canal pode ficar aberto por fração de milissegundo. Obviamente, quando o canal se fecha, o íon (no caso da figura, o sódio) deixa de fluir para dentro. Uma vez interrompida a corrente, essa pequenina quantidade de sódio que entrou e é suficiente para alterar a voltagem da célula vai se difundindo lentamente em seu interior, reduzindo sua concentração *in loco*. Paralelamente, o sódio vai sendo expulso da célula pelas bombas iônicas. Assim, em função da distância, como mostra o gráfico, a voltagem na vizinhança do canal é elevada, enquanto o canal fica aberto, mas vai decaindo ao longo do percurso linear. Desse efeito podemos concluir que

🔹 A condução eletrotônica é sempre decremental.

O diâmetro da célula também interfere no fenômeno de condução eletrotônica. Quanto mais fino for o axônio da célula, menos solução eletrolítica para o sódio se difundir existe em seu interior. Esse é o princípio básico da condutância, o mesmo que explica a lei de Poiseuille, ou lei da quarta potência do raio.

Explicando de outra maneira podemos dizer que, quanto menor o raio do axônio, maior a probabilidade de colisão e atrito das moléculas entre si e com as paredes da membrana axonal.

Quanto maior o atrito, maior a dissipação de energia (entropia) – logo, menor será a velocidade (energia cinética) de condução da corrente iônica.

🔹 O tempo de difusão da corrente iônica é inversamente proporcional à distância a ser percorrida. A velocidade de difusão é diretamente proporcional ao diâmetro do meio que conduz a corrente iônica.

Assim, podemos deduzir que a variação da voltagem em função do tempo em determinado ponto da membrana vai ser dependente do tempo de abertura do canal, do número de canais que se abrem nas proximidades e do tempo de difusão do sódio no meio intracelular, o qual depende da temperatura, do calibre do meio condutor e da distância a ser percorrida.

A Figura 4.7 mostra a condução decremental em três meios condutores, axônios, de diâmetros diferentes.

O fenômeno de somação no tempo e no espaço

No contexto dos potenciais graduados de membrana, o termo "somação" significa integração de diversos eventos de variação graduada de potencial em uma membrana celular, a qual ocorre em diferentes posições espaciais – ou seja, diferentes lugares ao mesmo tempo – ou em diferentes momentos, sucessivas variações em um mesmo lugar.

A somação é literalmente uma soma algébrica das voltagens geradas por diferentes tipos de canais que se abrem em uma célula. Logo, canais que produzem uma redução do potencial elétrico, a hiperpolarização, vão se somar a canais que

Glossário

Condução decremental
Condução que vai diminuindo de intensidade ao longo do tempo

Movimento browniano
Movimento aleatório de partículas macroscópicas dispersas em um fluido, que ocorre em consequência dos choques das moléculas do fluido com as partículas

Condução eletrotônica
Transmissão de uma corrente de íons que ocorre ao longo da membrana

Somação
Processo no qual as intensidades dos potenciais elétricos se somam algebricamente

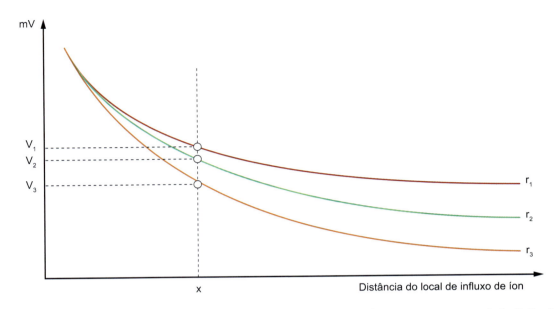

Figura 4.7 As *curvas* representam meios condutores de raios diferentes ($r_1 > r_2 > r_3$). Observe que, para uma dada distância *x*, a redução de voltagem (dissipação de energia elétrica) é maior no meio de menor raio. Ou seja, na *curva* relacionada com r_3 a voltagem é menor.

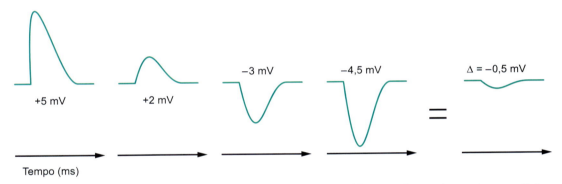

Figura 4.8 Somação de potenciais graduados, gerados em partes diferentes da membrana de uma célula.

produzem um aumento do potencial elétrico, a despolarização. A Figura 4.8 mostra que a somação é, em última instância, a soma aritmética de ondas de potenciais graduados que acontecem em determinado intervalo de tempo.

Imagine que cada *quantum* ou quantidade de sódio que entra na célula altera a voltagem da célula em +1 mV, e que cada *quantum* de potássio que sai altera a voltagem em –1 mV. Se em quatro locais hipotéticos da membrana passam, respectivamente, dois *quanta* de sódio (+2 mV), três *quanta* de potássio (–3 mV), um *quantum* de sódio (+1 mV) e dois *quanta* de potássio (–2 mV), a variação final de voltagem será igual a +2 + (–3) + (+1) + (–2), resultando em –2 mV.

Logo, se a voltagem original da membrana como um todo era –70 mV, com essa somação passará a ser –72 mV. Ou seja, a célula se hiperpolarizou.

Obviamente, esta somação é um processo que ocorre ponto a ponto ou momento a momento, conforme se pode ver na Figura 4.9.

Locus eletrogênico

Para efeito de estudo da somação, criamos a expressão *locus* eletrogênico para designar *uma região de membrana povoada por canais iônicos com comporta cuja abertura provoca praticamente a mesma variação de voltagem em toda a região do* locus. A distância é uma variável crítica na difusão iônica, e o *locus* eletrogênico é uma região na qual a corrente não se dissipa. Disso podemos concluir que o *locus* é uma região com área mínima, ou seja, totalmente limitada no espaço (Figura 4.10).

Observe a Figura 4.10. Nesse *locus*, dois canais com comporta foram abertos por determinado ligante (podem ser canais AMPA, por exemplo), deixando determinado cátion fluir para dentro da célula. Esse influxo produz uma variação na voltagem celular, potencial graduado que se espraia pela membrana por condução eletrotônica. Como os canais dentro do *locus* estão muito próximos uns dos outros, o potencial graduado produzido por qualquer um desses canais não sofre decaimento significativo dentro da região do *locus* eletrogênico, que é extremamente limitado no espaço.

Uma célula tem inúmeros *loci* eletrogênicos. No caso dos neurônios, cada sinapse reuniria um *locus* eletrogênico. No caso de uma fibra muscular, seria uma placa motora, junção de neurônio com músculo. Em uma célula glandular, seria uma região povoada de receptores. Enfim, *é uma pequena coletividade de canais e de receptores que podem ser ativados em número diferente ao mesmo tempo ou em momentos sucessivos*. O *locus* é uma região de gênese de um potencial graduado que vai se

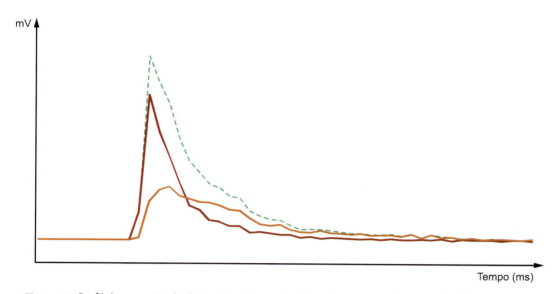

Figura 4.9 Perfil da somação de dois potenciais graduados sobrepostos cuja soma é a linha tracejada.

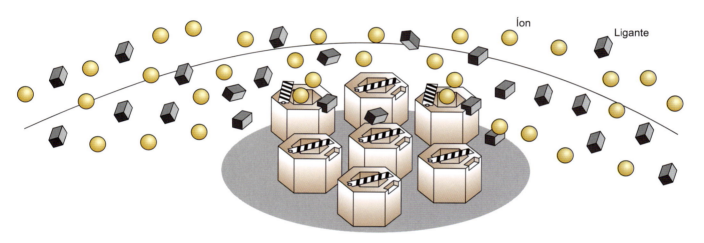

Figura 4.10 *Locus* eletrogênico, região da membrana celular que reúne um grupo de canais condensado em um espaço mínimo.

dissipar eletrotonicamente por toda a célula, podendo interagir com outros *loci* da célula.

Assim, a somação pode se dar tanto dentro de um mesmo *locus* – dependendo da quantidade de neurotransmissor na sinapse neuronal, por exemplo – quanto em *loci* diferentes, dependendo do número de sinapses ativas e do momento em que elas se ativam.

> A somação é o fenômeno de sobreposição dos potenciais de *loci* eletrogênicos em atividade, seja no espaço ou no tempo. A somação, portanto, pode ser espacial ou temporal.

Somação espacial

A somação espacial é relacionada com a quantidade de canais que se abrem em um *locus* ou com o número de *loci* que são ativados ao mesmo tempo. Se a somação espacial se der no mesmo *locus*, cada canal que se abre contribui com um mesmo peso para essa soma. Se a somação se der em *loci* diferentes, duas variáveis vão interferir no processo: (1) o grau de ativação do *locus*, relacionado com a quantidade de canais abertos ao mesmo tempo, e (2) a distância entre os *loci* e as características dos meios condutores, os quais definirão, por condução eletrotônica, o valor da voltagem que chega ao ponto da somação. A Figura 4.11 ilustra o processo de somação em um mesmo *locus* ou em *loci* diferentes.

Glossário
Sinapse
Ponto em que neurônios vizinhos interagem

É bom ficar claro que, como a difusão só é eficiente em curtas distâncias, para que a somação espacial se dê, é importante que os *loci* ativados simultaneamente estejam muito próximos entre si. Caso contrário, a voltagem gerada pela ativação de um *locus* irá se dissipar até chegar ao ponto em que está o outro *locus*, e daí a somação será pequena ou inexistente.

Somação temporal

A somação temporal é relacionada com a abertura sucessiva de canais em um mesmo *locus* ou com a sucessão de ativação em *loci* diferentes. *A somação temporal é a sobreposição, no tempo, das ondas de potencial graduado.* Quanto menor o período entre as ativações do *locus* ou dos *loci* eletrogênicos, menor a dissipação do sódio e maior a variação de potencial graduado resultante (Figura 4.12). Tal como ocorre na somação

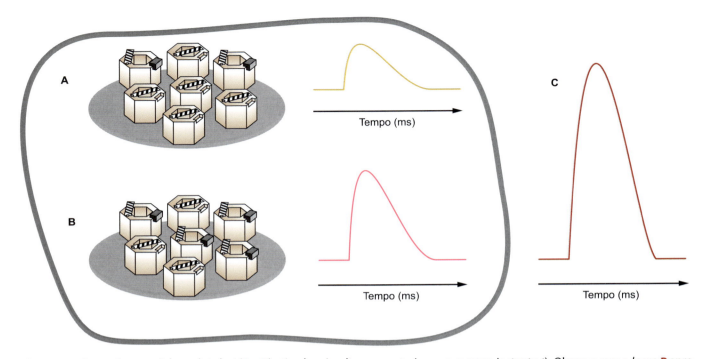

Figura 4.11 Somação espacial em dois *loci* (**A** e **B**) ativados simultaneamente (em um mesmo instante *t*). Observe que o *locus* **B** apresenta o dobro da atividade do *locus* **A**. Em **C** vemos o potencial graduado *resultante* da soma dos dois potenciais graduados gerados em **A** e em **B**.

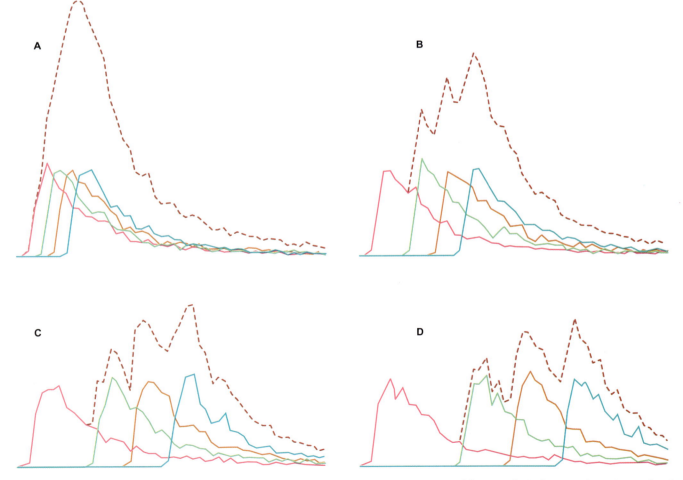

Figura 4.12 Somação temporal (*linha tracejada*) em um mesmo *locus* eletrogênico ou em diferentes *loci*, observando-se intervalos de tempo diferentes entre os potenciais graduados. Repare que, quanto menor é o intervalo de tempo, maior é a magnitude da soma. **A.** O intervalo é igual a *t* entre os potenciais. **B.** O intervalo é igual a 2*t*. **C.** O intervalo é igual a 3*t*. **D.** O intervalo é igual a 4*t*.

espacial, a integração de diferentes *loci* eletrogênicos também vai ser dependente do grau de atividade de cada *locus* e da distância (condução eletrotônica) entre eles.

Isso deixa claro que

> Potenciais graduados normalmente são produzidos pela soma de outros potenciais graduados. Essa soma pode ocorrer no tempo e/ou no espaço.

Observando uma célula como o neurônio, povoada por milhares de *loci* eletrogênicos distribuídos nas mais diferentes localidades (dendritos apicais, corpo celular, axônio etc.), concluímos que *os fenômenos de somação são nada mais, nada menos que processos de integração, soma, de sinais elétricos que advêm das diferentes sinapses*, sinais estes que, uma vez integrados no tempo e no espaço, vão contribuir com pesos diferentes para uma resultante elétrica final, *que se manifestará como um potencial graduado resultante*. Veja a Figura 4.13.

> No neurônio, a integração temporal e espacial dos sinais sinápticos gera um potencial graduado resultante.

Consideramos que um determinado *locus* eletrogênico que produz uma redução de potencial é responsável, no neurônio, por um potencial pós-sináptico inibitório (PPI), de valor variável. Por sua vez, um determinado *locus* eletrogênico que produza aumento do potencial de membrana é responsável, no neurônio, por um potencial pós-sináptico excitatório (PPE), também de valor variável.

No próximo capítulo serão abordados os termos *excitação* e *inibição* e analisados os efeitos que os potenciais graduados podem causar nas células.

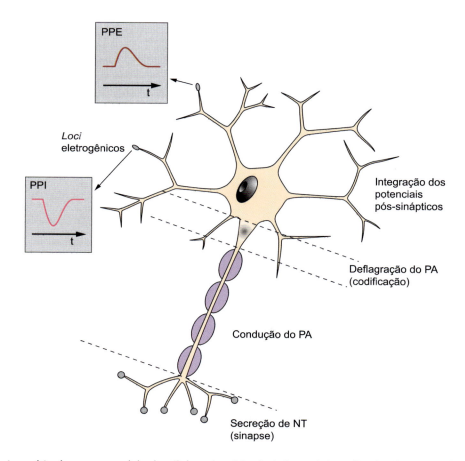

Figura 4.13 Neurônio multipolar como modelo de célula, com vários *loci* eletrogênicos distribuídos, gerando potenciais graduados ao longo do tempo. Esses potenciais são integrados em um potencial graduado resultante no ponto de confluência das membranas de todos os *loci* eletrogênicos da célula. No caso do neurônio, observe os PPE e PPI assinalados junto a alguns *loci* eletrogênicos. PPE: potencial pós-sináptico excitatório; PPI: potencial pós-sináptico inibitório; PA: potencial e ação; NT: neurotransmissor.

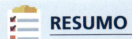

RESUMO

- Toda célula apresenta diferença de potencial (DDP) entre os lados de sua membrana. A superfície interna da membrana é negativa, e a superfície externa da membrana é positiva
- A diferença de potencial elétrico apresentada pela célula é uma fonte de energia potencial (reserva energética). Essa DDP é utilizada principalmente por células neuronais e musculares
- A alta concentração de proteínas é o que determina a eletronegatividade no meio intracelular. Diversos íons atuam na determinação do potencial intra- e extracelular
- O potássio é o grande responsável pela variação do potencial elétrico da célula, devido à sua alta permeabilidade, comparada à de outros íons. Pequenas variações na concentração do potássio são capazes de gerar grandes variações na DDP. A concentração de K^+ é maior no meio intracelular (98%) devido à atração com as proteínas e à bomba de sódio-potássio
- O potencial de repouso é o potencial medido no momento em que há um equilíbrio entre a força elétrica e a força de difusão do potássio. Portanto, o potencial de repouso é determinado pela alta permeabilidade seletiva da membrana ao K^+ em repouso
- A diferença de cargas só existe entre os lados da membrana, fazendo com que esta se comporte como um capacitor. Os meios intra- e extracelular são isoelétricos, sendo ótimos condutores
- A estabilidade eletroquímica da célula é mantida por meio do trabalho das bombas iônicas
- Quatro variantes são importantes para o potencial de repouso da membrana: alta concentração intracelular de proteínas, alta permeabilidade da membrana ao potássio, alta concentração de potássio intracelular e a bomba de Na/K
- Quando há movimentação de íons, a DDP é alterada. A entrada de cargas negativas ou a saída de cargas positivas aumentam a diferença de potencial – hiperpolarização. A entrada de cargas positivas diminui a diferença de potencial – despolarização. Nunca ocorre saída de cargas negativas, porque as proteínas intracelulares não passam pelos canais da membrana
- As variações no potencial ocorrem de maneira graduada, ou seja, de forma contínua (podendo assumir qualquer valor numérico). Essas variações são locais e rápidas
- As variações de potencial são transmitidas ao longo de toda a membrana. À medida que vai se afastando do ponto em que ocorreu a variação, o potencial vai diminuindo. Isso ocorre devido à dissipação. Esse tipo de condução é conhecido como condução decremental
- O tempo de difusão é diretamente proporcional ao quadrado da distância
- Condução eletrotônica é a condução de uma variação graduada de voltagem ao longo da membrana. A condução eletrotônica é sempre decremental
- Somação é a integração de diversos eventos de variação graduada de potencial em uma membrana, que podem estar ocorrendo em diferentes lugares (somação espacial) ou ao longo de curto intervalo de tempo (somação temporal)
- *Locus* eletrogênico é um local da membrana em que há presença de canais iônicos e, portanto, podem ocorrer variações do potencial devido à passagem de íons
- No neurônio, quando em um determinado *locus* há uma redução do potencial, é gerado um potencial pós-sináptico inibitório (PPI). Quando ocorre aumento do potencial, há um potencial pós-sináptico excitatório (PPE)

AUTOAVALIAÇÃO

4.1 Qual a importância da diferença de potencial para a célula? Dê exemplos de diferentes tipos celulares e sua relação com a DDP.

4.2 Por que a célula pode ser considerada uma verdadeira pilha elétrica?

4.3 A diferença de potencial existente na célula é uma fonte de energia potencial, ou seja, uma reserva energética. Como e por que isso ocorre?

4.4 Qual a importância do potássio na DDP celular?

4.5 O que é o potencial de repouso? É um estado de equilíbrio ou de estabilidade? Explique.

4.6 Explique por que a bomba de Na/K é fundamental para a manutenção da estabilidade eletroquímica.

4.7 Quais são os fatores determinantes para o potencial de repouso da célula?

4.8 O que é hiperpolarização? E despolarização? Como ocorrem esses dois estados da célula?

4.9 O que é condução eletrotônica?

4.10 Explique por que a condução eletrotônica é decremental.

4.11 O que é somação? Explique os tipos de somação.

4.12 Como ocorre a liberação de insulina nos indivíduos não diabéticos, e que relação isso tem com os potenciais de membrana?

5 Potencial de Ação

- Objetivos de estudo, 58
- Conceitos-chave do capítulo, 58
- Introdução, 59
- Potencial de ação como fenômeno, 59
- A natureza do potencial de ação, 60
- Fases do potencial de ação, 63
- Período refratário absoluto e relativo, 64
- Potencial graduado *versus* potencial de ação, 64
- Propagação do potencial de ação, 65
- Potencial de ação no músculo cardíaco, 70
- Células com automatismo, 70
- Resumo, 71
- Autoavaliação, 72

Objetivos de estudo

Definir o que é potencial de ação, compreendendo sua razão de ser, como é gerado e quais são suas fases
Entender que o potencial de ação assume um comportamento binário
Compreender como se gera um potencial de ação
Entender como o potencial de ação se propaga
Relacionar voltagem e frequência de disparos do potencial de ação
Diferenciar potencial graduado, potencial de repouso e potencial de ação
Compreender o que são os períodos refratários absoluto e relativo, e sua importância

Conceitos-chave do capítulo

Analógico	Hiperpolarização pós-potencial	Potencial gerador
Canais iônicos	Limiar	Potencial graduado
Capacitância	Período refratário absoluto	Processo conservativo
Células marca-passo	Período refratário relativo	Propagação
Codificação	Platô	Repolarização
Condução saltatória	Portões de cálcio	Resposta binária
Despolarização	Potencial de ação	Restauração
Digital	Potencial de inversão	Unidirecional
Disparo	Potencial de repouso	Zona de disparo

Introdução

Em tecidos animais e vegetais, mais especificamente nas células excitáveis – que são especializadas em gerar e conduzir impulsos –, existe um sistema de transmissão de sinais muito superior a qualquer outro existente em nosso cotidiano: o potencial de ação (PA).

O PA é a resposta de uma célula excitável (neurônio ou fibra muscular) à flutuação dos potenciais graduados em sua membrana. No caso dos neurônios, esses potenciais graduados são os *potenciais pós-sinápticos excitatórios* (PPE) e os *potenciais pós-sinápticos inibitórios* (PPI).

> **Potencial de ação é a resposta binária de uma célula excitável a alterações do potencial graduado da membrana.**

Conforme já foi dito no capítulo anterior, um potencial graduado é uma variação quantitativa da voltagem da membrana em resposta à abertura de canais na membrana. Ao contrário do potencial graduado, que pode assumir qualquer valor numérico, o potencial de ação apresenta um comportamento binário.

Um sistema binário é aquele que comporta apenas duas alternativas, opostas uma à outra: 0 ou 1, tudo ou nada, aceso ou apagado. A informática emprega a lógica binária para provocar os estados funcionais *ligado* ou *desligado* na linguagem dos computadores, e a natureza assume essa lógica na transmissão de impulsos nas células excitáveis.

Essa resposta binária significa que o potencial de ação obedece ao princípio do tudo ou nada, isto é, ou ocorre ou não ocorre, e, caso ocorra, acontecerá sempre com *igual amplitude e igual duração*.

Potencial de ação como fenômeno

Conforme mencionado, o PA é um sistema de transmissão completamente diferente das transmissões por meio de corrente elétrica ou ondas eletromagnéticas. Dessa maneira, uma vez que o PA não é um fenômeno que observamos em nosso dia a dia, vamos inicialmente apresentar as características do PA como fenômeno para, depois, explicar, passo a passo, como esse fenômeno ocorre. Observe atentamente o comportamento do PA na Figura 5.1.

Glossário
Sistema binário
Sistema que comporta apenas duas alternativas opostas, como 0 ou 1

A análise das informações da Figura 5.1 possibilita tirarmos algumas conclusões. O gráfico A informa:

- Do tempo zero até um tempo t_1, a voltagem da membrana (V_1) estava invariável, ou seja, a membrana estava no seu potencial de repouso (cerca de –70 mV)
- Do tempo t_1 a t_2, "*algo*" aconteceu, elevando o potencial de *repouso* (V_1) até um novo valor de potencial, denominado potencial *limiar* (V_2), de cerca de –55 mV
- Uma vez que o limiar (V_2) foi alcançado (após o tempo t_2), começaram a ocorrer variações extremamente rápidas de potencial, levando à *inversão* dele (de –55 mV até aproximadamente +35 mV)
- Essas "ondas de inversão" são o potencial de ação (PA). O gráfico mostra que as ondas do PA têm sempre as mesmas características: elevam muito o potencial transmembrana, produzindo uma positividade na face interna da membrana, duram poucos milissegundos e sua amplitude é invariável
- Além disso, o gráfico ainda mostra que, até certo ponto, quanto mais acima do limiar (V_2) estiver o potencial, maior será a frequência de disparos do PA. Ou, em outras palavras:

> **A frequência de disparos do PA está diretamente relacionada com o grau em que o limiar é ultrapassado. Dentro de certos limites, quanto mais acima do limiar, maior a frequência de disparos do PA.**

De fato, a partir do momento em que o limiar foi alcançado, o potencial passou a ser codificado em uma salva de potenciais de ação (PA). Essa *codificação* ocorre da seguinte

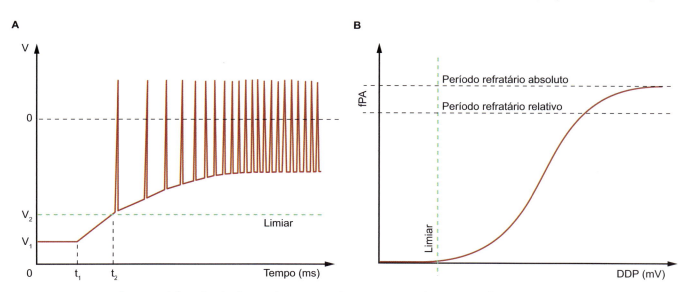

Figura 5.1 A. Variação do potencial graduado da membrana gerando os potenciais de ação com frequência diretamente proporcional à intensidade do potencial graduado. **B.** Curva da relação da frequência de potenciais de ação (fPA) em função do potencial graduado de membrana (voltagem). Os PAs começam a ocorrer após determinado valor de voltagem chamado limiar. Observe que a relação não é linear: a fPA começa a declinar no período refratário relativo e se estabiliza no período refratário absoluto.

maneira: quanto maior a intensidade do potencial graduado, maior a frequência de disparos de PA (Figura 5.1B).

Como produziu (gerou) a salva de PA, o potencial graduado pode ser chamado de *potencial gerador*.

Quanto aos valores do potencial de repouso e do limiar de disparo, podem variar de célula para célula, como ilustra a Tabela 5.1.

A Figura 5.1 apresentou o fenômeno do potencial de ação, e a partir daqui explicaremos como se dá cada etapa desse fenômeno. Para isso, passaremos a responder às seguintes questões:

▸ O que é o "algo" que foi capaz de elevar o potencial de V_1 até V_2?

Tabela 5.1 Características eletrodinâmicas de diversas células excitáveis.

Tipo celular	Potencial de repouso (mV)	Limiar para resposta (mV)
Neurônio	–70	–55
Músculo esquelético	–90	–75
Músculo liso	–60	–35
Nó sinusal	–60	–50
Nó atrioventricular	–70	–60

▸ Por que, se a voltagem atingir o limiar, os PAs são disparados?
▸ O que são, de fato, os PAs?
▸ Por que, quanto maior o potencial gerador, maior a frequência de PAs?
▸ Como os PAs se propagam nas células?
▸ Por que os PAs existem? Por que a engenharia da evolução os criou?

A natureza do potencial de ação

Apesar de a natureza dos potenciais de ação nada ter a ver com a transmissão de corrente elétrica, no PA ocorre *uma variação brusca do potencial de membrana da célula que leva a uma inversão da polaridade dessa membrana. Em seguida, essa inversão de polaridade é quase instantaneamente revertida.* A Figura 5.2, um gráfico clássico que mostra o comportamento da voltagem de célula durante um PA ao longo do tempo (expresso em milissegundos), mostra a dinâmica do fenômeno.

Por se tratar de um fenômeno bioelétrico, no *potencial de ação ocorrem fluxos iônicos através da membrana celular*. Esses fluxos, que são extremamente velozes, acontecem a favor de forças físicas, configurando um processo de *transporte passivo*

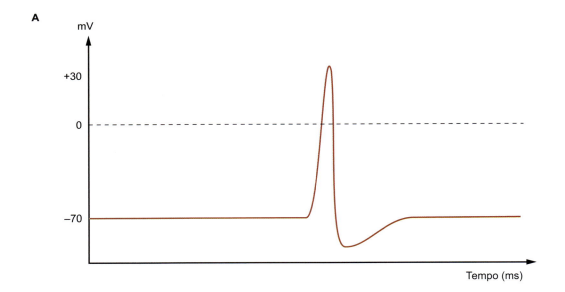

Figura 5.2 A. Gráfico do potencial de ação de uma célula excitável em função do tempo. **B.** Mudança na polaridade da membrana ao longo do tempo.

através da membrana. Naturalmente, depois de um potencial de ação, a célula vai gastar muito ATP nas bombas iônicas para restabelecer as concentrações originais de íons.

Durante um potencial de ação ocorrem quatro fenômenos elétricos sucessivos: *despolarização* (inversão de potencial), *repolarização* (reversão do potencial), *hiperpolarização pós-potencial* (redução da voltagem a um valor inferior ao do potencial de repouso) e *restauração* (retorno do potencial de membrana a valores do repouso à custa da bomba de Na/K). A Figura 5.3 mostra esses quatro fenômenos elétricos ao longo de uma curva de um potencial de ação, associados a figuras representativas dos canais da membrana da célula, em função do tempo (em milissegundos).

Fenômenos elétricos que compõem o potencial de ação

Despolarização

Na despolarização ocorre uma abertura maciça e localizada de canais de sódio controlados por voltagem, fazendo com que a permeabilidade da membrana ao sódio aumente em até 5.000 vezes. Como as forças de difusão e elétrica para o sódio apontam para dentro, ele vai entrar maciçamente na célula, provocando uma inversão de polaridade elétrica na superfície da membrana. A quantidade de sódio necessária para produzir a *inversão* de potencial é relativamente pequena, tanto que as concentrações originais desse íon se alteram muito pouco dentro e fora da célula – é como uma colherzinha de sal no oceano. Para se ter ideia da magnitude desse processo, basta observar que o influxo (entrada) de sódio necessário para se atingir o limiar de disparo de um neurônio produz uma mudança mínima (da ordem de 0,01%) na concentração intracelular desse íon. Como a entrada de sódio na despolarização sempre inverte o potencial da membrana, há autores que chamam o potencial de ação de *potencial de inversão*. A Figura 5.4 mostra que os canais de sódio voltagem-dependentes apresentam dois tipos de comportas: as *comportas de ativação*, que ficam na porção extracelular do canal, e que estão abertas em A e fechadas em B e C, e as *comportas de inativação*, que ficam no domínio intracelular do canal, e que estão abertas em A e B e fechadas em C.

Repolarização

Na repolarização os canais de sódio se tornam *refratários*, ou seja, *fecham-se quando a voltagem atinge aproximadamente +30 mV*, e permanecem fechados por certo tempo independentemente das posteriores variações de voltagem. Esse tempo no qual o canal permanece *incondicionalmente fechado pelas comportas de inativação* é chamado de período refratário absoluto (veja a Figura 5.4C). Nesse momento, o influxo de sódio cai rapidamente. Ao mesmo tempo, abrem-se canais de potássio voltagem-dependentes (cujas comportas se abrem quando a polaridade da membrana se aproxima de +30 mV). Com a abertura maciça dos canais de K⁺, agora que o meio intracelular está positivo, em função da entrada prévia de Na⁺, a força elétrica para o potássio também vai apontar para fora, além da força de difusão, que já atuava nesse sentido. Logo, o potássio vai sair abundantemente do meio intracelular. Com isso, o número de cargas positivas dentro da célula vai diminuir, e o potencial de membrana voltará a ficar negativo.

> **Glossário**
>
> **Potencial gerador**
> Potencial graduado capaz de produzir potenciais de ação
>
> **Potencial de inversão**
> Potencial capaz de inverter a polaridade da membrana. Sinônimo de potencial de ação
>
> **Período refratário absoluto**
> Período em que nenhum estímulo é capaz de provocar potenciais de ação, já que, nesse período, os canais de Na⁺ voltagem-dependentes se encontram inativados
>
> **Influxo**
> Entrada de um determinado íon em uma célula

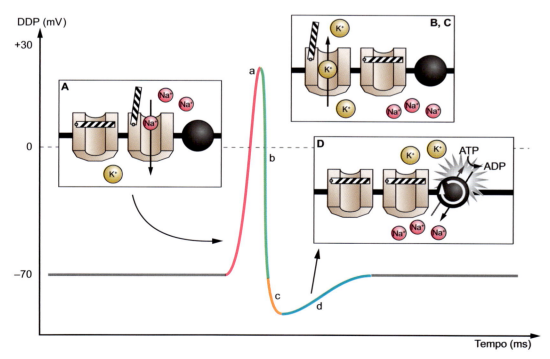

Figura 5.3 Fenômenos elétricos do potencial de ação. **A.** Despolarização: entrada de sódio. **B.** Repolarização: saída de potássio. **C.** Hiperpolarização pós-potencial: saída de mais potássio. **D.** Restauração: bombas de sódio-potássio atuam.

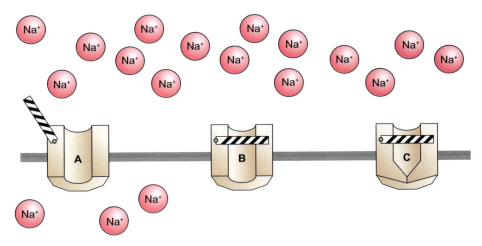

Figura 5.4 Canais de sódio controlados por voltagem: abertos (**A**), fechados (**B**), inativados (**C**), durante o período refratário absoluto (período em que canais de Na⁺ ficam invariavelmente impermeáveis).

Hiperpolarização pós-potencial

O *efluxo* (saída) de potássio motivado por ambas as forças (elétrica e de difusão) é tão intenso que o equilíbrio se estabelece a uma voltagem abaixo do potencial de repouso. Mas por que, de fato, ocorre a hiperpolarização pós-potencial (HPP)? Ou, em outras palavras, por que, após o potencial de ação, o interior da célula fica ainda mais negativo do que em repouso? A resposta a essa pergunta está relacionada com os canais de K⁺. Como já discutimos no Capítulo 4, *Potencial Graduado*, a negatividade na face interna da membrana durante o repouso se deve à presença de *canais abertos* de K⁺. Acontece que, após o potencial de ação, além dos canais abertos de K⁺, temos também canais de K⁺ *voltagem-dependentes* (responsáveis pela hiperpolarização), os quais ainda não se fecharam, pois a sua velocidade de fechamento é mais baixa.

Assim sendo, durante esse período de HPP temos dois tipos diferentes de canais de K⁺ abertos, e isso faz com que a *condutância* ao potássio fique aumentada e que ocorra grande efluxo de potássio, tornando o interior da membrana mais negativo do que estava em repouso.

Restauração

É na restauração que os canais de potássio voltagem-dependentes começam a se fechar. Como as variações de concentração que levaram à variação de voltagem são pequenas, as bombas de sódio-potássio conseguem, com relativa rapidez, restabelecer as concentrações originais de sódio e potássio no meio intracelular (tirando sódio e captando potássio). Com isso, ao fim da restauração, o potencial de membrana retorna aos valores de repouso. A bomba de Na/K começa a funcionar sempre que houver aumento na concentração intracelular de sódio. É interessante observar que esse mecanismo é muito poderoso, já que a relação entre a bomba e o Na⁺ intracelular é cúbica – ou seja, se a concentração intracelular de Na⁺ dobrar de valor, a atividade da bomba aumenta em oito vezes.

Síntese dos quatro fenômenos constituintes do potencial de ação

Um potencial de ação é gerado por um súbito aumento da permeabilidade da membrana ao Na⁺, o que leva a um rápido influxo desse íon. Esse processo é seguido de um efluxo relativamente mais lento de K⁺. É interessante ressaltar que os canais iônicos são, sem dúvida, os atores principais em todo esse processo, já que sem eles não ocorreriam as trocas iônicas, responsáveis pelas alterações de potencial elétrico nas células.

Em algumas células, o potencial de ação não é gerado pelo influxo de sódio. Outros íons positivos, como o cálcio (nas fibras cardíacas) ou o próprio potássio (nas células ciliadas da orelha interna), são responsáveis pela inversão de polaridade observada no PA. Assim sendo, generalizando o processo de potencial de ação, podemos dizer que este é causado pelo *aumento da permeabilidade da membrana celular de células excitáveis a cargas positivas (cátions)*.

Deflagração de um potencial de ação

Já foi dito que os canais de sódio e potássio envolvidos no processo são canais voltagem-dependentes, ou seja, o que

---

🫀 FISIOLOGIA EM FOCO

Como atuam os anestésicos locais?

Os anestésicos locais têm grande influência em nosso cotidiano. Por exemplo, eles possibilitam que os dentistas tratem o canal de um dente sem que o paciente passe pelo suplício de uma dor que sem eles seria insuportável.

A ação básica dos anestésicos locais é ligarem-se fortemente aos canais de sódio até serem metabolizados e removidos pela circulação. Durante esse período de ação, eles impedem o influxo de sódio e, consequentemente, o disparo de potenciais de ação.

determina se eles estão abertos ou fechados são valores de voltagem específicos para produzir mudanças na estrutura quaternária das proteínas desses canais. Logo, o que gera o início de um potencial de ação é uma variação graduada do potencial de membrana a um valor necessário e suficiente para produzir um potencial de ação.

Durante o repouso, a célula tem um potencial de membrana abaixo do valor de voltagem mínimo necessário para que ocorra um potencial de ação. *Esse valor mínimo de voltagem para início do potencial de ação é chamado* limiar.

Fases do potencial de ação

Considerando o limiar e os fenômenos elétricos já descritos, podemos dividir o potencial de ação em *seis fases*. Veja a Figura 5.5.

- Fase zero: *engatilhamento* (do inglês *triggering*), ou *pré-disparo*, que é a fase de variação do potencial graduado que pode ou não alcançar o limiar
- Fase um: *disparo*, o qual se resume a um instante mínimo, que é o exato momento em que o limiar é alcançado e o processo do potencial de ação se inicia. A fase um é o divisor de águas entre a resposta e a não resposta, entre o um e o zero. Alcançado o limiar, inevitavelmente o PA ocorre em cascata e de maneira explosiva
- Fase dois: *despolarização*
- Fase três: *repolarização*
- Fase quatro: *hiperpolarização pós-potencial*
- Fase cinco: *restauração*.

As fases dois a cinco correspondem aos fenômenos elétricos de igual nome.

À primeira fase denominamos fase *zero*, porque, de fato, ela precede o potencial de ação em si, porém é necessária para que o fenômeno aconteça.

Aliás, o principal objetivo dessa nova classificação em seis fases é justamente a inclusão dessa fase de pré-disparo, pois é justamente essa elevação de potencial (do repouso até o limiar) que irá deflagrar o potencial de ação.

> **Glossário**
> **Efluxo**
> Saída de um determinado íon de uma célula
> **Limiar**
> Voltagem à qual os canais de Na+ voltagem-dependentes se abrem

Elevação do potencial de repouso até o limiar

A elevação do potencial de repouso até o limiar é determinada pela entrada de valências positivas para o interior das células. Na maioria das vezes, a abertura de *canais de sódio controlados por ligantes* faz com que uma pequena quantidade de sódio entre na célula. Como o sódio tem carga positiva, ocorre um aumento da voltagem no interior da célula e o limiar é alcançado.

Limiar alcançado

Na verdade, o limiar nada mais é que a voltagem à qual os canais de sódio voltagem-dependentes se abrem. Assim, se o limiar for alcançado, imediatamente se abrem canais de sódio controlados por voltagem e o sódio abruptamente entra na célula, aumentando ainda mais o potencial e abrindo mais populações de canais de sódio voltagem-dependentes. Como se percebe, é um processo explosivo de retroalimentação positiva, ou seja, quanto mais sódio entra, mais canais para sódio se abrem.

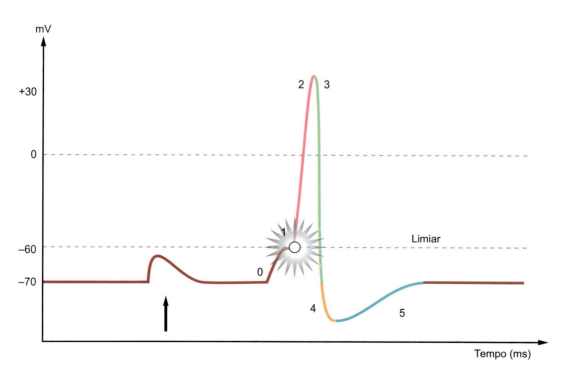

Figura 5.5 As seis fases do potencial de ação. O potencial de repouso é de −70 mV. A seta à esquerda aponta para um potencial graduado que não foi suficiente para elevar o potencial até o limiar e produzir um PA. Veja o texto para mais explicações sobre as fases do PA. Confronte essa ilustração com a da Figura 5.3, que mostra os fenômenos elétricos que constituem o PA.

Fim do influxo de sódio

O influxo de sódio cessa quando os canais de sódio se fecham. Isso acontece porque, do mesmo modo que esses canais se abrem a uma determinada voltagem, eles também se fecham a uma determinada voltagem (por volta de +30 mV). Assim, a entrada de sódio é interrompida quando a voltagem alcança esse valor. Nesse momento, então, a essa mesma voltagem, abrem-se canais de potássio controlados por voltagem e ocorrem a repolarização e as fases seguintes do potencial de ação.

Período refratário absoluto e relativo

O *período refratário absoluto* (PRA) ocorre quando os canais de sódio voltagem-dependentes são fechados em seu domínio intracelular por comportas de inativação, após a despolarização. No PRA, ainda que houvesse abertura das comportas extracelulares de ativação, não ocorreria influxo de sódio capaz de produzir um potencial de ação, já que as comportas de inativação estão fechadas. Nesse caso, *o valor do limiar tende ao infinito* (veja a Figura 5.6). O período refratário absoluto é fundamental para garantir que um novo PA surja somente quando o PA anterior tiver terminado.

O *período refratário relativo* (PRR) corresponde à fase de hiperpolarização pós-potencial e à fase de restauração da membrana. No PRR o valor do limiar apresenta um valor decrescente, aproximando-se do valor original do limiar com o passar do tempo (Figura 5.6). Isso ocorre porque as comportas de inativação da população de canais de Na$^+$ vão se abrindo até que nenhum dos canais esteja inativado. Logo, o fim do período refratário relativo corresponde ao término da fase de restauração, quando o limiar chega ao seu valor original.

O gráfico A da Figura 5.6 mostra que, durante o PRA, o valor da voltagem limiar está no infinito, ou seja, não há voltagem suficiente para abrir canais de sódio voltagem-dependentes e iniciar um novo PA. Isso coincide com a fase de despolarização, na qual todos os canais já estão abertos – portanto, não há como abrir mais –, e com a fase de despolarização, em que a alta voltagem na qual a célula se encontra faz com que os canais de Na$^+$ fiquem totalmente fechados pelas comportas intracelulares de inativação (como ilustra a situação C da Figura 5.4). O gráfico B da Figura 5.6, por sua vez, mostra que, nessa fase, a excitabilidade é zero.

Já no período refratário relativo, podemos observar que, à medida que o tempo (que é de milissegundos) passa, o valor da voltagem limiar sai do infinito e vai diminuindo, e a recuperação da excitabilidade vai se aproximando de 100%.

Vejamos por que isso ocorre. O PRR corresponde às fases C e D da Figura 5.3. Nessa fase (PRR) a membrana está hiperpolarizada e vai paulatinamente retornando à sua polaridade até voltar ao valor de repouso.

Naturalmente, quanto mais hiperpolarizada estiver a membrana, maior deverá ser o valor do potencial graduado gerador para levar essa membrana até o limiar de disparo. Como exemplo numérico, suponhamos que em uma determinada célula o potencial de repouso seja de –70 mV e o limiar seja de –55 mV; nesse caso, um potencial gerador de 15 mV será suficiente para produzir um PA. Suponhamos porém que, após a ocorrência de um PA, a célula esteja no período de hiperpolarização pós-potencial, com uma voltagem de –100 mV. Agora, para disparar um novo PA, será necessário um potencial gerador de 45 mV. Ou seja, no PRR até é possível produzir um novo PA, mas é necessário um potencial graduado, gerador, mais elevado.

Potencial graduado *versus* potencial de ação

O potencial graduado que origina o potencial de ação é resultado da integração de todos os potenciais pós-sinápticos (veja o Capítulo 4, *Potencial Graduado*) que chegam a uma célula excitável, um neurônio ou um músculo. Essa integração corresponde à soma dos PPE ou PPI produzidos em cada ponto do corpo celular do neurônio.

Assim sendo, podemos dizer que um neurônio computa todos os potenciais graduados que recebe e, após somá-los, caso o limiar seja alcançado, o neurônio dispara a uma frequência proporcional ao potencial gerador.

Nesse momento, a célula excitável se comporta como verdadeiro *conversor analógico-digital*, ou seja, vai converter valores contínuos (analógicos) de voltagem do potencial graduado em potenciais de ação que, como já foi dito, são do tipo tudo ou nada, 0 ou 1 – ou seja, digitais. Essa conversão analógico-digital é chamada de codificação.

Voltando ao gráfico B da Figura 5.1, podemos observar que, quanto maior o valor da voltagem (*eixo x*), maior a frequência de PA (*eixo y*) que a célula manifesta. Esse gráfico, porém, não é linear, mas representa uma curva em S. Observe que, inicialmente, uma variação de voltagem da membrana não produz PA. Esse intervalo corresponde à saída do repouso

---

FISIOLOGIA EM FOCO

Espasmos involuntários

Por que pessoas com níveis reduzidos de cálcio no sangue apresentam espasmos (contrações) musculares involuntários?

O cálcio, por ser um cátion extracelular, pode ocupar a região próxima aos canais de sódio, repelindo-os ligeiramente e, assim, de certo modo, "estabilizando" a membrana. São os chamados *portões de cálcio*.

Quando os níveis de cálcio extracelular caem abaixo do normal, podem ocorrer despolarizações espontâneas, as quais produzem os espasmos (contrações). Por essa razão, a concentração de cálcio plasmático precisa ser regulada com muita precisão pelo sistema endócrino. Ademais, o cálcio é indispensável para muitas outras funções no organismo (contração muscular, transmissão nervosa e coagulação sanguínea).

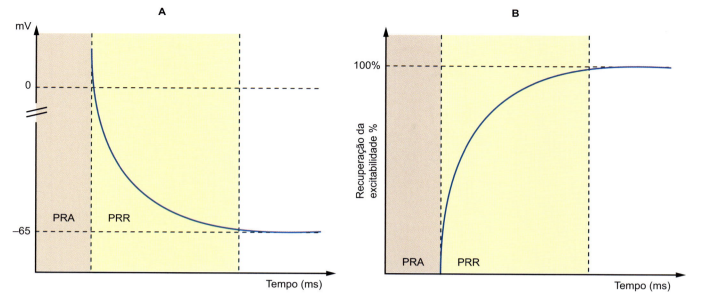

Figura 5.6 Gráficos mostrando o comportamento do limiar (**A**) e o percentual de recuperação da excitabilidade (**B**) durante o período refratário absoluto (PRA) e o período refratário relativo (PRR) do potencial de ação.

até atingir o limiar, e tal elevação de voltagem é condição indispensável para a resposta celular, a fase de pré-disparo. Contudo, *nem sempre uma célula em silêncio é uma célula em repouso*, pois inúmeras variações do potencial de membrana podem estar acontecendo nessa célula. Entretanto, se essas variações não alcançarem o limiar, não irão produzir resposta (PA).

A Figura 5.1 mostra ainda que, na medida em que o potencial graduado aumenta, o neurônio responde de modo proporcional com um aumento na frequência de potenciais de ação. Contudo, um decaimento na intensidade dessa resposta vai ocorrendo à medida que a célula entra no período refratário relativo. Já no período refratário absoluto, a frequência alcança um valor máximo no qual nenhum aumento de voltagem é capaz de produzir aumento de resposta.

Codificação de sinais

Já vimos que a codificação é o processo no qual a célula excitável transforma o valor de um potencial graduado em uma salva de PA, e que a frequência de disparos do neurônio está diretamente relacionada com o grau ao qual o limiar é ultrapassado. Em síntese, dentro de certos limites, quanto mais acima do limiar, maior a frequência de disparos.

O mecanismo do fenômeno de codificação

A Figura 5.7 mostra como ocorre o fenômeno de codificação: como o potencial A tem uma voltagem maior, ele intercepta a curva do limiar mais precocemente. Ora, se o limiar foi alcançado, um novo potencial foi disparado. Isso mostra claramente a relação entre intensidade do potencial graduado gerador e a frequência de PA.

Essa possibilidade de existência de inúmeros valores de voltagem para o potencial graduado gerador, cada valor sendo codificado de maneira diferente, justifica a enorme multiplicidade de respostas que uma célula excitável pode exibir.

Além disso, a grande diversidade de canais iônicos explica por que determinadas populações de células apresentam diferentes características em seu processo de deflagração e manutenção de seus potenciais de ação. Na verdade, já foram descritos mais de 30 tipos diferentes de canais de K^+, além de dezenas de tipos de canais para Na^+, Cl^- e Ca^{++}, e a cada dia a Biologia Molecular descobre novos subtipos de canais iônicos, cada qual com suas peculiaridades em relação às condições e ao tempo de abertura e fechamento.

Agora, para que fique bem clara a distinção entre potencial graduado e potencial de ação, analise atentamente a Tabela 5.2.

> **Glossário**
>
> **Codificação**
> Processo no qual a intensidade de um potencial graduado é transformada em uma frequência de potenciais de ação

Propagação do potencial de ação

Já vimos que o PA é um fenômeno complexo que ocorre à custa de canais da membrana e que demanda gasto de energia metabólica na fase de restauração. Resta responder a uma indagação: por que a transmissão de sinais entre células excitáveis se dá por meio de potenciais de ação, em vez de se utilizar a condução eletrotônica para esse fim?

Em primeiro lugar, a condução eletrotônica, por ser decremental, é um fenômeno viável somente em escalas micrométricas, por exemplo, para percorrer a distância entre um dendrito e o corpo celular. Mesmo assim, observamos um decaimento de voltagem entre o *locus* eletrogênico e o local de integração dos PPE ou PPI, que é o corpo celular. Imagine se a condução eletrotônica daria conta de transmitir um sinal a distâncias da ordem de 1 m (1 milhão de micrômetros). Sim, pois esta é, por exemplo, a distância que o sinal elétrico em uma fibra motora percorre do corpo neuronal, na medula espinhal, até um músculo do pé. Seria como tentar acender uma lâmpada esticando um fio elétrico entre dois pontos A e B,

66 Fisiologia Humana

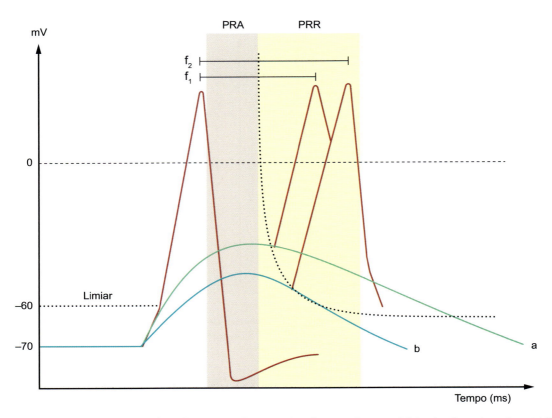

Figura 5.7 Relação entre potenciais graduados e frequência de potenciais de ação. O potencial graduado *a*, de maior amplitude, produz uma frequência f_1, que é maior que a frequência f_2, produzida pelo potencial graduado *b*, de menor voltagem.

Tabela 5.2 Principais diferenças entre potencial graduado e potencial de ação.

Potenciais graduados	Potenciais de ação
São sinais de estímulo	São sinais de condução
Podem assumir qualquer valor numérico (variável contínua)	Só podem assumir dois valores (variável binária: 0 = não ocorre, 1 = ocorre)
Dependendo do estímulo, podem ser despolarizantes ou hiperpolarizantes	São sempre despolarizantes e obrigatoriamente causam inversão do potencial de repouso da membrana
A amplitude é proporcional à intensidade do estímulo causal	A amplitude é sempre a mesma (tudo ou nada) Frequência varia com a intensidade do estímulo
A amplitude é geralmente baixa (até dezenas de mV)	A amplitude é mais alta (cerca de 100 mV)
A duração é variável (de milissegundos a alguns segundos)	A duração é muito curta (3 a 5 ms)
Não é necessária uma voltagem mínima (limiar) para ocorrer	Só dispara se o limiar for alcançado
Relacionados com canais iônicos controlados por ligantes, ou então com canais sensíveis a estímulos físicos (tração, temperatura etc.)	Relacionados com canais iônicos (Na^+ e K^+) controlados por voltagem
Os íons envolvidos são principalmente Na^+, K^+, Cl^- e Ca^{++}	As espécies iônicas envolvidas são Na^+ e K^+
Não existe período refratário	Existe período refratário absoluto e período refratário relativo
Podem ser somados no tempo (somação temporal) ou no espaço (somação espacial)	Não existe somação, devido à lei do tudo ou nada e à existência dos períodos refratários
Propagam-se por difusão iônica para regiões vizinhas da membrana (condução eletrotônica)	Propagação unidirecional para uma região adjacente da membrana, gerando novo potencial de ação em cada ponto subsequente
Durante a condução eletrotônica, a amplitude vai diminuindo à medida que o potencial se propaga (condução decremental)	Se autorregeneram à medida que se propagam Sua amplitude é sempre a mesma
São produzidos por estímulos externos (mecânicos, térmicos etc.) ou por ligantes químicos (neurotransmissores, fármacos etc.)	São produzidos por potenciais graduados, que despolarizam a membrana, levando-a do potencial de repouso até o potencial limiar
Podem ocorrer em qualquer região das células. No neurônio, ocorrem no soma e nos dendritos	Só ocorrem onde existir alta densidade de canais de Na^+ voltagem-dependentes. No neurônio, ocorrem na zona de disparo (segmento proximal) do axônio

que distam 1.000 m um do outro, plugando uma tomada no ponto A e conectando a lâmpada ao ponto B. Dependendo do calibre do fio elétrico, do comprimento do fio e da voltagem de entrada, pode ser que a lâmpada não se acenda.

No Capítulo 4, *Potencial Graduado*, empregamos um modelo para explicar a resistência elétrica na condução eletrotônica, tomando como exemplo a difusão iônica (veja a Figura 4.7). Com base nisso, podemos questionar: seria possível, *por difusão*, uma quantidade mínima de sódio que entra em um neurônio chegar à terminação desse neurônio e, lá, produzir uma variação de potencial? Se entrarem mil íons sódio no dendrito do neurônio produzindo uma variação de 1 mV em um dado *locus* eletrogênico, quantos íons vão chegar ao fim do percurso, 1 milhão de micrômetros à frente? E qual variação de voltagem eles produzirão? Provavelmente, zero.

O potencial de ação foi a solução encontrada pela evolução para solucionar este problema de transmissão entre pontos distantes, simplesmente porque o potencial de ação é uma reação em cadeia, que se propaga. Vejamos.

O axônio do neurônio, ou a superfície da fibra muscular, são recobertos por canais para sódio e para potássio voltagem-dependentes que se abrem conforme a dinâmica já descrita. Sendo assim, no momento em que o potencial de ação é deflagrado no início do axônio, a própria entrada de Na$^+$ em um determinado ponto produz uma despolarização local que faz com que a região imediatamente à frente alcance o limiar e produza um PA. Esse fenômeno vai ocorrendo ponto a ponto, produzindo, assim, a propagação do potencial de ação.

Apesar de chegarem aos dendritos, os potenciais graduados (PPE e PPI) percorrem todo o corpo celular (soma) do neurônio por condução eletrotônica e só vão causar potenciais de ação na zona de disparo (região do axônio que corresponde à junção do axônio com o corpo celular). Entretanto, por que os PAs não ocorrem no soma e nos dendritos? Porque nesses locais não existem canais de sódio controlados por voltagem.

> A condição para que um potencial de ação ocorra é a presença de canais de sódio voltagem-dependentes.

Logo, podemos dizer que o potencial de ação é uma ativação em cadeia de *loci* eletrogênicos sucessivos, compostos por canais iônicos controlados por voltagem. Observe a Figura 5.8.

Na verdade, a transmissão do sinal é dada pelo deslocamento de massa de íons positivos. Essa transmissão é composta por duas correntes elétricas: uma é consequência do potencial de ação em si, ou seja, da despolarização local da membrana axônico/muscular. A outra corrente é resultado da propagação longitudinal da massa de íons pelo meio intracelular, que induz a abertura sucessiva de canais adjacentes na membrana axônico/muscular. Veja a Figura 5.9.

A propagação longitudinal é, na verdade, eletrotônica: a abertura dos canais adjacentes ao local de ocorrência do

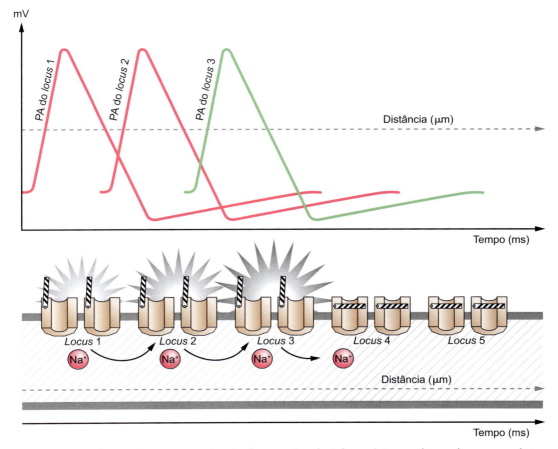

Figura 5.8 Propagação do PA pela membrana com a ativação de sucessivos *loci* eletrogênicos ao longo do espaço e do tempo. O disparo do PA de determinado *locus* é alcançado pela condução eletrotônica do Na$^+$ que entrou na despolarização PA do *locus* anterior (setas pretas).

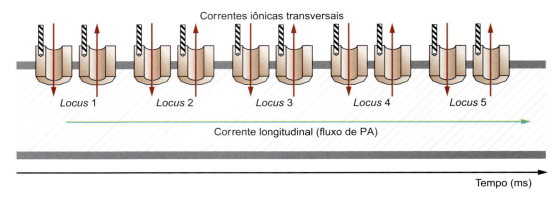

Figura 5.9 Correntes iônicas locais: transversais (*verticais*) e longitudinal. As correntes transversais devem-se aos PAs, e a longitudinal à condução eletrotônica.

potencial de ação ocorre graças à variação da voltagem induzida pelo influxo de Na^+ na despolarização; porém, como a distância entre os canais é mínima, praticamente não ocorre o decremento de energia típico da condução eletrotônica.

Propagação unidirecional

Ainda considerando a Figura 5.9, vamos responder à seguinte pergunta: o PA produzido em um *locus* pode se propagar em ambos os sentidos, ou a propagação é unidirecional? Na verdade, um PA é uma corrente vertical que produz uma corrente longitudinal de Na^+, que se desloca por difusão. Essa difusão poderia, em tese, propagar-se para a frente ou para trás, mas isso não acontece, porque, logo que ocorre um PA, os canais do *locus* que o produziu entram em período refratário absoluto (reveja a situação C da Figura 5.4). Assim sendo, a corrente longitudinal até se propaga para a frente e para trás, mas não é capaz de induzir um PA no *locus* imediatamente anterior, pois ele está refratário.

Assim sendo, a propagação dos PAs é *unidirecional* por causa do período refratário absoluto dos canais dos *loci* anteriores.

🫀 **O potencial de ação torna temporariamente inexcitável o local da membrana em que ele ocorreu.**

Repare que mencionamos propagação dos PAs (no plural) e não propagação do PA. Reforçamos isso para ficar claro que um PA só se propaga até o *locus* seguinte, produzindo outro PA, e assim sucessivamente.

A propagação do potencial de ação é análoga ao acendimento sucessivo de lâmpadas de um letreiro luminoso – na verdade, cada lâmpada acende após a outra, dando a ilusória sensação de um deslocamento contínuo.

Assim sendo, a propagação do potencial de ação é um fenômeno renovado a cada ponto da membrana, na sequência dos canais no axônio. Isso é fundamental, pois, se o potencial de ação fosse como uma corrente elétrica, dividir-se-ia a cada bifurcação que encontrasse pela frente, gerando redução de sinal.

Porém, a sequência de PA, ao encontrar uma bifurcação axônica, propaga-se por ambos os ramos sem perdas (Figura 5.10). Isso é fundamental, pois se em cada nó da complexa teia dos neurônios – que chegam a estabelecer 10.000 sinapses com outros neurônios – o impulso se dividisse, a perda seria muito grande.

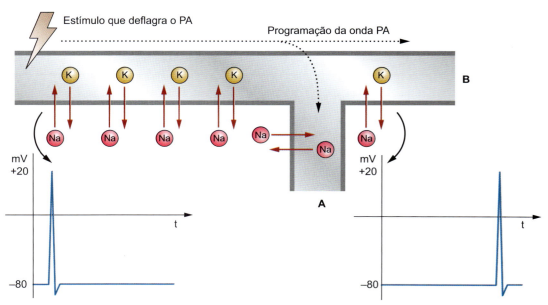

Figura 5.10 Onda de um potencial de ação que, ao se dividir após um determinado tempo, seguiu os percursos **A** e **B** com a mesma amplitude que tinha antes da divisão.

Velocidade de propagação

É fácil perceber que a velocidade de propagação dos PAs é de importância capital para o bom andamento das funções orgânicas. No caso dos nervos, a velocidade de propagação dos PAs se traduz na velocidade da condução nervosa. Como vimos na Figura 5.9, o PA é um fenômeno "transversal", mas a propagação do PA é um fenômeno "longitudinal", ligado à difusão da massa de Na^+ que entrou no meio intracelular.

A velocidade de condução dos sinais nervosos é maior nas fibras nervosas mais calibrosas, pois, quanto maior o raio de um condutor, mais eficiente será a difusão – e, portanto, a condução eletrotônica.

Além do diâmetro das fibras, outro fator determinante na velocidade de condução nervosa é a *mielinização*. No sistema nervoso periférico, a mielina – fosfolipídio que forma uma bainha que recobre os axônios – é formada pelas células de Schwann, as quais correspondem aos oligodendrócitos no sistema nervoso central. Porém, a mielina não é uma bainha contínua; ela é interposta por nodos, que são hiatos nos quais a membrana axônica, "nua", toca o interstício. Normalmente a distância internodos é de 1 a 2 mm. Sabe-se que nesses nodos existe uma grande densidade de canais de sódio, que em uma fibra amielínica estariam dispersos ao longo de toda a extensão da fibra.

Logo, quando o potencial de ação surge em um determinado nodo, apesar de a oscilação de voltagem ser a mesma, a corrente iônica é muito maior nesse ponto, pois a concentração de sódio que entrou nesse ponto também é muito maior. Assim, por condução eletrotônica, consegue-se induzir um potencial de ação a certa distância, no próximo nodo de Ranvier. Dizemos que o impulso saltou de um nodo para outro, e a isso damos o nome de *condução saltatória*. Na condução saltatória a velocidade aumenta, pois, em vez de percorrer toda a membrana, os PAs vão "saltando" de nodo em nodo. Observe a Figura 5.11.

Existe ainda outro motivo para a mielina aumentar a velocidade de condução. Imagine uma mangueira aberta, com pequenos orifícios ao longo dela. Evidentemente, haverá pequenos vazamentos de água por esses furos, o que vai reduzir a vazão na ponta da mangueira. Entretanto, se os furos forem tapados, revestindo-se a mangueira com algum tipo de fita adesiva, a perda de fluxo deixará de ocorrer. Pois bem, como existe algum vazamento de íons por canais da membrana, a mielina, ao ocluir esses canais ao longo do axônio, reduz as perdas de íons que, se ficassem menos concentrados no interior do neurônio, poderiam diminuir a velocidade de difusão.

Então, a presença do complexo mielina-nodos produz uma aceleração significativa da propagação do potencial de ação. Para dar uma ideia da dimensão do aumento da velocidade nas fibras mielínicas, podemos dizer que a velocidade de propagação de PA em uma fibra mielinizada pode ultrapassar 100 m/s, enquanto em algumas fibras amielínicas não ultrapassa 0,5 m/s.

Alguns outros fatores determinam a velocidade de propagação em fibras mielínicas. Já que a condução depende da propagação da corrente de sódio pelo interior do axônio, a velocidade de condução será maior quanto menor for a *distância internodos*, quanto maior for a *concentração de canais por nodo* e quanto maior for a espessura da fibra mielinizada (*diâmetro da fibra*).

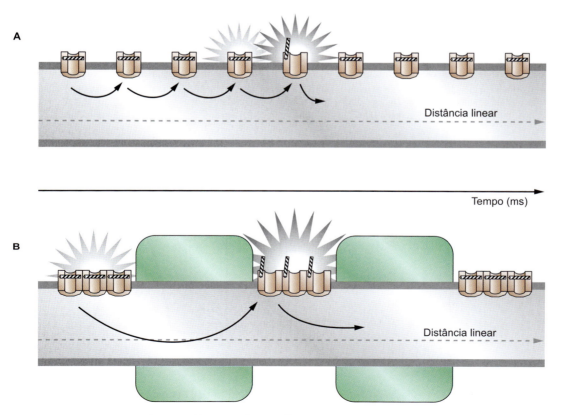

Figura 5.11 A. Fibra amielínica. **B.** Fibra mielínica que apresenta condução saltatória.

Existe ainda um outro determinante da velocidade de condução em fibras mielínicas: a *espessura da bainha de mielina*. Isso se explica por um princípio biofísico: pelo fato de a bainha de mielina ser isolante, quanto mais espessa for a mielina, menor será a capacitância da membrana, o que permite que a membrana descarregue mais rápido.

A temperatura também pode interferir no processo de condução de sinais nervosos. Quanto mais alta for a temperatura, maior será a agitação molecular, o que aumenta, em consequência, o fluxo iônico e a velocidade de condução do potencial elétrico.

Potencial de ação no músculo cardíaco

O perfil do potencial das células do coração é ligeiramente diferente do perfil que estudamos até aqui, pois no PA que ocorre no músculo cardíaco, na fase de repolarização, ocorre um outro fenômeno, chamado platô, no qual o potencial da membrana se estabiliza transitoriamente a uma voltagem positiva.

O platô é um fenômeno no qual a voltagem se mantém invariável graças ao movimento de cátions "em mão dupla" através da membrana. Na fase de platô, ao mesmo tempo que ocorre um efluxo de potássio (típico da fase de repolarização), há um influxo lento de cálcio determinado pela presença de canais lentos de Ca^{2+} que existem nas fibras cardíacas.

Ou seja, enquanto sai carga positiva por um canal, entra carga positiva na mesma proporção por outro canal, mantendo a célula com uma voltagem constante por um curto período. Observe a Figura 5.12.

A fase de platô acontece dentro da fase de repolarização, ou seja, o efluxo de potássio é contínuo tanto antes quanto depois do platô. Logo, o fim do platô é marcado pelo fechamento dos canais lentos de cálcio, que entram em um período refratário, enquanto os canais de potássio continuam abertos.

Assim, a célula retoma efetivamente seu processo de repolarização elétrica, e seu potencial continua caindo.

A presença do platô é muito importante para o funcionamento do músculo cardíaco. Como o coração é uma bomba de ejeção, após contrair-se ele precisa de um tempo para relaxar e se encher de sangue, para só depois se contrair novamente. Assim, o platô no músculo cardíaco é um importante mecanismo protetor, já que, durante o platô, a célula miocárdica fica totalmente refratária a um novo estímulo – ou seja, enquanto durar o platô, o coração não se contrairá novamente, tendo tempo suficiente para acomodar o sangue que chega até ele.

Na musculatura lisa, que se contrai e relaxa muito lentamente, o fenômeno do platô também ocorre por meio de influxo de cálcio. No Capítulo 8, *Sinapses e Músculos*, estudaremos em mais detalhes as fibras musculares cardíacas e lisas.

Células com automatismo

Existem tecidos que não precisam de ligante para retirá-los do potencial de repouso e fazer com que alcancem o limiar de disparo – são tecidos que disparam PA continuamente e de maneira rítmica. Nesses tecidos existem as células marca-passo, que disparam potenciais de ação ciclicamente, uma vez que sua membrana apresenta canais abertos de cátions (principalmente o cálcio).

As células marca-passo existem em tecidos que precisam funcionar ritmicamente de maneira automática, independentemente de nosso comando ou de nossa vontade. Alguns exemplos de tecidos dotados de automatismo são o nó sinusal no coração, as células que formam o centro respiratório no tronco encefálico e que controlam o ritmo da respiração, e os músculos lisos, que se contraem de modo involuntário, mantendo a tensão na parede dos vasos sanguíneos e permitindo a contração da parede das vísceras.

Após um PA, quando a célula marca-passo entra em repouso, os canais de cálcio produzem um aumento gradual

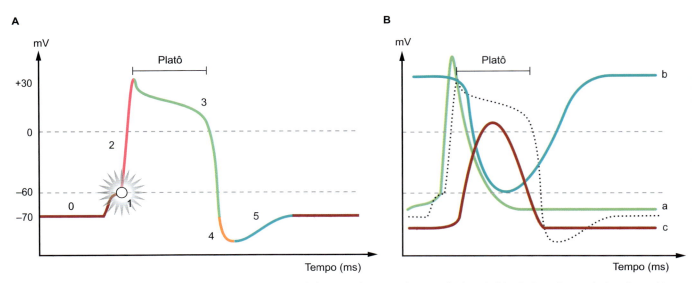

Figura 5.12 Potencial em platô. **A.** As seis fases do potencial de ação, destacando-se o platô no início da fase de repolarização. **B.** Alterações de voltagem resultantes das correntes iônicas, sobrepostas ao perfil do potencial de ação (*linha pontilhada*), mostrando inicialmente um influxo abrupto de sódio (*a*), seguido de um efluxo de potássio (*b*) simultâneo a um influxo de cálcio (*c*).

na voltagem da célula. Quando essa voltagem alcança o limiar, um novo potencial de ação é automaticamente deflagrado.

Após a fase de restauração, o processo se repete indefinidamente, pois sempre fica ocorrendo vazamento de cátions para o interior da célula, o que eleva seu potencial. A Figura 5.13 ilustra o PA em uma célula marca-passo.

Ao longo deste capítulo foi dito que é necessário um potencial graduado para dar início ao processo de propagação dos PAs. Dissemos ainda que o potencial graduado, também chamado de potencial gerador, surge na fase de pré-disparo, elevando a voltagem do valor de repouso para o valor limiar. No próximo capítulo vamos discutir como surgem tais potenciais graduados geradores de potenciais de ação.

Glossário

Capacitância
Capacidade de armazenar cargas elétricas

Platô
Intervalo de tempo durante o qual o potencial da célula permanece constante

Célula marca-passo
Célula capaz de gerar potenciais de ação de maneira autônoma, sem precisar ser estimulada por outras células

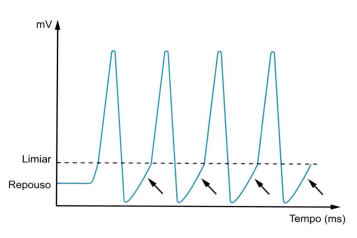

Figura 5.13 Célula marca-passo. As *setas* mostram as rampas que correspondem ao aumento lento do potencial causado pelo vazamento de cátions para o interior da célula.

RESUMO

- Potencial de ação (PA) é a resposta da célula excitável à flutuação dos potenciais graduados de membrana. Para produzir um PA em uma célula é preciso alcançar um potencial limiar. A resposta do potencial de ação é binária, ou seja, tudo ou nada, 0 ou 1
- A frequência de disparos do PA está diretamente relacionada com o grau ao qual o limiar é ultrapassado. Respeitados certos limites, quanto mais acima do limiar, maior a frequência de disparos do PA
- O PA produz uma variação brusca do potencial da membrana celular, levando a uma inversão da polaridade da membrana, a qual é quase instantaneamente revertida
- O PA tem seis fases: engatilhamento, disparo, despolarização, repolarização, hiperpolarização pós-potencial (HPP) e restauração
- Durante as fases de HPP e de restauração, a membrana celular está no chamado período refratário relativo, momento em que é mais difícil acontecer um potencial de ação, devido à hiperpolarização da membrana
- O PA é gerado por um potencial graduado (potencial gerador), que é o resultado da integração de todos os potenciais pós-sinápticos que chegam a uma célula excitável
- Codificações de sinais constituem o processo no qual a célula excitável transforma o valor de um potencial graduado em uma salva de PA
- A propagação do PA é uma reação em cadeia, unidirecional
- O potencial de ação no músculo cardíaco é diferente do que ocorre em nervos e músculos esqueléticos, pois apresenta mais uma fase, a fase de platô. Nesta fase o potencial da membrana se estabiliza transitoriamente a uma voltagem positiva, muito próxima do ponto máximo de amplitude do potencial de ação
- Existem tecidos formados por células com automatismo, ou seja, que não precisam de ligante para retirá-las do potencial de repouso para que atinjam o limiar de disparo.

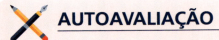

AUTOAVALIAÇÃO

5.1 O que é o potencial de ação? Explique seu comportamento biológico.

5.2 O que provoca o potencial de ação?

5.3 Quais são as fases do potencial de ação? Descreva as fases, relacionando-as com os mecanismos de transporte iônico na membrana.

5.4 O que é o período refratário absoluto? Qual a sua importância?

5.5 Diferencie período refratário absoluto de período refratário relativo.

5.6 Qual a relação entre potencial graduado e potencial de ação?

5.7 Como ocorre a propagação do potencial de ação?

5.8 Explique qual é a diferença na velocidade de propagação do PA nas fibras mielínicas e amielínicas.

5.9 O potencial de ação no músculo cardíaco apresenta peculiaridades. Quais são elas?

5.10 Explique a atuação dos anestésicos locais nos canais de sódio.

5.11 Pesquise a respeito do potencial de ação que ocorre em tecidos vegetais e escreva um breve resumo sobre o assunto.

6
Transdução Sensorial

Objetivos de estudo, 74
Conceitos-chave do capítulo, 74
Introdução, 75
Estímulos, 77
Receptores, 77
Propriocepção, 88
Nocicepção, 89
Interocepção: o sentido do estado fisiológico do corpo, 91
Resumo, 92
Autoavaliação, 93

Objetivos de estudo

- Compreender a fisiologia da informação, assim como os mecanismos de transdução
- Diferenciar sensação, percepção e consciência
- Conceituar receptor e discernir a causa da diferença na intensidade dos estímulos
- Entender os atributos dos estímulos e suas modalidades
- Explicar o conceito de adaptação
- Compreender o conceito de campo receptivo
- Compreender tato discriminativo, dor e propriocepção

Conceitos-chave do capítulo

- Adaptação
- Adaptação lenta
- Adaptação rápida
- Alodinia
- Bastonetes
- Campo receptivo
- Células (receptores) sensoriais
- Código de frequência
- Código de população
- Cones
- Consciência
- Dermátomo
- Dor
- Dor fantasma
- Estímulo
- Exterocepção
- Fusos neuromusculares
- Hiperalgesia
- Informação
- Inibição lateral
- Interocepção
- Lei das energias específicas
- Nocicepção
- Nociceptor silente
- Órgãos neurotendinosos
- Percepção
- Potenciais de ação
- Potencial graduado
- Potencial receptor
- Princípio da linha rotulada
- Processamento serial
- Propriocepção
- Receptor
- Receptor fásico
- Receptor polimodal
- Receptor qualitativo
- Receptor tônico
- Receptor topográfico
- Sensação
- Sensibilização central
- Sensibilização periférica
- Sistema interoceptivo
- Somestesia
- Tato discriminativo (epicrítico)
- Tato protopático
- Teoria da comporta
- Transdução
- Transdução intercelular
- Transdução sensorial

Introdução

A interação do ser vivo com o meio ambiente deve ser complexa o suficiente para abarcar a grande quantidade de informações que esse meio nele imprime. Obviamente, se somos seres adaptativos e evolutivos, precisamos interagir com o mundo. Ou seja, de algum modo precisamos assimilar as informações que o mundo nos oferta, processá-las e devolvê-las em forma de um comportamento ou adaptação do meio interno (veja o Capítulo 1, *Homeostase e Alostase*).

A resposta imunológica só é possível porque, no organismo humano, existem mecanismos capazes de captar informações do meio ambiente. Por exemplo, a identidade de uma bactéria é uma informação trazida por meio da detecção dos tipos de glicoproteínas que compõem a parede celular bacteriana. Existem células especializadas no sistema imunológico para reconhecer essas glicoproteínas e dar início a um processo de interação com o meio, culminando na resposta imunológica.

Um dos sistemas que propiciam interação rápida e diversificada com o meio é o sistema nervoso. Para isso, ele deve conter mecanismos (células) capazes de detectar variações das entidades físicas do meio circundante (temperatura, luminosidade etc.) para adaptar tanto o meio interno quanto o comportamento a esse meio ambiente, variável e imprevisível.

Antes de prosseguirmos no estudo dessas interações, é importante estabelecermos o que é *informação* no âmbito da Fisiologia. Se procurarmos esse termo nos dicionários e enciclopédias, talvez não encontremos uma definição que o explique para o objetivo do nosso estudo. Então, elaboramos um conceito geral para informação, que tem relação direta com o conceito de energia.

Informação

Informação é uma entidade *abstrata* do Universo. Os pulsos de energia, os tipos moleculares e os caracteres das linguagens são reais. A informação precisa desses meios para ser representada. Porém, de fato, a informação é *o agente capaz de determinar um processo de transformação na natureza*. Sabemos que interações moleculares e transferência de energia produzem transformação, porém *a informação é que explica como ocorre essa transformação*.

Podemos dizer que o ser humano recebe informação quando sofre uma transformação dos seus significados diante de um fenômeno da natureza. Ou seja, a informação é aquilo que define o modo da transformação.

Conforme vimos no capítulo anterior, as células que produzem potenciais graduados e potenciais de ação estão codificando e processando informações. E de onde vieram essas informações, em primeira mão? Do meio ambiente.

E como essas informações chegaram às redes celulares que as processam? Chegaram por intermédio de mecanismos celulares sensíveis às variações físicas do meio ambiente. *Esses mecanismos celulares são conceituados como mecanismos de transdução de informação*.

Mídia é o meio físico que contém a informação. O papel e as ondas de rádio são exemplos de mídias do nosso cotidiano. No caso da fisiologia celular, as mídias que trazem informações acerca do meio ambiente são especificamente formas de transmissão de energia.

São exemplos as ondas eletromagnéticas (luz), as forças de campo (gravidade), as forças de contato, pressão, calor e as ondas mecânicas (som). *As informações acerca dessas grandezas físicas do meio ambiente são transduzidas em outra forma de mídia: a variação de potencial elétrico da membrana celular*.

Uma determinada variação de luminosidade corresponderá a um determinado comportamento elétrico dos sistemas celulares de processamento, comportamento que começa na transdução. A Figura 6.1 ilustra um processo de

> **Glossário**
>
> **Informação**
> É o agente capaz de determinar um processo de transformação na natureza
>
> **Transdução**
> É o processo de transferência de informação de uma mídia (ou meio) para outra
>
> **Mídia**
> É o meio físico que contém e veicula a informação

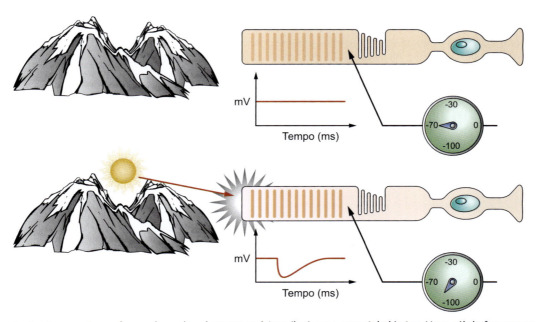

Figura 6.1 Transdução de energia em forma de ondas eletromagnéticas (luz) em potencial elétrico. Uma célula fotorreceptora da retina, ao receber energia luminosa, gera um potencial graduado chamado potencial receptor. No caso da célula fotorreceptora, esse potencial gera uma hiperpolarização.

transdução de ondas eletromagnéticas em potenciais graduados de membrana.

Como veremos no Capítulo 7, *Comunicação Celular*, um processo de transdução não é um *processo de comunicação*.

Conforme explicamos no Capítulo 4, ligantes químicos podem abrir canais nos *loci* eletrogênicos, gerando potenciais graduados com a entrada ou saída de íons da célula. Logo, temos a transdução de uma informação de natureza química para uma informação de natureza física. Então, dentro das células e no meio interno ocorrem diversos processos de transdução, os quais denominamos transdução intercelular.

Contudo, neste capítulo enfocaremos a transdução como função especial de determinados tipos de células sensíveis aos estímulos físicos que já citamos, como as células táteis, as células da retina etc. Estas células também podem ser chamadas de células sensoriais ou de receptores sensoriais.

Logo, o objetivo da presente discussão é a transdução sensorial, que é o objeto das sensações, pois transdução sensorial significa transformar as energias vindas do ambiente em potenciais elétricos celulares.

No meio interno também ocorre transdução sensorial. Por exemplo, barorreceptores na bainha da artéria carótida transduzem informações sobre a pressão sanguínea em sinais elétricos. Pode-se argumentar que a pressão arterial é uma variável circunscrita às condições do meio interno; sendo assim, onde está o ambiente nessa pressão arterial? Ora, em última instância, a pressão arterial é uma variável alostática que está condicionada ao meio ambiente. Por exemplo, quando alguém está de ponta-cabeça, a gravidade interfere na pressão hidrostática do sangue que afeta os barorreceptores. Sendo assim, podemos dizer que *transdução sensorial é o processo de transdução de informações oriundas das, ou condicionadas às variações do meio ambiente, em potenciais graduados*.

Essas células sensoriais, ou mesmo parte delas, formam os receptores (Figura 6.2), às vezes associados a outras estruturas como cápsulas, importantes para as características da

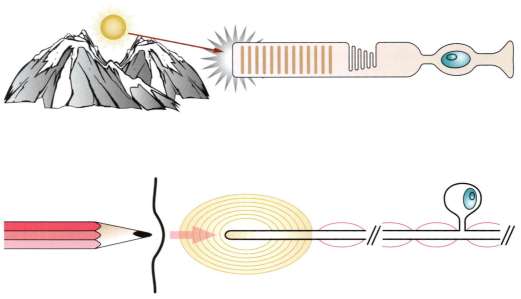

Figura 6.2 Receptor é a parte da célula sensorial dedicada à transdução da informação ambiental em potenciais receptores. O restante da célula ocupa-se, entre outras tarefas, da condução desse potencial receptor, da geração de potenciais de ação (se for o caso) e da transmissão dos sinais para outras células.

🫀 FISIOLOGIA EM FOCO

Sensação e percepção

Sensação e percepção são coisas diferentes. Na maioria das vezes, nem estamos conscientes das sensações que chegam ao nosso sistema nervoso.

Sensação se refere a um fenômeno físico (ativação de receptores e transmissão de sinais nervosos). Já a percepção é a experiência subjetiva da consciência.

Com efeito, *percepção* é um construto complexo da mente, em que o meio ambiente é interpretado conscientemente, enquanto *sensação* é tão somente a transdução de um estímulo ambiental. Por exemplo, você *percebe* o azul, porém seus fotorreceptores *sentem* uma onda eletromagnética de comprimento determinado. Azul é uma interpretação subjetiva da sua mente consciente. Você pode ter percepções diferentes em relação a uma outra pessoa, apesar de estarem sentindo a mesma coisa. É provável que nem todos percebam o azul da mesma maneira.

A qualidade subjetiva daquilo que é percebido é conhecida pelo termo latino *quale* (*qualia*, no plural). Experiência consciente das cores, dos sabores, dos odores, são *qualia*. Não conseguimos estudar os *qualia* por meio do método científico porque a experiência consciente é privada, é privilégio unicamente de quem a percebe. Não temos como saber ou mensurar o que o outro está pensando, nem jamais saberemos se o outro percebe, dentro de sua mente, a experiência de uma cor como nós a percebemos. Para entender que os *qualia* são inacessíveis a outras pessoas, responda à seguinte pergunta: você conseguiria *explicar* em palavras, para um cego de nascença, como é experiência da cor azul?

transdução. Receptores são verdadeiras estações de recepção de informações, as quais eles transduzem.

Convém, a esta altura, abrir um parêntese para dizer que neste capítulo estamos usando o termo "receptor" para definir uma estrutura celular. "Receptor" também é usado em Biologia Molecular para um determinado tipo de molécula que será estudada no próximo capítulo.

Grande parte dessas células sensoriais, receptores, são neurônios – por exemplo, receptores somestésicos para a dor –, ou então são neurônios com fenótipo modificado para especializar-se na transdução de informação.

Aqui, abordaremos os princípios e as leis fundamentais que regem o funcionamento dos receptores sem nos preocupar com dissecar mecanismos bioquímicos específicos de cada tipo de receptor ou suas descrições morfológicas, nem com suas vias anatômicas, porque esses tópicos são tema de outras disciplinas.

Vamos discriminar brevemente quem são os personagens da recepção e transdução das informações. Essa classificação, obviamente, é norteada pelo caráter funcional de cada espécie de receptor.

Os receptores podem ser divididos em:

- Receptores topográficos, *que transduzem informações sobre a localização do estímulo no espaço.* Tais receptores encontram-se presentes na pele e na retina
- Receptores qualitativos, *que só transduzem informações sobre a natureza do estímulo.* Podemos citar, como exemplo, os receptores para cores na retina, ou receptores para calor na pele, ou receptores para o sabor amargo na língua, ou receptores para níveis de pressão no sangue.

Os receptores topográficos são também receptores que discriminam a natureza do estímulo. Não existe receptor topográfico que não seja também qualitativo. Porém, a maioria dos receptores qualitativos não é topográfica. Logo, essa classificação é puramente funcional.

Por essa classificação, os receptores *táteis e visuais são topográficos*, enquanto os outros receptores (audição, paladar, olfato, equilíbrio etc.) são *qualitativos*.

O receptor topográfico, além de transduzir informações sobre a natureza do estímulo, também transduz informações sobre a relação do estímulo com o espaço.

O receptor qualitativo transduz somente informações sobre a natureza do estímulo.

Estímulos

Existem quatro atributos para os estímulos, os quais serão transduzidos especificamente por receptores topográficos e/ou qualitativos.

Modalidade. É uma propriedade qualitativa dos estímulos. Refere-se à natureza da mídia que transmite a informação (visão, tato, olfação etc.).

Intensidade. É a quantidade de estímulo de determinada modalidade, por receptor.

Duração. Tempo em que um receptor está sendo estimulado por um determinado estímulo, de modalidade e intensidade determinadas.

Localização. Discriminação da localização espacial de um estímulo em relação ao organismo.

Logo adiante vamos explicar como cada um desses quatro atributos é discriminado pelo sistema sensorial.

Receptores

A natureza desenvolveu os receptores para que pudessem transduzir um ou mais desses atributos fundamentais dos estímulos para o processamento em estações mais avançadas. Vamos agora explicar como os receptores, de modo geral, processam essas propriedades (atributos) do estímulo.

Glossário

Transdução intercelular
Processo no qual a informação vinda de uma célula é interpretada em outra célula

Células sensoriais
Células especializadas em captar as energias (som, luz etc.) provenientes do meio ambiente

Transdução sensorial
Transformação de energias oriundas do meio ambiente em potenciais elétricos celulares. É a transformação de "linguagem do universo" em "linguagem do cérebro"

Receptor
Unidade de transdução de informação em um potencial graduado

Receptores topográficos
Receptores especializados em localizar estímulos no espaço

Receptores qualitativos
Receptores especializados em detectar os atributos (cor, cheiro, temperatura etc.) do estímulo

---

FISIOLOGIA EM FOCO

Qual o sentido dos sentidos?

As informações acerca do mundo são transduzidas por intermédio de diferentes canais sensoriais, os quais formam os nossos sistemas sensoriais. Classicamente, os sentidos são divididos em seis modalidades, *em relação à natureza da mídia que carreia as informações*:

- Visão: luz
- Audição: som
- Tato: pressão, calor, dor e vibração
- Gustação: substâncias químicas solúveis na água
- Olfato: substâncias químicas solúveis no ar
- Equilíbrio: campo gravitacional.

Tentou-se gerar uma divisão funcional e morfológica desses canais sensoriais como sistemas dedicados a cada um dos sentidos. Contudo, trata-se de uma divisão bastante falha. Basta retirarmos do nosso próprio senso comum algumas observações: qual sentido e qual sistema sensorial responde pela percepção que você tem da posição das partes do seu corpo, ao que chamamos propriocepção? E a sensação mal localizada da dor visceral (dor de barriga)? Há paladar com o nariz entupido (sem associação com o olfato)? A transdução de estímulos do meio interno (pH ou a osmolaridade do sangue) cabe a qual sentido? Como explicar a regulação de hormônios (como a melatonina) pela luz através dos olhos, que são órgãos dedicados ao sentido da visão? Afinal, quantos sentidos realmente existem?

Discriminação de modalidade

As principais modalidades de estímulo são a visão, a audição, o equilíbrio, o olfato, o paladar e a somestesia. No entanto, o que estamos chamando de somestesia?

Somestesia é o conjunto de sensações produzidas por receptores difusos. Explicando melhor esse conceito, vamos inicialmente observar que a maioria das modalidades apresenta seus receptores contidos em estruturas específicas. Por exemplo, os receptores da visão estão restritos à retina; os da audição e do equilíbrio estão restritos ao ouvido interno; os da gustação estão na língua; e os do olfato estão na mucosa olfatória.

Até mesmo os *quimiorreceptores*, que são receptores internos que transduzem sinais como concentração sanguínea de Na^+ (osmolaridade), concentração de H^+ (pH), concentração de glicose (receptores da fome) e temperatura do sangue, têm sede própria – eles se encontram no hipotálamo ou então em glândulas endócrinas específicas (como os receptores para Ca^{2+} nas paratireoides e receptores para K^+ no córtex suprarrenal). Do mesmo modo, os *barorreceptores*, que transduzem variações da pressão arterial, encontram-se estrategicamente localizados em alguns pontos de bifurcação arterial.

Dessa maneira, todos os receptores citados localizam-se em determinadas estruturas.

E o que dizer dos receptores que se distribuem por vários locais do corpo, como a superfície da pele, os músculos e tendões, as articulações e as paredes das vísceras? Pois bem, esses receptores difusos transduzem a modalidade denominada somestesia. A somestesia apresenta submodalidades, tais como tato, sensibilidade térmica, dor e propriocepção, sobre as quais falaremos no fim do capítulo. O tato pode ainda apresentar variações, tais como tato grosseiro, tato discriminativo ou sensibilidade vibratória. Observe a classificação da Tabela 6.1.

Sabemos que existem submodalidades para a visão (cor, forma, movimento), a audição (tons, timbre), o equilíbrio (aceleração angular e linear da cabeça), o olfato (milhares de odorantes) e o paladar (doce, salgado, amargo, ácido). A título de curiosidade, há poucos anos foi detectada uma quinta submodalidade de paladar – o gosto *umami*, que corresponde ao sabor de um tempero japonês feito à base de glutamato monossódico.

Examinando a Tabela 6.1 podemos tirar algumas conclusões. Por exemplo, apesar de existirem submodalidades, *a natureza do estímulo é uma só* (terceira coluna da tabela). Já no caso da *somestesia*, cada submodalidade apresenta um tipo de estímulo (energia) que deverá ser transduzido.

A tabela também mostra que somente os receptores da somestesia e da olfação são neurônios. Os outros receptores são células que não passam de neurônios modificados e altamente adaptados pela natureza para captar modalidades específicas de energia.

Mas, afinal, como o sistema nervoso discrimina as modalidades e submodalidades?

Existem subtipos de receptores especializados em transduzir uma determinada modalidade de estímulo. Esse princípio é chamado de lei das energias específicas.

Segundo uma interpretação clássica, esta lei postula que *cada receptor é sensível a uma forma de energia*. Segundo ela, por exemplo, há receptores específicos para energia mecânica, calor e ondas eletromagnéticas. Contudo, sabemos de raras exceções, tais como os receptores polimodais para dor, que são ativados indistintamente por cortes, alfinetadas, queimaduras ou gelo. E as células olfatórias? Elas reconhecem um único tipo de odorante? Claro que não!

Contudo, apesar das exceções, a lei das energias específicas está correta. Sua definição clássica, todavia, é que deve mudar. *Seria mais correto aplicar essa lei aos receptores e, principalmente, aos canais da membrana das células sensoriais, que são muito mais específicos que as células em si.*

Atualmente a Biologia Molecular identifica, a cada dia, novos canais de membrana nos receptores sensoriais. Cada canal parece apresentar especificidade para um determinado estímulo (forma de energia) do meio ambiente. Portanto, estão caindo por terra aquelas classificações que diziam que um receptor X transduz energias (modalidades sensoriais) do tipo Y. Na verdade, parece que a especificidade é dos canais iônicos da membrana dos receptores. Segundo esse raciocínio, um determinado receptor de tato pode transduzir diferentes modalidades de estímulo mecânico (tato fino, dor), e isso de fato acontece.

Em alguns casos, os receptores são específicos para determinadas modalidades. Por exemplo, cones do subtipo G, da retina, são específicos para transduzir ondas eletromagnéticas de comprimento entre 490 e 565 nm, percebidas como tons de verde. Outro exemplo são células da mucosa olfatória específicas para determinados odorantes (antes que você se pergunte se odorante é energia, a energia está no seu movimento browniano, presente nos gases).

Tabela 6.1 Modalidades sensoriais.

Modalidade	Submodalidade	Estímulo	Localização	Receptor
Somestesia	Tato	Mecânico	Difusa (pele)	Terminações de neurônios ganglionares da raiz dorsal
	Sensibilidade térmica	Calor/Frio	Difusa (pele)	
	Dor	Estímulos nocivos	Difusa (pele)	
	Propriocepção	Posição do corpo e vibração	Difusa (músculos e tendões)	
Visão	Todas	Luz	Retina	Células fotossensíveis
Audição	Todas	Ondas sonoras	Ouvido interno	Células ciliadas da cóclea
Equilíbrio	Todas	Posição da cabeça	Ouvido interno	Células ciliadas do labirinto
Olfação	Todas	Substâncias químicas	Nariz	Neurônios da mucosa olfatória
Gustação	Todas	Substâncias químicas	Boca	Células das papilas gustativas

Já em outros casos, os receptores são inespecíficos, porém são mais sensíveis a determinadas modalidades de estímulo. Por exemplo, os receptores cutâneos para tato respondem, *a priori*, a qualquer força extrínseca sobre a pele; porém, são mais sensíveis a determinadas características de estímulo mecânico, como a intensidade desse estímulo. Existem ainda receptores completamente inespecíficos, como as células sensoriais dos órgãos de Corti, do ouvido interno, que transduzem as frequências sonoras. A especificidade do ouvido interno para faixas de frequências diferentes está relacionada com a membrana basilar – cuja espessura varia continuamente ao longo de seu comprimento, fazendo-a vibrar em determinados pontos a determinadas frequências de som – e não com o receptor nos órgãos de Corti. Vejamos em mais detalhe o processo de transdução no ouvido.

Conforme a Figura 6.3, o órgão de Corti encontra-se espiralado dentro da cóclea do ouvido interno. O interior da cóclea é formado por três câmaras cheias de endolinfa, líquido similar ao liquor, mas com alta concentração de potássio. Em uma das paredes dessa câmara fica a membrana basilar, um fino estrato de tecido conjuntivo denso, extremamente tenso, de espessura variável. O órgão de Corti sedia-se nessa membrana. *No órgão de Corti estão os transdutores sensoriais: células com estereocílios.* A extremidade apical desses cílios está fixa em uma segunda membrana, fixa na outra parede interna do caracol, chamada membrana tectória.

Na base do caracol, onde as câmaras têm seu fundo, há uma janela recoberta por um fino estrato conjuntivo, a janela oval. Sobre essa janela assentam-se a bigorna, um dos ossículos do ouvido interno, e o estribo, o qual transmite as vibrações captadas pelo tímpano. Veja a Figura 6.3.

A transdução das ondas sonoras se dá quando determinado ponto da rampa timpânica, que tem espessura variável, vibra em ressonância com uma determinada frequência sonora, amplificada pela endolinfa. Vários pontos podem vibrar simultaneamente no caso de um timbre. As células ciliadas suprajacentes ao ponto da membrana que está vibrando têm seus cílios movimentados à frequência da vibração da base, uma vez que esses cílios estão presos na membrana tectória. Com o movimento, abrem-se na célula sensorial canais mecano-dependentes para potássio que levam à despolarização da célula e ao início da fase neural da audição (veja, no Capítulo 3, *A Membrana Celular*, a Figura 3.3).

Existe ainda outra maneira de o sistema nervoso discriminar as modalidades de estímulo. Vejamos.

A informação de cada submodalidade sensorial transduzida por um receptor é veiculada por um canal específico, o qual é o início de um subsistema específico para processamento de determinadas propriedades dos estímulos. Por exemplo, o

> **Glossário**
>
> **Somestesia**
> É o conjunto de sensações produzidas por receptores difusos
>
> **Lei das energias específicas**
> Princípio que postula que cada receptor é sensível a uma única forma de energia (luz, calor etc.)
>
> **Membrana basilar**
> Membrana localizada no ouvido interno, que vibra sob efeito das ondas sonoras. Nessa membrana situa-se o órgão de Corti
>
> **Membrana tectória**
> Membrana localizada no ouvido interno, onde se insere a extremidade apical dos estereocílios

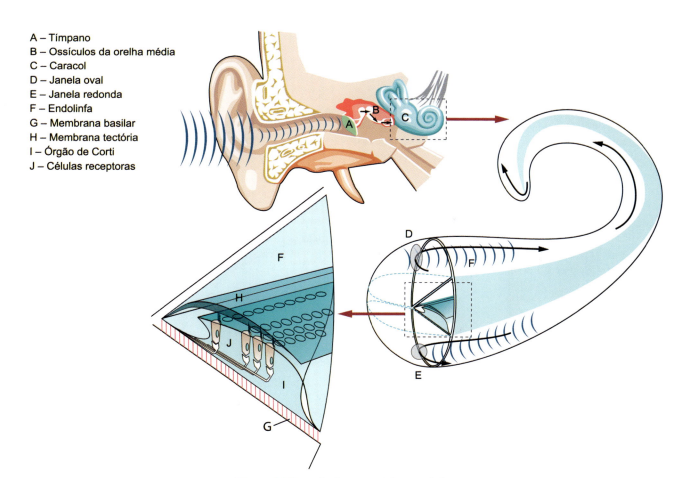

A – Tímpano
B – Ossículos da orelha média
C – Caracol
D – Janela oval
E – Janela redonda
F – Endolinfa
G – Membrana basilar
H – Membrana tectória
I – Órgão de Corti
J – Células receptoras

Figura 6.3 Transdução sensorial na audição.

canal de processamento de formas visuais começa exatamente nas vias que levam à informação do receptor relativa a características de forma para o sistema. Este é o princípio da linha rotulada. Na Figura 6.4 temos um exemplo das linhas rotuladas do sistema visual. Essas vias são paralelas e estendem-se muitas vezes até estágios de processamento da informação no córtex associativo.

Na verdade, o princípio da linha rotulada estabelece que existem vias anatômicas (via visual, via olfatória, via auditiva) para cada modalidade de estímulo e, eventualmente, dentro da mesma via anatômica, existem "subvias" para cada submodalidade, como mostra a Figura 6.4.

Não nos cabe aqui discutir o trajeto dessas vias aferentes, uma vez que é assunto do domínio da Neuroanatomia. É bom, entretanto, observarmos que, a cada núcleo sensorial (medula, tronco encefálico, tálamo e córtex sensorial) ocorre um complexo processamento dos sinais elétricos enviados pelos nervos, de modo a ser elaborada a "computação" da mistura de modalidades. É a combinação de informações que possibilita, por exemplo, que o tato perceba detalhes de texturas e seja capaz de discriminar se algo está *seco* ou *molhado*, mesmo não existindo receptores para umidade. Outras sensações vagas, como *cócegas* e arrepio, talvez sejam outros exemplos de mistura de modalidades, já que não sabemos quase nada a respeito dessas sensações.

Convém ainda mencionar que, *no caso da somestesia*, o tipo de fibra nervosa envolvido nessas vias pode determinar a velocidade com que um estímulo é percebido. Vimos que neurônios mielinizados conduzem estímulos com maior velocidade. Além disso, o calibre do neurônio, independentemente da mielina, também é diretamente proporcional à velocidade de condução. Assim, um neurônio mielinizado grosso conduz mais rápido que um neurônio mielinizado fino, e estes conduzirão mais rápido que uma fibra amielínica.

Com base na presença da mielina e no diâmetro das fibras, os fisiologistas sensoriais criaram uma classificação de fibras nervosas sensoriais que apresentamos na Tabela 6.2, apenas com finalidade ilustrativa.

Tabela 6.2 Classificação das fibras nervosas somestésicas.

Tipo	Mielina	Diâmetro	Velocidade	Submodalidade
Aα	Sim	13 a 20 mm	80 a 120 m/s	Propriocepção
Aβ	Sim	6 a 12 mm	35 a 75 m/s	Tato e vibração
Aδ	Sim	1 a 5 mm	5 a 30 m/s	Dor aguda
C	Não	0,2 a 1,5 mm	0,5 a 2 m/s	Dor lenta, temperatura e prurido

Essa classificação é particularmente utilizada para separar as modalidades de dor, que, como você bem sabe, pode ser aguda (rápida) ou lenta (crônica). O que vai diferenciar um tipo de dor do outro é o tipo de fibra que a veicula (Aδ ou C).

É importante fixar que *as vias sensoriais trabalham em paralelo, desde a transdução até o processamento final da informação no cérebro*. Daí a sua independência para veicular informações sensoriais distintas.

Discriminação da intensidade

A intensidade do estímulo é transduzida por meio da frequência de potenciais de ação, a qual é proporcional à intensidade do estímulo. Para que você compreenda o processo de transdução de intensidade, precisamos definir a expressão potencial receptor, que é um potencial graduado – tal qual os potenciais pós-sinápticos excitatórios (PPE) e os potenciais pós-sinápticos inibitórios (PPI) – produzido por ação direta da energia específica sobre a membrana celular do receptor. Na verdade, o potencial receptor nada mais é que o potencial gerador que mencionamos no capítulo anterior, ou seja, o potencial graduado que, se atingir o limiar, é capaz de produzir potenciais de ação.

Após a transdução, esse potencial receptor é codificado, segundo o princípio da codificação que você já conhece.

🔖 Quanto maior o potencial receptor, maior a frequência de potenciais de ação.

É fácil compreender a transdução raciocinando em termos de odorantes: existem moléculas receptoras em canais das

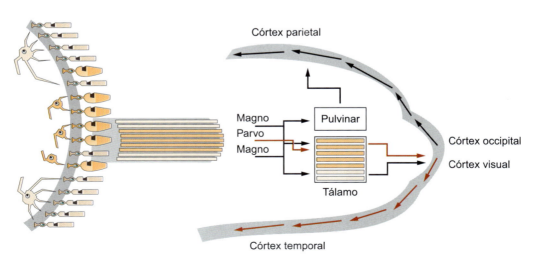

Figura 6.4 Esquema panorâmico das vias visuais rotuladas retino-tálamo-corticais parvocelular, especializada em processar formas e cores, e magnocelular – especializada em processar movimento e contraste – desde sua origem, as células ganglionares da retina (à esquerda), até seu destino final, o córtex temporal e o parietal, respectivamente.

FISIOLOGIA EM FOCO

Pimenta realmente arde

Ao contrário do que o bom senso possa considerar, a sensação típica do sabor da pimenta não é a transdução de um sabor. É, na verdade, estimulação de receptores somestésicos para dor contidos na boca.

A capsaicina – uma substância contida na pimenta – é um irritante químico que estimula moléculas receptoras em células transdutoras de estímulos dolorosos (*nociceptores*).

Na natureza, então, os sabores picantes são um sinal de alerta para o organismo não ingerir aquelas substâncias. De fato, alguns tipos de pimenta contêm substâncias que, se fossem ingeridas em grandes quantidades, seriam tóxicas. Assim os receptores para capsaicina foram selecionados pela evolução. Afinal, quem aguentaria comer um pote de pimenta-malagueta?

---

células olfatórias, as quais são específicas para determinados odorantes. Células transdutoras de calor têm canais com comporta que se abrem sob variações de calor por causa do aumento da entropia na célula, enquanto mecanorreceptores produzem potenciais graduados devido a canais que se abrem sob tensão mecânica na membrana – fenômenos que estudamos nos Capítulos 4 e 5.

Observe, na Figura 6.5, um esquema da sequência de eventos da transdução sensorial.

Como qualquer célula capaz de gerar potenciais de ação, para um receptor responder há necessidade de um potencial receptor que atinja o limiar da célula. Como sabemos, uma vez ultrapassado o limiar, quanto maior a voltagem do potencial receptor, maior a frequência dos potenciais de ação. Veja a Figura 6.6 para compreender a transdução de intensidade.

Esse processo de codificação do potencial receptor a uma determinada frequência de potenciais de ação denomina-se *código de frequência*.

Outra maneira de se discriminar a intensidade ocorre quando mais de um campo receptivo é estimulado. Quanto maior a população de campos receptivos estimulados, maior será a intensidade percebida. A isso damos o nome de *código de população*. O conceito de campo receptivo você verá adiante. Por ora, vamos ressaltar e registrar que:

> A intensidade de um estímulo é discriminada por meio de um código de frequência ou de um código de população.

Glossário

Princípio da linha rotulada
Princípio que postula que cada modalidade sensorial passa por uma via neural específica

Potencial receptor
Potencial graduado resultante do processo de transdução sensorial

Código de frequência
Quanto maior o potencial receptor, maior a frequência de potenciais de ação no neurônio sensorial

Código de população
Quanto maior o número de campos receptivos estimulados, mais intensa será a percepção do estímulo

É importante observarmos que o sistema sensorial não detecta somente intensidade, mas também *variações na intensidade*. Para provar isso, façamos duas pequenas experiências.

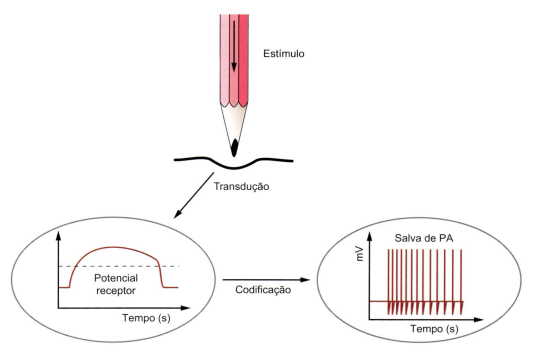

Figura 6.5 Processo de transdução da linguagem do meio ambiente para a linguagem do neurônio. A energia do estímulo ambiental é transduzida em um potencial graduado (potencial receptor). A intensidade do potencial receptor é codificada em uma salva de potenciais de ação (PA).

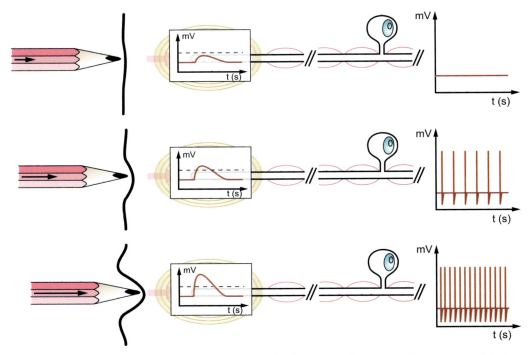

Figura 6.6 Transdução de intensidade. O receptor gera potenciais graduados proporcionais ao estímulo que o afeta (pressão de um lápis sobre a pele). Quando o potencial graduado alcança o limiar (*linha tracejada nos gráficos*), a célula sensorial começa a produzir potenciais de ação cuja frequência é proporcional à amplitude desse potencial graduado do receptor.

Primeira: encha três tigelas com água, sendo uma com água quente (acima de 45°C), outra com água gelada e a terceira com água à temperatura ambiente. Mergulhe uma das mãos na água quente e a outra na água gelada e aguarde um minuto. Primeiro você observa que ambas as sensações, calor e frio, tornam-se menos intensas com o tempo. Em seguida, mergulhe ambas as mãos na água à temperatura ambiente. Você observará que a mão que esteve na água quente "esfria" e a mão da água fria "esquenta".

Segunda: entre em um quarto completamente escuro. De início, você percebe que não enxerga um palmo diante do nariz. Porém, se aguardar alguns minutos você começará a enxergar as coisas ao seu redor, logicamente com pouca riqueza de detalhes. Nesse momento, os bastonetes da retina estão em ação. Você já está enxergando o suficiente para achar o interruptor de luz. Logo, acenda a luz. Imediatamente, tudo se ofusca, uma sensação de ardência toma seus olhos, e novamente você está quase cego. Após alguns segundos, sua retina se adapta de novo. Os cones entram em ação, e o mundo ganha cores e formas bem definidas.

Tanto o fenômeno térmico do primeiro experimento quanto o fenômeno visual do segundo experimento são exemplos de uma importante propriedade da transdução de intensidade, que se chama adaptação.

Ambos os exemplos de adaptação considerados nos experimentos anteriores são paulatinos, graduais – são mecanismos de adaptação lenta. Existem mecanismos de adaptação rápida, pelos quais a célula receptora modula rapidamente o seu estado de resposta diante da mudança de intensidade do estímulo. Ou seja, quando inicia a estimulação, ela produz uma salva de

🫀 FISIOLOGIA EM FOCO

Do caos à transdução

Sabemos, pelo estudo da Biofísica, que a matéria não fica inerte diante de energia: o calor altera a cinética das partículas, aumentando o movimento browniano, as transformações químicas e a difusão das substâncias. Sob calor – tanto no citoplasma, no interstício, quanto nas próprias membranas –, as partículas livres (íons) e as macromoléculas nas membranas (canais) sofrem, respectivamente, aumento de cinética (que aumenta a força de difusão) e transformações estruturais (todo mundo sabe que a matéria, por exemplo, se dilata ao calor, logo, a estrutura tridimensional de uma proteína se "afrouxa" sob efeito do calor). Com isso, a estabilidade do potencial de membrana fica comprometida.

Como estudamos no Capítulo 5, *Potencial de Ação*, qualquer célula excitável é capaz de manifestar potenciais de ação ao acaso devido a variações caóticas da dinâmica do potencial de membrana. Com o aumento do calor, esses potenciais ao acaso aumentam em frequência, ao ponto de poder surgir ordem a partir do caos: esses disparos ao acaso tornam-se informativos, pois ganham uma frequência previsível.

A célula se aproveita da desordem inerente ao aumento de entropia por calor para transduzir uma informação sobre a quantidade de calor no meio ambiente. Parece que é dessa maneira que se dá a transdução de calor através dos termorreceptores da pele.

potenciais de ação a uma frequência altíssima, que logo se extingue; quando cessa a estimulação, ocorre uma nova adaptação rápida, pela qual a célula produz uma segunda salva de potenciais de ação (PA) a alta frequência, que também se extingue rapidamente. Na Figura 6.7 observe que, na situação A, o estímulo é percebido durante todo o tempo em que o lápis toca a pele. Já na situação B, no receptor fásico (adaptação rápida), o estímulo só é sentido quando encostamos o lápis na pele e quando o retiramos da pele; durante o tempo em que o lápis fica tocando na pele, o receptor fásico se adapta e não mais produz potenciais.

Como perceberíamos a vibração mecânica (variações de pressão na pele, cíclicas e a alta frequência) ou movimentos rápidos por meio da visão? Obviamente, por causa da presença de receptores que se adaptam rapidamente a mudanças de intensidade de estímulos.

A Figura 6.8 mostra como receptores de adaptação rápida transduzem oscilações rápidas como a vibração.

Intensidade como modalidade

O gráfico da Figura 6.9 mostra como sensações de modalidades diferentes (térmica e dolorosa) são definidas a partir da intensidade de um mesmo estímulo – o calor.

À medida que a temperatura sobe, os termorreceptores vão sendo estimulados proporcionalmente. Porém, quando a temperatura sobe a níveis muito elevados, os receptores para dor também começam a produzir potenciais receptores. Ou seja, o calor excessivo provoca dor.

Então, o que diferencia o comportamento dos nociceptores, receptores para dor, do comportamento dos termorreceptores é o seu limiar. Ou seja, nos nociceptores o limiar do potencial receptor para deflagrar potenciais de ação é maior do que nas fibras térmicas, quando o estímulo é o calor.

Discriminação da duração

Ora, a adaptação rápida não seria um bom mecanismo para a transdução da duração de um estímulo? Sim, porque os receptores fásicos acusam exatamente o momento em que o estímulo começa e o momento em que ele termina. Assim sendo, os mecanismos de transdução de intensidade e duração de um estímulo confluem.

A duração de um estímulo é codificada por intermédio do tempo de duração do potencial receptor em uma célula receptora tônica e do intervalo de respostas (início/fim) em um receptor fásico.

Observe novamente as Figuras 6.6, 6.7 e 6.8 e veja no eixo do tempo a duração dos estímulos.

Discriminação espacial

Os atributos descritos até aqui (modalidade, intensidade e duração) aplicam-se a todos os receptores – qualitativos e topográficos. Falemos agora de outro atributo, a *localização* do estímulo. Naturalmente esse atributo só se aplica aos *receptores topográficos*, ou seja, àqueles receptores localizados na pele e na retina.

Como é possível saber se determinado estímulo está circunscrito à nossa perna esquerda ou percorre nossas costas? Ou, então, como é possível saber se uma formiga vai da direita para a esquerda em nossa testa? Além disso, como conseguimos saber que alguém desenhou o número "4" na palma de nossa mão, mesmo estando nós de olhos fechados?

Obviamente, essas características inerentes à discriminação espacial do estímulo dependem de um sofisticado processamento no cérebro. Todavia, essa discriminação começa na pele ou na retina, que são divididas em setores chamados campos receptivos, os quais serão explicados logo adiante.

> **Glossário**
>
> **Bastonetes da retina**
> Células fotorreceptoras muito sensíveis à intensidade de energia luminosa, feitos para a visão noturna. Os bastonetes, contudo, não conseguem transduzir com clareza informações sobre forma e cor, como fazem os cones da retina
>
> **Cones da retina**
> Células transdutoras de ondas eletromagnéticas para os canais de codificação de forma e cor
>
> **Adaptação**
> Diminuição do potencial receptor em resposta a uma estimulação sustentada
>
> **Adaptação lenta**
> Alteração do potencial receptor que ocorre durante todo o tempo em que o estímulo é aplicado. Os receptores de adaptação lenta são também chamados receptores tônicos
>
> **Adaptação rápida**
> Alteração do potencial receptor que ocorre somente quando o estímulo começa e termina. Os receptores de adaptação lenta são também chamados receptores fásicos

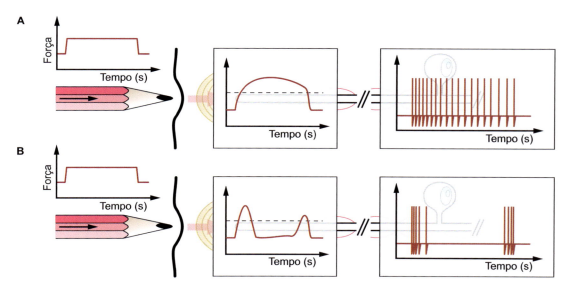

Figura 6.7 Receptores de adaptação lenta (A) e rápida (B).

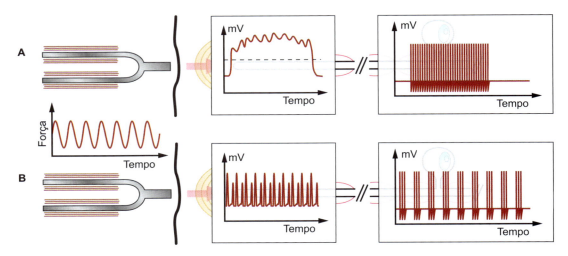

Figura 6.8 Adaptação rápida e lenta frente a um estímulo vibratório: receptor tônico (**A**) e receptor fásico da pele (**B**). Observe que somente na situação **B** o estímulo será codificado e percebido como vibração. Na situação **A**, como o receptor é tônico, o estímulo será percebido apenas como tato (um diapasão encostando na pele).

A discriminação espacial ocorre por intermédio de receptores topográficos nos sistemas *visual* e *somestésico*, que são os únicos sistemas capazes de perceber formas, localização ou distinguir estímulos paralelos.

É possível perceber, sem qualquer aprendizado prévio, os componentes químicos do sabor de uma *pizza* à napolitana? Podemos descobrir a fonte de um gás malcheiroso sem nos movermos pela sala à procura dela, já que os odores são mais intensos quanto mais próximos estivermos da fonte? Conseguimos perceber naturalmente, sem treino, quais são as notas em um acorde? Não, mas somos capazes de perceber a presença de dois insetos na palma da nossa mão, ou podemos simplesmente ver esses insetos.

As formas, seja por meio da visão ou do tato, são uma percepção decorrente da transdução do contraste entre o objeto e seu meio, entre figura e fundo – ou seja, quando surge uma descontinuidade. Logo, o contraste é uma consequência da função dos receptores topográficos. A Figura 6.10 ilustra como a discriminação espacial possibilita construirmos mentalmente a percepção de uma forma.

Outra propriedade dos campos receptivos que ajuda a definir contrastes é o fenômeno da inibição lateral. Em que consiste esse fenômeno? Quando são estimuladas, as vias sensoriais geram, ao mesmo tempo, sinais inibitórios laterais.

Esses sinais propagam-se nas vizinhanças do sinal excitatório e inibem os neurônios adjacentes. Tal mecanismo é importante, já que bloqueia a difusão lateral dos sinais excitatórios, permitindo que os mesmos fiquem focados em um ponto específico, aumentando o grau de contraste do padrão sensorial percebido no córtex cerebral. Isso ocorre, por exemplo, quando focamos o olhar em um determinado objeto: o objeto fica nítido, enquanto tudo ao redor fica borrado, configurando um contraste entre figura e fundo. Veja a Figura 6.11.

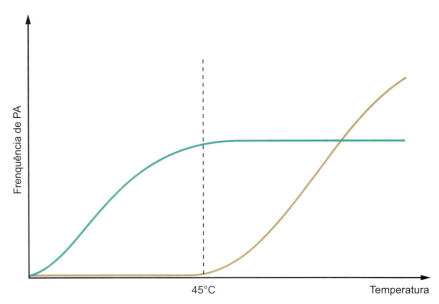

Figura 6.9 Gráfico da frequência de potenciais de ação (PA) em função da temperatura da pele, para nociceptores (*curva ocre*) e termorreceptores (*curva verde*).

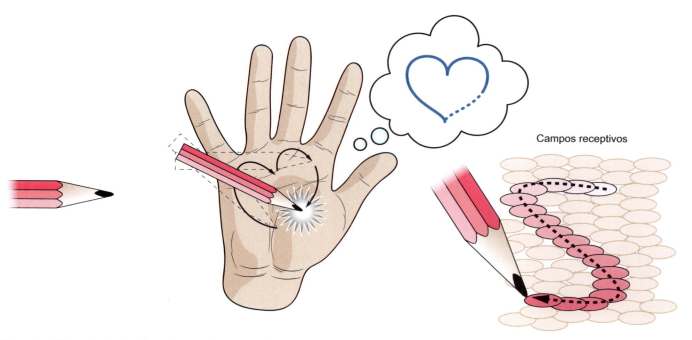

Figura 6.10 Quando alguém desenha uma forma na palma de nossa mão, conseguimos construir a imagem mental do que está sendo desenhado porque existem em nossa pele campos receptivos contíguos capazes de transduzir a posição da ponta do lápis, ponto a ponto.

Esse fenômeno perceptual, fundamental para nossa existência, é secundário aos campos receptivos dos receptores topográficos, seja na pele, seja na retina. Estudaremos agora o conceito e as propriedades desses campos.

Campo receptivo

Cada transdutor na pele (neurônio) ou na retina (célula fotossensível) tem uma região de abrangência, ou seja, uma região de pele ou retina na qual um estímulo produz ativação de potenciais de ação naquele receptor.

Campo receptivo, portanto, é a área da pele ou da retina que, quando estimulada, é capaz de ativar uma única célula sensorial.

O conceito de campo receptivo não se restringe ao receptor que diretamente transduz o estímulo, mas

> **Glossário**
>
> **Contraste**
> Variável que salienta a percepção de descontinuidades espaciais no contexto do estímulo
> **Inibição lateral**
> Processo no qual um neurônio sensorial, ao ser estimulado, inibe os neurônios vizinhos
> **Campo receptivo**
> Área da pele ou da retina que, quando estimulada, é capaz de ativar uma única célula sensorial

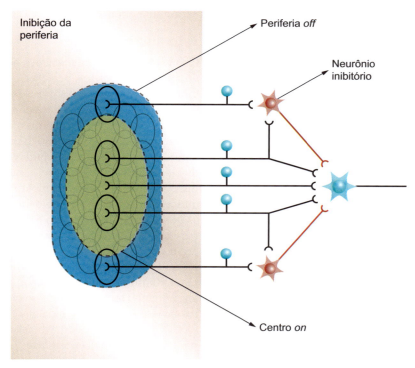

Figura 6.11 Inibição lateral.

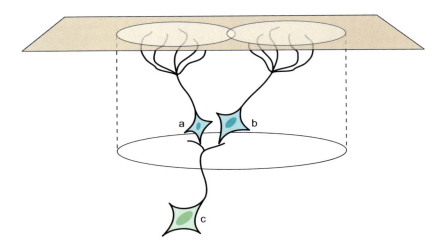

Figura 6.12 Definição de campo receptivo em relação à célula receptora (neurônios *a* e *b*) e em relação ao neurônio de segunda ordem (*c*). Repare que em *c* o campo receptivo é maior.

abrange também todas as estações de processamento que integram a informação transduzida. Por exemplo, diversas células receptoras podem confluir informação para a mesma fibra nervosa. Logo, o campo receptivo daquela fibra é o conjunto dos campos receptivos das suas respectivas células receptoras. Assim, na medida em que o nível da informação vai "subindo" até o córtex cerebral, os campos receptivos vão ficando *maiores*. Esse fenômeno denomina-se processamento serial de informações. A Figura 6.12 ilustra detalhadamente o conceito de campo receptivo em diversos níveis de processamento de informação.

A intensidade da estimulação dos campos receptivos também é um mecanismo importante para a localização dos estímulos. Conforme discutido neste capítulo, a intensidade é determinada pelo *código de frequência* e pelo *código de população*. O código de população refere-se à quantidade de campos receptivos estimulados, e o código de frequência determina a intensidade do estímulo através da frequência de PA deflagrados na proporção direta do valor do potencial receptor.

Observe na Figura 6.13 como o código de frequência auxilia na determinação do local exato do estímulo.

Os campos receptivos têm tamanhos diferentes, dependendo do número de receptores que confluem para a mesma fibra nervosa aferente (no caso da pele) ou para a mesma célula ganglionar (no caso da retina). Qual a importância do tamanho do campo receptivo? Para explicar isso, vamos recorrer à analogia apresentada na Figura 6.14, com fotos que apresentam resoluções diferentes. Na foto de maior resolução há mais *pixels* agrupados na mesma área, o que reduz o espaço entre eles e melhora a qualidade da imagem. Logo, se uma boa discriminação de forma ou localização for desejável, deve haver maior densidade de campos receptivos.

> Quanto menor o campo receptivo, maior a resolução (acuidade) da informação transduzida.

Na pele, a maior densidade de campos receptivos por superfície de pele (campos receptivos menores) é encontrada na palma da mão e no rosto, que são as nossas partes capazes de discriminar formas. Quanto à mão, é fácil entender, pois usamos as mãos para explorar o mundo. Já a resolução do rosto é provavelmente uma herança dos nossos ancestrais quadrúpedes, que usavam o focinho para explorar o ambiente. As regiões da pele nas quais existe maior densidade de campos receptivos são justamente aquelas que apresentam maior representação no córtex somestésico (giro pós-central), conforme veremos em mais detalhe no Capítulo 10, *Sistema Nervoso*.

Você pode fazer uma experiência interessante com um compasso. Abra o compasso conforme se vê na Figura 6.15 e, primeiro, com a maior abertura, estimule a palma da mão e as costas de uma pessoa. Pergunte a ela quantos pontos está sentindo. Vá fechando paulatinamente o compasso e repetindo a experiência. Você perceberá que, em um determinado grau de abertura nas costas, a pessoa dirá que sente apenas um ponto, enquanto continua a sentir dois pontos na mão, para a mesma abertura. Isso se chama *discriminação entre dois pontos*. Logo, quanto menores os campos receptivos, maior a capacidade de discriminar pontos.

Tato discriminativo

Chamamos de *tato discriminativo* ou tato epicrítico a capacidade de discriminar objetos, perceber suas nuances, suas formas e sentir seu deslocamento sobre a pele. Ao tato grosseiro, que somente percebe uma pressão sobre a pele, sem nenhuma capacidade discriminativa, damos o nome de tato protopático. As informações do tato protopático percorrem o sistema coluna anterolateral → lemnisco espinhal, enquanto as informações do tato epicrítico trafegam pelo sistema coluna dorsal → lemnisco medial. O tato discriminativo (epicrítico) é uma conquista relativamente recente dentro do processo evolutivo.

No entanto, como o tato é capaz de discriminar formas e movimentos? A resposta está nas características fisiológicas dos receptores da pele.

Em Histologia, estudamos os corpúsculos de Meissner, Pacini e Ruffini, os discos de Merkel e os bulbos de Krause. Até algum tempo atrás acreditava-se que cada um desses receptores era responsável por uma submodalidade somestésica (pressão, tato grosseiro, calor, vibração), mas hoje sabemos que não é bem assim. Na verdade, esses diferentes receptores atuam em conjunto, por três características que os distinguem: tipo de adaptação (rápida ou lenta), tamanho do

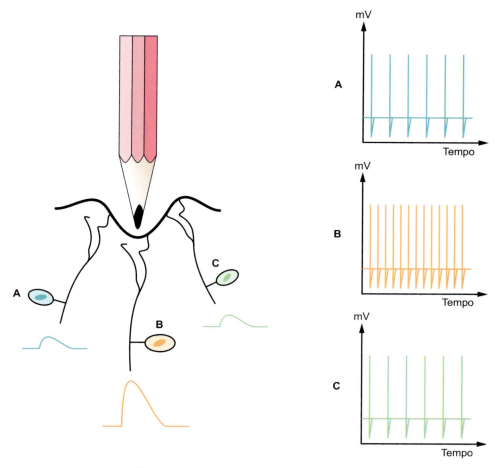

Figura 6.13 Os potenciais receptores das regiões mais distantes do estímulo (**A** e **C**) são menores do que no local exato do estímulo (**B**). Isso produz frequências de disparo de potenciais de ação diferentes (gráficos à direita). Essas frequências são computadas no sistema nervoso central, permitindo a localização do ponto de maior intensidade do estímulo, bem como de sua periferia.

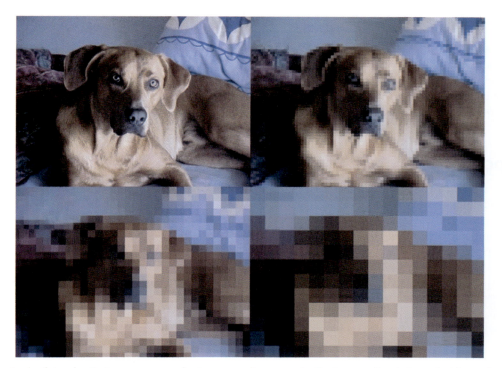

Figura 6.14 Pixelização das fotos do cão Jason como analogia para explicar a resolução de um estímulo transduzido em função da densidade de campos receptivos. Quanto maior a resolução, maior a concentração de campos receptivos, o que torna a imagem mais bem definida.

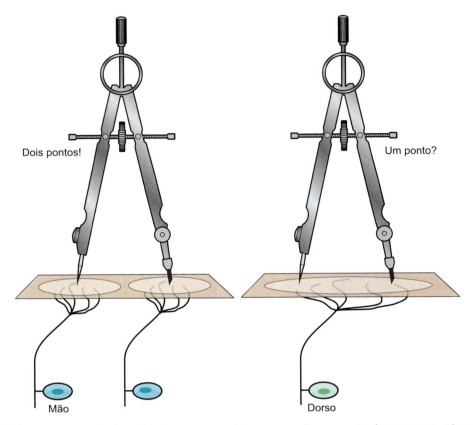

Figura 6.15 Compasso na pele das mãos (campos receptivos menores) e nas costas (campos receptivos maiores).

campo receptivo e topografia na pele – superficiais (epiderme) ou profundos (derme).

Quando tocamos a pele, esses receptores são ativados em diferentes intensidades, e a computação da informação transduzida por eles dará ao córtex cerebral a capacidade de discriminar as diversas submodalidades táteis. Para ver as combinações de características entre os principais receptores cutâneos, observe a Tabela 6.3.

A função dos bulbos de Krause é ainda desconhecida; especula-se que sejam receptores que detectam vibrações de baixa intensidade em zonas erógenas como o pênis e o clitóris, pois é justamente nessas áreas que os bulbos de Krause são mais abundantes.

Propriocepção

Tanto dentro dos músculos como nas cápsulas articulares e nos tendões dos músculos existem receptores que codificam o grau de contração de um músculo ou a tensão em um tendão. Cada um dos 656 músculos e tendões contém esses receptores que servem tanto para, juntos, codificar a posição do corpo e suas partes quanto para fornecer um feedback a respeito do tônus muscular para corrigir os movimentos.

Chamamos de propriocepção a sensibilidade própria a ossos, músculos, tendões e articulações, que fornece informações sobre a estática, o equilíbrio e o deslocamento do corpo no espaço. Por meio da propriocepção podemos saber, por exemplo, mesmo de olhos fechados, se nosso antebraço está fletido ou estendido.

Grande parte do processo de propriocepção se dá em nível inconsciente. A cada instante, o sistema nervoso central está sendo informado da posição exata de cada um dos músculos e articulações. Além disso, a cada movimento que realizamos, o sistema nervoso recebe em tempo real a informação sobre a direção, a amplitude e a velocidade do movimento, e essa informação é crucial para que as instâncias superiores do neuroeixo façam o planejamento motor de cada movimento. Sem dúvida, a propriocepção é um dos sistemas sensoriais mais rápidos, mais bem elaborados e perfeitos que a evolução já concebeu.

Esse sistema sensorial complexo (propriocepção) faz parte da *somestesia*, pois seus receptores encontram-se difusos pelo sistema musculoesquelético. Os principais receptores da propriocepção são os fusos neuromusculares (FNM) e os órgãos neurotendinosos (ONT), também conhecidos como órgãos tendinosos de Golgi.

Os ONT localizam-se nos tendões de inserção do músculo com os ossos. Todas as vezes que o músculo se contrai, o tendão é estirado e os ONT informam a situação ao sistema nervoso, o qual providencia uma parada na contração a fim de evitar um possível arrancamento do músculo de sua inserção.

Tabela 6.3 Características funcionais dos receptores táteis.

Receptor	Adaptação	Campo receptivo	Localização
Corpúsculo de Meissner	Rápida	Pequeno	Superficial
Disco de Merkel	Lenta	Pequeno	Superficial
Corpúsculo de Pacini	Rápida	Grande	Profunda
Corpúsculo de Ruffini	Lenta	Grande	Profunda

Logo, *os ONT são sensíveis à contração do músculo*, permitindo ao sistema nervoso uma avaliação da força muscular que está sendo exercida.

Já os FNM localizam-se no interior da fibra muscular e se dispõem paralelos às miofibrilas (complexos de actina e miosina). Os FNM apresentam uma estrutura semelhante à de uma mola, que, por estar em paralelo com as miofibrilas, se distende todas as vezes que o músculo se distender. Portanto, *os FNM são sensíveis à distensão do músculo*. Sempre que o músculo se distende, os FNM informam a situação ao sistema nervoso central, e este providencia, de modo reflexo, a contração do músculo para evitar que suas fibras se rompam – processo chamado de *reflexo de estiramento* ou *reflexo miotático*. Esse reflexo é fundamental para a manutenção do tônus muscular, que será explicado no Capítulo 8, *Sinapses e Músculos*.

Um exemplo bastante conhecido de reflexo miotático é o reflexo patelar, que corresponde a uma extensão brusca da perna quando o tendão patelar é percutido com um martelinho de reflexos. Vejamos como ele ocorre.

Quando o tendão patelar é percutido, o músculo quadríceps femoral se distende ligeiramente. Essa distensão ativa os FNM, que informam à medula espinhal o ocorrido. Por mecanismo reflexo, a medula aciona seus *motoneurônios alfa* (neurônios motores que se originam na coluna anterior e inervam os músculos esqueléticos), levando a uma contração reflexa do quadríceps femoral, evitando, assim, uma distensão muscular. A contração do quadríceps femoral causa a extensão da perna.

Os FNM são compostos por uma estrutura receptora em forma de mola e por algumas células contráteis que são capazes de regular a tensão dessa "mola". Para que os FNM informem com exatidão o estado de estiramento (tensão) dos músculos, a "mola" deve apresentar um comprimento ótimo. Quando o músculo se distende, a "mola" se distende, os FNM disparam PA e, por reflexo, os motoneurônios alfa corrigem a situação.

Porém, o que ocorre quando os músculos estão contraídos? Em tese, a "mola" ficaria frouxa e perderia sua precisão. Para que isso não ocorra, existem pequenos neurônios motores (*motoneurônios gama*) que se originam na coluna anterior da medula e inervam as extremidades da "mola", fazendo com que esta retorne ao seu comprimento ótimo. Assim, todas as vezes que um motoneurônio alfa excita uma fibra muscular, um motoneurônio gama retifica a posição dos FNM para possibilitar uma informação dinâmica acerca do movimento executado. A Figura 6.16 detalha todo esse processo.

Nocicepção

Nocicepção é o processamento sensorial de estímulos nocivos ou dolorosos, o qual fornece sinais que desencadeiam a experiência de dor. Entretanto, não existem estímulos dolorosos específicos que gerem dor em todas as pessoas, pois este é um fenômeno que pode ser influenciado pelo estado atual, emocional e até mesmo cultural do indivíduo. Por exemplo, um jogador de futebol, ao chocar-se com outro em uma jogada mais ríspida durante a partida, em geral não detecta uma lesão; mas, após a finalização do jogo, ele pode apresentar dor no local, indicando que aconteceu algo que não foi percebido. Embora a nocicepção não necessariamente leve à percepção consciente da dor, ela é essencial para a sobrevivência em um ambiente potencialmente hostil.

Por sua vez, a dor refere-se a uma experiência sensorial e emocional desagradável, associada a um dano tecidual real ou iminente. Assim, dor é a percepção de sensações diversas, que geralmente são ruins e oriundas de alguma parte do corpo.

> Nocicepção é o processamento nervoso de estímulos nocivos. Dor é a experiência subjetiva consciente da percepção. Em uma pessoa em coma, em sono profundo, ou sob anestesia geral, há nocicepção, mas não há dor.

A dor consiste em um sistema de alerta ou defesa do organismo quanto a danos que devem ser evitados ou tratados. Um exemplo clássico é o que ocorre quando, acidentalmente, pisamos em um prego ou encostamos a mão em uma superfície extremamente quente – imediatamente gritamos e retiramos o nosso membro do local que, naquele momento, nos oferece perigo. Em ambos os casos, o que ocorre é uma reação reflexa que compreende, simultaneamente, elementos anatômicos distintos, tais como receptores da dor, fibras aferentes que carreiam a informação dolorosa para o sistema nervoso, bem como a ativação dos motoneurônios relacionados com a musculatura do membro envolvido – reflexo nociceptivo ou de retirada.

Os receptores da dor, ou nociceptores, que são *terminações nervosas livres*, estão distribuídos por quase todo o organismo, inclusive a pele, o periósteo, as articulações, os músculos, as paredes arteriais, as meninges e as vísceras. Em geral, estes receptores detectam estímulos nocivos de origem térmica, química e polimodal (que envolve mais de uma modalidade sensorial), que são aplicados aos tecidos. Existe ainda um tipo de nociceptor que se ativa apenas em condições de lesão tecidual, denominado nociceptor silente. Uma característica importante dos nociceptores, que os distingue da maioria dos receptores sensoriais, é o fato de não se adaptarem ou se adaptarem pouco aos estímulos. Isso faz com que a pessoa se mantenha continuamente informada sobre o estímulo nocivo que causa dor.

Em geral, a dor pode ser classificada como *dor nociceptiva*, que é ativada por estímulo nocivo intenso em receptores sensoriais de alto limiar; *dor inflamatória*, que ocorre em casos de lesões teciduais, inflamatórias e envolve a liberação de mediadores químicos, tais como histamina, serotonina, bradicinina, prostaglandinas, ATP, interleucinas, entre outros; e *dor neuropática*, oriunda de lesões ou disfunções do sistema nervoso

Glossário

Processamento serial
Processamento ao longo de um circuito de células interligadas uma após a outra, em série

Pixel
É o menor item de informação de uma imagem digital. É um ponto. O termo é formado por aglutinação das sílabas iniciais das palavras de língua inglesa *picture* (*pix*) e *element*

Tato epicrítico
Tato discriminativo para percepção de texturas e formas

Tato protopático
Tato grosseiro para percepção de áreas de pressão

Propriocepção
Sensibilidade própria aos ossos, aos músculos, aos tendões e às articulações. Fornece informações sobre a estática, o equilíbrio e o deslocamento do corpo no espaço

Fusos neuromusculares
Receptores capazes de detectar o grau de estiramento das fibras musculares

Órgãos neurotendinosos
Receptores sensíveis ao estiramento dos tendões

Nocicepção
Transdutor de estímulos nocivos ao corpo

Receptor polimodal
Receptor que responde a estímulos de natureza (química, elétrica, mecânica) diferente

Nociceptor silente
Receptor que só gera sinais dolorosos na vigência de processos inflamatórios nos tecidos

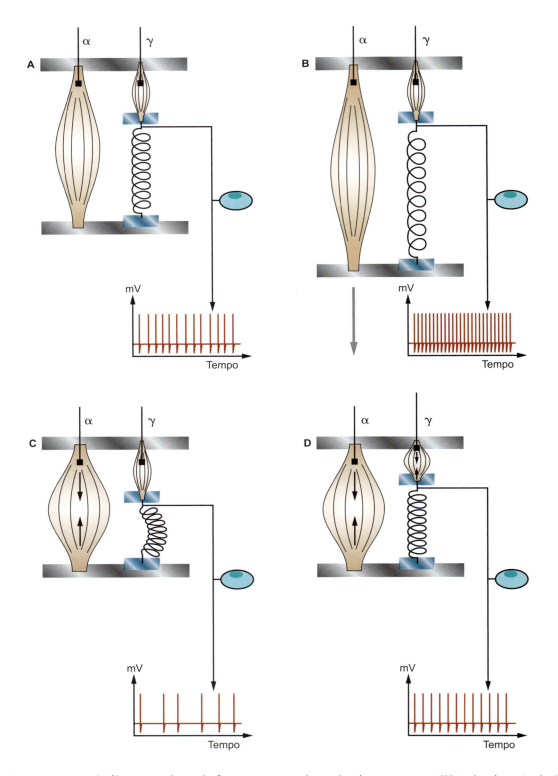

Figura 6.16 Comportamento da fibra muscular e do fuso neuromuscular: músculo em repouso (**A**); músculo estirado (**B**); músculo contraído com deformação dos fusos neuromusculares (FNM) (**C**); FNM retificados pelos motoneurônios gama, acompanhando a contração muscular (**D**).

periférico e central. A dor nociceptiva é rápida ou aguda, e as dores inflamatória e neuropática são crônicas.

🔥 **Fisiologicamente, há três tipos de dor: dor nociceptiva, dor inflamatória e dor neuropática.**

O limiar para deflagrar a dor tem de ser alto o suficiente para que não interfira nas atividades normais, mas também baixo o suficiente para que seja evocado antes que ocorra dano tecidual. Entretanto, esse limiar nem sempre é fixo, e, portanto, é passível de ser alterado – isso caracteriza o fenômeno da sensibilização (aumento da sensibilidade dolorosa quando o estímulo aumenta), que pode ocorrer, por exemplo, na dor crônica.

A sensibilização pode ser central, quando ocorre aumento da excitabilidade da transmissão da dor na medula espinhal, ou periférica, quando é resultante da diminuição do limiar de ativação dos nociceptores periféricos. Na sensibilização central, a dor pode ser produzida pela atividade em fibras sensoriais não nociceptivas, e na sensibilização periférica a dor surge quando os terminais nociceptivos ficam expostos aos produtos gerados por danos teciduais ou por processos inflamatórios.

A ativação dos nociceptores não é a única maneira de gerar dor. Pode-se evocar dor por meio de outros tipos de estímulos que causam a ativação de fibras mecanoceptivas, por exemplo. Após uma lesão nervosa periférica ou dano tecidual, fibras sensoriais de baixo limiar, as quais produzem apenas sensações inócuas como o toque leve, podem começar a produzir dor, ou seja, ocorre mudança substancial na especificidade fisiológica do sistema sensorial. A dor gerada nesses casos apresenta duas características: a alodinia, quando a dor resulta de estímulos que geralmente são inócuos, e a hiperalgesia, quando ocorre uma resposta excessiva aos estímulos nocivos, e frequentemente as pessoas podem sentir dor até mesmo de maneira espontânea.

Em casos de inflamação tecidual, a liberação de mediadores químicos faz com que o limiar de ativação de receptores seja reduzido e a excitabilidade da membrana de terminais periféricos aumente, produzindo, assim, um estado de aumento da sensibilidade.

Todos os estímulos nocivos provenientes do ambiente externo e aplicados no corpo e na face são transduzidos em atividade elétrica nos terminais axônicos periféricos (fibras Aδ e C) e transmitidos por meio de potenciais de ação para a medula espinhal e o bulbo, onde terminam em lâminas específicas do corno dorsal da medula e no gânglio trigeminal, respectivamente. Assim, as fibras nociceptivas aferentes terminam em neurônios das lâminas I, II, III e V. Além disso, na lâmina I existem pelo menos duas classes de neurônios nociceptivos definidas por sua seletividade fisiológica, e que correspondem a tipos morfológicos específicos. Tais neurônios foram caracterizados como: NS, neurônio nociceptivo específico, que recebe *inputs* das fibras Aδ, e neurônio HPC (do inglês, *heat, pinch, cold responsive neurons*), que é um neurônio nociceptivo polimodal que recebe *inputs* das fibras C. Já na lâmina V encontram-se principalmente neurônios de amplo espectro dinâmico (WDR; do inglês, *wide dynamic range*), os quais recebem aferências das fibras Aβ, Aδ e C, dos tecidos profundos e cutâneos. Assim, esses neurônios estão envolvidos tanto no processamento mecanoceptivo (fibras Aβ) quanto no nociceptivo (Aδ e C). A existência de uma grande convergência de aferências nociceptivas somáticas e viscerais na lâmina V parece explicar um fenômeno doloroso denominado dor referida, condição em que a dor causada por uma lesão em uma estrutura visceral é percebida em outras áreas da superfície corporal. O local em que a dor é referida corresponde ao segmento do dermátomo do qual o órgão visceral se originou embriologicamente, e não ao segmento em que o órgão se localiza no adulto. Um exemplo é a dor do infarto do miocárdio, que é detectada no tórax e no membro superior esquerdo, enquanto a lesão ocorre no tecido cardíaco.

Essa convergência de diferentes fibras no corno dorsal da medula está também relacionada com a teoria do portão da dor (ou teoria da comporta da dor). Essa teoria postula que aferências de grande diâmetro (fibras Aβ), associadas ao processamento tátil, inibem a ativação das fibras de pequeno diâmetro dos neurônios WDR na lâmina V, quando ativados pelas fibras que carreiam a informação nociceptiva. Isto é o que ocorre quando um estímulo vibratório, por exemplo, aplicado de modo concomitante ao estímulo nociceptivo, suplanta-o, ou seja, deixamos de detectar a dor por causa da ativação dos mecanoceptores. Talvez isso explique a analgesia produzida pela acupuntura e pelas massagens.

Por fim, a informação dolorosa é enviada por vias específicas – a paleoespinotalâmica e a neoespinotalâmica – principalmente para o córtex somatossensorial, o qual é responsável pela formação de atributos discriminativos como localização, intensidade, perfil temporal e qualidade da sensação de dor. O córtex somatossensorial será estudado no Capítulo 10, *Sistema Nervoso*.

Interocepção: o sentido do estado fisiológico do corpo

Até pouco tempo atrás, a dor era considerada apenas uma submodalidade sensorial da sensação somática ligada ao tato e à propriocepção. Hoje, porém, já foi descrita a existência de um sistema interoceptivo, relacionado com a manutenção da homeostasia do organismo e que inclui, entre outras modalidades sensoriais, a dor e a temperatura. Por essa visão, a dor representaria a condição fisiológica do corpo (interocepção), e não somente a informação somatossensorial (exterocepção).

Glossário

Sensibilização central
Aumento da sensibilidade dolorosa por aumento da excitabilidade da transmissão dolorosa na medula espinhal

Sensibilização periférica
Aumento da sensibilidade dolorosa por diminuição do limiar de ativação dos nociceptores

Alodinia
Sensação dolorosa desencadeada por estímulos que normalmente não causariam dor

Hiperalgesia
Sensação dolorosa de intensidade maior que a normal

Dor referida
Dor percebida como advinda de uma área diferente daquela em que o estímulo doloroso está ocorrendo

Dermátomo
Região da superfície cutânea inervada pelos segmentos espinais e pelas três divisões do nervo trigêmeo

Teoria do portão da dor
Teoria que propõe que estímulos táteis podem ser capazes de bloquear, em nível medular, estímulos dolorosos

Sistema interoceptivo
Sistema responsável pela interocepção

Interocepção
Percepção das sensações produzidas nas vísceras. A interocepção é o sentido que nos informa se há algo errado no funcionamento de nossos órgãos, por meio do monitoramento dos níveis de glicose, oxigênio, eletrólitos etc.

Exterocepção
Percepção de sensações produzidas na pele (interface entre o corpo humano e o meio ambiente), tais como tato, pressão, temperatura etc.

O sistema interoceptivo, em associação com o controle autônomo, processa, além de dor e temperatura, informações relacionadas com diferentes sensações corporais como prurido (coceira), sede, fome, atividade visceral, vasomotora e muscular. Esse sistema está também envolvido no processamento do estado sentimental e motivacional do indivíduo. Há quem considere ser este o nosso sexto sentido. É a interocepção que nos confere a subjetiva sensação de bem-estar, indicando que vai bem tudo no interior do nosso organismo.

O ponto central que distingue o tato das sensações corporais interoceptivas (dor, temperatura etc.) é que essas sensações estão fortemente associadas à *emoção*. Podemos identificar essa relação em várias situações. Por exemplo, a sensação de prazer experimentada ao tomarmos um copo de água gelada quando nosso corpo está quente é bem diferente da sensação de quando o corpo está frio. Assim, é a condição fisiológica do corpo que gera uma resposta – um sentimento – e que sinaliza o estado homeostático. Em geral, esse sentimento é diretamente dependente das necessidades corporais, ou seja, todos os sentimentos do corpo estão relacionados com as necessidades homeostáticas e com motivações comportamentais que são cruciais para a manutenção da integridade corporal.

> **Glossário**
> **Ínsula**
> Região do cérebro localizada nas profundezas do sulco lateral

Esse aspecto motivacional e afetivo da dor tem representação ao longo de uma via específica, a qual integra as informações provenientes dos aferentes dos sistemas simpático e parassimpático, com estações de processamento ao longo da medula, do tronco encefálico e do mesencéfalo, incluindo o núcleo do trato solitário e o núcleo parabraquial, o hipotálamo, a amígdala e algumas regiões corticais, em especial o córtex insular anterior. Aliás, ultimamente têm vindo à tona muitas descobertas interessantes sobre a ínsula. Parece que, além de processar sinais interoceptivos, a ínsula está relacionada com diversos fenômenos, tais como o orgasmo, a fissura por cigarros (nicotina), o amor maternal, a tomada de decisões e os *insights* que, vez por outra, todos nós temos.

Tendo analisado, neste capítulo, a transdução de energias entre o meio ambiente e as células sensoriais, vamos, no próximo capítulo, discutir como as células se comunicam por intermédio de sinais químicos.

RESUMO

- Os seres vivos são adaptativos e evolutivos. Desse modo, precisam interagir com o mundo que os cerca. Tal interação muitas vezes se dá por meio de transformações
- Informação é o agente capaz de determinar um processo de transformação da natureza. A informação é a descrição dessa transformação
- As informações chegam às redes celulares que as processam por intermédio de mecanismos celulares sensíveis às variações físicas do meio ambiente. Esses mecanismos são chamados de mecanismos de transdução de informação
- Transdução é o processo de transferência de informação de uma mídia, ou meio, para outra
- Dentro das células ocorrem diversos processos de transdução (transdução intercelular)
- Transdução sensorial significa transformar as energias vindas do ambiente em potenciais elétricos celulares
- Não devemos confundir sensação, percepção e consciência. Percepção é um construto complexo da mente, em que o meio ambiente é interpretado. Sensação é a transdução de um estímulo ambiental, e consciência é a percepção focada
- Falamos em transdução sensorial como o processo de transdução de informações oriundas das variações do meio, ou condicionadas a elas, em potenciais graduados. As células sensoriais formam os receptores, que são unidades de transdução de informação em um potencial graduado
- Os receptores podem ser classificados como topográficos ou qualitativos. Os primeiros são os receptores que transduzem informações sobre a topografia do estímulo. Os últimos são aqueles que só transduzem informações sobre a natureza do estímulo
- Todo receptor topográfico é também qualitativo. Mas nem todo receptor qualitativo é também topográfico
- São exemplos de receptores topográficos: receptores táteis e visuais. Como exemplo de receptores qualitativos, temos: receptores para audição, paladar, olfato, equilíbrio e outros
- Estímulos são agentes externos capazes de causar impressão. Existem basicamente quatro atributos para os estímulos. São eles: modalidade, intensidade, duração e localização
- A natureza desenvolveu os receptores para que pudessem transduzir um ou mais desses atributos fundamentais dos estímulos para o processamento em estações mais avançadas
- As principais modalidades de estímulo são a visão, a audição, o equilíbrio, o olfato, o paladar e a somestesia (que é o conjunto de sensações produzidas por receptores difusos)
- Existem subtipos de receptores especializados em transduzir uma determinada modalidade de estímulo (lei das energias específicas). A lei das energias específicas postula que cada receptor é sensível a uma forma de energia
- Para cada modalidade de estímulo existe uma determinada via anatômica (é o chamado princípio da linha rotulada)
- A intensidade do estímulo produz um potencial receptor (transdução) que é codificado a uma frequência de potenciais de ação. Essa frequência é proporcional à intensidade do estímulo, de modo que, quanto maior o potencial receptor, maior a frequência de potenciais de ação
- Chamamos de código de frequência o processo de codificação do potencial receptor a uma determinada frequência de potenciais de ação. Pode-se, então, discriminar a intensidade de um estímulo através de um código de frequência
- Adaptação é uma propriedade da transdução de intensidade. Chamamos de adaptação rápida a alteração do potencial receptor que só ocorre quando o estímulo começa e termina. Chamamos de adaptação lenta a alteração do potencial receptor que ocorre durante todo o tempo em que o estímulo é aplicado
- O receptor de adaptação rápida também é chamado de receptor fásico. O receptor de adaptação lenta também é chamado de receptor tônico
- Campo receptivo é a área da pele ou da retina que, quando estimulada, é capaz e ativar uma única célula sensorial
- É fácil perceber que, quanto menor o campo receptivo, maior a resolução da informação transduzida; e quanto menores os campos receptivos, maior a capacidade de discriminar pontos
- Tato epicrítico ou discriminativo é a capacidade de discriminar objetos, perceber suas nuances e suas formas e sentir seu deslocamento sobre a pele
- Propriocepção é a sensibilidade própria dos ossos, dos músculos, dos tendões e das articulações, que fornece informações sobre a estática, o equilíbrio e o deslocamento do corpo no espaço.

AUTOAVALIAÇÃO

6.1 Como ocorre o processo de transdução?

6.2 Diferencie sensação, percepção e consciência.

6.3 Qual a diferença entre receptor topográfico e receptor qualitativo? Dê exemplos.

6.4 Diferencie receptores tônicos e receptores fásicos.

6.5 O que são estímulos? Quais são os atributos de um estímulo?

6.6 Explique o código de frequências e o código de populações.

6.7 Explique a lei das energias específicas e o princípio da linha rotulada.

6.8 Como podemos chamar o conjunto de sensações produzidas por receptores difusos? Explique como essas sensações ocorrem.

6.9 O que ocorrerá com o potencial receptor se a frequência de potenciais de ação aumentar?

6.10 Explique o processo de inibição lateral.

6.11 Defina campo receptivo.

6.12 Explique o mecanismo que justifica a discriminação entre dois pontos.

6.13 Diferencie a dor rápida da dor lenta.

6.14 Defina interocepção.

6.15 Que mecanismo possibilita que você coloque o dedo na ponta do nariz, estando de olhos fechados?

6.16 Ao contrário dos outros sentidos, o sentido do equilíbrio depende da informação de três receptores diferentes: (1) receptores do aparelho vestibular, que informam a posição da cabeça; (2) fusos neuromusculares, que fornecem informações proprioceptivas posturais que são integradas ao cerebelo; e (3) receptores da visão, que informam nossa posição em relação ao ambiente. Qualquer alteração patológica que ocorra em uma ou mais partes desse tripé (ouvido interno, cerebelo e retina) pode causar disfunções do equilíbrio. Pesquise as principais doenças que podem ocasionar tontura, tentando explicar seus mecanismos fisiopatológicos.

6.17 Defina os três tipos de dor.

6.18 Pesquise sobre dor fantasma e escreva um pequeno resumo a respeito desse tema. Pesquise também sobre uma modalidade de tratamento da sensação fantasma: a caixa-espelho (*mirror box*).

6.19 Sabe-se hoje em dia que, diferentemente do que se pensava antes, os receptores e vias neurais relacionados à coceira (prurido) são diferentes daqueles relacionados à dor. Faça uma pesquisa a respeito.

6.20 Pesquise a respeito da sensação de cócegas. Que vias neurais poderiam estar envolvidas nessa sensação? Qual é a utilidade evolutiva de sentirmos cócegas? Por que não conseguimos produzir cócegas em nós mesmos?

6.21 Diferencie, usando exemplos, nocicepção e dor.

6.22 Faça uma pesquisa e escreva um resumo sobre como se dá a percepção dos sentidos químicos (olfação e gustação).

6.23 Defina percepção. Por que é impossível compreendê-la usando somente o método científico?

6.24 Explique o que são os *qualia*. Eles podem ser estudados com as ferramentas da ciência? Justifique.

6.25 A filosofia da mente levanta uma questão muito interessante: o "problema dos *qualia* invertidos". Faça uma pesquisa sobre isso e escreva uma pequena redação a respeito de sua opinião sobre esse problema.

6.26 No ano de 1982, o filósofo Frank Jackson escreveu um artigo muito conhecido na área de filosofia da mente, no qual ele propõe uma situação teórica denominada "experiência do quarto de Mary". Faça uma pesquisa a respeito dessa experiência e descreva suas impressões.

6.27 O filósofo John Searle, em 1980, descreveu uma situação teórica denominada "experiência do quarto chinês". Pesquise a respeito.

6.28 Em 1974, o filósofo da mente Thomas Nagel publicou um artigo seminal denominado "*How is it like to be a bat?*" ("Como é ser um morcego?"). Leia a respeito do teor desse artigo e faça uma resenha crítica evidenciando a ideia central que ele traz.

6.29 O filósofo escocês David Hume (1711-1776), um dos mais célebres expoentes da filosofia ocidental, fazia uma distinção epistemológica clara entre dois conceitos basilares: *impressões* e *ideias*. Faça uma pesquisa e discuta a diferença entre esses dois conceitos, na visão de Hume.

6.30 Influenciado por David Hume, o não menos célebre filósofo prussiano Immanuel Kant (1724-1804) construiu parte de seu projeto filosófico com base em duas categorias distintas, as quais ele denominou *fenômeno* e *númeno*. Faça uma pesquisa e discuta a diferença entre esses dois conceitos, na visão de Kant.

6.31 No meio musical, existe um fenômeno que, embora seja incomum, é bastante conhecido. Trata-se do chamado ouvido absoluto. Você já ouviu falar a respeito? Faça uma pesquisa e redija um resumo explicando do que se trata e quais as características desse fenômeno. Procure ainda se informar se a ciência tem alguma hipótese plausível para explicar sua ocorrência.

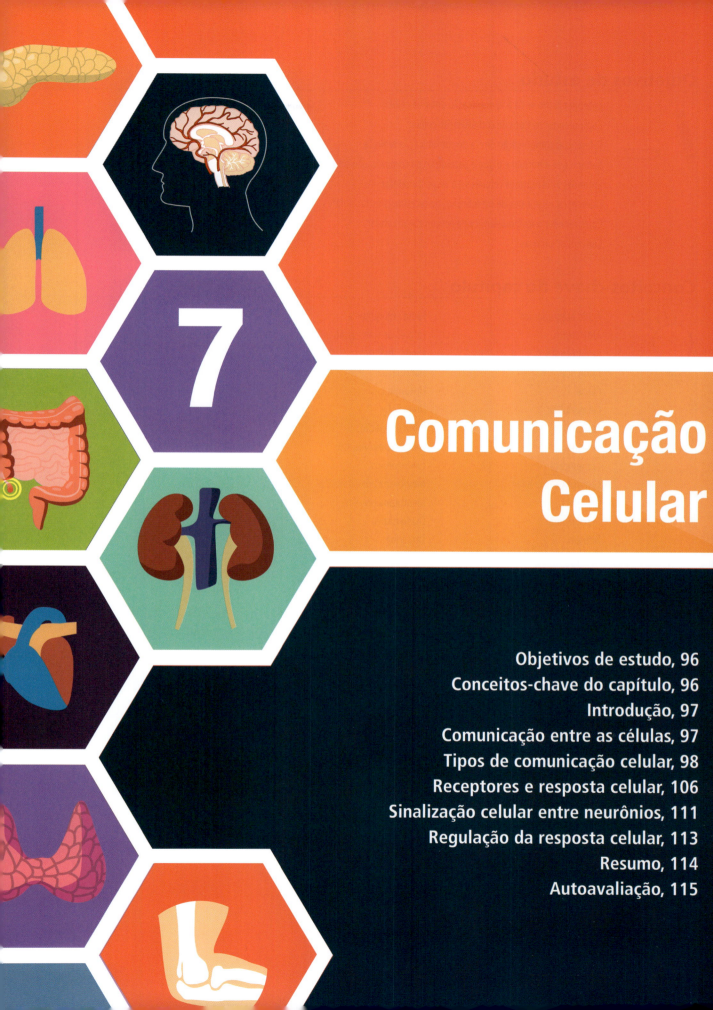

7 Comunicação Celular

Objetivos de estudo, 96
Conceitos-chave do capítulo, 96
Introdução, 97
Comunicação entre as células, 97
Tipos de comunicação celular, 98
Receptores e resposta celular, 106
Sinalização celular entre neurônios, 111
Regulação da resposta celular, 113
Resumo, 114
Autoavaliação, 115

Objetivos de estudo

- Entender como se dá a comunicação entre as células
- Compreender os tipos de comunicação celular
- Diferenciar comunicação direta de comunicação indireta
- Saber o que é normal e o que é patológico na comunicação celular
- Entender os receptores celulares e a resposta celular
- Diferenciar receptores de membranas de receptores intracelulares
- Compreender a termodinâmica da comunicação celular
- Conceituar sinapse

Conceitos-chave do capítulo

- Ácido araquidônico
- AMP cíclico
- Amplificação
- Autócrina
- Cálcio
- Calmodulina
- Célula-alvo
- Citocina
- Comunicação
- Comunicação celular
- Conexina
- Diacilglicerol
- Difusão
- Eicosanoides
- Fadiga bioquímica
- Fatores de transcrição
- Fenda sináptica
- Habituação
- Histamina
- Hormônio
- Infrarregulação
- Junção comunicante
- Leucotrienos
- Membrana pós-sináptica
- Membrana pré-sináptica
- Óxido nítrico
- Parácrina
- Processamento associativo
- Prostaciclinas
- Prostaglandinas
- Proteína G
- Proteinofosfatase
- Proteinoquinases
- Receptor
- Segundo mensageiro
- Sinalização endócrina
- Sinapse elétrica
- Sinapse química
- Suprarregulação
- Trifosfoinositol
- Tromboxanos

Introdução

No Capítulo 3, *A Membrana Celular*, vimos que as células são sistemas interativos e que a interação com o meio se dá através da membrana celular, que é uma barreira semipermeável e seletiva. O que determina como vão se comportar esta membrana e diversos outros mecanismos celulares atrelados ou não a ela são as condições do meio ou o comportamento de outras células.

Exceto quando precisamos, por necessidade didática, fazer uma ou outra consideração mais abrangente, até aqui limitamos nosso estudo ao universo da célula e sua interação com o seu entorno, mas sempre focalizando a célula em si. Agora, vamos nos dedicar à interação da célula e suas relações com outras células. Vamos conversar sobre a comunicação entre células, a qual tem o papel de transferência de informações entre sistemas diferentes.

Comunicação entre as células

A comunicação funcional entre as células só é possível pelo *intercâmbio de informações acerca de seus estados peculiares, bem como acerca do estado de seu entorno*.

Nesse aspecto, as células funcionam como os seres humanos, que apresentam comportamentos que estão de certa maneira relacionados com as mudanças do meio ou com o comportamento de outras pessoas. Somos sensíveis a essas mudanças, e a partir delas construímos nosso repertório de respostas e reações. Nossa sensibilidade ao meio ocorre por existirem no nosso corpo receptores sensíveis à luz, ao calor, às ondas mecânicas.

Nosso corpo se adapta às condições do entorno, e esses *receptores, bem como os sistemas que processam tais informações, são adaptativos*. Vejamos alguns exemplos. Quando somos expostos a um ruído, tal como o tique-taque de um relógio, com o tempo nos adaptamos a ele e não lhe prestamos mais atenção. Isto é habituação. Contudo, se o relógio parar de funcionar de repente – uma condição do meio que variou – nossa atenção se volta para o relógio, pois estranharemos a transformação. Caso semelhante ocorre quando entramos em um ambiente escuro: com o tempo enxergamos melhor, pois os sistemas de recepção de luz se adaptam a um ambiente com menos energia luminosa.

Logo,

🫀 Os sistemas de processamento das informações são adaptativos.

Muitas adaptações são apenas funcionais, desenvolvem-se a partir de um rearranjo das relações entre os elementos já existentes. Outras são plásticas, ocorrendo a partir da criação ou da supressão de elementos ou da transformação estrutural deles (a plasticidade será estudada no Capítulo 9, *Plasticidade*).

Assim como os seres humanos, cada célula também é modulada pelo seu entorno, que compreende tanto o seu meio quanto o de outras células. Ainda como nós, as células têm sistemas adaptativos de recepção e diversos elementos que os controlam. Na verdade, os fenômenos de adaptação pelos quais passam os seres humanos têm origem em uma cadeia de adaptações que começa nos receptores celulares. Observe a Figura 7.1.

Tal como nós, as células também se comunicam entre si e estabelecem a comunicação celular, o que é fundamental para o

> **Glossário**
>
> **Receptor**
> Entidade funcional de um sistema, especializada em reagir às condições do entorno desse sistema
>
> **Habituação**
> Ausência de resposta após muitas exposições a um estímulo
>
> **Comunicação celular**
> Processo de transferência de informação de uma célula para outra

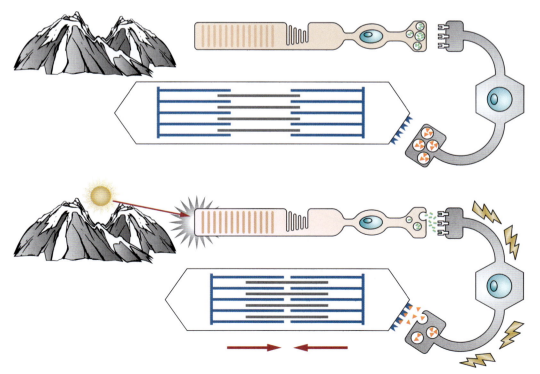

Figura 7.1 Após a transdução de um sinal físico (no caso, a luz do Sol), as células comunicam o evento, produzindo um comportamento coerente de alteração funcional (contração muscular). Veja a Figura 6.1.

estabelecimento de um sistema integrado de funções. Essa integração é determinante para um sistema pluricelular adaptativo, ou seja, *alostático*, conforme estudamos no Capítulo 1, *Homeostase e Alostase*.

Esta comunicação entre células pode se dar por dois tipos de sinal: por sinalização elétrica, cuja base fisiológica abordamos nos Capítulos 4 e 5, ou então pela sinalização química, cujos mecanismos veremos a partir de agora.

Enquanto os sinais elétricos são comuns em alguns casos na comunicação entre neurônios, glia ou fibras musculares, a maciça maioria dos casos de comunicação celular se dá por sinais químicos, mesmo no sistema nervoso, apesar de haver sinalização elétrica intermediária neste caso.

Os processos de comunicação celular são muito complexos. É fácil compreender como uma substância química (p. ex., um hormônio) é secretada por uma célula e vai se ligar a um receptor de uma outra célula, a distância. Contudo, os mecanismos desencadeados por esta interação hormônio-receptor são tão complexos que até hoje são objeto de discussões científicas e ainda constituem um quebra-cabeça misterioso.

Esse quebra-cabeça é uma verdadeira sopa de centenas de letrinhas que constituem um alfabeto conhecido mas cujas palavras e sentenças ainda são em grande parte um mistério. Cada letrinha é uma molécula que interage com outras de maneiras muito particulares para processar a informação recebida por outras células, por meio de um receptor. Se observarmos bem, o trabalho mais elementar é receber a informação. Entretanto, os processamentos associativos dessas informações são muito complexos.

> A complexidade do processamento está para o receptor assim como a complexidade do cérebro está para a fibra neuronal.

Obviamente, o processamento intracelular da informação, dado pelas interações dessas centenas de moléculas, é um processamento associativo (Figura 7.2), pois

FISIOLOGIA EM FOCO

Comunicação

Comunicação nada mais é que o processo de *transferência de informação de um sistema para outro*. Como já vimos, informação é o ente com potencial de operar transformação.

Então, podemos dizer que as células se comunicam? Sim, pois a maneira como uma célula A secreta seus sinalizadores pode determinar o modo como esses sinalizadores interagem com receptores de uma célula B, a qual define como esta célula B vai se transformar.

> Cada padrão de recepção associa-se a uma cascata de possíveis comportamentos da célula.

Esse trabalho associativo e complexo é o grande objetivo do estudo da Fisiologia celular, mas a identidade química dos personagens desse trabalho de processamento associativo é domínio da Bioquímica e da Farmacologia. Portanto, não nos preocuparemos aqui com essas identidades, tampouco em detalhar as particularidades das interações desses personagens, até mesmo porque a maior parte deles é ainda muito pouco conhecida. Conceituar e explicar de um ponto de vista panorâmico os processos fundamentais da comunicação celular e seus efeitos será nossa preocupação.

Tipos de comunicação celular

Como as células se comunicam? Basicamente, de três maneiras: comunicação direta célula-célula, comunicação indireta local e comunicação indireta a distância. Veja a Figura 7.3.

Apesar de estas definições serem intuitivas, doravante vamos explicar cada tipo de comunicação em mais detalhes.

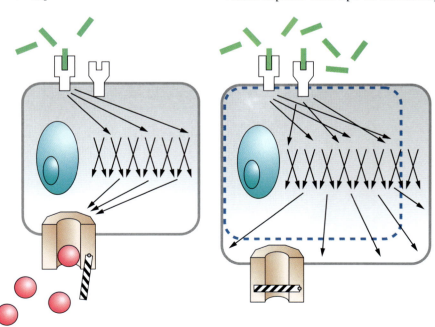

Figura 7.2 A recepção desencadeia uma cascata de eventos intracelulares, envolvida em um comportamento associativo. Cada recepção evoca um padrão coerente de resposta na célula. No exemplo desta figura a resposta pode ser a abertura ou o fechamento de um canal iônico (quando a sinalização é fraca), ou então mudança no fenótipo celular (quando a sinalização é intensa).

Capítulo 7 Comunicação Celular 99

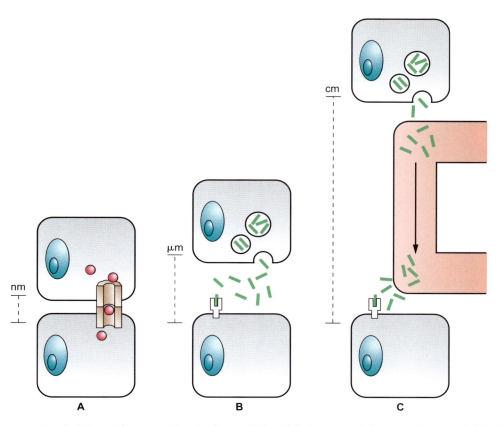

Figura 7.3 Tipos de comunicação intercelular: comunicação direta célula-célula (por contato) que se dá a uma distância entre células da ordem de nanômetros (**A**); comunicação indireta local, ou parácrina, por difusão de sinalizadores no interstício (a uma distância que alcança centenas de micrômetros) (**B**); comunicação indireta a distância, ou endócrina, que ocorre a distâncias da ordem de centímetros – neste caso, a comunicação se dá via sangue (**C**).

Para efeitos didáticos, vamos chamar a comunicação que se dá entre células que se tocam, que têm contato físico, de comunicação direta; e chamaremos a comunicação que se dá entre células que não se tocam diretamente de comunicação indireta – ou seja, na comunicação indireta, já que as células não se tocam, existe "alguma coisa" interposta entre as células que se comunicam.

Comunicação direta

Na comunicação direta, ou por contato, estabelecem-se pontos de continuidade entre os citoplasmas de células diferentes (veja a Figura 7.4). As junções comunicantes (ou junções do tipo *gap*, que em inglês significa vão) entre células se dão através deste mecanismo (continuidade), o qual de certa maneira caracteriza a célula como um sincício relativo. Na comunicação por contato, canais especiais de membrana de células justapostas criam uma continuidade entre os citoplasmas das células quando esses canais, um em cada célula, se unem estruturalmente, formando um túnel que comunica citoplasmas das duas células. Esses túneis são formados por uma proteína denominada conexina, exatamente por estabelecer conexão entre uma célula e outra. A seletividade desses túneis intercelulares é baixa, geralmente se limitando a macromoléculas, cujo raio é muito grande. Portanto, íons e pequenas moléculas orgânicas transitam livremente entre os citoplasmas.

É importante deixar claro que, eventualmente, em alguns tecidos, esses "túneis" entre as células podem se fechar. Para isso, basta que a conformação espacial das conexinas se altere. Alguns fatores que podem afetar a abertura e o fechamento das junções comunicantes são o pH intracelular, a concentração intracelular de cálcio e, em alguns casos, até mesmo a voltagem da membrana celular.

Neurônios, músculos e células da glia em geral estabelecem sinapses elétricas através dessas comunicações por contato. Na despolarização de uma membrana (um potencial de ação), próxima a uma junção comunicante, a onda de despolarização se transmite para outra célula através de uma corrente iônica, por meio dos túneis intercelulares.

É importante observar que a comunicação por contato se presta tanto para a sinalização elétrica quanto para a sinalização química. Como veremos adiante, os mecanismos de comunicação *indireta* só se prestam à sinalização *química*.

> **Glossário**
>
> **Sinalização elétrica**
> Aquela que se dá por corrente iônica através da membrana
>
> **Sinalização química**
> Aquela que é mediada por substâncias químicas
>
> **Processamento associativo**
> Cascata de eventos que culmina em uma resposta adequada da célula a um determinado estímulo
>
> **Comunicação direta**
> Aquela que se dá entre células que se tocam. Também chamada de comunicação por contato
>
> **Comunicação indireta local**
> Aquela que se dá entre células não adjacentes (célula-interstício-célula)
>
> **Comunicação indireta a distância**
> Também chamada comunicação endócrina, ocorre a distâncias da ordem de centímetros (célula-interstício-sangue-interstício-célula)
>
> **Junção comunicante**
> Local de união dos citoplasmas de duas células, que possibilita o contato entre elas
>
> **Conexina**
> Proteína que forma as junções comunicantes
>
> **Sinapse elétrica**
> Comunicação direta entre dois neurônios adjacentes que permite a propagação de um potencial elétrico entre eles

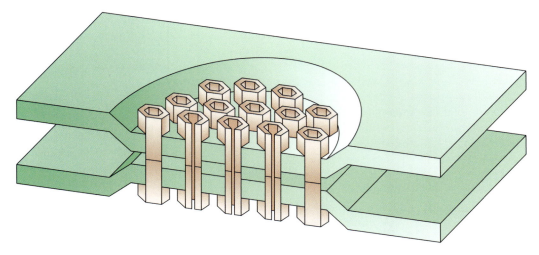

Figura 7.4 Comunicação intercelular direta, ou comunicação por contato entre quatro células adjacentes. Canais proteicos inseridos em duas membranas celulares contíguas estabelecem contato físico entre as células.

A comunicação direta se dá com uma conversa entre duas pessoas que estejam em cômodos adjacentes, estando aberta a porta que comunica os cômodos.

Comunicação indireta local

É a comunicação que se estabelece entre duas células vizinhas, banhadas pela mesma matriz extracelular (líquido intersticial). Ou seja, uma célula libera uma molécula (sinalizador químico) no interstício (meio extracelular), e esse sinalizador se liga a receptores em uma célula-alvo. Neste caso, *a comunicação é exclusivamente química*, não podendo ser elétrica, como já foi dito.

Esta comunicação é dependente da difusão dessa molécula pelo interstício. Logo, como vimos no Capítulo 2, *A Célula*, a difusão só é eficiente para curtíssimas distâncias. As quantidades de sinalizadores que as células liberam no meio são pequenas o suficiente para se perderem completamente a distâncias relativamente grandes, que no caso são da ordem de milímetros.

🐾 A comunicação indireta é local quando se dá por difusão.

Assim, *o domínio da comunicação indireta local é a célula logo ao lado, ou a própria célula*. Fazendo uma analogia, é como se essa comunicação se desse entre duas pessoas que estão em janelas de casas vizinhas não adjacentes, em que uma pessoa grita e a outra escuta: a pessoa que grita para falar com a outra é capaz de escutar seu próprio grito.

Sendo assim, a comunicação local pode ser autócrina (a célula escuta seu próprio grito, ou seja, é ativada por receptores a partir de um sinalizador liberado por si própria) ou parácrina (a ativação de uma célula vizinha, em um raio de ação muito curto, via interstício). Observe a Figura 7.5.

A comunicação autócrina tem um importante papel no metabolismo da célula, pois muitas vezes a célula precisa, funcionalmente, escutar seus próprios gritos. É como estudar lendo em voz alta. A célula utiliza a autorrecepção, por um autorreceptor, ou um receptor específico para o sinalizador secretado por esta mesma célula, como um meio de amplificação ou de *regulação supressiva* rápida e eficiente da liberação de um sinalizador.

Mas por que a célula não utiliza um mecanismo de *comunicação interna* para este fim? Pelo mesmo motivo que, às vezes, preferimos estudar em voz alta, como se nossa voz fosse um reforço ao pensamento, que é um mecanismo de *comunicação interna* em nosso cérebro. Os mecanismos de recepção, como veremos adiante, são amplificados por natureza. Ou seja, uma molécula de sinalizador é capaz de ativar milhares de moléculas internas que processam a informação. Assim, a comunicação da célula consigo mesma via receptores é milhares de vezes mais potente do que um determinado processo de comunicação interna. Veja a Figura 7.6.

Sinalização autócrina

A sinalização autócrina é um modo eficaz de a célula monitorar o comportamento de seus sinalizadores do lado de fora. A célula não pode liberar os sinalizadores às cegas. Ao contrário, deve "saber" exatamente quanto sinalizador deve liberar. Por exemplo, se houver no meio uma substância que neutralize o sinalizador, ou então ocorrer um aumento da difusão do sinalizador para lugares distantes do local de sinalização, a célula deverá aumentar a liberação do sinalizador a fim de que o sinalizador possa exercer suas funções. Esse controle é feito por meio de autorreceptores, que atuam como controladores da liberação dos sinalizadores. A autorrecepção constitui um aguçado mecanismo de retroalimentação – portanto, de alostase.

Exemplos de comunicação autócrina estão no sistema imunológico, no sistema nervoso e no sistema endócrino, que são, por excelência, os sistemas alostáticos do corpo.

Comunicação parácrina

A comunicação parácrina é um modo de comunicação intercelular que também se dá a curtíssimas distâncias, da ordem de fração de milímetro. É uma comunicação muito dinâmica, frequente e difundida entre as mais diversas células. Na verdade, *quaisquer células justapostas integradas em um sistema deveriam se comunicar ou de forma parácrina, ou diretamente, conforme as necessidades*. Devemos frisar que apenas as células-alvo são capazes de ser sensibilizadas por sinalizadores químicos específicos. Veja mais uma vez a Figura 7.5.

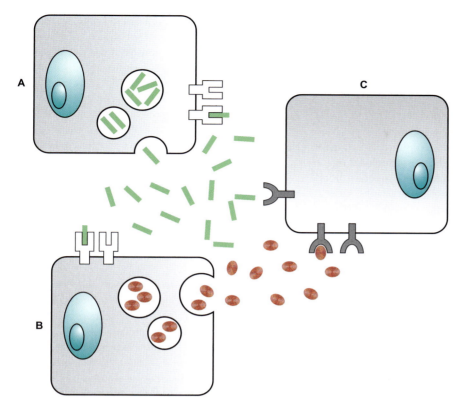

Figura 7.5 Comunicação autócrina (de **A** para **A**) e parácrina (de **A** para **B** e de **B** para **C**), destacando-se a seletividade celular determinada pela afinidade dos receptores pela molécula ligante.

O exemplo clássico de comunicação parácrina é a sinapse química interneuronal. Milhares de bilhões de sinapses povoam o nosso sistema nervoso, trocando informações por intermédio de agentes químicos que são chamados, neste caso, de neurotransmissores. Os ligantes químicos que abrem os canais para geração dos potenciais pós-sinápticos, vistos no Capítulo 4, *Potencial Graduado*, são os neurotransmissores. Cada sinapse ou é um *locus* eletrogênico ou um conjunto de receptores capaz de ativar um *locus* eletrogênico. No próximo capítulo estudaremos em mais detalhe a sinapse química neuronal.

Outro exemplo de comunicação parácrina encontra-se no sistema imunológico, no qual as células se comunicam a curtas distâncias por meio de sinalizadores chamados genericamente de citocinas. Essas comunicações locais geram, inicialmente, comportamentos muito complexos, restritos a determinados locais nos quais uma "batalha" do sistema imunológico com um agressor alienígena está ocorrendo. As citocinas, inclusive, sinalizam a hora de iniciar e interromper o processo de resposta imunológica. Muitos

Glossário

Célula-alvo
Célula que contém os receptores, que pode, inclusive, ser a própria célula para um determinado sinalizador

Comunicação autócrina
Tipo de sinalização em que uma célula produz um sinalizador que atua nela própria

Comunicação parácrina
Tipo de sinalização em que uma célula produz um sinalizador que se difunde no interstício e atua nas células vizinhas

Amplificação
Aumento da potência de um sinal externo através de cascatas químicas celulares

Neurotransmissor
Sinalizador parácrino que estabelece comunicação entre neurônios

Citocina
Sinalizador parácrino que estabelece comunicação entre células do sistema imunológico

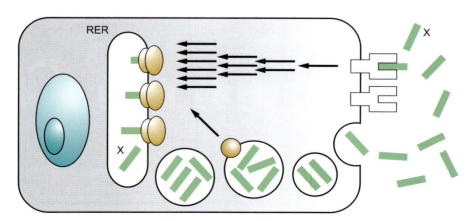

Figura 7.6 Comunicação autócrina e amplificação de sinal de feedback positivo para a produção do sinalizador X. Observe que, à medida que é liberado, o sinalizador X ocupa receptores na própria célula, enviando uma mensagem amplificada (*setas*) para o retículo endoplasmático rugoso (RER), fazendo com que este sintetize mais sinalizadores (X). A amplificação que ocorre neste caso será explicada mais adiante.

desses circuitos locais mais adaptativos constroem um comportamento que se generaliza para o corpo todo, como é o caso da produção de anticorpos, a qual tem uma repercussão global, um comportamento resultante inteligente. Mas por quê? Tal como no sistema nervoso, as comunicações locais formam determinados *circuitos químicos* distribuídos ao longo de um sistema. Note que a palavra *circuito* não determina aqui contato físico, mas uma *rede de fluxo de informações* que pode se dar de modo parácrino. Caso um desses circuitos locais gere uma resposta adaptativa (bem-sucedida), essa resposta ressoa mobilizando o sistema como um todo. Ou seja, alguns linfócitos conseguem, por meio de comunicações parácrinas, sucesso na neutralização de um determinado antígeno (agressor) e essa resposta bem-sucedida pode se amplificar para todo o corpo pela ação de plasmócitos, com produção em massa de anticorpos e consequente geração de memória imunológica (Figura 7.7).

Outro exemplo clássico de sinalizadores parácrinos, que desencadeiam uma ampla faixa de efeitos fisiológicos, são os eicosanoides. Estas substâncias têm este nome pelo fato de apresentarem 20 carbonos em sua molécula. Inicialmente, acreditava-se que os eicosanoides fossem sinalizadores relacionados com o processo inflamatório, mas hoje conhecem-se muitas de suas ações e a cada dia descobre-se sobre esses sinalizadores.

Uma dessa características é a sua labilidade. Pouquíssimo tempo depois de serem sintetizados, os eicosanoides se desestabilizam e são destruídos. Uma vez que atuam sempre via interstício, nunca chegando ao sangue, estas substâncias não podem ser dosadas em amostras sanguíneas – daí uma dificuldade de estudá-las e conhecê-las.

Os eicosanoides são derivados de ácidos graxos poli-insaturados, ou produzidos na própria membrana plasmática, por uma enzima denominada fosfolipase A2 (PLA2), que transforma fosfolipídios da membrana em *ácido araquidônico* (AA). Em seguida, o AA pode sofrer ação de duas enzimas: a ciclo-oxigenase (COX), que forma as prostaglandinas (PG), e a lipo-oxigenase (LOX), que forma os leucotrienos (LT). Veja a Figura 7.8.

Os eicosanoides dividem-se em quatro grandes grupos que podem se dividir em outros subgrupos, e cada subgrupo pode atuar em dezenas de receptores distintos. Assim, o leque de ação das prostaglandinas é muito amplo. Os quatro grupos principais estão na Tabela 7.1. Algumas classes de prostaglandinas originam ainda os tromboxanos, que estão relacionados com a coagulação sanguínea; e as prostaciclinas, relacionadas com a motilidade vascular. Portanto, em última análise, as prostaciclinas e os tromboxanos são prostaglandinas.

Os leucotrienos, produzidos por ação da LOX, também se subdividem em muitas classes.

Como a maior parte das reações do processo inflamatório envolve as PG, a maioria dos medicamentos anti-inflamatórios atua inibindo a COX, e uma vez que os leucotrienos estão envolvidos em respostas alérgicas e na asma, um dos tratamentos da asma é a utilização de medicamentos com ação oposta à dos LT.

Atualmente, sabe-se que quase todos os tipos de células produzem diferentes eicosanoides, muitos deles com ações antagônicas entre si. A Tabela 7.1 relaciona os principais eicosanoides e suas principais funções.

Outro agente parácrino, extremamente importante nos processos alérgicos, é a histamina. Esta também é um neurotransmissor em alguns tipos de sinapses no SNC e um sinalizador, produzido nas células cromafins do estômago, que controla a secreção de ácido clorídrico. O processo alérgico termina na histamina, uma molécula que atua principalmente nos vasos sanguíneos locais, produzindo uma dilatação arteriolar que leva a rubor, calor e edema no local da reação alérgica. O calor e o rubor ocorrem por aumento do fluxo sanguíneo (a área inflamada fica avermelhada e quente) e o edema se dá por aumento do efluxo de líquido dos capilares, graças ao aumento da permeabilidade capilar. Esse edema gera a pápula ou placa típica da reação alérgica. Veja na Figura 7.9.

A histamina é secretada pelo mastócito em resposta à presença de determinados antígenos que se ligam a receptores na membrana do mastócito. Por acaso, esses receptores são

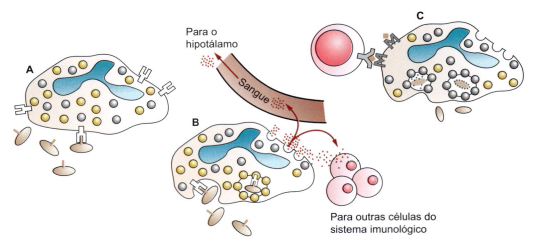

Figura 7.7 Comunicação parácrina e endócrina no sistema imunológico. **A.** Na presença de um microrganismo, as células fagocitárias (macrófagos) são ativadas pela identificação de substâncias da parede celular do agente invasor. **B.** Os macrófagos iniciam a fagocitose e a liberação de certas citocinas, como a interleucina 1 (IL-1), que chega pelo sangue ao centro termorregulador do hipotálamo, causando febre (função endócrina). Localmente, essas citocinas são responsáveis pelo recrutamento de outras células de defesa (função parácrina). **C.** Após fagocitar e digerir os micróbios em seus vacúolos digestivos, os macrófagos apresentam os antígenos dos micróbios aos linfócitos.

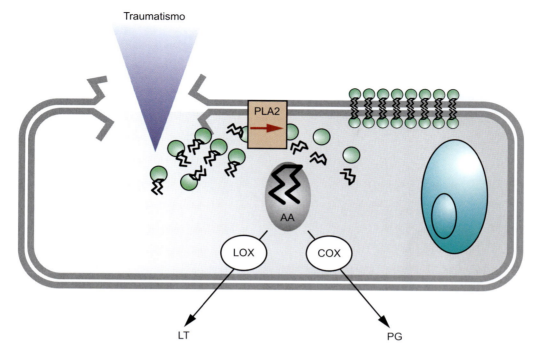

Figura 7.8 Comunicação parácrina por eicosanoides – leucotrienos (LT) e prostaglandinas (PG) – nos processos inflamatórios secundários a um traumatismo tecidual. Os fosfolipídios liberados na lesão da membrana são convertidos em ácido araquidônico (AA) pela enzima fosfolipase A$_2$ (PLA$_2$), a qual atua em fosfolipídios da membrana, que são substratos para a síntese dos eicosanoides a partir de duas classes de enzimas: as lipo-oxigenases (LOX) e as ciclo-oxigenases (COX), que atuam no ácido araquidônico em pontos diferentes.

anticorpos específicos, as imunoglobulinas do tipo E (IgE), produzidas por linfócitos e anexadas à membrana dos mastócitos. Logo, a reação alérgica é um misto de reação imunológica e reação inflamatória, uma vez que os efeitos da histamina têm relação com os fenômenos da inflamação (vasodilatação). Isso faz sentido, pois a presença de uma substância alienígena ao corpo, o antígeno, pressupõe uma lesão e uma quebra na integridade do meio interno.

Outro importante grupo de sinalizadores parácrinos, principalmente no sistema nervoso e na musculatura de pequenos vasos, são gases: o óxido nítrico e o monóxido de carbono. O óxido nítrico produz dilatação vascular. No sistema nervoso, este gás, juntamente com o CO, tem importância em processos de plasticidade de neurônios para consolidação de memória (isto será abordado no Capítulo 9, *Plasticidade*). Os gases são como "fantasmas", uma vez que não precisam de receptores de membrana para atuar no interior da célula. Vão lá dentro fazer o serviço, pois são difusíveis tanto em meio lipídico quanto em meio aquoso devido à sua cinética natural; desse modo, atravessam a membrana diretamente pela matriz lipídica, sem a necessidade de canais. Atualmente o óxido nítrico tem sido relacionado com importantes efeitos de vasodilatação e proteção vascular.

Comunicação indireta a distância

Agora perguntamos: dá para gritar uma mensagem para alguém que esteja do outro lado da cidade? Obviamente não. A mensagem deverá chegar lá por algum mecanismo de entrega, como um "correio". Como a mídia da mensagem é um

Glossário

Eicosanoides
Sinalizadores parácrinos constituídos de 20 carbonos e derivados de ácidos graxos

Labilidade
Em Biologia, tempo muito curto de estabilidade ou grande sensibilidade a agentes físicos e químicos

Prostaglandinas
Sinalizadores parácrinos, difusamente distribuídos no organismo, que atuam nos mais diversos mecanismos fisiológicos

Leucotrienos
Sinalizadores parácrinos relacionados com processos inflamatórios e alérgicos

Tromboxanos
Grupo de prostaglandinas relacionadas com o processo de coagulação sanguínea

Prostaciclinas
Grupo de prostaglandinas relacionadas com a motilidade dos elementos do sangue

Histamina
Sinalizador parácrino responsável pelos processos alérgicos

Mastócito
Célula derivada dos monócitos do sangue periférico, relacionada com os processos alérgicos

Óxido nítrico
Sinalizador parácrino que atua como potente vasodilatador

Tabela 7.1 Principais eicosanoides derivados do ácido araquidônico.

Eicosanoide	Origem	Funções afetadas
Prostaglandinas	Ácido araquidônico, por meio da COX	Motilidade uterina, motilidade vascular, proteção da mucosa gástrica, motilidade brônquica, tônus vascular, resposta inflamatória, função plaquetária, lipólise, sensibilidade dolorosa, temperatura corporal, resposta imunológica, regulação tumoral etc.
Prostaciclinas	Prostaglandina I$_2$	Vasodilatação, inibição da agregação plaquetária, broncodilatação
Tromboxanos	Prostaglandina H$_2$	Vasoconstrição, aumento da adesividade plaquetária, contração da musculatura lisa
Leucotrienos	Ácido araquidônico, por meio da LOX	Contração da musculatura lisa, indução da resposta inflamatória, indução da resposta alérgica, aumento da adesão de leucócitos, estimulação da quimiotaxia leucocitária

COX: ciclo-oxigenase; LOX: lipo-oxigenase.

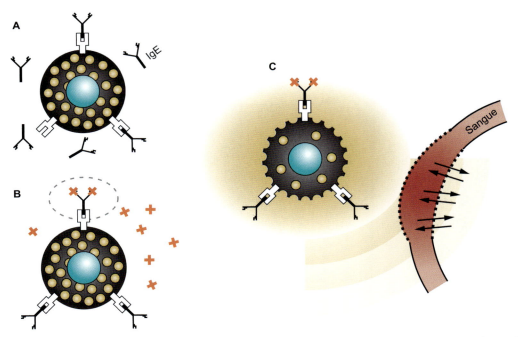

Figura 7.9 Processo de reação alérgica: conexão de IgE nos receptores dos mastócitos (**A**); interação de um alergênio (+) com a IgE seletiva para ele (**B**); desgranulação violenta do mastócito, que pode ser comparada a uma explosão, liberando histamina e causando vasodilatação intensa (**C**).

corpo material – uma molécula no caso da célula, ou uma carta, no exemplo dado –, esse mecanismo de entrega deve usar uma via de acesso até o alvo, que seja dinâmica e segura o suficiente para conseguir chegar lá em tempo adequado.

No Capítulo 2, *A Célula*, dissemos que o equilíbrio difusivo em um raio de 10 cm de uma quantidade de glicose nas dimensões celulares se dá ao longo de 11 anos. Ou seja, daria para levar o bilhete a pé, por difusão? Se uma célula produz um hormônio no antro do estômago para atingir o corpo do órgão, uma distância de 10 cm, e for contar com a difusão para realizar este serviço, esta célula terá que esperar 11 anos, e o processo de digestão do almoço começará cerca de 11 anos depois.

Para isso a evolução deu a muitos seres pluricelulares um sistema circulatório pelo qual uma substância química secretada em mínimas quantidades não chega ao alvo por difusão, mas sim por fluxo direcional e controlado, via sangue. O sangue literalmente carrega pequeníssimas quantidades de sinalizadores químicos a longas distâncias com grande eficiência. Logo:

> A comunicação indireta é a distância quando se dá por transporte de massa via fluxo circulatório.

Neste caso, é óbvio que a comunicação é exclusivamente química. Chamamos a comunicação indireta a distância de sinalização endócrina. Na verdade, a sinalização endócrina é aquela que se dá através de hormônios, mas a expressão sinalização endócrina vai além do sistema endócrino, pois, como veremos, hormônio não é apenas o que é produzido pelas glândulas endócrinas (que constituem o sistema endócrino); hormônio é qualquer sinalizador a distância que opera através do sangue. Vamos repetir este conceito logo adiante. Por ora, observe a Figura 7.10.

A comunicação a longa distância resume o método funcional do sistema endócrino que nada mais é que uma *rede de células secretoras integradas em locais diferentes do corpo, as quais se integram a partir de hormônios veiculados por elas, por intermédio do sangue*. Obviamente, o objetivo último do sistema endócrino é a homeostase do meio interno por meio do controle direto de mecanismos alostáticos.

Como se pode notar, não vinculamos o termo hormônio a produto de glândulas endócrinas, até mesmo porque tais glândulas são verdadeiros casos particulares de secreção de hormônios. Células do estômago, neurônios, células renais etc. produzem hormônios. Logo, este termo define não um produto, mas uma espécie química relacionada com a comunicação celular indireta a distância.

A secreção da maioria dos hormônios do sistema endócrino é controlada pelo hipotálamo. Este personagem é uma central integradora que regula os eixos alostáticos do organismo, utilizando para isso inúmeros hormônios que chegam a ele e dele emanam. O hipotálamo não só controla a hipófise como também centraliza a maioria dos comportamentos motivados – tais como o apetite, a sede – além de sediar centros reguladores alostáticos, como o termorregulador. Veremos melhor este assunto quando estudarmos os Capítulos 10, *Sistema Nervoso*, e 15, *Sistema Endócrino*.

É bom lembrar que o hipotálamo é uma parte do encéfalo, do sistema nervoso central. É uma estrutura formada por neurônios especializados em secretar sinalizadores na corrente sanguínea para regulação química dos sistemas vegetativos do meio interno, além de desempenhar funções de neurônios convencionais controlando, via nervos, os sistemas simpático e parassimpático. Assim, o hipotálamo representa a ponte perfeita entre os dois principais sistemas alostáticos: o sistema nervoso e o sistema endócrino.

Tal como os agentes parácrinos, os hormônios também são produzidos em quantidades muito pequenas (picogramas ou nanogramas), porém significativas para seus efeitos. Por que o

Capítulo 7 Comunicação Celular 105

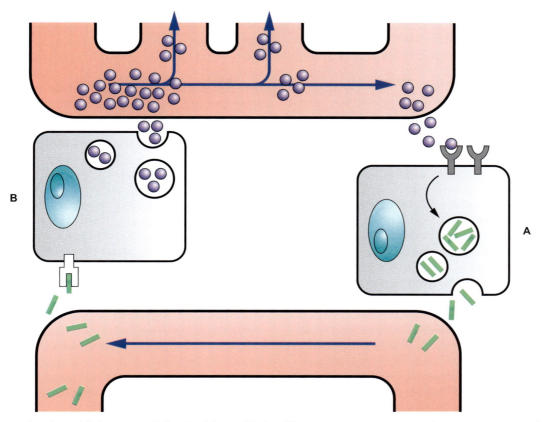

Figura 7.10 Comunicação endócrina: uma célula glandular endócrina (**A**) secreta na corrente sanguínea pequenas quantidades de hormônios, que têm função exclusiva de sinalização para células-alvo a longas distâncias. Essas células-alvo (**B**) têm seu fenótipo modulado por esses hormônios (p. ex., produção de alguma proteína).

efeito de quantidades tão pequenas é significativo? Com certeza existem mais células no corpo do que moléculas de hormônio adrenocorticotrófico (ACTH) em 10 picogramas deste peptídeo. Contudo, muitos hormônios têm um local-alvo específico no corpo. Isto reduz a necessidade de que seja produzida uma grande quantidade de sinalizador. Em segundo lugar, tem sido observado que a ligação de apenas uma molécula de sinalizador a um único receptor é capaz de produzir grandes efeitos no metabolismo dessa célula (amplificação de sinal). Veremos o porquê mais adiante, neste capítulo.

Ao contrário dos sinalizadores parácrinos, *a natureza química do hormônio é um diferencial para sua acessibilidade e seu mecanismo de ação*, pois os sinalizadores precisam percorrer o corpo via sangue. Ao contrário das secreções hormonais, os sinalizadores parácrinos, como citocinas (peptídeo) e eicosanoides (lipídios), não têm sua estrutura como condicionante funcional, pois atuam em uma escala espacial muito restrita, em um meio de composição heterogênea, que é o interstício.

Já os hormônios necessitam do sangue, que é aquoso. Logo, um grupo de hormônios lipossolúveis necessitará de lipoproteínas para ser transportado. Nesses casos, normalmente 99% do hormônio deslocam-se ligados a proteínas e somente 1% move-se em forma livre. Entretanto, somente a fração livre é biologicamente ativa.

Esse fato, por si só, cria uma situação de alostase, uma vez que o nível de lipoproteínas ou as condições que modulam a afinidade do hormônio com a lipoproteína são determinantes dos níveis de hormônio livre a serem ofertados aos seus alvos. Enquanto estiver ligado à lipoproteína o hormônio não consegue atuar. Assim, uma das maneiras de aumentar a atividade dos hormônios lipossolúveis é reduzir sua afinidade com as proteínas plasmáticas, aumentando sua fração livre. Isso pode ser feito por meio de outros hormônios, do pH do sangue etc. (Figura 7.11).

Os hormônios do outro grupo, os hidrossolúveis, atuam mais livremente, pois transitam dissolvidos pelo sangue.

Se considerarmos a sua natureza química e sua afinidade com a água, podemos dizer que há duas classes químicas de hormônios: os lipossolúveis e os hidrossolúveis. Os hormônios lipossolúveis são os esteroides, que são hormônios derivados do colesterol, e as tironinas, hormônios da tireoide, derivados do aminoácido tirosina. Os hidrossolúveis são os peptídeos e as catecolaminas, como a adrenalina e a dopamina.

Glossário

Sinalização endócrina
Comunicação celular a distância, que se dá por meio do sangue

Hormônio
Sinalizador responsável pela comunicação endócrina

Glândulas endócrinas
Órgãos especializados na secreção de hormônios

Picograma
Unidade de massa equivalente a um trilionésimo do grama

Nanograma
Unidade de massa que equivale a um bilionésimo do grama

Lipossolúvel
Que se dissolve em meio lipídico

Hidrossolúvel
Que se dissolve na água

Esteroide
Hormônio derivado do colesterol

Tironina
Hormônio produzido na glândula tireoide

Peptídeos
Substâncias formadas por um conjunto de aminoácidos

Catecolaminas
Hormônios derivados de aminoácidos

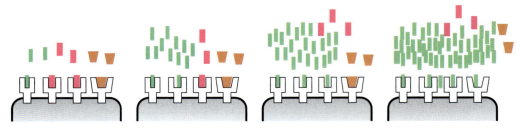

Figura 7.11 A afinidade é relativa à disponibilidade do sinalizador. Quanto mais concentrado estiver o sinalizador (em *verde* na figura), mais ele se ligará a receptores que não são seus.

A natureza química também influi no mecanismo de ação nas células-alvo. Os hormônios lipossolúveis atuam diretamente dentro da célula, pois, uma vez que podem atravessar a membrana, eles atuam em receptores no núcleo e modulam a maquinaria de transcrição de proteínas e expressão de genes, regulando o fenótipo celular. Seu efeito é mais lento, pois eles trabalham "sob encomenda", isto é, induzem a fabricação de novas proteínas; seus efeitos demoram dias a semanas para se manifestarem. Um exemplo é o efeito dos hormônios sexuais na puberdade ou na gestação.

Como os hormônios hidrossolúveis não podem atravessar a membrana, sua atuação se dá nos receptores da membrana, ativando enzimas por meio de segundos mensageiros. Os efeitos podem ser imediatos, como no caso da insulina, que promove o influxo da glicose em determinadas células do corpo. Entretanto, também produzem efeitos a longo prazo.

A Tabela 7.2 traz uma relação das principais classes de hormônios e algumas de suas características, mas apenas em caráter ilustrativo, pois o estudo mais aprofundado do sistema endócrino será feito no Capítulo 15, *Sistema Endócrino*.

O que há de normal e de patológico na sinalização celular

É preciso ter muita cautela para não se cometer um perigoso equívoco: tentar interpretar a fisiologia da sinalização utilizando para isso modelos patológicos ou farmacológicos. Por quê?

Em condições patológicas ou farmacológicas, os sinalizadores químicos – hormônios, neurotransmissores etc. – encontram-se em concentrações muito maiores ou muito menores do que nas condições fisiológicas. Por exemplo, uma dose de hidrocortisona considerada terapêutica representa 5 a 10 vezes a produção diária de cortisol pela glândula suprarrenal, o que aumenta a potência da sinalização corticosteroide a até 10 vezes o limite fisiológico. Assim, não podemos deduzir as ações fisiológicas do cortisol a partir do que observamos em pessoas que usam cortisona como medicamento.

Nesse caso, o excesso de um determinado sinalizador (p. ex., a hidrocortisona) também produz outro efeito além de superativar seus próprios receptores. Esse sinalizador começa a se ligar a outros receptores para moléculas quimicamente semelhantes, causando, assim, um erro de comunicação qualitativo. Por exemplo, o corticosteroide – a hidrocortisona ou similar – em doses terapêuticas elevadas começa a se ligar a receptores para outro hormônio quimicamente semelhante, a aldosterona. Como a aldosterona controla o balanço de sódio e água nos rins, a hidrocortisona começa, por erro de comunicação com as células, a causar retenção de água e sódio, levando a edemas. O mesmo acontece com a progesterona, outro esteroide que, em concentrações muito altas, simula os efeitos da aldosterona.

Todos sabem que na gravidez (quando há uma placenta, que é um verdadeiro órgão endócrino transitório) ou durante o uso de certas pílulas anticoncepcionais, ou até na fase pré-menstrual, o excesso de progesterona faz com que as mulheres apresentem retenção de água (edema).

Receptores e resposta celular

Tal como parece ocorrer com os seres humanos, as células provavelmente também são produto do meio.

Qual é o grande papel das informações que chegam à célula por meio dos receptores celulares?

Esta é uma pergunta central, à qual precisamos responder se quisermos ter uma visão abrangente da Fisiologia, pois ela se refere ao comportamento associativo da célula em função de estímulos extrínsecos. Como estudamos no início deste capítulo, as células são um produto do seu meio.

Quais são as possíveis respostas que um receptor evoca na célula?

São inúmeras, relacionadas tanto à alteração estrutural quanto à modulação funcional da célula. Um dos efeitos dos receptores, como já dissemos, é a modulação da permeabilidade da membrana celular, considerando-se como caso especial a bioeletrogênese, estudada nos Capítulos 4 e 5.

Tabela 7.2 Hormônios, classificados por grupos químicos.

Grupo químico	Exemplos	Transporte no sangue	Mecanismo de ação
Hidrossolúveis (peptídeos, catecolaminas)	FSH, LH, TSH, GH, insulina, adrenalina, PTH etc.	Circulam na forma livre	Receptores na membrana. Atuam modulando enzimas da membrana
Lipossolúveis (esteroides, tironinas)	Cortisol, aldosterona, androgênios, estradiol, progesterona, tiroxina (T_4) etc.	Circulam quase totalmente ligados a proteínas plasmáticas	Receptores no núcleo. Atuam via transcrição de genes e síntese de proteínas

FSH: hormônio foliculoestimulante; GH: hormônio do crescimento; LH: hormônio luteinizante; PTH: paratormônio; TSH: hormônio tireoestimulante.

Inúmeros outros efeitos acontecem, tais como modulação de síntese proteica para alteração e crescimento estrutural, produção de substâncias para o meio extracelular, fabricação de enzimas (inclusive citocromos e ATPases que vão modular o metabolismo energético), produção de transportadores, canais e até mesmo receptores de membrana. Outras respostas diretas são: a ativação de contração e relaxamento do citoesqueleto celular (movimento celular, batimento ciliar), a exocitose de vesículas com liberação de substâncias no meio extracelular e a modulação da taxa de mitose, entre outras. Veja a Figura 7.12.

Todos esses efeitos têm um grande denominador comum: uma importante família de enzimas, as proteinoquinases, ou simplesmente PKs. Qualquer processo de ativação de receptores vai, em algum ponto (ou em vários pontos), utilizar pelo menos uma PK no processamento bioquímico das informações que são sinalizadas à célula. O que as PKs fazem? Diretamente, elas *fosforilam* moléculas orgânicas.

O fósforo, sendo um ânion trivalente, é um potente transformador de estruturas proteicas, por alterar sua estrutura quaternária por intermédio de forças eletrostáticas. Esse assunto foi abordado no Capítulo 3, *A Membrana Celular*, no qual mencionamos que a grande importância do ATP é doar fosfatos para a transformação de proteínas como as bombas transportadoras. Falamos nele de uma das pontas da corrente, e agora estamos falando da outra: de quem muitas vezes "pega" o fosfato e o liga às moléculas funcionais, as PKs.

Você já percebeu que o fosfato talvez seja o mais fundamental personagem da dinâmica dos processos intracelulares, pois, como transformador de proteínas, ele é um verdadeiro ativador de enzimas, bombas transportadoras e canais, proteínas que são "ligadas" ou "desligadas" pelo fosfato.

É fácil perceber que toda a dinâmica funcional intracelular utiliza-se de moléculas que não estão funcionantes o tempo todo. Se todas as enzimas, por exemplo, começassem a funcionar de maneira monótona, inespecífica e generalizada, os processos funcionais da célula entrariam em colapso e em desordem. Como um verdadeiro computador de relés, essas enzimas devem ser ligadas na hora certa para desempenhar em uma função específica. O botão de liga-desliga desses relés proteicos é o fosfato, e a mão que o aperta são as proteinoquinases. Contudo, o processo de fosforilação é normalmente reversível, tal qual o relé, que, depois de desempenhar seu trabalho, tem que ser desligado. E quem reverte a fosforilação é uma classe de enzimas chamadas fosfatases. Do mesmo modo que as proteinoquinases adicionam fosfatos (fosforilam), as proteinofosfatases retiram fosfatos.

A própria PK é uma enzima que também demonstra uma atividade temporária, ou seja, também precisa ser ativada para fosforilar moléculas. Essa ativação, na maior parte dos casos, também é resultado de uma fosforilação. *A ativação dessas PKs é um ponto crítico para o controle da dinâmica funcional celular* e é consequência de diversos processos que, em última instância, estão condicionados à sinalização intercelular. Observe a Figura 7.13.

Vale reforçar que todos esses processos de fosforilação são ativos, consomem energia, porque a fonte de fosfatos para o processo é o ATP (e também um irmão seu, o GTP). Releia o Capítulo 3, se julgar necessário.

Como você já concluiu por intuição, quando falamos dos hormônios, existem dois tipos possíveis de receptores celulares relacionados com a sinalização intercelular: *receptores de membrana*, que se associam a sinalizadores hidrossolúveis, e *receptores intracelulares*, em sua maioria intranucleares, que são ativados por moléculas hidrofóbicas.

Receptores de membrana

Entre as diversas proteínas que flutuam na membrana fosfolipídica encontram-se inúmeros receptores, que são estruturas proteicas responsáveis por receber os sinais químicos.

Existem três tipos básicos de receptores de membrana (Figuras 7.14 a 7.16). O primeiro reúne os *receptores associados a canais de membrana* (p. ex., o receptor para glutamato associado a canais iônicos), cuja função é modular a permeabilidade do canal; é o *canal controlado por ligante extracelular*, já amplamente visto no Capítulo 3, *A Membrana Celular* (Figura 7.14).

Glossário

Hidrocortisona
Corticosteroide sintético usado como medicação

Cortisol
Corticosteroide (glicocorticoide) endógeno

Corticosteroide
Hormônio esteroide oriundo do córtex da glândula suprarrenal

Proteinoquinase
Enzima que, uma vez ativada, fosforila substratos

Proteinofosfatase
Enzima que, uma vez ativada, desfosforila substratos

Receptores de membrana
São de três tipos: (1) associados a canais iônicos; (2) com comportamento enzimático; (3) associados a proteínas G

Controle do fenótipo	Controle do estado celular	Controle do metabolismo
Diferenciação celular	Potencial de membrana	Síntese proteica
Plasticidade	Permeabilidade seletiva da membrana	Conjugação de proteínas
Conformação macroscópica	Dinâmica de vesículas	Inclusão de canais e receptores na membrana
Crescimento e mitose	Contração do citoesqueleto	*Efeito de médio prazo*
Efeito de longo prazo ou permanente	Modulação de enzimas do metabolismo energético	
	Efeito imediato	

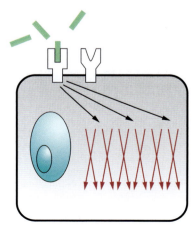

Figura 7.12 Alguns possíveis efeitos da ativação de receptores celulares.

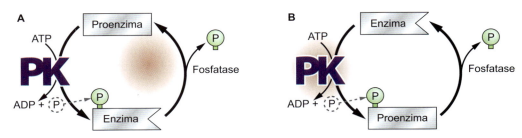

Figura 7.13 Proteinoquinases (PK), fosfatases e fosforilação. **A.** A PK fosforila uma proenzima, transformando-a em enzima ativa. A fosfatase desfaz o que a PK fez. **B.** Situação inversa, na qual a PK fosforila uma enzima, inativando-a e transformando-a em proenzima.

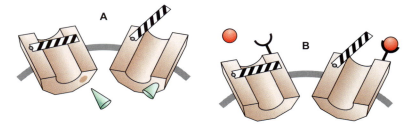

Figura 7.14 Receptor associado a canal iônico, ativado por ligante intracelular (**A**) ou extracelular (**B**).

O segundo tipo são os *receptores com comportamento enzimático* (Figura 7.15), ou seja, a mesma molécula realiza o papel de receptor no domínio extracelular e o papel de enzima no domínio intracelular. De fato, neste caso o *sinalizador químico é um coativador para uma proenzima de membrana com um domínio extracelular*. O exemplo clássico é uma enzima tirosinoquinase que tem no seu domínio extracelular um local de ligação para a insulina, a qual ativa a enzima. Como esse receptor (enzima) é uma PK, a consequência de sua ativação já é sabida: a fosforilação. Veja a Figura 7.15.

O terceiro tipo é o *receptor associado às proteínas G*. A maciça maioria dos receptores de membrana é desse tipo. *As proteínas G são ligadas à face interna da membrana, por onde flutuam livremente*. A proteína G tem este nome porque se associa a um GDP.

Quando o receptor acopla-se ao seu sinalizador, o domínio intracelular do receptor liga-se a pelo menos uma subunidade de proteína G, provocando a substituição do seu GDP por GTP e também a liberação da subunidade alfa dessa proteína, que está associada ao GTP. Esse fragmento proteico, que nada mais é que um veículo para o GTP, pode realizar dois tipos de ação.

A primeira ação é a *ativação direta de um canal iônico*. Neste caso, esse fragmento proteico comporta-se como um sinalizador interno (ligante interno) para a abertura de canais iônicos, quando se associa a um local de ligação no domínio intracelular do canal. Observe a Figura 7.16.

A segunda ação possível, e mais comum, é a *ativação de uma enzima de membrana*, a qual pode ser tanto a adenilciclase (AC) como a fosfolipase C (PLC). Nesse momento, a proteína G abre as portas para duas cascatas de ativação de segundos mensageiros (M_2): a via do AMP cíclico (*AMPc*), produzido pela AC, e a via do diacilglicerol (DAG), produzido pela PLC.

Mas, o que significa segundo mensageiro? Trata-se de um sinalizador intracelular. Todos esses processos complexos associados à proteína G terminam na produção de M_2, e desempenham diversas funções específicas no controle dinâmico da fisiologia celular. Essas moléculas são chamadas de *segundos mensageiros* porque o *primeiro mensageiro* é o ligante extracelular (hormônio, neurotransmissor, fármaco) que inicia o processo de comunicação.

A recepção do sinalizador extracelular (ligante) é um processo de *transdução de informações*, levadas para o meio intracelular pelos M_2, no qual eles se associarão aos seus locais de ligação. Normalmente, quem é ativado pelos M_2? Ninguém mais, ninguém menos que as proteinoquinases. Veja a Figura 7.17.

Contudo, a PLC tem um segundo papel, paralelo à produção de DAG, a partir de um fosfolipídio da membrana. Esse fosfolipídio, quando quebrado, origina tanto o DAG (parte apolar, intrínseca à membrana) quanto o trifosfoinositol, ou IP_3, que se difunde pelo citoplasma. O IP_3 tem afinidade com um local de canais de cálcio do retículo endoplasmático celular – uma reserva natural de cálcio. Logo, o IP_3, ao abrir os canais de cálcio no retículo, promove a saída de cálcio do retículo

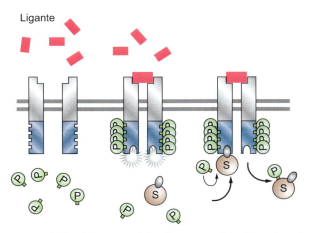

Figura 7.15 O domínio extracelular do receptor (tirosinoquinase) se liga a um ligante. Daí ocorre a ativação dos domínios intracelulares. Os domínios intracelulares contêm a parte enzimática quinase, que, após se autofosforilar, fosforila substratos (S), que podem ser enzimas ou proteínas, as quais irão exercer as ações na célula.

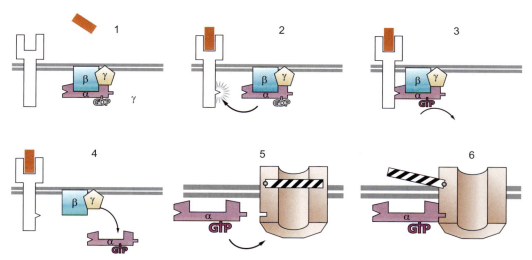

Figura 7.16 Sequência de eventos (*1* a *6*) da abertura de um canal iônico após um ligante juntar-se à proteína G. Repare que a subunidade alfa solta-se da proteína G e, por fosforilação, via guanosina trifosfato (GTP), fosforila um canal por dentro, abrindo-o.

por difusão, e a entrada de cálcio no citoplasma (Figura 7.18). Este cálcio no citoplasma é também um importante segundo mensageiro, como veremos adiante.

Em suma, temos, na verdade, várias moléculas que atuam como segundos mensageiros. As quatro principais estão listadas na Tabela 7.3.

Receptores intracelulares

Na maioria dos casos, os receptores intracelulares são enzimas que atuam na modulação da expressão de genes. Podemos então concluir que esses receptores atuam nos fatores de transcrição de genes, os quais têm uma função direta na cadeia de transcrição de RNA, ativados por esses sinalizadores. Estes fatores atuam aumentando ou diminuindo a transcrição de genes. Isto explica a dinâmica dos efeitos fenotípicos anatômicos flagrantes de hormônios esteroides sexuais na puberdade: além de eles causarem uma verdadeira metamorfose pela modulação gênica das células, essa metamorfose é um processo lento, gradativo e acumulativo, já que a ação desses hormônios, como dissemos, é "sob encomenda" – os hormônios são um agente direto do metabolismo, um cofator para os fatores de transcrição. Logo, *cada molécula de esteroide vai ativar uma molécula de fator de transcrição*. Assim, quando o hormônio atua, ele está "encomendando" ao DNA a fabricação de proteínas para a transformação fenotípica. Veja a Figura 7.19.

Termodinâmica da sinalização celular

Vimos no Capítulo 1, *Homeostase e Alostase*, que, como qualquer processo biológico, a evolução gera uma pressão adaptativa para economia de recursos, como a energia, visando à redução da carga alostática. Para não fugir a esta regra, a natureza criou uma estratégia

Glossário

Insulina
Hormônio que atua no metabolismo da glicose

GTP e GDP
Siglas de guanosina trifosfato e guanosina difosfato

Adenilciclase
Enzima que ativa o AMP cíclico

Fosfolipase C
Enzima que ativa o diacilglicerol

Segundo mensageiro
Sinalizador intracelular que é ativado por enzimas, que, por sua vez, são ativadas por sinalizadores extracelulares (primeiros mensageiros)

AMP cíclico
Segundo mensageiro ativado pela adenilciclase

Diacilglicerol
Segundo mensageiro ativado pela fosfolipase C

Trifosfoinositol
Mensageiro intracelular ativado na via da fosfolipase C

Fatores de transcrição
Proteínas ligadas diretamente ao DNA que, uma vez fosforiladas, comandam a síntese de novas proteínas

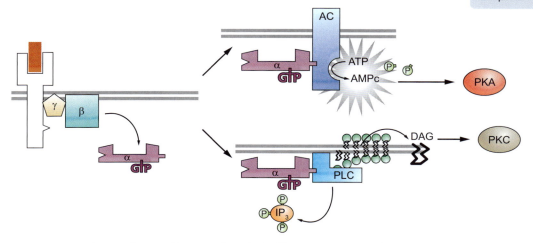

Figura 7.17 A proteína G, após se ligar ao ligante, libera a subunidade alfa, que escorrega pela membrana ativando enzimas adenilciclase [AC] e fosfolipase-C [PLC] que irão ativar os segundos mensageiros (AMPc e DAG), que, por sua vez, irão ativar as proteinoquinases A e C (PKA e PKC). A via da PLC ativa também o trifosfoinositol (IP$_3$), que será ilustrado na Figura 7.18.

Tabela 7.3 Moléculas que atuam como segundos mensageiros (M_2).

M_2	Função	Origem
AMPc	Ativação de PK	Ativação da AC pela proteína G
DAG		Ativação da PLC pela proteína G
IP_3	Abertura de canais de cálcio do retículo endoplasmático	Ativação da PLC pela proteína G
Cálcio	Ativação de PK via calmodulina	Abertura de canais de cálcio pelo IP_3
	Ativação direta de PK	
	Ativação de outras enzimas	Abertura de canais de cálcio da membrana externa
	Contração do citoesqueleto	
	Exocitose de vesículas	

AC: adenilciclase; AMPc: monofosfato de adenosina cíclico; DAG: diacilglicerol; IP_3: trifosfoinositol; PK: proteinoquinase; PLC: fosfolipase C.

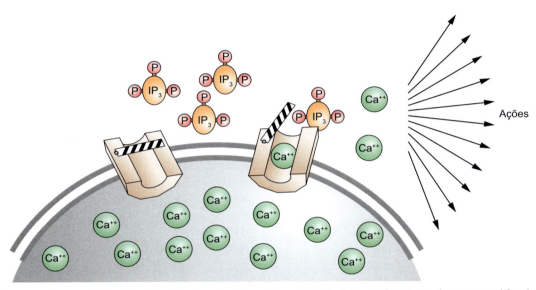

Figura 7.18 Abertura dos canais de cálcio do retículo endoplasmático pelo trifosfoinositol (IP_3). O cálcio, assim, difunde-se para o citoplasma e passa se comportar como um versátil segundo mensageiro.

🫀 FISIOLOGIA EM FOCO

Cálcio

Se você procurar cálcio no citoplasma celular, dificilmente encontrará. O cálcio é um íon extremamente raro no citoplasma, embora se encontre em quantidades razoáveis tanto dentro dos retículos endoplasmáticos (porém fora do citoplasma), quanto no meio extracelular. Para obter cálcio, o citoplasma precisa recrutar IP_3 para retirá-lo do retículo ou, então, abrir canais da membrana celular e deixar entrar o cálcio extracelular.

Apesar de sua participação nos processos eletrogênicos, o grande papel do cálcio não é ser um veículo para cargas elétricas, mas sim modular funções intracelulares como um segundo mensageiro. Isto explica por que o cálcio é tão raro dentro das células: ele tem que ser usado de maneira comedida, pois atua em inúmeros processos funcionais da célula. Ele participa desses processos reorganizando a conformação de estruturas proteicas quando a elas se liga. O impacto do cálcio na estrutura espacial das proteínas é análogo ao do fósforo, pois, assim como este, o cálcio é um íon extremamente reativo a estruturas moleculares não iônicas e, sendo um cátion divalente, pode mudar a conformação de proteínas por força eletrostática (assim como faz o fósforo).

O cálcio tem uma proteína parceira, a calmodulina, que atua com ele em diversas situações. Ligando-se a um dos quatro locais desta proteína, o íon forma um complexo chamado de cálcio-calmodulina, que é um ativador de várias PKs e da miosinoquinase.

Assim, muitas ações do cálcio ocorrem por intermédio da calmodulina, mas muitas outras ações ele realiza sozinho.

Conforme veremos, o cálcio ainda é indispensável no processo de contração muscular esquelética, contratilidade do miocárdio, transmissão sináptica e coagulação sanguínea. Logo, sem cálcio a vida se esgota em segundos.

Não é por acaso que existe uma glândula endócrina vital que foi concebida unicamente para controlar as concentrações de cálcio e fósforo no sangue: a paratireoide.

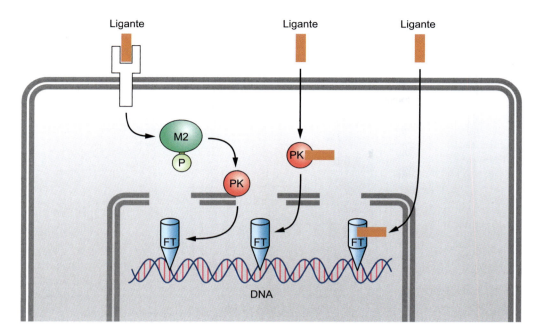

Figura 7.19 A sinalização determinando a transcrição de genes no DNA por intermédio da modulação de fatores de transcrição (FT), que se dá por via direta nuclear (o ligante se liga ao FT) ou por via indireta citoplasmática, em que o ligante (hormônios esteroides e tireoidianos, óxido nítrico [NO] e monóxido de carbono [CO]) se liga a proteinoquinases (PK) que fosforilam os FT. A sinalização de alguns ligantes como os hormônios peptídeos, catecolaminas e a serotonina no SNC pode ainda se dar por meio dos receptores de membrana, que ativam segundos mensageiros (M_2), os quais ativam as PK que fosforilam os FT ligados ao DNA.

🔬 FISIOLOGIA EM FOCO

Fadiga bioquímica

A maioria das vias de comunicação celular envolve cascatas bioquímicas intracelulares, por meio de segundos mensageiros, de proteinoquinases e de diversas enzimas. Naturalmente, à medida que as cascatas de reação ocorrem e se amplificam, algumas das substâncias bioquímicas envolvidas se esgotam. Com isso, até que essas mesmas substâncias sejam de novo sintetizadas, a cascata se interrompe, "desligando" temporariamente a transmissão de sinais entre as células.

No Capítulo 6, *Transdução Sensorial*, vimos que o mecanismo de adaptação lenta de receptores pode ser devido a esse processo e, como veremos adiante, as sinapses também estão sujeitas a esse processo transitório de fadiga.

---

muito inteligente para a sinalização celular. Note que a quantidade de hormônios liberados pelas glândulas é extremamente pequena, conforme já mencionamos aqui. Uma das razões é a sua relativa seletividade, direcionando-se apenas para as células-alvo. Outra razão principal relaciona-se ao fato de que poucas moléculas desses hormônios são suficientes para gerar uma cascata de eventos que mobiliza toda a célula para alteração do seu fenótipo, ou do seu estado. Como isso acontece?

Literalmente, a célula transforma um "sussurro" extracelular em um "grito" intracelular, mediante um processo de amplificação. Essa amplificação pode ocorrer também nas comunicações autócrina e parácrina, desde que seja deflagrada uma cascata de eventos. Veja a Figura 7.20.

A amplificação seria a "razão" dessas cascatas de proteínas G e segundos mensageiros, pois, conforme se pode ver na Figura 7.20, um único receptor é capaz de ativar inúmeras proteínas G; uma única molécula de adenilciclase (que é uma enzima) é capaz de produzir inúmeros AMPc, e uma única proteinoquinase pode fosforilar muitos substratos. Logo, ao fim da cascata, uma única molécula de sinalizador extracelular é capaz de produzir uma resposta até 10 mil vezes maior.

Podemos compreender a amplificação como economia de recursos raciocinando que é muito mais fácil haver desperdício de recursos ainda na fase de sinalização extracelular do que nos processos intracelulares. Considerando-se que um hormônio está "solto" e o AMPc está recluso na célula, quem se perderia mais facilmente? Mesmo com tanta economia, sabemos que boa parte dos hormônios secretados não é aproveitada pelas células do corpo, indo parar no fígado para ser degradada. Se não houvesse amplificação, o desperdício seria 10 mil vezes maior. Agora, quando a célula já foi sinalizada, tudo que acontece ali dentro já é fato consumado. A célula otimiza recursos porque é muito mais fácil controlar os desperdícios dentro de seus diminutos limites.

Sinalização celular entre neurônios

Um caso peculiar de comunicação celular, direta ou parácrina, é a sinapse, uma estrutura funcional extremamente sofisticada encontrada em células neuronais.

Glossário

Calmodulina
Proteína que se liga ao cálcio

Miosinoquinase
Enzima de importância fundamental na contração muscular

Amplificação
Maximização da resposta do receptor, com minimização do custo da sinalização

Sinapse
Região de contato entre neurônios, local em que ocorre a transmissão de impulsos nervosos de uma célula para outra

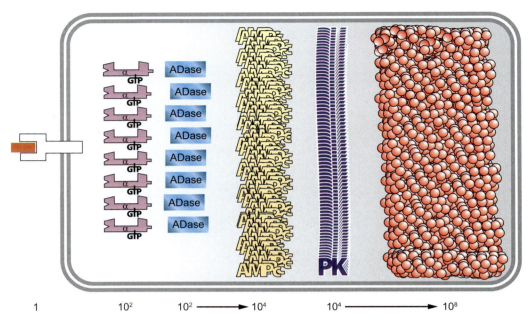

Figura 7.20 Amplificação do sinal. As setas indicam em que passos da cascata a amplificação ocorreu. GTP: trifosfato de guanosina; ADase: adenilciclase; AMPc: monofosfato cíclico de adenosina; PK: proteinoquinase.

É interessante assinalar que, apesar de ter sido originalmente cunhado para definir a comunicação entre neurônios, atualmente o termo sinapse tem sido usado também como referência à comunicação entre células gliais, receptores gustativos e auditivos, junções neuromusculares, células do miocárdio e até células do sistema imunológico, como os linfócitos. Entretanto, neste livro utilizaremos o termo sinapse em sua acepção original, para nos referirmos à comunicação entre neurônios.

A sinapse pode ser de dois tipos: química (parácrina) ou elétrica (direta). Enquanto a sinapse elétrica nada mais é que uma junção comunicante, a sinapse química é um caso particular da comunicação celular parácrina, na qual a sinalização se restringe a uma região delimitada na superfície da célula.

Vamos analisar brevemente neste capítulo a estrutura desses dois tipos de sinapse. No próximo capítulo, que trata das células excitáveis, discutiremos em detalhes como se dá o processo de transmissão de informação nas sinapses.

Sinapse elétrica

A sinapse elétrica é a transmissão de um potencial de ação ou potencial graduado, célula a célula, por meio de uma junção comunicante que possibilita o trânsito de correntes iônicas entre duas células excitáveis. Os princípios que regem as sinapses elétricas são os mesmos que foram estudados quando falamos sobre comunicação direta por contato.

A sinapse elétrica é a melhor escolha nos casos em que a transmissão de um sinal elétrico deve se dar *no menor intervalo de tempo possível*, como acontece em certos tipos de neurônios, como motoneurônios gama e cardiomiócitos, por exemplo.

Tanto ontogeneticamente quanto filogeneticamente, a sinapse elétrica é muito primitiva. No tubo neural, quando os neurônios estão ainda em desenvolvimento, ou em espécies muito antigas, como os invertebrados, as células neurais se comunicam por sinapses elétricas.

Normalmente, à medida que o desenvolvimento ontogenético do sistema nervoso vai se completando, as sinapses elétricas vão desaparecendo e dando lugar a sinapses químicas. Porém, em alguns circuitos nos quais a transmissão precisa ser instantânea, como em alguns reflexos (p. ex., o de piscar os olhos diante da aproximação de um corpo estranho), ela ainda persiste.

A vantagem das sinapses elétricas é que, como já dissemos, a transmissão é *instantânea*. Entretanto, como as sinapses elétricas se dão por junções comunicantes, *elas são sempre excitatórias*, ou seja, não têm a capacidade de inibir o neurônio seguinte. Desse modo, não é possível a computação de sinais. Além disso, não existem nesse tipo de sinapse as cascatas de amplificação de sinais. Para aprimorar a comunicação entre neurônios, possibilitando a *computação* e a *amplificação*, surgiram as sinapses químicas.

Sinapse química

Este sofisticado aparato parácrino é encontrado em células que necessitam de um intercâmbio de informação seletivo, localizado, finamente controlável e, principalmente, estável. Se um neurônio despejasse neurotransmissores no interstício, iria ativar vários neurônios de maneira inespecífica. Como já vimos na integração da informação no neurônio, nos Capítulos 4 e 5, cada neurônio pré-sináptico deve se conectar localmente a outro neurônio para gerar determinado PPE ou PPI, que será integrado para produzir uma resposta coerente no circuito. A sinapse química é uma transmissão parácrina direcionada a uma única célula-alvo.

Convém observar que a sinapse química é ainda mais econômica que um processo de sinalização parácrino convencional, pois, devido às características específicas da sinapse, a liberação ou apresentação do sinalizador ficam restritas a um espaço diminuto.

Enquanto a comunicação parácrina foi comparada a uma conversa entre vizinhos relativamente distantes, a sinapse é como um sussurro ao pé do ouvido: uma comunicação reservada e econômica.

Observe na Figura 7.21 (à esquerda) a anatomia de uma sinapse química. Repare que as células que estabelecem a sinapse estão justapostas, ou seja, muito próximas umas das outras, porém suas membranas não se tocam. Esse espaço estabelecido entre as células é chamado de fenda sináptica. A largura de uma fenda sináptica é muito pequena – varia de 20 a 50 nanômetros –, ou seja, existem proteínas com diâmetro maior do que a largura de uma fenda sináptica.

As membranas que margeiam a sinapse química recebem as denominações *membrana pré-sináptica* (da célula que secreta ou apresenta o sinalizador) e *membrana pós-sináptica* (da célula que apresenta os receptores para os sinalizadores).

Regulação da resposta celular

O grande agente responsável pelo tipo de resposta ocorrido em uma célula depois que esta recebe uma sinalização é o receptor celular. Um mesmo ligante químico, seja neurotransmissor, hormônio ou eicosanoide, poderá ter ações diferentes ao se ligar a receptores diferentes. Assim, repetimos:

> Quem determina a resposta não é o ligante em si, e sim o receptor ao qual ele se liga.

Segundo este princípio, existe um mecanismo muito eficiente para uma célula regular sua sensibilidade a um determinado ligante: os processos de suprarregulação e infrarregulação.

Na infrarregulação, quando está exposta a muitos ligantes, a célula-alvo reduz o número de seus receptores. Na suprarregulação, quando os ligantes são escassos, a célula aumenta seu número de receptores, elevando, assim, sua sensibilidade aos poucos ligantes existentes. Na verdade, os processos de supra- e infrarregulação funcionam como um mecanismo de retroalimentação local, entre a célula-alvo e o ligante que a estimula. Veja a Figura 7.22.

Glossário

Motoneurônios gama
Neurônios responsáveis por reflexos posturais
Cardiomiócitos
Células musculares do coração que formam um sincício funcional
Ontogenia
Desenvolvimento de um indivíduo desde a concepção até a idade adulta
Filogenia
História evolutiva de uma espécie
Sinapse química
Comunicação parácrina entre neurônios, direcionada a uma única célula-alvo
Fenda sináptica
Espaço entre os neurônios que compõem a sinapse
Nanômetro
Milionésimo de milímetro
Suprarregulação
Aumento da sensibilidade da célula-alvo, quando está exposta a poucos ligantes
Infrarregulação
Diminuição da sensibilidade da célula-alvo, quando está exposta a um excesso de ligantes

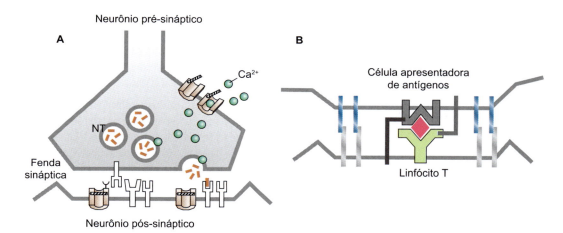

Figura 7.21 Sinapse química neuronal (**A**). À direita está representada uma "sinapse" imunológica. O símbolo NT na sinapse química representa uma vesícula de neurotransmissores.

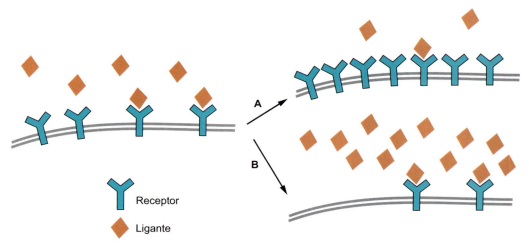

Figura 7.22 Regulação dos receptores na membrana celular pelos mecanismos de *suprarregulação* e *infrarregulação*. **A.** *Suprarregulação* (aumento do número de receptores), que ocorre quando a disponibilidade de ligantes diminui. **B.** *Infrarregulação*, o aumento da disponibilidade de ligantes levou à redução das concentrações de receptores na membrana.

🫀 FISIOLOGIA EM FOCO

Integração neuroimunoendócrina

Atualmente está bem estabelecido que os três sistemas que permitem nossa interação com o meio ambiente são os sistemas nervoso, o sistema imunológico e o sistema endócrino. Antigamente se imaginava que esses três sistemas fossem bem delimitados e bem separados um do outro. O sistema nervoso atuaria por intermédio de neurônios (e células gliais) e neurotransmissores; o sistema imunológico, por meio de células de defesa (macrófagos, linfócitos etc.) e imunomediadores (citocinas, interleucinas etc.); e o sistema endócrino através de glândulas endócrinas e hormônios. Entretanto, com o avanço da biologia molecular, foi possível verificar que esses três sistemas reguladores estão muito mais "misturados" do que se podia supor.

Biologicamente e evolutivamente, faz todo o sentido esses três sistemas trabalharem de maneira plenamente interligada. Isso porque os sistemas nervoso, imunológico e endócrino são o que poderíamos chamar de *sistemas de resposta*, ou seja, sistema que respondem aos estímulos que chegam aos nossos tecidos. Vejamos: o sistema nervoso responde às informações oriundas de nossos sentidos externos (*i. e.*, nossas impressões), de nossos sentidos internos (*i. e.*, interocepção) e de nossos pensamentos (ideias); o sistema endócrino responde às oscilações de nossos parâmetros corporais (níveis de glicose, cálcio, sódio, potássio, taxa metabólica, reação ao estresse etc.); e o sistema imunológico responde às agressões (invasores) que chegam até nós, como vírus, bactérias, fungos, protozoários, helmintos e células tumorais. Pelo fato de esses sistemas formarem um tripé, que constitui nosso *sistema de resposta*, se torna lógico e coerente tratá-los como uma *unidade* neuroimunoendócrina.

De fato, hoje sabemos que algumas classes de linfócitos têm receptores para neurotransmissores (dopamina etc.) e hormônios (estrogênio, cortisol etc.), e também que outras classes de linfócitos podem sintetizar serotonina (que é um neurotransmissor). A dopamina (neurotransmissor) pode atuar regulando a produção de hormônios (prolactina) e também agir em macrófagos. Hormônios (estrogênio, testosterona, hormônio liberador de tireotropina [TRH], ACTH etc.) podem atuar em neurônios, agindo como neurotransmissores. Imunomediadores como as citocinas e várias interleucinas podem ser fabricadas fora do sistema imune (p. ex., no adipócito) e atua como sinalizadores a distância (hormônios) em diversos órgãos (fígado, pulmões etc.). Diversos hormônios (TRH, CRH etc.) podem ser produzidos em diversos órgãos, inclusive em neurônios, e atua de maneira parácrina (como neurotransmissores), podendo também atuar em células do sistema imunológico (macrófagos, células apresentadoras de antígenos etc.).

Portanto, já não dá mais para separar hormônios, neurotransmissores e imunomediadores, pois a mesma molécula pode exercer essas três funções, em circunstâncias distintas. Também não dá mais para dizer que neurotransmissores são produzidos somente pelos neurônios, hormônios são produzidos apenas por glândulas endócrinas e imunomediadores são produzidos somente por células do sistema imunológico, pois cada uma dessas três classes de moléculas pode ser sintetizada em diversos outros tecidos.

Pelo exposto, fica claro que, atualmente, é muito mais sensato e correto se falar em células se comunicando por intermédio de moléculas, em busca da homeostase. Não importa se essas células são tecido glandular, neurônios, linfócitos ou macrófagos; não importa se essas moléculas são dopamina, interleucina, testosterona etc. Os princípios que regem a comunicação celular (parácrina, endócrina etc.) é que importam. Conhecer como as células se comunicam é o que, atualmente, se faz essencial e necessário. Por isso este capítulo é de absoluta importância.

Como se tudo isso não bastasse, hoje está bem estabelecida a influência de nosso estado emocional nessa interação neuroimunoendócrina. Paralelamente, a recíproca é verdadeira, pois sabemos que fatores neuroimunoendócrinos afetam diretamente nosso estado psíquico (podendo, inclusive, estar na gênese de transtornos mentais, como a esquizofrenia). Por essa razão, hoje se fala que grande parte das doenças está vinculada à interação psiconeuroimunoendócrina.

RESUMO

- Os seres humanos sofrem constante influência do meio em que estão inseridos. Isto se deve ao fato de termos receptores sensíveis à luz, ao calor, às ondas mecânicas. Esses receptores, bem como os sistemas que processam essas informações, são adaptativos
- Muitas adaptações ao meio são apenas funcionais. Desenvolvem-se a partir de um rearranjo das relações entre os elementos já existentes. Outras são plásticas, desenvolvendo-se a partir da criação ou supressão de elementos ou da transformação estrutural dos mesmos
- As células se comunicam por meio da transferência de informações
- As formas de comunicação são três: comunicação direta célula-célula (comunicação por contato), comunicação indireta local (célula-interstício-célula) e comunicação indireta a distância (célula-interstício-sangue-interstício-célula)
- Comunicação direta é aquela na qual se estabelecem pontos de continuidade entre os citoplasmas de células diferentes (as junções comunicantes ou junções do tipo *gap*)
- Algumas células, como neurônios, músculos e células da glia, eventualmente estabelecem sinapses elétricas (comunicação por contato). Nesse caso, a despolarização de uma membrana (um potencial de ação) próxima de uma junção comunicante, a onda de despolarização se transmite para outra célula através de uma corrente iônica, por meio de túneis intercelulares
- A comunicação indireta local é aquela que se estabelece entre duas células vizinhas, banhadas pela mesma matriz extracelular (líquido intersticial). Esta comunicação é dependente da difusão dessa molécula pelo interstício; logo, só é eficiente em curtas distâncias
- A comunicação indireta local pode ser autócrina (os receptores celulares são ativados por um sinalizador liberado pela própria célula) ou parácrina (uma célula ativa uma célula vizinha, em um raio de ação muito curto, por meio de um sinalizador liberado no interstício)
- São exemplos de sinalização parácrina: (1) a comunicação por neurotransmissores, (2) a comunicação por eicosanoides e (3) a comunicação por citocinas do sistema imunológico

- Comunicação indireta a distância é aquela que se dá por transporte de massa via fluxo circulatório. A comunicação indireta a distância é chamada de sinalização endócrina
- A comunicação a longa distância resume o *modus operandi* do sistema endócrino, que nada mais é que uma rede de células secretoras integradas em locais diferentes do corpo, as quais interagem por meio de hormônios, que circulam no sangue. Neste contexto, hormônio é todo sinalizador químico que atua na comunicação intercelular a distância, tendo o sangue como veículo
- Em condições patológicas ou farmacológicas, os sinalizadores químicos (hormônios, neurotransmissores) podem se encontrar em concentrações muito maiores do que em condições fisiológicas. Nesse caso, o excesso de um determinado hormônio, como o cortisol, pode fazer com que receptores de outros hormônios sejam ativados
- Em geral os hormônios hidrossolúveis apresentam estrutura proteica, circulam livres no sangue e seus receptores estão na membrana. Hormônios lipossolúveis normalmente têm estrutura de esteroide ou de tironina, circulam no sangue ligados a proteínas plasmáticas e seus receptores estão no núcleo das células
- Os receptores celulares podem estar na membrana. Neste caso, existem três tipos básicos: os receptores associados a canais de membrana, os receptores com comportamento enzimático e o receptor associado às proteínas G
- A proteína G pode atuar basicamente de duas maneiras: diretamente sobre um canal iônico (abrindo-o ou fechando-o por dentro), ou então ativando enzimas como a adenilciclase e a fosfolipase C
- As enzimas ativadas pela proteína G vão produzir os segundos mensageiros (AMPc, DAG ou IP_3), e estes atuarão sobre as proteinoquinases (PKs), as quais irão fosforilar seus substratos (canais iônicos, genes). O cálcio também é um importante segundo mensageiro
- Na maioria dos casos, os receptores intracelulares são enzimas (fatores de transcrição ligados ao DNA) que atuam na modulação da expressão de genes, os quais irão produzir alteração no fenótipo celular
- Um fenômeno chamado amplificação é patente no processo de eficácia de resposta a partir de uma sinalização econômica. Como cada enzima ativada pela proteína G produz milhares de segundos mensageiros, e uma vez que cada PK fosforila milhares de canais e proteínas, dizemos que ocorre amplificação de sinal na cascata dos segundos mensageiros
- Sinapse é um caso particular da comunicação direta ou parácrina entre neurônios. A sinapse pode ser elétrica (direta) ou química (parácrina)
- A resposta celular pode se autorregular: suprarregulação é o aumento da sensibilidade da célula-alvo quando está exposta a poucos ligantes. Infrarregulação é a diminuição da sensibilidade da célula-alvo quando está exposta a um excesso de ligantes.

AUTOAVALIAÇÃO

7.1 Como as células se comunicam?

7.2 Explique os tipos de comunicação celular.

7.3 Discorra sobre os eicosanoides.

7.4 Defina hormônio.

7.5 Diferencie os mecanismos de ação dos hormônios hidrossolúveis e dos lipossolúveis.

7.6 Explique como funcionam as cascatas de segundos mensageiros e como elas são ativadas.

7.7 Explique como funcionam as proteinoquinases.

7.8 Explique como funcionam os fatores de transcrição.

7.9 Onde podem estar localizados os receptores?

7.10 Explique como se dá a amplificação de sinais.

7.11 Defina sinapse.

7.12 Diferencie sinapse elétrica de sinapse química.

7.13 Explique os fenômenos de suprarregulação e infrarregulação.

7.14 Quem determina a resposta celular?

7.15 A formação de memória no sistema nervoso envolve alterações fenotípicas nos neurônios, e essas alterações são causadas muitas vezes por sinais intracelulares capazes de ativar fatores de transcrição no núcleo (p. ex., CREB), ou então por *genes imediatos* (p. ex., *c-fos*), que são os primeiros genes ativados quando uma célula é estimulada, produzindo um pico de expressão do RNA cerca de 30 min após o estímulo, e ocasionando a síntese de proteínas (p. ex., BDNF). Então, se ocorre a expressão de determinados genes em uma região, isso é um indicador de que a memória de longo prazo está sendo formada naquela região. Faça uma pesquisa em busca de mais informações sobre o CREB, o *c-fos* e o BDNF.

7.16 Discuta a integração psiconeuroimunoendócrina.

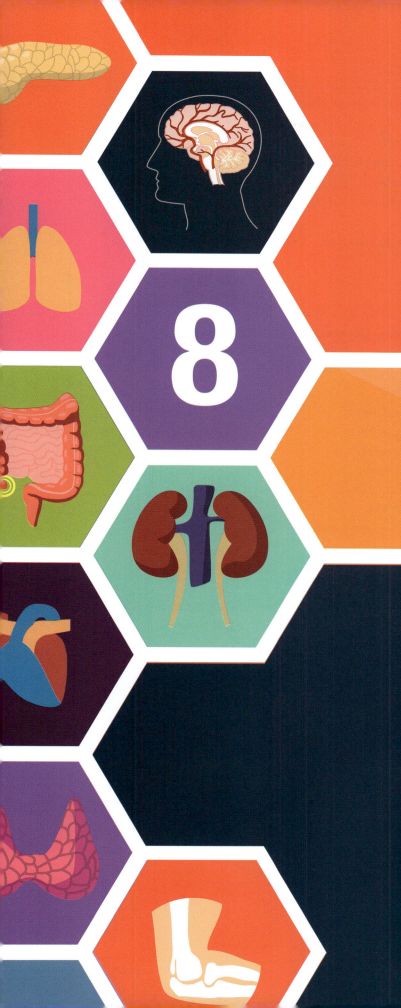

8

Sinapses e Músculos

Objetivos de estudo, 118
Conceitos-chave do capítulo, 118
Introdução, 119
Transmissão sináptica, 119
Sistemas musculares, 123
Resumo, 136
Autoavaliação, 137

Objetivos de estudo

Entender o que são células excitáveis e qual a sua diferença em relação às células irritáveis
Compreender a transmissão sináptica
Compreender os mecanismos de neurotransmissão
Entender os sistemas musculares e a unidade contrátil dos músculos
Conhecer os componentes funcionais dos músculos
Saber quais são os estímulos para a contração muscular
Conceituar unidade motora e campo efetor
Entender como se dão os fenômenos de força e tônus musculares
Compreender a bioenergética dos músculos

Conceitos-chave do capítulo

Actina-miosina
Agonista
Antagonista
ATP
Automatismo
Células marca-passo
Contração lenta
Contração rápida
Corpúsculos densos
Ependimócitos
Fenda sináptica
Fibra muscular
Força muscular
Isometria
Isotonia
Lei de Frank-Starling

Membrana pós-sináptica
Membrana pré-sináptica
Microgliócitos
Miofibrila
Miosinofosfatase
Miosinoquinase
Motoneurônio
Multiunitários
Músculo cardíaco
Músculo liso
Músculos neuro-operados
Músculos neurorregulados
Neurotransmissores
Ondas lentas
Placa motora
Potencial de placa motora

Princípio do tamanho
Recrutamento
Reserva de contratilidade
Sarcômero
Sincronização
Sistema endocanabinoide
Titina
Tônus muscular
Transdução de força
Tropomiosina
Troponina
Unidade motora
Unitários
Via aeróbica
Via anaeróbica
Via do glicogênio-ácido láctico
Via dos fosfagênios

Introdução

Desde o Capítulo 4, *Potencial Graduado*, estamos colocando nosso enfoque sobre processos funcionais típicos (porém nem sempre exclusivos) das células excitáveis, como controle do potencial de membrana e potencial de ação. Neste capítulo, trataremos destas células excitáveis: os neurônios e os músculos, sejam estriados ou lisos. Apesar de todas as células manifestarem um potencial elétrico de membrana, e, de modo geral, ser esse potencial sensível a condições internas do meio circundante, só podemos definir como célula excitável aquela que produz, conduz e realiza uma tarefa específica a partir da modulação de potenciais de membrana. Com exceções muito raras, como alguns músculos lisos e fotorreceptores, *as células excitáveis geram ou conduzem potenciais de ação*.

🔥 Célula excitável é aquela que desempenha sua função por meio de potenciais de ação.

As células excitáveis podem operar direta ou indiretamente. O fotorreceptor da retina, por exemplo, por si só não produz potenciais de ação (PA); contudo, em uma estação posterior, o fotorreceptor é a causa da deflagração de PA em neurônios como as células bipolares e ganglionares da retina.

Podemos conceituar célula excitável como toda célula cujos objetivos no organismo estão diretamente relacionados com fenômenos elétricos de membrana.

Entretanto, precisamos diferenciar células *excitáveis* de células *irritáveis*. Célula irritável é aquela capaz de produzir uma resposta perante um estímulo externo. Em tese, todas as células do corpo são irritáveis. O processo inflamatório é uma resposta à irritação das células que sofrem lesão de membrana. Portanto, nem toda célula irritável é excitável.

Transmissão sináptica

As células excitáveis comunicam-se entre si pelas sinapses, as quais podem ser elétricas ou químicas, como ocorre com a maioria das sinapses, inclusive as neuromusculares.

Uma propriedade muito importante das sinapses químicas é a amplificação de sinais: mínimas quantidades de sinalizadores, quando ativam seus receptores, produzem efeitos de grande magnitude na fisiologia da célula.

🔥 FISIOLOGIA EM FOCO

Como toda regra, há uma exceção

Sim, quase todas as células excitáveis trabalham com potenciais de ação.

Uma exceção à regra são alguns músculos lisos muito pequenos, como os músculos da íris, que simplesmente não precisam de um PA para trabalhar. Como esses músculos têm poucos micrômetros, os potenciais graduados não sofrem perdas significativas por condução eletrotônica. Assim, os potenciais graduados são suficientes para deflagrar a contração.

Esses músculos podem ser ativados tanto por neurônios como por hormônios ou por secreções parácrinas locais. Eles são apenas uma exceção, que, como toda exceção, serve apenas para confirmar a regra.

Como qualquer processo de sinalização, a ativação de receptores em uma sinapse neuronal é transitória. Essa atividade dura 0,5 a 1,5 ms, porém pode apresentar efeitos reverberantes e duradouros, durante semanas ou meses, uma vez que ativa cascatas de segundos mensageiros. A duração da ativação sináptica deve-se ao tempo de permanência do sinalizador junto aos receptores.

> **Glossário**
> **Neurotransmissores**
> Ligantes químicos capazes de abrir canais na membrana

Como já foi mencionado no Capítulo 4, os potenciais pós-sinápticos excitatórios e inibitórios são resultado da abertura de canais presentes na membrana pós-sináptica. Além disso, *o fenótipo do neurônio é também determinado pela atividade sináptica por meio de receptores que promovem a modulação do metabolismo do neurônio*.

Os sinalizadores químicos da sinapse neuronal são chamados de neurotransmissores (NT). Alguns autores classificam os NT de diversas maneiras, ora chamando-os de neuromediadores, ora de neuromoduladores. No entanto, do ponto de vista funcional, pouco importa subdividir os NT em grupos, pois o que determina a resposta que o NT irá causar na célula-alvo não é o NT em si, mas sim o *tipo de receptor* a que ele se liga. Há dois grupos de receptores, como veremos a seguir.

Receptores ionotrópicos. Nada mais são que canais iônicos controlados por ligantes (o ligante é o NT). Neste caso, a resposta, abertura ou fechamento de canais, é rápida, e sua duração é efêmera, isto é, a resposta só dura enquanto o NT estiver atuando no receptor.

Receptores metabotrópicos. São receptores ligados à proteína G que atuam via segundo mensageiro (o NT é o primeiro mensageiro). Nesse caso, os segundos mensageiros irão interferir na síntese proteica do neurônio, produzindo ações "sob encomenda", como a produção de novos canais e alterações morfológicas do neurônio. A transmissão metabotrópica pode mudar totalmente o fenótipo do neurônio pós-sináptico. O papel "metabotrópico" da sinapse é mediado por receptores acoplados à proteína G que, em última instância, vão veicular informações para a modulação da expressão de genes, com importância para a plasticidade celular (veja o Capítulo 9, *Plasticidade*). Para recordar o modelo atual sobre como atuam os receptores celulares, revisite o capítulo anterior.

Os NT são assunto do domínio da Farmacologia e serão abordados aqui na profundidade necessária para a compreensão da Fisiologia. Os NT mais conhecidos e mais estudados são serotonina, dopamina, noradrenalina, acetilcolina, glutamato, ácido gama-aminobutírico (GABA) e glicina (veja a Tabela 8.1). Para este último neurotransmissor, até este momento não foi identificado receptor metabotrópico, apenas receptores associados a canais iônicos.

Como podemos ver pela Tabela 8.1, quase todos os NT mais conhecidos atuam em receptores ionotrópicos e metabotrópicos. Apesar de a maioria deles poder gerar potencial pós-sináptico excitatório (PPE) ou inibitório (PPI), até onde sabemos o glutamato é um NT excitatório, e o GABA e a glicina são NT inibitórios.

É interessante notar que diversos outros sistemas celulares não neurais utilizam essas substâncias citadas na tabela como sinalizadores parácrinos. Além disso, está bem documentada a

Tabela 8.1 Alguns neurotransmissores.

Neurotransmissor	Mecanismo do receptor	Efeito na célula
Noradrenalina	Associado à proteína G	Produção de PPE
		Produção de PPI
		Modulação do fenótipo
Acetilcolina	Associado a canal iônico	Produção de PPE
	Associado à proteína G	Produção de PPE
		Modulação do fenótipo
Dopamina	Associado à proteína G	Produção de PPE
		Modulação do fenótipo
Serotonina	Associado a canal iônico	Produção de PPE
		Produção de PPI
	Associado à proteína G	Produção de PPE
		Produção de PPI
		Modulação do fenótipo
Glutamato	Associado a canal iônico	Produção de PPE
	Associado à proteína G	Produção de PPE
		Modulação do fenótipo
GABA	Associado a canal iônico	Produção de PPI
	Associado à proteína G	Produção de PPI
		Modulação do fenótipo
Glicina	Associado a canal iônico	Produção de PPI

GABA: ácido gama-aminobutírico; PPE: potencial pós-sináptico excitatório; PPI: potencial pós-sináptico inibitório.

presença de receptores metabotrópicos nas sinapses neurais para diversos hormônios (testosterona, estradiol, cortisol, tironinas, hormônio do crescimento [GH]) e também para citocinas originárias de leucócitos. Os hormônios sabidamente apresentam efeitos diretos no comportamento humano, atuando, em muitos casos, como NT. Basta observar as flutuações de humor que ocorrem durante a tensão pré-menstrual.

Existem ainda muitos polipeptídeos que atuam como neurotransmissores, tais como os opioides (endorfinas), as orexinas, o neuropeptídeo Y e outros. A cada dia a Ciência descobre novos NT.

A Figura 8.1 mostra uma sinapse neural cujas fases estão relacionadas com os três elementos constituintes da sinapse: a membrana pré-sináptica, a fenda sináptica e a membrana pós-sináptica.

Membrana pré-sináptica. Nessa membrana existem canais de cálcio dependentes da voltagem que se abrem sob a diferença de potencial (DDP) produzida por um potencial de ação. Os íons cálcio são fundamentais para a exocitose de vesículas (veja o Capítulo 7, *Comunicação Celular*). Os NT são liberados na fenda sináptica após proteínas de ancoragem serem ativadas pelo influxo de cálcio. Então, as vesículas – que contêm NT – fundem-se à membrana e se inicia a desgranulação dos NT.

Geralmente um neurônio secreta apenas um tipo de NT. Existem ainda NT que são produzidos no corpo celular do neurônio e que não ficam estocados em vesículas, sendo transportados para a extremidade do neurônio pré-sináptico através do citoesqueleto neuronal.

Fenda sináptica. Na fenda sináptica, os NT liberados atingem os receptores na membrana pós-sináptica em uma fração de segundos. Ao chegar à fenda sináptica, os NT podem acabar se difundindo pelas adjacências da sinapse e apresentar uma ação parácrina em outras células neuronais e gliais próximas à fenda sináptica. Como a atividade sináptica deve ser limitada no tempo, existem, na fenda sináptica, dois importantes elementos que "desligam" a sinapse: a enzima colinesterase, que degrada a acetilcolina, presente em sinapses nas quais a acetilcolina é o NT, e bombas de recaptação. Essas bombas de recaptação, presentes na membrana pré-sináptica, atuam de maneira intensa e contínua, aspirando (através de cotransporte associado ao sódio) os NT que foram liberados na fenda de volta para o neurônio pré-sináptico, sendo então rearmazenados em vesículas, onde a concentração do NT fica 100.000 vezes maior do que no citosol. O cotransporte é uma modalidade de transporte ativo secundário, que já foi estudada no Capítulo 3, *A Membrana Celular*. É interessante ressaltar que muitos fármacos psicoativos atuam justamente nessas bombas de recaptação.

As células da glia também recaptam NT. Uma vez de volta ao citoplasma, os NT podem sofrer degradação enzimática ou ser reempacotados em novas vesículas para um próximo ciclo de neurotransmissão.

Uma terceira maneira de "desligar" a sinapse seria a *difusão lateral* que os NT sofrem na fenda sináptica, afastando-se paulatinamente de seus alvos (receptores).

Membrana pós-sináptica. Nessa membrana estão os receptores de NT, tanto ionotrópicos quanto metabotrópicos. Uma membrana pós-sináptica potencialmente pode expressar receptores para todo tipo de NT, inclusive outras substâncias do meio interno.

Neurotransmissão retrógrada

No Capítulo 7, *Comunicação Celular*, comentamos sobre sinalizadores gasosos, que atravessam facilmente as membranas, devido à sua lipossolubilidade. Nas sinapses, esses gases se comportam como NT retrógrados, ou seja, são produzidos no neurônio pós-sináptico e atuam no neurônio pré-sináptico, modulando o mesmo e servindo como mecanismo de feedback.

Outro exemplo de NT retrógrado é o sistema endocanabinoide. Endocanabinoides são substâncias endógenas – por exemplo a *anandamida* –, análogas ao THC (tetraidrocanabinol, o princípio ativo da maconha), que, além de atuarem como NT retrógrados, têm ainda função modulatória sobre o sono, a motivação e o apetite.

Os endocanabinoides, que são moléculas pequenas e altamente difusíveis na membrana, não são armazenados em vesículas. Eles são liberados, sob demanda, no neurônio pós-sináptico e se ligam a receptores metabotrópicos na membrana pré-sináptica, na qual, via proteína G, diminuem a abertura de canais de cálcio que são necessários para que a exocitose de NT ocorra. Assim, estabelece-se um sistema de retroalimentação negativa extremamente eficaz. Hoje, sabe-se que existem receptores de endocanabinoides em diversos outros tecidos, fora do sistema nervoso.

Já o óxido nítrico (NO) – gás que é derivado do aminoácido arginina – atua no neurônio pré-sináptico aumentando a liberação de NT e estabelecendo, portanto, um mecanismo de retroalimentação positiva. Um exemplo disso é a participação do óxido nítrico na geração de *potenciais de longa duração* no hipocampo, sugerindo sua participação em processo de consolidação de memória. Inúmeros outros tecidos apresentam receptores para o NO, como o endotélio, no qual o óxido nítrico atua como um potente vasodilatador. Outros exemplos de neurotransmissor retrógrado são o gás monóxido de carbono (CO) e alguns eicosanoides, como o ácido araquidônico e algumas prostaglandinas.

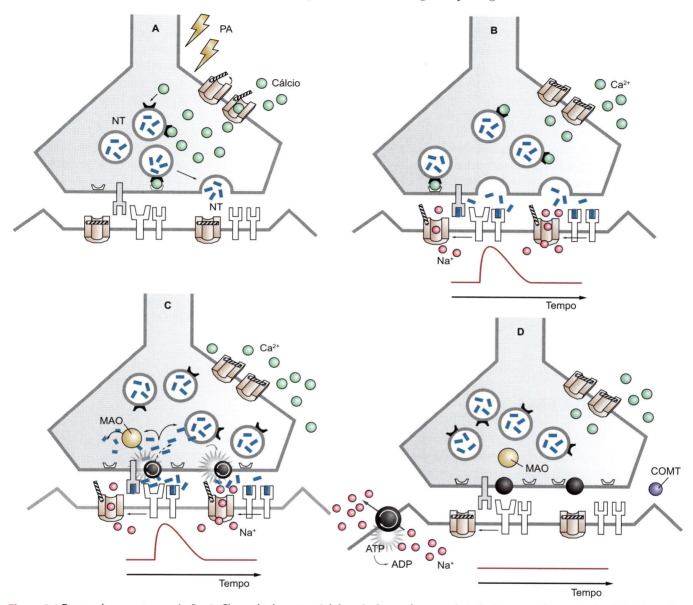

Figura 8.1 Etapas da neurotransmissão. **A.** Chegada do potencial de ação à membrana pré-sináptica, quando a variação de DDP produz abertura dos canais de cálcio, gerando um influxo de cálcio; o íon ativa proteínas de ancoragem das vesículas sinápticas promovendo a desgranulação do neurotransmissor (NT). **B.** Liberação dos NT na fenda com ativação de receptores, os quais podem promover um PPE/PPI, ou então sinais intracelulares. **C.** Recaptação do NT da fenda sináptica. **D.** Bombeamento de íons com restituição do potencial de repouso no neurônio pós-sináptico. MAO: monoamina oxidase. COMT: catecol-orto-metil-transferase.

Glossário

Endorfinas
Sinalizadores relacionados com a modulação da dor

Orexinas
Sinalizadores relacionados com o controle do apetite para alimentos

Membrana pré-sináptica
Local em que as vesículas de NT se ancoram, a fim de que estes sejam liberados

Fenda sináptica
Local em que os NT são liberados

Membrana pós-sináptica
Local rico em receptores no qual os NT atuam

Citoesqueleto neuronal
Conjunto de proteínas filamentosas ou tubulares, com função contrátil ou de sustentação, presentes no citoplasma dos neurônios

Colinesterase
Enzima que quebra a acetilcolina

Bombas de recaptação
Proteínas que aspiram continuamente os NT da fenda sináptica para o neurônio pré-sináptico, onde o NT será reaproveitado

Endocanabinoides
Substâncias semelhantes ao princípio ativo da maconha produzidas no neurônio pós-sináptico e atuam, de maneira retrógrada, no neurônio pré-sináptico

FISIOLOGIA EM FOCO

Sinapses e transtornos mentais

A ciência tem relacionado transtornos mentais com a função dos neurônios serotoninérgicos, dopaminérgicos e noradrenérgicos, e a modulação dos níveis desses NT nas fendas sinápticas tem efeitos sobre tais transtornos. Graças a esse conhecimento, muitos fármacos antidepressivos foram desenvolvidos pela indústria farmacêutica com o objetivo de inibir a ação das bombas pré-sinápticas de recaptação de serotonina. Por conseguinte, uma vez que a serotonina deixa de ser recaptada, ela se torna disponível na fenda sináptica por mais tempo, e a probabilidade de ocupar mais receptores pós-sinápticos e exercer suas ações biológicas aumenta muito. O aumento da disponibilidade de serotonina modula o fenótipo desses neurônios, produzindo os efeitos terapêuticos.

No entanto, o que realmente acontece após um neurotransmissor se acoplar a um receptor metabotrópico ainda é um mistério. Na realidade, não temos como saber com exatidão como se dá a comunicação celular da membrana plasmática em diante. As cascatas bioquímicas que ocorrem no citoplasma e no núcleo são impossíveis de serem observadas e mensuradas pelos meios de que a ciência contemporânea hoje dispõe. Por isso, o que temos, em verdade, são modelos. É possível que, na intimidade das células e de seus núcleos ocorram reações químicas que ainda estamos longe de compreender. Talvez, por esse motivo, não saibamos responder a algumas perguntas do cotidiano, tais como: por que os antidepressivos às vezes demoram para agir, embora às vezes ajam rapidamente? Por que quase metade dos pacientes que usam antidepressivos não apresentam melhoras dos sintomas? Por que, em muitos estudos, a ação dos antidepressivos é comparável à ação do placebo? Por que os efeitos colaterais dessas medicações são tão imprevisíveis? Provavelmente não temos respostas a essas questões pelo fato de, efetivamente, não conhecermos com precisão o que ocorre dentro da célula quando um receptor metabotrópico é ativado.

Além disso, muitas substâncias que causam dependência química (cocaína, álcool etc.) atuam preferencialmente inibindo bombas de recaptação de dopamina, deixando esse NT mais tempo disponível na fenda. A dependência química ocorre pelo fato de a dopamina ser o principal NT que atua nos circuitos cerebrais de recompensa (prazer). Mas, aqui também, há muitas dúvidas a respeito da individualidade biológica que há no perfil de pacientes com dependência química. Repetimos: tudo o que afirmamos sobre sinalização celular ainda se baseia em modelos, e nada mais do que isso.

FISIOLOGIA EM FOCO

Células da glia

A glia (neuróglia) compreende um conjunto de células que, juntamente com o neurônio, compõem o tecido nervoso. Até algum tempo atrás, essas células eram, em conjunto, denominadas *células de sustentação do tecido nervoso*, pois imaginava-se que tivessem apenas funções secundárias e subalternas, além de servirem para preencher um espaço entre um neurônio e outro (o termo "glia" deriva do grego e significa *cola*).

Além disso, já se falava em algumas funções conhecidas de células gliais, como os *oligodendrócitos*, que sabidamente produzem a bainha de mielina no sistema nervoso central (tal qual as *células de Schwann* fazem no sistema nervoso periférico). Entretanto, pouco ou quase nada se falava sobre os *astrócitos*.

De uns anos para cá, a ciência tem descoberto muita coisa interessante sobre os astrócitos, células que têm esse nome por se assemelharem morfologicamente a estrelas. Porém, ao que tudo indica, parece que elas são verdadeiros "astros" também do ponto de vista funcional, pois a cada dia se descobre uma nova função importante para elas. Ao que tudo indica, essas células atuam como "guarda-costas" dos neurônios, regulando a composição do meio extracelular que os banha.

Algumas funções dos astrócitos:

- Regular a concentração de potássio extracelular, removendo seu excesso, a fim de manter o potencial de repouso neuronal
- Armazenar glicogênio, que poderá servir de substrato para o metabolismo neuronal
- Armazenar cálcio e controlar sua disponibilidade – um íon indispensável para que ocorra a transmissão sináptica
- Envolver capilares, participando da triagem de substâncias que entram no sistema nervoso via sangue (barreira hematencefálica)
- Regular a concentração de diversos neurotransmissores na fenda sináptica.

Além de tudo isso, pesquisas recentes sugerem que os astrócitos podem, em alguns locais do encéfalo, funcionar como células-tronco participantes da neurogênese. É possível ainda que eles se comuniquem com neurônios e outras células gliais por meio de sinais elétricos ou mensageiros químicos (*gliotransmissores*). Alguns estudos sugerem, ainda, que os astrócitos funcionam como células apresentadoras de antígenos, estimulando linfócitos T no processo imunológico.

Outras células que compõem a glia são os *ependimócitos* – que regulam trocas iônicas entre o liquor e o parênquima cerebral – e os *microgliócitos*, que funcionam como macrófagos que ficam de prontidão para auxiliar na defesa imunológica do sistema nervoso.

Sinapse neuromuscular

As sinapses, de modo geral, foram inicialmente descritas na interface do neurônio com o grande efetor do comportamento: o músculo. Tanto que o exemplo clássico de sinapse utilizado nas aulas de Fisiologia é a sinapse ou junção neuromuscular, também conhecida como placa motora, a qual, por regra, se comporta como as sinapses aqui apresentadas, porém com algumas particularidades:

- Toda placa motora conhecida utiliza *somente a acetilcolina* como NT
- Na membrana pós-sináptica (muscular), a acetilcolina abre canais iônicos através de receptores associados a eles. É um raro caso da acetilcolina não tendo um papel de sinalizador metabotrópico. Nesse caso, a acetilcolina só produz PPE, ou seja, *é sempre excitatória*
- A acetilcolina não é recaptada, pois na fenda sináptica existe a enzima *colinesterase*, que a inativa, "desligando" a sinapse.

As células de tecidos musculares de contração involuntária (*músculos liso e cardíaco*) não são operadas diretamente por ação do sistema nervoso (neuro-operadas); em vez disso, uma vez que se contraem por automatismo, elas são apenas neurorreguladas. Nesse caso não se estabelecem sinapses diretas com o sistema nervoso, ou seja, não existe placa motora. Os neurônios que chegam aos músculos liso e cardíaco emitem terminações nervosas livres com *varicosidades* – repletas de NT – nas extremidades, que entremeiam as fibras musculares, liberando NT diversos (como adrenalina, acetilcolina, serotonina), os quais se difundem entre as fibras musculares produzindo PPE ou PPI, regulando sua contração. Explicaremos isso com mais detalhe no próximo item, Sistemas musculares.

Sistemas musculares

O sistema muscular – um dos sistemas mais antigos do ponto de vista filogenético – é composto por células filamentosas (fibras musculares) capazes de reduzir sua dimensão longitudinal com diferentes velocidades e forças. Juntas, em paralelo, essas fibras longitudinais formam mecanismos de tração com o objetivo de realizar trabalho. Os sistemas musculares mais conhecidos formam os músculos estriados, que possibilitam nossos movimentos, e também nosso coração pulsante. Além disso, nosso tubo digestório, as paredes dos vasos sanguíneos e as estruturas íntimas de diversas vísceras, como a íris dos olhos, são revestidos por essas unidades mecânicas. Nosso fluxo de sangue também é controlado por esses motores. A Figura 8.2 mostra uma representação dos sistemas musculares.

O sistema nervoso é diretamente relacionado com os sistemas musculares, que nessa relação podem ser classificados como neuro-operados e neurorregulados.

Músculos neuro-operados. *Dependem do sistema nervoso para realizar o trabalho contrátil.* Os músculos *estriados esqueléticos*, que formam o aparelho locomotor, são exclusivamente neuro-operados, e precisam ser estimulados pelo sistema nervoso por meio da placa motora. Sem o sistema nervoso, eles se encontram em total inatividade, tanto que pessoas que sofrem destruição do componente neuronal que comanda esses sistemas (paralisia infantil ou *miastenia gravis*) a longo prazo apresentam atrofia muscular quase absoluta.

Músculos neurorregulados. São o *estriado cardíaco* e o *liso*, os quais apresentam *automatismo*, ou seja, devido a propriedades das células como membranas equipadas com canais lentos sem portão que produzem o potencial em rampa por vazamento de sódio (veja o Capítulo 5, *Potencial de Ação*), suas fibras são capazes de gerar, periodicamente, potenciais de ação. Tanto uma alça do intestino quanto o coração de uma rã podem continuar seu trabalho quando extirpados do corpo. O miocárdio do anfíbio pode ficar batendo por dias se for devidamente alimentado por uma solução eletrolítica. O coração humano, quando é transplantado, perde a sua inervação, porém ainda é capaz de bater.

Esses músculos (liso e cardíaco), entretanto, podem ser *regulados* por sistemas neurais. O que determina o ritmo cardíaco é o próprio coração, por meio do nó sinusal, mas o sistema

> **Glossário**
>
> **Placa motora**
> Nome dado à sinapse entre neurônio motor e fibra muscular esquelética
>
> **Músculo neuro-operado**
> Depende do sistema nervoso para realizar o trabalho contrátil
>
> **Músculo neurorregulado**
> Músculo capaz de se contrair por automatismo, uma vez que gera seus próprios potenciais de ação, apesar de poder ser regulado pelo sistema nervoso

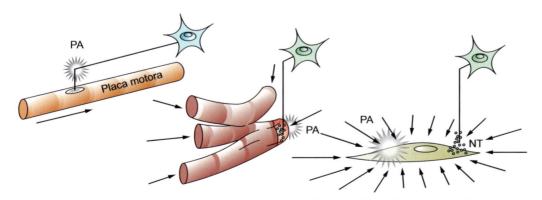

Figura 8.2 Os três tipos de fibras musculares: estriada esquelética (*à esquerda*), estriada cardíaca (*centro*) e lisa (*à direita*). As setas representam o sentido do trabalho realizado pela contração das fibras. Os neurônios representam o papel do sistema nervoso sobre essas fibras: a fibra esquelética, por intermédio da placa motora, é neuro-operada. As fibras cardíacas e lisas são neurorreguladas pelos neurotransmissores (NT) dos terminais axônicos, que entremeiam as células musculares. PA: potencial de ação.

nervoso pode aumentar ou reduzir a frequência cardíaca por intermédio de neurotransmissores. O automatismo confere *autonomia* a esses músculos, e, desse modo, sua contração é involuntária, não dependendo de nossa vontade. Por esse motivo, a divisão do sistema nervoso que os regula denomina-se sistema nervoso autônomo, o qual se subdivide em simpático e parassimpático. No caso do coração, por exemplo, ocorre que ele é capaz de bater por conta própria (automatismo), porém o sistema simpático (através da noradrenalina) pode acelerar seus batimentos, enquanto o sistema parassimpático (por meio da acetilcolina) pode reduzir a frequência de suas batidas.

Os músculos lisos também podem ser regulados por hormônios e por sinalizadores parácrinos, como os eicosanoides. Na verdade, esse tipo de regulação é extremamente comum na musculatura lisa dos vasos sanguíneos, nos quais o grau de contração é regulado por fatores como o pH e a concentração de CO_2 no sangue, além de outros sinalizadores como o óxido nítrico, neurotransmissores, hormônios e prostaglandinas.

Os músculos neuro-operados formam unidades funcionais que são comandadas pelo sistema nervoso. Um músculo estriado, como o quadríceps femoral, que forma uma peça homogênea, tem inúmeras unidades funcionais independentes, podendo estas se contrair em número variável produzindo uma resposta de força gradual na peça muscular como um todo. Esses músculos são chamados de multiunitários.

Os músculos neurorregulados, por sua vez, funcionam como um único elemento, já que suas células são interligadas por junções comunicantes (conhecidas como junções do tipo *gap*). Por exemplo, no miocárdio ou na musculatura de um segmento de uma alça intestinal, todas as fibras se contraem de uma só vez logo que é gerado um estímulo para tal em alguma região do músculo. Esse estímulo ocorre através de células denominadas células marca-passo. O preço que se paga pela estrutura sincicial determinada pelas junções comunicantes é a impossibilidade de se gerar uma contração gradual ou parcial do músculo. Esses músculos automáticos, neurorregulados, são chamados de unitários.

Existem ainda alguns músculos lisos que são multiunitários, porém esses representam uma exceção à regra. Observe a Tabela 8.2.

Antes de prosseguirmos, gostaríamos de advertir que os detalhes sobre os mecanismos moleculares da contração muscular não serão descritos neste livro, pois são matéria de disciplinas como Bioquímica e Histologia. Falaremos apenas dos personagens mais importantes dos processos bioquímicos envolvidos na contração muscular, para que seja compreendido o que, de fato, diz respeito à Fisiologia: os aspectos funcionais da contração muscular.

Tabela 8.2 Classificação dos músculos.

Esquelético (*neuro-operado*)		Multiunitários
Liso (*neurorregulado*)	Músculos piloeretores Músculos intrínsecos do olho Músculos dos grandes vasos	
	Músculo intestinal Músculo uterino Músculo ureteral Músculos dos pequenos vasos	Unitários
Cardíaco (*neurorregulado*)		

Uma observação importante: tratando-se de tecidos musculares, os termos *célula* e *fibra* são sinônimos; portanto, quando dissermos fibra muscular, não estaremos nos referindo apenas aos elementos contráteis, mas também a todos os elementos celulares, tais como núcleos, membrana plasmática (sarcolema), retículo citoplasmático (sarcoplasmático), citoplasma (sarcoplasma), mitocôndria etc.

🔖 **As células musculares estriadas são multinucleadas, e as lisas são mononucleadas.**

Propriedades fisiológicas dos músculos

As cinco propriedades fisiológicas dos músculos, listadas a seguir, serão descritas ao longo do capítulo:

- *Excitabilidade*: capacidade de atuar através de potenciais de ação
- *Condutibilidade*: capacidade de conduzir potenciais de ação
- *Contratilidade*: capacidade de se contrair, realizando trabalho
- *Elasticidade*: capacidade de se distender e retornar ao estado original
- *Tonicidade*: capacidade de se manter em estado de semicontração (tônus).

Além dessas cinco propriedades gerais dos músculos, existe ainda uma sexta, que é o automatismo, o qual só existe nos músculos neurorregulado, liso e cardíaco.

Unidade contrátil

Todas as células que existem apresentam um citoesqueleto formado por proteínas, as quais podem ser diferentes nas diversas estruturas, como os microtúbulos de flagelos e cílios e os neurofilamentos que dão forma ao axônio. O citoesqueleto está presente até mesmo nas células vegetais, e nas musculares ele se diferencia nas proteínas contráteis, denominadas actina e miosina.

Apesar de, nas células musculares estriadas, os filamentos de actina e miosina serem organizados de maneira diferente do que em células musculares lisas, em ambos os tecidos a unidade organizacional que corresponde ao complexo proteico formado por actina e miosina ganha o nome de sarcômero – a unidade contrátil do músculo.

No músculo esquelético, os sarcômeros formam cadeias lineares, dispostas em série, ao longo do comprimento da fibra muscular. Um conjunto de sarcômeros em série forma uma miofibrila, e cada miofibrila, por sua vez, contém, lado a lado, cerca de 1.500 filamentos de miosina e 3.000 filamentos de actina.

O citoplasma da fibra muscular (célula muscular) é composto por milhares de miofibrilas dispostas em paralelo. O eixo de força produzido pela contração conjunta de todos os sarcômeros possibilita um encurtamento de 30 a 50% do comprimento da fibra.

Já os sarcômeros das células lisas são organizados em redes de miofibrilas ancoradas em estruturas denominadas corpúsculos densos, semelhantes a botões de almofada (veja Figura 8.3). O trabalho resultante da contração dos sarcômeros da musculatura lisa rende um eixo de forças difuso, resultando em redução das dimensões da célula, como se fosse uma esponja sendo espremida pela mão. Além disso, o músculo liso tem dez vezes menos actina e miosina que o músculo esquelético. A ilustração de sarcômeros de fibras musculares estriadas e lisas pode ser vista na Figura 8.3.

O trabalho do músculo estriado esquelético é aplicado em um ponto definido da articulação, produzindo tração, gerando torque e movimentando as alavancas ósseas do corpo humano. Pelo fato de cobrir toda a extensão do osso em que se insere, a célula muscular estriada tem um formato de fibra, que pode alcançar vários centímetros.

Já a célula muscular lisa tem formato fusiforme e é pequena. As fibras musculares lisas não se inserem em um único ponto, como as esqueléticas; o trabalho do músculo liso é aplicado em superfícies, produzindo tensão nas paredes, como acontece nos vasos sanguíneos e em vísceras ocas. Veja na Figura 8.4 os vetores das forças geradas pelas células musculares.

As fibras musculares estriadas do tecido esquelético formam unidades celulares independentes, ou seja, cada fibra muscular é comandada por pelo menos uma placa motora e não influi diretamente na atividade de outras fibras. Já as fibras estriadas cardíacas e as células musculares lisas se contraem em bloco, em função das junções comunicantes, isto é, o PA produzido em uma dessas células musculares se propaga para outras células.

Componentes funcionais do músculo

O músculo contém um componente funcional contrátil que é formado pela interação da actina e miosina nos sarcômeros. Há também um componente elástico, formado por todo arcabouço celular que tem, por natureza, uma determinada

Glossário

Sistema nervoso autônomo
Divisão do sistema nervoso responsável pela regulação de estruturas que não estão sob nosso comando voluntário, tais como vasos sanguíneos, vísceras, glândulas e músculos neurorregulados (músculos liso e cardíaco)

Sistema nervoso autônomo simpático
Divisão do sistema nervoso autônomo que inerva estruturas próximas às regiões torácica e lombar da coluna vertebral

Sistema nervoso autônomo parassimpático
Divisão do sistema nervoso autônomo que inerva estruturas da cabeça, bem como estruturas próximas à região sacral da coluna vertebral

Músculos multiunitários
Músculos que podem apresentar graus variáveis de contração

Células marca-passo
Células capazes de gerar potenciais de ação periódicos

Músculos unitários
Músculos que não são capazes de se contrair de modo gradual, isto é, ou se contraem de maneira completa ou não se contraem

Fibra muscular
Sinônimo de célula muscular

Automatismo
Capacidade de produzir, de maneira autônoma, potenciais de ação

Actina
Proteína contrátil, composta por filamentos finos, que se liga à miosina

Miosina
Proteína contrátil, composta por filamentos grossos, que traciona a actina, promovendo o encurtamento do sarcômero e, em consequência, a contração muscular

Sarcômero
Complexo proteico formado principalmente por actina e miosina

Miofibrila
Conjunto de sarcômeros unidos em série. As miofibrilas são estruturas cilíndricas, dispostas em feixes longitudinais que preenchem quase todo o citoplasma da célula (fibra) muscular

Corpúsculo denso
Estrutura do músculo liso na qual as miofibrilas se ligam

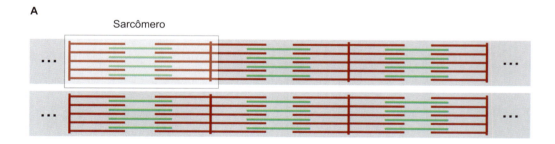

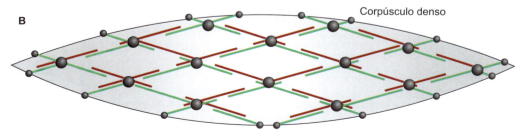

Figura 8.3 A. Organização linear em série dos sarcômeros (*em destaque no retângulo*) nas fibras musculares estriadas formando miofibrilas (*fundo cinza*). As miofibrilas se organizam em feixes paralelos. **B.** Organização em feixes diagonais dos filamentos de actina e miosina no músculo liso, no qual os sarcômeros não são tão bem individualizados.

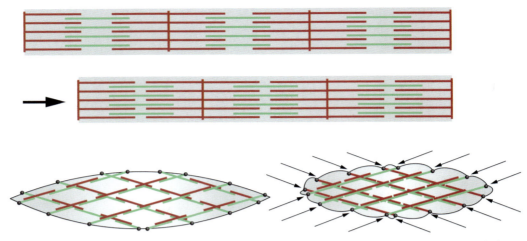

Figura 8.4 Vetores de força no músculo. A organização dos sarcômeros é determinante do sentido dos vetores de forças que são aplicadas pelo músculo. Obviamente, o trabalho mecânico das fibras estriadas é muito mais potente, pois os sarcômeros e as miofibrilas, organizados em série e em paralelo, produzem uma resultante com máximo aproveitamento.

elasticidade. Essa elasticidade manifesta-se como consequência natural da tensão.

❤ Lembre-se: tensão é força de estiramento.

Em Biofísica, você estudou a lei de Laplace, que versa sobre a tensão circunferencial, ou seja, aquela que se manifesta nas paredes de vísceras como o estômago e o coração. A tensão do músculo liso e do músculo cardíaco é explicada pela lei de Laplace, que mostra que a tensão em uma cavidade é *diretamente proporcional à pressão* exercida nas paredes da cavidade e ao *raio* da cavidade. Assim, quanto mais distendida estiver uma cavidade, maior a tensão nela e maior será a força elástica exercida pelas paredes, a fim de fazerem a cavidade retornar ao seu estado original. É como um elástico: dentro de certos limites,

quanto maior a tensão (*força de estiramento*), maior a força elástica para o elástico retornar ao seu estado original.

Já no músculo estriado, em que a tensão é linear, a lei de Laplace não se aplica. Porém, no músculo há tecidos, como bainhas, tendões e membranas, dotados de elasticidade, além de uma proteína formada por enormes filamentos de peptídeos, com grande elasticidade e sem capacidade contrátil, denominada titina ou conectina. A função da titina é ancorar os sarcômeros uns aos outros, em série. A Figura 8.5 traz a representação esquemática da unidade muscular com seus componentes contrátil e elástico.

Qual é a função dos componentes funcionais do músculo? É redundante explicar o elemento contrátil: ele produz o trabalho muscular. O componente funcional elástico, por sua vez, mesmo sendo uma propriedade passiva inerente aos músculos,

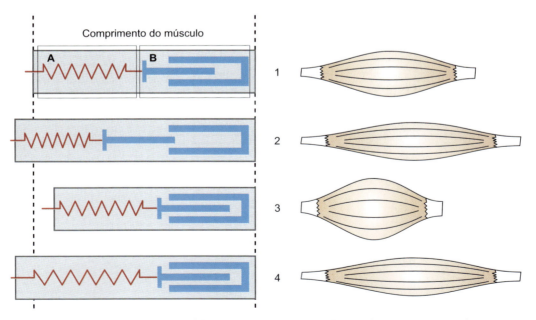

Figura 8.5 Componentes funcionais do músculo em diferentes estados. O músculo tem dois componentes funcionais: o elástico (**A**) e o contrátil (**B**). Observamos quatro possíveis situações para o músculo: *1*, o músculo em repouso (mantém uma contração leve); *2*, o músculo relaxado (sem contração alguma, pois seu componente elástico está frouxo); *3*, o músculo em franca contração (o componente elástico está tenso e o contrátil está trabalhando vigorosamente); *4*, o músculo em distensão (quando, apesar da contração vigorosa, o componente elástico está supertensionado, ou até distendido. Isso ocorre quando a carga é grande demais para ser vencida pelo músculo). Nas ocasiões *2* e *4*, o comprimento do músculo é o mesmo, porém seu estado funcional é completamente diferente.

tem importância funcional no amortecimento do trabalho muscular e para propiciar a reação à distensão, conforme veremos mais adiante quando tratarmos da contração isométrica.

Estímulo para a contração

O que determina a contração muscular é uma alteração do potencial de membrana na fibra muscular. Nos músculos neuro-operados (esqueléticos) isso se dá pela *placa motora*. Já os músculos neurorregulados (lisos e cardíacos), por terem automatismo, podem gerar seu próprio potencial de ação, porém estando sujeitos à regulação do sistema nervoso. Vamos analisar cada caso.

Músculo esquelético

Um potencial de ação gerado em um motoneurônio alfa, ao chegar à placa motora do músculo esquelético, produz um potencial graduado típico, positivo (PPE), chamado potencial de placa motora (PPM). O PPE não é um potencial de ação, mas apenas um potencial graduado como qualquer potencial pós-sináptico. Porém, esse PPM será codificado na membrana do músculo em trens (salvas) de potenciais de ação. Esse processo de codificação neural já foi abordado no Capítulo 5, *Potencial de Ação*. Como a membrana do músculo apresenta boa condutância, esses PAs penetram pelos túbulos T, alcançando a intimidade da fibra muscular, despolarizando a membrana do retículo endoplasmático – que no músculo denomina-se retículo sarcoplasmático –, o qual é a maior reserva de cálcio intracelular conhecida.

No túbulo T, existem canais de cálcio dependentes de voltagem que, com a passagem dos PAs, abrem-se e permitem que entre cálcio extracelular no sarcoplasma.

O cálcio fica estocado no retículo graças ao bombeamento ativo das bombas de cálcio denominadas SERCA (bomba de cálcio do retículo sarcplasmático, do inglês *Sarco/Endoplasmic Reticulum Calcium ATPase*, discutidas no Capítulo 3, *A Membrana Celular*), que, para cada ATP gasto, bombeiam dois íons Ca^{2+} para o interior do retículo sarcoplasmático. A despolarização (onda de PA) abre os canais de di-hidropiridina nos túbulos T, e o cálcio extracelular que entra no sarcoplasma ativa canais de cálcio localizados na membrana do retículo sarcoplasmático, possibilitando que o cálcio saia violentamente em direção ao sarcoplasma. Acompanhe, na Figura 8.6, as etapas desse processo.

> **Glossário**
>
> **Titina ou conectina**
> Proteína muito longa e extremamente elástica que conecta um sarcômero a outro sarcômero adjacente
>
> **Potencial de placa motora**
> Potencial graduado produzido na fibra muscular, em virtude da liberação de acetilcolina na placa motora
>
> **Canais de cálcio dependentes de voltagem**
> São os receptores de di-hidropiridina

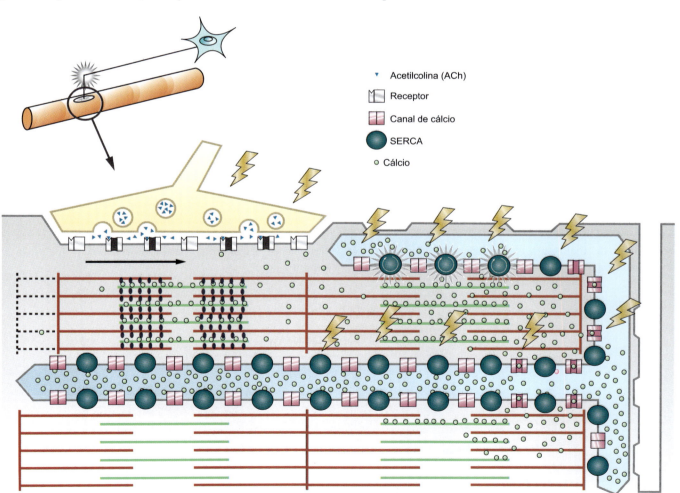

Figura 8.6 Do potencial de ação à contração do sarcômero. Na figura não estão representados os receptores di-hidropiridínicos, mas apenas os receptores de rianodina. SERCA: bomba de cálcio do retículo sarcoplasmático.

Uma vez no citoplasma, o cálcio se acopla à troponina. Esta proteína está associada à tropomiosina, que se enrola como uma serpente ao redor da actina, cobrindo seus locais ativos, os quais têm forte atração química pelas cabeças de miosina. Quando o cálcio interage com a troponina, muda-se a conformação da tropomiosina, que agora expõe os locais ativos da actina. A Figura 8.7 mostra as etapas bioquímicas da contração do músculo esquelético.

Por forças de interação, ocorre acoplagem das cabeças de miosina nos locais ativos da actina, estabelecendo a interação actina-miosina, o que resulta em encurtamento do sarcômero. Para se ligar à actina, a cabeça da miosina deve estar fosforilada. Esse fosfato pertence a um ATP que já se encontrava associado à miosina durante o repouso da fibra. Logo, no processo de contração quebrou-se um ATP que estava previamente associado à cabeça de miosina.

Durante a contração muscular, o cálcio é reposto no retículo pelas SERCA (veja a Figura 8.6). Continuamente, essas bombas ATPases fazem a recaptação de cálcio, a qual é muito acelerada durante a contração muscular. Com a redução das concentrações de cálcio no citoplasma, este se dissocia da troponina, e a tropomiosina retorna à sua posição original, forçando o desacoplamento da miosina. Observe atentamente a Figura 8.7, que resume todo o processo de contração do músculo estriado.

Logo, o gasto energético que ocorre em cada ciclo de contração/relaxamento é, em média, de três ATP: um ATP quebrado no estabelecimento da ligação entre a actina e a miosina; um ATP gasto para ressintetizar o ATP que recobre a cabeça da miosina; e um ATP gasto para rebombear dois íons cálcio para dentro do retículo.

Músculo cardíaco

A única diferença entre o funcionamento da fibra esquelética e da fibra cardíaca é que esta última não tem um retículo sarcoplasmático bem desenvolvido, e por isso é dependente do cálcio extracelular para a contração. Como ocorre na fibra muscular esquelética, após a chegada do PA na fibra o cálcio extracelular entra por canais controlados por voltagem.

A entrada de cálcio extracelular que ocorre na fase de platô vai estimular a saída de cálcio do retículo sarcoplasmático, aumentando a concentração de cálcio no citosol. Como ocorre no músculo esquelético, esse cálcio se liga à troponina, deflagrando a contração. Desse modo, o cálcio presente no citosol tem duas fontes: 20% vêm do meio extracelular e entram por canais lentos durante o platô, e 80% saem do retículo sarcoplasmático através de canais de rianodina que se abrem quando são estimulados pelo cálcio que veio do meio extracelular.

Ocorrida a contração, o cálcio é retirado do citosol pelas SERCA, retornando ao retículo sarcoplasmático. Existe ainda outro processo de retirada do cálcio, levando-o de volta ao meio extracelular: na membrana do cardiomiócito há um contratransportador de Na^+/Ca^{2+} que atua juntamente com a bomba de Na^+/K^+ ATPase. Quando a bomba expulsa o sódio, ocorre redução intracelular deste cátion. Logo, haverá um vazamento de sódio para dentro da célula devido ao gradiente de concentração criado. Esse sódio entra através do contratransportador Na^+/Ca^{2+} que trabalha da seguinte maneira: para cada três sódios que entram, sai um cálcio.

> ## 🫀 FISIOLOGIA EM FOCO
>
> ### Rigidez cadavérica (rigor mortis)
>
> Poucas horas depois da morte, os cadáveres apresentam uma grande rigidez muscular. Com a falência do metabolismo celular (ou seja, a morte) as bombas de cálcio dos retículos sarcoplasmáticos param de funcionar, por falta de ATP. Assim, o cálcio deixa os retículos, saturando o sarcoplasma, e esse cálcio promove uma contração isométrica poderosa das fibras musculares (a isometria será estudada adiante no tópico Contrações isométricas e isotônicas).
>
> Além disso, como falta ATP, o relaxamento fica prejudicado, pois são necessários dois ATP para relaxar (um para a SERCA e um para ocupar a cabeça de miosina) e apenas um para contrair (para fosforilar a miosina). Logo, o relaxamento tem um custo energético duas vezes maior que o da contração.
>
> A rigidez muscular advém disso. Não há mais processo metabólico para reverter a contração e a musculatura só amolecerá com a deterioração das proteínas dos músculos.

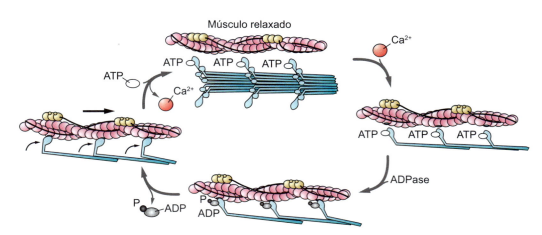

Figura 8.7 Etapas bioquímicas da contração muscular nas fibras estriadas.

Isso tem diversas consequências, dentre as quais a sensibilidade do coração a alterações de cálcio no sangue. A Tabela 8.3 traz uma relação das principais alterações funcionais do músculo cardíaco em função dos níveis de cálcio no sangue.

Além disso, muitos fármacos que atuam visando aumentar a força de contração do coração atuam justamente nesses transportadores de cálcio existentes na membrana.

Uma particularidade importantíssima da contração do músculo cardíaco é que, durante a contração, nem todas as moléculas de troponina se ligam ao cálcio. Assim, uma grande parcela dos complexos troponina-tropomiosina permanece livre de Ca^{2+}, e qualquer fator que aumente o influxo de cálcio para o cardiomiócito irá incrementar a força de contração. Isso se chama reserva de contratilidade, ou seja, *em condições normais o coração não se contrai com força máxima* – sempre resta um "adicional" de força que pode ser usado em caso de necessidade.

Músculo liso

Os músculos lisos, apesar de serem unitários e neurorregulados, como o músculo cardíaco, podem ocasionalmente produzir seu potencial de ação (marca-passo) de maneira diferente do que ocorre no miocárdio. A membrana de algumas células musculares lisas pode sofrer oscilações cíclicas, chamadas ondas lentas, que ocorrem a uma frequência de 0,3 a 0,1 Hz ou menos. Vários fatores modulam a amplitude dessas ondas lentas (entre eles a acetilcolina), que, ao atingirem o limiar, produzem potenciais de ação que se propagam ao longo do tecido.

Por serem muito lentas, é possível que tais ondas não possam ser geradas por canais lentos para cátions. Provavelmente elas são produzidas por modulação dos mecanismos de bombeamento de íons para o exterior da célula. Estes, sim, podem oscilar a uma baixa frequência, devido ao metabolismo energético celular (veja adiante a Figura 8.9).

Os músculos lisos são muito dependentes do cálcio extracelular para que ocorra a contração dos seus sarcômeros. Porém, nesse caso, como *não existe troponina no músculo liso*, o cálcio exerce um papel de segundo mensageiro, associando-se à calmodulina, que ativa uma proteinoquinase (PK) chamada miosinoquinase, que fosforila a cabeça da miosina, produzindo a contração.

A contração muscular lisa é revertida pela miosinofosfatase, que desfosforila as cabeças da miosina (Figura 8.8).

O músculo liso nunca fica relaxado, mas seu grau de contração varia em função dos estímulos, e esse grau de contração muda muito lentamente. Um músculo liso mantém sempre um tônus muscular, porém esse tônus pode variar muito lentamente, às vezes ao longo de horas, porque as reações que deflagram a contração muscular ocorrem por cascatas bioquímicas que dependem de ação enzimática, e, portanto, ocorrem lentamente.

Tal qual o miocárdio, as fibras de músculo liso não têm reservatórios internos de cálcio. Observe que, *no músculo liso, o cálcio extracelular também é fundamental para a contração muscular*. Logo, muitos potenciais de ação do músculo liso também têm a forma de platô, uma vez que há influxo de cálcio na fase de repolarização. São potenciais de ação muito lentos, que duram quase meio segundo, presentes em músculos que sustentam a contração por muitos segundos ou até minutos e horas. Por exemplo, a musculatura lisa do intestino grosso se contrai apenas 1 a 2 vezes/dia, apesar de manter tônus por 24 h. A Figura 8.9 ilustra o perfil de um PA com platô de um miócito uterino.

Glossário

Troponina
Proteína que se liga ao cálcio, iniciando o processo de contração muscular. A troponina regula a interação dependente de cálcio da miosina com a actina

Tropomiosina
Proteína que recobre os locais ativos da actina. Para haver contração é preciso que a tropomiosina mude sua conformação espacial, deixando expostos os locais ativos da actina

Canais de rianodina
Canais que se abrem em presença de uma substância denominada rianodina

Reserva de contratilidade
Capacidade de produzir uma contração mais forte, caso isso se faça necessário

Ondas lentas
Ondas elétricas de baixa frequência, que ocorrem no músculo liso

Calmodulina
Proteína que se liga fortemente ao cálcio

Miosinoquinase
Enzima que fosforila a cabeça da miosina

Miosinofosfatase
Enzima que desfosforila a cabeça da miosina

Tabela 8.3 Distúrbios cardiovasculares causados por alterações do cálcio.

Distúrbio	Efeitos
Hipercalcemia	Hipertensão, taquicardia, parada cardíaca em sístole
Hipocalcemia	Hipotensão, bradicardia, arritmias

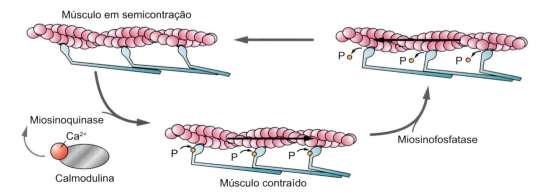

Figura 8.8 Etapas bioquímicas da contração do músculo liso. Repare que o músculo liso nunca fica totalmente relaxado, pois a ligação actina-miosina não se desfaz por completo.

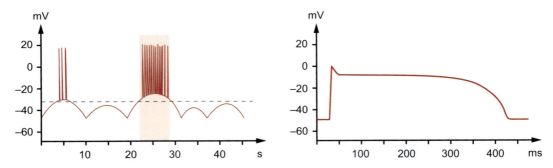

Figura 8.9 Potenciais graduados de ondas lentas e potenciais de ação no músculo liso. Por meio de sinalização parácrina e/ou endócrina, a amplitude dos potenciais de ondas lentas é modulada. Quando o platô é alcançado, temos potenciais de ação (*à esquerda*). Na área sombreada (*em ocre*), foi acrescentado um sinalizador agonista, aumentando a frequência dos PA. À direita, um potencial de ação do miométrio, com duração de meio segundo, gerando uma contração sustentada.

O cálcio, nos músculos lisos, é o substituto do sódio na despolarização celular. Tal como no caso do músculo liso, o cálcio é um segundo mensageiro, e pequenas quantidades desse sal mineral são suficientes para ativar as calmodulinas, que irão ativar as miosinoquinases; logo, o cálcio que entra nas fibras é suficiente para o trabalho enzimático de contração.

Unidade motora e campo efetor

Como dissemos, os músculos esqueléticos são dependentes de estímulo (PA) do sistema nervoso para gerar qualquer resposta em condições fisiológicas, por meio das placas motoras. A unidade motora é uma entidade funcional dos músculos esqueléticos, conceituada nos seguintes termos:

> Unidade motora é o conjunto de fibras musculares inervadas pelo mesmo motoneurônio.

Motoneurônio é a célula nervosa que se origina na coluna anterior da medula espinhal em direção à periferia, transmitindo aos músculos os sinais processados pelo sistema nervoso para produzir o comportamento motor voluntário, automatizado ou reflexo. Esse motoneurônio, compondo a unidade motora, pode inervar diversas fibras musculares conjuntamente. Logo, quando há um potencial de ação nesse motoneurônio, todas as placas motoras serão acionadas e um potencial de ação será produzido em cada uma das fibras musculares esqueléticas inervadas pelo motoneurônio. Veja a Figura 8.10 com a representação de uma unidade motora.

Em média, cada motoneurônio inerva dez fibras da musculatura extraocular. Nos músculos intrínsecos da mão, esta razão é de um neurônio para cada 100 fibras musculares. Já no músculo quadríceps femoral, um motoneurônio ativa 2.000 fibras musculares em paralelo. Eis o gancho para a definição de campo efetor. Vimos no Capítulo 6, *Transdução Sensorial*, que o detalhamento das informações sensoriais transduzidas pela pele ou pela retina está diretamente relacionado com a densidade de campos receptivos: quanto mais campos por centímetro quadrado, melhor a resolução da imagem sensorial do objeto. No universo dos movimentos, algo análogo acontece: quanto mais fino e controlado tiver que ser o movimento, mais independência as fibras têm que ter entre si para trabalhar. Logo, mais neurônios são necessários para comandar essas fibras musculares.

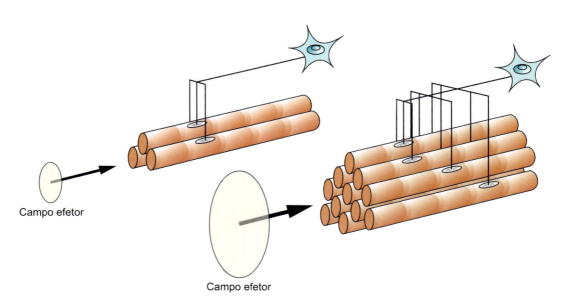

Figura 8.10 Unidade motora e campo efetor. À direita o campo efetor é maior.

🫀 Campo efetor é a área muscular controlada por um motoneurônio.

A contração gradual de um músculo – para um movimento fino como o deslizar de um lápis por uma folha de papel ou tocar piano – é proporcional à quantidade de fibras musculares que vai sendo ativada em função do tempo. Um músculo fásico, que realiza uma contração em bloco – como o quadríceps femoral quando se chuta uma bola – ou uma contração com tônus homogêneo, tem campos efetores muito grandes. Os músculos oculomotores, que devem mover o olho com precisão, apresentam os menores campos efetores conhecidos.

🫀 Quanto maior o campo efetor, menores a precisão e a suavidade de movimento.

Unidades motoras rápidas e lentas

Os músculos têm dois grupos de fibras musculares: as fibras brancas, anaeróbicas, que realizam contração rápida e sofrem fadiga rapidamente, e as fibras vermelhas, aeróbicas, que realizam contração lenta e são resistentes à fadiga. Contudo, as características dessas fibras musculares (o seu fenótipo) não são um aspecto intrínseco dessas células. Ao contrário do que se acreditava, é o neurônio que as inerva que determina o fenótipo da fibra muscular. Experimentos têm mostrado que, ao trocar-se a inervação entre uma fibra vermelha e uma branca, o fenótipo dessas fibras também é trocado: a que branca fica vermelha, e vice-versa.

Os motoneurônios que formam unidades de contração rápida são neurônios que apresentam um corpo celular grande, ao contrário dos motoneurônios que formam unidades de contração lenta. O determinante do fenótipo, como dissemos, são os motoneurônios, isto é, se a inervação muda, todo o aparato bioquímico da fibra, como as enzimas e o volume de mitocôndrias, também muda. Por isso, não tem mais sentido falar de *fibras* de contração rápida ou lenta, mas, sim, de *unidade motora* de contração rápida ou lenta.

Trabalho muscular

O trabalho muscular é o grande objeto de estudo da fisiologia dos músculos. Até aqui falamos bastante sobre biologia da fibra muscular, mas doravante alguns conceitos devem ser apreendidos para que os apliquemos para o entendimento do trabalho muscular. Os primeiros conceitos a serem formalizados são os de *tônus* e *força musculares*.

Força muscular. Relaciona-se com a capacidade de um músculo realizar trabalho, ou seja, deslocar cargas (puxar uma corda etc.), ou impedir que uma carga se desloque (quando você sustenta o peso de uma mala pesada sem deixá-la cair).

🫀 Força muscular é a capacidade de vencer uma carga, através do encurtamento das fibras.

Tônus muscular. Está relacionado com a resistência à tensão (*força de estiramento*) em um músculo. Por exemplo, a bexiga urinária resiste ativamente à distensão quando está repleta de urina. Quando o músculo entra em atividade para resistir ao seu estiramento (*tensão*), ocorre o tônus muscular. Um exemplo de tônus muscular esquelético é a musculatura paravertebral, que resiste à força da gravidade para nos manter eretos.

Já que o tônus muscular é um processo de resistência ao estiramento, o termo "tônus" também é utilizado para se referir ao estado de semicontração mantida, no qual todo músculo se encontra em condições normais: enquanto estamos vivos, nenhum músculo se encontra totalmente relaxado. Esse estado de semicontração possibilita que as articulações, as vísceras e os vasos preservem sua forma e estejam prontos para entrar em contração, caso seja necessário. Além disso, em última instância, toda víscera oca e todo vaso sanguíneo estão o tempo todo resistindo à pressão exercida pelo seu conteúdo, bem como cada músculo esquelético está constantemente resistindo ao peso dos ossos e à força de campo gravitacional.

🫀 Tônus muscular é a resistência ativa a uma tensão, sem que ocorra alteração do comprimento das fibras.

Contrações isométricas e isotônicas

Quando um músculo se contrai, nem sempre ocorre movimento. Porém, o músculo fica tenso, endurecido. Por quê? Porque existe um tônus na musculatura. Com certeza, nesse estado a musculatura pode não estar em máxima atividade, por isso criou-se a ideia de que tônus é a contração parcial de um músculo. Quando há contração sem movimento, o tônus do músculo varia, porém seu comprimento não muda. O músculo enrijece pois o componente elástico do músculo está cada vez mais tenso. A Figura 8.11 possibilita uma compreensão exata quanto ao tônus.

Porém, se deslocarmos uma carga que não muda de valor, como arrastar uma mala pesada, de 20 kg, o tônus para de variar, mas o comprimento do músculo começa a mudar. Quando ocorre trabalho muscular, o músculo mantém determinado tônus, pois este continua resistindo à tendência de deformação diante dessa carga. Definindo:

🫀 Contração isotônica é o trabalho muscular sob carga constante. Contração isométrica é a variação de tensão do músculo, sem que haja seu encurtamento.

Por regra, qualquer músculo que inicia um processo de contração para realizar trabalho passa por um período de isometria e variação do tônus. Voltemos ao exemplo da mala sendo arrastada pelo chão: se, em dado momento do deslocamento, a resistência (atrito) ao deslocamento aumentar, o movimento sofre uma curta parada ou desaceleração.

Por quê? Em um momento a carga aumenta, exigindo aumento do tônus para que o trabalho continue. Por que é necessário um aumento do tônus? Ora, para um músculo

Glossário

Unidade motora
Conjunto de fibras musculares inervadas por um único motoneurônio

Motoneurônio
Célula nervosa que se origina na coluna anterior da medula espinhal em direção à fibra muscular esquelética

Musculatura extraocular
Musculatura que movimenta o globo ocular; músculos oculomotores

Campo efetor
Área controlada por um mesmo motoneurônio inversamente proporcional à precisão e à gravidade do movimento

Fibras brancas
Fibras anaeróbicas que realizam contração rápida e sofrem fadiga rapidamente

Fibras vermelhas
Fibras aeróbicas que realizam contração lenta e são resistentes à fadiga

Contração rápida e contração lenta
Classificação das unidades motoras em função da velocidade de contração

Força muscular
Relaciona-se com a capacidade de um músculo realizar trabalho

Tônus muscular
Está relacionado com a resistência à tensão (força de estiramento) em um músculo

Isometria
Processo de trabalho muscular sem variação do comprimento das fibras

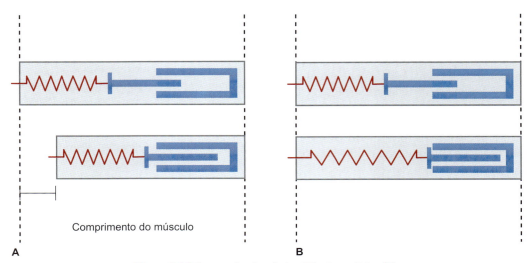

Figura 8.11 Contrações isotônica (**A**) e isométrica (**B**).

encurtar a fim de deslocar uma carga, ele deve estar tenso o suficiente para não se permitir deformar pela resistência mecânica que a carga impõe. Veja a Figura 8.12 e observe que todo trabalho muscular é precedido de um breve período de contração isométrica.

As unidades motoras de contração rápida geralmente realizam um trabalho isotônico, e as de contração lenta mantêm o tônus muscular realizando contração isométrica, uma vez que as unidades de contração lenta são resistentes à fadiga. A musculatura do eixo vertebral é um bom exemplo de unidades de contração lenta, já que mantêm o tônus ao longo do tempo sem sofrer fadiga e sem a necessidade de produzir muita força.

Transdução de força

Como conseguimos regular a força de um músculo esquelético? Lembre-se da somação temporal e espacial estudadas no Capítulo 4, *Potencial Graduado*. Algumas analogias serão muito importantes aqui.

Como se sabe, transdução significa o ato de transformar uma forma de energia em outra. Aqui utilizamos a expressão transdução de força no sentido de explicar como o impulso elétrico no músculo (PA) se transforma em *energia mecânica de contração*.

Imagine que você entrou para uma academia de musculação. Você começa levantando dois pesinhos. Em poucas semanas vai aumentando progressivamente o peso, dobrando, triplicando a carga, acreditando que a musculação é mágica – está fazendo você aumentar sua massa muscular em poucas semanas. Porém, a frustração vem quando você mede seu bíceps e vê que não ganhou nem um centímetro. Pelo contrário, as medidas podem ter-se reduzido por causa da perda de gordura, *apesar de a força ter triplicado*.

É fato sabido por quem já fez musculação que até aproximadamente 8 semanas de treino não há hipertrofia, apesar de ocorrer aumento de força, o qual não se dá por hipertrofia das miofibrilas, mas sim por maior coordenação tanto das unidades motoras de cada músculo (coordenação intramuscular) quanto entre músculos diferentes (coordenação intermuscular). A coordenação intramuscular será abordada a seguir.

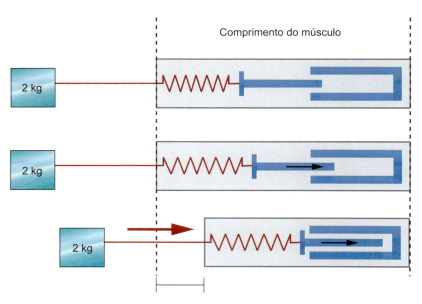

Figura 8.12 Trabalho muscular, da isometria à isotonia, no deslocamento de uma carga de 2 kg.

FISIOLOGIA EM FOCO

As unidades motoras e o rendimento esportivo

Uma vez que os motoneurônios rápidos e lentos existem desde o nascimento e suas quantidades são geneticamente determinadas, as pessoas apresentam proporções individualizadas de unidades motoras rápidas e lentas, variando de músculo para músculo, o que determina maior aptidão para determinados esportes. Atletas com grande proporção de fibras rápidas na panturrilha se darão bem na prova dos 100 m rasos. Atletas com grande concentração de fibras brancas (contração rápida) no peitoral serão bons atletas de levantamento supino. Contudo, os que mantêm grande proporção de fibras vermelhas na perna serão bons maratonistas.

Até onde se sabe, e apesar de controvérsias na literatura, parece que o treinamento não muda as aptidões musculares a ponto de transformar unidades de contração lenta em contração rápida ou vice-versa. A genética é decisiva para atletas de alto desempenho, apesar de, no dia a dia, os traços genéticos não interferirem nas aptidões físicas rotineiras.

Coordenação intramuscular

Há duas maneiras de se aumentar a força muscular atuando somente no músculo que executa o movimento. Por exemplo, caso queiramos aumentar a força do bíceps braquial, existem duas alterações que podem ocorrer nas unidades motoras desse músculo, visando aumentar sua força: recrutamento e sincronização.

Recrutamento de unidades motoras

Esse fenômeno significa recrutar mais unidades motoras, *ampliando a quantidade de campos efetores*, mas não é só isso: é preciso que as unidades motoras sejam recrutadas ao mesmo tempo. Ou seja, mais unidades motoras começam a funcionar concomitantemente. É a *adaptação das unidades motoras já existentes, que não estavam coordenadas*, que se contraíam em descompasso. Contudo, com o treino, o sistema nervoso coordena os motoneurônios para que despolarizem juntos, aumentando a eficiência do músculo.

Observe a Figura 8.13. Podemos enxergar o recrutamento como um fenômeno de somação espacial de unidades motoras. A força cresce em decorrência do aumento da quantidade de campos efetores.

Esse recrutamento, quando ocorre de maneira correta, é seletivo no tempo. Primeiro entram em atividade as unidades de contração lenta (corpo celular menor), e em seguida as unidades de contração rápida começam a ser ativadas (corpo celular maior). Esse é o princípio do tamanho: primeiro ocorre a despolarização nos motoneurônios menores, e em seguida nos maiores.

Sincronização das unidades motoras

Podemos definir o termo sincronização como *coincidências de tempos*. Agora vamos discutir como se dá o processo de sincronização. O controle da força de um músculo está relacionado com a frequência de potenciais de ação. Observe os gráficos da Figura 8.14, que relacionam a frequência de potenciais de ação com a força muscular obtida.

Vamos detalhar o fenômeno evidenciado na Figura 8.14: a uma baixa frequência de disparo, que acontece durante o "repouso" muscular, o músculo mantém um pequeno tônus, mesmo quando estamos relaxados. Esse tônus é um importante estímulo trófico para manter a vitalidade muscular. Quando aumentamos a frequência de PA, esse tônus/força também aumenta até o ponto em que se dá o trabalho muscular. Ou seja:

🫀 Há uma relação direta entre frequência de PA e força muscular.

Por que será que isso ocorre?

Sabemos que o PA é o causador da liberação de cálcio para os sarcômeros do músculo. Porém, as SERCA

> **Glossário**
>
> **Transdução de força**
> Transformação dos potenciais de ação do motoneurônio em força de contração muscular
>
> **Princípio do tamanho**
> As unidades motoras de contração lenta (formadas por neurônios menores) se contraem antes das unidades de contração rápida (formadas por neurônios maiores)

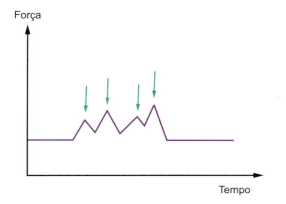 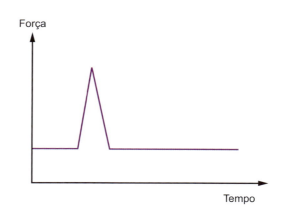

Figura 8.13 Somação espacial. No gráfico à esquerda, vemos a representação gráfica ilustrativa do perfil hipotético de força de um músculo ao longo do tempo, em que suas unidades motoras (*setas*) se contraem assincronicamente (em tempos diferentes). No gráfico da direita, quando essas mesmas quatro unidades se contraem sincronicamente, temos a somação espacial, e a força resultante é bem maior.

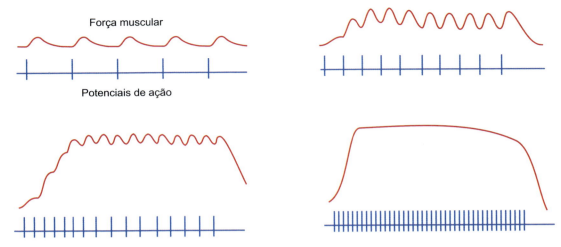

Figura 8.14 Relação entre frequência de potenciais de ação e força muscular.

trabalham em altíssima velocidade, recaptando em poucos milissegundos esse cálcio de volta para o retículo. Enquanto uma ligação actina-miosina leva 20 a 50 ms para se estabelecer, em 80 ms a quantidade de cálcio recaptada já é grande o suficiente para reduzir a contração muscular. Como resolver esse dilema?

Ora, mais potenciais de ação em menos tempo! Logo, quanto maior a frequência de PA, mais cálcio é liberado, mais cálcio fica no sarcômero, mais pontes de actina-miosina se estabelecem, maior a força muscular. Este é, definitivamente, um processo de *somação temporal* no qual a taxa de liberação de cálcio induzida pelos PAs é *sincronizada* com a taxa de recaptação pelas SERCA, e o músculo chega ao estado de força máxima e constante.

Por isso o processo se chama sincronização: a entrada de Ca^{2+} promovida pelos PAs *se sincroniza* com a retirada de Ca^{2+} promovida pelas bombas de cálcio (SERCA).

Coordenação intermuscular

Para que, por exemplo, o trabalho do músculo bíceps braquial seja otimizado, esse músculo precisa estar em coordenação com o tríceps, seu antagonista, que deve relaxar em sincronia com a contração do bíceps. Em paralelo, os músculos do ombro têm que atuar por meio de uma contração isométrica, a fim de estabilizarem a articulação e possibilitarem a harmonia do movimento.

Por mais estranho que possa parecer, um jogador de futebol treina o bíceps femoral para aumentar a força de chute, que usa o quadríceps, seu antagonista. Ora, então o jogador exercita um antagonista para aumentar a força do músculo agonista? Sim, porque o sistema nervoso sabe que pode liberar a musculatura efetora porque tem um antagonista poderoso para conter a amplitude de movimento e proteger a articulação do joelho durante um chute forte. O mesmo fazem os lutadores de boxe, que, para aumentarem a força do soco, produzido pelo tríceps braquial, exercitam-se para fortalecer o bíceps braquial.

O sistema nervoso comanda a coordenação muscular, operando em vários níveis medulares ao mesmo tempo, fazendo com que o conjunto de músculos a serem mobilizados funcione com maior eficiência e poder. Isso é coordenação intermuscular: a coordenação entre os músculos (agonistas, antagonistas e estabilizadores) envolvidos no movimento.

Reflexos de distensão

No Capítulo 6, *Transdução Sensorial*, estudamos o fuso neuromuscular, que é um receptor de transdução sensorial que regula o estado de contração muscular. Esse sensor utiliza-se da distensão (estiramento) muscular como informação para a importante retroalimentação utilizada no controle da contração muscular e na estabilidade de movimentos.

As células musculares lisas, presentes em vasos sanguíneos e vísceras ocas, conseguem adaptar a força de contração à demanda, ou seja, à tensão na parede da cavidade. Isso ocorre porque as membranas das fibras musculares lisas possuem canais mecano-dependentes sensíveis ao aumento da tensão na fibra muscular. Por exemplo, se uma alça intestinal – que é revestida por músculo liso – for distendida, eis que se produz uma imediata e potente contração reflexa por despolarização das fibras em consequência da abertura de canais mecano-dependentes.

No coração ocorre algo parecido: aplica-se a lei de Frank-Starling, que estabelece que, quanto mais cheio de sangue estiver o ventrículo, mais tensa estará sua parede, e, portanto, o ventrículo irá se contrair com mais força. Essa lei enuncia-se como:

🐾 **Dentro de certos limites, a contratilidade é proporcional à distensibilidade.**

Esse fenômeno é puramente biofísico, e é dado pela elasticidade inerente ao músculo do coração. Como o músculo é um sistema elástico, a distensão (tensão) gera energia potencial elástica, promovendo uma contração mais forte.

Os músculos esqueléticos também apresentam elasticidade e reagem à distensão contraindo-se, dentro de certos limites. O que determina a reação contrátil do músculo esquelético é seu componente elástico.

Quando uma estrutura elástica é distendida além de certo limite, ela se rompe. Por isso frisamos que, no músculo, a elasticidade (gerada pela distensão) produz contração *dentro de certos limites.* O limite é exatamente o grau de tensão suficiente para não comprometer a estrutura dos sarcômeros, pois, se a distensão for excessiva, os filamentos de actina e miosina ficam tão distantes um do outro que não podem mais se unir. Veja a Figura 8.15.

Bioenergética da contração muscular

A energia química da hidrólise do ATP é a principal força motriz para a produção de energia mecânica de contração para os músculos. Entretanto, existem algumas particularidades metabólicas inerentes a cada tipo muscular, como veremos a seguir.

Músculo esquelético

O músculo esquelético é um tecido que pode armazenar certa quantidade de glicose em forma de glicogênio muscular, o qual só está disponível para o próprio músculo, não podendo ser utilizado por outros tecidos. Porém, a formação de ATP a partir da oxidação de cadeias de carbono (glicólise aeróbica) é um processo lento, que envolve muitas reações químicas e custoso – necessita de um bom aporte de O_2 – demais para corresponder às necessidades dos músculos para realizar uma contração de alta potência, com grande força e velocidade. Portanto, antes de se ocupar de utilizar a via aeróbica para obter ATP, o músculo recorre a duas outras vias energéticas, como veremos a seguir.

Via dos fosfagênios (fosfocreatina e ATP)

Todo músculo esquelético, principalmente aqueles de contração fásica, reserva fosfato, por meio de uma proteína chamada *fosfocreatina*, e energia em forma de ATP. Porém, esse estoque energético é extremamente lábil, pois as reservas de fosfocreatina não duram mais que segundos. Logo, seu objetivo é alimentar de energia uma contração potente e rápida, como piscar os olhos ou corrigir um tropeço. Qualquer movimento que seja menos explosivo e um pouco mais demorado irá necessitar de outros recursos energéticos, os quais passamos a discutir agora.

Via do glicogênio-ácido láctico

Durante um trabalho mais prolongado e intenso, as fibras musculares esqueléticas são capazes de utilizar o glicogênio em processos anaeróbicos de ressíntese de ATP, geralmente pouco econômicos (cada mol de glicose rende 2 moles de ATP) e que produzem um resíduo extremamente tóxico em grandes concentrações: o ácido láctico. Geralmente, a fadiga muscular (quando o músculo simplesmente desliga e não responde mais aos estímulos neurais) é um mecanismo resultante de acidose local, a qual compromete as cascatas enzimáticas da célula.

A vantagem dessa via anaeróbica é a sua rapidez, a independência da oferta de oxigênio e, por fim, a disponibilidade de glicose por intermédio das reservas de glicogênio.

Naturalmente, a via anaeróbica láctica é a via preferencial de obtenção de energia e para os exercícios que duram até minutos, período após o qual se esgota o glicogênio muscular ou o lactato produzido inviabiliza a continuidade do exercício.

Via aeróbica

Trata-se de uma via metabólica trabalhosa, porém com excelente rendimento, não produzindo lactato, mas, sim, um catabólito pouco tóxico e facilmente eliminável: o gás carbônico. Utilizada em trabalhos de contração lenta (unidades contração lenta) sem esforço extenuante, é a via utilizada pela musculatura paravertebral, sempre em contração tônica e muitas vezes isométrica, que nunca entra em fadiga. As caminhadas forçadas e maratonas são executadas preferencialmente por fibras de contração lenta, as quais utilizam a via aeróbica. Porém, é óbvio que, se você se submeter a um ritmo de exercício maior do que aquele para o qual você está

> **Glossário**
> **Músculo antagonista**
> Músculo que se opõe ao trabalho de outro para reverter ou estabilizar o movimento
> **Lei de Frank-Starling**
> Também chamada *lei do coração*. Essa lei estabelece que, quanto maior a distensão de uma câmara cardíaca, maior a força de contração desenvolvida
> **Ácido láctico**
> O ácido láctico é o responsável pelas dores musculares após um exercício extenuante

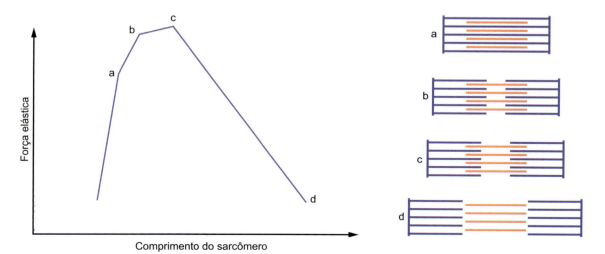

Figura 8.15 Relação entre distensão (comprimento do sarcômero) e força elástica desenvolvida. Na situação *d* não há mais força elástica, apesar da grande distensão, pois os filamentos contráteis já se separaram (como mostra o esquema à direita).

preparado (ou seja, extenuante), sua musculatura vai precisar recorrer à anaerobiose para conseguir energia!

A diferença entre uma pessoa sedentária e um maratonista é que este sofreu plasticidade cardiovascular que possibilita uma oferta de oxigênio muito mais eficiente para sua musculatura trabalhar sem entrar em fadiga. O condicionamento de um maratonista encontra-se em seu coração, que sofreu adaptações plásticas para enviar mais O_2 aos músculos.

Músculo cardíaco

O que aconteceria se o coração entrasse em fadiga? Seria morte certa. Porém, se pensarmos bem, o trabalho cardíaco tinha tudo para ser extenuante: massa de mais de 400 g de músculo, contraindo-se 60 a 100 vezes por minuto, com uma potência suficiente para manter 5 ℓ de sangue circulando a uma pressão média de 100 mmHg.

Quais as adaptações geniais que a natureza fez para impedir que o coração entrasse em fadiga? Primeiramente, as mitocôndrias da célula cardíaca são muito grandes em comparação com mitocôndrias presentes nas demais células – logo, sua capacidade de produção energética é superior. Em segundo lugar, a razão capilar/fibra no coração é de um para um: para cada fibra muscular existe um capilar para nutri-la com O_2. Nos demais músculos estriados, a relação gira em torno de um capilar para quatro fibras. Essas duas adaptações garantem recursos para oxidação aeróbica em uma escala muito superior à dos demais tecidos. Como se isto não bastasse, se houver uma eventual produção de ácido láctico, o cardiomiócito apresenta um sistema enzimático que utiliza o lactato como fonte de energia no ciclo de Krebs, reaproveitando este subproduto da glicose para ressíntese de ATP. Ademais, o coração aproveita ainda o lactato produzido em outros tecidos para produção de energia.

> **Glossário**
> **Ciclo de Krebs**
> Ciclo de quebra progressiva de cadeias carbônicas obtendo CO_2 e H^+

Logo, o coração é também um órgão excretor, pois elimina o ácido láctico de todos os tecidos corporais após um exercício extenuante. Por isso é que se recomenda uma atividade leve, como caminhadas, após um esforço muscular intenso, para que a manutenção de um certo trabalho cardíaco ajude a remover o ácido láctico do sangue.

Músculo liso

As reações bioquímicas que levam o músculo liso a trabalhar são muito lentas. Logo, o consumo de ATP por esses músculos é muito baixo em função do tempo quando comparado ao dos demais tecidos musculares.

O fato de o músculo liso manter um tônus contínuo não implica consumo importante de energia, pois, como mencionado, a maior parte do ATP seria gasta no processo de desligamento de actina-miosina (relaxamento); como esse desligamento completo não ocorre no músculo liso, isso gera uma enorme economia energética.

No próximo capítulo vamos estudar como os músculos e neurônios são capazes de se modificar, adaptando-se às pressões ambientais – um processo denominado plasticidade.

RESUMO

- Toda célula do corpo humano capaz de gerar ou conduzir potenciais de ação é chamada de célula excitável
- Célula irritável é aquela capaz de produzir uma resposta perante um estímulo externo. Em tese, todas as células do corpo são irritáveis, mas nem todas são excitáveis
- Neurotransmissores são sinalizadores químicos da sinapse neuronal. Como exemplo temos serotonina, dopamina, noradrenalina, acetilcolina, glutamato, ácido gama-aminobutírico (GABA) e glicina
- O que determina a resposta que um neurotransmissor irá causar na célula-alvo não é o neurotransmissor em si, mas sim o tipo de receptor a que ele se liga
- Os receptores são divididos em ionotrópicos e metabotrópicos. Receptores ionotrópicos são canais iônicos controlados por ligantes (o ligante é o neurotransmissor). Receptores metabotrópicos são receptores ligados à proteína G, que atuam via segundo mensageiro (o neurotransmissor é o primeiro mensageiro)
- São três os elementos constituintes da sinapse: a membrana pré-sináptica, a fenda sináptica e a membrana pós-sináptica
- Na membrana pré-sináptica, existem canais de cálcio voltagem-dependentes que se abrem sob a DDP produzida por um potencial de ação
- Na fenda sináptica, os neurotransmissores liberados alcançam os receptores na membrana pós-sináptica em uma fração de segundo
- Na membrana pós-sináptica estão os receptores, tanto os ionotrópicos quanto os metabotrópicos. Uma membrana pós-sináptica potencialmente pode expressar receptores para todo tipo de neurotransmissor
- A neurotransmissão retrógrada ocorre por meio de neurotransmissores retrógrados, ou seja, aqueles que são produzidos no neurônio pós-sináptico e atuam no neurônio pré-sináptico, modulando o mesmo e servindo como mecanismo de retroalimentação
- A placa motora (junção neuromuscular) é um tipo de sinapse que faz a interface do neurônio com o grande efetor do comportamento: o músculo. O neurotransmissor que atua na placa motora é a acetilcolina
- Os músculos que formam o sistema muscular podem ser classificados em neuro-operados e neurorregulados. Os músculos neuro-operados dependem do sistema nervoso para realizar o trabalho contrátil, por exemplo, os músculos estriados esqueléticos. Os músculos neurorregulados apresentam automatismo, ou seja, suas fibras são capazes de gerar, periodicamente, potenciais de ação, como o estriado cardíaco e o liso
- Os músculos neuro-operados formam unidades funcionais que são comandadas pelo sistema nervoso. Essas unidades podem se contrair em um número variável, gerando uma resposta de força gradual na peça muscular como um todo. Os músculos neuro-operados são chamados de multiunitários. Os músculos neurorregulados, por sua vez, funcionam como um único elemento, já que suas células são interligadas por junções comunicantes, e são chamados de unitários
- Os músculos apresentam cinco propriedades fisiológicas: excitabilidade, condutibilidade, contratilidade, elasticidade e tonicidade. Os músculos neurorregulados têm também a propriedade do automatismo
- A unidade contrátil do músculo é o sarcômero, que é um complexo proteico formado por actina e miosina
- O músculo contém um componente funcional contrátil – formado pela interação da actina e da miosina nos sarcômeros – e um componente elástico, formado por todo arcabouço celular que tem, por natureza, uma determinada elasticidade. A função do elemento contrátil é produzir trabalho muscular.

- O componente elástico tem importância funcional no amortecimento do trabalho muscular e para propiciar a reação à distensão
- A contração muscular ocorre por uma alteração do potencial de membrana na fibra muscular. Nos músculos neuro-operados (esqueléticos), isso se dá por meio da placa motora. Já os músculos neurorregulados (lisos e cardíacos), por serem providos de automatismo, podem gerar seu próprio potencial de ação, porém estando sujeitos à regulação do sistema nervoso
- A unidade motora, que é uma entidade funcional dos músculos esqueléticos, pode ser definida como o conjunto de fibras musculares inervadas pelo mesmo motoneurônio
- Motoneurônio é a célula nervosa que se origina na coluna anterior da medula espinhal e vai em direção à periferia, transmitindo aos músculos os sinais para produzir o comportamento motor (voluntário, automatizado ou reflexo)
- Cada área muscular controlada por um motoneurônio é chamada de campo efetor. Quanto maior o campo efetor, menores a precisão e a suavidade do movimento
- Os músculos possuem grupos distintos de fibras musculares: as fibras brancas (anaeróbicas), que realizam contração rápida e sofrem fadiga rapidamente, e as fibras vermelhas (aeróbicas), que realizam contração lenta e são resistentes à fadiga
- No trabalho muscular destacam-se os conceitos de força e tônus. Força muscular é a capacidade de vencer uma carga, por meio do encurtamento das fibras. Tônus muscular é a resistência ativa a uma tensão, sem que ocorra encurtamento das fibras
- As contrações musculares podem ser isotônicas (trabalho muscular sob carga constante) ou isométricas (variação de tensão do músculo)
- Existem dois fenômenos que podem aumentar a força muscular: recrutamento e sincronização de unidades motoras. A primeira é a adaptação das unidades motoras já existentes, que não estavam coordenadas. A segunda é um processo de somação temporal que chega a um máximo quando a taxa de liberação de cálcio induzida pelos potenciais de ação é sincronizada com a taxa de recaptação pelas bombas de cálcio (SERCA), e o músculo chega ao estado de força máxima e constante
- O sistema nervoso comanda a coordenação muscular, operando em vários níveis medulares ao mesmo tempo, de maneira que o conjunto de músculos a serem mobilizados funcione com maior eficiência. Isso é a coordenação intermuscular: a coordenação entre os músculos agonistas, antagonistas e estabilizadores envolvidos no movimento
- Antes de utilizar a via aeróbica para obter ATP, o músculo esquelético recorre a duas outras vias energéticas: a via dos fosfagênios e a via do glicogênio-ácido láctico
- O músculo liso, apesar de manter um tônus contínuo, não tem um consumo importante de energia, pois a maior parte do ATP seria gasta no processo de desligamento de actina-miosina (relaxamento). Como esse desligamento não ocorre de maneira completa no músculo liso, ocorre uma grande economia energética.

AUTOAVALIAÇÃO

8.1 Explique a diferença entre célula excitável e célula irritável.

8.2 Descreva o sistema endocanabinoide.

8.3 O que é placa motora?

8.4 Qual é a importância dos astrócitos?

8.5 Conceitue campo efetor.

8.6 Explique as diferenças entre as unidades motoras de contração rápida e de contração lenta.

8.7 Discuta as vias metabólicas que atuam no músculo esquelético.

8.8 Explique a lei de Frank-Starling.

8.9 Diferencie coordenação intramuscular e intermuscular no controle da força muscular.

8.10 Explique os mecanismos de recrutamento e de sincronização de unidades motoras no controle da força muscular.

8.11 Descreva como se dão a contração e o relaxamento do músculo liso.

8.12 Quais são as propriedades fisiológicas dos músculos?

8.13 Qual é a diferença entre força muscular e tônus muscular?

8.14 Explique a diferença entre músculos neuro-operados e músculos neurorregulados.

8.15 Discuta a integração psiconeuroimunoendócrina (revisite o boxe Fisiologia em Foco do fim do Capítulo 7, *Comunicação Celular*).

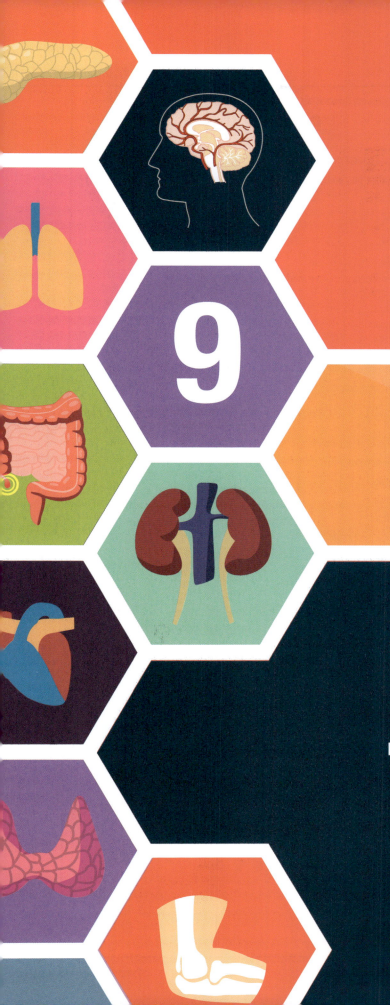

9

Plasticidade

Objetivos de estudo, 140
Conceitos-chave do capítulo, 140
Introdução, 141
A plasticidade e a variável tempo, 142
Plasticidade nos sistemas celulares, 144
Neuroplasticidade, 145
Plasticidade muscular, 159
O lado negativo da plasticidade, 162
Regeneração, 162
Resumo, 163
Autoavaliação, 164

Objetivos de estudo

Entender plasticidade como um fenômeno adaptativo em diversos sistemas
Compreender o fenômeno da neuroplasticidade
Integrar os conceitos de aprendizado e memória
Identificar as semelhanças e diferenças entre aprendizado associativo e não associativo
Compreender os fenômenos de habituação, sensibilização, condicionamento clássico e condicionamento operante
Entender a hipótese de Hebb
Classificar os diferentes tipos de memória
Compreender o fenômeno da memória de trabalho
Entender como ocorre a plasticidade nos músculos
Estar ciente do lado nefasto da plasticidade (dependência química e membro fantasma)
Diferenciar plasticidade de regeneração

Conceitos-chave do capítulo

Ajuste preparatório
Amnésia
Aprendizado
Aprendizado associativo
Aprendizado não associativo
Automatismos primários
Automatismos secundários
Calo ósseo
Células satélites
Cerebelo
Condicionamento clássico
Condicionamento operante
Consolidação
Controle inibitório
Córtex pré-frontal
Depressão de longa duração
Elasticidade
Espinhas dendríticas

Estímulo
Estímulo condicionado
Estímulo incondicionado
Evocação
Feixe prosencefálico medial
Função executiva
Habituação
Hiperplasia
Hipertrofia
Hipertrofia miofibrilar
Hipertrofia sarcoplasmática
Hipocampo
Informação
Insulina
Membro fantasma
Memória
Memória de trabalho
Memória declarativa

Memória procedural
Miofibrila
Miostatina
Neuroplasticidade
Núcleos da base
Período crítico
Placebo
Plasticidade
Potenciação de longa duração
Punição
Receptores metabotrópicos
Reforço
Regeneração
Repertório motor
Resposta
Sensibilização
Testosterona
Via mesolímbica

Introdução

Tal como a argila que se transforma segundo as pressões das mãos de quem a manipula, as formas de vida, tais como espécies ou espécimes, transformam-se de acordo com os estímulos do meio ambiente. Isso é plasticidade.

Plasticidade é a capacidade de se acomodar aos estímulos do meio, encaixando-se neles. É totalmente diferente de elasticidade, pois na plasticidade, uma vez cessado o estímulo, *a transformação persiste por um certo tempo*; já na elasticidade, uma vez cessado o estímulo, o corpo retorna ao seu estado anterior. A massa de modelar é plástica, uma mola é elástica. Veja a Figura 9.1.

Formalmente, sabemos de Darwin que as espécies (ou populações) "se adaptam" por seleção probabilística de indivíduos que, por sua vez, são mais aptos a conviver com as adversidades do meio. Essa adaptação da espécie é uma condição para a sobrevivência dos espécimes (indivíduos).

🔴 **Plasticidade é o conjunto de transformações persistentes que ocorrem perante estímulos do meio.**

Para que todos os conceitos envolvidos fiquem claros, é importante definir o que estamos chamando de estímulo:

🔴 **Estímulo é um agente capaz de produzir uma resposta fisiológica.**

Respostas fisiológicas são aquelas geneticamente programadas para ocorrer nos organismos vivos. Como veremos neste capítulo, alguns exemplos clássicos de plasticidade são o aprendizado, a memória e a hipertrofia muscular. Ora, esses processos são geneticamente programados, ou seja, nosso organismo já foi projetado para que eles ocorram fisiologicamente.

Para deixar bem claro, vamos reiterar as diferenças. Estímulos produzem respostas, porém duas situações podem ocorrer: suponha que o agente A estimule o tecido B. Se B responde e retorna ao seu estado original imediatamente após o estímulo, isso é simplesmente uma resposta transitória (*elasticidade*). Porém, se depois o estímulo B responde e se modifica (transforma-se), mesmo que temporariamente diante desse estímulo, isso é plasticidade.

🔴 **Plasticidade é transformação diante de um estímulo.**

Muitas vezes, diante de agressões do meio, os elementos dos sistemas se transformam para que a homeostase seja mantida, a despeito das variações do entorno. Essas transformações podem ser, por exemplo, a proliferação de um leito vascular em um tecido hipoxêmico. Tais agressões produzem uma sobrecarga alostática que desadapta em vez de adaptar. Assim, é importante deixarmos claro que tais *agressões não podem ser consideradas estímulos*. Como já definimos, estímulos causam respostas fisiológicas, programadas, enquanto as agressões produzem respostas desordenadas, sobrecarga alostática, na tentativa de manter a estabilidade do sistema. *Não consideramos que a resposta a agressões seja plasticidade*, uma vez que, nesse caso, não se trata de uma resposta fisiológica. Um exemplo de resposta à agressão é a regeneração, sobre a qual falaremos no fim deste capítulo.

A plasticidade já era conhecida muito antes de ser formalizada como um processo celular que se reflete no organismo como um todo. Lamarck imaginou que os fenômenos plásticos determinariam as adaptações das espécies. Por exemplo, ele imaginou que, de tanto se esticar para atingir a folhagem mais alta das árvores, o pescoço do ancestral da girafa foi crescendo, geração a geração, até atingir as dimensões atuais. Ledo engano: até onde se sabe, a plasticidade que acontece em um indivíduo para se adaptar ao meio não é hereditária. Contudo, *Lamarck propôs a lei do uso e desuso, que, sem dúvida, norteia todos os fenômenos plásticos*, apesar de estes não se limitarem a essa lei. Veja a Figura 9.2.

Hoje sabemos que a "plasticidade" de uma espécie reside na seleção de espécimes ou que nasceram diferentes e mais adaptados (um genótipo novo) e/ou que conseguiram adaptar-se por plasticidade a uma mudança do meio com mais eficiência (um fenótipo novo baseado em uma possível predisposição genética).

Obviamente, os limites da nossa plasticidade são determinados pelos nossos genes. O pescoço de ninguém vai crescer espontaneamente se o esticarmos diariamente para olhar

> **Glossário**
>
> **Plasticidade**
> Conjunto de transformações persistentes que ocorrem perante um estímulo do meio
>
> **Estímulo**
> Agente externo capaz de transformar o indivíduo
>
> **Elasticidade**
> Fenômeno de acomodação reversível diante de um estímulo
>
> **Darwin, Charles Robert (1809-1982)**
> Naturalista britânico que propôs a teoria da seleção natural
>
> **Respostas**
> Estímulos causam respostas fisiológicas, programadas. Agressões produzem respostas desordenadas (sobrecarga alostática) na tentativa de manter a estabilidade do sistema
>
> **Lamarck, Jean-Baptiste (1744-1829)**
> Naturalista francês que postulou a lei do uso e desuso
>
> **Lei do uso e desuso**
> Segundo essa lei, ao longo da evolução os indivíduos perdem as características que não utilizam e desenvolvem aquelas de que fazem uso

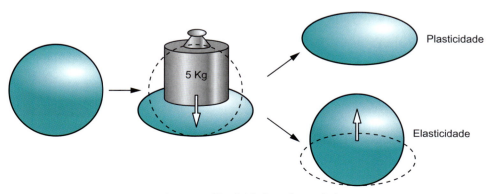

Figura 9.1 Plasticidade e elasticidade.

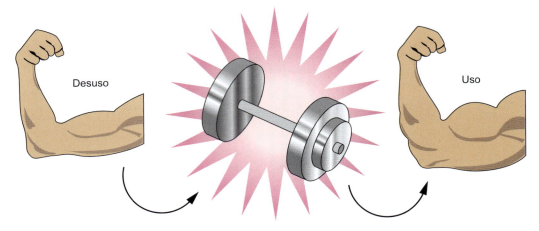

Figura 9.2 Uso e desuso, e a plasticidade.

acima do muro. Porém, a tribo Karen da Tailândia coloca sucessivos anéis metálicos no pescoço de suas meninas, desde tenra infância, e ao longo dos anos esses pescoços ficam com dezenas de centímetros. São verdadeiras adaptações extremas, nada corriqueiras, mas que mostram a capacidade criativa do nosso organismo de se conformar ao meio.

Há fenômenos mais corriqueiros de adaptação estrutural por plasticidade, típicos e naturais, como a hipertrofia muscular por exercício, o escurecimento da pele como resposta a exposição à radiação ultravioleta, o aprendizado da escrita. A filosofia é a mesma: uma capacidade de adaptação funcional e morfológica que todos nós expressamos em potencial, para garantir nossa estada neste planeta.

A plasticidade e a variável tempo

Um brasileiro consegue aprender a falar inglês, sem sotaque, aos 20 anos de idade? Alguém ainda pode crescer aos 30 anos? Aos 40 anos podemos adquirir a mesma massa muscular do que um jovem de 18 anos? A resposta para todas essas perguntas é "não".

Acabamos de citar processos plásticos em diferentes dimensões da fisiologia dos seres vivos, e sabemos que a maneira como o organismo vai se reorganizar e se transformar depende qualitativamente do estímulo oferecido. Contudo, existem verdadeiras fases temporais na cronologia do espécime, nas quais determinados sistemas apresentam um potencial plástico máximo. Essas fases são conhecidas como **períodos críticos de plasticidade**.

Obviamente, a configuração óssea e o desenvolvimento muscular são mais plásticos durante o crescimento, sobretudo durante os períodos da primeira infância e da puberdade; tanto que crianças pequenas, quando sofrem certos tipos de fraturas, muitas vezes nem precisam de redução destas ou de imobilização gessada. Já na velhice, uma fratura do colo do fêmur pode ser uma verdadeira tragédia.

A ciência descreve casos de crianças que foram encontradas na selva, criadas entre os animais, sem jamais terem tido contato prévio com humanos. É fato consumado que, quanto mais tarde essas crianças foram resgatadas, mais difícil foi ensinar-lhes a linguagem. As que foram resgatadas após a

---

🫀 FISIOLOGIA EM FOCO

Teoria da domesticação | Lamarck estava certo ou errado?

Alguns estudiosos da evolução questionam a impossibilidade de transmissão hereditária de caracteres adquiridos pelo espécime, tais como seus padrões de plasticidade. *A priori*, o filho de um homem musculoso não o será por herança. Até aí todos estão em acordo. Porém, como explicar o fato de que os lobos, na medida em que conviveram com os seres humanos por mais de 150 mil anos, foram ficando progressivamente mais dóceis, até se tornarem cães domésticos? Ora, isso só faria sentido se o lobo que ficasse dócil diante do convívio com os humanos transmitisse essas características fenotípicas à sua cria. Porém, não é isso que Darwin ensina; é, sim, o que nos disse Lamarck.

A teoria da seleção natural baseia-se na hereditariedade de genótipos, não de fenótipos. Contudo, a fêmea que gesta o descendente é o primeiro "meio ambiente" dele. Logo, transformações plásticas poderiam condicionar o fenótipo do descendente em função da mãe, apesar do seu genótipo. Mais ainda: já ouviram falar de *penetrância de genes*? É o que determina, *grosso modo*, se um gene vai ser mais ou menos usado, ou como ele vai ser usado – é possível que o meio ambiente determine isso. Por que os ancestrais também não podem modular a penetrância de genes dos seus descendentes? Essas são perguntas e hipóteses ainda não resolvidas.

Portanto, a *teoria da domesticação* – que tenta explicar como muitas espécies outrora selvagens se tornaram dóceis convivas do homem – fez surgirem muitos questionamentos, fazendo eclodir na ciência uma corrente denominada *neolamarckismo*, a qual começa a questionar alguns postulados de Darwin. Talvez ainda não conheçamos plenamente as leis da evolução, como antes supúnhamos.

O genoma humano, que contém somente poucos milhares de genes, pode explicar toda a nossa diversidade intraespecífica e a nossa complexidade? Muitos questionam e já começam a admitir que nossa herança possa ser algo mais que um punhado de bases nitrogenadas.

adolescência não conseguiram desenvolver a linguagem, além de apresentarem déficits cognitivos graves. Do mesmo modo, pássaros que, quando filhotes, não escutam o canto de outros pássaros jamais aprendem a cantar. E chineses adultos dificilmente conseguem aprender fonemas vibrantes, como o "r" (letra erre), comuns no nosso idioma.

> O período crítico é um período do desenvolvimento em que há maior potencial de plasticidade.

Porém, é importante ressaltar que nem sempre os períodos críticos existem, e, em muitos casos, a plasticidade pode ser plena a despeito da idade. Um bom exemplo disso são os cientistas que chegam ao apogeu de sua produção científica aos 80 anos de idade. Parece que, em relação às funções cognitivas mais elaboradas (processos de pensamento e raciocínio lógico e abstrato), somos como o vinho: quanto mais o tempo passa, melhores ficamos. Mais adiante, quando falarmos um pouco do córtex pré-frontal, explicaremos isso mais detalhadamente.

Nos seus períodos críticos, os sistemas envolvidos também se tornam muito vulneráveis à privação de recursos. A privação proteico-calórica na infância é muito mais grave do que na vida adulta. A restrição cultural e intelectual traz consequências devastadoras no aprendizado adequado e na aquisição de habilidades cognitivas (toda pessoa alfabetizada na vida adulta tende a desenvolver certo grau de dislexia).

Veja na Figura 9.3 a indução de plasticidade das colunas de dominância ocular por estímulos luminosos, que ocorre no período crítico (até os 10 anos de idade, em humanos). Note que, apesar de a privação ocular ter "atrofiado" as bandas do respectivo olho, ainda notamos um rascunho dessa organização na superfície do córtex visual. Isso nos mostra que a plasticidade no período crítico (assim como no desenvolvimento embrionário) é norteada por fatores intrínsecos dos sistemas, provavelmente genéticos. Quer dizer, *o que* vai acontecer já está escrito. Agora, *como* vai acontecer "é que são elas": aí entra a criatividade do ambiente.

Glossário

Período crítico de plasticidade
Período no qual o potencial para ocorrer plasticidade é máximo

Ontogenético
Relativo ao desenvolvimento de um indivíduo desde a concepção até a idade adulta

Desenvolvimento e plasticidade

Podemos considerar que o desenvolvimento embrionário ou até mesmo o desenvolvimento pós-natal são formas de plasticidade? Ou seja, podemos argumentar que o período crítico, por si, não seria um fenômeno plástico, sendo apenas consequência do desenvolvimento ontogenético? Parece que a resposta é negativa.

De certo modo, conforme o conceito formulado de plasticidade, esta é um processo que depende de eventos ambientais. Logo, a plasticidade não é um evento estereotípico, e sim

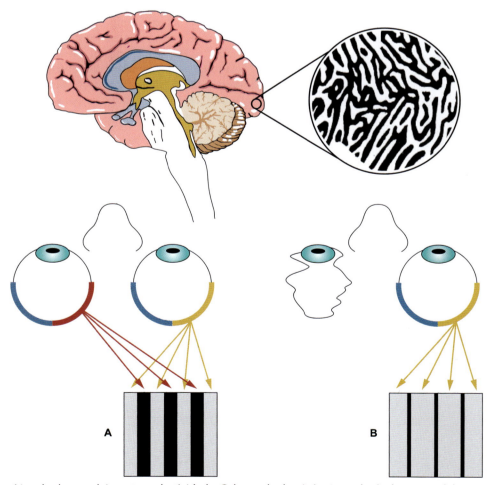

Figura 9.3 Período crítico do desenvolvimento e plasticidade. Colunas de dominância ocular (colunas paralelas – específicas para cada olho – que se alternam no córtex visual primário). **A.** Situação normal. **B.** Privação de um dos olhos.

adaptativo. Seres humanos geneticamente normais desenvolvem um nariz, uma boca, pelos na cabeça, um fígado do lado direito do abdome. A plasticidade poderia atuar na conformação dessas estruturas, cujo desenvolvimento pode ocorrer de modo enriquecido (com plasticidade) ou de modo estereotípico (sem plasticidade).

Poderíamos considerar os eventos de formação das estruturas embrionárias, ou a remodelagem delas durante o desenvolvimento fetal, como eventos de plasticidade se eles dependessem de pressões ambientais. Não é isso o que ocorre, apesar de o ambiente intrauterino poder exercer certa influência no desenvolvimento – por exemplo, sabe-se que determinados estímulos no embrião são importantes para a migração de células neuronais, proliferação e deleção das mesmas de modo seletivo e, ainda, para a migração de seus axônios. No entanto, as mitoses e a diferenciação celular ocorrem *independentemente do ambiente*, por isso não consideramos o desenvolvimento embrionário uma forma de plasticidade.

Plasticidade nos sistemas celulares

Toda plasticidade começa nas células. Logo, este capítulo, apesar de tratar de um fenômeno do espécime e até da espécie, está perfeitamente contextualizado na fisiologia celular.

Precisamos ter cuidado e diferenciar regulação da resposta celular e plasticidade celular. Vamos dar um exemplo: no Capítulo 7, *Comunicação Celular*, definimos suprarregulação e infrarregulação como processos adaptativos que ocorrem nos receptores, modulando a sensibilidade das células-alvo em função da disponibilidade de ligantes. A pergunta que fazemos agora é a seguinte: o fenômeno adaptativo de supra- e infrarregulação pode ser considerado um fenômeno de plasticidade?

Definitivamente, afirmamos que não: a regulação da resposta celular não é um fenômeno plástico e, sim, *elástico*, pois, uma vez cessado o estímulo que deflagrou a regulação, *o sistema retorna naturalmente à sua configuração anterior*.

A regulação da resposta remete *à regulação da expressão dos personagens moleculares que participam da fisiologia celular (receptores) sem implicação na estrutura da célula*.

A plasticidade, por sua vez, *trata de alterações* (expressão de novos personagens celulares, reformulação morfológica, mudança de fenótipo, deleção e proliferação de células em resposta a uma mudança do meio) que *não se revertem espontaneamente*. Uma célula pode se transformar dinamicamente, assumir novos padrões de organização por plasticidade, porém sempre em resposta a pressões do ambiente, sem que a célula retorne a um padrão anterior quando aquele estímulo específico deixa de estressá-la. O processo de plasticidade é entrópico (apresenta um custo energético crescente), tal como ocorre na evolução, em que as espécies não involuem por si sós se forem retiradas do seu ambiente; afinal, como se aprende em Biofísica, a entropia sempre aumenta no Universo.

Tanto espécies quanto fenótipos podem assumir um padrão anterior de ordem, mas deverá haver uma pressão ambiental que remeta a esse padrão. Ou seja, esse sistema não retorna espontaneamente a um padrão antigo. *Esse sistema constrói de novo um padrão já previamente conhecido a partir de uma pressão ambiental já experimentada*. Veja a Figura 9.4.

> Plasticidade é um processo de transformação adaptativa nos padrões de ordem, em sistemas dissipativos.

Na Figura 9.4 observe, à esquerda, uma situação de transformação elástica. Ao comprimir-se uma mola, utiliza-se determinada energia cinética, a qual quase não se dissipa, ficando armazenada em forma de energia potencial elástica. Ao cessar a força compressora sobre a mola, essa energia potencial elástica promove mais uma transformação, levando a mola ao seu estado original. De certa maneira, o sistema mola-força é praticamente conservativo. Veja agora, à direita, uma situação de transformação plástica. As forças (*setas*) que transferem energia cinética para a barra e a deformam não ficam armazenadas na barra, dissipando-se para o meio. Para que a barra retorne ao estado original (ou próximo dele), tem que ser aplicada uma nova força extrínseca para transferir energia para a barra, e essa energia mais uma vez se dissipa. Para comprovar isso, tenha em mãos um metal maleável qualquer (alumínio, por exemplo), em forma de barra ou fio. Dobre e desdobre rapidamente essa barra e observe como o ponto de dobra esquenta! Concluímos que os sistemas

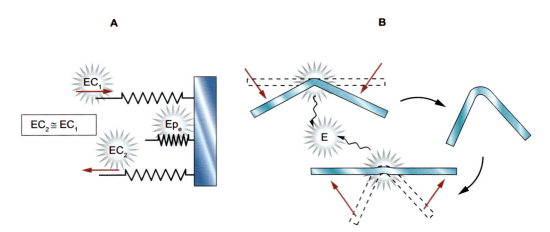

Figura 9.4 A. Elasticidade como processo energético reversível (EC ⇆ EP). **B.** Plasticidade como um processo irreversível do ponto de vista energético. E: energia; EC: energia cinética; EP$_e$: energia potencial elástica.

plásticos são completamente dissipativos. Assim, qualquer transformação plástica em um ser vivo consumirá energia desse ser.

Indução da plasticidade celular

Em muitos aspectos a indução da plasticidade celular é um processo desconhecido. Sabe-se, porém, que, o mais das vezes, esse processo envolve ativação de vias de segundos mensageiros ou de proteinoquinases (PK). Por exemplo, parece que a produção de melanina na pele em resposta aos raios ultravioleta seria dada pela ativação de PK do tipo tirosinoquinases.

Afinal, como estudamos no Capítulo 7, *Comunicação Celular*, em última instância as vias de sinalização intracelular acabam por modular a expressão de genes e, assim, transformam o fenótipo celular.

No sistema nervoso, grande parte da plasticidade dendrítica e sináptica durante e após o desenvolvimento está relacionada com a ativação de receptores metabotrópicos ou ativação de canais iônicos que deixam o cálcio entrar na célula. Daí tem início uma cascata de segundos mensageiros que irão modificar o fenótipo neuronal.

Outro exemplo de fenômeno plástico é a *apoptose*, um importante mecanismo de morte celular programada ("suicídio" celular) por ativação de endonucleases (enzimas que "picotam" o DNA da célula). A apoptose, que é ativada por influxo de grande quantidade de cálcio (segundo mensageiro) nas células, é considerada um fenômeno plástico porque, com a morte seletiva de algumas células, a configuração do tecido se modifica, visando a se adaptar ao ambiente. Exemplos dessa situação seriam a morte e a descamação diária de milhões de células da epiderme, possibilitando que a pele se renove continuamente e apresente sempre células mais jovens e, portanto, mais aptas do ponto de vista funcional. Observe a Figura 9.5.

Na Figura 9.5, observamos em A o processo de remodelação e, em B, transformação de fenótipo como consequência da modulação de genes mediada pela ação de um sinalizador que produz, no caso, entrada de cálcio na célula. Em C, temos o fenômeno de seleção celular, que ocorre na presença de um sinalizador e produz uma cascata de eventos intracelulares que leva a um grande influxo de cálcio para a célula, o qual ativa uma enzima endonuclease, que "picota" o DNA, levando a célula à morte por apoptose.

Em última instância, tanto sinalizadores químicos (sejam endógenos ou exógenos) quanto o estresse físico poderão induzir a plasticidade celular em todas as suas dimensões utilizando-se das mesmas vias de sinalização com que as células contam para se comunicar e modular seu fenótipo em função do ambiente.

> **Glossário**
>
> **Entrópico**
> Relativo à entropia, que é a medida do progressivo aumento da desordem no universo, irreversível
>
> **Apoptose**
> Morte celular programada
>
> **Neuroplasticidade**
> Processo de plasticidade que ocorre no sistema nervoso

Neuroplasticidade

Neuroplasticidade é a plasticidade do sistema nervoso, ou seja, a *capacidade do sistema nervoso de se transformar diante das pressões (estímulos) do meio*. Essas alterações incluem desde lesões causadas por traumatismo até os mecanismos de aprendizagem e memória. É importante lembrar que interagir com o meio é a principal função do sistema nervoso.

Não é difícil perceber que a neuroplasticidade é um fenômeno evolutivo. A sobrevivência de uma espécie está intimamente relacionada com a sua capacidade de adaptar-se ao meio em que está inserida.

Analogamente à terceira lei de Newton (lei da ação e reação), um estímulo do meio provocará uma reação do indivíduo, o que irá promover uma mudança no seu sistema nervoso, a qual poderá ser temporária ou duradoura.

As mudanças temporárias ocorrem nas sinapses, fazendo com que circuitos mais utilizados fiquem mais facilitados

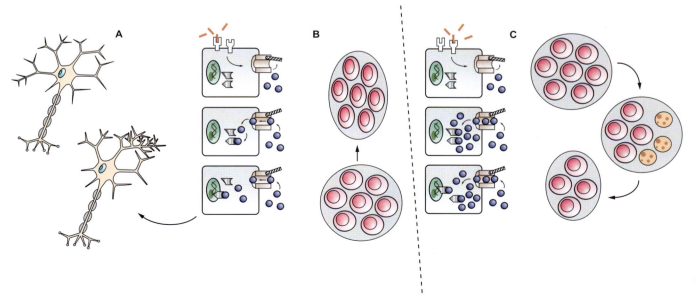

Figura 9.5 Sinalização celular e plasticidade: remodelação (**A**), transformação de fenótipo (**B**) e seleção celular (**C**).

(com o potencial de repouso mais próximo do limiar de disparo). Isso se dá por meio de neurotransmissão metabotrópica, através de segundos mensageiros e da síntese proteica de canais, como você já estudou no Capítulo 7.

Já as modificações definitivas incluem a síntese de novos axônios (aumentando a teia de comunicação entre os neurônios), ou então a formação de novas espinhas dendríticas, que são as regiões que recebem os *inputs* dos neurônios que chegam ao corpo celular. Observe na Figura 9.6 o processo de formação de espinhas dendríticas.

A formação de espinhas dendríticas é extremamente dinâmica. Espinhas evoluem e involuem continuamente. Porém são fenômenos plásticos, pois sempre há pressão para que mudanças ocorram.

Em sistemas nervosos mais complexos, como o de mamíferos, o contínuo remodelamento das espinhas dendríticas é fundamental para o processo de aprendizado, que será estudado a seguir. Tanto a aquisição de novos procedimentos ou informações (aprendizado) quanto a extinção deles são, em muitos casos, processos de remodelamento ativo, que ocorrem principalmente a partir das espinhas dendríticas.

O sistema nervoso é um conjunto de redes neurais dinâmicas. Essas redes são capazes de mudar, adaptar e reagir a diferentes estímulos. Para entender melhor o conceito de neuroplasticidade, vamos recorrer a um exemplo do mundo esportivo, no boxe Fisiologia em foco, adiante.

Será que esse exemplo dos nadadores pode ser comparado à nossa capacidade de praticar idiomas diferentes, fazer cálculos matemáticos ou simplesmente ler um livro? A *teoria da plasticidade neural* desenvolvida pelo psicólogo canadense Donald Hebb, em 1949, e demonstrada experimentalmente em detalhes por Erick Kandel (o que lhe rendeu o prêmio Nobel), diz que sim. Como muitas vezes ocorre na ciência, a hipótese de Hebb não causou o devido impacto assim que foi formulada, e durante mais de 30 anos não recebeu o merecido destaque. Após a morte de Hebb, que não colheu em vida os frutos do reconhecimento, Kandel mostrou que a hipótese estava correta.

As conexões que formam as redes neurais são plásticas, ou seja, capazes de se transformar, e ficam mais fortes ou mais fracas em função da frequência de uso. Dependendo então da necessidade, os neurônios podem reorganizar suas conexões estabelecendo circuitos mais diversos para processar diferentes informações.

FISIOLOGIA EM FOCO

A lei do uso e do desuso

Nos Jogos Olímpicos de 1972, o nadador norte-americano Mark Spitz, então com 22 anos de idade, surpreendeu o mundo ganhando sete medalhas de ouro e batendo diversos recordes. Em 1991, já com 41 anos, ele tentou voltar às piscinas. Patrocinado por uma grande empresa, Spitz tentou alcançar o índice para os Jogos Olímpicos de 1992. Depois de várias tentativas, o nadador fracassou. Porém, também com 41 anos, a nadadora norte-americana Dora Torres participou de sua quinta olimpíada em 2008 e classificou-se para diversas provas, inclusive a de 50 m em nado livre – a mais rápida da natação.

Qual seria a diferença entre os dois atletas? Por que Dora Torres conseguiu estar nas Olimpíadas aos 41 anos e Mark Spitz, mesmo tendo sido recordista aos 22 anos, não conseguiu o mesmo feito, com a mesma idade?

A resposta é simples: a nadadora nunca parou de treinar. Spitz, por outro lado, passou 19 anos fora das piscinas e quando tentou voltar não conseguiu obter resultados expressivos. Fazendo um paralelo com a neuroplasticidade, e lembrando da *lei do uso e desuso*, quanto mais você treina, mais hábil fica.

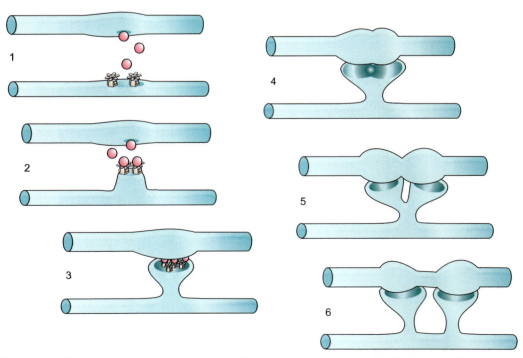

Figura 9.6 Processo de formação de novas espinhas dendríticas aumentando a capacidade de comunicação entre neurônios.

Hebb disse mais ou menos o seguinte: "*a transmissão de informações entre dois neurônios deveria ser facilitada e tornar-se estável quando ocorresse coincidência (sincronia) entre os disparos do primeiro e do segundo neurônio.*"

Assim sendo, os circuitos neurais seriam como o conjunto de vias de uma cidade. Quanto mais caminhos alternativos você tiver para chegar aonde deseja, ou para conhecer melhor a mesma via, mais fácil será chegar ao destino.

Para entender a hipótese da plasticidade criada por Hebb, imagine a seguinte situação: três neurônios estão interligados, formando uma rede. Todos têm ligações entre si, como se os corpos dos neurônios fossem os vértices de um triângulo e seus lados fossem as conexões. Observe atentamente a Figura 9.7.

A Figura 9.7 mostra a regra de Hebb para seleção de conexões entre neurônios e a plasticidade cerebral. No Boxe 1 representamos três neurônios a, b e c, e as setas negras representam as interconexões entre esses neurônios, as quais formam uma rede neural. As setas cinza representam a conexão das células dessa rede com outras redes neurais (p. ex., sistemas sensorial e motor, respectivamente). *A priori*, qualquer aferente sensorial acionaria os três eferentes motores através das interconexões entre a, b e c (Boxe 1). Como essas interconexões são plásticas, elas podem ser fortalecidas ou enfraquecidas (e até mesmo extintas) pelo "uso e desuso". No Boxe 2, os neurônios a e b mantiveram uma sincronia funcional induzida pelos respectivos aferentes sensoriais – o que não aconteceu nem com a e c, nem com b e c. Assim, a conexão ab foi fortalecida, pois foi a mais ativada no processo. Da próxima vez em que o neurônio a (ou b) for ativado por um estímulo extrínseco à rede abc (veiculado pelos aferentes sensoriais), o circuito ab, que está fortalecido, entra em atividade, enquanto a célula c poderá nem mesmo responder. Eis a plasticidade funcional.

Agora, imagine que, em um acidente de carro, uma pessoa tenha perdido a aferência sensorial para b (Boxe 3). Ela perderá necessariamente a resposta antes produzida pela célula b? Na prática não, pois o circuito ab ainda pode ser ativado pela conexão sensorial com a.

Temos menos de 100 bilhões de neurônios (mais exatamente, algo próximo de 86 *bilhões* de neurônios) que formam um sistema composto por redes neurais de alta complexidade. Parece que, a despeito das grandes variações de circuitos que existem no cérebro, cada um desses neurônios recebe terminações de 10.000 a 100.000 neurônios diferentes, porém emite um *único* axônio, que se ramifica, em média, dez a vinte vezes. Assim, o neurônio recebe muitas informações, mas retransmite bem menos do que recebe. Isso demonstra a alta capacidade de processamento e filtragem de informações que o corpo celular de uma célula nervosa apresenta. Fazendo uma analogia, o neurônio segue a máxima dos sábios: "ouve muito e fala pouco", isto é, o campo dendrítico recebe milhares de potenciais graduados, porém o axônio só transmite informação adiante quando uma ocorre uma diferença de potencial (DDP) resultante supralimiar no cone de implantação do axônio, como já vimos no Capítulo 5, *Potencial de Ação*.

De acordo com a Termodinâmica, cada conjunto de conexões representaria um microestado do sistema. Desta maneira, diversos arranjos dos inúmeros microestados possíveis chegariam a um mesmo macroestado mais provável e estável (padrão de resposta).

Existem relatos de pacientes que, por serem portadores de epilepsia grave, tiveram que se submeter a hemisferectomia total. Seria de se esperar que esses pacientes apresentassem prejuízos gravíssimos de suas funções, podendo levar apenas uma vida vegetativa. No entanto, apesar do esperado, tais pacientes tiveram prejuízos funcionais relativamente pequenos, e após anos de reabilitação demonstravam uma vida praticamente normal – andavam, conversavam, pensavam, faziam contas etc. Houve, nesse caso, uma reorganização de microestados que resultaram no macroestado original. Ou seja, as áreas poupadas foram assumindo, aos poucos, funções das áreas afetadas.

A fisioterapia é também uma forma de demonstrar como funciona a plasticidade. Pacientes que sofreram dano no sistema nervoso e que tiveram comprometimento de alguma de suas funções (p. ex., no acidente vascular encefálico [AVE]) podem voltar a ter marcha praticamente normal graças a estímulos e manipulações fisioterápicas. A fonoaudiologia

> **Glossário**
>
> **Espinhas dendríticas**
> Estruturas diminutas localizadas em regiões pós-sinápticas (dendritos) das sinapses excitatórias
>
> **Redes neurais**
> Conjuntos de neurônios que realizam determinado processamento da informação
>
> **Hebb, Donald Olding (1904-1985)**
> Psicólogo canadense que concebeu a hipótese de que "a função faz o neurônio"
>
> **Kandel, Eric Richard (1929-)**
> Neurocientista austríaco laureado com o prêmio Nobel de Medicina em 2000
>
> **Regra de Hebb**
> Neurônios que disparam juntos passam a ter suas conexões fortalecidas
>
> **Campo dendrítico**
> Região do neurônio que recebe os sinais de chegada (*inputs*) oriundos de outros neurônios
>
> **Hemisferectomia total**
> Retirada cirúrgica de metade do cérebro

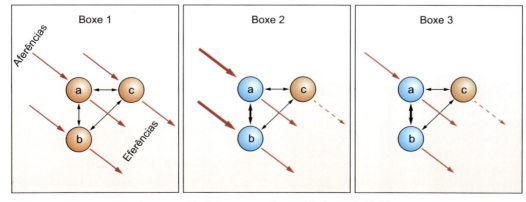

Figura 9.7 Modelo para explicar a hipótese de Hebb.

consegue também reverter os prejuízos funcionais decorrentes de lesões nas áreas cerebrais responsáveis pela produção da linguagem.

O grande desafio da reabilitação é acessar as informações agora inacessíveis por caminhos diferentes, por meio de uma reorganização da rede neural. O motivo do novo reaprendizado é, sem dúvida, a plasticidade neural.

Lembrando da eletricidade, podemos dizer que as redes neurais também formam verdadeiros circuitos. Nos circuitos neurais, porém, existe fluxo de informação, embora a transmissão não se dê por meio de corrente elétrica, mas sim de correntes iônicas. Grande parte desse circuito está ligada em paralelo, e não em série. Desse modo, se uma conexão "falhar", como no caso de um AVE, existe uma *redistribuição do fluxo de informação*. O sistema como um todo não é prejudicado. Além disso, se as sinapses que restaram forem estimuladas, elas se tornam mais fortes, como disse Hebb. Aqui também vale a premissa de que "*a função faz o órgão*".

Vamos a um exemplo prático do cotidiano: a doença de Alzheimer é por muitos considerada o "mal do século". Apesar de sua causa ainda não ser bem conhecida, sabe-se que sua prevalência aumenta com a idade. É uma doença degenerativa do cérebro que leva a perda de memória, dificuldade de raciocínio, entre outros déficits cognitivos. Sabe-se que uma maneira de prevenir a instalação e o avanço da doença é a prática da leitura. Como isso é possível?

Como vimos neste item, atividades ligadas ao intelecto, como o hábito de leitura, reforçam as redes neurais e tornam a informação mais acessível. Na verdade, quando pratica hábitos intelectuais, o paciente com Alzheimer constrói caminhos alternativos para atingir o mesmo objetivo. Quando houver dano em uma das vias, pode-se tomar um caminho alternativo, sem prejudicar o destino. Além disso, a leitura nos obriga a utilizar abstrações e metáforas de pensamento, "viajando" na história, e dessa maneira fortalece nossas redes neurais.

Sabe-se que a própria senilidade, que é uma ocorrência normal do envelhecimento humano, é retardada e minimizada nas pessoas que sempre mantiveram e mantêm, quando idosas, uma vida intelectualmente ativa e produtiva. A neuroplasticidade se manifesta nos fenômenos de aprendizado e memória. Vamos agora dar uma ideia geral acerca desses fenômenos e, nos próximos itens, discutiremos os mesmos em mais detalhe.

Aprendizado e memória

Não existe consenso absoluto acerca da definição dos termos aprendizado e memória. Na verdade, aprendizado e memória não são fenômenos distintos. Ao contrário, fazem parte de um conceito mais amplo, que envolve o próprio processamento de informações. Cabe aqui lembrar que definimos informação como *qualquer entidade potencialmente capaz de produzir transformações*. Partindo desse conceito, podemos imaginar que a informação, para atuar sobre nós, precisa produzir transformações no sistema nervoso: precisa ser *adquirida, consolidada, armazenada* e, finalmente, *evocada*.

A aquisição se dá por meio das estruturas sensoriais, como a visão, a audição e o tato, que transduzem a energia do estímulo, transformando-a em potenciais de ação. A consolidação é o processo que "decide" se determinada informação será ou não armazenada. Por exemplo, se alguém lhe diz um número de telefone, você poderá retê-lo por alguns instantes ou então decidir gravá-lo na memória. Essa decisão, de gravar ou não, vai depender de sua *motivação*, a qual é determinada por circuitos emocionais, como o *hipotálamo*. Se decidir por gravar o número, várias alterações bioquímicas ocorrerão em suas sinapses para tornar *facilitados* os circuitos neurais relacionados com esse número, a fim de que se formem os chamados *traços* bioquímicos de memória, ou engramas. Todo esse processo é a consolidação, e ocorre principalmente no hipocampo.

Muitas informações que chegam ao hipocampo não se tornarão memórias e serão descartadas. Parece que esse descarte de informações ocorre enquanto dormimos. Acredita-se que *durante o sono* ocorra uma verdadeira "faxina" no hipocampo, e nesse processo muitos fragmentos de informação sejam "revirados" e descartados. Essa reviravolta de informações desordenadas talvez explique o fenômeno dos *sonhos*. Por isso, ao acordar, normalmente nos lembramos de pequenas partes de sonhos que muitas vezes se referem a eventos ocorridos durante o dia.

É possível que, por esse motivo, o sono seja tão fundamental: ele possibilita que ocorra uma "reinicialização" de áreas cerebrais, como se estivéssemos zerando um contador. A favor dessa hipótese existem as evidências de que a *privação do sono* compromete profundamente as funções cognitivas. Se não dormíssemos e, com isso, não zerássemos o contador, possivelmente nosso cérebro se "saturaria" com tantas informações, como um disco rígido de computador que chegou ao seu limite de armazenamento.

Uma vez consolidada no hipocampo, a informação passa a ser *armazenada*, formando as memórias. A armazenagem ocorre em *regiões difusas do córtex cerebral*. Já a evocação envolve a *organização dos traços de memória em uma sequência coerente no tempo* (integração temporal) e ocorre principalmente no córtex pré-frontal, por um fenômeno denominado memória de trabalho (*working memory*), que discutiremos mais adiante neste capítulo.

Só podemos dizer que realmente aprendemos uma determinada informação se esta tiver sido *adquirida, consolidada, armazenada* e puder ser *evocada*. De fato, todo esse processo compreende o que chamamos de aprendizado, ou aprendizagem, enquanto a memória se refere mais especificamente ao armazenamento das informações. Assim, a memória seria um "subconjunto" do aprendizado.

A memória é um dos mais importantes processos *cognitivos* (referentes ao *pensamento*); afinal, *somos aquilo que lembramos*. Como disse o eminente fisiologista alemão Ewald Hering no século XIX: "*A memória recolhe os incontáveis fenômenos de nossa existência em um todo unitário; não fosse a força unificadora da memória, nossa consciência se estilhaçaria em tantos fragmentos quantos os segundos já vividos*".

Processo de aprendizado

A partir de agora vamos conhecer melhor o processo de aprendizado e, em seguida, discutiremos a memória. Para efeitos didáticos, dividimos o aprendizado em não associativo e associativo.

Aprendizado não associativo

A expressão aprendizado não associativo refere-se ao tipo de aprendizado que não depende da associação entre dois ou mais estímulos, nem da associação entre estímulo e resposta. Vamos exemplificar os tipos de aprendizado e todos esses conceitos se tornarão naturalmente mais claros.

Chamamos de *resposta* um *comportamento do animal*, e de *estímulo* um *fator externo capaz de provocar uma resposta*.

Existem duas modalidades de aprendizado não associativo: habituação e sensibilização.

Em primeiro lugar, imaginemos uma situação da vida real. Quando o tempo está muito quente, algumas pessoas dormem com o ventilador ligado. Obviamente, quando elas ligam o aparelho, ouvem o barulho do seu motor. Tal ruído poderia atrapalhar ou mesmo impedir o sono, mas isso não ocorre. Na verdade, as pessoas se *habituam* ao barulho do ventilador e se "esquecem" dele. Passado algum tempo, nem percebem o barulho.

No momento em que você lê este texto provavelmente está passando um carro na rua, seu vizinho está vendo televisão e talvez alguém na sua casa esteja ouvindo música, mas você consegue ignorar essas interferências e se concentrar no texto; ou seja, você se *habitua* a essas distrações e focaliza no que é mais importante para você.

Podemos agora definir a primeira forma de aprendizado não associativo: a habituação.

Habituação é aprender a não reagir perante um estímulo inofensivo.

O que define que um estímulo é inofensivo? Basicamente, a nossa coexistência com ele. Ou seja, com o passar do tempo percebemos que o estímulo é incapaz de nos agredir: ele é inofensivo. Assim, nosso sistema nervoso, por meio de filtros sensoriais, suprime as informações a respeito desse estímulo inofensivo para se ocupar de coisas mais importantes, como a leitura de um livro.

Todo estímulo novo, quando ainda é desconhecido, é percebido por tempo suficiente para que o sistema nervoso conclua se ele é inofensivo ou não. Se for entendido como inofensivo, ele pode ser suprimido. Tal conceito foi demonstrado por Kandel e colaboradores, que utilizaram em seu estudo a lesma-do-mar *Aplysia californica*. Se um leve jato de água (*estímulo*) for direcionado para uma região muscular da *Aplysia*, chamada sifão, essa região se retrairá juntamente com a brânquia (*resposta*). Kandel descobriu que, se o sifão for estimulado constantemente com um jato fraco, a *Aplysia* se habitua e deixa de se contrair. Ou seja, ela aprende a não reagir a um estímulo que lhe é inofensivo.

Isso significa que, após ouvir repetidas vezes o barulho do ventilador, você passa a ter a percepção de que o som está mais baixo (menor amplitude) do que ele realmente está, apesar de o estímulo estar chegando com a mesma amplitude.

O mecanismo celular da habituação é uma espécie de fadiga sináptica, ou seja, a estimulação elétrica repetida do neurônio sensorial (no caso da *Aplysia*) é suficiente para causar declínio progressivo na amplitude do potencial excitatório pós-sináptico, devido ao esgotamento dos neurotransmissores envolvidos ou então a alteração nos canais iônicos. Detalhes sobre a bioquímica desses processos não são o nosso foco de interesse na Fisiologia; o importante é que haja compreensão dos fenômenos em si, não de seus detalhes moleculares.

Fica claro que esse tipo de aprendizado é fundamental para a sobrevivência animal. Por exemplo, enquanto uma gazela foge de um leão faminto, ela não pode se distrair com outras questões irrelevantes do meio que não sejam relacionadas com a sua própria fuga.

O fato de se concentrar no evento de maior importância também é fundamental para gerar uma economia de ATP (energia), focando a atenção nos estímulos relevantes e esquecendo os insignificantes. A Figura 9.8 ilustra o processo de habituação.

Como dissemos, a habituação só se dá quando o estímulo é *inofensivo*, ou seja, não "merece" nossa atenção. É óbvio que, do ponto de vista da evolução, seria uma tragédia se nos habituássemos a estímulos nocivos. No caso de um estímulo ser *nocivo*, precisamos, isso sim, ficar mais atentos a ele. Nessa situação, temos outra modalidade de aprendizado não associativo: a sensibilização.

Para entender a segunda forma de aprendizado não associativo, a *sensibilização*, vamos voltar ao exemplo da *Aplysia*.

Kandel descobriu que, se fosse aplicado um choque (estímulo *nocivo*) na cabeça do molusco, sua resposta seria uma retração do sifão e das brânquias, além da descarga de grande quantidade de tinta, o mecanismo de defesa desse molusco. Se, um tempo após o choque, seu sifão fosse estimulado por um pincel (estímulo *inócuo*), ela se retraía de maneira exagerada e também liberava grande quantidade de tinta (resposta exagerada). A explicação está no fato de o choque sensibilizar o molusco – depois do choque a *Aplysia* fica em estado de alerta, o qual gera uma hiper-resposta (tinta).

Podemos agora conceituar essa modalidade de aprendizado não associativo:

Sensibilização é aprender a ficar em estado de alerta após a um estímulo nocivo.

Glossário

Doença de Alzheimer
Quadro demencial que cursa inicialmente com perda de memória recente

Aprendizado
Processo de aquisição, retenção e recuperação de informações

Memória
Conjunto de informações adquiridas durante o processo de aprendizado

Aquisição
Processo de chegada da informação ao sistema nervoso

Consolidação
Conjunto de alterações bioquímicas que possibilitam que a informação adquirida seja armazenada

Engrama
Marca duradoura impressa em uma rede neural. O mesmo que traços de memória

Hipocampo
Estrutura cortical localizada no lobo temporal medial e responsável pela consolidação de memórias

Armazenagem
Processo de estocagem da informação em redes neurais distribuídas

Evocação
Processo de trazer à tona uma informação previamente armazenada

Córtex pré-frontal
Região cortical do lobo frontal que se situa anteriormente à área motora primária

Hering, Ewald (1834-1918)
Fisiologista alemão que desenvolveu estudos em inúmeros campos da Fisiologia

Aprendizado não associativo
Modalidade de aprendizado que não depende da associação entre estímulos nem da associação entre estímulo e resposta

Habituação
Aprender a não reagir a um estímulo inofensivo

Sensibilização
Aprender a ficar em estado de alerta após receber um estímulo nocivo

***Aplysia* sp.**
Molusco marinho conhecido como lesma-do-mar

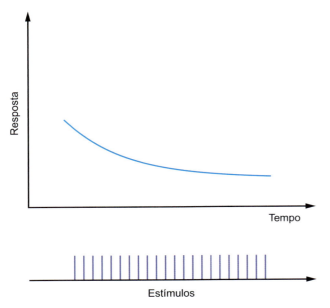

Figura 9.8 Gráfico da habituação.

Em uma sequência temporal, o que ocorre na sensibilização é o seguinte: após um estímulo nocivo, a sensibilização ocorre, e a partir daí qualquer estímulo inofensivo pode levar a uma resposta exagerada.

Depois de certo tempo, porém, ocorre a extinção do fenômeno, ou seja, o indivíduo perde seu estado de alerta. Este comportamento fisiológico de extinção do estado de alerta é o esperado e o mais adaptativo, uma vez que os neurônios "percebem" que o estímulo nocivo já é coisa do passado e que os estímulos que estão sendo aplicados são inofensivos. Não há motivo para hiper-resposta, a qual representaria um comportamento disfuncional, um gasto de energia desnecessário. Observe a Figura 9.9.

🫀 O que definitivamente diferencia os dois tipos de aprendizado não associativo é que na habituação o estímulo é inofensivo e na sensibilização o estímulo é nocivo.

O mecanismo celular da sensibilização envolve a presença de interneurônios excitatórios que se interpõem entre o neurônio sensorial e o neurônio motor. À medida que o neurônio sensorial vai sendo continuamente estimulado, o interneurônio passa também a receber estímulo. Por ser excitatório, o interneurônio estimula o neurônio motor, que é o responsável pela resposta.

Podemos notar que o aprendizado não associativo envolve somente um estímulo e uma resposta. Entretanto, nem sempre é assim, como veremos a seguir.

Aprendizado associativo

No aprendizado associativo, como o próprio nome sugere, haverá uma *associação* que poderá ser entre *dois estímulos* ou entre *estímulo e resposta*. Esses conceitos serão explorados neste item. Para fixar, vamos novamente definir o que é *estímulo*.

🫀 Estímulo é um agente externo capaz de impressionar o indivíduo.

Entendemos, portanto, que um estímulo causa uma ação no indivíduo que, por sua vez, apresenta uma reação a esse estímulo. Ouvir uma música bonita ou um barulho qualquer, ver a imagem de uma pessoa conhecida ou de um desconhecido, tudo isso é capaz de "agir" de algum modo no indivíduo.

O aprendizado associativo é também conhecido como condicionamento. Na verdade, no condicionamento é possível aprender a associar estímulos ou aprender um novo comportamento. Assim, existem dois modelos de condicionamento, os quais detalharemos a seguir.

Condicionamento clássico

Muitos cientistas dedicaram-se, e ainda se dedicam, ao estudo do aprendizado. Um dos mais proeminentes foi o russo Ivan Petrovitch Pavlov (1849-1936).

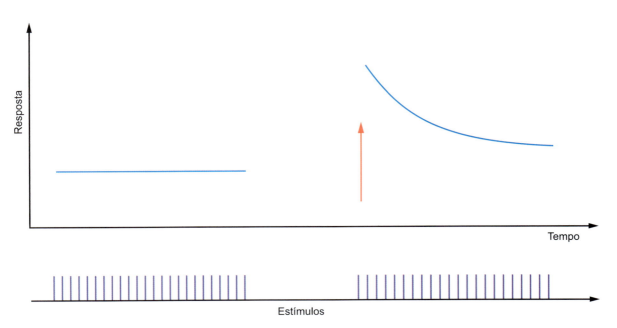

Figura 9.9 Gráfico da sensibilização. A *seta vertical* indica o estímulo nocivo.

Em uma célebre experiência com um cachorro, Pavlov pôde estudar a relação entre estímulos e resposta. Ele colocou um cão preso em uma baia, e em seguida foram feitas no animal incisões, às quais se conectaram tubos, próximo às glândulas salivares. O cientista russo observou que, sempre que o tratador chegava com um prato de carne para o cão, este aumentava sua quantidade de saliva (resposta). Pavlov, então, resolveu tocar uma campainha antes de mostrar o prato de carne ao cachorro. No início, nada ocorreu. Entretanto, após certo tempo o animal começou a salivar ao ouvir a campainha e antes de ver o prato de carne. Ou seja, ele *associou a campainha ao prato de carne*.

Neste caso, observa-se que o estímulo inicial era a carne e a resposta, a salivação. O que o cientista fez foi ensinar o cão a associar outro estímulo – o som, que por si só *não produziria a resposta* – ao estímulo inicial, a carne, que por si só *produziria a resposta* por meio do condicionamento. Esse foi o chamado condicionamento clássico de Pavlov.

Como podemos observar, na verdade foram associados dois estímulos, que são assim denominados:

Estímulo incondicionado (EI) é aquele que, por si só, produz a resposta.
Estímulo condicionado (EC) é o que só produz resposta se for associado a um estímulo incondicionado.

Um exemplo de estímulo incondicionado é oferecer o prato de carne ao cão. A carne, por si só, já é um estímulo suficiente para produzir uma resposta – nesse caso, a salivação – sem que seja necessário qualquer outro estímulo. Afinal, salivar diante de comida é um *comportamento (resposta) inato* do animal.

Temos como exemplo de estímulo condicionado, nesse caso, o som da campainha que era acionada antes de ser dado o prato de carne ao animal. Somente acionar a campainha jamais faria o cão salivar espontaneamente. O som da campainha, um estímulo condicionado, só passou a produzir resposta quando o animal foi condicionado, ou seja, passou a associar a campainha (*estímulo condicionado*) ao prato de carne (*estímulo incondicionado*).

Assim, no condicionamento clássico, temos a seguinte ordem cronológica (sequência de Pavlov):

Durante o treinamento: estímulo condicionado → estímulo incondicionado → resposta. *Após o aprendizado*: estímulo condicionado → resposta.

Algumas observações sobre o condicionamento clássico merecem ser feitas:

Experiência feita por Pavlov. Observamos que o ato de salivar do cão é um comportamento que não precisa ser ensinado ao animal. Ou seja, *o que Pavlov considera resposta é sempre um comportamento inato*, ou então um comportamento esperado.

Condicionamento clássico. O que o animal aprende é a associar dois estímulos. O animal *não aprende nenhum tipo de comportamento novo* no condicionamento clássico.

Associação de estímulos. O animal aprende a exibir uma resposta esperada quando for exposto a um estímulo que anteriormente era ineficaz, como salivar ao ouvir um som.

Sequência de estímulos. Para que o condicionamento ocorra, o estímulo condicionado tem sempre que vir *antes* do estímulo incondicionado, e o intervalo de tempo entre os dois *não pode ser grande*.

Reforço. Após algum tempo, como em todo aprendizado, se não houver reforço (novo pareamento entre os estímulos), ocorre a extinção do condicionamento clássico.

Comportamento do animal condicionado. Depois que ocorre o condicionamento, somente a presença do estímulo condicionado já é suficiente para produzir a resposta.

Aprendizado adquirido pelo animal. Na verdade, Pavlov *ensinou o cão a responder a um estímulo ineficaz*; ou seja, ensinou-o a salivar ao ouvir o som de uma campainha. Repetimos: como o estímulo condicionado é ineficaz, de tempos em tempos ele precisa ser novamente reforçado (pareado com o estímulo incondicionado), sob pena de o condicionamento se extinguir.

Veja na Figura 9.10 uma ilustração do condicionamento clássico.

Outro experimento muito interessante, que mostra o poder do condicionamento clássico, também foi feito em cães. Aplicou-se inicialmente insulina nos animais para provocar-lhes hipoglicemia. Os pesquisadores passaram então a fazer com que o cão ouvisse um assobio antes de receber a medicação. Após algum tempo, somente o assobio era produzido, e o animal passou a apresentar uma alteração no seu metabolismo, hipoglicemia, pelo simples fato de ouvir o som. Ou seja, uma mudança do metabolismo celular induzida por um simples som! Nesse caso notamos que houve uma modificação da fisiologia do animal pelo condicionamento.

Vamos agora discutir um tipo diferente de condicionamento, no qual não se associam estímulos, mas sim um estímulo a uma resposta.

Condicionamento operante

Outro cientista que também dedicou grande parte de sua vida ao estudo do comportamento foi o norte-americano Burrhus Frederic Skinner (1904-1990), que também realizou uma célebre experiência. Ele colocou um rato dentro de uma caixa em que havia uma alavanca capaz de liberar comida quando acionada (caixa de Skinner).

Quando o roedor é colocado na caixa, começa uma exploração do local de maneira natural, instintiva, um comportamento exploratório inato dos animais. Em um dado momento, o rato esbarra ao acaso na alavanca e recebe comida. Depois

---

Glossário

Comportamento disfuncional
Comportamento que envolve dispêndio desnecessário de energia

Aprendizado associativo
Modalidade de aprendizado na qual ocorre uma associação entre dois estímulos, ou entre um estímulo e uma resposta

Condicionamento
Sinônimo de aprendizado associativo

Pavlov, Ivan Petrovitch (1849-1936)
Fisiologista russo que desenvolveu o conceito de condicionamento clássico

Resposta, segundo Pavlov
Comportamento esperado, o qual faz parte do repertório comportamental do animal

Condicionamento clássico
Aprendizado que associa dois estímulos. No condicionamento clássico aprende-se a responder a um estímulo que anteriormente era ineficiente

Estímulo incondicionado
Aquele que, por si só, produz resposta, não dependendo de mais nada

Estímulo condicionado
Estímulo que só produz resposta se for associado a um estímulo incondicionado

Sequência de Pavlov
Durante o treinamento: estímulo condicionado → estímulo incondicionado → resposta. *Após o aprendizado*: estímulo condicionado → resposta

Reforço
Repetição do estímulo, visando fortalecer o aprendizado

Extinção
Fenômeno no qual o traço de memória se desfaz. O mesmo que esquecimento

Hipoglicemia
Redução das taxas de glicose no sangue a valores inferiores à normalidade

Skinner, Burrhus Frederic (1904-1990)
Psicólogo norte-americano que se dedicou ao estudo do condicionamento operante

FISIOLOGIA EM FOCO

Efeito placebo

Placebo é qualquer tratamento que não tem ação direta na doença ou nos sintomas por ela produzidos. Apesar disso, pode desencadear um efeito no paciente.

Efeito placebo é o resultado da administração do placebo. Quando se quer testar a eficácia de um fármaco, usa-se um grupo controle que recebe placebo, simultaneamente ao grupo que recebe o fármaco a ser testado. Quanto maior a diferença entre o grupo de estudo e o grupo controle, maior a eficácia do medicamento. Durante alguns desses estudos, os médicos notaram que a melhora de pacientes que receberam placebo era maior do que se poderia esperar. Em estudos clínicos, chega-se ao impressionante percentual de 30 a 40% de resultados positivos. O mais impressionante é que esse efeito não se limita ao estudo de medicamentos. Ele também é válido para qualquer procedimento terapêutico, como mostram pesquisas estendidas a procedimentos cirúrgicos: em pacientes que apresentavam angina de peito (dor provocada por isquemia cardíaca crônica), um grupo era submetido à ligação da artéria causadora do mal, e outro grupo (placebo) apenas recebia anestesia e sofria um pequeno corte no local. Os resultados foram surpreendentes: 40% dos pacientes submetidos ao processo invasivo melhoraram, enquanto no grupo que recebeu placebo a melhora chegou a 80%.

Como podemos explicar o efeito placebo? A explicação mais aceita vem da teoria do *condicionamento clássico*. Ocorre um efeito orgânico causado pelo condicionamento pavloviano a partir de estímulos abstratos e simbólicos. O que gera a melhora não é a substância em si, mas o sistema nervoso do próprio paciente a partir de suas expectativas de cura. No efeito placebo, o que melhora, por exemplo, uma dor não é o ato de o paciente tomar um comprimido, mas sim o fato de as substâncias ativas presentes no comprimido (analgésico) já terem, no passado, atuado no paciente produzindo a resposta esperada (analgesia). Neste caso, o princípio ativo é o estímulo incondicionado (que produz a resposta), e o comprimido em si nada mais é que o estímulo condicionado. Após estar condicionado, basta o paciente ingerir um comprimido parecido com o analgésico para melhorar da dor, pois ele aprendeu a associar, por exemplo, uma "pílula vermelhinha" à melhora da dor. Em outras palavras: o paciente aprendeu a *responder diante de um estímulo ineficaz*. Ou seja, isso nada mais seria que condicionamento pavloviano.

Entretanto, o efeito placebo é um assunto envolto em mistérios e a ciência ainda sabe muito pouco sobre ele. Por exemplo, já está bem demonstrado que, ao contrário do senso comum, muitos pacientes apresentam melhora importante dos sintomas de diversas doenças (síndrome do intestino irritável, dermatite, rinite, depressão, dor lombar etc.) mesmo quando sabem que estão tomando placebo! Isto é, o placebo funciona mesmo quando se tem certeza de que o que se está tomando não passa de pílulas de farinha. Para se informar mais a respeito, leia o excelente e atual artigo de Colloca & Howick (2018), cuja referência completa se encontra na bibliografia, no fim deste livro.

---

de mais alguns "acasos" como esse, ele aprende que acionar a alavanca resulta em comida e, logo, sempre que estiver com fome vai acionar a alavanca. Ou seja, o rato foi *recompensado* por acionar a alavanca.

Podemos observar que, primeiramente, ocorreu o comportamento que se desejava que o rato aprendesse (acionar a alavanca); só depois o *reforço* "comida" foi dado como *estímulo recompensador*. Portanto, observa-se neste caso a seguinte sequência:

Resposta → estímulo

Esse é o condicionamento operante, também chamado de condicionamento instrumental de Skinner. Trata-se de um método muito empregado em adestramento de animais. Por exemplo, quando se deseja que um cão urine em um lugar esperado, deve-se recompensá-lo sempre que ele tiver esse comportamento. Com o passar do tempo, o animal associa urinar no local desejado como algo bom, que lhe traz uma recompensa. Desse mesmo modo, podemos ensiná-lo a não urinar em determinado lugar, associando o ato de urinar em local errado a uma punição, por exemplo, uma repreensão.

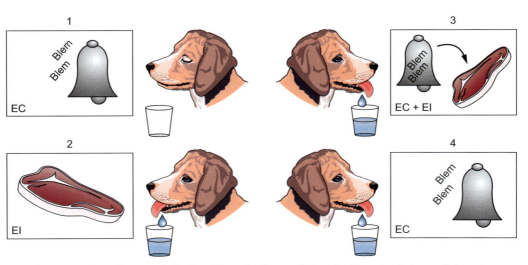

Figura 9.10 Experimento de Pavlov. EC: estímulo condicionado; EI: estímulo incondicionado.

Se você parar para pensar, verá que as crianças, e mesmo os adultos, *aprendem constantemente novos comportamentos* por meio do condicionamento operante. Uma criança aprende a não colocar o dedinho na tomada porque associa o ato à consequência (choque). Nós aprendemos a fazer as coisas que agradam às pessoas em função das recompensas recebidas.

Estímulo no condicionamento operante

Já sabemos que a resposta será um novo comportamento. Vamos explicar melhor o estímulo. No caso do condicionamento operante, o estímulo pode ser um reforço ou uma punição. Ambos são consequências do comportamento, e a diferença entre eles é que o reforço estimula o comportamento (resposta), enquanto a punição inibe o comportamento (resposta). Ambos podem ser positivos ou negativos. Vamos explicar isso com exemplos para tudo ficar bem claro.

Reforço positivo. É o mesmo que recompensa, ou seja, o estímulo é o *acréscimo de algo que dê prazer*. Exemplo: "Se tirar notas boas, levo você ao cinema, com direito a pipoca!".

Reforço negativo. O estímulo é a *retirada de algo que produza desprazer*. Exemplo: "Se você obedecer, eu te tiro do castigo!".

Punição positiva. O estímulo é a *inserção de algo que produza desprazer*. Exemplo: "Se você fizer isso, te dou um puxão de orelhas".

Punição negativa. O estímulo é a *retirada de algo que dê prazer*. Exemplo: "Se fizer isso, te proíbo de assistir à televisão".

> Reforço é o estímulo que aumenta a probabilidade de o comportamento ocorrer. Punição é o estímulo que reduz a probabilidade de o comportamento ocorrer.

O reforço diz o que fazer, a punição diz o que não fazer. Skinner trabalhou principalmente com reforços, utilizando muito pouco a punição, mas no nosso dia a dia observamos que ambos os estímulos são capazes de produzir novos comportamentos. Entretanto, está demonstrado que o aprendizado adquirido por punição se extingue *mais rapidamente* do que aquele aprendido por reforço. Talvez isso ocorra porque a punição produz outras respostas neurais, tais como o aumento dos níveis de ansiedade, estresse ou depressão. É bem conhecido um experimento do norte-americano James Olds (1922-1976), que implantou em um rato um eletrodo em áreas cerebrais relacionadas com o prazer (feixe prosencefálico medial), e, sempre que o animal acionava uma alavanca, uma corrente elétrica estimulava tais áreas. Pois bem, o rato parou de comer, de dormir e pressionava a alavanca até a exaustão (100 vezes por minuto!). Posteriormente, o mesmo resultado foi obtido com experimentos em primatas.

No experimento feito por Skinner, observamos que, após esbarrar na alavanca (comportamento a ser aprendido), o rato associa esse fato a receber um alimento que ele aprecia (reforço positivo). A partir de então, irá sempre acionar a alavanca para obter prazer. Dessa forma, podemos dizer que o aprendizado produziu um novo comportamento que antes o rato não tinha (acionar alavancas), ou seja, gerou um comportamento que não era inato no animal (ratos não nascem sabendo acionar alavancas). Assim sendo, vemos que, segundo Skinner:

> Resposta é um novo comportamento aprendido. Estímulo é um reforço ou uma punição.

Outro exemplo de condicionamento operante é um aparato de teste comportamental muito utilizado para se estudar memória, denominado *esquiva inibitória*. Nesse aparato, um rato ou um camundongo é colocado em uma caixa, sobre uma pequena plataforma que fica sobre uma grade. Na plataforma, o animal pode ficar em segurança, porém seu instinto exploratório fará com que, a um dado momento, ele desça da plataforma. No entanto, ao descer e pisar com as quatro patas na grade, o animal recebe um choque, que dura alguns segundos e lhe causa um tremendo susto. O animal fica apavorado e dá um grande pulo.

Em seguida, retira-se o animal do aparato e ele é colocado de volta em sua caixa. Algum tempo depois, ele é novamente colocado na plataforma, sobre a grade. Dessa vez ele vai demorar muito mais tempo para descer da plataforma, pois associará a descida do degrau à punição. Ou seja, *ele aprendeu a não descer da plataforma*.

Como o animal aprendeu um *novo comportamento*, associando-o a uma punição (choque), podemos dizer que a esquiva inibitória é um bom exemplo de condicionamento operante. A Figura 9.11 mostra um esquema de esquiva inibitória.

Condicionamento clássico versus condicionamento operante

Acreditamos que a diferença entre *condicionamento clássico* e *condicionamento operante* tenha ficado bastante clara. Seja como for, não custa frisarmos que a principal diferença reside na seguinte pergunta: já que o condicionamento clássico e o condicionamento operante são modalidades de *aprendizado*, o que efetivamente é *aprendido* no condicionamento clássico e no condicionamento operante?

> No condicionamento clássico aprende-se a repetir certo comportamento já existente, em geral inato, diante de um novo estímulo, que é naturalmente ineficaz para gerar tal comportamento. No condicionamento operante aprende-se um novo comportamento.

O estímulo também é diferente nos dois casos de condicionamento: no condicionamento clássico, o estímulo que produz a resposta é um estímulo ineficaz qualquer (desde que, naturalmente, tenha sido previamente pareado com um EI). Já no condicionamento operante, o estímulo é um reforço ou uma punição.

Glossário

Placebo
Qualquer tratamento ou substância que não tem ação direta na doença do paciente ou nos sintomas por ela produzidos, mas que produz melhora *subjetiva*

Efeito placebo
É o efeito produzido pela administração de um placebo

Condicionamento operante
Aquele que associa uma resposta a um reforço ou punição. No condicionamento operante aprende-se um novo comportamento que antes não existia

Condicionamento instrumental
O mesmo que condicionamento operante

Estímulo, segundo Skinner
É um reforço ou uma punição

Reforço
Estímulo que aumenta a probabilidade de um comportamento ocorrer

Punição
Estímulo que reduz a probabilidade de um comportamento ocorrer

Resposta, segundo Skinner
É um novo comportamento, o qual foi aprendido

Recompensa
O mesmo que reforço positivo

Olds, James (1922-1976)
Psicólogo norte-americano que descreveu o centro do prazer no cérebro

Feixe prosencefálico medial
Elemento anatômico situado entre a área septal e o tegmento do mesencéfalo. Contém fibras que percorrem nos dois sentidos o hipotálamo lateral, onde muitas delas terminam. Constitui a principal via de ligação do sistema límbico com a formação reticular

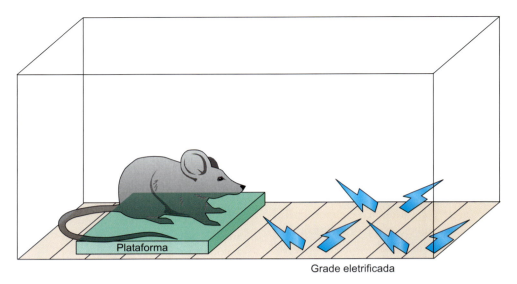

Figura 9.11 Caixa de esquiva inibitória.

É bom que se diga o seguinte: vários estudos mostram que o aprendizado adquirido por meio de condicionamento operante é mais "forte" que o obtido por intermédio de condicionamento clássico. A possível explicação para isso é a seguinte: no condicionamento clássico, o condicionamento tem de ser constantemente reforçado, porque na verdade o que está ocorrendo no condicionamento clássico é uma resposta a um estímulo *ineficaz*. Por outro lado, no condicionamento operante o estímulo (reforço ou punição) atua diretamente em áreas cerebrais relacionadas com o prazer, que, como já dissemos, representam a força motriz do comportamento (lembremos da já citada experiência de James Olds, do rato com o eletrodo implantado no *feixe prosencefálico medial*, próximo ao hipotálamo lateral).

Circuitos neurais da recompensa

As estruturas encefálicas subcorticais ligadas ao prazer são reguladas pelo neurotransmissor dopamina e compõem um circuito denominado via mesolímbica, ilustrada na Figura 9.12.

Quando conhecemos o condicionamento operante, fica fácil entender por que é tão difícil tratar um dos problemas mais graves de saúde pública e um dos maiores dramas vividos pela humanidade em todos os tempos, a dependência química.

O que ocorre na dependência é mais ou menos o seguinte: a princípio, todas as drogas (heroína, maconha, álcool, *crack*, tabaco, *ecstasy*, LSD) e comportamentos compulsivos (jogo, sexo, exercícios físicos) atuam em núcleos da via mesolímbica aumentando a concentração de dopamina, e isso produz prazer (reforço). Mas a coisa vai mais longe: a privação da droga ou do comportamento produz abstinência, que se caracteriza por uma terrível ansiedade (punição). Pronto, está feita a combinação explosiva: se a pessoa usar a droga, será recompensada; se não usar, será punida. Dois mecanismos simultâneos e complementares induzindo o adicto ao uso da droga.

Na verdade, a dependência química altera ("molda") os circuitos neurais da via mesolímbica de tal modo que podemos dizer que um processo de dependência funciona como se fosse uma tatuagem nos circuitos de recompensa do subcórtex, pois, mesmo que o sujeito fique longe da droga por anos, se um dia ele a experimentar de novo, o circuito volta a atuar novamente. Daí a alta prevalência de recaídas, muitas delas ocorrendo décadas após o usuário ter-se afastado das drogas.

Memória

Já apresentamos alguns aspectos básicos da memória, e agora vamos nos aprofundar um pouco mais nesse tema fascinante.

Desde o século XIX, a memória já era vista como um *processo* mental, que não podia ser dissociado de outros processos, como a consciência. Para dizermos que alguém tem consciência do que está fazendo, é preciso que esse alguém esteja utilizando informações contidas em sua memória. Essa era a visão de grandes estudiosos do passado, como Wilhelm Wundt e William James, entre outros. Muitas

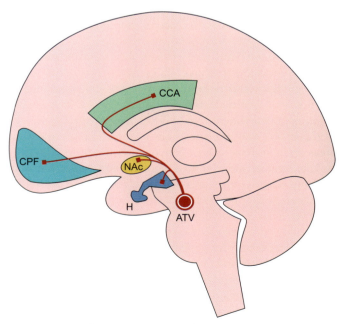

Figura 9.12 Via dopaminérgica mesolímbica, mostrando o trajeto do feixe prosencefálico medial. ATV: área tegmentar ventral; H: hipotálamo; NAc: núcleo acumbente; CPF: córtex pré-frontal; CCA: córtex cingulado anterior.

das ideias desses cientistas de outrora continuam vivas e válidas nos dias de hoje.

Já sabemos que o processamento de informações, que define o aprendizado, vai desde a aquisição das informações até sua evocação, passando pelo armazenamento das mesmas.

Esse armazenamento – que representa a memória – pode dar-se das duas maneiras que veremos a seguir.

Alterações bioquímicas. Em geral são produzidas por receptores metabotrópicos que tornam os neurônios pós-sinápticos facilitados, ou seja, com seu potencial de repouso mais próximo do limiar. Nesse caso formam-se pequenos "arquivos" sinápticos de informações, conhecidos como traços de memória ou engramas. Os traços são "pedacinhos" de informações que depois serão reunidas, organizadas no tempo e *editadas* durante o processo de evocação de nossas lembranças. Conforme nos ensinou Donald Hebb, esses traços bioquímicos podem durar pouco tempo, se as sinapses não forem reforçadas, ou durar anos, até mesmo a vida toda, desde que as redes neurais envolvidas sejam constantemente estimuladas.

Fenômenos eletrofisiológicos. Nesses fenômenos, ao tentarmos memorizar uma situação nova, determinados conjuntos de neurônios continuam disparando durante alguns segundos, retendo temporariamente a informação, somente durante o tempo em que ela é necessária, e extinguindo-a logo em seguida. Esse tipo de fenômeno tem duração extremamente efêmera e *não forma traços bioquímicos*. É isso o que ocorre na memória de trabalho, ou memória operacional, que discutiremos mais adiante.

Fenômenos bioquímico e elétrico da memória

Fenômeno bioquímico. A existência dos traços bioquímicos da memória foi demonstrada por meio do seguinte experimento: em determinados circuitos neurais, estimulando-se eletricamente um neurônio pré-sináptico por um determinado tempo, o neurônio pós-sináptico passa a apresentar potencial pós-sináptico excitatório (PPE, veja o Capítulo 4, *Potencial Graduado*) de maior ou menor intensidade, por longos períodos. Isso mostra que ocorreu plasticidade sináptica, facilitando ou inibindo as sinapses. Quando a estimulação produz facilitação, dizemos que houve potenciação de longa duração (LTP, do inglês *long-term potentiation*); se houve inibição, o fenômeno se chama depressão de longa duração (LTD, de *long-term depression*). O mais interessante disso tudo é que tanto a LTP quanto a LTD foram encontradas justamente nas células do hipocampo e do cerebelo, que são exatamente os locais em que ocorre a consolidação das memórias declarativas (hipocampo) e motoras (cerebelo). Adiante falaremos mais sobre essa classificação das memórias. Por enquanto, observe a Figura 9.13 para compreender a LTP e a LTD.

Fenômeno elétrico. Já o fenômeno elétrico, que caracteriza a memória de trabalho, ocorre em neurônios do córtex pré-frontal e é fundamental para os processos de integração temporal de sinais, sobre os

Glossário

Prazer
Emoção ou sensação agradável

Via mesolímbica
Via responsável pelos reforços positivos (via do prazer) e negativos. O neurônio disparador da via é dopaminérgico. O principal constituinte da via mesolímbica é o feixe prosencefálico medial

Dependência química
Perda do controle quanto ao uso de determinada substância psicoativa. Se a substância não for consumida, o dependente apresenta sintomas de abstinência

Comportamento compulsivo
Comportamento que se repete indefinidamente, além do controle do paciente

Wundt, Wilhelm Maximilian (1832-1920)
Médico, filósofo e psicólogo alemão, considerado por muitos o pai da psicologia experimental

James, William (1842-1910)
Filósofo e psicólogo norte-americano, que lançou luz sobre vários processos mentais que hoje são objeto de estudo da Neuropsicologia

Receptores metabotrópicos
Receptores que ativam cascatas enzimáticas no neurônio pós-sináptico

Memória de trabalho
Memória que armazena a informação somente enquanto esta está sendo utilizada. O mesmo que memória operacional

Potenciação de longa duração
Aumento persistente da força sináptica após a estimulação de alta frequência de uma sinapse química

Depressão de longa duração
Diminuição persistente da força sináptica após a estimulação de baixa frequência de uma sinapse química

FISIOLOGIA EM FOCO

Grande, mas não infinito

Temos no nosso cérebro quase 100 bilhões de neurônios e provavelmente centenas de trilhões de sinapses ativas, o que significa uma vastidão de possibilidades para armazenar informações. Contudo, esse recurso não é infinito. Ou seja, é impossível para qualquer cérebro armazenar indefinidamente todas as informações que chegam a ele pelos estímulos sensoriais recebidos durante uma vida inteira. É por isso que esquecemos, e é por isso que ocorre a extinção de comportamentos condicionados.

Nosso conjunto de sinapses sempre está sendo reutilizado para armazenar informações mais atuais ou mais frequentemente utilizadas no trabalho do cérebro. Logo, qualquer sinapse subutilizada por armazenar uma informação que não é usada há tempos é realocada em outro circuito para guardar uma informação mais relevante no momento.

Simplesmente não esquecemos nosso nome porque somos reestimulados com ele o tempo todo. Não esquecemos determinados traumas de infância porque eles foram extremamente importantes para a nossa formação. Logo, não extinguimos certos comportamentos condicionados em razão de continuamente reforçarmos suas sinapses.

A plasticidade também provoca ativamente o esquecimento quando simplesmente não precisamos mais nos lembrar de algo, uma busca pela qualidade total na economia de nossos recursos.

Paralelamente, é bom sempre levarmos em consideração que a memória muitas vezes nos trai, nos fazendo lembrar de coisas que, na realidade, jamais ocorreram! Um estudo impressionante (Shaw & Porter, 2015) mostrou que é possível sugestionar pessoas a se lembrarem de crimes que nunca cometeram. De fato, após a intervenção, 70% dos participantes declararam terem cometido crimes que jamais ocorreram. Isso tem grande impacto na credibilidade dada a testemunhas em processos criminais. Outro estudo (Offer *et al.*, 2000) entrevistou adultos e lhes pediu que relatassem eventos de sua biografia passada. O estudo concluiu que o número de acertos nas lembranças não era maior do que seria obtido por obra do acaso, ou seja, grande parte daquilo que dizemos que vivenciamos, quando confrontado com dados da realidade, não passa de "chute". As referências completas desses estudos impressionantes se encontra no fim deste livro, na bibliografia.

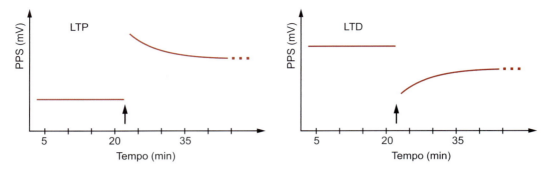

Figura 9.13 Potenciação de longa duração (LTP) e depressão de longa duração (LTD). O eixo das ordenadas representa a magnitude do potencial pós-sináptico (PPS) após a estimulação.

quais falaremos mais adiante. Por enquanto, veja na Figura 9.14 como uma célula permanece disparando sinais elétricos durante os poucos segundos em que a informação é mantida na consciência antes de ser extinta.

Agora reflitamos sobre o seguinte: como somos capazes de lembrar as coisas mais variadas de nossa biografia? Para tentar responder a essa e outras perguntas que fascinam o ser humano há vários séculos, vamos analisar importantes conceitos filosóficos e fisiológicos.

As memórias são determinadas por um traço sináptico ou por uma atividade elétrica, que permanecem após a chegada da informação.

Portanto, a característica mais importante da memória é a singularidade que ela proporciona ao indivíduo. A memória torna cada um de nós um ser único.

Para exemplificar, imagine que duas pessoas vão a uma mesma festa. Ambas ouvirão as mesmas músicas e verão as mesmas pessoas. Entretanto, será que, ao serem indagadas sobre como foi a festa, as duas terão as mesmas lembranças? Provavelmente, não.

Cada indivíduo é capaz de editar sua própria memória, como já foi dito. Ou seja, quando alguém presencia um evento, as imagens, os sons, os cheiros e as impressões pessoais são traduzidos em termos bioquímicos. Posteriormente, ao ser evocada, essa informação bioquímica é novamente traduzida para um contexto do mundo real. Entretanto, cada vez que ocorre uma tradução, parte da informação é, conscientemente ou não, perdida ou criada. É o que chamamos de edição da memória, a qual é fortemente influenciada por nosso estado emocional.

Se você der uma olhada nos diversos textos existentes de Neurociência, verá que são inúmeras as classificações para as memórias, levando em conta tanto seu tipo quanto sua duração. Entretanto, apesar dessa tão propalada "taxonomia" das memórias, o fenômeno da estocagem de informações em si pode ser explicado de uma maneira unificadora. Para isso, vamos analisar como se dá o fenômeno da memória do ponto de vista filogenético.

Nos invertebrados, por exemplo, na já citada *Aplysia*, as informações ficam organizadas em redes neurais, ou seja, os traços bioquímicos de memória ficam armazenados nas próprias sinapses, uma vez que não existe um sistema nervoso central responsável pelo processamento global das informações.

Nos vertebrados não humanos, a pressão evolutiva fez com que seu sistema de *aprendizado motor* se tornasse altamente sofisticado. Imagine o repertório motor envolvido durante a caça a uma presa ou na fuga perante um predador. Ora, é claro que todos os movimentos envolvidos têm de ser altamente precisos e devem ocorrer de modo *automático*. Para isso, os repertórios motores precisam estar gravados em algum local, pois, se o animal vacilar, qualquer atraso na resposta motora pode ser fatal. Nesses animais existem unidades centrais de processamento que se incumbem de aprender, armazenar e corrigir os movimentos (cerebelo), e também de armazenar os padrões de

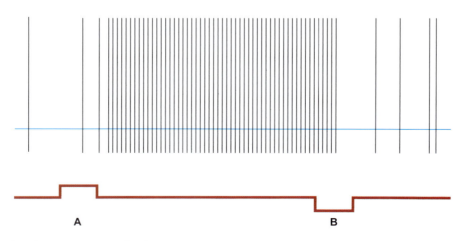

Figura 9.14 Fenômeno bioelétrico responsável pela memória de trabalho. No tempo **A** houve o início e o fim do estímulo, porém até o tempo **B** o estímulo ficou "armazenado" na memória de trabalho.

movimentos com todas as sequências que o repertório motor (núcleos da base) envolve.

As informações que entram pela primeira vez através das vias sensoriais desses seres são consolidadas no *hipocampo*, uma região filogeneticamente muito antiga do córtex cerebral (arquicórtex), localizada no lobo temporal medial. Porém, à medida que ocorre repetição das informações, os núcleos da base (auxiliados pelo cerebelo) se tornam os responsáveis pela consolidação. A partir daí começam a se formar os movimentos automáticos aprendidos, ou automatismos secundários (os automatismos primários são aquelas informações que os animais já nascem "sabendo", tais como o ato de mamar).

Alguns estudos recentes sugerem que o cerebelo atua mais no aprendizado baseado em erros (pela correção instantânea dos movimentos), enquanto os núcleos da base atuariam mais no aprendizado fundamentado em recompensas. Porém, é bom que se diga que, apesar de enormes esforços existentes para diferenciar as funções do cerebelo e dos núcleos da base, estudos recentes mostraram que suas funções (e até mesmo suas conexões anatômicas) são muito mais semelhantes do que antes se imaginava. Isso reforça a ideia de que talvez eles sejam apenas sede de grandes conjuntos de redes neurais que se especializaram em processamento motor. Para aumentar nossa dúvida acerca da função exata dessas estruturas, estudos realizados por meio de tomografia por emissão de pósitrons e ressonância magnética funcional mostram que o cerebelo e os núcleos da base não são estruturas responsáveis unicamente pelas funções motoras. Tudo indica que eles também estão envolvidos em operações neurais como linguagem e processamento cognitivo.

Os seres humanos apresentam uma diferença em relação aos outros vertebrados: a utilização, a partir dos 2 ou 3 anos de idade, da *linguagem* para adquirir, guardar e evocar memórias. Em nós, humanos, as informações também começam a ser processadas no hipocampo e, em seguida, podem seguir dois destinos. Se a informação envolver algum comportamento motor, o aprendizado se dá no subcórtex (cerebelo e nos núcleos da base), como ocorre nos animais. Esse tipo de memória, por ser filogeneticamente antiga e ter grande importância evolutiva, *não se extingue com o desuso*. Como as informações ficam armazenadas em instâncias subcorticais, os repertórios motores armazenados nessas memórias ocorrem de maneira automática – não precisamos pensar para executar a tarefa uma vez que tenha sido aprendida.

No entanto, se a informação for de conteúdo exclusivamente linguístico (conceitos, ideias, significados), após a consolidação no hipocampo essas memórias seguem para regiões difusas no córtex cerebral. Sua distribuição difusa tem um motivo biológico importante: como as informações ficam difusamente distribuídas, se houver lesões de áreas delimitadas do córtex a maioria das memórias já consolidadas fica preservada.

Classificação das memórias

Vamos utilizar aqui uma classificação meramente didática para as memórias.

Existem memórias sobre as quais podemos falar, ou seja, podemos declarar que elas existem e podemos ainda relatar como as adquirimos. São memórias de fatos, eventos e conhecimentos.

Esse tipo de memória pode ser muito duradouro. Uma pessoa pode, por exemplo, recordar-se aos 70 anos de um programa de rádio que ouvia durante a infância. É a memória declarativa, aquela que pode ser evocada pela linguagem.

Como se faz para andar de bicicleta? Como se soletra a palavra "fisiologia"? São coisas que sabemos fazer mas não sabemos dizer como se faz. Imaginemos agora o simples fato de andar. Lembramos do conjunto todo, mas será que lembraremos de cada um dos movimentos que a marcha envolve? É muito pouco provável. No entanto, andamos todos os dias e nunca esquecemos como fazê-lo. Para esses casos, utilizamos a chamada memória procedural ou de procedimentos.

Muitas vezes associamos esse tipo de memória aos hábitos, a coisas que estamos acostumados a fazer, como nadar, andar e saltar. Observe que os hábitos não podem ser facilmente declarados, mas constituem memórias extremamente duradouras. No início o aprendizado dos hábitos é declarativo, porque precisamos "pensar para fazer", como quando aprendemos a dançar bolero, nadar ou dirigir um carro. Com o tempo conseguimos executar essas tarefas de maneira automática, sem pensar.

Conseguimos dirigir discutindo com alguém no banco do carona, ou falando ao celular, e ainda assim o carro anda, apesar de estarmos transgredindo a lei, no caso do segundo exemplo. Isso ocorre porque formou-se um *automatismo secundário*, já que, após o aprendizado, as representações motoras passam a ficar armazenadas no cerebelo e nos núcleos da base. As informações que são repetidas muitas vezes "descem" do córtex para o subcórtex, a fim de deixar o córtex livre para absorver novas informações. Por isso quem aprende a andar de bicicleta jamais esquece como fazê-lo.

Existe ainda um terceiro tipo de memória que serve para contextualizar o indivíduo, gerenciando as informações que transitam pelo cérebro. Essa memória dura somente alguns segundos, que são suficientes para que o indivíduo possa colocar em ordem as etapas da tarefa que está sendo realizada. Logo após a realização desse trabalho essa memória deixa de existir. A brevidade do seu processo parece estar associada à atividade elétrica dos neurônios do *córtex pré-frontal*. Nós a

Glossário

Singularidade
Propriedade que se refere ao fato de cada ser humano ser único, em função de sua biografia e de suas vivências, ou seja, de suas memórias

Edição
Reprodução de uma determinada informação, porém após esta passar por ajustes, correções e contextualizações devidas

Taxonomia
Ramo do saber que se incumbe de classificar elementos

Repertório motor
Conjunto de movimentos realizados com um objetivo comum

Cerebelo
Parte do encéfalo responsável pela correção do equilíbrio, postura corporal, controle do tônus muscular e dos movimentos voluntários, bem como pela aprendizagem motora

Núcleos da base
Grupo de núcleos no cérebro interconectados com o córtex, o tálamo e o tronco encefálico. São um local de armazenagem da memória motora

Arquicórtex
Região filogeneticamente mais antiga do córtex cerebral, formada principalmente pelo córtex olfatório

Automatismos secundários
Movimentos automáticos aprendidos, como andar de bicicleta

Automatismos primários
Movimentos automáticos que já existem quando nascemos, como o ato de mamar

Tomografia por emissão de pósitrons e ressonância magnética funcional
Técnicas de neuroimagem que possibilitam o estudo de grupos neuronais em atividade

Subcórtex
Conjunto de núcleos de neurônios situados inferiormente ao córtex cerebral

Memória declarativa
Aquela que pode ser evocada por meio da linguagem

Memória procedural
Memória que, ao ser evocada, produz movimentos

chamamos de memória de trabalho (ou memória operacional, do inglês, *working memory*).

Para bem compreendê-la, nada melhor que alguns exemplos. Quando queremos encomendar uma *pizza* por telefone, olhamos o número do telefone da pizzaria no ímã de geladeira e guardamos esse número um tempo suficiente para discá-lo. Entretanto, é pouco provável que ainda nos lembremos do número minutos depois de fazer a chamada.

Também usamos a memória de trabalho quando *conservamos na consciência*, por alguns segundos, a terceira palavra da frase que acabamos de ler. A retenção de tal palavra, que a esta altura já esquecemos, só serviu para que pudéssemos entender o contexto da frase pelo encadeamento das palavras.

Podemos dizer que essa memória também atua quando assistimos a uma palestra ou a uma aula. Em geral não somos capazes de nos recordar de todas as palavras do professor, mas precisamos nos lembrar do fim de uma frase para entendermos a seguinte. Logo depois essa memória é descartada. Ela só existe para que as coisas façam sentido.

A ideia-chave é justamente a de que a memória de trabalho *conserva uma informação na consciência* enquanto tal informação está sendo processada. Por isso dizemos que ela é um fenômeno *"on-line"*: só opera *enquanto a informação está sendo processada*, extinguindo-se após tal processamento, de modo a *não formar arquivos* (traços). Ou seja, é uma memória *volátil*, devido à sua natureza ultrarrápida.

Os computadores, a fim de processar dados, utilizam dispositivos semelhantes à nossa memória de trabalho, como o buffer, que é uma região de memória temporária utilizada para escrita e leitura de dados. Na gravação de discos ópticos, o *buffer* serve para *armazenar dados temporariamente* e evitar erros na gravação, armazenando instantaneamente o conteúdo das informações, e, à medida que mais dados vão chegando, os que já foram processados vão saindo, formando-se assim um fluxo contínuo.

Imagine que você esteja digitando um texto em seu computador. Enquanto você digita, a máquina está realizando diversas tarefas de processamento para que o texto vá surgindo na tela, enquanto você o digita. Agora suponha que, de repente, ocorra uma queda de energia e seu computador se desligue. Caso você não tenha gravado o texto em um arquivo no disco rígido, o texto se extinguirá e seu trabalho estará perdido. Por que é assim? Exatamente porque a função do *buffer* não é gravar arquivos de informações, mas sim *gerenciar os fragmentos de informação, integrando-os para formar um todo coerente*. Como isso ocorre em tempo real, tudo se perde se faltar energia.

Isso é o que acontece conosco quando levamos um grande susto ou quando algo desvia repentinamente nosso foco de atenção. Perdemos a linha de raciocínio, temos a sensação de que "deu um branco", ficamos nos perguntando: "Em que mesmo eu estava pensando?" Pois é, o evento agudo (estresse, trauma, susto) apagou o conteúdo de nossa memória de trabalho, e então "perdemos o fio da meada" de nosso pensamento.

Outra função fundamental da memória de trabalho é *comparar* as informações novas que nos chegam pelas vias sensoriais com aquelas armazenadas nos arquivos de nossa memória a longo prazo. Essa tarefa é fundamental para a organização e o planejamento de nossas ações. Assim, a *memória de trabalho emprega as memórias já consolidadas*, selecionando e organizando no tempo os traços de memórias já formados, e confrontando-os com as informações novas que estão chegando, a fim de formar um pensamento ou um planejamento de ações coerente. Como se diz em inglês: *working memory works with memory*, ou seja, a memória de trabalho trabalha com memórias.

É óbvio que uma determinada informação que esteja sendo temporariamente processada na memória de trabalho poderá, ocasionalmente, se transformar em memória duradoura, formando arquivo (traço bioquímico) e se tornando memória declarativa (linguística). Para que isso ocorra, basta que haja motivação, ou seja, se a informação temporariamente armazenada nos interessar, iremos "guardá-la" no córtex cerebral. É como apertar o ícone "salvar" quando estamos digitando um texto.

É importante ressaltar ainda que as memórias declarativas necessitam de um bom desempenho da memória de trabalho para funcionarem corretamente. Para se evocar uma memória declarativa, é preciso ordenar os traços de memória (integração temporal), a fim de que a edição das ideias ocorra de maneira coerente no tempo e no espaço. Para pensar é preciso ordenar os pensamentos.

Por todas essas funções importantes que desempenha, podemos afirmar que:

> A memória de trabalho tem a função de gerenciar a realidade.

Na realidade, o córtex pré-frontal é o responsável pela chamada função executiva do córtex, que envolve basicamente *três grandes subfunções*: (1) a organização temporal das informações, que é realizada pela *memória de trabalho*; (2) o ajuste preparatório, que consiste nas funções de planejamento de ações e estratégias, utilizando-se para isso o gerenciamento dos focos de atenção; e (3) o controle inibitório, que é a função cognitiva que atua como uma "censura" interna, racionalizando as emoções e viabilizando nosso convívio social – é o nosso "bom senso".

É interessante ressaltar que o córtex pré-frontal vai se mielinizando ao longo da vida do sujeito, "amadurecendo" até a terceira década de vida. Isso justifica a maturidade e o equilíbrio que vêm (ou, pelo menos, deveriam vir) com o avançar da idade.

Por esse motivo, pacientes com tumores ou traumatismos que atingem o córtex pré-frontal perdem a capacidade de se contextualizar e gerenciar a realidade, passando a apresentar pensamentos e atitudes desconexas, além de comportamento antissocial e déficits de atenção. Na esquizofrenia, os pacientes também apresentam esse perfil de comportamento em decorrência de mecanismos ainda não estabelecidos que causam alterações funcionais no córtex pré-frontal. O córtex pré-frontal é a área filogeneticamente mais recente do cérebro – é ele que nos dá o *status* de "seres racionais".

Assim, a função executiva do córtex pré-frontal vão além da memória de trabalho. Por isso, pacientes com lesão no córtex pré-frontal apresentam fortes sintomas de inadequação social e déficit atencional grave, além da confusão mental causada pela perda do *buffer*, que é a memória de trabalho.

As perdas de memória, chamadas *amnésia*, são falhas *principalmente das memórias declarativas*. Ou seja, a maioria dos pacientes acometidos por perda de memória apresenta dificuldades de recordar fatos, eventos ou conhecimentos adquiridos.

Falhas na memória de procedimento são muito mais raras. As duas principais exceções são a doença de Alzheimer e a doença de Parkinson em estágio avançado. As *memórias procedurais são mais resistentes* por serem filogeneticamente mais antigas e apresentarem grande importância evolutiva.

É importante frisar que os conceitos abordados sobre aprendizado e memória são baseados em modelos, cujo objetivo é possibilitar maior compreensão dos fenômenos, muitos dos quais estamos ainda longe de conhecer. A Neurociência é uma das mais dinâmicas áreas do saber, pois nela *as verdades são transitórias*. A cada dia algo de novo é descoberto, e não faltam polêmicas e opiniões divergentes. Portanto, o que foi dito aqui é fundamentado em um modelo que entendemos ser bem didático, apesar de outros modelos existirem e serem igualmente válidos. Além disso, procuramos dar uma ideia geral dos fenômenos, não nos apegando às muitas exceções existentes. Afinal, como diz um dos princípios fundamentais da lógica: *não se argumenta com exceções*.

Uma vez que terminamos de discutir a *memória* e o *aprendizado*, esperamos que tenha ficado claro que esses fenômenos são totalmente inter-relacionados e que ambos são fundamentais no processamento de informações nas redes neurais.

Entretanto, não são apenas os neurônios que apresentam o fenômeno da plasticidade. Vamos ver como esse fenômeno se dá em outro tecido excitável: o músculo.

Plasticidade muscular

As provas mais tradicionais nas Olimpíadas são as do atletismo. As disputas vão desde os 100 m rasos até a maratona, com 42.194 m. Mas o que isso tem a ver com plasticidade muscular? Tudo. Inclusive as grandes diferenças entre o corpo de um velocista e o de um fundista, atleta especializado em provas de longa distância.

Os músculos são dotados de plasticidade, capazes de se adaptar aos estímulos recebidos. Atletas de provas curtas precisam de fibras que produzam resposta rápida, enquanto atletas de provas longas precisam de fibras que apresentam maior resistência. Aqui vamos discutir de que maneira os músculos se adaptam a estímulos ambientais – a plasticidade muscular.

Músculo esquelético

Quando o indivíduo exerce atividade física regular com sobrecarga de peso, ocorre um aumento da sua massa muscular, ao passo que, na ausência desses estímulos, a massa muscular se reduz, como uma reação espontânea do organismo. Isso ocorre por causa da demanda. Se o indivíduo é submetido a cargas elevadas, seu organismo entende como uma necessidade aumentar sua capacidade muscular para adaptar-se à nova necessidade imposta. O mesmo raciocínio é válido para a

> **Glossário**
>
> *Buffer*
> Em computação, área que armazena dados durante um intervalo de tempo muito curto
>
> *Função executiva*
> Conjunto de habilidades que, de maneira integrada, possibilitam ao indivíduo direcionar comportamentos para objetivos, realizando ações voluntárias
>
> *Ajuste preparatório*
> Função de planejamento de ações e estratégias
>
> *Controle inibitório*
> Função cognitiva que atua como uma "censura" interna, inibindo movimentos e atos impróprios ao propósito que se quer atingir
>
> *Amnésia*
> Perda total ou parcial da memória

FISIOLOGIA EM FOCO

Níveis de aprendizado

Imagine que você decida aprender o dialeto *tosk* (falado no sul da Albânia). Vejamos como isso ocorre. No encéfalo, o processo de aprendizado – seja de natureza declarativa ou procedural – se dá em quatro níveis hierárquicos de complexidade:

1. *Incompetência inconsciente*: como até este momento você nunca tinha ouvido falar no dialeto *tosk*, você *nem sabia que não sabia* algo sobre ele. Afinal, para você ele ainda não existia.

2. *Incompetência consciente*: você começou a estudar o dialeto e recebeu as primeiras lições. Agora você já tem noção do que deverá aprender e do caminho a percorrer, isto é, você aprendeu que falta muito a ser aprendido. Você agora *sabe que não sabe*.

3. *Competência consciente*: depois de muito estudo, muito treino e muita repetição, você agora adquiriu a capacidade de se comunicar satisfatoriamente no novo dialeto. Você enfim se tornou competente, mas para se comunicar precisa antes pensar em quais palavras e quais regras gramaticais vai utilizar. Nesse nível de aprendizado você *sabe que sabe*.

4. *Competência inconsciente*: após anos de muita prática, você atinge o nível máximo de aprendizado. Você agora se comunica no dialeto de maneira totalmente natural. Sem se dar conta do fato, você utiliza as palavras e a sintaxe de maneira correta e precisa, sem a necessidade de pensar para fazê-lo. É como se o dialeto fizesse parte de você, e você funcionasse no "piloto automático". Nesse nível você sequer pensa para falar, pois se comunica de maneira automática e com grande habilidade. Agora seu inconsciente governa você, liberando o consciente para pensar em outras coisas.

Quando alguém aprende a dirigir um automóvel ou tocar um instrumento musical, é porque atingiu esse quarto nível de aprendizado. A pessoa age com tamanha naturalidade e competência que temos a impressão de que ela já *nem sabe que sabe*. Ela simplesmente faz! E o faz com total eficiência.

Outros aspectos fundamentais no processo de aprendizagem são: (i) o *impacto* emocional que o assunto nos causa; (ii) a *repetição* (essa é a regra de ouro: repetir, repetir e repetir, para aprender); (iii) a *utilização* (tudo que se coloca em prática, se aprende mais facilmente) e (iv) o *reforço* (mesmo após ter aprendido algo, é fundamental fazer uma recordação de tempos em tempos, da mesma maneira que, após cortar muitas peças de carne, o açougueiro deve parar um pouco para afiar sua faca).

inatividade do músculo. Por outro lado, não há vantagem em se manter uma quantidade de massa muscular elevada sem a necessidade de uso, o que seria um gasto desnecessário de energia. Isso reflete nada mais que a lei do uso e desuso, proposta por Lamarck.

Quando desenvolvemos uma atividade física que estimula o crescimento muscular, o que varia é a sua massa, não a quantidade de músculos. Porém, o tamanho de um músculo pode variar de duas maneiras: hipertrofia ou hiperplasia.

Hipertrofia

Hipertrofia é o aumento do volume da fibra muscular, enquanto hiperplasia é aumento da quantidade de fibras musculares.

Recordando um pouco o que dissemos no Capítulo 8, *Sinapses e Músculos*, o tecido muscular é formado por células alongadas que têm quantidades elevadas de proteínas contráteis. A *unidade contrátil da célula* recebe o nome de miofibrila, sendo formada principalmente por actina e miosina. Algumas estruturas recebem nomes especiais, como a membrana celular, que é chamada de sarcolema, e o citoplasma, chamado de sarcoplasma.

Um músculo é composto por aproximadamente 30% de miofibrilas, 30% de sarcoplasma e 15% de mitocôndrias. Os 25% restantes são compostos por estruturas viscoelásticas como os capilares, depósitos de glicogênio e lipídios, tecido conjuntivo e outros componentes subcelulares.

A hipertrofia, aumento do tamanho da fibra muscular, pode ocorrer por *aumento do volume* do citoplasma celular, a chamada hipertrofia sarcoplasmática, ou por aumento da quantidade de miofibrilas, a hipertrofia miofibrilar.

O mecanismo básico para que ocorra hipertrofia muscular é a microrruptura de fibras, ocasionada pela sobrecarga de peso a elas imposta.

Esse microtraumatismo, em um primeiro momento, ocasiona uma resposta inflamatória, que naturalmente causa edema da fibra muscular, o qual promove uma hipertrofia sarcoplasmática. Essa primeira alteração no volume celular tem curta duração, uma vez que a água vai sendo paulatinamente reabsorvida. É importante ressaltar que, na hipertrofia sarcoplasmática, apesar de haver aumento do volume muscular não ocorre aumento de força, pois não se formam novas unidades contráteis (miofibrilas). Trata-se de uma falsa hipertrofia, que apresenta caráter meramente estético.

Para que ocorra um real aumento de potência muscular, é necessário que novas miofibrilas se formem. Isso só é obtido se a sobrecarga durar meses ou anos, como ocorre com pessoas que realizam trabalho braçal contínuo e atletas com muito tempo de treino com pesos. Na hipertrofia miofibrilar são formadas novas unidades contráteis (sarcômeros) por meio da síntese proteica. A adição de novos sarcômeros pode ocorrer em paralelo (aumento do diâmetro) ou em série (alongamento). A hipertrofia miofibrilar é a *hipertrofia verdadeira*, pois nesse caso a função do músculo (produzir torque) fica aumentada.

Na verdade, ainda não conhecemos bem os mecanismos que levam à hipertrofia muscular, apesar de a ciência pesquisar esse tema incessantemente. No dia em que pudermos atuar farmacologicamente para produzir hipertrofia miofibrilar, serão curadas muitas doenças musculares e neurológicas que hoje debilitam e matam. Além disso, se conseguirmos produzir grande hipertrofia em animais de corte, a produção de carne no planeta aumentará de maneira exponencial.

Células satélites

Um dos mecanismos propostos para explicar a hipertrofia verdadeira seria a *ativação* de células satélites. Essas células nada mais são que células-tronco totipotentes "adormecidas" que se localizam na periferia da fibra muscular e são capazes de atuar no processo de regeneração muscular. Quando há traumatismo muscular, as microrrupturas, estas são ativadas por um mecanismo que ainda não é bem conhecido, entrando em um processo de proliferação (mitose). Em cada mitose uma célula-filha forma uma nova célula satélite, e a outra célula-filha se funde aos núcleos periféricos da fibra muscular, interferindo de algum modo em seu DNA e induzindo a formação de novas miofibrilas pela ativação do RNA mensageiro. A Figura 9.15 ilustra esse processo.

É importante ressaltar que, no caso da hipertrofia, a microrruptura ou microlesão que o músculo sofre não pode ser considerada uma *agressão* do meio, mas apenas um *estímulo*, uma vez que essas microlesões já foram "planejadas" pela evolução, pelo fato de as espécies animais precisarem se movimentar para caçar, fugir de predadores e vencer cargas subindo em árvores ou carregando alimentos. Assim, um microtraumatismo é diferente de um traumatismo (agressão). No microtraumatismo, ocorre plasticidade, e no traumatismo ocorre regeneração, tema que estudaremos mais adiante.

Hiperplasia

A hiperplasia muscular é um processo ainda menos conhecido que o da hipertrofia, e há muitas dúvidas quanto a ser possível a ocorrência de hiperplasia muscular em humanos, apesar de esta já ter sido demonstrada em animais.

Alguns fatores humorais interferem no processo de hipertrofia. O mais conhecido hormônio responsável pela hipertrofia muscular é a testosterona, abundante nos homens e presente em pequenas taxas nas mulheres. Outros hormônios que atuam aumentando muito a síntese proteica (anabolismo) são o hormônio do crescimento (GH; do inglês, *growth hormone*) e a insulina. Na verdade, a insulina é o mais potente anabolizante existente no corpo humano.

Recentemente foi descoberta a miostatina, substância responsável por limitar o desenvolvimento muscular. É a miostatina que impede, por exemplo, que um halterofilista que levante pesos infinitamente, cada vez com carga maior, aumente a massa muscular além de certos limites. A deficiência do gene responsável pela produção da miostatina possibilita um aumento anômalo das fibras musculares, situação que tem levado cientistas a tentar isolar anticorpos antimiostatina com vistas a produzir hipertrofia por meio de fármacos.

Músculo cardíaco

O músculo esquelético tem grande capacidade plástica e a hipertrofia é o principal mecanismo de adaptação ao treinamento de força. Já nos atletas que realizam atividades aeróbicas, as

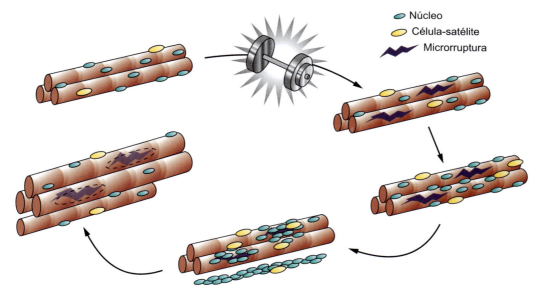

Figura 9.15 Ativação de células satélites, levando à produção de novas miofibrilas.

adaptações do organismo ocorrem principalmente no coração, já que os músculos desses atletas precisam de uma oferta muito mais eficiente de oxigênio, e quem comanda a oferta de oxigênio aos tecidos é o coração.

Dilatação cardíaca

O músculo cardíaco também apresenta certa capacidade de se adaptar às pressões do meio ambiente. Atividades aeróbicas intensas, como as praticadas por maratonistas e ciclistas, produzem dilatação do coração para que este possa ofertar mais oxigênio. Se a intensidade dos exercícios for muito grande, a dilatação pode fazer com que o tamanho do coração até dobre, o que levaria à falência desse órgão por elevação da tensão.

Hipertrofia cardíaca

Por outro lado, os atletas que praticam treinamento de força, tal como o levantamento de peso, acabam por apresentar hipertrofia cardíaca, o que aumenta a força de contração deste órgão. Porém, em casos extremos, essa hipertrofia acaba por diminuir a luz das câmaras cardíacas, ocasionando menor enchimento cardíaco na diástole e levando à diminuição do débito cardíaco.

Alguns autores preferem chamar a dilatação de hipertrofia excêntrica (cresce para fora), e a hipertrofia dos levantadores de peso de hipertrofia concêntrica (cresce para dentro). Na hipertrofia excêntrica, ocorre um acréscimo de sarcômeros *em série* com os miofilamentos existentes. Já na hipertrofia concêntrica, há aumento da quantidade de sarcômeros *em paralelo* com os miofilamentos existentes.

Tanto a hipertrofia quanto a dilatação só são consideradas formas de plasticidade se o estímulo desencadeante for uma atividade física gradual e controlada. No caso de sobrecarga ventricular de pressão ou de volume que ocorre nas doenças do coração, já não nos referimos a plasticidade, e sim a uma resposta a uma agressão denominada *remodelação miocárdica*.

Não se conhecem bem os mecanismos moleculares que a plasticidade dos cardiomiócitos envolve. Uma palavra de advertência, entretanto, é necessária: nosso organismo vive em constante busca da homeostase. Os atletas profissionais têm como objetivo *superar limites*, mas o importante, do ponto de vista fisiológico, é *respeitar limites*. As adaptações plásticas do organismo só podem ocorrer até certo ponto; a partir daí há sobrecarga alostática, com prejuízo para a economia orgânica.

Hipertrofia e esteroides anabolizantes

Outra observação fundamental refere-se aos esteroides anabolizantes, também conhecidos como "bombas", que prometem hipertrofia muscular rápida e com mínimo esforço. Sua composição contém hormônios como a testosterona, que, de fato, aumenta a síntese proteica, porém o principal efeito desse hormônio se dá pelo fato de ele aumentar muito a reabsorção renal de sódio. Assim, o sódio produz retenção de líquido dentro da célula, e o consequente edema, causando uma hipertrofia predominantemente sarcoplasmática, o que dá a sensação de efeito rápido.

Acontece que tal efeito é ilusório, pois do mesmo modo que aparece rapidamente, o efeito some rápido. Além disso, o corpo, por estar recebendo hormônios exógenos, para de produzi-los, podendo

---

Glossário

As diferenças entre os tipos de unidades motoras foram discutidas no Capítulo 8

Hipertrofia
Aumento do *volume* da fibra muscular

Hiperplasia
Aumento da *quantidade* de fibras musculares

Miofibrila
Parte da célula muscular composta por proteínas contráteis

Hipertrofia sarcoplasmática
Aumento do volume do citoplasma da fibra muscular

Hipertrofia miofibrilar
Aumento do número de miofibrilas

Microrruptura de fibras
Microtrauma que lesiona as células musculares, induzindo-as a se reproduzirem

Edema
Retenção de líquido no sarcoplasma

Células satélites
Células-tronco totipotentes adormecidas, que se localizam na periferia da fibra muscular

Testosterona
Hormônio sexual masculino que tem forte ação anabolizante

Anabolizantes
Hormônios que promovem o crescimento muscular, tais como a testosterona, a insulina e o GH

Miostatina
Substância que limita o crescimento do tecido muscular

Atividade aeróbica
Atividade física de longa duração, que requer grande oferta de oxigênio aos músculos

Hipertrofia cardíaca
Aumento de volume das células do miocárdio

Hipertrofia miocárdica excêntrica
Dilatação da cavidade ventricular

Hipertrofia miocárdica concêntrica
Crescimento da massa muscular dos ventrículos em direção à luz ventricular que reduz o volume deste

levar a distúrbios endócrinos diversos, como a infertilidade em homens e a masculinização do corpo de mulheres, além de outros efeitos como acne, calvície, impotência sexual, neoplasia de próstata, neoplasia de fígado, insuficiência cardíaca, agressividade intensa e alterações psiquiátricas.

O lado negativo da plasticidade

Como vimos, a plasticidade desempenha papel fundamental na aprendizagem e na memória. Na verdade, esses dois fenômenos só podem ocorrer porque temos redes neurais extremamente plásticas; caso contrário, os processos de aquisição, armazenamento e evocação seriam praticamente impossíveis.

Entretanto, nem tudo são flores. Existe um outro lado da neuroplasticidade capaz de criar prejuízos funcionais, como no caso apresentado no boxe Fisiologia em foco, adiante.

Considere o que foi descrito no boxe Fisiologia em foco. Como uma área cortical pode ser invadida? A resposta é simples: as redes neurais são plásticas. Não são blocos rígidos, mas, ao contrário, formam teias que são capazes de se movimentarem, fortalecerem e enfraquecerem de acordo com o conhecimento e a memória de cada um de nós. Mesmo que seja a memória de um membro que já não existe.

É claro que, no caso do membro fantasma, a memória não traz benefícios para o indivíduo, constituindo um fenômeno disfuncional como a dependência química, que estudamos anteriormente. Mas é preciso lembrar que casos assim são apenas o outro lado da moeda. Essa mesma moeda possibilita que aprendamos e que sejamos exatamente quem somos, por conta de nossa memória única e exclusiva.

Regeneração

É importante ter em conta que a plasticidade é uma adaptação *fisiológica* que se dá quando as células são expostas a estímulos do meio ambiente. Porém, plasticidade é diferente de regeneração, pois a regeneração é a capacidade de uma célula ou um tecido reagir a uma lesão, ou seja, tentar *promover a restituição da sua integridade anatômica e funcional*. Como já dissemos na introdução deste capítulo, *não consideramos que a resposta a agressões seja plasticidade*, uma vez que, nesse caso, não se trata de resposta fisiológica.

> Plasticidade é a resposta a um estímulo. Regeneração é a resposta a uma agressão.

Embora não seja um fenômeno que ocorre em condições naturais, a regeneração merece ser citada no estudo da Fisiologia, até mesmo para que não seja confundida com a plasticidade. Na verdade, a regeneração pode ser vista como uma *plasticidade exagerada*, uma hiper-resposta, que pode trazer consequências negativas porque em seu processo ocorre *sobrecarga alostática*, um dispêndio excessivo de energia. Na plasticidade, um processo fisiológico, ocorre somente um gasto "previsto" de energia, a carga *alostática*.

Na regeneração nem sempre é possível que a célula ou o tecido agredido se restabeleçam por completo. No caso do tecido, a regeneração implica substituição das células mortas ou danificadas por novas células, idênticas às originais. Nas células, a regeneração implica reparar os danos na sua estrutura para evitar a morte celular, a necrose.

Regeneração neuronal

Quando lesionamos um tecido, por exemplo, ao cortar a mão com uma faca, lesionamos também nervos sensoriais; por que, passado algum tempo, a sensibilidade se restabelece?

Acontece que a *lesão dos axônios de nervos periféricos* é suscetível de regeneração. Já o neurônio, quando sofre dano em seu corpo celular, caminhará para a morte. Isso ocorre porque essa região é a responsável pelo comando de funções vitais da célula e seu crescimento. No entanto, quando esse prejuízo se dá nos seus prolongamentos, os axônios, há possibilidade de regeneração. Quanto mais distante do corpo celular estiver o dano, maior a chance de recuperação do neurônio.

Quando ocorre uma lesão axônica, a célula sofre alterações morfológicas. No corpo do neurônio aparecerão sinais de sofrimento, mas logo essa fase é superada, e, após algum tempo,

---

🫀 FISIOLOGIA EM FOCO

O membro fantasma

Um marinheiro teve o dedo indicador da mão direita acidentalmente decepado. Depois desse fato, ele foi assombrado por um dedo indicador fantasma estendido rigidamente como estava quando foi decepado. Embora o marinheiro soubesse que isso era impossível, sempre que ele aproximava a mão do rosto – por exemplo, para coçar a bochecha – temia que o dedo fantasma lhe furasse o olho. Após cerca de 40 anos, ele contraiu uma grave neuropatia diabética sensorial e perdeu por completo a sensação de ter qualquer dedo. Nessa ocasião, o dedo fantasma deixou de existir. Por que isso acontece?

Embora casos como esse tenham sido descritos desde o século XVI, somente no século XX, com técnicas de eletrofisiologia, cientistas americanos descobriram que a parte "desaferentada" pela amputação de um membro é invadida por aferentes das áreas corticais vizinhas que representam o tronco e o rosto. O resultado é que a parte "desaferentada" pela remoção do membro é ativada por estímulos a essas regiões vizinhas. E como o córtex preserva a memória da representação original, o que ocorre? Surge o membro fantasma.

Entretanto, essa teoria da invasão de áreas corticais não dá conta de explicar todos os casos de sensação de membro fantasma, já que há relatos dessa situação em crianças que nasceram sem um membro (portanto, não se formou nenhuma área sensorial relacionada a esse membro) e, ainda assim, apresentam sensação no membro que nunca sequer existiu... Enfim, a sensação do membro fantasma é mais um dos mistérios que a ciência ainda não consegue explicar por completo. No máximo, conseguimos elaborar modelos teóricos, mas, daí a explicar totalmente a realidade que nos cerca, há uma distância muito longa...

a célula recupera sua morfologia normal. Esse é o momento da ação: é preciso que haja grande síntese proteica para reparar os danos sofridos. A parte distal do axônio (coto distal) lesionado se degenera, sendo absorvida por macrófagos presentes no tecido adjacente. A parte proximal do axônio (coto proximal) solda-se e sofre alterações, formando em sua ponta um *cone de crescimento*. Para que não haja perda de funcionalidade no local lesionado, é importante que o cone de crescimento encontre o alvo degenerado, e quanto mais distante e completa for a lesão, maior será a probabilidade de que ele se perca pelo caminho. O coto distal serve como uma orientação para o cone de crescimento, razão pela qual em cirurgias de reconstituição é feita a ligação entre as partes seccionadas. É importante também que haja condições favoráveis do meio em que essas células estejam inseridas.

Regeneração óssea

Outra forma de regeneração ocorre quando há fratura de um osso. Esse processo é notável, pois ocorre não somente uma cicatrização, mas uma substituição do tecido lesionado por tecido de igual característica. No local da fratura forma-se um hematoma, que evolui para calo fibroso, calo fibrocartilaginoso, chegando a seu último estágio, o calo ósseo. Ocorre que, além de se unirem as partes ósseas separadas, é feito um reforço na junção dos fragmentos. Vários fatores interferem na qualidade do calo ósseo formado, entre eles a extensão da lesão, a drenagem do hematoma, o tipo de osso envolvido e sua vascularização. Vejamos agora como se dá uma hiper-resposta perante uma lesão no coração.

Regeneração cardíaca | Remodelação ventricular

Uma das maiores causas de morte hoje no mundo são as doenças cardíacas. Entre elas está o infarto agudo do miocárdio (IAM), causado por obstrução de uma das artérias que irrigam o coração. Com isso, não há o aporte necessário de nutrientes ao músculo cardíaco, que acaba sofrendo necrose. A lesão depende da extensão de artéria irrigada que foi ocluída e do tempo que se passou sem que esta recebesse a nutrição adequada. Uma resposta do coração a essa lesão é a remodelação ventricular. A área necrosada não tem atividade contrátil, uma tentativa da musculatura ventricular de se reorganizar. Portanto, a remodelação é uma resposta do coração a danos sofridos com o objetivo de manter inalterada a sua fisiologia. Dessa maneira, variações moleculares, celulares e intersticiais vão ocorrer no local, levando a alterações morfofuncionais no órgão. Como ocorre sobrecarga alostática, essas mudanças, além de muitas vezes não restaurarem a função sistólica, podem, a longo prazo, levar a insuficiência cardíaca.

Uma pessoa que sofre de hipertensão arterial – ou seja, cujo sangue exerce nas artérias uma pressão maior do que deveria – poderá desenvolver uma *hipertrofia do coração*, pois este terá que fazer mais força para poder bombear o sangue e vai, em consequência, ficar mais forte. Acontece que essa hipertrofia vai gerar maior demanda de oxigênio pelo coração e essa situação poderá levar a um infarto. Entendemos, então, que a resposta do organismo à hipertensão arterial, que é a hipertrofia do coração, pode levar a um quadro mais complicado ainda, o infarto. Podemos dizer que o organismo reagiu com uma hiper-resposta que foi, em última instância, mais prejudicial para o indivíduo.

No coração, a hipertrofia excêntrica (*dilatação*) é uma resposta à *sobrecarga de volume*, enquanto a hipertrofia concêntrica é uma resposta à *sobrecarga de pressão*. Como já dissemos, quando a hipertrofia e a dilatação ocorrem frente a uma lesão no miocárdio, elas não são mais consideradas processos de plasticidade, mas, sim, de remodelação, a qual acaba por trazer mais prejuízos do que benefícios.

Nas Partes 1 e 2 do livro estudamos todos os aspectos da fisiologia celular necessários para a compreensão da verdadeira sinfonia que é o funcionamento dos *sistemas orgânicos*, os quais serão estudados do próximo capítulo em diante.

Glossário

Membro fantasma
Experiência subjetiva de sentir ou perceber um membro que tenha sido amputado, o qual se comporta de modo similar ao membro real

Regeneração
Resposta do organismo a uma agressão ou lesão

Necrose
Morte celular

Calo ósseo
Acúmulo de cálcio que surge no local em que o osso foi fraturado, servindo de substrato para a regeneração óssea

Remodelação ventricular
Alteração morfológica que ocorre nos ventrículos após parte do ventrículo ter sofrido necrose

RESUMO

- Plasticidade é a capacidade de se acomodar aos estímulos do meio. Essa capacidade pode ser de um indivíduo, de um tecido ou mesmo de uma única célula
- Estímulo é um agente externo capaz de produzir resposta fisiológica
- Plasticidade é diferente de elasticidade. A primeira diz respeito a uma resposta temporária (duradoura) perante um estímulo. Na elasticidade, o indivíduo que recebeu o estímulo volta imediatamente ao estado anterior quando o estímulo cessa
- Existem os chamados períodos críticos de plasticidade que são momentos nos quais os indivíduos estão mais aptos a se adaptarem a estímulos
- A plasticidade pode ocorrer em nível celular, mas plasticidade não pode ser confundida com regulação de resposta – fenômeno elástico, não plástico. Um exemplo de plasticidade celular é a apoptose
- A plasticidade do sistema nervoso é chamada de neuroplasticidade, e a principal função do sistema nervoso é interagir com o meio

- A neuroplasticidade manifesta-se nos fenômenos de aprendizado e de memória. Aprendizado é aquisição, manutenção e recuperação de informações. Memória é o conjunto de informações adquiridas no aprendizado
- Para efeitos didáticos, o aprendizado pode ser classificado como associativo e não associativo
- O aprendizado não associativo é aquele que não depende da associação entre dois ou mais estímulos, nem da associação entre estímulo e resposta. Pode ser exemplificado pelos fenômenos de habituação e sensibilização
- Habituação é aprender a não reagir a um estímulo inofensivo. Sensibilização é aprender a ficar em estado de alerta após um estímulo nocivo
- No aprendizado associativo ocorre uma associação entre dois estímulos ou entre um estímulo e uma resposta. No aprendizado associativo destacam-se o condicionamento clássico e o condicionamento operante

- O condicionamento clássico, idealizado por Pavlov, é aquele que associa um estímulo condicionado a um outro estímulo (incondicionado). O condicionamento operante de Skinner associa uma resposta a um estímulo, seja recompensa ou punição
- No condicionamento clássico aprende-se a repetir certo comportamento já existente, normalmente inato, diante de um novo estímulo, que é naturalmente ineficaz para gerar tal comportamento. Já no condicionamento operante aprende-se um novo comportamento
- As memórias são determinadas por um traço sináptico bioquímico ou por uma atividade elétrica que permanecem após a chegada da informação
- A memória pode ser dividida em declarativa (aquela que pode ser evocada por meio da linguagem) e procedural (aquela que pode ser evocada por intermédio de movimentos). Existe ainda a memória de trabalho, que tem a função de gerenciar a realidade e as outras memórias
- Os músculos também apresentam plasticidade. O tamanho de um músculo pode variar de duas maneiras: hipertrofia ou hiperplasia. Hipertrofia é o aumento do *tamanho* da fibra muscular. Hiperplasia é aumento da *quantidade* de fibras musculares
- A hipertrofia pode ocorrer de duas maneiras: por aumento do volume do citoplasma celular, a hipertrofia sarcoplasmática, ou por aumento da quantidade de miofibrilas, a hipertrofia miofibrilar
- Alguns fatores humorais interferem no processo de hipertrofia. O mais conhecido hormônio responsável pela hipertrofia muscular é a testosterona. Outros hormônios que atuam aumentando muito a síntese proteica (anabolismo) são o hormônio do crescimento (GH) e a insulina. Na verdade, a insulina é o mais potente anabolizante existente no corpo humano
- No lado negativo da plasticidade destaca-se o membro fantasma, que pode surgir após a amputação de um membro. A parte "desaferentada" pela amputação do membro é invadida por aferentes das áreas corticais vizinhas, dando a impressão de que o membro ainda está lá
- Regeneração é a resposta a uma agressão. Plasticidade é a resposta a um estímulo. O calo ósseo e a remodelação ventricular são exemplos de regeneração.

AUTOAVALIAÇÃO

9.1 Defina plasticidade.

9.2 Diferencie plasticidade de elasticidade.

9.3 Dê dois exemplos de neuroplasticidade.

9.4 Aprendizado e memória são fenômenos independentes?

9.5 Descreva os fenômenos de sensibilização e de habituação.

9.6 Diferencie as características dos condicionamentos clássico e operante.

9.7 O que é a memória de trabalho e como ela opera?

9.8 Explique a hipótese de Hebb.

9.9 Explique a LTP e a LTD.

9.10 Quais são os lados negativos da plasticidade?

9.11 Explique o fenômeno do membro fantasma.

9.12 O que ocorre com os músculos de alguém que se submete a exercícios de sobrecarga com pesos?

9.13 Diferencie plasticidade de regeneração.

9.14 Por que podemos dizer que a memória é a responsável pela nossa individualidade?

9.15 Um dos grandes feitos da neurociência nos últimos tempos foi a descoberta dos chamados neurônios-espelho em primatas e em humanos, pelo neurofisiologista italiano Giacomo Rizzolatti. Você já ouviu falar em neurônios-espelho? Sabe o que são e para que servem? Faça uma pesquisa sobre esse assunto muito interessante.

9.16 Discuta as três grandes subfunções (*memória de trabalho*, *ajuste preparatório* e *controle inibitório*) que compõem a função executiva do córtex pré-frontal.

9.17 Neste capítulo, você foi apresentado ao conceito de memória de trabalho. Um eminente pesquisador e psicólogo inglês chamado Alan Baddeley criou um modelo para a memória de trabalho em humanos, baseado em diferentes padrões de déficit ocorridos perante lesões cerebrais. Ele chamou seu modelo de "modelo multicomponente" da memória de trabalho, e propôs que esta é composta por quatro elementos: a *alça fonológica*, o *esboço visuoespacial*, a *central executiva* e o buffer *episódico*. Pesquise o assunto e redija um pequeno texto explicativo sobre o modelo de Baddeley.

9.18 Foi discutida neste capítulo a relação entre sono e consolidação de memórias. Estudos recentes sugerem que, durante o sono, principalmente na fase de ondas lentas (sono não REM), ocorre grande reverberação de todas as informações que foram adquiridas ao longo do dia, já que, nessa fase do sono, não há interferência sensorial. Paralelamente, a indução de mudança estrutural dos neurônios, outro mecanismo indispensável para a consolidação da memória, acontece com maior intensidade durante a fase do sono chamada REM (sigla da expressão *rapid eye movement*, movimento rápido dos olhos). O sono REM, que predomina na segunda metade do sono, segue-se à fase do sono de ondas lentas, predominantes na primeira metade do sono, e é nessa fase REM que ocorrem os sonhos. É também no sono REM que se ativam os *genes imediatos*, assim chamados por serem os primeiros a serem ativados para a criação de uma memória a longo prazo. No próximo capítulo você estudará melhor a neurofisiologia do sono. Por ora, pesquise na internet mais detalhes sobre a relação do fenômeno do sono com o fenômeno da memória.

9.19 Neste capítulo, você estudou a síndrome do membro fantasma, a qual representa um exemplo de situação em que a plasticidade pode conspirar contra nós, mostrando-se desfavorável. Uma forma de terapêutica extremamente engenhosa e criativa para tratar essa síndrome é a caixa de espelho (*mirror box*), desenvolvida pelo pesquisador indiano Ramachandran. Faça uma pesquisa sobre essa caixa e prepare um pequeno texto descrevendo seu mecanismo de ação.

9.20 O fato de todos os vertebrados apresentarem dois hemisférios cerebrais distintos conectados por comissuras tem, há muito tempo, despertado a curiosidade de inúmeros pesquisadores. Na verdade, cada hemisfério cerebral não representa uma simples réplica do outro, mas sim uma entidade individualizada com suas próprias características morfológicas e funcionais. Assim, em condições fisiológicas, existe uma significativa assimetria cerebral, com cada hemisfério exercendo funções que lhe são peculiares. Porém, em caso de lesão em um dos hemisférios, o outro hemisfério pode, dentro de certos limites, assumir algumas funções do hemisfério lesionado (neuroplasticidade). Pesquise o assunto para verificar as diferentes funções coordenadas pelos hemisférios direito e esquerdo.

9.21 Como foi dito no texto, a explicação do efeito placebo ainda é um mistério para a ciência. Há quem acredite que o efeito placebo nem exista, já que ele poderia acontecer, em verdade, por causa de outros dois fenômenos: (i) *regressão à média* e (ii) *efeito Hawthorne*. Faça uma pesquisa na internet e explique esses dois fenômenos.

9.22 Além do efeito placebo, há descrição na literatura do efeito *nocebo* e do efeito *lessebo*. Pesquise na internet o que seriam esses efeitos.

Parte 3

Fisiologia dos Sistemas

10 Sistema Nervoso, 167
11 Sistema Digestório, 199
12 Sistema Respiratório, 219
13 Sistema Circulatório, 239
14 Sistema Urinário, 269
15 Sistema Endócrino, 291

10

Sistema Nervoso

Objetivos de estudo, 168
Conceitos-chave do capítulo, 168
Introdução, 169
Comportamentos, 169
Divisão do sistema nervoso, 175
Percurso da informação no sistema nervoso: o ciclo percepção-ação, 186
Atividade neural basal, 194
Resumo, 197
Autoavaliação, 197

Objetivos de estudo

- Adquirir uma visão panorâmica do sistema nervoso
- Conceber o sistema nervoso como um elemento fundamental para a alostase
- Caracterizar comportamento
- Entender comportamento como um ato associativo
- Compreender as diferentes partes do sistema nervoso, assim como suas divisões
- Entender como o cérebro se divide funcionalmente
- Descrever com clareza a fisiologia das funções corticais superiores
- Assimilar os conceitos de código e representação
- Descrever as cinco etapas do processamento neural (ciclo percepção-ação)
- Compreender como se dão as representações mentais
- Compreender a atividade elétrica cerebral e seus correlatos

Conceitos-chave do capítulo

- Apetite
- Áreas de associação (ou terciárias)
- Áreas sensoriais polimodais
- Áreas sensoriais primárias
- Áreas sensoriais secundárias
- Associações
- Atenção
- Atenção ativa (voluntária)
- Atenção passiva (reflexa)
- Audição
- Automatismo
- Comportamento
- Consciência
- Decisões
- Emoções
- Hipotálamo
- Impulsos
- Informação
- Inteligência
- Memória
- Motivação
- Nervos cranianos
- Nervos espinhais
- Pensamento
- Percepção
- Reflexo
- Sentido somático
- Sistema límbico
- Sistema nervoso
- Sistema nervoso autônomo
- Sistema reticular ativador ascendente
- Sono
- Substância branca
- Substância cinzenta
- Teoria das representações distribuídas
- Tubo neural
- Visão

Introdução

Neste capítulo será apresentado um panorama básico acerca da fisiologia neural, na pressuposição de que os leitores detêm os conhecimentos que lhes foram transmitidos sobre o sistema nervoso nas aulas de outras ciências básicas, como a Neuroanatomia, a Biofísica e a Bioquímica.

Além disso, para que os leitores compreendam plenamente este capítulo, é indispensável que tenham estudado e compreendido os Capítulos 4 a 9 deste livro.

Comportamentos

No primeiro encontro formal com o sistema nervoso, em momentos anteriores da formação acadêmica, provavelmente lhe foi atribuído o conceito de *sistema, que estabelece nossas relações com o meio ambiente*. Definitivamente, essa é uma função capital do sistema nervoso, considerando-se "relacionamento" um processo bidirecional de transformação: somos transformados pelo meio e, a partir de computações neuronais referentes ao estado da nossa relação como o meio, produzimos uma resposta que transforma o meio com o objetivo de tornar esse meio adaptado a nós. Logo,

🫀 **O sistema nervoso produz nosso relacionamento ativo com o meio ambiente.**

Quando o sistema nervoso surgiu, nos processos da evolução, de certa maneira acabou a passividade. Se o meio ambiente não está "bom", nada de paciência, nada de apenas se transformar em função do meio. Movemos nosso corpo mudando de meio, movemos nossas mãos transformando o meio. Transformações brilhantes são fruto de sistemas nervosos inteligentes. Eis um conceito fisiológico para inteligência como uma propriedade do sistema nervoso:

🫀 **Inteligência é a capacidade de realizar transformações ótimas no ambiente em busca da homeostase.**

É óbvio que *todos os sistemas do organismo*, como a pele e os linfócitos, *sofrem estresse ambiental*. Entretanto, as respostas de outros sistemas que não o sistema nervoso *limitam-se ao meio interno*.

Veja a Figura 10.1, que esquematiza o sistema nervoso de modo simplificado. O esquema funcional do neurônio (parte inferior da figura), que é a clássica unidade funcional do

> **Glossário**
> **Computações neuronais**
> Operações com informações realizadas pelos neurônios

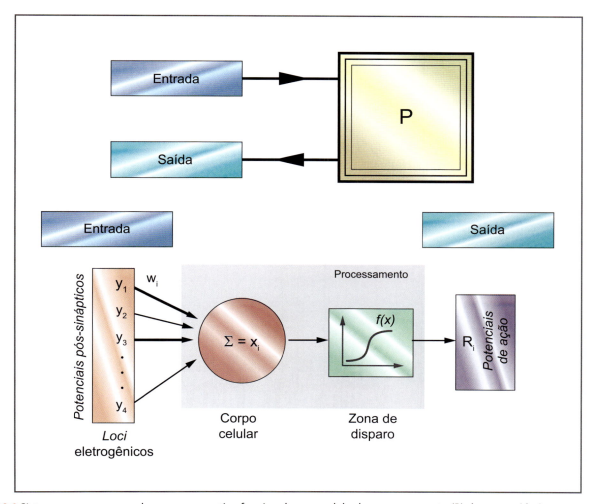

Figura 10.1 Sistema nervoso segundo uma perspectiva funcional: um modelo de processamento (P) de uma saída (comportamento) a partir de uma entrada (estímulo). y: potenciais pós-sinápticos nos *loci* eletrogênicos; w_i: peso das conexões; x_i: estado resultante da soma dos potenciais y; f(x): função restante; R_i: resposta (potenciais de ação).

sistema nervoso, também representa um sistema que produz uma transformação em seu entorno em virtude da transdução dos estímulos que recebe.

Neste capítulo, o objeto de estudo é a função do que definimos morfologicamente como sistema nervoso nos cordados: a função do encéfalo, da medula, dos nervos, dos gânglios, dos plexos. A Figura 10.2 mostra esquematicamente a organização estrutural do sistema nervoso dos cordados.

O sistema nervoso tornou-se muito sofisticado com o passar das eras, tanto que pode ser considerado um excelente "observador" do meio ambiente, capaz de detectar com rapidez e precisão as menores oscilações no mundo que nos rodeia. Assim, tornou-se um grande aliado do nosso meio interno: por intermédio de diversas vias, o sistema nervoso comunica ao meio interno o que está acontecendo "lá fora". Essas vias compõem o que denominamos *sistema nervoso autônomo* (SNA).

Um exemplo clássico do trabalho realizado pelo SNA é a reação autônoma descrita por Walter Cannon, chamada "reação de fuga e luta". Por meio de nossos transdutores nos órgãos sensoriais, ao detectarmos um sinal de perigo iminente (p. ex., um leão faminto ou alguém furioso conosco), o sistema nervoso manda mensagens para o sistema endócrino despejar adrenalina no sangue. Essa adrenalina vai preparar nosso organismo ou para fugir ou para lutar, acelerando os batimentos cardíacos, elevando a pressão arterial, desviando sangue da pele e das vísceras para os músculos, dilatando a pupila, aumentando os níveis de glicose no sangue, dilatando os brônquios e fazendo crescer a vigilância.

O sistema nervoso, como todos os demais, conspira pela integridade do organismo e pelo seu sucesso evolutivo, ou seja, é um promotor da estabilidade do meio interno. Sua responsabilidade, nesse contexto, é manter o organismo a salvo de perigos e promover a sua nutrição e sua reprodução.

Para que o sistema nervoso esteja "motivado" a realizar essas tarefas em função da homeostase, a Natureza deu *emoções* ao organismo. Todas derivam de duas emoções primárias, o desprazer e o prazer, emoções de valência positiva e negativa. Essas emoções levam a comportamentos apetitivos (comer, fazer sexo) e defensivos (fugir, lutar, fingir-se de morto, vomitar). Os comportamentos apetitivos visam obter prazer, enquanto os defensivos visam evitar o desprazer. Muitas emoções secundárias, como ansiedade, raiva e tristeza, surgem dessas relações de defesas e apetites. As emoções derivam, em primeira instância, de percepções acerca do mundo ou de nós mesmos. Bem balanceados, os comportamentos mantêm o organismo suficientemente estável.

Logo, as emoções ligam o SNA ao restante do sistema nervoso. Talvez possamos dizer que *são as emoções que promovem a grande aliança entre os meios interno e externo por meio do sistema nervoso.*

Definição dos comportamentos

No início deste capítulo, afirmamos que o sistema nervoso é responsável pela nossa interação com o meio ambiente, enquanto outros sistemas são passivos em relação a ele, limitando suas ações ao meio interno. Essa interatividade se traduz na ideia de que o sistema nervoso responde e reage ao meio, e essa resposta é denominada comportamento.

Consideramos comportamento qualquer resposta coordenada do indivíduo. Normalmente os comportamentos têm algum propósito específico, tendo como objetivo último o bem-estar do indivíduo.

Esse objetivo pode ser bem simples, como afastar uma parte do corpo de um estímulo agressivo, mas também pode ser complexo, como a execução de uma estratégia de caça em grupo. Do ponto de vista fisiológico, uma crise convulsiva ou um tique não podem ser considerados comportamentos, apesar de serem respostas do sistema nervoso. Obviamente, em casos de doenças mentais, os comportamentos estão alterados e, assim, perdem seu objetivo. Portanto, não é objetivo da Fisiologia discutir comportamentos patológicos, como tricotilomania, suicídio, coprofagia, entre outros.

🔴 Toda a constelação de comportamentos é produto do sistema nervoso.

Todo comportamento é impulsionado, direta ou indiretamente, por um estímulo do ambiente. Quanto mais complexo for o comportamento, mais complexa será sua relação com o estímulo causador. Logo, nem sempre há um estímulo em evidência. Um homem pode, do nada, levantar-se de sua poltrona no metrô, sacar uma arma e assassinar duas senhoras sentadas à sua frente. Se essas pessoas o houvessem ofendido

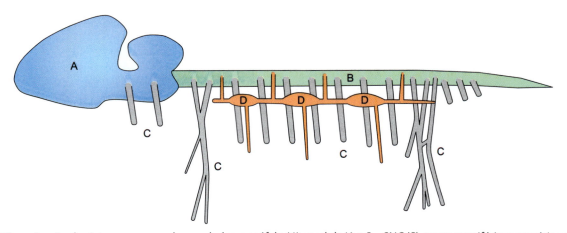

Figura 10.2 Organização do sistema nervoso dos cordados: encéfalo (*A*); medula/*A* + *B* = SNC (*B*); nervos periféricos somáticos (*C*); nervos autônomos e gânglios viscerais (*D*). *C* + *D* = SNP. SNC: sistema nervoso central; SNP: sistema nervoso periférico.

barbaramente, haveria um estímulo causador. Contudo, se as senhoras nada fizeram, onde estará o estímulo? Esse estímulo pode ser uma complexa e desordenada lembrança de experiências acumuladas ao longo de uma vida inteira.

Os comportamentos podem ser classificados quanto a complexidade, voluntariedade ou outros fatores. Vejamos uma classificação para o comportamento.

Comportamentos reflexos

Constituem o tipo mais simples de comportamento, uma vez que são inerentes à estrutura dos circuitos neurais, secundários a um arco sináptico simples (Figura 10.3). Por regra, os reflexos são comportamentos inatos. São involuntários e estereotipados, porém podem ser modulados por mecanismos neurais mais complexos – tanto que lesões nos centros superiores do sistema nervoso podem acentuar reflexos ou até mesmo liberar reflexos antes inativos.

Alguns comportamentos reflexos apresentam-se apenas ao longo dos primeiros meses de vida, como o reflexo de preensão palmar e o reflexo de sucção, importantes na vida neonatal para agarrar-se ao corpo da mãe e mamar, respectivamente. Basta tocarmos a palma da mão de um bebê para ele agarrar nosso dedo. E basta introduzir um objeto qualquer na boca do bebê para ele sugá-lo. Outros reflexos perduram ao longo da vida, como o reflexo de piscar ao ouvirmos um determinado ruído forte e brusco (como um tiro), ou o reflexo de retirada ao tocarmos algo quente.

Um exemplo de reflexo que persiste no adulto é o reflexo patelar. Convém ainda lembrar que a maioria das ações executadas pelo sistema nervoso autônomo é reflexa.

🐾 Reflexo é um comportamento involuntário, imediato, inato e estereotipado.

Comportamentos automáticos ou automatismos

Muitos dos comportamentos que executamos são feitos sem a menor consciência de que eles estão ocorrendo. Se você

Glossário

Cordados
Seres que têm coluna vertebral

Cannon, Walter (1871-1945)
Fisiologista norte-americano que cunhou o conceito de homeostase

Adrenalina
Hormônio da classe das catecolaminas secretado por células da medula da glândula suprarrenal

Sucesso evolutivo
Capacidade da espécie de se adaptar ao meio ambiente, conseguindo perpetuar seus genes por meio de seus descendentes

Prazer e desprazer
Emoções mais primitivas e inatas das quais derivam todas as outras a partir das experiências ambientais

Comportamento apetitivo
Comportamento que visa à satisfação do apetite, a qual produz prazer

Comportamento defensivo
Comportamento que visa evitar problemas e confrontos, os quais produzem desprazer

Emoções secundárias
Emoções derivadas das emoções primitivas de prazer e de desprazer, construídas a partir de uma experiência ambiental

Apetite
Desejo inato que conduz à ação

Comportamento
Resposta coordenada do organismo ao ambiente visando a um objetivo

Doenças mentais
Transtornos psiquiátricos caracterizados por comportamentos sem objetivo, mal-adaptativos e prejudiciais ao indivíduo

Arco sináptico
Circuito formado por dois ou mais neurônios ligados em série por sinapses. Nas pontas desse arco estão o neurônio receptor e o neurônio efetor

Comportamentos inatos
Comportamentos que podem ser manifestados logo ao nascer, que não dependem de aprendizado nem de experiência prévia

Comportamentos estereotipados
Comportamentos que não variam, apesar da variabilidade do estímulo

Reflexo patelar
Reflexo de contração do quadríceps evocado pela percussão do tendão da patela

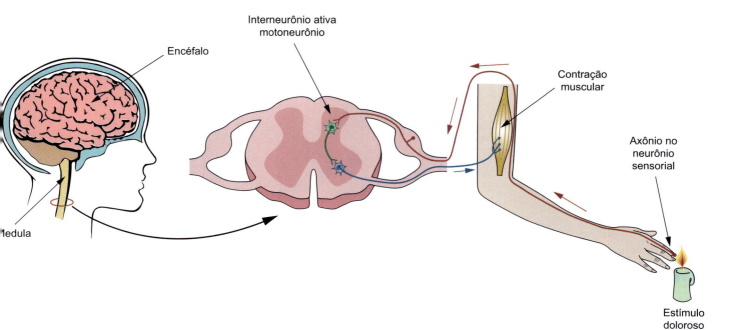

Figura 10.3 Mecanismo de um comportamento reflexo. No caso, reflexo de retirada.

observar agora, provavelmente arqueou as sobrancelhas ao ler essa afirmativa. Ou então, momentos atrás, estava coçando a perna sem se dar conta disso. Ao dirigir ou andar de bicicleta, executamos diversos comportamentos de maneira inconsciente. Muitos desses comportamentos são iniciados a partir de uma vontade (p. ex., vontade de dirigir). Entretanto, uma vez iniciados, os movimentos específicos se dão de maneira automática. Esses comportamentos têm objetivos muito bem ajustados ao nosso contexto: são *expressões faciais* importantes para nossa interação interpessoal, são *a maior parte dos movimentos que desempenhamos no dia a dia* (como caminhar ou abrir portas), são *maneirismos manuais ou verbais* (aquela mania de falar "né" ou "aí" no decorrer de um discurso).

Nosso sistema nervoso produz diversos comportamentos em paralelo, mas ocupa-se de apenas uma cognição consciente por vez. Imagine um cirurgião dissecando um pequeno vaso no coração, totalmente compenetrado, tendo de "pensar" nos movimentos que faz com os polegares e os indicadores, o pescoço e a cabeça. Não é possível. Sua consciência tem que estar fixa no sangue que escorre, no coração que pulsa abaixo do vaso, na ponta da agulha que transpassa os tecidos fixando-os com a linha. Portanto, que fique no inconsciente a execução dos movimentos que estão ocorrendo simultaneamente para manter seu tônus muscular e sua postura.

Que tipo de comportamento é automático? Obviamente, comportamentos habituais e corriqueiros são automatizados pelo nosso sistema nervoso para que haja espaço na consciência para ocupar-se de processamentos importantes e nada habituais. Contudo, nem todo comportamento habitual sempre foi habitual. Ao aprendermos a andar de bicicleta ou a usar uma tesoura, isso é extremamente controlado pela consciência, e cada movimento é medido cuidadosamente. Com o tempo e com a prática, aprimoramos a execução desses comportamentos e eles vão se tornando cada vez menos dependentes da consciência. *O comportamento voluntário torna-se, com a repetição, automático* (releia, no Capítulo 9, *Plasticidade*, sobre o aprendizado e a memória procedural).

> Automatismo é um comportamento involuntário, adquirido e contextualizado.

A Figura 10.4 esquematiza um circuito de um comportamento automático em paralelo com um circuito de comportamento voluntário.

Impulsos

Constituem uma classe complexa de comportamentos, pois, apesar de voluntários, são imediatos e motivados pelas nossas paixões. Geralmente são impulsos os comportamentos sexuais, agressivos, apetitivos ou evasivos. São repertórios comportamentais que envolvem diversas estratégias de movimentos com o objetivo de atender a uma demanda emocional que constantemente se faz. Qualquer pessoa vivenciou a experiência de um impulso quando reagiu violentamente a uma agressão ou, conscientemente, assediou a esposa do melhor amigo.

Pelo menos em seres humanos, *os impulsos são comportamentos voluntários*, uma vez que temos um aparato cerebral destinado a policiar e a conter nossos impulsos, chamado córtex orbitofrontal, uma região do córtex pré-frontal relacionada com a função de controle inibitório, a qual já foi discutida no Capítulo 9. Contudo, *atos impulsivos muitas vezes são difíceis de*

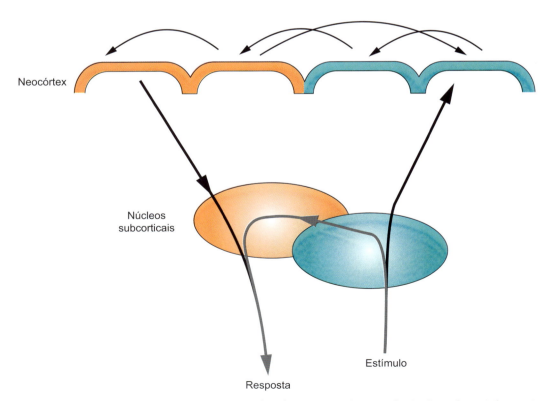

Figura 10.4 Comportamento automático × comportamento voluntário nos circuitos cerebrais. Quando as informações relativas aos estímulos geram respostas em estruturas subcorticais (núcleos da base, por exemplo, *seta cinza*), estas produzem automatismos. Quando os estímulos alcançam o córtex cerebral, geram comportamentos voluntários (*setas pretas*).

controlar quando estamos em situação de estresse físico ou mental. Na presença de fome, sede ou medo extremo, pode ser impossível conter os impulsos. Os atos, quando passionais, cometidos "sob intensa emoção", podem eventualmente ser considerados atenuantes de pena diante da Justiça. Substâncias sedativas ou estimulantes (como álcool e cocaína) prejudicam a função do córtex orbitofrontal, dando vazão aos impulsos.

🫀 **Impulsos são comportamentos imediatos e voluntários deflagrados por fortes emoções.**

As crianças são seres movidos por impulsos. Contudo, o desenvolvimento provavelmente aprimora o comportamento relativo ao impulso, tornando-se esse comportamento mais eficaz quando habilidades são adquiridas. Por exemplo, alguém pode atirar por impulso e acertar o alvo a 50 m de distância, ou mais, em evidente demonstração de que houve aquisição de habilidade.

Decisões

As decisões são consideradas por muitos a primazia do comportamento humano, o que permitiu que fôssemos classificados como *Homo sapiens*. As decisões são uma estrutura complexa de comportamento. Muitas vezes nem se exteriorizam, mantendo-se reclusas na mente de quem as projeta em forma de um planejamento, podendo (ou não) ser executadas posteriormente. Logo, *a decisão, por mais rápida que seja, ocorre após um certo intervalo de tempo, o qual a separa do estímulo que a causou*. Como a decisão resulta de uma verdadeira análise de inúmeras variáveis, que termina em um *julgamento de custos e benefícios*, acredita-se que *a memória de trabalho*, sediada no *córtex pré-frontal* (releia esse assunto no Capítulo 9), *é um mecanismo fundamental para que as decisões ocorram*. Definitivamente, quando "pensamos" para tomar uma decisão, estamos alocando, de maneira seriada, diversas informações na nossa memória de trabalho: "Será que vale a pena? Será que é melhor agora ou daqui a pouco?".

🫀 **A decisão é um comportamento premeditado, oriundo de um julgamento crítico, que conta ainda com avaliações mentais das possíveis consequências de nossas decisões.**

A capacidade de tomarmos decisões está diretamente relacionada com a nossa experiência de vida (ou seja, a nossa idade), com a nossa cultura geral (nossa biblioteca de hipóteses) e com a nossa inteligência (capacidade de formular hipóteses e testá-las mentalmente). Logo, nem todas as pessoas estão aptas a tomar decisões, como as crianças, os portadores de alguns transtornos mentais ou as pessoas sob efeito de substâncias psicoativas (como álcool e cocaína).

🫀 **Decisão é um comportamento premeditado, voluntário, adquirido e contextualizado.**

Animais podem tomar decisões? A ciência mostra a cada dia que sim. Mesmo os mamíferos não *primatas* demonstram comportamentos sobre o que fazer comparáveis a algumas tomadas de decisão humanas.

A Figura 10.5 esquematiza os níveis do sistema nervoso responsáveis pelos tipos de comportamento.

Natureza do comportamento

Todo comportamento é associativo. Se o comportamento é a resposta de um organismo dotado de sistema nervoso ao ambiente, e esse comportamento é coerente com esse estímulo, de algum modo *o sistema nervoso é capaz de associar estímulos específicos a comportamentos adequados*. Esse trabalho desempenhado pelo sistema nervoso é o cerne do seu mecanismo de funcionamento. São arcos sinápticos de complexidade variável que associam estímulos sensoriais a respostas motoras ou autônomas.

🫀 **Associações são relações funcionais entre informações diferentes, geralmente um estímulo e uma resposta.**

> **Glossário**
>
> **Cognição consciente**
> Conjunto de computações mentais complexas que se dão à luz da consciência. Equivale ao conceito de pensamento
>
> **Paixão**
> Terrmo alegórico para designar nossos afetos
>
> **Córtex orbitofrontal**
> Porção do córtex pré-frontal que repousa sobre as órbitas dos olhos
>
> **Controle inibitório**
> Função cognitiva que atua como uma "censura" interna, inibindo movimentos e atos inapropriados
>
> *Homo sapiens*
> Do latim, "homem que sabe". Nome científico da espécie humana, ou "homem moderno"
>
> **Primatas**
> Ordem de mamíferos que compreende os macacos em geral, inclusive o ser humano
>
> **Associações**
> Relações funcionais entre informações diferentes, tais como um estímulo e uma resposta

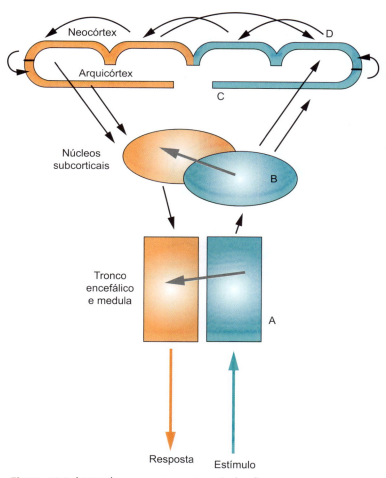

Figura 10.5 Arcos de comportamento: nível reflexo, comportamentos gerados na medula espinhal e no tronco encefálico (*A*); nível dos automatismos, comportamentos gerados em núcleos subcorticais (*B*); nível dos impulsos, comportamentos gerados nos núcleos subcorticais e regiões filogeneticamente antigas do córtex (paleocórtex) (*C*); nível das decisões, comportamentos gerados principalmente em regiões filogeneticamente recentes do córtex (neocórtex) (*D*).

No sistema nervoso há uma biblioteca de possíveis comportamentos na parte frontal do cérebro (relacionada com as funções executivas, estudadas no Capítulo 9) e outra biblioteca na parte posterior do cérebro com todas as experiências relevantes já vividas pelo indivíduo, bem como seus conhecimentos acerca do mundo.

Tanto os comportamentos possíveis quanto as experiências e o conhecimento são representados pela atividade de neurônios. Os neurônios da biblioteca posterior conectam-se aos neurônios da biblioteca anterior pelas fibras de associação corticocorticais que preenchem a substância branca do encéfalo. Logo, dependendo de qual experiência ou conhecimento se conecta a qual comportamento, estabelece-se uma determinada associação entre estímulo e resposta.

Já nos primeiros momentos de nossa vida escolar, fazíamos a tarefa de associar itens existentes em duas colunas. Isso nada mais é que o trabalho associativo que o cérebro faz: liga adequadamente memórias de experiências (biblioteca posterior) a memórias de comportamentos (biblioteca anterior). Veja a Figura 10.6.

Essas ligações são feitas à medida que (A) experimentamos o mundo e obtemos memórias a respeito dele, (B) aprendemos determinados repertórios de ações e habilidades (como andar, usar um garfo etc.) e, finalmente, (C) aprendemos a utilizar cada resposta conforme um estímulo específico. Nascemos podendo realizar qualquer associação de maneira aleatória. Com o aprendizado, aprendemos a realizar associações adaptativas, condizentes com nosso sucesso no nosso meio ambiente.

Definição de experiências

Todo o complexo repertório de comportamentos compatibiliza-se com a infinita diversidade de nossas experiências, possibilitando as associações mais extravagantes. São imagens, músicas, sabores, pessoas, aflições... Toda série de impressões do mundo ou de nós mesmos são experiências. Experiências têm um traçado informativo, porém são *coloridas por emoções* a elas associadas. Qualquer experiência, por mais banal que seja, gera em nós uma emoção e passa a constituir uma informação. *As emoções são importantes, inclusive para determinar quais experiências ficarão arquivadas como memórias e por quanto tempo essas memórias deverão persistir*. Um número de telefone da farmácia não perdura em nossa memória tanto tempo quanto o de uma pessoa que amamos. Apesar de sermos seres dotados da faculdade das decisões racionais e das decisões econômicas, somos ainda alicerçados nas emoções.

As experiências podem ser tanto internas quanto oriundas do ambiente. Quando experimentamos um estímulo do ambiente, seja por meio da visão, da audição ou do paladar, essa experiência se dá pela percepção. No Capítulo 6, *Transdução Sensorial*, percepção foi definida como um processo consciente de interpretação das informações sensoriais. A *percepção, a priori, é um processo passivo*. Ou seja, se estamos com os canais sensoriais competentes (os olhos abertos, as orelhas destampadas), percebemos involuntariamente um estímulo ambiental que se sobressaia do contexto. Percebemos nossos próprios comportamentos por seus efeitos no meio ambiente. Podemos definir *as experiências ambientais como resultantes de nossas percepções*.

🧠 A experiência ambiental é fruto de uma percepção.

Existem experiências internas, produzidas dentro do nosso próprio sistema nervoso: são as imaginações (produções de imagens). As imaginações apresentam um caráter sensorial, tal qual nossas percepções, e ocorrem tanto na vigília quanto durante o sono, enquanto sonhamos. Outro tipo de experiência interna são os pensamentos (produção de ideias), que *têm um caráter linguístico ou matemático mais abstrato que as imaginações*. Os mecanismos que desencadeiam essas produções são verdadeiramente executivos, pois em geral são *voluntários* e, portanto, *relacionados com os comportamentos*. Caso julgue necessário, releia o conceito de função executiva no Capítulo 9, *Plasticidade*.

🧠 Imaginação é a experiência da produção interna de imagens. Pensamento é a experiência da produção interna de ideias.

Enquanto nossos comportamentos se revelam ao mundo, *as experiências sempre são pessoais e particulares*, por mais que as descrevamos. Nem tudo é passível de ser descrito verbalmente. Por exemplo, de que maneira explicar a uma pessoa cega de nascença como é a cor vermelha? Então, além de particulares, *as experiências são completamente subjetivas*. É impossível saber

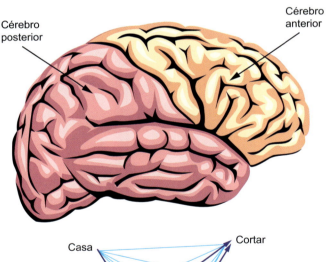

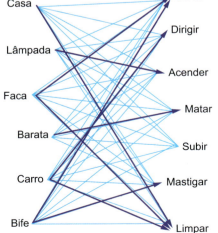

Figura 10.6 Cérebro posterior (percepção) e cérebro anterior (ação).

como duas pessoas experimentam, nas mesmas condições, um determinado objeto no meio ambiente e como as experiências aparecem na consciência. Como saber se a minha experiência subjetiva para o vermelho é a mesma experiência subjetiva que outra pessoa tem para essa cor?

Por meio da linguagem, *atribuímos significado às nossas experiências*. Aprendemos essas associações, assim como todas as demais. Ou seja, de tanto ver as pessoas chamarem "essa experiência minha" de "vermelho", associei o nome "vermelho" a essa experiência, mas isso não significa que a experiência em si seja a mesma para duas pessoas. Trata-se de uma questão de extrema subjetividade.

As experiências, como aqui foram definidas, são o grande objeto da nossa consciência. A consciência é um fenômeno que emerge de nossa mente/cérebro. Ela é o palco para as nossas experiências subjetivas e individuais.

A consciência é o palco onde as experiências aparecem.

Logo, a consciência também é uma faculdade completamente subjetiva. Não podemos avaliar a consciência do outro. Nem ao menos ter certeza se o outro tem uma consciência ou não. Na verdade, inferimos uma consciência às outras pessoas ao observarmos que os outros têm comportamentos similares aos nossos. Contudo, não há evidência (nem consensual, nem científica, nem filosófica) que comprove se outras criaturas não humanas têm ou não consciência. A consciência é um fenômeno que extrapola a ciência, por ser subjetiva e pessoal. No entanto, podemos estudar os mecanismos neurais que contribuem para a expressão da consciência.

Sabemos que *apenas uma experiência pode estar na consciência em determinado momento*. Ou seja, *a consciência é uma unidade*. É impossível estarmos conscientes de duas experiências ao mesmo tempo. Isso é bem evidenciado nos experimentos de rivalidade binocular, nos quais imagens concorrentes, distintas, são apresentadas isoladamente a cada olho. O indivíduo só consegue relatar uma imagem por vez. Jamais as duas. O que determina qual das duas imagens o indivíduo estará percebendo a cada momento? A atenção.

Experiências, consciência e atenção

A atenção *é a faculdade da mente que determina o que estará no palco da consciência em um dado momento*. Na verdade, costuma-se comparar a atenção com o holofote que ilumina o palco.

O que está sob o foco da luz, está na consciência. Tanto que surgiu a expressão foco atencional para designar o direcionamento da atenção em um determinado contexto.

Tanto as experiências internas quanto as externas estão sujeitas ao foco atencional. Tal foco pode ser evocado voluntariamente ou, então, de maneira passiva.

A atenção passiva (reflexa) ocorre *quando aparece no contexto um estímulo ambiental contrastante* (um ruído intenso em um contexto silencioso ou um momento de silêncio em um contexto turbulento) – em nossa consciência aparece a experiência contrastante, passivamente. Vários estudos mostraram que, independentemente do tamanho do contexto, o tempo gasto para se encontrar o estímulo contrastante é o mesmo. Observe a Figura 10.7.

Já a atenção ativa (voluntária) ocorre quando, voluntariamente, direcionamos o foco atencional para determinado ponto do contexto, buscando determinado estímulo.

Imagine uma lanterna varrendo um quarto escuro com um foco de luz à procura de um determinado objeto. Quanto maior o quarto, mais demorado e custoso é o processo de detecção do estímulo, aqui representado pelo objeto. No caso, a atenção voluntária é dependente do contexto por ser um processo de varredura. Observe a Figura 10.8.

Divisão do sistema nervoso

Os comportamentos derivados de nossas experiências tanto ambientais quanto externas emergem dos complexos

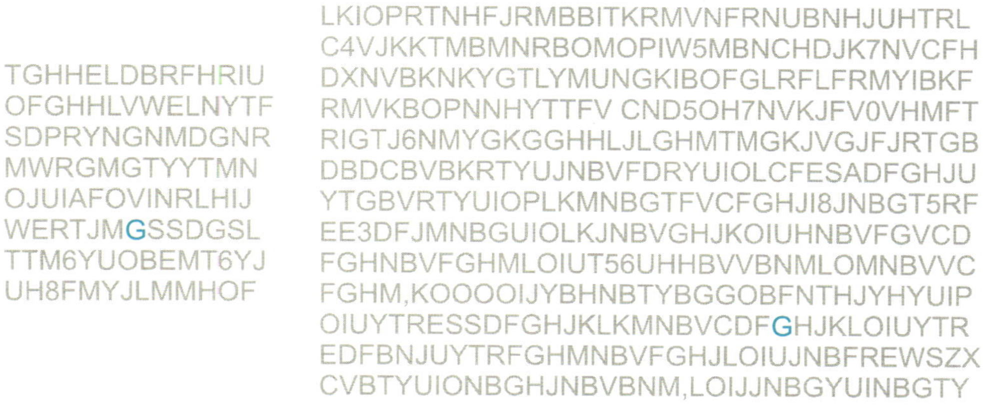

Glossário

Experiências
Percepções conscientes e subjetivas a respeito do mundo e dos pensamentos

Conhecimentos
Informações a respeito do mundo e do meio ambiente

Bibliotecas anterior e posterior
Conjunto de informações registradas no tecido neural, codificadas por neurônios e armazenadas nas suas conexões

Decisões racionais
Decisões baseadas no pensamento lógico, ponderando-se causas e consequências

Decisões econômicas
Decisões baseadas na relação entre custo e benefício

Imaginação
Processo de criar em nossa mente imagens que não existem no mundo real

Imagem
Produto da percepção representado no sistema nervoso

Pensamento
Produção de ideias, de conteúdo linguístico, em nosso cérebro

Rivalidade binocular
Fenômeno de competição perceptual entre as vias visuais esquerda e direita quando são apresentadas imagens diferentes a cada olho, ao mesmo tempo

Atenção passiva
Relaciona-se com um estímulo que se sobressai ao contexto (o tamanho do contexto não importa). Também chamada de atenção reflexa

Atenção ativa
Fenômeno voluntário, relacionado com o foco atencional (o tamanho do contexto é importante). Também chamada de atenção voluntária

---

```
                              LKIOPRTNHFJRMBBITKRMVNFRNUBNHJUHTRL
                              C4VJKKTMBMNRBOMOPIW5MBNCHDJK7NVCFH
   TGHHELDBRFHRIU              DXNVBKNKYGTLYMUNGKIBOFGLRFLFRMYIBKF
   OFGHHLVWELNYTF              RMVKBOPNNHYTTFV CND5OH7NVKJFV0VHMFT
   SDPRYNGNMDGNR               RIGTJ6NMYGKGGHHLJLGHMTMGKJVGJFJRTGB
   MWRGMGTYYTMN                DBDCBVBKRTYUJNBVFDRYUIOLCFESADFGHJU
   OJUIAFOVINRLHIJ             YTGBVRTYUIOPLKMNBGTFVCFGHJI8JNBGT5RF
   WERTJMGSSDGSL               EE3DFJMNBGUIOLKJNBVGHJKOIUHNBVFGVCD
   TTM6YUOBEMT6YJ              FGHNBVFGHMLOIUT56UHHBVVBNMLOMNBVVC
   UH8FMYJLMMHOF               FGHM,KOOOOIJYBHNBTYBGGOBFNTHJYHYUIP
                              OIUYTRESSDFGHJKLKMNBVCDFGHJKLOIUYTR
                              EDFBNJUYTRFGHMNBVFGHJLOIUJNBFREWSZX
                              CVBTYUIONBGHJNBVBNM,LOIJJNBGYUINBGTY
```

Figura 10.7 A detecção de um estímulo contrastante, por atenção passiva, independe do tamanho do contexto.

```
                                    LKIOPRTNHFJRMBBITKRMVNFRNUBNHJUHTRL
                                    C4VJKKTMBMNRBOMOPIW5MBNCHDJK7NVCFH
        TGHHELDBRFHRIU              DXNVBKNKYGTLYMUNGKIBOFGLRFLFRMYIBKF
        OFGHHLVWELNYTF              RMVKBOPNNHYTTFV CND5OH7NVKJFV0VHMFT
        SDPRYNGNMDGNR               RIGTJ6NMYGKGGHHLJLGHMTMGKJVGJFJRTGB
        MWRGMGTYYTMN                DBDCBVBKRTYUJNBVFDRYUIOLCFESADFGHJU
        OJUIAFOVINRLHIJ             YTGBVRTYUIOPLKMNBGTFVCFGHJI8JNBGT5RF
        WERTJMGSSDGSL               EE3DFJMNBGUIOLKJNBVGHJKOIUHNBVFGVCD
        TTM6YUOBEMT6YJ              FGHNBVFGHMLOIUT56UHHBVVBNMLOMNBVVC
        UH8FMYJLMMHOF               FGHM,KOOOOIJYBHNBTYBGGOBFNTHJYHYUIP
                                    OIUYTRESSDFGHJKLKMNBVCDFGHJKLOIUYTR
                                    EDFBNJUYTRFGHMNBVFGHJLOIUJNBFREWSZX
                                    CVBTYUIONBGHJNBVBNM,LOIJJNBGYUINBGTY
```

Figura 10.8 Tente encontrar a letra A nos dois grupos. No grupo maior, o trabalho é mais custoso, pois o processo atencional leva a uma varredura do contexto.

mecanismos associativos do sistema nervoso. A grande sede desses comportamentos é o cérebro. Na maior parte deste capítulo, vamos discutir mecanismos cerebrais, embora, de certo modo, outros órgãos do sistema nervoso participem da neurofisiologia. Antigamente, acreditava-se que o cerebelo, outro órgão do sistema nervoso, apenas participava do controle dos movimentos. Hoje, sabemos de seu papel em tarefas cognitivas.

Enfocaremos, doravante, o funcionamento das estruturas que compõem o sistema nervoso. Por motivos didáticos, essas estruturas foram agrupadas em porções distintas nos cordados. Sabe-se que o sistema nervoso desenvolve-se a partir de um tubo neural, no início do processo da embriogênese. É um verdadeiro tubo, ao redor do qual crescem estruturas ósseas que encerram praticamente todo o sistema nervoso em um arcabouço ósseo axial que percorre o dorso do animal. Na extremidade anterior há uma grande cavidade formada por placas ósseas chamada crânio, o qual encerra o encéfalo (formado por cérebro, cerebelo, tronco encefálico), seguindo ao longo do dorso até a extremidade caudal, um conjunto de ossos articulados que formam a coluna vertebral, a qual contém a medula espinhal. O encéfalo e a medula espinhal formam o sistema nervoso central. Salvo alguns reflexos do sistema nervoso autônomo, todo o processamento neural ocorre no sistema nervoso central. Tanto do encéfalo quanto da medula espinhal entram e saem nervos sensoriais, motores e mistos que conectam o sistema nervoso aos mais distantes pontos do corpo. Esses nervos (chamados de cranianos quando provenientes do encéfalo e de espinhais quando provenientes da medula) ou carreiam informações para o sistema nervoso (nervos sensoriais) ou enviam para os músculos e glândulas ordens do

♥ FISIOLOGIA EM FOCO

Divisão funcional do sistema nervoso

Atualmente, muito do que se afirma a respeito da fisiologia do sistema nervoso parte do pressuposto de que, por meio do exame da ressonância magnética funcional (RMf), seria possível "ver o cérebro em movimento", já que, nesse exame, o sujeito fica acordado e pode executar tarefas e pensar de acordo com as instruções do examinador. Assim, seria possível mapear as áreas relacionadas a pensamentos, desejos, ideias, intenção, tomada de decisões etc. Entretanto, antes de se fazer qualquer afirmativa a respeito das funções cognitivas, é necessário ter muita cautela, pois a RMf não é tão precisa como se imagina.

Em primeiro lugar, como não se injeta nenhum contraste durante o exame, as imagens, na verdade, são montadas por um *software*, que compara estatisticamente áreas mais ou menos oxigenadas. No entanto, pode haver erros na programação do *software*, bem como erros inerentes ao método estatístico usado para montar as imagens (isso mesmo, as imagens são montadas por um programa de computador, e não uma "fotografia" do que está acontecendo no encéfalo).

Em segundo lugar, o exame não é capaz de diferenciar áreas que estão sendo estimuladas das áreas que estão sendo inibidas durante a execução de uma dada tarefa. Isso porque, tanto para estimular quanto para inibir, são necessários potenciais de ação e liberação de neurotransmissores. Logo, estímulo e inibição demandam aumento do metabolismo e consumo de oxigênio. Como o *software* se baseia, *grosso modo*, na taxa de oxigenação cerebral (o chamado sinal BOLD), áreas muito estimuladas ou muito inibidas se apresentarão mais "coloridas", indistintamente.

Em terceiro lugar, como a RMf, supostamente, mostra áreas mais oxigenadas, é fato conhecido que, em situações de grande demanda metabólica, o cérebro realiza metabolismo anaeróbico. Logo, a RMf pode deixar de mostrar áreas em atividade metabólica que estejam funcionando na ausência de oxigênio.

Finalmente, mas não menos importante. ainda que o exame realmente mostrasse o "cérebro em ação", a única informação que ele poderia dar seria dizer qual área estaria atuando durante uma determinada tarefa, mas não seria capaz de assegurar que essa tarefa é originada a partir dessa área. Ou seja, não faz sentido dizer "o cérebro aprende" ou "o cérebro toma decisões", quando, em verdade, é o sujeito que pensa ou que toma decisões, naturalmente usando cérebro como instrumento, da mesma forma que não são nossas pernas que andam, nós é que andamos e as usamos como meio para tal.

SNC (nervos motores); ou realizam ambas as tarefas (nervos mistos), porém por fibras distintas.

Os *nervos* são feixes de axônios, na maioria das vezes mielinizados. Logo, são condutores de potenciais de ação da periferia para o sistema nervoso, e deste para a periferia. Os únicos corpos celulares (núcleos) de neurônios extrínsecos ao SNC estão: (A) nas paredes do tubo digestório, formando o sistema nervoso entérico, o qual tem mais neurônios do que a medula espinhal, sendo responsável por produzir os movimentos peristálticos da digestão; (B) nos gânglios do sistema nervoso autônomo (simpático e parassimpático). O sistema nervoso entérico será discutido em mais detalhes no Capítulo 11, *Sistema Digestório*.

Embora existam divergências de opinião quanto à divisão funcional do sistema nervoso, para fins didáticos prevalece a classificação em sistema nervoso de relação – também chamado de sistema nervoso somático –, o qual se ocupa de nossas relações com o meio ambiente, e sistema nervoso autônomo (SNA), responsável pela regulação neural do meio interno. O SNA divide-se funcional e farmacologicamente em dois subsistemas, o *sistema nervoso autônomo simpático* (SNAS) e o *sistema nervoso autônomo parassimpático* (SNAP), os quais têm papéis ora antagônicos, ora sinérgicos na atividade visceral (Tabela 10.1).

Os sistemas de relação e autônomo estão intrinsecamente associados e seu funcionamento é interdependente. Os estímulos neurais sensoriais das vísceras são veiculados para o SNC através dos nervos do sistema nervoso somático e também pelo nervo vago, do SNAP. Ou seja, teríamos, na prática, a divisão conforme se vê na Figura 10.9: um sistema nervoso aferente comum e, paralelamente, um sistema nervoso eferente somático (que produz o comportamento voluntário) e um sistema nervoso eferente autônomo (que controla o meio interno). Contudo, o sistema nervoso somático e o sistema nervoso autônomo se confundem, confluem um para o outro, conforme representa a escala de cor na Figura 10.9, na qual o tom da cor está relacionado com a estrutura encefálica e a modernidade filogenética.

Sistema nervoso autônomo

Todo o comando do SNA é inerente ao tronco encefálico (mesencéfalo, ponte, bulbo) e ao hipotálamo. Por isso, a remoção de todas as estruturas suprajacentes (90% da massa do encéfalo) não afeta o meio interno, que pode continuar funcionando indefinidamente. Isso explica por que tantos pacientes, após extensas lesões cerebrais, continuam "funcionando". Contudo, a "descerebração" também extirpa grande parte das adaptações que o meio interno deveria sofrer em função de estímulos do ambiente.

Tabela 10.1 Divisão funcional do sistema nervoso.

Sistema nervoso		
Sistema nervoso de relação (SNR) ou sistema nervoso somático	Sistema nervoso autônomo (SNA)	
	Sistema nervoso autônomo simpático (SNAS)	Sistema nervoso autônomo parassimpático (SNAP)

A maioria dos estados do meio interno é regulada, direta ou indiretamente, pelo hipotálamo, um conjunto de pequenos núcleos que produzem as motivações para a maior parte dos comportamentos destinados à manutenção do meio interno, como muitos comportamentos apetitivos (a fome e a sede nascem no hipotálamo). Existem núcleos dedicados à detecção e à quantificação dos estados internos (níveis de hormônios, íons, água etc.). O hipotálamo ainda reúne informações sobre o meio ambiente que influem diretamente no meio interno. O núcleo supraquiasmático, por exemplo, recebe axônios da retina que controlam o ciclo sono-vigília e a produção de melatonina, conforme será estudado no Capítulo 15, *Sistema Endócrino*. A temperatura corporal é controlada pelo centro termorregulador do *núcleo anterior do hipotálamo*, que recebe sinais químicos dos leucócitos (interleucinas) para reajustar a temperatura do corpo.

A ponte e o bulbo contêm centros que regulam o trabalho cardiovascular e respiratório a partir de sensores para os níveis de pressão arterial, O_2 e CO_2 localizados nas artérias carótidas e na aorta.

No capítulo relativo a cada sistema, enfocaremos o seu controle autônomo específico, e no Capítulo 15 o hipotálamo será estudado em mais detalhes. Para uma visão global do SNA, estão reunidas na Tabela 10.2 as principais funções dos sistemas simpático e parassimpático no controle do meio interno. Há uma grande variabilidade de receptores para acetilcolina e adrenalina nas vísceras (os neurotransmissores do SNAP e do SNAS, respectivamente), a qual explica a complexidade das respostas autônomas. No entanto, fica a cargo da Farmacologia o estudo pormenorizado dessas redes bioquímicas.

Sistema nervoso somático

Enquanto 10% de toda a massa de neurônios do encéfalo dá conta de manter o meio interno em ordem, os outros 90% trabalham nas nossas relações com o mundo externo. O grande centro criativo dessas relações é o cérebro, mas há participação contínua das outras estruturas do SNC.

O cérebro não passa de massa gelatinosa de textura homogênea recoberta por um tapete de substância cinzenta (corpos neuronais e prolongamentos não mielinizados) chamada

---

Glossário

Cérebro
Grande sede dos comportamentos do sistema nervoso, com exceção dos reflexos

Tubo neural
Estrutura tubular formada nas primeiras semanas do desenvolvimento embrionário derivada do ectoderma

Embriogênese
Desenvolvimento do embrião a partir da célula-ovo até o feto maduro

Medula espinhal
Estrutura alojada na coluna vertebral da qual surgem os nervos espinhais

Nervos cranianos
Doze pares de nervos pelos quais se propagam informações relacionadas com o cérebro e o tronco encefálico

Nervos espinhais
Nervos provenientes da medula espinhal

Gânglio
Grupamento ou aglomerado de corpos celulares localizados fora do sistema nervoso central

Sistema nervoso de relação
Ocupa-se de nossas relações com o meio ambiente

Sistema nervoso autônomo
Responsável pelo controle neural do meio interno. Divide-se em sistema nervoso simpático e sistema nervoso parassimpático

Tronco encefálico
Porção filogeneticamente antiga do encéfalo – constituída por bulbo, ponte e mesencéfalo –, que controla funções autônomas, o sono, o movimento ocular, a respiração, entre outras

Hipotálamo
Porção do diencéfalo que controla a homeostase mediante mecanismos neurais e endócrinos

Núcleo supraquiasmático
Núcleo hipotalâmico que exerce o controle do ciclo sono-vigília

Substância cinzenta
Tecido nervoso sem mielina. Compreende os corpos celulares e os axônios desmielinizados

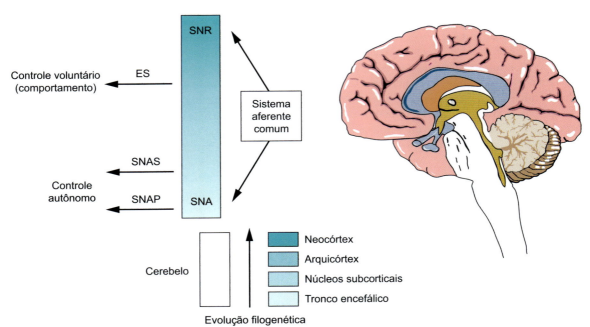

Figura 10.9 Organização funcional do sistema nervoso. ES: eferentes somáticos, SNA: sistema nervoso autônomo; SNR: sistema nervoso de relação (somático); SNAS: SNA simpático; SNAP: SNA parassimpático.

Tabela 10.2 Função efetora dos sistemas nervosos autônomos simpático (SNAS) e parassimpático (SNAP) no meio interno.

Órgão/sistema	Tecido	SNAS	SNAP
Olho	Músculo dilatador da pupila	Contração	
	Músculo constritor da pupila	–	Contração
	Músculo ciliar	Relaxamento	Contração
Glândulas exócrinas	Salivares	Secreção de muco (pouca)	Secreção líquida
	Lacrimais	–	Secreção
	Gástricas/pancreáticas	Redução da secreção	Aumento da secreção
	Sudoríparas	Secreção	–
Tubo digestório	Músculo liso	Redução da motilidade	Aumento da motilidade
	Esfíncteres	Contração	Relaxamento
Coração	Nó sinoatrial	Aumento da frequência cardíaca	Redução da frequência cardíaca
	Miocárdio	Aumento da força	Redução da força
Artérias e arteríolas	Pele e mucosas	Contração	–
	Musculatura estriada	Contração ou dilatação	–
Veias	Maioria	Contração	–
Baço		Contração	–
Pâncreas endócrino		Reduz a produção de insulina	Aumento da produção de insulina
Rins	Túbulos renais	Retenção de sódio	–
	Artérias glomerulares	Contração	–
	Células justaglomerulares	Aumento da secreção de renina	–
Bexiga urinária	Músculo detrusor	Relaxamento	Contração
	Músculo do trígono	Contração	–
Brônquios	Músculos lisos	Relaxamento	Contração
Músculos piloeretores	Músculos lisos	Contração	–
Genitália	Vesículas seminais	Contração	–
	Canal deferente	Contração	–
	Útero	Contração/relaxamento	Relaxamento
	Corpos cavernosos	–	Dilatação

FISIOLOGIA EM FOCO

Sistema nervoso autônomo

Algumas particularidades acerca do sistema nervoso autônomo (SNA) merecem destaque. Em primeiro lugar, vale ressaltar que o SNA apresenta uma vastíssima complexidade. De fato, o sistema nervoso possui um número muito maior de neurônios motores viscerais que de neurônios motores somáticos. Em toda a medula espinhal humana, existem aproximadamente 120 mil neurônios motores somáticos, ao passo que apenas o gânglio cervical superior possui cerca de 900 mil neurônios motores viscerais.

Em segundo lugar, no SNA – diferentemente do sistema nervoso somático – existe uma sinapse periférica entre a fibra eferente de origem central e a que inerva as células efetoras. Essa sinapse periférica se localiza em gânglios e plexos situados fora das vísceras ou em plexos situados no interior da parede visceral. Além disso, os axônios autonômicos pós-ganglionares não formam sinapses típicas com as células efetoras, como é o caso do sistema motor somático. Próximo às células efetoras, os axônios se ramificam bastante, e cada ramo terminal forma varicosidades com muitas vesículas que contêm neurotransmissores e neuromoduladores. Essas substâncias são liberadas no meio extracelular – sob comando neural –, mas têm que se difundir a uma certa distância para encontrar os receptores moleculares específicos na membrana das células efetoras.

Quanto aos neurotransmissores envolvidos na função do SNA, as fibras pré-ganglionares, tanto do sistema simpático quanto do parassimpático, são colinérgicas (do tipo nicotínico). Assim, um fármaco que seja agonista nicotínico é capaz de estimular, indistintamente, todo o sistema nervoso autônomo. Já as fibras pós-ganglionares diferem entre as duas divisões do SNA: são colinérgicas no sistema parassimpático e adrenérgicas no sistema simpático. A única exceção são as glândulas sudoríparas, pois, embora elas sejam inervadas pelo sistema simpático, o neurotransmissor envolvido é a acetilcolina, em vez da noradrenalina. Essa é a única situação em que temos uma inervação simpática colinérgica.

Outra exceção que merece destaque é a inervação das glândulas salivares, onde tanto o sistema simpático quanto o parassimpático apresentam ação excitatória, ou seja, ambos aumentam a secreção de saliva. A diferença é que a inervação parassimpática (colinérgica) produz uma saliva aquosa, muito abundante, pouco viscosa e pobre em muco e proteínas; já a inervação simpática (adrenérgica) induz a produção de saliva espessa, muito viscosa, bastante rica em muco e proteínas.

Enfim, é muito importante conhecer as ações do SNA, bem como os neurotransmissores envolvidos, para que se possa compreender a ação de diversos agentes que serão estudados na farmacologia.

---

córtex cerebral, cheia de circunvoluções. Embaixo desse tapete, existe a substância branca (axônios mielinizados), que contém alguns núcleos no seu interior (o tálamo, os núcleos da base, o núcleo acumbente, a amígdala, o hipotálamo, o subtálamo etc.). A Figura 10.10 traz uma descrição sucinta e esquemática da morfologia do encéfalo e do cérebro.

O cérebro é um órgão dividido em dois hemisférios assimétricos, interconectados por uma grande comissura chamada corpo caloso. As assimetrias dos hemisférios cerebrais são principalmente funcionais, isto é, algumas funções como linguagem, orientação espacial, destreza motora, entre outras, são mais relacionadas com um hemisfério do que com o outro. Conforme se observa na Figura 10.10, ambos os hemisférios são divididos em lobos: o lobo frontal, o lobo parietal, o lobo temporal e o lobo occipital.

Para que a percepção ocorra, chegam ao cérebro informações dos nossos sentidos através de nervos cranianos e espinhais, os quais se originam nos órgãos de transdução, como pele, olho, ouvido etc. (veja o Capítulo 6, *Transdução Sensorial*).

Sentido somático (corporal)

Chamado genericamente de sistema somatossensorial, ou simplesmente de tato, o sentido somático transduz informações de pressão e temperatura, nociceptivas ou não, impressas na pele ou nos tecidos profundos. Os aferentes somatossensoriais estabelecem sinapses na substância cinzenta da medula espinhal. Neurônios medulares enviam as informações para o tálamo e, em seguida, para o cérebro. O nervo craniano trigêmeo (NC V) é responsável pela aferência somatossensorial da face.

Sentidos da visão e da luminância

Iniciam-se na retina, na qual as células ganglionares, que formam o nervo óptico, integram sinais transduzidos pelos fotorreceptores. Os axônios desse nervo migram para o interior do cérebro. Grande quantidade desses axônios migra para o córtex cerebral, onde se concretiza a visão, um sentido de exploração e descrição do meio ambiente. Uma quantidade menor dirige-se para o mesencéfalo (colículo superior, que controla os movimentos oculares) e para o núcleo supraquiasmático, onde se dá o sentido da luminância (percepção da intensidade luminosa).

Sentidos químicos

Os sentidos químicos, os da gustação e da olfação (juntos, responsáveis pelo paladar), são processados em regiões filogeneticamente primitivas do cérebro.

Sentido da audição

Inicia-se pela transdução dos sinais produzidos pelas ondas sonoras nos órgãos de Corti, no ouvido interno.

Glossário

Córtex
Estrato de tecido mais superficial de um órgão. No cérebro e no cerebelo, uma camada de corpos neuronais, células da glia e fibras amielínicas com espessura entre 1 e 3 mm

Substância branca
Axônios mielinizados que preenchem o interior do encéfalo e da medula espinhal

Núcleos cerebrais
Coleções de massa cinzenta no interior do cérebro, abaixo do córtex cerebral (tálamo, os núcleos da base, o núcleo acumbente, a amígdala, o hipotálamo e o subtálamo). O cerebelo também apresenta núcleos

Comissura
Feixe de axônios que conectam os hemisférios cerebrais. A maior das comissuras é o corpo caloso

Lobos cerebrais
Divisões anatômicas do cérebro. Os lobos são: frontal, parietal, temporal e occipital, para cada hemisfério

Gustação
Transdução sensorial dos cinco sabores: salgado, doce, amargo, ácido e *umami*

Olfação
Transdução complexa de inúmeras substâncias odoríferas em solução no ar

Paladar
Percepção dos sabores, dada pela associação entre a gustação e a olfação

Órgãos de Corti
Estrutura que contém células ciliadas que transduzem mecanicamente as frequências específicas com a vibração da membrana timpânica

Corti, Alfonso Giacomo Gaspare (1822-1876)
Anatomista italiano que realizava pesquisas no sistema auditivo de mamíferos

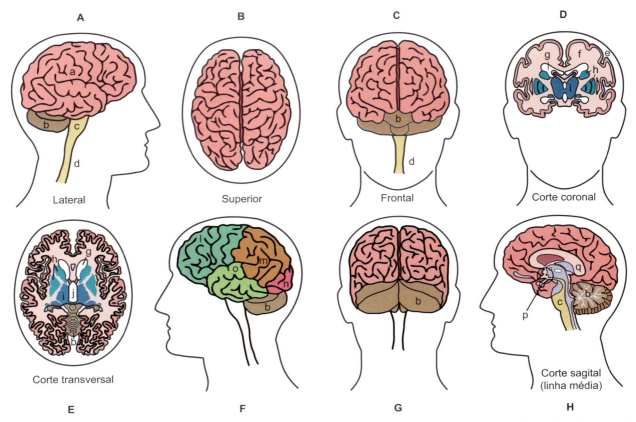

Figura 10.10 Morfologia do encéfalo em diversos cortes anatômicos. *a*: cérebro; *b*: cerebelo; *c*: tronco encefálico; *d*: medula espinhal; *e*: córtex cerebral; *f*: substância branca; *g*: ventrículos laterais; *h*: núcleos da base; *i*: tálamo; *j*: terceiro ventrículo; *l*: lobo frontal; *m*: lobo parietal; *n*: lobo occipital; *o*: lobo temporal; *p*: hipotálamo e hipófise; *q*: corpo caloso.

Sentido do equilíbrio

Também acontece no ouvido interno, nos órgãos vestibulares, por um mecanismo similar ao da transdução de sons (veja o Capítulo 6).

Organização funcional do cérebro

No século XIX, Franz Gall criou uma teoria denominada frenologia. Ele acreditava que o formato do crânio das pessoas, o qual seria (segundo sua teoria) moldado pelo cérebro, abaixo da calota óssea, tinha correlação com a personalidade das pessoas. Gall dividiu o crânio em pequenas áreas relacionadas com cada característica da personalidade humana e criou um mapa do escalpo para realização de medidas (Figura 10.11). A partir dessas medidas (craniometria), ele esperava tirar conclusões a respeito da personalidade das pessoas para, inclusive, adotar medidas tais como identificar criminosos potenciais.

🧠 A frenologia prediz que cada faculdade mental localiza-se em uma parte do córtex cerebral.

Após causar um verdadeiro furor ao redor do mundo, a frenologia de Gall mostrou-se insustentável e absurda, caindo em descrédito e sendo reduzida à categoria de pseudociência. Contudo, *o grande mérito de Gall está no surgimento da ideia da especialização das regiões cerebrais*, pois ele acreditava que cada parte do cérebro respondesse por determinada característica do indivíduo.

Evidências dessa especialização logo surgiram, e talvez o trabalho mais notório nesse sentido tenha sido o de Paul Broca, que, ao estudar o cérebro de um paciente que tinha afasia motora, descobriu uma lesão restrita ao lobo frontal, à esquerda. Mais tarde, Karl Wernicke descobriu que pacientes com lesões em uma região específica do lobo temporal esquerdo eram incapazes de compreender a linguagem, isto é, desenvolviam afasia sensorial. Com o desenvolvimento da neurocirurgia, lesões restritas a regiões do cérebro eram identificadas e relacionadas com diversas modalidades de déficits cognitivos específicos. Estimulações elétricas focais durante cirurgias cerebrais também revelavam que o tapete cortical, gelatinoso e homogêneo, era composto por dezenas de pequenas áreas virtuais com especificidade funcional.

🧠 O cérebro é dividido em regiões, cada qual com sua especificidade funcional.

O motivo dessa especialização é bastante óbvio: *divisão do trabalho e organização de tarefas*. Essa organização funcional se dá de duas maneiras, como veremos a seguir.

Organização hierárquica

Para que a informação advinda do ambiente resulte em um comportamento adequado, ela deve ser trabalhada em diversas etapas, com divisão do trabalho em que *há etapas primárias* (mais básicas, de tratamento da informação), *secundárias* (de percepção e reconhecimento) e *terciárias* (de associação). Já a informação para o comportamento parte de uma etapa terciária, para que, em uma região motora, sejam planejados e executados os movimentos relativos a esse comportamento.

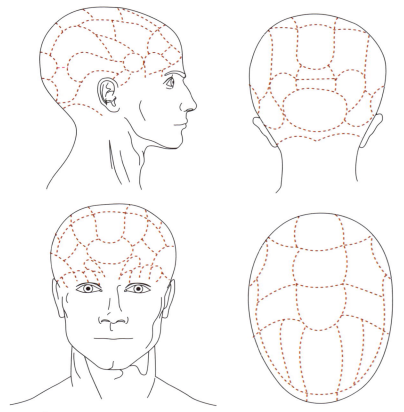

Figura 10.11 Áreas do escalpo relacionadas com o comportamento, segundo a frenologia.

O cérebro apresenta áreas especializadas em receber o que é captado por nossos sentidos, as áreas sensoriais primárias. Já em áreas sensoriais secundárias, é realizada a análise dos dados recebidos pelas áreas primárias. Os dados já devidamente analisados são, então, enviados às chamadas áreas de associação (também conhecidas como *áreas terciárias*), nas quais o que se percebe é associado às decisões subsequentes, conscientes, e também são desenvolvidos processos não diretamente relacionados com a percepção ou com o comportamento, como a memória.

A "decisão" da área de associação é enviada a áreas motoras secundárias, onde uma ação é planejada segundo os seus objetivos e as variáveis do meio. A execução em si é papel do córtex motor primário, que controla diretamente o movimento. Os componentes dos movimentos não são conscientes – não nos inteiramos de quantos músculos se contraem, como, quando e o quanto se contraem.

As estruturas subcorticais, seja na aferência seja na eferência, estão envolvidas em processos fundamentais. *A modulação e a regulação dos componentes do movimento são papel do cerebelo, dos núcleos da base e dos núcleos do tronco encefálico.* Dessas estruturas o comando é enviado para a medula espinhal e os músculos. Os automatismos são comportamentos deflagrados pelos circuitos subcorticais dos *núcleos da base*.

Os centros corticais de associação são três: parieto-occipitotemporal, pré-frontal e límbico. Os dois primeiros são formados por áreas corticais, enquanto o último contém também uma série de estruturas subcorticais como a amígdala, o núcleo acumbente e o hipotálamo. O centro límbico é, em termos filogenéticos, o mais antigo sistema associativo do cérebro. Observe na Figura 10.12 como *as regiões que ocupam mais área cortical*

Glossário

Gall, Franz (1758-1828)
Criador da frenologia, doutrina segundo a qual o formato do crânio tem correlação com a personalidade

Frenologia
Pseudociência que correlacionava o formato do crânio com a personalidade

Craniometria
Sistema de medição do crânio e de suas partes

Broca, Paul (1824-1880)
Cientista, médico, anatomista e antropólogo francês que estudou o papel do cérebro na produção da linguagem

Afasia motora
Incapacidade de articular palavras, relativa a lesão restrita ao lobo frontal, à esquerda

Wernicke, Karl (1848-1905)
Médico, anatomista, psiquiatra e neuropatologista alemão que estudou o papel do cérebro na percepção da linguagem

Afasia sensorial
Incapacidade de compreender a linguagem falada, relativa a lesão restrita ao lobo temporal, à esquerda

Áreas sensoriais primárias
Recebem a informação transduzida

Áreas sensoriais secundárias
Analisam a informação sensorial

Áreas de associação
Realizam processamento associativo das informações sensoriais

Áreas motoras secundárias
São responsáveis pelo planejamento motor

Córtex motor primário
Envia informações à medula espinhal para produção de movimentos

Área de associação parieto-occipitotemporal
Armazena as memórias e os conhecimentos

Área de associação pré-frontal
Coordena a produção dos nossos comportamentos

Área de associação límbica
Produz as emoções

são as mais sofisticadas. Para mais detalhes sobre o papel do cerebelo, dos núcleos da base e das funções pré-frontais, releia o Capítulo 9, *Plasticidade.*

Pela lógica, as regiões sensoriais primárias enviam informação para as regiões secundárias, e estas para as terciárias. No entanto, sabemos que existe uma intensa rede de conexões de regiões superiores (como o córtex pré-frontal) para regiões primárias (como a região visual primária). O papel dessas conexões é de *feedback modulatório,* que calibra o processamento das informações que ascendem ao córtex. *O foco atencional voluntário, por exemplo, é produto do aumento da sensibilidade de certos campos receptivos em regiões corticais primárias.* Logo, quando o estímulo é processado por determinado campo receptivo sensibilizado, as respostas neuronais são mais intensas, sobressaindo-se às demais.

Organização segregada

A própria hierarquização do trabalho no cérebro já é uma segregação de funções. Contudo, em cada nível hierárquico das áreas sensoriais existem sub-regiões dedicadas ao processamento de modalidades específicas de estímulo. Em cada região associativa existem sub-regiões dedicadas a tarefas específicas como produzir linguagem, realizar cálculos, analisar a posição do indivíduo no espaço, produzir memórias etc. Nos seres humanos, o "sistema visual" ocupa quase um terço do cérebro, e tal sistema é subdividido em mais de 50 áreas específicas, dedicadas em diversos níveis ao processamento de formas, texturas, cores, estereopsia, entre outras características das imagens. Veja a Figura 10.13.

Observe na Tabela 10.3 a função de cada região assinalada adiante na Figura 10.13.

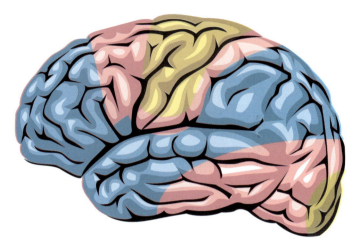

Figura 10.12 Organização hierárquica do cérebro. Escala hierárquica do cérebro humano. Regiões primárias estão assinaladas nas áreas claras do desenho. Observe como correspondem a uma mínima porção do córtex. As regiões mais escuras ilustram os córtices associativos parieto-occipitotemporal, pré-frontal e límbico.

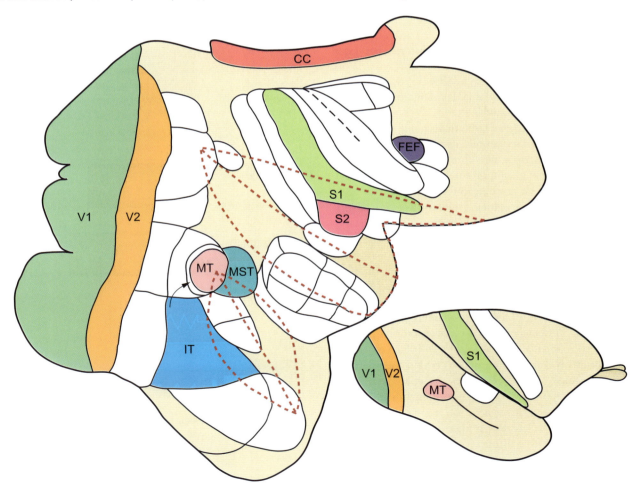

Figura 10.13 Organização segregada. Esta é uma representação aplainada do córtex de um primata destacando algumas divisões conhecidas e suas peculiaridades funcionais. As siglas representam áreas especializadas no córtex de um primata.

Obviamente, essas regiões variam muito de indivíduo para indivíduo e modificam-se ao longo da vida, segundo o genótipo e as experiências do sujeito ao longo da existência. Como vimos no Capítulo 9, lesões extensas no cérebro que destroem regiões importantes acabam causando mínimos danos à mente do indivíduo, ou pelo menos danos desproporcionais à "rigidez frenológica" da especialização cortical. Essas especializações são extremamente plásticas. Logo, uma reorganização sempre é possível.

Apesar de essa segregação funcional ser evidenciada em milhares de experimentos, muitos estudiosos criticam veementemente tal modo de ver funcionalmente o cérebro. Um dos motivos é que, quando experimentamos um cenário ambiental (p. ex., a experiência de tomar um café quente), construímos essa experiência como um todo contextualizado. Não há uma digitalização, uma fragmentação da experiência em "preto", "quente", "liso", "xícara", "transparente", "amargo", "ocre" etc.

Conforme se observa na Tabela 10.3 – que ilustra uma parte das regiões cerebrais conhecidas e suas funções –, apesar de tantas regiões do cérebro estarem dedicadas a cada pedaço da experiência, as informações acerca do mundo que nos rodeia ou dos nossos comportamentos não são estilhaçadas desse modo. Embora exista segregação funcional, há também uma grande *unidade funcional*, extremamente evolutiva e dinâmica, que se dá graças às estratégias de *representação das informações* no cérebro, conforme veremos mais adiante.

Colunas corticais

A especialização funcional continua até níveis microscópicos. No córtex cerebral, sabe-se que grupos de células circunvizinhas apresentam comportamento semelhante em virtude de determinada estimulação. Concebeu-se a ideia de coluna cortical a partir da observação de que grupos de células formam unidades funcionais com raio de menos de 1 mm (em média), que compreendem todas as camadas do córtex, em espessura.

Assim, os circuitos de parte do neocórtex estão arranjados em colunas verticais, com relativamente poucas interconexões entre as colunas. Esses compartimentos são bem evidentes em regiões primárias – motora, visual e somatossensorial – importantes para processamento de campos receptivos: por exemplo, retinotopia no córtex visual primário, conforme veremos adiante. Algumas evidências mostram que células piramidais do neocórtex projetam conexões excitatórias circunscritas a um anel distante 0,5 mm do corpo celular.

Um exemplo de coluna, para fácil compreensão, são as colunas topográficas, exemplificadas pelos campos em barril de roedores, os quais são colunas especiais do córtex somatossensorial primário, e cada coluna representa uma vibrissa (pelos do bigode) no focinho do roedor (Figura 10.14). Outro exemplo são as colunas de orientação do córtex visual primário, cujas células respondem seletivamente a um segmento com uma determinada orientação em graus.

Evidências mostram que colunas se organizam com um centro de excitação que espalha conexões inibitórias para as demais colunas, o que delimita a atividade de uma única coluna. Veja a Figura 10.14.

> **Coluna cortical**
> Conjunto de neurônios que formam uma unidade funcional microscópica, com cerca de menos de 1 mm de raio
>
> **Colunas topográficas**
> Representam uma parte do corpo do animal, sendo ativadas com estimulação dessa parte
>
> **Colunas de orientação**
> São ativadas por uma determinada orientação do estímulo, visual ou tátil

Sistema límbico

O termo "limbo" refere-se ao limite que separa duas dimensões distintas. Dentro de nós, há um limbo que nos situa entre uma existência vegetativa e uma existência de vida pensante. Podemos verificar em que momento esse limbo apareceu na filogênese identificando quais faculdades temos em comum

Tabela 10.3 Algumas regiões cerebrais do macaco e suas funções.

Região	Nível hierárquico	Função
V1	Primário	Processamento de imagens
V2	Secundário	Processamento de imagens
IT	Secundário	Codificação visual de formas
MT	Secundário	Codificação visual de movimento
FEF	Secundário	Planejamento de movimentos oculares
CC	Terciário	Expressão de emoções
S1	Primário	Processamento somatossensorial
S2	Secundário	Processamento somatossensorial
MST	Terciário	Processamento polissensorial de movimento e posição no espaço

As siglas representam áreas especializadas no córtex de um primata.

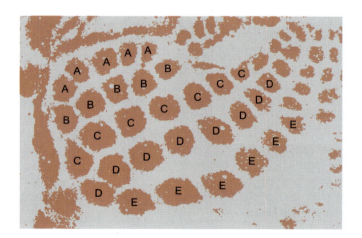

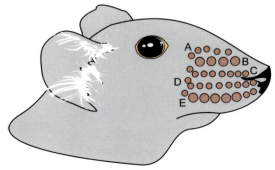

Figura 10.14 Organização colunar cortical. Exemplos de campos em barril do córtex somatossensorial primário de ratos.

com um cão. Temos em comum a alegria, o medo, a raiva, a agressividade, a tristeza, mas não o raciocínio abstrato e a linguagem.

O que temos em comum com um crocodilo? Talvez a agressividade e a sexualidade, evocadas nesse réptil em contextos análogos àqueles que nos incitam a tais reações comportamentais.

As primeiras relações adaptativas com o mundo baseiam-se em um repertório comportamental um tanto estereotipado e previsível, embora contextualizado. Esse repertório é utilizado em situações de perigo, conflito, acasalamento, cuidados parentais. Repertórios são fundamentados em impulsos, derivados do que chamamos de emoções. As emoções são experiências subjetivas, impossíveis de descrever com a linguagem, que nos remetem a reações primitivas como a fuga, a agressividade, o contato afetuoso etc. nas nossas relações, seja de grupo, seja com o meio ambiente – reações estas (impulsos) que temos sem raciocinar ou ponderar, sem sequer percebermos que estão sendo adotadas, traduzindo-se muitas vezes nos chamados "atos impensados".

> As reações emocionais (impulsos) estão em um nível *pré-cognitivo*, pois representam ações que executamos sem pensar. As emoções estão em um nível *pré-simbólico*, pois, ao contrário dos símbolos, não podem ser traduzidas em palavras.

As emoções são, por si sós, indescritíveis. Ninguém consegue exprimir em palavras o tamanho do amor que sente, nem descrever seu medo. Representações como "corações partidos" são alegorias poéticas para metaforizar uma emoção impossível de se descrever objetivamente. *Correlacionamos emoções com outras experiências, mais objetivas, mais corporais.* Por exemplo, associamos a paixão ao coração, tanto que em nossa cultura esse órgão simboliza o amor. Quem já experimentou a paixão sabe que o coração dispara quando estamos diante do ente amado. Por que a tristeza é simbolizada por um coração partido? Quem nunca sentiu "uma dor, um aperto no peito" em um momento de melancolia? Correlacionamos o medo a uma dor de barriga ou a um frio na espinha. *Está claro que as emoções estão diretamente relacionadas com o nosso meio interno*; mais especificamente, que *as emoções estão relacionadas com o estado atual dos mecanismos alostáticos que regulam o meio interno.* Logo,

> As emoções estão relacionadas às mudanças no nosso meio interno – aos mecanismos alostáticos.

Isso tem toda lógica, uma vez que a principal missão do sistema nervoso é produzir um comportamento que conspire pela sobrevivência e, em última instância, pela homeostasia – seja na busca por alimento, na luta ou na fuga, seja nas relações sociais.

Por isso, muitos mecanismos neurais responsáveis pelas emoções são comuns a mecanismos neurais que controlam nosso meio interno – ou seja, aos mecanismos do SNA.

Muitos dos comportamentos impulsivos são produzidos pela integração de sinais entre o hipotálamo e o tronco encefálico, sem a necessidade de participação de qualquer estrutura cortical. Relembrando a experiência de Cannon e Bard, o gato foi capaz de apresentar quase todo o seu repertório de reações de ataque e defesa quando o cérebro foi desconectado do corpo logo acima do hipotálamo por um corte cirúrgico. Observando o encéfalo de um crocodilo, veremos que não há nele muito mais do que um tronco encefálico, um hipotálamo, um córtex olfatório e um cerebelo.

A teoria dos três cérebros, proposta por Paul MacLean, sugere que a evolução acrescentou camadas sobre um cérebro primitivo (cérebro reptiliano). Essas camadas possibilitaram que esse cérebro se tornasse mais do que um aparato para produção de impulsos e reflexos, tornando-se um cérebro mais aprimorado, correspondente ao cérebro de um mamífero inferior, mediante aquisição de estruturas como o córtex cingulado anterior e o lobo temporal medial. Essas estruturas modernas possibilitaram integrar ao novo cérebro as informações advindas do cérebro reptiliano e selvagem. Isso fez com que os mamíferos inferiores, como o cão, apresentassem um repertório comportamental bem mais sofisticado que o de um réptil. Em uma etapa posterior da evolução, com o surgimento do neocórtex, o homem se tornou capaz de integrar os elementos originais do "complexo reptiliano" (basicamente hipotálamo, tronco encefálico, núcleos da base) e do "complexo mamífero inferior" (giro do cíngulo, hipocampo etc.) a estruturas como o córtex pré-frontal, que nos possibilita o raciocínio, o planejamento de ações, a integração temporal dos pensamentos e o juízo crítico. Entretanto, sempre existirá um réptil dentro de nós. Veja a Figura 10.15.

Na Figura 10.16 esquematizamos o sistema límbico e seus circuitos.

Em algum momento da evolução surgiram os sentimentos, como o amor, a paixão, a raiva, a tristeza, que são uma experiência complexa derivada desses centros primitivos, atrelada às nossas vivências. O sistema límbico, de fato, nos mantém no

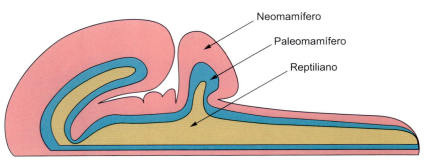

Figura 10.15 Três cérebros em um: cérebro reptiliano, cérebro do mamífero inferior e cérebro do mamífero superior. Observe que o cérebro reptiliano funciona como um chassi, no qual se depositam as camadas corticais filogeneticamente mais modernas.

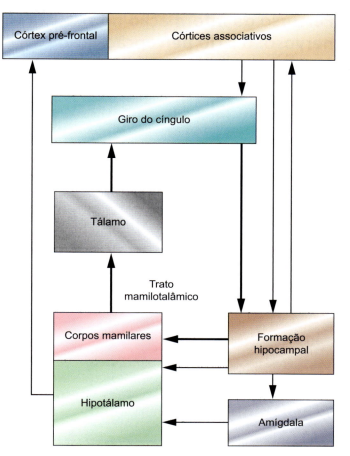

Figura 10.16 Esquema do sistema límbico. As setas mais espessas delimitam o sistema límbico originalmente proposto por James Papez.

neurofisiológica dos locais que constituem a topografia da mente, por ele concebida.

Apetites e motivações

A sede é uma motivação que move o indivíduo em busca de água. A fome é uma motivação que direciona o comportamento do indivíduo à caça – ou à geladeira. *As motivações são classicamente consideradas o motor para os comportamentos que conspiram a favor da homeostase.* A motivação leva o indivíduo a engajar-se em um determinado comportamento, deixando-o alerta, atento e direcionado a determinado objetivo.

Talvez possamos dizer que, salvo os comportamentos defensivos, os cordados primitivos (tais como os répteis) têm apenas comportamentos motivados. Como os comportamentos de defesa são reações, os comportamentos motivados seriam as ações fundamentais. Uma vez que conspiram para o ajuste fino da homeostase, *as motivações são muito poderosas e muito precisas*, talvez as forças comportamentais mais poderosas que existam. A fome e a sede fazem do homem mais sábio e ponderado um verdadeiro animal selvagem quando a questão é a sobrevivência.

O *hipotálamo*, por meio de receptores que detectam os estados do meio interno, é o grande desencadeador das motivações. Por exemplo, quando o hipotálamo detecta um aumento da osmolaridade no sangue, inicia toda a cascata de eventos neuroendócrinos que desemboca no comportamento de busca de água. Qualquer pessoa pode testar seu próprio hipotálamo (obviamente, se estiver com boa saúde) quando ingere um alimento extremamente salgado. Pouco tempo depois estará com muita sede, consumindo água em grande quantidade, a ponto de o estômago doer, e a "sensação" de boca seca, de sede, permanece. Enquanto a concentração de sal no sangue não se normalizar, a motivação para a busca de água (a sede) não cessará.

> O hipotálamo é o desencadeador dos comportamentos motivados (apetitivos).

Contudo, o hipotálamo não está só na sua missão. Outras estruturas do sistema límbico, como o núcleo acumbente e o córtex pré-frontal, são fundamentais para o comportamento motivado. Essas estruturas são inervadas por neurônios dopaminérgicos do mesencéfalo. Sabemos que as estruturas inervadas pelos neurônios dopaminérgicos da área tegmentar ventral (ATV), tais como o *núcleo acumbente*, produzem a recompensa. Quando o animal executa um comportamento motivado, ele está atrás da recompensa. E a recompensa nada mais é que

> **Glossário**
>
> **Emoção**
> Experiência subjetiva que não pode ser descrita pela linguagem
>
> **MacLean, Paul (1913-2007)**
> Neurologista norte-americano que dedicou grande parte de sua vida ao estudo das emoções
>
> **Sistema límbico**
> Conjunto de estruturas filogeneticamente primitivas que produzem as emoções e controlam os impulsos
>
> **Papez, James (1883-1958)**
> Neuroanatomista norte-americano que concebeu o circuito das emoções – o sistema límbico
>
> **Sentimento**
> Emoção com uma representação consciente, derivada de uma resposta emocional a um estímulo ambiental ou imaginário
>
> **Gage, Phineas (1819-1861)**
> Operário norte-americano que, em um acidente com explosivos, teve seu cérebro (córtex pré-frontal) perfurado por uma barra de metal, sobrevivendo apesar da gravidade do acidente
>
> **Freud, Sigmund (1856-1939)**
> Neurologista austríaco que concebeu várias teorias sobre a mente e o subconsciente, as quais deram origem à Psicanálise
>
> **Motivação**
> Faculdade que dirige o comportamento de um indivíduo na direção de obter prazer ou evitar o desprazer
>
> **Área tegmentar ventral**
> Região do mesencéfalo que é sede de neurônios dopaminérgicos que inervam o cérebro

eterno limbo entre o animal e o racional, entre as decisões pensadas e os impulsos passionais.

Conforme mencionamos, o sistema límbico é controlado em parte pelo cérebro. Esse controle é apenas parcial, pois, se fosse total, seríamos capazes de subjugar e controlar completamente o que sentimos, e isso definitivamente não é o que ocorre. No lobo frontal, filogeneticamente moderno, temos o córtex orbitofrontal (COF). O papel do COF é censurar as produções do sistema límbico. Obviamente, continuamos até a morte a vivenciar a raiva, mas aprendemos a contê-la. Existem casos de pacientes que apresentaram lesões no COF, como o famoso Phineas Gage. Antes de seu acidente, Gage era um homem "correto", cumpridor de suas obrigações, pai de família. Após o acidente, o homem entregou-se a esbórnia, pequenos delitos, jogatinas, alcoolismo. Literalmente, perdeu a censura e tornou-se um errante pela vida afora.

Quando Sigmund Freud cunhou a tríade de conceitos *id*, *ego* e *superego* para subdividir a mente, descreveu o *id* como a sede de nossas produções eróticas (emoções positivas, hedônicas) e tanáticas (emoções destrutivas), e o *superego* como nossa consciência ética e moral (censura). Id e superego vivem em um eterno combate em nossa identidade (*ego*), a qual fica no meio desse cabo de guerra: "Quero mas não devo", "não quero mas devo". Se vivesse nos dias de hoje, Freud poderia ter utilizado as denominações sistema límbico (para o id), COF (para o superego) e neocórtex (para o ego), em uma definição o prazer puro e absoluto. Logo, o hipotálamo produz o sinal para o comportamento, que, uma vez executado, premia o sujeito com prazer. E a não execução do comportamento torna-se uma verdadeira punição, desferindo contra o animal o desprazer. Como foi explanado no Capítulo 9, para ganhar a recompensa e evitar a punição, o indivíduo faz o que for possível para corresponder à sua motivação.

> O sistema límbico premia com prazer a motivação satisfeita e pune com desprazer a motivação não satisfeita.

Sabemos que há muitos comportamentos extremamente motivados que não estão diretamente relacionados com a manutenção da homeostase. Um exemplo é a motivação sexual dos animais, ou a motivação das andorinhas para chocar seus ovos, ou a motivação dos esquilos por ajuntar bolotas de carvalho à espera do inverno. A longo prazo, esses comportamentos conspiram não só para a homeostase do espécime (indivíduo) como também para a homeostase da espécie (a qual, teoricamente, também seria uma "preocupação" dos nossos genes).

Na espécie humana, detentora de uma mente muito mais complexa, os comportamentos motivados ganharam muitas formas e cores. Não estamos somente motivados a beber água, comer, fazer sexo ou cuidar dos nossos filhos. Estamos motivados a comer *temaki* em um bom restaurante japonês, a arrumar um bom emprego na empresa em que nosso pai trabalhou, a fazer amigos na faculdade, a estudar para passar no exame final, a juntar dinheiro para comprar uma TV de última geração ou para tirar férias e viajar para o Havaí. Esses comportamentos são produtos do hipotálamo? Provavelmente, não. Mas provavelmente partem dele (para comer *temaki*, devemos estar com fome) e também passam pelo sistema límbico. Os comportamentos humanos também são motivados, porém essas motivações são muito mais complexas, talvez envolvidas com a "homeostase mental". De qualquer maneira, elas nascem de uma "falta" intrínseca a nós, gerada sabe-se lá por quê.

Quando tais motivações são satisfeitas, deleitamo-nos no prazer. E, quando não são satisfeitas, levam-nos a um sentimento íntimo de tristeza e frustração. Se observarmos bem, a maioria dos nossos comportamentos, quaisquer que sejam, tem um motivo (uma motivação), esperamos obter algum prazer subjetivo deles e tememos sofrer de alguma maneira se não os realizarmos.

> Qualquer comportamento humano é resposta a uma motivação.

É o desprazer ou o temor do desprazer que nos impele a realizar tudo que o ser humano realiza. Valorizando tudo de "bom" e de "ruim".

Assim, podemos imaginar as consequências de um "defeito" nos mecanismos motivacionais sobre o comportamento de uma pessoa. Isso talvez explique as compulsões, o jogo patológico, a hipersexualidade e a dependência química. No Capítulo 9, explicamos a plasticidade dos mecanismos de motivação e recompensa mediados pelas vias dopaminérgicas mesolímbicas nos mecanismos de dependência química.

> Motivações são o motor para nossa homeostase mental, relacionadas com os mecanismos límbicos de recompensa.

Percurso da informação no sistema nervoso: o ciclo percepção-ação

Já contemplamos definições funcionais e estruturais do sistema nervoso suficientes para que seja possível compreendermos como o sistema nervoso lida com a informação.

No Capítulo 6, *Transdução Sensorial*, afirmamos que *informação é o agente capaz de determinar um processo de transformação na natureza*. A informação chega até nós após ser transduzida e codificada em potenciais de ação.

Um foco de *laser* que estimule um único fotorreceptor da retina, por tempo suficiente para produzir um único potencial de ação, já transfere alguma informação para dentro do sistema. Se o sistema nervoso trabalha com impulsos eletroquímicos, todas as informações que vêm para ele ou que dele partem são codificadas por uma linguagem de impulsos nervosos. Os impulsos que passam de célula em célula formam, em seu conjunto, dentro das redes neurais, códigos mais complexos que, em última instância, constituem as representações da mente.

> Os códigos (entidades físicas produzidas por potenciais elétricos) produzem representações na mente.

A representação seria então a *ideia* que o código nos traz, uma entidade abstrata dentro do *domínio da mente* – que é a figura de linguagem que retrata um universo subjetivo, imaterial, povoado pelas experiências mentais (imagens, pensamentos, sentimentos).

Assim, usaremos sempre os termos *código* ou *codificação* para definir um padrão de atividade neural que represente uma informação e o termo *representação* para expressar a experiência mental daquela informação.

> Codificação é atividade neural; representação é atividade mental.

A seguir descreveremos, por meio de uma narrativa ficcional, a trajetória de uma determinada informação desde sua transdução sensorial até a expressão do comportamento que dela resulta (ciclo percepção-ação), para explicar o que acontece na intimidade do sistema nervoso em meio ao surgimento das representações (objetos da mente). Essa informação (ou conjunto de informações) refere-se a uma personagem, Maria, que reúne um conjunto específico de informações constituído por imagem visual, voz, odores, repertórios de movimentos, textura de pele, talvez sabores, ideias e valores e sentimentos.

Primeira etapa: formação dos mapas sensoriais

Imagine-se lendo um livro na poltrona de sua sala. No momento em que Maria entra no ambiente, mesmo longe da sua visão, você escuta uma voz conhecida: "Alguém em casa?". Você gira a cabeça em direção à porta. As ondas sonoras pelo ar alcançam seus tímpanos. Logo a membrana basilar vibra em diversos pontos com amplitudes diferentes (Figura 10.17A). As células ciliadas dos órgãos de Corti produzirão determinados padrões de potenciais de ação. O nervo coclear enviará não um padrão, e sim diversos padrões de potenciais de ação em paralelo para o SNC por meio de diversas estações do tronco encefálico, mantendo a topografia do mapa de frequências original do ouvido interno (Figura 10.17B).

FISIOLOGIA EM FOCO

O problema "mente e cérebro"

A ciência e a filosofia foram desenvolvidas para tentar resolver nossos problemas da vida prática ou cotidiana e nossas questões existenciais ou morais. No entanto, até hoje, nem ciência nem filosofia conseguiram explicar a relação entre a mente e o cérebro, entre o "espírito" e a "matéria". O ser humano sempre intuiu a existência de um "espírito", etéreo, imaterial, uma vez que somos dotados de uma mente capaz de transcender o domínio da matéria. Muitos filósofos, desde os pré-socráticos até os pós-modernos, tiveram como seu principal projeto filosófico tentar compreender o dualismo corpo-mente.

A Psicologia também vem dando sua contribuição. O aparato psíquico freudiano (id, ego e superego) tem vida própria, mas as estruturas propostas por Freud têm uma relação indiscutível com o cérebro. Após uma lesão pré-frontal (como a de Phineas Gage), ocorre a morte do superego. Se extirparmos os testículos de um homem, abolindo sua produção de testosterona, onde fica a pulsão sexual do id?

Atualmente, inúmeras evidências sugerem que a mente é uma "consequência" do funcionamento do cérebro. Contudo, ainda há muita discussão sobre essa relação: até que ponto os fenômenos da mente são derivados da atividade do cérebro, e como de um monte de neurônios que disparam potenciais pode emergir a mente?

Fora da mente não existem cores. Existem, sim, ondas eletromagnéticas com determinados comprimentos e frequências. No entanto, os potenciais de ação do sistema visual que codificam essas ondas eletromagnéticas são as cores em si? Definitivamente, não. Logo, a fisiologia dos neurônios não é a mente. Mas a mente emerge dessa fisiologia (pelo menos é o que se acredita). Entretanto, acreditar que todo o fenômeno humano (sentimentos, pensamentos, arte etc.) se restringe a potenciais elétricos e reações bioquímicas talvez seja uma visão excessivamente reducionista.

Perguntar-se "o que é e onde está a mente" é como tentar entender a origem e a complexidade do Universo. É provável que nunca tenhamos essas respostas. Porém, ficamos com uma pergunta: será que realmente precisamos encontrar essas respostas? Será que sabê-las faria diferença em nossa vida?

Os potenciais de ação referentes aos sons passam por diversos núcleos do tronco encefálico, nos quais sofrem diversas computações, e então as informações chegam ao córtex auditivo, no lobo temporal. Nesse córtex existem neurônios que respondem a diferentes frequências sonoras e neurônios que respondem à amplitude (volume) do som. Logo, um som de 100 Hz ativa um neurônio específico, enquanto um som de 1.000 Hz ativa outro. O córtex auditivo, com seus milhões de neurônios, é dividido funcionalmente em inúmeras faixas, distribuídas longitudinalmente na superfície do córtex (Figura 10.17C). Os neurônios de cada faixa são sensíveis a uma determinada frequência sonora. Logo, as faixas mais frontais codificam as frequências mais graves, e as faixas mais occipitais codificam as frequências mais agudas. Como teclas de um piano, as faixas relativas a cada frequência são ativadas conforme as frequências transduzidas no ouvido interno. Sobrepondo-se a esse mapa funcional de frequências (ou mapa tonotópico), um segundo mapa em faixas é organizado: um mapa de intensidade sonora, com os neurônios sensíveis à intensidade.

Após você ouvir o som familiar da voz de Maria, a brisa traz até sua mucosa nasal – na qual estão os transdutores químicos da olfação – algumas moléculas do perfume dela. O olfato é um sentido de quimiorrecepção muito sensível. Nos 10 cm² de mucosa olfatória existem mais de 1.000 diferentes receptores metabotrópicos ligados à proteína G, presentes nos neurônios receptores diretamente expostos na mucosa.

Assim como os sons da voz, que têm diversos timbres, dificilmente um perfume é composto por apenas um **odorante**. Logo, a ativação de diversos receptores para diferentes odorantes codifica um padrão de potenciais de ação complexo e único. Existem também receptores inespecíficos que se ligam a vários odorantes diferentes, produzindo, porém, potenciais graduados de amplitudes distintas. Assim, um odorante pode ativar um receptor produzindo potenciais de ação (PAs) a uma frequência de 30 PAs/s, enquanto outro pode produzir uma frequência de 10 PAs/s. Veja na Figura 10.18 como se organizam os circuitos olfatórios.

Centenas de neurônios receptores convergem para um mesmo glomérulo – o qual é um novelo formado por dendritos dos neurônios receptores. Os receptores, assim como os

---

Glossário

Códigos
Conjunto de potenciais de ação deflagrados em um conjunto de neurônios em um determinado intervalo de tempo. São entidades físicas

Representações
Interpretações mentais produzidas pelos códigos

Odorante
Molécula capaz de ativar receptores na mucosa olfatória, produzindo uma sensação de odor

Núcleo olivar superior (oliva superior)
Núcleo do tronco encefálico relacionado com a recepção de sinais vindos do ouvido interno

---

FISIOLOGIA EM FOCO

Localização de sons no espaço

Como conseguimos saber em que parte do espaço está Maria? Como localizamos a fonte de um determinado som? Toda essa complexa computação é feita no tronco encefálico, mais especificamente no **núcleo olivar superior**, com ajuda dos núcleos do lemnisco lateral e do colículo inferior. Os potenciais de ação de ambos os ouvidos internos são integrados ao tronco encefálico, e a fonte do som é estimada a partir da diferença de tempo entre a transdução em ambos os ouvidos internos. Quando sai de uma fonte pontual, o som chega antes ao ouvido mais próximo da fonte do som. O tronco encefálico é capaz de detectar diferenças temporais de 0,01 ms entre os ouvidos! Nosso sistema consegue calcular com boa precisão a fonte sonora ao redor dos 360° que nos circundam. Com base nessa informação, de maneira reflexa, ou giramos a cabeça ou voltamos os olhos para a fonte do som. Os sistemas de som dos cinemas modernos (Dolby Stereo®), com quatro ou seis canais de som, simulam fontes sonoras em movimento mudando a intensidade do som entre as diversas caixas que nos circundam. Assim, os filmes de ação parecem bem mais reais.

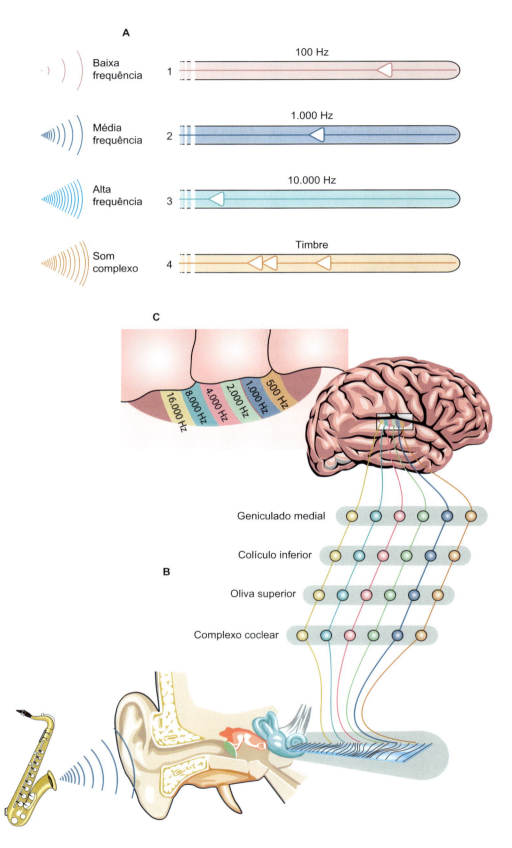

Figura 10.17 Codificação do som, do ouvido externo ao córtex auditivo primário. Observe a vibração local da membrana basilar sob frequências puras diferentes (1 a 3) ou a vibração em diversos pontos com intensidades diferentes sob um timbre (como o som de um instrumento ou voz humana) (**A**). Do órgão de Corti os neurônios projetam para os núcleos do tronco encefálico (**B**) e para o córtex auditivo (**C**), mantendo uma organização topográfica em função das frequências.

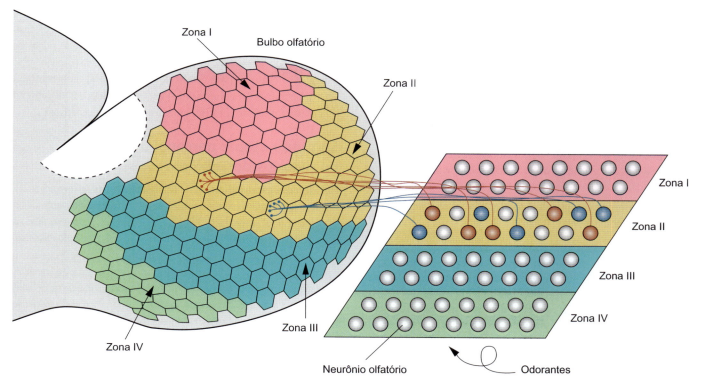

Figura 10.18 Processo de olfação.

glomérulos, são divididos em zonas. Há uma certa organização espacial pouco definida (conforme se vê na Figura 10.18), porém parece que cada zona do bulbo olfatório se especializa em uma espécie química de odorante. Os neurônios do bulbo olfatório conectam-se a diversas regiões do cérebro sem necessariamente passar pelo tálamo.

Uma voz e um odor familiares vão construindo uma imagem na sua mente. Você se levanta da poltrona, caminha até a outra sala. As dúvidas cessam quando você vê o rosto sorridente e toca as mãos macias de Maria.

Os raios de luz transpassam as lentes do seu cristalino carreando a imagem de Maria, que é projetada na retina. Cada fotorreceptor transduz uma pequena parte dessa imagem. Alguns milhares de fotorreceptores integram sinais para a mesma célula ganglionar da retina. Cada parte da retina que converge para a mesma célula ganglionar é chamada de campo receptivo visual (CRV). A retina tem dois tipos de células ganglionares: parvocelulares e magnocelulares, com funções específicas. No centro da retina há uma pequena região chamada fóvea, que ocupa cerca de 5° do campo visual. Na fóvea há grande quantidade de células parvocelulares. Na pequena fóvea existem quase tantas células ganglionares quanto no restante da retina. Logo, os CRVs foveanos são muito pequenos. Então, a fóvea transduz imagens com alta resolução. A maioria das células ganglionares que se encontram na periferia do campo visual é magnocelular. Os campos magnocelulares, na periferia, são grandes e transduzem imagens com baixa resolução. No entanto, as células ganglionares magnocelulares transduzem informação a uma velocidade maior do que a das parvocelulares para o córtex visual primário. Há uma pequena região da retina, a cerca de 10° da fóvea, que não tem nem fotorreceptores nem células ganglionares, pois é a região de emergência no nervo óptico – o ponto cego.

A imagem de Maria perde resolução na periferia. No instante em que uma pessoa enfoca o nariz da jovem, tudo o mais perde resolução, pois está fora da fóvea. Mas por que não nos damos conta disso enquanto observamos o mundo? Por que o mundo parece tão "perfeito" à nossa percepção? Por causa de movimentos oculares rápidos e inconscientes denominados *microssacadas*. Nossos olhos nunca estão totalmente imóveis, por mais que nos esforcemos por fixar o olhar em um ponto. No entanto, se você relaxar bastante e focar um ponto qualquer, irá notar como as imagens ao redor desse ponto vão perdendo resolução à medida que se afastam do ponto de fixação. Consulte a Figura 6.4, no Capítulo 6.

As microssacadas são movimentos muito discretos que deslocam a fóvea poucos graus no campo visual. Como podem ocorrer dezenas de microssacadas por segundo, em uma pequena fração de tempo, sem que percebamos, a fóvea "rastreia" grande parte do campo visual. O cérebro integra as dezenas de "fotos" tiradas pela fóvea em cada segundo

> **Glossário**
>
> **Campo receptivo visual**
> Cada parte da retina que converge para uma mesma célula ganglionar
>
> **Célula ganglionar parvocelular**
> Integra os sinais dos cones, que transduzem informação sobre cores, e com alta definição para formas e baixa sensibilidade para contrastes. Seus campos receptivos são pequenos, numerosos, e localizam-se no centro da retina
>
> **Célula ganglionar magnocelular**
> Integra os sinais dos bastonetes, que transduzem luminosidade, com baixa definição para forma e alta sensibilidade para contrastes. Seus campos receptivos são grandes e abundantes, localizados na periferia da retina
>
> **Fóvea**
> Região central da retina em que estão os menores campos receptivos parvocelulares. Logo, tem alta definição para formas. A fóvea é o centro do campo visual
>
> **Campo visual**
> Região do espaço abrangida pela visão, projetada em cada retina pela convergência dos raios luminosos através da pupila e do cristalino. O campo visual mede aproximadamente 135° na horizontal e 135° na vertical
>
> **Ponto cego**
> Região na retina de emergência do nervo óptico que reúne os axônios das células ganglionares. Nessa região não há fotorreceptores

construindo uma imagem de um mundo "perfeito". Ao observar o rosto de Maria, sua fóvea fotografou os olhos, o nariz, os lábios, as sobrancelhas, as pequenas sardas do rosto da jovem no intervalo de um mesmo segundo.

Simultaneamente, o sistema somatossensorial está funcionando, transduzindo, organizando e recebendo informações por meio do tato. Os campos receptivos da pele das suas mãos são pequenos o suficiente para discriminarem os detalhes da mão de Maria. Se Maria tocasse suas costas, você não poderia discriminar seus pequenos dedos, uma vez que os campos receptivos das costas são grandes demais. É por isto que, na representação cortical (mapa somatotópico), as mãos são enormes e as costas diminutas. Veja a Figura 10.19.

Como esses campos receptivos são codificados no córtex cerebral? Tanto o sistema visual quanto o somatossensorial apresentam mapas que retratam a topografia de seus órgãos receptores – os mapas topográficos. Ou seja, os neurônios do córtex somatossensorial primário (S1) organizam um mapa da superfície corporal. Os neurônios do córtex visual primário (V1) também organizam um mapa da superfície da retina. Como a retina é uma verdadeira tela de projeção das imagens presentes no campo visual, V1 organiza, de fato, um mapa topográfico do campo visual.

As fibras sensoriais projetam-se para os seus respectivos córtices nos dimídios direito e esquerdo. As sensações transduzidas na metade esquerda do corpo são processadas no córtex S1 do hemisfério cerebral direito, e vice-versa. No caso da retina, isso é um pouco mais complexo: a metade nasal da retina do olho esquerdo e a metade lateral da retina do olho direito projetam-se para o córtex visual direito. Isso também acontece para V1 no hemisfério esquerdo. Logo, cada porção do córtex visual integra informação de ambos os olhos.

Segunda etapa: percepção das qualidades dos objetos

Em determinado ponto das vias corticais do sistema visual, ocorre a perda da correspondência entre a imagem transduzida e a atividade neural. O mapa topográfico se desfaz. Até o córtex visual primário, não foi feito muito mais do que um "tratamento" da informação que vem do ambiente (assim como alguns *softwares* que manipulam imagens fazem com as fotografias), já que no córtex visual primário existem células capazes de identificar a angulação de segmentos (bordas de uma imagem, como as faces de um quadrado) e a direção de deslocamento de uma dessas bordas, quando em movimento. Entretanto, características mais complexas das imagens, até onde se sabe, não são codificadas no córtex visual primário.

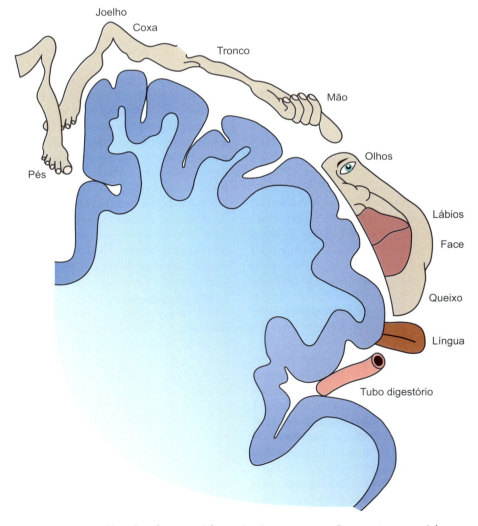

Figura 10.19 Homúnculo sensorial na primeira representação somatossensorial.

A percepção ou mesmo as associações das informações visuais com comportamentos mais sofisticados não se dão no córtex visual primário, e sim em outras áreas corticais, que correspondem a cerca de um terço do córtex cerebral humano e ocupam-se de representar *o que* está no campo visual e *onde* esse algo está (veja a Figura 6.4). Imagens simples, como um cubo vermelho, ou complexas, como a face humana, são percebidas nessas áreas denominadas *áreas visuais secundárias*. As áreas visuais secundárias também são capazes de perceber a dinâmica das relações espaciais (posições e trajetórias) dos objetos visualizados.

Os neurônios responsáveis pela *representação de segunda ordem* não apresentam campos receptivos. Respondem indistintamente a um estímulo transduzido em qualquer parte da retina ou em qualquer parte do corpo, porém essas células são seletivas às características do estímulo. Um neurônio seletivo para o "vermelho" não responde a outra cor.

🫀 **A representação de segunda ordem é a resposta celular com perda de topografia e com ganho em seletividade para cada característica da informação sensorial.**

Nas regiões visuais secundárias, existem células seletivas para características específicas das informações sensoriais, como cores, formas, texturas, velocidade e direção de deslocamento. Existem também células seletivas para estímulos mais complexos com determinados padrões gráficos, tais como expressões faciais. Essas células localizam-se no córtex inferotemporal. A via ventral de processamento visual, a qual abrange os córtices occipital ventral e temporal, é considerada a via de *percepção da natureza das imagens* (classicamente conhecida como a via do "o quê?", ou do inglês *what*, pois seus neurônios codificam a identidade dos objetos visuais). A via dorsal de processamento visual, a qual abrange os córtices occipital e parietal, responde pela percepção da localização e da trajetória dos objetos visuais e suas relações espaciais. A via dorsal é conhecida como via do "onde?", do inglês *where*.

Essas células seletivas agrupam-se em regiões relativamente definidas, as quais passam a responder por uma determinada característica da imagem. Por exemplo, as células seletivas para formas simples e cores agrupam-se em uma região occiptotemporal chamada complexo V4. O sistema visual humano organiza-se em cerca de 30 áreas secundárias diferentes. Existem até mesmo áreas para percepções complexas, como faces, casas, cadeiras.

Portanto, as informações que compõem a imagem de Maria são segregadas em inúmeras células que trabalham em paralelo.

🫀 **A representação de segunda ordem é um processo distribuído (segregado).**

Entretanto, apesar de o processamento neural da percepção estar segregado a inúmeras células em locais diferentes do cérebro, esse processamento tem que ser integrado de alguma maneira a fim de que seja possível perceber o rosto de Maria tal como ele é. Em meio a tantos bilhões de células funcionando simultaneamente, como o sistema "sabe" quais dessas células estão codificando Maria?

Parece que isso ocorre porque os potenciais de ação produzidos pelas células que codificam os atributos de Maria acontecem ao mesmo tempo – processo denominado integração temporal.

Até aqui, mencionamos o caminho da informação até chegar às bases neurais da percepção. Contudo, sabemos que uma entidade complexa como Maria não se restringe a uma percepção sensorial. Você tem uma história com Maria, você tem ideias sobre Maria. De certa maneira, a partir do momento em que seus sistemas sensoriais trazem informações suficientes, emerge do seu cérebro uma constelação de informações sobre Maria, as quais, *juntas*, compõem o que chamamos aqui de percepção consciente, ou *experiência*.

Destacamos a palavra "juntas" porque, conforme mencionamos, a integração temporal é importante para que todas as células do sistema consigam interpretar os códigos referentes a Maria.

> **Glossário**
>
> **Mapa topográfico**
> Representação da superfície corporal ou do campo visual nos córtices somatossensorial e visual primários, respectivamente
>
> **Integração temporal**
> A atividade (potenciais de ação) das células que representam diferentes partes de um mesmo objeto está sincronizada para possibilitar a integração da informação relativa a esse objeto. Diversas células em regiões distintas do cérebro disparam seus potenciais de ação em sincronia, o que produz uma organização virtual, uma coletividade anatomicamente segregada mas funcionalmente integrada
>
> **Encruzilhada parieto-occipitotemporal**
> Região de confluência dos córtices parietal (somestésico), occipital (visual) e temporal (auditivo)
>
> **Córtex pré-frontal**
> Região do lobo frontal situada anteriormente às áreas motoras

Terceira etapa: representações mentais

As representações da mente consciente surgiriam em nível das codificações de terceira ordem, que extrapolam o processamento sensorial. Nessa etapa, finalmente interpretamos as informações vindas dos sentidos. Agora sabemos que Maria é Maria. Essa etapa ocorre nas áreas de associação terciárias (já mencionadas anteriormente). Uma dessas áreas, a encruzilhada parieto-occipitotemporal, é uma área polimodal, ou seja, integra informações vindas do meio exterior por meio de nossos sentidos.

Uma vez que os estímulos vindos de fora (do meio externo) são integrados pela área parieto-occipitotemporal, eles serão agora processados pela outra área de associação terciária – o córtex pré-frontal. É no córtex pré-frontal que as informações

> 🫀 **FISIOLOGIA EM FOCO**
>
> ### Eletrodos do EEG
>
> O eletroencefalógrafo (o aparelho que capta e registra o eletroencefalograma) é dotado de um eletrodo de referência e pelo menos um eletrodo de captação (o qual capta a diferença de potencial elétrico da cabeça em relação ao eletrodo de referência). Normalmente, os eletroencefalógrafos clínicos atuais contam com 20 eletrodos de captação distribuídos ao longo da cabeça. Esses eletrodos são rotulados pelas letras F (frontais), C (centrais), T (temporais), P (parietais) e O (occipitais) seguidas de um número (p. ex., F7, O2), segundo sua localização na cabeça. Os eletrodos à esquerda recebem números ímpares, enquanto os eletrodos à direita ganham números pares.
>
> Cada eletrodo capta as variações de diferenças de potencial (DDP) em relação à referência, a qual é comum a todos os demais eletrodos. Naturalmente, o eletrodo capta melhor as variações de DDP mais próximas a ele, razão pela qual se convenciona que cada eletrodo da montagem capta a atividade dos neurônios abaixo de si, em um raio 2 a 3 cm.

vindas de fora (informações sensoriais) são associadas às informações já existentes em nosso banco de dados interno, ou seja, nossa memória. Quando as informações recebidas do meio se unem com nossas lembranças, forma-se um todo coerente. Agora sabemos que estamos diante de Maria e sabemos quem ela é, bem como nos recordamos de toda a nossa história pregressa vivida consigo. Mais uma vez ocorre a integração temporal.

Para ilustrar melhor o que ocorre nessa terceira etapa, é necessário examinar o que se dá quando áreas de associação terciárias sofrem alguma lesão. As lesões nessas áreas terciárias são denominadas agnosias. As agnosias são transtornos de percepção que afetam a nomeação ou descrição de um objeto apresentado, porém não afetam necessariamente a manipulação automática desse objeto. Por exemplo, uma pessoa portadora de agnosia visual pode não saber dizer o que é uma caneta, para que serve, nem ao menos a cor do objeto. Contudo, se deixarmos uma caneta ao alcance dessa pessoa e lhe pedirmos que escreva alguma coisa, ela poderá pegar o objeto e escrever. Nas agnosias, a codificação sensorial não está afetada, embora a representação mental (percepção consciente) esteja.

A Tabela 10.4 traz uma proposta para classificação das representações.

Podemos estabelecer uma analogia entre as representações mentais e as palavras, que são compostas por letras. Cada letra seria, por exemplo, uma codificação de segunda ordem. Isoladas, elas nada representam. Contudo, formando palavras, que seriam análogas a codificações de terceira ordem, já representam alguma coisa.

Como podemos observar, em um cérebro evolutivamente aprimorado como o cérebro humano, dotado de uma mente tão complexa, a linguagem neural, destinada a viabilizar os mecanismos associativos básicos para a sobrevivência de um camundongo ou de uma lebre, propicia também os códigos necessários ao surgimento de nossas imaginações, nossos sonhos e paixões, bem como da música e da poesia.

Quarta etapa: comportamentos

Agora que reconheceu Maria, você a toma nos braços e lhe dá um fraternal abraço, em nome dos tantos bons momentos que viveu com ela e que estão registrados em sua memória. Maria se constrói dentro de você como uma ideia e uma identidade quando, a partir de tantos elementos sensoriais e de sua memória, a identidade de Maria é evocada em sua mente. Agora seu cérebro precisa planejar o abraço que você está na iminência de oferecer a Maria.

Tabela 10.4 Classes de representações mentais (códigos neurais de terceira ordem).

Simbólica	Semântica	Elementos linguísticos, como palavras e ideias. O pensamento
	Pré-semântica	Elementos não linguísticos, como imagens e categorias. A imaginação e a experiência sensorial
Pré-simbólica (não pode ser expressa por ideias ou imagens)		Os afetos, os sentimentos e os estados basais de humor. As emoções
Motivacional		Associação de representações simbólicas e pré-simbólicas na representação dos desejos. As vontades

Todo o nosso repertório dos comportamentos (*repertório motor*) parece estar sediado principalmente no lobo frontal, que é considerado o "cérebro das ações". Também toda a produção imaginária e criativa estaria diretamente relacionada com a atividade frontal, embora esta provavelmente utilize o material semântico e cognitivo sediado nos lobos parietal e temporal.

Assim como temos segregadas diversas codificações para cada elemento do material sensorial, temos também codificações análogas que constroem uma estratégia de ação motora. Temos uma biblioteca de inúmeros comportamentos motores armazenada em regiões como a área motora suplementar e a área pré-motora, as quais, em conjunto, constituem a área motora secundária (M2).

Evidências sugerem que a área pré-motora planeja atos com base em informações vindas do meio externo por meio dos sentidos (*planejamento exterior*), enquanto a área motora suplementar planeja atos com base em informações oriundas do nosso interior, ou seja, informações evocadas de nossas memórias (*planejamento interior*). Outra área que parece ser de grande importância para o planejamento motor é o *córtex parietal posterior*.

Lesões nessas regiões não afetam os movimentos dos pacientes, embora limitem a capacidade destes de produzir um repertório de comportamentos, isto é, uma rotina preestabelecida de atos motores. Essas lesões ocasionam a chamada apraxia, que seria o análogo comportamental da agnosia. Por exemplo, um apráxico é capaz de realizar todos os movimentos, mas, quando o instruímos a executar uma tarefa como abotoar a camisa ou recortar estrelas no papel, ele se vê incapaz de executá-las na ordem certa, embora reconheça os botões e saiba como são as estrelas de cinco pontas.

Quinta etapa: movimentos

Todo o repertório de movimentos que você realizou para abraçar Maria consiste em combinações da atividade de dezenas de músculos espalhados pelo seu corpo. Assim como o campo visual e a superfície corporal estão codificados em seus respectivos córtices primários, os músculos do corpo estão codificados no córtex motor primário (M1). Já que os córtices sensoriais primários estão divididos em campos receptivos, as representações dos músculos do corpo estão divididas em unidades motoras. Assim como há regiões do corpo que concentram grande quantidade de campos receptores somatossensoriais, os grupamentos musculares responsáveis pelos movimentos mais refinados (face e mãos) têm uma concentração maior de unidades motoras, conforme discutimos no Capítulo 8, *Sinapses e Músculos*. Logo, como há um homúnculo sensorial projetado em S1, também há um homúnculo motor projetado em M1. Veja a Figura 10.20.

Assim como nos córtices sensoriais, há neurônios tanto em M1 quanto nas regiões motoras secundárias responsáveis pela intensidade da força, pela amplitude da contração dos músculos e pela direção de aplicação da força. Logo, não só a topografia da atividade muscular como também suas características são representadas nos códigos motores.

No entanto, os códigos neurais responsáveis pelos movimentos não são transmitidos hierarquicamente como os códigos neurais das sensações. Nos sistemas sensoriais, a informação transduzida é transmitida no circuito tálamo-córtex primário-córtex secundário. No caso dos códigos motores, estes são

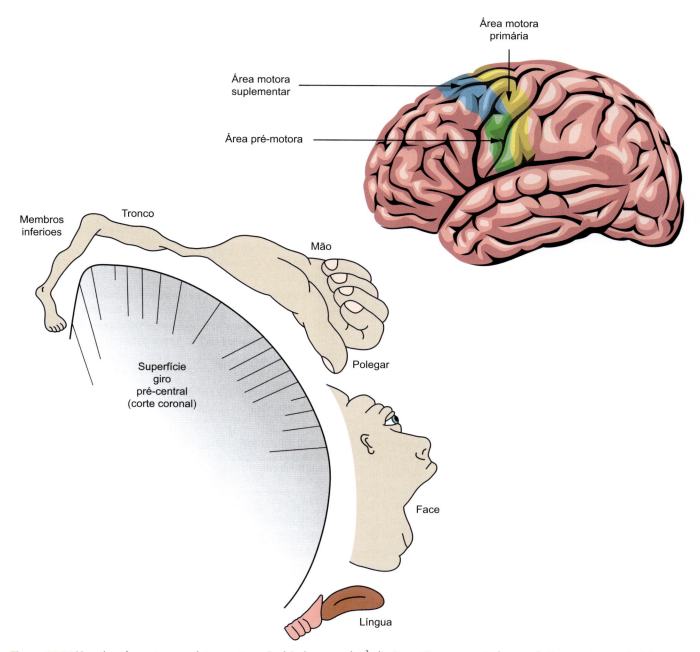

Figura 10.20 Homúnculo motor no córtex motor primário à esquerda. À direita estão representados os córtices motores primários e as áreas motoras secundárias (inclusive o córtex parietal posterior).

transmitidos de M1 para os núcleos da base e para o *cerebelo*, que irão controlar e corrigir os movimentos. As informações dos núcleos da base e uma parte dos códigos cerebelares retornam a M1, de onde, então, são transmitidos por meio do trato corticospinal para os motoneurônios alfa da medula espinhal.

Boa parte dos núcleos da base (reveja-os nos livros de neuroanatomia: putame, globos pálidos interno e externo e núcleo caudado) é dedicada à motricidade. A maior parte do código dos movimentos está armazenada nos núcleos da base. Os códigos de movimentos armazenados nos núcleos da base constituem os automatismos motores. Logo, o córtex M1 apenas gerencia os movimentos automáticos executados voluntariamente, como caminhar ou escrever, determinando características deles (caminhar depressa, escrever com mais ou menos

Glossário

Agnosia
Alteração da capacidade de reconhecimento consciente de objetos

Área motora suplementar
Planeja atos com base em informações armazenadas em nossa memória

Área pré-motora
Planeja atos com base em informações vindas por meio dos sentidos

Apraxia
Incapacidade de executar comportamentos motores sequenciados, embora os movimentos estejam preservados

Córtex motor primário
Porção do córtex frontal na qual há um mapa topográfico das unidades motoras do corpo

Núcleos da base
Formados pelo putame, pelos globos pálidos interno e externo e pelo núcleo caudado. Arquiva os repertórios de automatismos

força). A iniciação e a produção dos códigos dos movimentos são feitas nos núcleos da base, sendo enviadas para uma conferência na "gerência" cortical que retransmite os códigos para a medula espinhal e o cerebelo, ou devolve-os para os núcleos da base refazê-los caso algum desses códigos não esteja a contento.

> **Os núcleos da base produzem os códigos neurais dos movimentos automáticos, sob a gerência do córtex motor.**

O cerebelo é um órgão muito complexo que, hoje sabemos, não está envolvido apenas no controle dos músculos. Como você já sabe sobre Neuroanatomia, o cerebelo é dividido em três porções funcionais: o cerebrocerebelo, o espinocerebelo e o vestibulocerebelo. A grande função do cerebelo é realizar uma verdadeira "auditoria" nos códigos motores produzidos no encéfalo e nos movimentos realizados a partir desses códigos. Obviamente, como o corpo humano é um sistema complexo, muitos erros podem ocorrer entre o planejamento e a execução de um movimento. Por exemplo, o cérebro manda uma fibra muscular se contrair 1 cm. Contudo, por acaso a fibra reduz seu comprimento em 1,2 cm. O cerebelo então detecta esse erro de + 0,2 cm, comunica ao cérebro para que este compense o erro nos códigos de movimentos vindouros.

O espinocerebelo é um grande comparador entre o movimento projetado pelo cérebro e o movimento realmente executado pelos músculos, gerando um código de erro (feedback negativo) através dos sensores proprioceptivos para correção do movimento por M1 e os núcleos da base.

O cerebrocerebelo intermedia as conexões entre M1 e os núcleos da base. Logo, mediante seus códigos de erro, o cerebelo informa sobre as divergências entre o plano de M1 e os códigos de execução produzidos pelos núcleos da base, no diálogo reverberante entre essas estruturas.

Por fim, o vestibulocerebelo (a porção filogeneticamente mais antiga do cerebelo) corrige o estado de contração dos músculos que mantêm nosso equilíbrio a partir da comparação dos sinais de feedback desses músculos e os códigos motores produzidos pelos núcleos vestibulares.

> **O cerebelo é um comparador entre os projetos de movimentos e os movimentos realmente executados.**

Atualmente, vários estudos têm mostrado que tanto o cerebelo quanto os núcleos da base não são estruturas unicamente motoras. Sabemos que eles também apresentam importância em funções cognitivas.

Atividade neural basal

Navegamos pela fisiologia do sistema nervoso e de suas redes neurais alcançando até mesmo os fenômenos da mente que emergem da atividade dos sistemas neuronais. Todo esse repertório de computações acontece sobre massa de células que mantêm uma atividade monótona de base à qual essas computações se sobrepõem. *Um cérebro em repouso (sem realizar operações cognitivas e associativas) não é um cérebro em silêncio.* É um cérebro que manifesta sincronização monótona das suas células.

No entanto, o que é uma sincronização monótona? Para responder a esta pergunta precisaremos abordar um importante aliado das Neurociências e da Medicina no estudo dos fenômenos cerebrais: o eletroencefalograma (EEG).

Comportamento da atividade de base

O aparelho de eletroencefalografia é um equipamento de amplificação e registro de sinais elétricos de baixa frequência (até 50 ciclos por segundo) que o cérebro manifesta e propaga até o couro cabeludo, no qual a atividade eletroencefalográfica é captada.

> **O EEG registra a diferença de potencial elétrico (DDP ou voltagem) cerebral captada no couro cabeludo.**

Como as células cerebrais funcionam de maneira similar à de pequenas baterias elétricas, quando seu potencial de membrana varia, essas células produzem pequenas variações de DDP no tecido que as circunda. O couro cabeludo, localizado sobre o crânio e as meninges, é uma estrutura que circunda as células do cérebro. Logo, o cérebro produz variações na DDP de todas essas camadas até chegar ao couro cabeludo. Obviamente, uma única célula, que manifesta correntes elétricas na ordem de bilionésimos de ampères, seria incapaz de produzir variações de DDP no couro cabeludo detectáveis pelos instrumentos de que dispomos. Contudo, milhões de células, quando sincronizadas (ou seja, disparando potenciais de ação ao mesmo tempo), produzem correntes elétricas bem mais intensas, as quais chegam a ser detectáveis no couro cabeludo.

> **A DDP detectada pelo EEG é resultante do somatório das DDP geradas por milhões de células sincronizadas.**

Para detectarmos a atividade desses bilhões de células, é preciso que elas estejam obrigatoriamente sincronizadas. Logo, o sinal de EEG é o resultado da atividade de uma coletividade de células sincronizadas. Observando a onda do EEG, constatamos que, apesar da regularidade média (um ritmo de base), tem forma irregular e caótica. Ou seja, o EEG representa média de populações celulares funcionando em ritmos e fases individualizadas, mas que, de certo modo, sincronizam-se e formam um ritmo de base regular.

Como o EEG capta frequências muito menores que as do potencial de ação (que estão na ordem de quilo-hertz), o que os sinais do EEG mostram, na verdade, são os potenciais graduados das células neuronais e, talvez, gliais.

As ondas mais lentas, delta, teta e alfa (Tabela 10.5), provavelmente se relacionam a uma fase de baixa atividade cognitiva. Durante essas fases, o ritmo de base do EEG está sincronizado, ou seja, a DDP de bilhões de células está oscilando na mesma fase. Ao se iniciar uma tarefa cognitiva, as células ficarão ocupadas em suas codificações, mantendo um ritmo rápido e de pequena amplitude, e produzindo uma dessincronização (ondas de baixa amplitude e alta frequência), observada no EEG.

> **Quanto maior a amplitude e menor a frequência das ondas no EEG, menor a atividade cognitiva no cérebro.**

Os ritmos de base captáveis pelo EEG são classificados em quatro categorias, ou bandas, em função da sua frequência (Tabela 10.5).

Sistemas monoaminérgicos

Por que, quando dormimos, repousamos ou estamos em atividade cognitiva, diferentes ritmos dominam o cérebro? Esses

Tabela 10.5 Ritmos cerebrais de base.

Ritmo	Frequência (aproximada)	Características
Delta	0,5 a 3 Hz	Onda típica do sono profundo e do coma. Tem grande amplitude
Teta	4 a 7 Hz	Onda típica dos estados de sono, sonolência profunda e sedação por fármacos. Tem grande amplitude
Alfa	8 a 13 Hz	Repouso, porém mantendo-se acordado. Predomina nas regiões parietais e occipitais. Tem grande amplitude e regularidade
Beta	> 13 Hz	Vigília e sono REM, mais intensa com tarefas cognitivas. Predomina nas regiões frontais, temporais e centrais. Tem pequena amplitude e grande irregularidade

ritmos revelam que há um controle sobre a ativação cerebral como um todo. Existe uma central de ativação localizada no tronco encefálico (predominantemente na ponte e no mesencéfalo) que contém grupos de células responsáveis por ativar o cérebro. Essa central denomina-se sistema reticular ativador ascendente (SRAA), pois os neurônios responsáveis encontram-se na substância reticular do tronco encefálico. Com a supressão do SRAA, os neurônios do cérebro simplesmente interrompem sua atividade, a qual se desorganiza completamente e pode cair a níveis indetectáveis.

Esses neurônios ativadores exercem, assim, uma atividade modulatória, envolvendo-se inclusive na gênese da integração temporal. Desse modo, o SRAA é responsável pela consciência, como estado mental e estado de atividade geral do sistema nervoso. Esses neurônios são células serotoninérgicas, dopaminérgicas, noradrenérgicas, histaminérgicas e colinérgicas (a acetilcolina não é uma monoamina, mas a incluímos nesse grupo por motivos didáticos). São os neurônios que formam os sistemas monoaminérgicos.

São ao todo algumas dezenas de milhares de neurônios monoaminérgicos cujos corpos celulares encontram-se no tronco encefálico, e seus prolongamentos axônicos distribuem-se por todo o cérebro, conectando-se amplamente nos circuitos corticais e subcorticais. Como são poucas células a originar essas conexões (algo em torno de uma célula monoaminérgica para cerca de 1 milhão de neurônios corticais), podemos deduzir que a atividade por elas gerada sobre os circuitos corticais seja inespecífica. De fato, as células monoaminérgicas responderiam por uma atividade de base que teria por finalidade influir não apenas no potencial de membrana dessas células (hiperpolarizando-as ou despolarizando-as), mas também na expressão do metabolismo e no fenótipo dessas células, por modulação da expressão gênica.

Não entraremos em detalhes acerca do papel de cada um desses sistemas, mas a Tabela 10.6 traz uma visão geral sobre eles.

É curioso observar que as medicações utilizadas na maioria dos transtornos mentais modulam a atividade dos sistemas monoaminérgicos no cérebro. Por exemplo, os antidepressivos e alguns ansiolíticos aumentam os níveis de serotonina nas sinapses monoaminérgicas pela inibição da recaptação da serotonina. Já os antipsicóticos, utilizados no tratamento de delírios e alucinações, são inibidores de receptores para a dopamina. Por outro lado, medicamentos e drogas ilícitas que estimulam as sinapses dopaminérgicas, como as anfetaminas e a cocaína, otimizam a atividade cognitiva e a motivação e também diminuem o limiar para o prazer. Já medicações que aumentam os níveis de acetilcolina são utilizadas em distúrbios da memória declarativa e do comportamento associativo, como a doença de Alzheimer. Os sistemas colinérgico e dopaminérgico estão amplamente relacionados com a produção de movimentos nos núcleos da base. Sabemos ainda que medicamentos anti-histamínicos são potentes indutores do sono.

Enfim, esses sistemas provavelmente estão envolvidos na modulação de diferentes dimensões da fisiologia cerebral e, em consequência, de diferentes dimensões da vida mental.

Glossário

Cerebelo
Órgão responsável pelo ajuste motor dos comportamentos, ou seja, pela correção e sutileza dos movimentos

Monótono
Algo relativamente contínuo, invariável e uniforme

Eletroencefalograma
Captação e registro da atividade elétrica cerebral obtida pelo eletroencefalógrafo

Ampère
Unidade que mede a intensidade de uma corrente elétrica

Sincronizados
Dois ou mais fenômenos que ocorrem no mesmo intervalo de tempo

Sistema reticular ativador ascendente
Conjunto de neurônios que secretam dopamina, noradrenalina, serotonina, histamina e acetilcolina e se projetam para todo o cérebro, modulando o funcionamento neural

Sistemas monoaminérgicos
Conjunto dos neurônios dopaminérgicos, serotoninérgicos e noradrenérgicos do tronco encefálico que modulam a atividade cerebral

Antidepressivo
Fármaco que bloqueia a recaptação de serotonina e tem atividade antidepressiva

Ansiolítico
Medicamento para ansiedade. Muitos ansiolíticos são agonistas de canais inibitórios GABAérgicos

Antipsicótico
Fármaco que bloqueia a atividade da dopamina e atua sobre sintomas psicóticos, como delírios e alucinações

Anfetamina e cocaína
Substâncias que aumentam a atividade da dopamina no cérebro

Anti-histamínico
Substância utilizada como antialérgico. Produz bloqueio dos receptores de histamina

Tabela 10.6 Fisiologia dos sistemas monoaminérgicos.

Sistema	Origem	Destino	Função
Noradrenérgico	Núcleos bulbares e pontinos (locus ceruleus)	Medula espinhal, substância periaquedutal, hipotálamo, cerebelo, cérebro	Vigilância e responsividade a novos estímulos, tônus motor, vigilância
Dopaminérgico	Mesencéfalo (substância negra e área tegmentar ventral)	Hipotálamo, núcleos da base, sistema límbico e córtex frontal	Controle da secreção de hormônios, motricidade, motivação, prazer, iniciação do comportamento, atenção e desempenho cognitivo
Serotoninérgico	Núcleos da rafe (ao longo de todo o tronco encefálico)	Todo o encéfalo, hipotálamo, medula espinhal	Percepção de dor, apetite, agressividade, afetividade, ansiedade, motivação, libido sexual, tônus muscular, ciclo sono-vigília (sono REM)
Colinérgico	Área tegmentar ventral, prosencéfalo basal (núcleos de Meynert)	Tálamo, hipocampo, córtex cerebral	Memória declarativa, ciclo sono-vigília e ativação cortical
Histaminérgico	Núcleos mamilares (hipotálamo)	Todo o encéfalo	Ativação cortical

Estados da consciência | Sono, vigília e coma

Com o advento do EEG, descobriu-se que, durante o sono, o cérebro dos seres humanos e da maior parte dos mamíferos exibe diversos ritmos, alguns muito característicos da atividade cognitiva intensa, outros dominados por ondas lentas, como os ritmos delta e teta. A partir da eletroencefalografia, dividiu-se o sono em dois estágios, ou fases: *sono REM* (do inglês *rapid eyes movements* – movimentos rápidos dos olhos) e o *sono de ondas lentas*. Podemos ainda subdividir o sono de ondas lentas em quatro estágios, nos quais a frequência das ondas no EEG diminui e a sua amplitude aumenta progressivamente. O sono REM, que predomina na *segunda metade do sono*, segue-se à fase do sono de ondas lentas, que predomina na *primeira metade do sono*. Os estágios relacionam-se com a profundidade do sono. O despertar espontâneo geralmente acontece em uma fase de sono REM, durante a qual se acredita que ocorram os sonhos mais vívidos e dos quais melhor nos lembramos. Nesse estágio do sono, estamos em atonia muscular absoluta, talvez para evitar que executemos os comportamentos vivenciados nos nossos sonhos, como correr ou lutar. No entanto, apesar de nosso corpo estar dormindo, nosso cérebro está acordado, pois no sono REM o EEG registra o mesmo ritmo assincrônico que ocorre na vigília (ondas beta).

A Figura 10.21 mostra o diagrama dos estágios de sono em um adulto jovem. Observe que a quantidade de sono REM (*cinza*) não varia muito com a idade, embora ao amadurecermos a quantidade de sono profundo diminua.

Apesar de passarmos um terço de nossa vida dormindo, a função específica do sono e dos sonhos permanece um dos grandes mistérios da ciência. Diversas teorias foram criadas para explicar por que o sono existe. Algumas defendem que trata-se de uma pausa no trabalho cognitivo; outras argumentam que o sono é um estágio para maturação neural, ou então um período necessário para organização do metabolismo e dos eixos neuroendócrinos. Existem ainda estudos que sugerem que o sono de ondas lentas está relacionado com a liberação de hormônios e com a integridade do sistema imunológico e que no sono REM ocorre aumento do fluxo sanguíneo cerebral e consolidação da memória. A Figura 10.21 mostra a arquitetura do sono.

O coma é um estado patológico de depressão funcional do SNC. Tem várias causas – que podem ser traumáticas, físicas, metabólicas ou neurológicas – e está relacionado com uma alteração do tronco encefálico na qual o SRAA não mantém a ativação do encéfalo. Este passa a exibir ondas com atividade lenta (frequências de delta a alfa) e baixa amplitude, demonstrando hipoatividade neural.

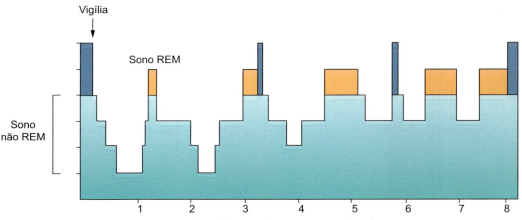

Figura 10.21 Estágios do sono. O sono REM está em laranja.

🫀 FISIOLOGIA EM FOCO

Os sonhos e o sonho de Freud

Freud elaborou uma bela teoria especulativa acerca do conteúdo dos sonhos e a expressão de nosso "inconsciente". O criador da Psicanálise pretendia desvendar, por meio da teoria da interpretação dos sonhos, aspectos cognitivos reprimidos no subconsciente em nossa mente, os quais poderiam explicar sintomas somáticos, histeria e diversas alterações emocionais ou corporais.

A boa intenção de Freud apenas acompanhou o fascínio que os sonhos causam até mesmo aos mais incrédulos, desde o surgimento da humanidade. Premonições, avisos, revelações do além, ou mesmo conteúdo reprimido do ego, os sonhos despertam indagações que até hoje não estão esclarecidas.

O que sabemos de evidência a respeito dos sonhos e sua fisiologia é que aqueles mais vívidos acontecem durante o sono REM, um estágio de extrema atividade cerebral, embora tenhamos uma atonia muscular e uma flutuação autônoma considerável. Esses sonhos muitas vezes estão relacionados, de algum modo, com o período anterior de vigília ou com estados atuais do meio interno. Estudos neurofisiológicos observam que, no período do sono REM, o hipocampo (região responsável pela consolidação das memórias) está em franca atividade, juntamente com o neocórtex e o sistema visual. Acredita-se que durante os sonhos o hipocampo transfira memória para o córtex e "limpe" seus bancos de dados para que, no dia seguinte, novas memórias possam ser adquiridas. Nossa lembrança dos sonhos é a nossa interpretação cognitiva desse complexo processo de realocação de dados no cérebro.

Contudo, os sonhos em si – experiência mental de uma consciência paralela – permanecem como mera especulação, possibilitando que continuemos acreditando nos portais para o além ou nos calabouços do ego.

RESUMO

- O sistema nervoso estabelece nossas relações com o meio ambiente, realizando transformações ótimas no ambiente em nome da homeostase
- Por meio de vias neurais, o sistema nervoso estabelece uma interface entre o meio interno e o meio externo. Essas vias constituem o sistema nervoso autônomo (SNA). Um exemplo clássico do trabalho do SNA é a "reação de fuga ou luta"
- Para que o sistema nervoso esteja "motivado" a realizar suas tarefas, a natureza deu emoções ao organismo. Todas derivam de duas emoções primitivas: o desprazer e o prazer, emoções de valência positiva e negativa. Essas emoções levam a comportamentos apetitivos e defensivos
- Comportamento é qualquer resposta coordenada do indivíduo, com algum objetivo específico e tendo como objetivo último o bem-estar do próprio indivíduo
- Os comportamentos podem ser classificados como reflexos, automáticos, impulsos e decisões
- O sistema nervoso é capaz de associar estímulos específicos a comportamentos adequados
- Tanto os comportamentos possíveis quanto as experiências e os conhecimentos são representados pela atividade de neurônios
- As experiências são o grande objeto da nossa consciência. Consciência pode ser definida como o palco no qual as experiências aparecem, uma de cada vez
- A grande sede dos comportamentos é o cérebro. O encéfalo e a medula espinhal formam o sistema nervoso central (SNC)
- O sistema nervoso é dividido, para fins didáticos, em sistema nervoso somático – o qual se ocupa de nossas relações com o meio externo – e sistema nervoso autônomo (SNA) – o qual se ocupa do controle neural do meio interno. O SNA é dividido em SNA simpático e SNA parassimpático
- Todo o comando do SNA reside no tronco encefálico (mesencéfalo, ponte, bulbo) e no hipotálamo
- O sistema límbico moderno (dos mamíferos) integra estruturas muito antigas (cérebro reptiliano – tronco encefálico), estruturas menos antigas (cérebro mamífero inferior – diencéfalo, hipocampo e amígdala) e estruturas modernas (neocórtex). O sistema límbico, de fato, nos mantém no eterno limbo entre o animal e o racional
- O hipotálamo é a estrutura desencadeadora das motivações
- O sistema límbico premia com o prazer a motivação satisfeita e pune com o desprazer a motivação não satisfeita. Qualquer comportamento humano é a resposta a uma motivação
- Podemos definir código como um padrão de resposta de um grupo de células, e representação como a imagem mental dos códigos. Logo, codificação (produção de códigos) é uma atividade neural, enquanto representação é uma atividade mental
- Um cérebro em repouso (sem realizar operações cognitivas e associativas) manifesta sincronização em sua atividade elétrica
- O eletroencefalograma (EEG) capta sinais elétricos de baixa frequência (até 50 ciclos por segundo) que o cérebro manifesta e propaga até o couro cabeludo, no qual o EEG é captado
- O EEG registra a DDP cerebral captada no couro cabeludo. Essa DDP é a resultante do somatório da DDP gerada por milhões de células sincronizadas
- Há uma central de ativação localizada no tronco encefálico com células responsáveis por ativar o cérebro – o sistema reticular ativador ascendente (SRAA)
- Os neurônios do SRAA são células serotoninérgicas, dopaminérgicas, noradrenérgicas e histaminérgicas
- No sono, o cérebro humano exibe diversos ritmos, alguns característicos da atividade cognitiva intensa, outros dominados por ondas lentas, como os ritmos delta e teta. O coma é um estado patológico de depressão funcional do SNC.

AUTOAVALIAÇÃO

10.1 Qual é a principal função do sistema nervoso?

10.2 O que é motivação?

10.3 O que é comportamento?

10.4 Conceitue experiência, percepção, imaginação e pensamento.

10.5 O que é consciência? Como a consciência é afetada pela atenção?

10.6 Como podemos dividir o sistema nervoso?

10.7 Defina apraxia e afasia.

10.8 O que é o sistema límbico? Como se relaciona com as emoções?

10.9 Descreva as fases do sono.

10.10 Como funcionam os medicamentos antidepressivos e ansiolíticos?

10.11 Descreva os sistemas monoaminérgicos.

10.12 Descreva as etapas de processamento cerebral, desde os mapas sensoriais até a produção de movimento.

10.13 Explique como funciona o eletroencefalograma (EEG).

10.14 Defina código e representação, enfocando a diferença conceitual que existe entre estes dois termos.

10.15 Faça uma pesquisa sobre a teoria de Paul MacLean a respeito dos "três cérebros" (reptiliano, límbico e neocórtex).

10.16 Neste capítulo você estudou, pela história de uma personagem fictícia chamada Maria, como se dá o processamento da informação no sistema nervoso (ciclo percepção-ação). Agora, crie uma outra personagem imaginária e redija uma pequena narrativa (com suas palavras), a fim de exemplificar as cinco etapas do processamento neural.

10.17 Discuta a integração psiconeuroimunoendócrina (revisite o Boxe Fisiologia em Foco do fim do Capítulo 7).

10.18 Explique o que são os *qualia*. Eles podem ser estudados com as ferramentas da ciência? Justifique. (Revisite o primeiro Boxe Fisiologia em Foco do Capítulo 6).

10.19 Existe um problema muito interessante colocado pela filosofia da mente denominado "problema dos *qualia* invertidos". Faça uma pesquisa sobre isso e escreva uma pequena redação a respeito de sua opinião sobre esse problema.

10.20 No ano de 1982, o filósofo Frank Jackson escreveu um artigo muito conhecido na área de filosofia da mente, no qual ele propõe uma situação teórica denominada "experiência do quarto de Mary". Faça uma pesquisa a respeito dessa experiência e descreva suas impressões.

10.21 O filósofo John Searle, em 1980, descreveu uma situação teórica denominada "experiência do quarto chinês". Pesquise a respeito.

10.22 Em 1974, o filósofo da mente Thomas Nagel publicou um artigo seminal denominado "*How is it like to be a bat?*" ("Como é ser um morcego?"). Leia a respeito do teor desse artigo e faça uma resenha crítica evidenciando a ideia central que ele traz.

10.23 O filósofo escocês David Hume (1711-1776), um dos mais célebres expoentes da filosofia ocidental, fazia uma distinção epistemológica clara entre dois conceitos basilares: *impressões* e *ideias*. Faça uma pesquisa e discuta a diferença entre esses dois conceitos, na visão de Hume.

10.24 Influenciado por David Hume, o não menos célebre filósofo prussiano Immanuel Kant (1724-1804) construiu parte de seu projeto filosófico com base em duas categorias distintas, as quais ele denominou *fenômeno* e *númeno*. Faça uma pesquisa e discuta a diferença entre esses dois conceitos, na visão de Kant.

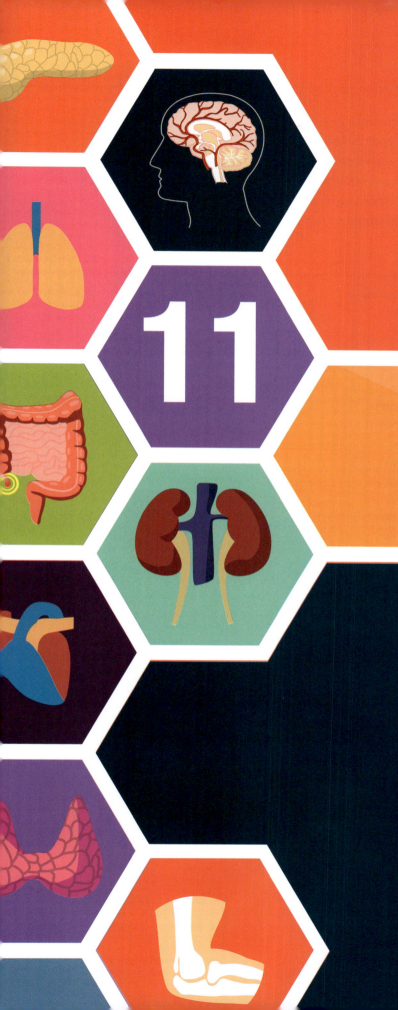

Sistema Digestório

Objetivos de estudo, 200
Conceitos-chave do capítulo, 200
Introdução, 201
Processamento de nutrientes, 201
Aparelho digestório, 202
Processo alimentar, 206
Resumo, 216
Autoavaliação, 217

Objetivos de estudo

- Entender as funções do sistema digestório
- Compreender os processos de digestão, assimilação e absorção
- Conhecer a divisão fisiológica do sistema digestório, identificando o local de ocorrência de cada etapa da digestão
- Conhecer a importância dos órgãos anexos do sistema digestório
- Compreender o que é o sistema nervoso entérico e sua importância
- Identificar as fases da digestão bem como suas subfases e sua importância
- Conhecer as enzimas e os hormônios presentes na digestão e seu papel no processo digestivo

Conceitos-chave do capítulo

Absorção	Enteroquinase	Plexo mioentérico
Amilase salivar	Esfíncter	Plexo submucoso do SNE
Assimilação	Fome	Quimo
Autótrofos	Gastrina	Reflexo gastrocólico
Bile	GIP (peptídeo inibidor gástrico)	Saciedade
Bolo fecal	Grelina	Sais biliares
Células G	Heterótrofos	Saliva
Células parietais	Histamina	Secretina
Células principais	Leptina	Sistema digestório
Colecistocinina	Lisozima	Sistema nervoso entérico
Cólica	Mastigação	Suco pancreático
Complexo migratório mioelétrico	Pepsina	Tripsina
Deglutição	Pepsinogênio	Zimogênio
Digestão	Peristalse	

Introdução

No Capítulo 1, *Homeostase e Alostase*, dissemos que os seres vivos são sistemas dissipativos, estáveis e que estão longe do equilíbrio. Também afirmamos que a estabilidade dos sistemas dissipativos se dá à custa de energia e que, nos seres vivos, essa energia vem da quebra da molécula de ATP. Após ser quebrado e fornecer energia para que um determinado trabalho celular ocorra, o ATP precisa ser ressintetizado, para ser novamente quebrado e fornecer energia para que outro trabalho celular ocorra; todavia, a energia necessária para que ocorra a ressíntese do ATP precisa vir de algum lugar.

Praticamente toda a energia existente em nosso planeta tem como origem a luz solar. Entretanto, apenas os vegetais são dotados da capacidade de utilizar *diretamente* a energia solar para seu metabolismo.

Os vegetais adquirem a energia necessária para sua homeostase por meio da fotossíntese, processo que utiliza a energia em sua forma mais primária: ondas eletromagnéticas que constituem a luz do sol. Eles armazenam boa parte dessa energia solar nas ligações químicas de uma molécula orgânica, o carboidrato, que pode ser a glicose, a celulose e o amido. Boa parte desses carboidratos fica estocada em caules e raízes, e os vegetais os consomem quando se faz necessário.

Por não serem dotados de clorofila, os animais não podem realizar a fotossíntese. Assim, para ressintetizar o ATP gasto em seu trabalho celular eles desenvolveram um sistema para assimilar do meio externo moléculas orgânicas, capazes de fornecer a energia necessária para que a célula animal realize seu trabalho. Tais moléculas (carboidratos) são produzidas pelos seres autótrofos.

Em relação à cadeia alimentar, os vegetais são considerados seres produtores de energia, ao passo que os animais são considerados seres consumidores. As moléculas consumidas pelos animais são genericamente denominadas nutrientes, os quais se dividem em:

- *Micronutrientes*: aqueles que precisam ser consumidos em pequena quantidade (microgramas) por dia, tais como as vitaminas e os sais minerais
- *Macronutrientes*: os que devem ser consumidos em grande quantidade (miligramas ou gramas) por dia, sendo representados pelos carboidratos (açúcares), os lipídios (gorduras) e as proteínas.

Os carboidratos e os lipídios têm a função de fornecer energia à célula animal após serem quebrados em glicose e ácidos graxos, enquanto os aminoácidos (que formam as *proteínas*) são utilizados como "tijolos" na construção das estruturas celulares. Portanto, os carboidratos e os lipídios são nutrientes energéticos, enquanto as proteínas são nutrientes estruturais.

Para que os seres heterótrofos possam assimilar e processar os nutrientes, a evolução os dotou de um sistema digestório. De fato, os seres heterótrofos, dos protozoários aos cordados, utilizam os seguintes meios para processar nutrientes oriundos do ambiente e torná-los disponíveis para o trabalho celular:

- Assimilação dos nutrientes
- Quebra enzimática dos nutrientes
- Absorção dos produtos oriundos dos nutrientes quebrados
- Eliminação de resíduos produzidos durante todo o processo de digestão do nutriente.

Processamento de nutrientes

Assimilação dos nutrientes

Ao longo da cadeia evolutiva, os organismos optaram, em sua maioria, por realizar o processo digestivo no ambiente intracorporal (em vacúolos, ou em estômagos), para economizar recursos e controlar o processo.

> A assimilação é um processo de confinamento das macromoléculas em um ambiente controlado dentro do corpo.

Nos seres unicelulares a assimilação ocorre por fagocitose; nos seres humanos, ocorre pela boca.

Quebra dos nutrientes

De modo geral, a célula animal utiliza o processo de hidrólise para quebrar os macronutrientes presentes nos alimentos, como um modo de obter recursos energéticos do meio. Isso ocorre porque é muito raro encontrar no meio externo moléculas nutritivas prontas para uso, como os aminoácidos ou a glicose. Geralmente tais moléculas existem na composição de moléculas maiores, como proteínas, carboidratos ou lipídios. A fim de que sejam aproveitadas pelos seres heterótrofos, essas grandes moléculas orgânicas devem ser quebradas para que seus componentes fundamentais (glicose, aminoácidos, ácidos graxos) sejam aproveitados. Para ocorrer de maneira rápida e eficiente, o processo de hidrólise é sempre controlado e acelerado por um catalisador (enzima). Veja a Figura 11.1.

Nas amebas, as enzimas proteases, que quebram proteínas, inundam os vacúolos digestivos e digerem seu conteúdo. Nos seres unicelulares, as enzimas armazenadas nos lisossomos, que são despejadas nos vacúolos, funcionam em um pH ácido, assim como as proteases do estômago dos mamíferos.

Absorção dos nutrientes

Nos animais pluricelulares mais complexos, os alimentos presentes no tubo digestivo precisam ser absorvidos para o sangue, a fim de que os compostos químicos (glicose, aminoácidos e ácidos graxos) resultantes da quebra dos nutrientes sejam

---

Glossário

Metabolismo
Conjunto de reações químicas que ocorre nas células, visando produzir energia para ser utilizada no trabalho celular

Fotossíntese
Processo de obtenção de energia a partir da fotossensibilização do pigmento clorofila, existente nos vegetais

Carboidrato
Molécula orgânica que tem fórmula geral $C_n(H_2O)_n$, em que n é o número de átomos

Autótrofos
Por produzirem seu próprio alimento, os seres fotossintetizantes são denominados seres autótrofos

Nutrientes
Substâncias químicas que viabilizam a produção de energia nos seres heterótrofos, sendo, portanto, indispensáveis à sua vida

Nutrientes energéticos
Ao serem quebrados, fornecem energia para o trabalho celular. São representados pelos carboidratos e lipídios

Nutrientes estruturais
Ao serem quebrados, fornecem aminoácidos que são utilizados na construção das estruturas celulares. São representados pelas proteínas

Heterótrofos
Os animais são denominados seres heterótrofos, organismos que obtêm energia consumindo outros organismos

Sistema digestório
Sistema dedicado a assimilação (ingestão), quebra e absorção de nutrientes, e eliminação dos resíduos produzidos no processo digestivo. Anteriormente denominado sistema digestivo

Vacúolo
Loja intracelular formada a partir de uma invaginação da membrana plasmática

Fagocitose
Processo de assimilação celular

Hidrólise
Decomposição (quebra) de uma substância por meio da água

Enzimas
Proteínas que têm a função de acelerar as reações químicas que ocorrem nas células

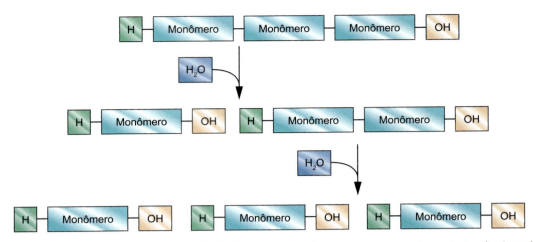

Figura 11.1 Hidrólise (quebra) de um polímero (substância complexa) em seus componentes mais simples (monômeros).

disponibilizados para todas as células. No interior de cada célula, esses compostos químicos serão utilizados nas reações metabólicas intracelulares. Nos humanos, a absorção se dá por transporte (ativo ou passivo) através da membrana dos enterócitos, células do intestino delgado.

Eliminação dos resíduos

Os resíduos inaproveitados, aqueles que não são absorvidos, por serem inúteis às células, são excretados pelo sistema digestório. Nos humanos, esse processo se dá por meio da defecação; nos unicelulares, pela clasmocitose.

Aparelho digestório

Abordaremos o sistema digestório fazendo a descrição funcional dos órgãos envolvidos em seus processos, motivo pelo qual faremos uma revisão das estruturas que constituem o sistema digestório nos humanos – mas sem entrar em detalhes do processo digestivo, objeto de estudo da Bioquímica.

Tubo digestivo

O aparelho digestório humano é um tubo que mede aproximadamente 8 m de comprimento entre suas extremidades – a boca e o ânus. A parede do tubo digestivo apresenta as seguintes camadas, de dentro para fora:

- Camada *mucosa*, cujas características histológicas variam muito ao longo do tubo digestivo, tendo função ora absortiva, ora secretora
- Camada *muscular interna*, formada por músculo liso
- Camada *longitudinal externa*, também formada por músculo liso
- Camada *serosa*, formada pelo peritônio.

Nas suas extremidades (faringe e primeira porção do esôfago; e porção terminal do canal anal), a musculatura do tubo digestivo é *estriada esquelética* e, portanto, *voluntária*. Nessas partes extremas, a faringe é responsável pela primeira fase da deglutição, e o canal anal responde pela continência fecal.

No restante do tubo digestivo, no qual a musculatura é lisa, o movimento muscular padrão é a peristalse, processo coordenado de contração muscular com sentido de propagação craniocaudal. A peristalse ocorre por meio da contração das fibras craniais (constrição do tubo) e do relaxamento das fibras caudais (dilatação do tubo), o que resulta no movimento da massa alimentar no sentido boca-ânus.

A peristalse também é conhecida como *movimento de ordenha*, já que, de fato, um anel de constrição move-se ao longo do tubo, ordenhando seu conteúdo em direção ao ânus.

Há alguns movimentos no tubo digestivo cujo papel não é deslocar o bolo alimentar pelo tubo: eles são importantes para misturar ou compactar o conteúdo existente no tubo digestivo, por isso se denominam movimentos de mistura. As constrições no movimento de mistura são estáticas e alternantes. Veja a peristalse e o movimento de mistura na Figura 11.2.

O tubo digestivo é dividido em porções bem definidas tanto em termos anatômicos quanto histológicos. Essas porções são separadas por esfíncteres.

> Os esfíncteres funcionam como válvulas que separam os segmentos do tubo digestivo.

Enquanto os segmentos do tubo digestivo – com exceção do fundo do estômago – realizam contrações fásicas (periódicas), sejam peristálticas ou de mistura, a musculatura esfincteriana, que separa esses segmentos, *mantém um estado tônico de contração*. Os segmentos do tubo digestivo estão listados, definidos e delimitados na Tabela 11.1 e esquematizados na Figura 11.3.

Órgãos anexos do sistema digestório

Certas estruturas envolvidas na digestão, como pâncreas, fígado e glândulas salivares, desenvolveram-se embriologicamente fora do tubo digestivo. Do ponto de vista histológico, essas estruturas podem ser classificadas como glândulas exócrinas, porque produzem agentes químicos, como as enzimas, que atuam no processo da digestão, no interior da luz do tubo digestivo. O pâncreas tem glândulas endócrinas que produzem hormônios reguladores das etapas do processo alimentar, atuando tanto no comportamento quanto no metabolismo. As funções endócrinas do pâncreas serão discutidas no Capítulo 15, *Sistema Endócrino*.

Na Tabela 11.2 listamos os principais órgãos anexos ao trato digestório, delineando suas principais funções digestivas.

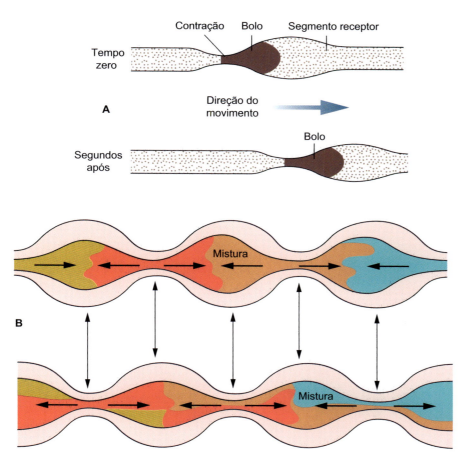

Figura 11.2 Movimentos do tubo digestivo: movimento peristáltico (**A**); movimento de mistura (**B**).

Glossário

Absorção
Processo de transferência de glicose, aminoácidos e ácidos graxos para o meio interno, por meio de mecanismos de transporte através da membrana celular

Clasmocitose
Processo de excreção celular

Continência fecal
Controle voluntário da defecação

Peristalse
Processo coordenado de contração da musculatura lisa no tubo digestivo que propicia o deslocamento da massa alimentar no sentido craniocaudal

Movimento de mistura
Constrições estáticas e alternantes da musculatura lisa do tubo digestivo, com a finalidade de misturar o bolo alimentar com os sucos digestivos

Esfíncter
Espessamento da musculatura circular lisa, com grande tônus constritor, que permanece a maior parte do tempo contraída, impedindo o trânsito através do tubo digestivo. Os esfíncteres relaxam nos momentos propícios, possibilitando a passagem de conteúdo alimentar

Tabela 11.1 Segmentos do tubo digestivo humano.

Segmento	Subdivisões	Limites	Papel funcional
Boca e faringe	Boca Faringe (orofaringe)	Cranial: lábios Caudal: esfíncter superior do esôfago	Mastigação, mistura salivar, digestão de amido (saliva) e deglutição
Esôfago	Superior Médio Inferior	Cranial: esfíncter superior do esôfago Caudal: esfíncter gastresofágico	Condução do bolo alimentar
Estômago	Cárdia Fundo Corpo Antro	Cranial: esfíncter gastresofágico Caudal: piloro	Mistura, digestão proteica e secreção hormonal (grelina, gastrina)
Intestino delgado	Duodeno Jejuno Íleo	Cranial: piloro Caudal: esfíncter ileocecal	Digestão proteica, glicídica e lipídica Absorção
Intestino grosso	Ceco Cólon ascendente Cólon transverso Cólon descendente Cólon sigmoide Reto	Cranial: esfíncter ileocecal Caudal: esfíncter interno do ânus	Absorção (principalmente água e eletrólitos), formação das fezes, fermentação bacteriana
Ânus (canal anal)		Cranial: esfíncter interno do ânus Caudal: esfíncter externo do ânus	Controle da eliminação de fezes

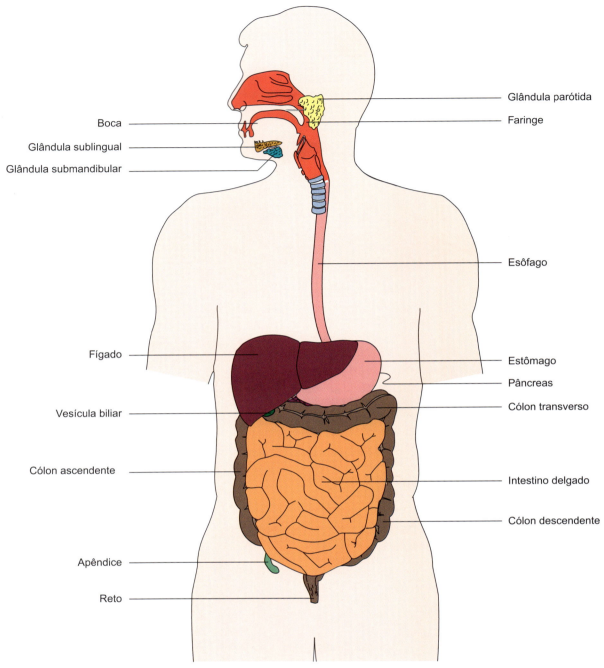

Figura 11.3 Segmentos do tubo digestivo humano e seus órgãos anexos.

Tabela 11.2 Órgãos anexos ao sistema digestório.

Estrutura	Localização	Papel no sistema digestório
Glândulas salivares • Submandibular • Sublingual • Parótida	• Face interna da mandíbula • Região inferior da língua • Posterior ao ângulo da mandíbula	Secreção hidreletrolítica para formação do bolo alimentar Secreção de amilase salivar, que realiza a hidrólise do amido em maltose
Pâncreas	Retroperitoneal. O suco pancreático é secretado na segunda porção do duodeno	Produção de solução hidreletrolítica básica (rica em bicarbonato) para alcalinização do bolo alimentar Produção de enzimas proteases, lipase, amilase e nucleases Produção dos hormônios insulina, glucagon, somatostatina e colecistocinina
Fígado	Hipocôndrio direito, ocupando metade do andar superior do abdome. A bile é armazenada e concentrada na vesícula biliar	Produção de bile com excreção de metabólitos do ferro, colesterol e medicamentos Produção de sais biliares para emulsificação de gorduras

Funções não digestivas do fígado

O fígado exerce diversas funções que vão além da produção e excreção de bile, tais como:

- Filtração, armazenamento e destoxificação do sangue
- Metabolismo de carboidratos, gorduras, proteínas, hormônios e xenobióticos (compostos químicos estranhos ao organismo)
- Armazenamento de vitaminas e de ferro
- Produção de fatores de coagulação
- Produção de proteínas plasmáticas.

Sistema nervoso entérico e regulação do sistema digestório

Existem mais neurônios dentro do abdome que na medula espinhal. O aparelho digestório poderia ser considerado um sistema de comportamento próprio por ter um sistema nervoso próprio, com cerca de 100 milhões de neurônios, e bioquimicamente tão complexo quanto o SNC, pois seus neurônios produzem mais de 20 neurotransmissores diferentes. Há até quem chame o sistema nervoso entérico (SNE) de "cérebro abdominal".

Atualmente se sabe que o sistema nervoso entérico é capaz de gerenciar todo o processo digestório, bem como regular a produção de todos os inúmeros hormônios gastrintestinais, mesmo sem receber qualquer comando do sistema nervoso autônomo (SNA). Ou seja, o SNE é mais "autônomo" do que o próprio SNA. Recentemente foram descobertas *células gliais* no SNE, embora ainda não se saiba qual seria sua função. Especula-se que alterações ainda mal compreendidas do sistema nervoso entérico poderiam estar relacionadas a doenças gastrintestinais de causa obscura, tais como a doença intestinal inflamatória, a síndrome do intestino irritável e dores abdominais inespecíficas.

O SNE responde reflexivamente a muitos estímulos específicos, realizando associações que norteiam a peristalse do tubo digestivo e a secreção exócrina e endócrina de suas glândulas. No fim das contas, é um sistema de comportamento segmentar, local, mas com interações diretas a distância ainda não muito bem conhecidas. No SNE há substrato neural para conferir ao tubo digestivo uma alta capacidade de processamento. O SNE é composto por dois plexos:

- *Plexo mioentérico* ou *plexo de Auerbach* (localizado entre as camadas musculares externa e interna): controla a motilidade gastrintestinal
- *Plexo submucoso* ou *plexo de Meissner*: controla as secreções e o fluxo sanguíneo no tubo gastrintestinal (TGI).

Funcionamento do sistema nervoso entérico

O tubo digestivo é equipado, em toda a sua extensão, com inúmeros receptores sensoriais, os *receptores mecânicos* (análogos aos do tato), os *receptores químicos* (análogos aos da olfação e da gustação) e os *receptores osmossensíveis* (especializados em detectar a osmolaridade da mistura do bolo alimentar com as secreções digestivas). Esses receptores enviam para o SNC, por meio de fibras sensoriais que se movem junto às fibras do sistema nervoso autônomo, informações sobre as condições na luz do tubo digestivo. Em paralelo, esses mesmos receptores conectam-se aos neurônios do SNE para desencadear uma série de processos associativos (reflexos), que irão atuar na motilidade do tubo, na secreção exócrina/endócrina e na regulação do fluxo sanguíneo no tubo digestivo, sem a menor necessidade de participação dos centros associativos no sistema nervoso central.

Os receptores do tubo digestivo estão diretamente conectados ao plexo submucoso do SNE, que se localiza abaixo da camada muscular da mucosa do TGI. Esses neurônios formam um plexo (uma rede) que se conecta a células exócrinas na parede mucosa do tubo digestivo, ou a células endócrinas na região submucosa. O plexo submucoso conecta-se intensamente ao plexo mioentérico, que se localiza entre as camadas musculares circular (interna) e longitudinal (externa) na parede do tubo digestivo. O plexo mioentérico é o grande efetor motor do SNE, coordenando a contração da musculatura lisa do tubo digestivo. Além disso, os estímulos sensoriais processados pelo plexo submucoso desencadeiam ações nas glândulas anexas do TGI e em segmentos distantes do tubo digestivo, tais como os esfíncteres.

Papel do sistema nervoso autônomo

O sistema nervoso autônomo (SNA), já discutido no Capítulo 10, *Sistema Nervoso*, atua apenas como um grande e distante gerenciador do SNE, principalmente por meio do sistema nervoso autônomo *parassimpático* (SNAP).

A ação eferente do SNAP se dá através do nervo vago (NC X) e do nervo esplâncnico pélvico, os quais inervam, respectivamente, o tubo até o cólon transverso (inclusive) e do cólon transverso até o ânus. Contudo, a maioria (cerca de 80%) das fibras desses nervos é aferente. Já o sistema nervoso autônomo *simpático* (SNAS) confere, de modo geral, uma ação antagônica ao SNAP. O SNAP aumenta a peristalse, enquanto o SNAS a reduz.

As células do SNE, assim como as células do sistema nervoso autônomo, são derivadas de uma estrutura embrionária denominada *crista neural*. Pertencem a uma grande população de células difusamente distribuídas em nosso organismo – todas elas derivadas da crista neural – que são capazes de captar e descarboxilar precursores de aminas, transformando-os em hormônios peptídeos. Esse conjunto de células constitui o chamado sistema APUD (do inglês, *amine precursor uptake and decarboxylation*). O sistema APUD, apesar de ter sua existência confirmada, é ainda muito pouco conhecido pela ciência.

As células do sistema nervoso entérico produzem uma enorme quantidade de peptídeos que atuam como sinalizadores químicos. Esses sinalizadores podem se comportar como hormônios que atuam a distância ou como neurotransmissores que atuam em outros neurônios. A cada dia se descobre

---

Glossário

Sistema nervoso entérico
Sistema nervoso segmentar composto por neurônios localizados nos plexos mioentérico e submucoso do tubo digestivo

Plexo submucoso
Rede que se conecta a células exócrinas na mucosa e células endócrinas na região submucosa e, também, aos receptores da mucosa. Seria o sistema sensorial entérico, além de comandar a produção de hormônios e regular o fluxo sanguíneo

Plexo mioentérico
Rede que se conecta às camadas musculares do tubo digestivo, constituindo a porção motora do sistema nervoso entérico

> ## 🫀 FISIOLOGIA EM FOCO
>
> ### Nervo vago
>
> O nervo vago é o grande elo entre o SNE e o resto do corpo. Vale a pena conhecermos mais alguns detalhes sobre ele:
>
> - O nervo vago não é apenas um nervo, mas uma família de vias neurais com origem em diversas áreas do tronco encefálico
> - As fibras eferentes vagais são agrupadas em várias ramificações
> - Aproximadamente 80% das fibras vagais são aferentes, e não eferentes
> - As fibras aferentes chegam ao núcleo do trato solitário e, daí, sobem para diversas regiões do diencéfalo e córtex
> - O nervo vago é lateralizado e assimétrico, com uma inclinação para a direita
> - As fibras motoras do vago compõem dois sistemas bem distintos (ventral e dorsal)
> - As fibras ventrais são filogeneticamente recentes (mamíferos), se originam no núcleo ambíguo, são mielinizadas (tipo B) e inervam estruturas supradiafragmáticas (coração, pulmões, órgãos vocais etc.). Por inervarem a laringe, essas fibras permitem a vocalização e a socialização
> - As fibras dorsais são filogeneticamente antigas, se originam no núcleo dorsal do vago, são amielínicas (tipo C) e inervam estruturas subdiafragmáticas (estômago, intestino etc.). Estão relacionadas com o reflexo de imobilização (*freezing*) visto, por exemplo, nos répteis
> - O tônus vagal pode ser diferente (e até mesmo antagônico) nos vagos ventral e dorsal
> - Segundo alguns autores, o sistema nervoso autônomo pode ser, funcionalmente e filogeneticamente, dividido em três: vago dorsal (relacionado ao comportamento de imobilização), simpático (relacionado ao comportamento de mobilização: luta ou fuga) e vago ventral (relacionado ao comportamento de socialização).

um novo sinalizador relacionado com o SNE, e a maioria das ações desses sinalizadores é ainda desconhecida.

A Tabela 11.3 mostra alguns dos mais conhecidos sinalizadores provavelmente produzidos no SNE e suas supostas atuações.

Processo alimentar

Fome e saciedade

Quando há redução nas reservas nutricionais, ou quando o estômago fica vazio por certo tempo, surge a fome, que se origina no hipotálamo, e quando o organismo se alimenta o suficiente para satisfazer esse apetite, ocorre o fenômeno da saciedade. Todo esse processo é conduzido principalmente por hormônios produzidos no sistema digestório, mas também há participação de outros hormônios, como a leptina (produzida nos adipócitos) e a insulina (produzida no pâncreas endócrino).

O estímulo inicial para sentirmos fome e buscarmos alimento começa no estômago. Provavelmente como resposta à vaziez prolongada neste órgão, suas glândulas antrais secretam no sangue um hormônio chamado grelina (Figura 11.4). A grelina estimula fortemente o apetite, atuando em neurônios do hipotálamo lateral. A grelina é, portanto, um potente indutor da fome.

Uma vez no sangue, a grelina está longe de atuar apenas como promotora do apetite. Quando atravessa a barreira hematencefálica, ela alcança não só o hipotálamo lateral mas também outras regiões, como o hipocampo, o tronco encefálico e o núcleo acumbente, promovendo as seguintes ações:

- Otimização da aquisição e consolidação de memórias relativas à obtenção de alimento (regiões boas ou ruins para caça, por exemplo)
- Preparação (por meio do SNA) do sistema digestório para receber alimentos
- Ativação dos sistemas neurais de recompensa ligados ao comportamento alimentar
- Aumento da secreção hipofisária do GH (hormônio do crescimento).

A ação da grelina, aumentando o apetite, é contrabalançada pela ação de outro hormônio, a leptina, produzida pelas células adiposas quando seu estoque de gordura está elevado. A leptina não só produz um sinal de saciedade no hipotálamo medial como também modula os eixos endócrinos relacionados com o metabolismo energético, aumentando a queima periférica de gordura. Nessas ações neuroendócrinas, a insulina tem efeitos similares aos da leptina nos centros hipotalâmicos. A leptina e a insulina serão discutidas em detalhes no Capítulo 15, *Sistema Endócrino*.

Alguns estudos sugerem que a grelina e a leptina/insulina atuem, respectivamente, como reguladoras da ingesta alimentar a curto e longo prazos. De maneira similar à leptina e à insulina, dois sinalizadores produzidos no intestino, a colecistocinina (CCK) e o peptídeo YY, atuam no SNC inibindo o apetite. Portanto, têm ação oposta à da grelina.

Fase cefálica da digestão

Quando a fome se instala no organismo e o repertório comportamental de busca e aquisição de alimentos se inicia, ocorrem mecanismos antecipatórios que visam preparar o TGI para receber o alimento. Esses mecanismos antecipatórios constituem a fase cefálica da digestão, a qual envolve a estimulação vagal das glândulas salivares e da secreção gástrica.

Os mecanismos antecipatórios que constituem a fase cefálica só entram em ação quando os sentidos detectam iminente aquisição de alimento. Essa detecção se dá, por exemplo, pela percepção de um aroma, pela visualização do alimento ou pela ocorrência de outros estímulos que se relacionem com uma refeição.

Tabela 11.3 Sinalizadores produzidos em células APUD e suas supostas ações.

Sinalizadores	Ações conhecidas
Adrenalina	Redução da peristalse e demais movimentos Constrição dos esfíncteres Redução de secreções no tubo digestivo e nas glândulas anexas (exceto as salivares, onde aumenta a secreção mucosa) Redução do fluxo de sangue para o tubo digestivo
Substância P	Contração da musculatura lisa Aumento da secreção salivar
Peptídeo liberador da gastrina (GLP)	Estímulo à liberação da gastrina
Acetilcolina (Ach)	Aumento da peristalse e dos movimentos segmentares (mistura) Relaxamento de esfíncteres Aumento de secreções no tubo digestivo e glândulas anexas Aumento do fluxo de sangue para o tubo digestivo
Peptídeo intestinal vasoativo (VIP)	Relaxamento da musculatura inferior do esôfago, estômago e vesícula biliar Redução da secreção ácida no estômago Aumento da secreção hidreletrolítica alcalina pelo pâncreas Excreção de água pelo intestino delgado Aumento da secreção de pepsinogênio pelas células principais do estômago
Encefalinas	Contração da musculatura lisa
Óxido nítrico (NO)	Relaxamento da musculatura lisa
Neuropeptídeo Y (NPY)	Relaxamento da musculatura lisa Aumento do apetite
Serotonina	Regulação do tônus vascular Aumento da saciedade
Gastrina (liberada por distensão da parede e presença de aminoácidos no quimo)	Aumento da secreção ácida no estômago Aumento da motilidade intestinal Aumento do tônus do esfíncter inferior do esôfago Aumento da secreção pancreática
Colecistocinina (CCK) (liberada pela presença de aminoácidos e ácidos graxos no duodeno)	Aumento da secreção pancreática Contração da vesícula biliar Relaxamento do esfíncter de Oddi Redução do esvaziamento gástrico Agonista da produção de secretina
Secretina (liberada pela presença de quimo ácido no duodeno e no jejuno proximal)	Inibe secreção de HCl no estômago Aumenta secreção de bicarbonato no pâncreas Antagoniza a gastrina Potencializa a colecistocinina
Peptídeo inibidor gástrico (PIG) (liberado pela presença de glicose e gorduras no intestino)	Redução da digestão gástrica e duodenal Aumento da secreção intestinal Redução da motilidade intestinal e gástrica Estimulação da secreção de insulina Estimulação de lipase lipoproteica nos adipócitos
Somatostatina (liberada pelo duodeno e pelo intestino na presença de bolo alimentar)	Inibe todas as secreções digestivas Inibe a motilidade gástrica Antagoniza a acetilcolina
Histamina (liberada pela mucosa do estômago na presença de bolo alimentar)	Estimula a gastrina Agonista da acetilcolina Estimula secreção ácida
Grelina (liberada pela mucosa do estômago na ausência de conteúdo)	Estimula a fome no hipotálamo

A saliva e o contato com o alimento

Talvez o principal evento da fase cefálica da digestão seja a produção de saliva, processo que às vezes se inicia com a simples menção ao alimento.

A saliva é produzida continuamente pelas glândulas salivares, que lançam sua secreção na cavidade oral. As glândulas salivares compreendem três pares de glândulas principais (submandibulares, sublinguais e parótidas), além de uma centena de pequenos ácinos distribuídos sob a mucosa da boca.

As glândulas salivares produzem cerca de 1.500 ml de saliva por dia, o que significa cerca de 1 ml por minuto, por

Glossário

Saciedade
Experiência de plenitude gástrica e nutrição adequada. É o oposto da fome

Grelina
Hormônio produzido pelas células gástricas quando o estômago está vazio. Atua no hipotálamo lateral produzindo a fome

Leptina
Hormônio produzido pelos adipócitos que induz à saciedade

Fase cefálica da digestão
Etapa em que se inicia o processo digestivo. Inicia-se quando vemos alimentos, sentimos seu odor ou pensamos neles

Saliva
Solução hipotônica aquosa de enzimas, muco e íons, produzida pelas glândulas salivares e secretada na boca

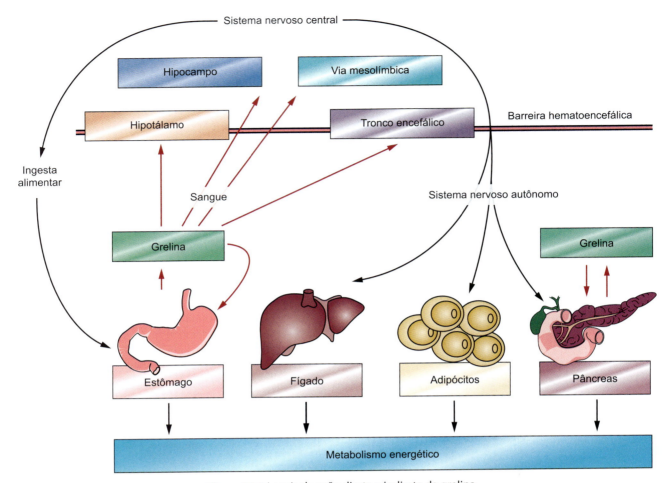

Figura 11.4 Locais de ação direta e indireta da grelina.

grama de glândula, o que, sob o aspecto metabólico, significa que seu tecido é um dos mais ativos do organismo.

O componente mais importante da saliva é a enzima amilase salivar, ou ptialina, uma enzima que degrada o amido alimentar em dímeros de maltose e no oligossacarídeo dextrina. Outras enzimas digestivas também estão presentes na saliva, como a lipase lingual e uma espécie de ribonuclease produzida pelas glândulas submandibulares.

O bolo alimentar é massa pastosa resultante da mastigação em conjunto com a umidificação e a lubrificação proporcionadas pela saliva, sem as quais não haveria produção do bolo alimentar, o qual muitas vezes é um substrato seco, como sementes ou vegetais fibrosos.

A redução de saliva causada, por exemplo, por medicamentos anticolinérgicos eleva substancialmente a taxa de cáries e infecções orofaríngeas, o que demonstra outra função da saliva, a de higienizar a boca. Como sua produção é contínua, a saliva está o tempo todo "lavando" a cavidade bucal. Além disso, na composição da saliva há imunoglobulinas do tipo A (IgA), anticorpos que controlam a população de bactérias que compõem a flora bucal. A saliva contém também lisozima, uma enzima que hidrolisa certas glicoproteínas da parede celular de bactérias, participando da higienização oral. Provavelmente essas moléculas antimicrobianas atuam como "desinfetantes" do bolo alimentar, reduzindo a possibilidade de a alimentação carrear patógenos para o organismo. Além da lisozima, outras enzimas com ação bacteriostática e bactericida estão presentes na saliva, como a lactoferrina e a lactoperoxidase salivar.

Parece que a função enzimática da saliva tem importância secundária, uma vez que outras enzimas presentes no estômago e no intestino são suficientes para degradar o amido e a gordura dos alimentos. Além do mais, as enzimas salivares não funcionam bem no pH da boca. Então, a importância da saliva parece estar mais relacionada com outras funções não enzimáticas, como as que mencionamos e como as que se seguem:

▸ *Função tamponante:* deve-se à presença de bicarbonato em sua composição, o que neutraliza a acidez de alimentos
▸ *Função trófica:* resulta da presença do fator de crescimento epidérmico, o qual acelera a cicatrização de possíveis lesões orofaríngeas decorrentes da mastigação
▸ *Função solubilizante:* a água salivar atua tanto solubilizando os componentes da saliva quanto facilitando a gustação.

Cada glândula salivar produz uma saliva diferente. As glândulas parótidas secretam a maior parte da amilase salivar; as sublinguais e as pequenas glândulas acinares difusas têm uma secreção predominantemente mucosa; e as submandibulares produzem uma solução rica em enzimas e muco.

As glândulas salivares são controladas exclusivamente pelo SNA, cujas fibras eferentes originam-se nos núcleos salivatórios do tronco encefálico. Ao contrário das demais glândulas do sistema digestório, que têm um controle predominantemente parácrino e endócrino, não há hormônio conhecido que module a função salivar. Em virtude desse controle neural, lesões nos nervos facial e glossofaríngeo provocam xerostomia. O SNAP estimula uma secreção salivar fluídica, rica em muco e enzimas, tanto na iminência de alimentação (ou seja, na fase cefálica da digestão) quanto mediante algum estímulo gustatório importante. Já o SNAS atua diminuindo a secreção de água e aumentando a secreção de muco na saliva, produzindo uma saliva espessa e aderente – padrão salivar típico nas reações de estresse.

A produção salivar, em conjunto com a mastigação, é um evento importante na primeira etapa do processo de alimentação, pois processa mecanicamente o alimento e o tritura com os dentes, misturando-o à saliva por meio dos movimentos da língua.

A mastigação é iniciada voluntariamente, sob comando do nervo trigêmeo (NC V), e prossegue como um ato reflexo, até que se queira interrompê-la voluntariamente.

A estimulação dos mecanoceptores na boca inicia um reflexo orogástrico que potencializa as secreções no estômago; ou seja, mesmo antes de receber alimento o estômago já começa a se preparar para a chegada dele.

FISIOLOGIA EM FOCO

Boca

É comum, quando se fala em processo digestivo, pensar que a boca tem pouca importância, pois o alimento fica muito pouco tempo em contato com a cavidade oral. No entanto, conhecer algumas particularidades sobre a boca é muito importante para se entenderem muitas doenças que acometem todo o corpo humano.

Vejamos algumas informações relevantes:

- A cavidade bucal é o ambiente ideal para o crescimento de microrganismos
- Já foram encontradas na boca mais de 500 espécies bacterianas diferentes
- Estima-se que 1 mℓ de saliva possa conter 1 bilhão de bactérias
- Uma placa dentária pode conter 100 bilhões de bactérias
- Infecções endodônticas ou periodontais contam com a participação simultânea de bactérias aeróbias, anaeróbias facultativas e anaeróbias estritas.

Diante disso, hoje se supõe que, pelo fato de a boca ser um ambiente absolutamente contaminado, infecções periodontais possam gerar ou agravar doenças sistêmicas. É sabido, atualmente, que citocinas inflamatórias produzidas por germes da boca podem estar envolvidas em resistência insulínica, diabetes melito, hipertensão arterial, além de aumentarem o risco de endocardite bacteriana. Foi comprovado também que uma boa higienização oral feita em pacientes em unidades de terapia intensiva (UTIs) diminui consideravelmente a incidência de septicemia (uma das complicações mais frequentes e temidas nas UTIs de todo o mundo). Portanto, é fundamental entendermos que a saúde da boca é fundamental para a boa saúde de todo o corpo.

Fenômenos gástricos durante a fase cefálica

Estimulado pelo sistema nervoso autônomo, o estômago, mesmo vazio, inicia seu ciclo digestivo diante da iminência da alimentação, ainda antes do contato do alimento com a boca. Nesse período já acontece cerca de 30% da produção de ácido pelo estômago.

A fase cefálica da secreção estomacal é controlada pelo SNAP por meio da ativação do núcleo do trato solitário. Os neurônios colinérgicos no SNAP apresentam as seguintes atuações:

- Estimulam as células parietais do estômago a produzirem *ácido clorídrico* (HCl), um importante componente do suco gástrico cujo papel é reduzir acentuadamente o pH gástrico; nesse pH extremamente ácido a proenzima pepsinogênio converte-se em pepsina
- Estimulam as células G a produzirem gastrina, que desencadeia uma série de fenômenos, tais como a produção de pepsinogênio pelas células principais, e aumento da produção de muco e HCl
- Estimulam as células enterocromafins, que produzem a histamina, a qual, por sua vez, estimula as células parietais a produzirem HCl.

A Figura 11.5 mostra os estímulos para a secreção de ácido clorídrico no estômago, na fase cefálica da digestão.

Há dois tipos diferentes de muco gástrico, com funções também distintas. Ambas as formas de muco são secretadas por estímulo tanto da gastrina quanto da CCK. Uma dessas formas é o *muco espesso*, que adere à mucosa protegendo-a do poder corrosivo do próprio suco gástrico, enquanto o alimento não chega. Esse muco é rico em bicarbonato, que neutraliza o ácido clorídrico e inativa a pepsina. Além disso, o muco contém prostaglandinas, que "atapetam" a mucosa, protegendo-a, também, contra a corrosão ácida. O outro tipo de muco, o solúvel, mistura-se ao bolo alimentar. A fase cefálica, portanto, deixa o estômago preparado para a chegada da refeição.

Deglutição

Uma vez mastigado e umectado pela saliva, o bolo alimentar deve seguir seu caminho no tubo digestivo, o que se dá a partir da *deglutição* – um ato quase instantâneo, em parte voluntário, em parte reflexo, controlado tanto pelo SNC quanto pelo SNE.

Glossário

Amilase salivar
Enzima que hidrolisa o amido em maltose e dextrina

Maltose
Dímero formado por duas glicoses

Dextrina
Oligossacarídeo formado por três glicoses

Lipase lingual
Enzima, produzida na língua, que atua quebrando triglicerídios em ácido graxo e glicerol

Ribonuclease
Enzima que hidrolisa o ácido ribonucleico (RNA)

Lisozima
Enzima que hidrolisa certas glicoproteínas da parede celular de bactérias, participando da higienização bucal

Fator de crescimento epidérmico
Fator que propicia a cicatrização de lesões na mucosa da orofaringe, comuns em acidentes durante a mastigação

Xerostomia
Ausência de secreção salivar. Sensação de secura na boca

Mastigação
Processamento mecânico que tritura os alimentos com os dentes, misturando-o à saliva por meio dos movimentos da língua

Pepsinogênio
Forma inativa da pepsina

Pepsina
Forma ativa do pepsinogênio, ativada por pH ácido

Gastrina
Hormônio produzido principalmente no estômago, que tem a função de estimular a produção de suco gástrico

Histamina
Sinalizador químico que, entre muitas outras funções, estimula a secreção de ácido clorídrico pelo estômago

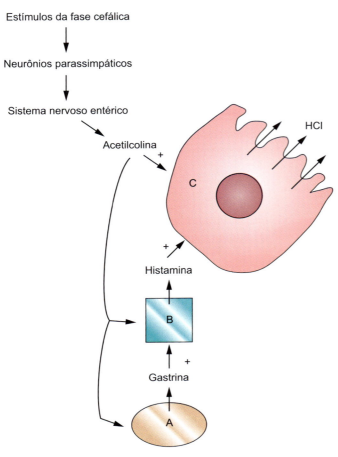

Figura 11.5 Estímulos para a célula parietal do estômago durante a fase cefálica da digestão: célula produtora de gastrina (A); célula produtora de histamina (B); célula parietal do estômago (C).

A deglutição envolve um considerável conjunto de músculos da boca, da faringe, do pescoço e do esôfago. Uma demonstração clara do ato reflexo de deglutir se dá quando alguém introduz com a mão um comprimido de medicamento na garganta de um cão: o animal movimenta freneticamente a língua para a frente mas, involuntariamente, engole o comprimido.

A deglutição ocorre em três fases:

- *Bucal:* voluntária, ocorre por ação da língua (inervada pelo NC XII)
- *Faríngea:* involuntária, dura apenas 1 s – nessa etapa ocorre apneia, as cordas vocais se aproximam entre si, a laringe é puxada para cima e para a frente; a epiglote apenas auxilia no processo, não sendo, para este, indispensável; na etapa faríngea o estímulo parte dos NC IX e X
- *Esofágica*: a peristalse começa no primeiro segmento do esôfago, por comando do SNE; a onda peristáltica esofágica, então, "ordenha" o bolo em direção ao estômago, ao longo de um trajeto de aproximadamente 20 cm; o esfíncter gastresofágico se abre e o bolo chega ao interior da câmara gástrica, no qual se inicia a fase gástrica da digestão.

Fase gástrica da digestão

Quando o bolo alimentar chega ao estômago, o contato mecânico e químico desse composto com as paredes desse segmento do tubo digestivo produz reações por meio do SNE e de reflexos comandados pelo nervo vago (NC X). A presença do bolo alimentar irá estimular tanto as secreções no estômago quanto sua motilidade. Fibras vagais sensoriais levam sinais para o tronco encefálico, de onde partem respostas para as células G do antro gástrico, onde é produzida a gastrina. Já os reflexos locais, mediados pelo SNE, levam à estimulação das células G e das células parietais, que produzem ácido clorídrico (HCl). Além das células parietais, existem no estômago as células principais, que são responsáveis pela secreção do pepsinogênio, proenzima que, ao ser ativada, transforma-se em pepsina, a qual quebra proteínas em aminoácidos.

A secreção de pepsinogênio pelas células principais é estimulada por sinalizadores parácrinos, como prostaglandinas (PGE$_2$), gastrina, SNAP (pela acetilcolina) e ácido clorídrico. Estima-se que cerca de 60% da secreção estomacal de pepsinogênio e ácido clorídrico ocorram durante a fase gástrica da digestão; os 40% restantes já haviam ocorrido na fase cefálica.

O estômago é um receptáculo capaz de armazenar o bolo alimentar durante horas, e o tempo exato de armazenamento depende da composição química do bolo alimentar. Durante o processo de deglutição, tanto o esfíncter gastresofágico quanto a musculatura do estômago relaxam para receber o bolo alimentar, evitando que haja elevação da pressão intragástrica. Durante essa fase de relaxamento, o estômago é capaz de armazenar cerca de 1,5 ℓ de bolo alimentar por até 2 h. O trabalho do estômago, durante a digestão química do bolo alimentar, é movimentar-se em ondas peristálticas de mistura. Essas ondas impulsionam o bolo alimentar contra o piloro, que está fechado. O estômago massageia o bolo alimentar durante horas, misturando-o ao suco gástrico. Esta é a fase de mistura.

Volta e meia uma onda forte, que nasce no meio do corpo do estômago, propaga-se em direção ao piloro, e este então se abre, deixando o conteúdo passar. É o início da fase de esvaziamento gástrico. Como a constrição que origina a onda forte empurra o bolo alimentar tanto em direção ao piloro quanto no sentido oposto, é impossível esvaziar o estômago de uma só vez. Assim, o processo de esvaziamento é paulatino e pode demorar até 2 h. Após deixar o estômago, o bolo alimentar recebe o nome de quimo.

A velocidade de esvaziamento gástrico é rigorosamente controlada por meio de sinalizadores liberados no segmento subsequente ao estômago (duodeno). O que determina a velocidade do esvaziamento gástrico é a capacidade do duodeno de processar o quimo que vem do estômago. No duodeno, o quimo precisa ser transformado em uma solução isotônica e alcalina, para que o processo de absorção no intestino delgado possa ocorrer normalmente. Se, ao chegar ao duodeno, o quimo estiver muito ácido, com elevada osmolaridade ou muito gorduroso, a mucosa do duodeno liberará hormônios (CCK, GIP etc.) que contraem o piloro e retardam o esvaziamento gástrico. Além disso, a própria distensão ocorrida pela presença do quimo no duodeno desencadeia um reflexo neural – o reflexo enterogástrico –, mediado pelo SNE, que inibe o esvaziamento gástrico.

Mesmo em períodos de jejum, o estômago executa movimentos peristálticos a cada 90 min. Esses movimentos, que duram cerca de 10 min, provavelmente resultam de uma

FISIOLOGIA EM FOCO

Quando o almoço não cai bem

Em determinadas situações, pode ocorrer no estômago o fenômeno da *peristalse gástrica reversa*, estimulada pelo SNAP. Isso se dá, por exemplo, quando a mucosa gástrica se torna inflamada após doses de bebida alcoólica, quando a digestão estomacal está inviável (após ingerirmos "aquela" feijoada carregada) ou quando determinadas toxinas estão presentes no quimo (o pastel de camarão feito na semana passada). Quando uma dessas condições desencadeantes é observada, a área postrema, anexa ao núcleo do nervo vago, no tronco encefálico, desencadeia uma descarga parassimpática que produz uma onda peristáltica reversa extremamente potente, que impulsiona o quimo de volta à boca. Esse fenômeno produz o vômito, que geralmente é precedido de náuseas (mal-estar característico da má digestão). A descarga parassimpática desencadeada pela área postrema não se restringe ao território estomacal. Juntamente com as náuseas e o vômito observam-se palidez cutânea, sudorese, hipotensão e aumento da secreção salivar.

atividade marca-passo dos miócitos da musculatura lisa gástrica. Tais contrações são extremamente úteis para que ocorra uma limpeza constante da loja estomacal, removendo em direção ao duodeno detritos alimentares, restos não digeridos e células mortas.

Devido à natureza do seu epitélio e à presença da camada de muco espesso, a mucosa estomacal é praticamente incapaz de absorver substâncias. Uma exceção a esta regra é o álcool, que é facilmente absorvido pela mucosa estomacal.

Fase intestinal da digestão

Antes de começarmos a discutir os eventos digestivos que ocorrem no intestino, convém recordar um detalhe anatômico importante: a segunda porção do duodeno, que aloja a cabeça do pâncreas, recebe os produtos produzidos pelos ácinos pancreáticos e pela vesícula biliar, através dos ductos pancreático e do colédoco, respectivamente. Veja a Figura 11.6.

Papel do pâncreas

A *digestão duodenal*, que ocorre principalmente por meio das enzimas pancreáticas, acontece em um ambiente muito distinto daquele encontrado no interior do estômago. No duodeno, *o quimo chega ácido e torna-se alcalino* (pH acima de 8,0).

Isso ocorre porque, no duodeno, a acidez do quimo que chega do estômago estimula a liberação de hormônios produzidos no duodeno e no jejuno, os quais inibem a secreção gástrica. Esses hormônios são a *secretina*, a *CCK* e o *peptídeo inibidor gástrico* (GIP; do inglês, *gastric inhibitory polypeptide*), que aumentam o tônus pilórico e inibem a secreção ácida de três maneiras:

- Atuando diretamente nas células parietais
- Inibindo a secreção de gastrina nas células G
- Estimulando a produção de somatostatina (que inibe a secreção ácida).

Glossário

Deglutição
Passagem do bolo alimentar da boca até o estômago, passando pelo esôfago

Célula G
Célula endócrina da mucosa do antro, que produz a gastrina

Célula parietal
Célula da mucosa gástrica que secreta ativamente HCl para a luz do estômago

Células principais
São responsáveis pela secreção de pepsinogênio

Fase de mistura
Movimentos peristálticos de baixa potência que favorecem a digestão química do bolo alimentar

Esvaziamento gástrico
Processo paulatino com movimentos peristálticos de alta potência que projetam o quimo através do piloro para o duodeno

Quimo
Nome dado ao bolo alimentar quando este sai do estômago e chega ao duodeno

Reflexo enterogástrico
Reflexo neural, mediado pelo SNE, que inibe o esvaziamento gástrico

Área postrema
Região do tronco encefálico que produz o reflexo de vômito. Também chamada de centro do vômito

Vômito
Regurgitação do conteúdo gástrico provocada por peristalse reversa

Ácinos pancreáticos
Estruturas que compõem a parte exócrina do pâncreas

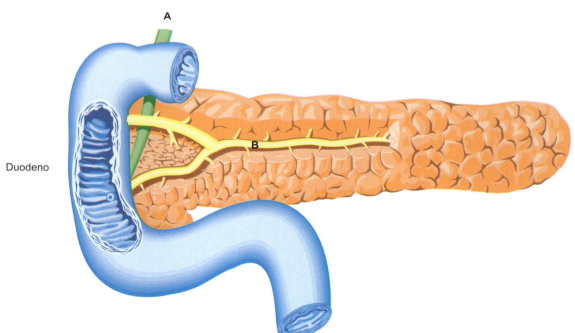

Figura 11.6 Desembocadura dos ductos colédoco (*A*) e pancreático (*B*) na porção descendente (segunda porção) do duodeno.

🫀 O quimo no duodeno promove a liberação de CCK e secretina, as quais promovem a secreção pancreática de bicarbonato e de insulina. A CCK inibe o esvaziamento gástrico e promove a liberação de bile e suco pancreático.

Ao mesmo tempo que alcaliniza o quimo, o duodeno começa a realizar a sua etapa de digestão do quimo. Na digestão duodenal, o principal agente é o pâncreas, órgão retroperitoneal, de parênquima friável, com uma *função exócrina* (produção do suco pancreático para a digestão do quimo) e uma *função endócrina* (produção de hormônios de regulação do metabolismo, como insulina e glucagon).

O suco pancreático é rico em *bicarbonato*, o qual é secretado sob estímulo da *secretina*. Quanto mais quimo ácido chega ao duodeno, mais bicarbonato é secretado. Na reação de neutralização do ácido pelo bicarbonato ocorre grande produção de gás carbônico no estômago. Esse gás é eliminado em forma de eructações (arrotos), podendo ainda fluir em direção ao intestino, onde a maior parte do gás é absorvida, ou então é eliminada em forma de flatos (gases eliminados pelo ânus).

A digestão do quimo no duodeno envolve cerca de 20 *enzimas* capazes de digerir (quebrar) proteínas, lipídios, carboidratos e ácidos nucleicos.

🫀 O principal estímulo para a produção do suco pancreático é a CCK, a qual é secretada pelas células do duodeno tão logo se inicie a chegada do quimo.

As enzimas mais importantes do suco pancreático são:

- *Amilase pancreática:* quebra o amido em maltose
- *Lipase pancreática:* quebra os triglicerídios em ácidos graxos e glicerol
- *Tripsina:* quebra as proteínas em peptídeos.

Como podemos observar, o suco pancreático tem enzimas capazes de digerir os três macronutrientes básicos que utilizamos em nossa dieta: proteínas, lipídios e carboidratos.

Um fato digno de nota relativo às enzimas *proteolíticas* é que a maior parte delas é secretada em forma de proenzimas, sendo, portanto, inativas. A tripsina, por exemplo, é secretada em forma de tripsinogênio, sendo ativada somente quando atinge a luz do duodeno. Isso ocorre para evitar que essas enzimas possam digerir os tecidos (proteínas) do próprio ducto pancreático e dos ácinos pancreáticos. O grande ativador da maior parte das enzimas pancreáticas é a própria tripsina, a qual é inicialmente ativada pela enzima enteroquinase, presente na membrana celular das células da mucosa duodenal. A partir da ativação da tripsina, as demais enzimas podem ser convertidas em sua forma ativa, inclusive a própria tripsina. Veja a Figura 11.7.

Papel do fígado

A água é fundamental para que ocorra a digestão do bolo alimentar, por ter a propriedade de dissolver macromoléculas, possibilitando a atuação de enzimas sobre estas. Contudo, como os lipídios não são hidrossolúveis, eles precisam se solubilizar a fim de que suas moléculas fiquem expostas às enzimas do suco pancreático, estas, sim, hidrossolúveis, e possam ser digeridas. Para que um lipídio se torne solúvel, é necessário que sofra um processo de emulsificação. Para isso é preciso que uma molécula anfipática se ligue ao lipídio, atuando como detergente e formando uma emulsão constituída de micelas. Em nosso organismo, essa função de detergente é exercida pelos sais biliares, os quais são componentes da bile.

Os sais biliares, que atuam como detergentes comuns, são sais de ácidos graxos de cadeia longa, produzidos pelo fígado a partir do colesterol. Após serem lançados na luz do duodeno, os sais biliares percorrem o tudo digestivo e são reabsorvidos no íleo terminal, a fim de que possam ser reaproveitados. Por esse motivo, se o íleo terminal for retirado cirurgicamente, a concentração de sais biliares na bile torna-se reduzida e, por conseguinte, a digestão das gorduras fica seriamente prejudicada.

🫀 A bile é liberada no duodeno quando a vesícula biliar se contrai sob estímulo da CCK.

CASO CLÍNICO

Pancreatite aguda

Um homem de 37 anos de idade dá entrada em um serviço de emergência queixando-se de uma abrupta e grave dor epigástrica, que surgiu após um evento no qual o paciente consumiu bebidas alcoólicas de forma abusiva. O paciente é conhecido da equipe de emergência pelo fato de, frequentemente, ser atendido em virtude de brigas e acidentes causados por episódios de embriaguez extrema. O paciente relata que a dor se irradia para as costas. Relata ainda náuseas e vômitos, e apresenta sudorese profusa. O exame físico evidenciou febre, taquicardia e hipotensão arterial. A dor apresentava piora quando o paciente andava ou adotava a posição supina. A dor melhorava quando ele ficava assentado com o tronco ereto ou inclinava o tronco para a frente. O abdome do paciente estava distendido. A palpação revelou hipersensibilidade no andar superior do abdome, com ausência de defesa, rigidez ou sinal de rebote. Os ruídos hidroaéreos se encontravam ausentes à ausculta. O paciente apresentava ainda astenia, palidez cutaneomucosa, icterícia e pele fria e úmida. Exames de sangue revelaram: leucocitose, hipocalcemia, hiperglicemia, ureia elevada, bilirrubina total elevada, fosfatase alcalina elevada, gamaglutamil transferase (GGT) elevada, amilase e lipase elevadas. A radiografia de abdome mostrou a presença de litíase biliar, calcificações no andar superior do abdome e o sinal da alça sentinela. Diante desses exames ficou estabelecido o diagnóstico de pancreatite aguda, e o paciente foi imediatamente internado para tratamento.

Agora, que tal tentar responder a algumas questões?

- Pesquise a respeito da pancreatite aguda. Explique por que a litíase biliar pode levar à pancreatite aguda
- Por que a pancreatite aguda causa dor abdominal extremamente intensa?
- Por que a pancreatite aguda é uma emergência médica, ou seja, coloca a vida em risco?
- Diferentemente da pancreatite aguda, a pancreatite crônica evolui de maneira quase assintomática. Qual é a principal causa de pancreatite crônica? Que consequências ela pode acarretar?

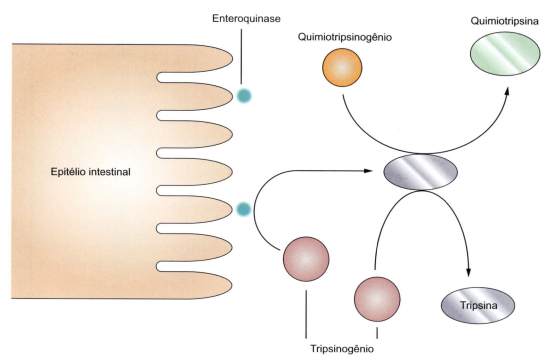

Figura 11.7 Ativação da tripsina pelas enteroquinases e pela própria tripsina.

🩺 FISIOLOGIA EM FOCO

Fígado

É bom que se saiba que, além das funções digestivas, o fígado apresenta muitas outras funções absolutamente indispensáveis para o bom funcionamento do organismo. Com efeito, o fígado pode ser considerado um órgão nobre. As funções do fígado podem, para efeito didático, ser divididas entre quatro grandes categorias, a saber, produção, transformação, armazenamento e eliminação:

▶ Funções de produção:
- Produção de bile, que emulsifica as gorduras, permitindo sua digestão
- Gliconeogênese: produção de glicose, a partir de substratos não glicídicos (aminoácidos, lactato ou glicerol)
- Síntese de proteínas plasmáticas (albumina, globulinas, fibrinogênio)
- Síntese de outras proteínas (angiotensinogênio, sistema complemento etc.)
- Produção do fator de crescimento insulino-símile 1 (IGF-1), sob ação do GH
- Síntese dos 11 aminoácidos não essenciais
- Síntese de lipoproteínas plasmáticas (LDL, HDL, VLDL, IDL)
- Síntese dos fatores de coagulação sanguínea

▶ Funções de transformação:
- Metabolismo de carboidratos, lipídios e proteínas
- Biotransformação de hormônios
- Ativação ou inativação de fármacos
- Inativação de toxinas
- Hidroxilação da vitamina D

▶ Funções de armazenamento:
- Armazenamento de vitaminas (vitaminas A, D, B_{12} etc.)
- Armazenamento de glicose, na forma de glicogênio
- Armazenamento de metais (Fe, Cu, Sn etc.)
- Reservatório de sangue

▶ Funções de eliminação:
- Excreção de colesterol (ácidos e sais biliares)
- Excreção de produtos de degradação da hemoglobina (bilirrubinas)
- Excreção de fármacos.

Agora que você conhece a constelação de funções que o fígado exerce, fica fácil compreender por que as hepatites devem ser prevenidas a tratadas, por que na cirrose hepática (quando há necrose dos hepatócitos) o paciente corre risco de morte (a não ser que receba um transplante hepático) e por que a dependência do álcool é tão grave (o álcool pode causar hepatite alcóolica, esteatose hepática e cirrose, além de poder causar demência, pancreatite crônica, neuropatias e insuficiência cardíaca).

Glossário

Pâncreas
Glândula mista (endócrina e exócrina) que se localiza no terço superior do abdome, retroperitoneal. Produz o suco pancreático com enzimas digestivas e também hormônios relacionados com o metabolismo

Tripsina
Principal enzima proteolítica do suco pancreático, secretada em forma de tripsinogênio

Enteroquinase
Enzima da mucosa duodenal ativadora da tripsina

Molécula anfipática
Molécula que apresenta uma região hidrofílica (solúvel em água) e uma região lipofílica (insolúvel em água, porém solúvel em lipídios)

Micelas
Microgotas de lipídios que podem ser facilmente acessadas pelas enzimas lipases

Sais biliares
Moléculas anfipáticas que produzem uma emulsão com as gorduras, facilitando o contato com as enzimas pancreáticas e, assim, sua digestão

Bile
Solução emulsificante produzida no fígado e armazenada na vesícula biliar. Emulsifica os lipídios, viabilizando sua digestão

CASO CLÍNICO

Falência hepática

Paciente com 57 anos, sexo masculino, alcoolista inveterado, procurou o posto de saúde de seu bairro com queixa de prurido refratário em membros inferiores. Durante a inspeção o clínico observou os seguintes achados: aranhas vasculares (telangiectasias) na pele, eritema palmar, ginecomastia, ascite, equimoses espontâneas e anastomose em cabeça de Medusa. O exame físico evidenciou leve desconforto à palpação no hipocôndrio direito, hepatomegalia, esplenomegalia, edema periférico e discreta atrofia testicular. O paciente foi diagnosticado como portador de insuficiência hepática crônica e foi referenciado para um especialista. Três semanas depois, o paciente foi levado ao setor de emergência de um hospital geral com um quadro de anorexia, náuseas, vômitos, febrícula, icterícia importante, acolia fecal, colúria e desconforto no quadrante superior direito do abdome. Apresentava ainda flutuações do nível de consciência, alterações bruscas de humor, intercalando letargia com heteroagressividade, tremores de extremidades e asterixe (*flapping*). Os exames complementares revelaram hipoglicemia, aumento importante das aminotransferases (transaminases), aumento de bilirrubina total (com predomínio de bilirrubina direta [BD] sobre bilirrubina indireta [BI]) e tempos de coagulação alargados. Frente ao resultado dos exames, o paciente foi imediatamente internado aos cuidados da gastrenterologia com o diagnóstico de hepatite de etiologia a esclarecer.

Faça uma pesquisa e explique por que a insuficiência hepática pode apresentar cada um dos sinais e sintomas listados nesse caso clínico apresentado.

▶ **A bile (os sais biliares) não têm função digestiva. Apenas emulsificam gorduras para que estas possam ser digeridas pela lipase pancreática.**

Papel do intestino

Durante o processo de digestão, o duodeno faz importantes movimentos de mistura que são estimulados pela CCK e pela gastrina e inibidos pela secretina. O esvaziamento duodenal, assim como o movimento do quimo pelo restante do intestino delgado, se dá por movimentos propulsivos peristálticos no sentido craniocaudal a uma frequência média de três contrações por minuto.

Durante a passagem do quimo pelo duodeno, nem tudo foi digerido pelo suco pancreático. Os dissacarídeos – sacarose, maltose e lactose – provenientes dos alimentos ou da digestão do amido e do glicogênio até então não sofreram ação enzimática. Além dos dissacarídeos, outras moléculas, como as isomaltoses, os nucleotídios e alguns tripeptídeos, ainda precisam ser hidrolisadas para que possam ser absorvidas pelo enterócito, de modo a entrar na corrente sanguínea.

Sendo assim, as porções iniciais do intestino delgado têm a missão de finalizar o processo de digestão quando o quimo chega a elas. Porém, o intestino delgado não secreta enzima alguma; ou seja, não existe um suco intestinal. Na verdade, as enzimas que atuam no jejuno ficam localizadas na borda em escova da superfície das células intestinais. Essas enzimas entéricas são disponibilizadas na luz do intestino por meio da descamação celular fisiológica que ocorre à medida que o quimo passa e vai atritando a mucosa. Entre as enzimas entéricas, podemos destacar as dissacaridases (maltase, sacarase e lactase), que hidrolisam os dissacarídeos, e a ATPase extracelular, que hidrolisa os ATP presentes nos alimentos. Sob a ação da maltase, a maltose é quebrada em duas moléculas de glicose, a sacarose é quebrada pela sacarase em glicose e frutose, e a lactose é quebrada pela lactase em glicose e galactose.

Existem no intestino, também, algumas enzimas peptidases, que terminam de quebrar os peptídeos em aminoácidos.

Há pessoas que, desde o nascimento, não produzem a enzima lactase. Logo, a lactose não é hidrolisada, não sendo absorvida no intestino delgado. Quando a lactose chega ao intestino grosso, a flora bacteriana degrada esse açúcar, produzindo muito gás carbônico e ácidos orgânicos, os quais irritam a mucosa do cólon, causando diarreia. Esse distúrbio denomina-se intolerância à lactose, e seu tratamento consiste em evitar a ingestão de leite ou na ingestão da enzima lactase na forma de medicamento.

Absorção intestinal

A mucosa intestinal é o local de absorção dos produtos finais da digestão. A absorção é um processo longo, que acontece em 7 m de intestino delgado, tanto no jejuno quanto no íleo. Nessa etapa, o intestino secreta bastante muco para proteger o epitélio intestinal de certas agressões, como a ação de algumas enzimas que porventura tenham restado do processo digestivo.

O quimo chega ao jejuno isotônico em relação ao meio interno – ou seja, não há qualquer molécula no quimo capaz de puxar água para a luz intestinal. No intestino delgado, o quimo se resume a um líquido com um volume aproximado de 9 ℓ – uma "sopa rala" composta de íons e pequenas moléculas orgânicas. De sólido existem apenas as fibras alimentares insolúveis, que flutuam nessa sopa.

▶ **O epitélio do intestino delgado absorve seletivamente os nutrientes presentes na sopa aquosa que constitui o quimo intestinal. Uma grande quantidade de água é absorvida junto com os solutos.**

As células intestinais responsáveis pela absorção são os *enterócitos*, células muito complexas, recobertas por microvilosidades, que totalizam uma área aproximada de 170 m² de membrana celular.

A grande variedade de substâncias que chegam ao intestino – íons, glicose, aminoácidos, vitaminas etc. – é absorvida por difusão facilitada, ou então por transporte ativo secundário. A cinética desses tipos de transporte já foi discutida no Capítulo 3, *A Membrana Celular*.

Durante o trânsito intestinal, muitas substâncias vão sendo absorvidas ao longo de todo o intestino, enquanto outras só são absorvidas em locais em que os enterócitos exibam receptores para elas. Ou seja, muitas substâncias só são absorvidas em locais específicos do intestino delgado. Por exemplo, o ferro é absorvido no duodeno, o ácido fólico é absorvido no jejuno e a vitamina B_{12} (após se ligar a um fator intrínseco produzido no estômago) é absorvida no íleo terminal. Assim sendo, a retirada cirúrgica de qualquer porção do intestino delgado pode causar má absorção de determinada substância.

A absorção de cálcio, que acontece primordialmente no duodeno, depende de um hormônio produzido nos rins, denominado calcitriol, que será discutido no Capítulo 14, *Sistema Urinário*. Qualquer oligoelemento metálico bi- ou trivalente é absorvido com muita dificuldade. Esses elementos podem gerar um gradiente osmótico que impede a reabsorção de água, causando diarreia.

Os ácidos graxos (oriundos da digestão dos lipídios) também são absorvidos no jejuno, ainda incorporados às micelas. As micelas compostas de ácidos graxos de cadeia curta (até 10 carbonos) são absorvidas normalmente para o sangue. Já as micelas formadas por ácidos graxos de cadeia longa (mais de 10 carbonos) se ligam a receptores específicos na membrana do enterócito e são endocitadas. Dentro do citoplasma, são convertidas em quilomícrons, os quais são absorvidos para os vasos linfáticos, sendo posteriormente metabolizados no fígado.

Após acabar de percorrer o íleo, o quimo é lançado no ceco, que constitui a primeira porção do intestino grosso. A passagem do quimo do íleo para o ceco se dá por meio da *válvula ileocecal*, e a abertura dessa válvula ocorre quando o bolo alimentar ainda está no estômago. A distensão do estômago desencadeia o reflexo gastrocólico, reflexo neural mediado pelo sistema nervoso parassimpático. Tal reflexo produz aumento significativo da peristalse ileal, promovendo a abertura da válvula ileocecal e a passagem de conteúdo intestinal para o ceco e, em seguida, para o cólon ascendente.

Funções do intestino grosso

O intestino grosso tem aproximadamente 1,5 m de comprimento e é composto por: ceco, cólons (ascendente, transverso e descendente), sigmoide e reto. Poucos nutrientes chegam ao ceco, pois a maioria deles foi absorvida nas etapas anteriores do processo digestivo. O ceco recebe praticamente apenas água e eletrólitos, os quais vão sendo absorvidos ao longo do intestino grosso. As fibras insolúveis, que contêm proteínas e celulose indigeríveis e sequestram alguns lipídios, como o colesterol, também chegam ao intestino grosso. Até alcançar os cólons, o quimo é praticamente isento de microrganismos, já que estes são destruídos pelas enzimas bactericidas e bacteriostáticas presentes na saliva, pelas imunoglobulinas A difundidas por todas as secreções mucosas do TGI e pelo ácido do estômago – o mais potente germicida existente no tubo digestivo.

Nos cólons, o conteúdo do quimo serve de banquete para as muitas espécies de bactérias presentes na flora intestinal fisiológica. Desse banquete microbiano surgem algumas substâncias, como a vitamina K, produzida pela degradação de fibras vegetais por bactérias do intestino. Formam-se também gases como metano, sulfeto e gás carbônico, entre outros, e também ácidos e aldeídos.

Defecação

Depois de todo esse processo de digestão e absorção, resta o bolo fecal, que representa o conteúdo dos cólons transverso, descendente e sigmoide. O bolo fecal é composto principalmente por fibras vegetais que não foram digeridas e por massa de bactérias (que representam até 60% do peso seco das fezes). À medida que o quimo vai passando pelos cólons, a água vai sendo reabsorvida e o bolo fecal vai se solidificando, até chegar com uma consistência sólida ao reto.

Os movimentos do cólon são muito lentos – as ondas peristálticas ocorrem a uma frequência de 1 a 3 vezes/dia.

Glossário

Dissacarídeos
Carboidratos formados por dois monossacarídeos (monoses) ligados entre si

Dissacaridases
Enzimas (maltase, sacarase e lactase) que degradam os dissacarídeos (maltose, sacarose e lactose)

ATPase extracelular
Enzima digestiva que hidrolisa o ATP presente nos alimentos

Quilomícron
Elemento sintetizado no intestino a partir da absorção dos ácidos graxos de cadeia longa

Reflexo gastrocólico
Reflexo neural, desencadeado no estômago, que promove aumento da peristalse no íleo terminal

FISIOLOGIA EM FOCO

Microbiota

Sempre foi dito que somos o que comemos. No entanto, segundo os avanços da ciência, parece que não é bem assim. Na realidade, somos aquilo que absorvemos do que comemos. Isso porque as bactérias que compõem a microbiota de nosso intestino é que "decidem" aquilo que será ou não absorvido dos alimentos para a corrente sanguínea.

Hoje sabemos que 90% da massa total do corpo humano é composta por microrganismos. Isso mesmo, somos somente 10% humanos.

As pesquisas sugerem que a microbiota intestinal é decisiva para a manutenção de nossa saúde. Hoje se acredita que, em nosso intestino, existam bactérias "do bem" e bactérias "do mal". Assim, várias doenças têm sido associadas à alteração ou desequilíbrio da microbiota intestinal, dentre elas, a obesidade, o diabetes melito, a hipertensão arterial, a síndrome do intestino irritável, a doença intestinal inflamatória e até doenças mentais, como depressão, demências e outras doenças neurodegenerativas, e autismo, dentre outras. Por essa razão, têm sido testadas novas modalidades de tratamento, como, por exemplo, o transplante de flora intestinal. Porém, os resultados desses estudos são ainda preliminares. Um longo caminho ainda precisa ser percorrido pela ciência a fim de que possamos formar algum juízo a respeito desse assunto.

Até mesmo o uso de probióticos (cápsulas ou alimentos ricos em bactérias "do bem") e de prebióticos (alimentos que nutrem as bactérias "do bem") tem sido questionado, embora a mídia já tenha popularizado seu uso. Se algum dia essas estratégias terapêuticas se mostrarão eficientes ou não, somente o tempo e muita pesquisa irão dizer.

Os cólons apresentam as seguintes funções motoras:

- Movimentos de mistura
- Movimentos de amassamento e compactação fecal (haustrações), com lubrificação por muco
- Propulsão craniocaudal até o reservatório fisiológico de fezes, que é o sigmoide
- Propulsão de expulsão que culmina no desejo e no ato de defecar.

As principais funções motoras dos cólons estão ilustradas na Figura 11.8.

À medida que as fezes vão se acumulando no reto, os barorreceptores existentes na ampola retal desencadeiam ondas peristálticas intrínsecas e também um reflexo neural medular que se dá por meio das fibras parassimpáticas dos nervos pélvicos. Apesar de ser um ato reflexo – portanto, involuntário –, o ato de defecar apresenta também um componente voluntário, controlado pelo músculo esfíncter externo do ânus, que é um músculo estriado esquelético. Por esse motivo, dentro de certos limites conseguimos controlar a vontade e o ato de defecar.

O SNAP é o principal agente de controle dos movimentos do intestino grosso, mas tanto a CCK quanto a gastrina aceleram os movimentos dos cólons. É por esse motivo que, após as refeições, é comum sentirmos vontade de defecar. Os movimentos dos cólons também podem ocorrer em resposta à presença de agentes agressivos à mucosa colônica, tais como os ácidos orgânicos. Por meio de reflexos nervosos, a musculatura dos cólons coordena poderosos movimentos propulsivos, muitas vezes ocasionando cólicas, que são decorrentes da distensão da parede intestinal.

> **Glossá**
> **Haustração**
> Movimento lento de mistura que ocorre n segmentos do intestino grosso
> **Cólica**
> Sensação dolorosa causada por distensão musculatura lisa da parede de órgãos ocos

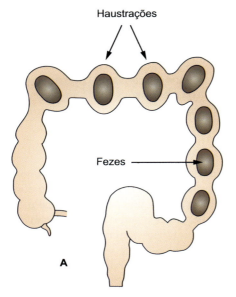
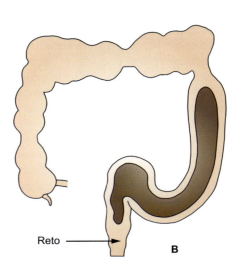

Figura 11.8 Movimentos do intestino grosso: haustrações (**A**); propulsão em direção ao sigmoide (**B**).

RESUMO

- O sistema digestório surgiu nos animais heterótrofos como um modo de possibilitar a assimilação de moléculas orgânicas do meio
- A digestão é um processo em que há quebra de macromoléculas orgânicas para possibilitar o aproveitamento destas pelo organismo
- No processo de absorção, há transferência de moléculas para o meio interno por meio de mecanismos de transporte da membrana
- O sistema digestório humano é um verdadeiro tubo com contorções e dilatações, localizadas entre a boca e o ânus
- A peristalse, movimento coordenado de contração da musculatura lisa, propicia o deslocamento da massa alimentar através do tubo digestivo
- Os órgãos anexos ao sistema digestório são o fígado, o pâncreas exócrino e as glândulas salivares
- O fígado tem várias funções que vão além da sua função digestiva. São elas: armazenamento de sangue, destoxificação do sangue e síntese de proteínas plasmáticas, entre outras

- O sistema digestório tem um sistema nervoso próprio, o sistema nervoso entérico, que tem comportamento próprio em resposta a estímulos locais específicos
- O sistema nervoso entérico tem cerca de 100 milhões de neurônios, e nele atuam mais de 20 neurotransmissores e hormônios. O SNE é composto pelo plexo mioentérico ou de Auerbach, localizado entre as camadas musculares, e responsável pelo controle da motilidade gastrintestinal; e pelo plexo submucoso ou de Meissner, que controla as secreções e o fluxo sanguíneo
- A grelina é um hormônio gerador de fome no hipotálamo lateral produzido quando o estômago está vazio
- A leptina (produzida nos adipócitos) e a insulina (produzida nas ilhotas pancreáticas) promovem a saciedade, tendo, portanto, ação oposta à da grelina
- A saliva é uma solução composta por íons, mucoproteínas, enzimas e outras proteínas. Tem funções digestiva, umectante, higienizante, tamponante, trófica e solubilizante

- Deglutição é a passagem do bolo alimentar da boca até o estômago através do esôfago
- Quando o bolo alimentar deixa o estômago e chega ao duodeno, passa a ser chamado de quimo
- No estômago, os movimentos peristálticos promovem a mistura do bolo alimentar com o suco gástrico
- Poderosos fatores duodenais que inibem o esvaziamento gástrico são: (A) o reflexo enterogástrico – ativado pelo grau de distensão do duodeno, osmolaridade e acidez do quimo, presença de produtos de degradação proteica no quimo e irritação da mucosa duodenal; e (B) a ação da colecistocinina (CCK), liberada no jejuno em presença de quimo gorduroso, e do GIP, liberado em presença de qualquer alimento
- A presença de quimo no duodeno induz a liberação de CCK e secretina. A secretina aumenta a secreção pancreática de HCO_3^- e insulina. A CCK inibe o esvaziamento gástrico e induz a liberação de bile e suco pancreático
- A digestão duodenal, que ocorre principalmente por meio das enzimas pancreáticas, se dá em um ambiente de pH alcalino, promovido pelo bicarbonato presente no suco pancreático
- As principais enzimas do suco pancreático são a amilase pancreática, a lipase pancreática e a tripsina
- A bile é um produto hepático rico em sais biliares, que são emulsificantes (solubilizantes) das gorduras
- A mucosa intestinal é o local de absorção dos produtos finais da digestão
- A última fase da digestão é a produção do bolo fecal, composto por produtos não utilizados e por fibras vegetais. Esse bolo é armazenado no cólon, que será responsável por sua compactação e repulsão
- Barorreceptores presentes na ampola retal são os responsáveis por deflagrar o reflexo de defecação e por transmitir ao sistema nervoso central o desejo de defecar.

AUTOAVALIAÇÃO

11.1 Ao longo do processo evolutivo, foram necessárias algumas adaptações destinadas a possibilitar a existência de seres pluricelulares. Explique a importância do aparecimento do sistema digestório nesse processo evolutivo.

11.2 Defina assimilação, digestão e absorção.

11.3 O que é o sistema nervoso entérico? Qual sua importância?

11.4 Defina peristalse. Explique sua função no processo digestivo.

11.5 Quais são os órgãos anexos do sistema digestório? Explique suas funções.

11.6 Explique como ocorrem os mecanismos de fome e saciedade.

11.7 Quais são as fases da digestão?

11.8 Qual é a função da fase cefálica da digestão?

11.9 A saliva é um importante componente da digestão. Por quê?

11.10 No tratamento de emergência de pacientes hipertensos é usual colocar um comprimido de um medicamento anti-hipertensivo na região sublingual do indivíduo. Faça uma pesquisa que possibilite justificar tal procedimento.

11.11 Descreva a fase gástrica da digestão.

11.12 Qual é o papel do estômago na digestão?

11.13 Discuta os fatores que determinam a velocidade do esvaziamento gástrico.

11.14 Aponte os principais estímulos para a secreção de ácido clorídrico.

11.15 Como o estômago protege sua mucosa contra os efeitos do ácido produzido por ele próprio?

11.16 Descreva a fase intestinal da digestão.

11.17 Qual é o papel da bile na digestão?

11.18 Cite as funções digestivas e não digestivas do fígado.

11.19 Como ocorre a absorção intestinal?

11.20 Explique a ação das seguintes substâncias: grelina, gastrina, secretina, colecistocinina e leptina.

11.21 Pesquise acerca da relação entre úlcera e estresse.

11.22 Faça uma pesquisa sobre probióticos, prebióticos, simbióticos e transplante fecal.

11.23 Você sabia que, segundo a Organização Mundial da Saúde, o álcool causa mais agravos à saúde que o cigarro, e que estamos vivendo uma epidemia de alcoolismo? Faça uma pesquisa sobre o assunto e produza um texto analisando o efeito do álcool no organismo e sugerindo políticas públicas para minimizar o impacto da dependência ao álcool.

11.24 Explique o quadro clínico da insuficiência hepática.

11.25 Explique as causas, as consequências e o quadro clínico da pancreatite aguda.

11.26 Explique as causas, as consequências e o quadro clínico da pancreatite crônica.

11.27 Você concorda ou discorda da seguinte afirmativa: "O fígado tem importância fundamental no metabolismo glicídico, já que ele é capaz tanto de produzir quanto de armazenar glicose"?

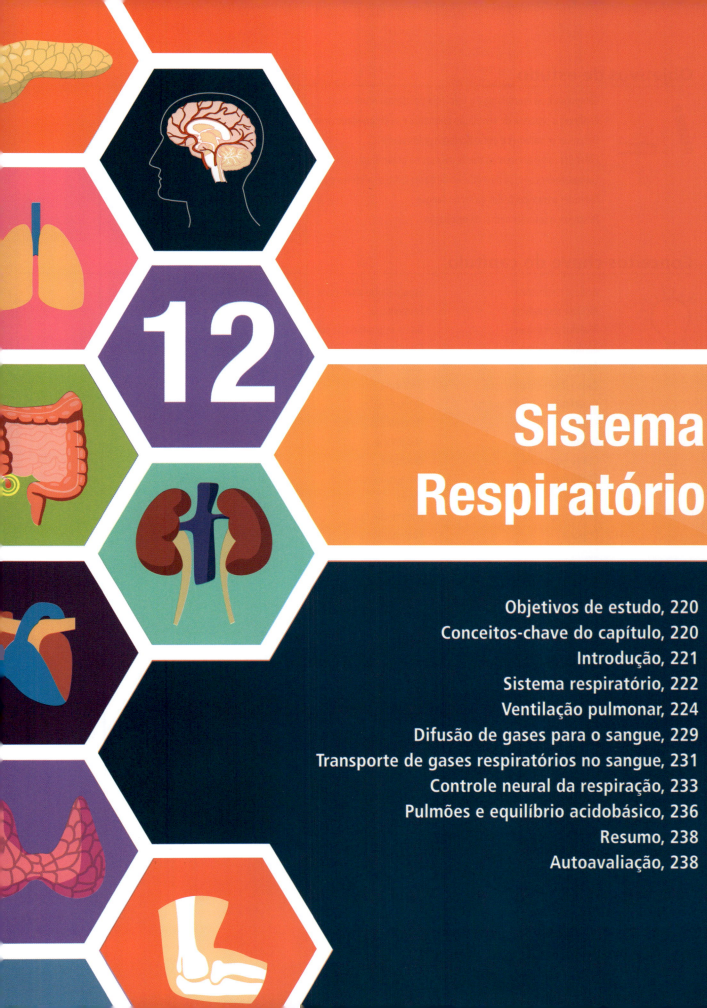

12

Sistema Respiratório

Objetivos de estudo, 220
Conceitos-chave do capítulo, 220
Introdução, 221
Sistema respiratório, 222
Ventilação pulmonar, 224
Difusão de gases para o sangue, 229
Transporte de gases respiratórios no sangue, 231
Controle neural da respiração, 233
Pulmões e equilíbrio acidobásico, 236
Resumo, 238
Autoavaliação, 238

Objetivos de estudo

- Compreender a morfologia e a fisiologia do sistema respiratório
- Conhecer o processo de ventilação pulmonar e as propriedades mecânicas do aparelho respiratório
- Descrever os volumes e as capacidades pulmonares
- Entender como ocorrem as trocas gasosas no organismo
- Compreender como se dá a difusão de gases entre os alvéolos e os capilares pulmonares
- Entender o transporte dos gases no sangue
- Descrever o controle neural da respiração

Conceitos-chave do capítulo

- Acidose respiratória
- Alcalose respiratória
- Alvéolos pulmonares
- Anidrase carbônica
- Apneia
- Capacidade pulmonar total
- Capacidade residual funcional
- Capacidade vital
- Centro apnêustico
- Centro expiratório
- Centro inspiratório
- Centro pneumotáxico
- Centro respiratório
- Dispneia
- Edema pulmonar
- Espaço morto anatômico
- Fermentação
- Grupo respiratório da ponte
- Grupo respiratório dorsal
- Grupo respiratório ventral
- Hematose
- Hemoglobina
- Heterótrofos aeróbios
- Mioglobina
- Ortopneia
- Oxi-hemoglobina
- Pleura
- Pneumócito tipo I
- Pneumócito tipo II
- Pressão negativa
- Pressão parcial
- Pressão positiva
- Pressão transpulmonar
- Pulmão
- Receptores J
- Reflexo de Hering-Breuer
- Reserva inspiratória
- Respiração
- Surfactante
- Ventilação alveolar
- Ventilação pulmonar
- Vias respiratórias
- Volume corrente
- Volume de reserva expiratória
- Volume residual

Introdução

Conforme registramos no Capítulo 11, *Sistema Digestório*, para obterem substrato energético os seres heterótrofos assimilam compostos orgânicos alimentando-se de outros seres que estejam abaixo deles na cadeia alimentar. Para isso, as moléculas assimiladas precisam ser quebradas na intimidade das células a fim de que a energia armazenada em suas ligações químicas possa ser utilizada na ressíntese do ATP. Vários processos foram arquitetados pela natureza para possibilitar que a energia contida nos alimentos se transformasse em energia disponível para o trabalho celular. Um deles, talvez o mais antigo entre todos, é a quebra enzimática de glicose em ácidos orgânicos com três carbonos, tais como os ácidos láctico, acético e pirúvico. Contudo, dessa operação que ocorre sem a presença de oxigênio, denominada fermentação, só se consegue energia suficiente para a ressíntese de duas moléculas de ATP.

À medida que a complexidade dos seres vivos foi aumentando, sua demanda metabólica e sua necessidade de energia também cresceram. Para fazer face a essas necessidades, a evolução criou processos mais eficientes para obtenção de energia a partir dos nutrientes assimilados. Um desses processos é a respiração, que, de maneira simplificada, pode ser definida como uma reação química de combustão. A respiração é uma reação exotérmica de oxidação de cadeias carbônicas, tendo como produtos finais o gás carbônico e a água. Observe na Figura 12.1 a combustão de uma hexose, como a glicose. A chama que consome uma folha de papel (fibra de celulose formada por moléculas de glicose) é a expressão da mesma reação química (respiração) que acontece dentro das células dos chamados seres aeróbicos.

Imagine uma vela acesa. Para que a combustão ocorra, são necessárias duas condições. A primeira é a presença do combustível, que no caso, são as substâncias que serão queimadas, quais sejam, a cera e o pavio que compõem a vela. No caso das células, os combustíveis principais são a glicose e os ácidos graxos provenientes dos alimentos. A segunda condição indispensável é a presença de oxigênio. Se abafarmos a vela dentro de um copo invertido, por exemplo, ela se apaga; ou seja, a combustão deixa de ocorrer. Em nossas células ocorre o mesmo fenômeno: se faltar oxigênio, a elas só restará realizar fermentação. Entretanto, a fermentação é um processo limitado e produz pouca energia, razão pela qual o oxigênio tem importância vital para o bom funcionamento de nossas células.

> **Glossário**
>
> **Fermentação**
> Processo de quebra de moléculas orgânicas para a produção de ATP, que ocorre sem a participação do oxigênio
>
> **Respiração**
> Processo pelo qual o oxigênio é absorvido pelas células e usado na oxidação de moléculas orgânicas, resultando em liberação de energia para outros processos metabólicos
>
> **Combustão**
> Reação química que libera calor (energia). Só ocorre em presença de oxigênio
>
> **Reação exotérmica**
> Reação química que libera calor (energia)
>
> **Seres aeróbicos**
> Organismos que oxidam moléculas orgânicas, por meio da respiração, a fim de obter energia

A respiração celular é um processo paulatino, rigorosamente controlado por enzimas, que ocorre por meio de uma sequência de reações químicas que se dão no citoplasma e na mitocôndria das células.

A respiração celular compreende três fases:

- *Glicólise* (quando a glicose é um dos substratos)
- *Ciclo de Krebs*
- *Cadeia respiratória*.

Para que a segunda e a terceira fases ocorram, é indispensável que haja oxigênio, o qual funciona como um aceptor de elétrons; sem ele, as reações químicas em questão não ocorrem.

Nos seres humanos, o oxigênio captado da atmosfera difunde-se para os vasos sanguíneos e é transportado pelo

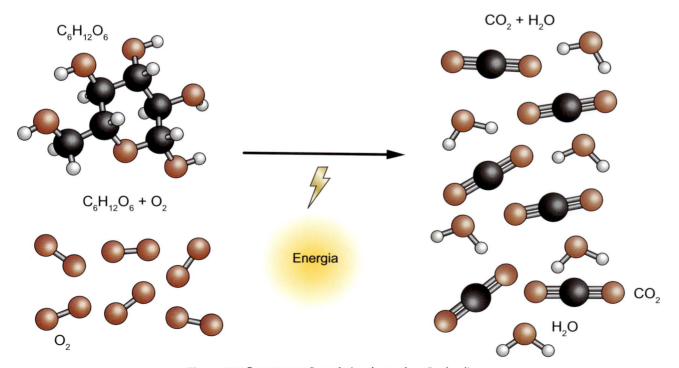

Figura 12.1 Representação química da combustão de glicose.

sangue até cada uma das células, processo que será estudado neste capítulo.

Sistema respiratório

O sistema respiratório tem a função de captar o gás oxigênio (O_2) da atmosfera, a fim de que ele seja distribuído para todas as células do corpo.

O sistema respiratório é constituído por um conjunto de ductos, que vão se ramificando sucessivamente, até terminarem em estruturas saculares (*alvéolos*), que se assemelham a cachos de uva. Em torno dos alvéolos existe uma abundante rede capilar. Ao atravessar a membrana alveolar e o endotélio dos capilares, o oxigênio captado da atmosfera chega ao sangue – a esse processo de oxigenação do sangue damos o nome de hematose. Paralelamente, o gás carbônico (resíduo do metabolismo celular) existente no sangue passa para os alvéolos a fim de ser lançado na atmosfera. Observe a arquitetura dos alvéolos pulmonares na Figura 12.2.

O sistema respiratório é formado por ductos, chamados vias respiratórias, os quais se ramificam como os galhos de uma árvore invertida, daí o motivo por que o conjunto de vias respiratórias é chamado de *árvore respiratória*. Como qualquer árvore, a respiratória se ramifica, e cada ramificação gera segmentos funcionalmente independentes. Essa segmentação é dividida em níveis ou ordens. Por exemplo, a traqueia é um segmento de ordem zero, os brônquios principais (primeira ramificação) são segmentos de ordem 1, os brônquios lobares (segunda ramificação) são segmentos de ordem 2 e assim por diante, até os sacos alveolares, onde as vias respiratórias terminam, cujo nível é 23. Como, a cada vez que a árvore se ramifica, novos ramos são gerados em escala exponencial, no nível 23 existem cerca de 8 milhões de ramos (alvéolos).

Cerca de 95 a 97,5% do volume de gás existente na árvore respiratória encontra-se dentro dos alvéolos e nos chamados bronquíolos respiratórios. É nessas estruturas que as trocas gasosas efetivamente acontecem. Os 2,5 a 5% restantes do gás contido no aparelho respiratório preenchem o restante das vias respiratórias (que vão da traqueia até os bronquíolos terminais), cuja função é acondicionar e conduzir o gás respiratório até os alvéolos. Da traqueia até os bronquíolos terminais não ocorrem trocas gasosas, motivo pelo qual essa área das vias respiratórias é chamada espaço morto anatômico.

Os pulmões são revestidos pela pleura, membrana serosa muito importante para o funcionamento do sistema respiratório. Além de revestir os pulmões em toda a sua extensão, a pleura prolonga-se para a parede do tórax, revestindo-a internamente. A porção da pleura que fica aderida aos pulmões denomina-se lâmina visceral; já a porção que fica aderida à parede torácica é denominada lâmina parietal. Entre essas duas

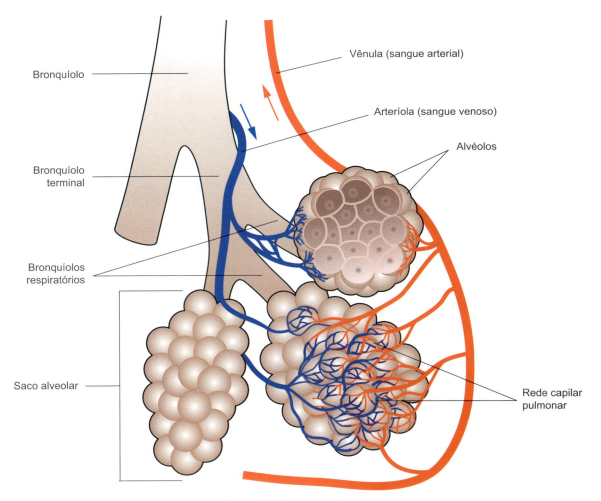

Figura 12.2 Estrutura alveolar.

lâminas da pleura existe um espaço virtual fechado, a cavidade pleural. Imagine esse espaço como o interior de um saco plástico plano, cujas lâminas estejam aderidas à parede torácica e ao pulmão. Esse saco, praticamente vazio, contém apenas cerca de 10 mℓ de líquido pleural, um fluido lubrificante. Como essa diminuta quantidade de líquido se espalha pela face interna das lâminas do saco pleural, as duas lâminas da pleura ficam praticamente aderidas uma à outra, podendo deslizar-se facilmente uma sobre a outra (Figura 12.3).

A entrada de ar na árvore respiratória tem início na cavidade nasal e na nasofaringe, região na qual desembocam as tubas auditivas e que conecta a cavidade nasal à laringe.

Na cavidade nasal, o ar é umidificado e aquecido e passa pelas células olfatórias. Tanto odorantes irritantes quanto pequenas partículas em suspensão no gás inspirado podem desencadear o reflexo do espirro, que tem o objetivo de "limpar" a cavidade nasal e a nasofaringe. A mucosa da cavidade nasal é muito sensível a agentes irritantes; logo, responde a eles com edema e aumento da produção de muco.

A laringe é a primeira porção da árvore respiratória que contém o seu perfil estrutural típico: ductos semirrígidos compostos por anéis cartilaginosos consecutivos. Esses anéis garantem a máxima abertura da luz da laringe para possibilitar um fluxo de ar adequado durante a ventilação pulmonar. Na laringe estão as cordas vocais, um par de pregas musculotendíneas que vibram quando há passagem de ar durante a expiração, produzindo a voz. As cordas vocais têm uma configuração semelhante a uma forquilha de abertura variável, conforme a tensão das cordas vocais. Quanto mais fechada estiver a forquilha e mais tensas estiverem as pregas vocais, mais agudo será o som produzido.

A traqueia é o segmento seguinte da árvore respiratória. A região de transição entre a laringe e a traqueia marca a divisão didática entre as vias respiratórias superiores e as vias respiratórias inferiores.

A *traqueia*, assim como o restante das vias respiratórias, é revestida, ao longo de toda a sua extensão, por um epitélio ciliado. Este sincroniza o batimento dos cílios em ondas direcionadas para a laringe. Tais ondas de batimentos ciliares movimentam para cima o muco produzido pelo epitélio das vias respiratórias inferiores, geralmente contaminado com partículas em suspensão no gás respiratório. Quando esse muco se acumula na laringe, ocorre o que chamamos de pigarro. E quando partículas maiores entram em contato com o epitélio das vias respiratórias, desencadeia-se o reflexo de tosse. Esse reflexo, análogo ao reflexo do espirro, tem por objetivo limpar as vias respiratórias. A tosse desloca massa de ar considerável, podendo atingir a velocidade de até 800 km/h.

A traqueia bifurca-se em dois *brônquios* principais, o direito e o esquerdo. Esses brônquios ramificam-se em brônquios lobares (três à direita, dois à esquerda) que, por sua vez, se ramificam em brônquios segmentares (em quantidade de 10 a 15).

Glossário

Hematose
Processo de passagem do oxigênio captado na atmosfera para o sangue

Vias respiratórias
Ductos para condução do ar atmosférico até os alvéolos

Espaço morto anatômico
Parte da árvore respiratória na qual não ocorre hematose

Lâmina visceral da pleura
Porção da pleura que fica aderida aos pulmões, revestindo-os. Também conhecida como pleura visceral

Lâmina parietal da pleura
Porção da pleura que fica aderida à parede torácica, revestindo-a. Também conhecida como pleura parietal

Cavidade pleural
Espaço virtual fechado, delimitado pelas duas lâminas pleurais

Parede torácica
Conjunto formado pelos músculos do tórax e pelo gradil costal

Laringe
Estrutura cartilaginosa que sedia as cordas vocais

Cordas vocais
Par de pregas articuladas, dispostas em V, que produzem uma abertura variável por onde o ar que passa faz as pregas vibrarem, produzindo o som da voz

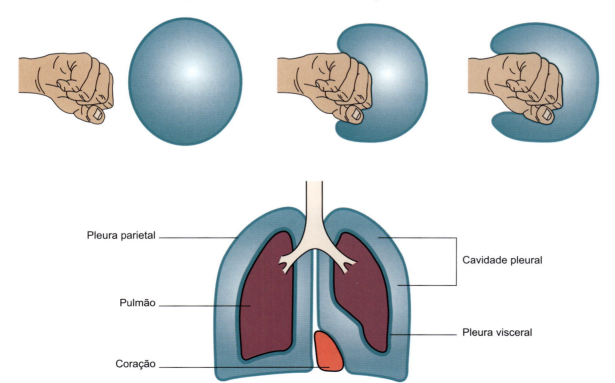

Figura 12.3 Esquema que representa as lâminas da pleura e a cavidade pleural.

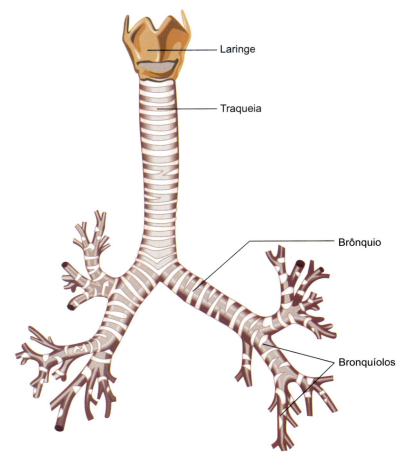

Figura 12.4 Esquema da árvore respiratória.

Em seguida, os brônquios segmentares se dividem em *bronquíolos primários*, os quais têm cerca de 0,3 a 1 mm de diâmetro. Estes se dividem nos bronquíolos terminais, que não têm mais cartilagem em suas paredes, medem cerca de 100 mm de diâmetro e desembocam nos sacos alveolares. A porção final do bronquíolo terminal é conhecida como bronquíolo respiratório. No bronquíolo respiratório já se inicia a troca de gases entre o sangue e o ar atmosférico (hematose). Observe a árvore respiratória ilustrada na Figura 12.4.

A árvore respiratória termina nos alvéolos, estruturas saculares com cerca de 250 mm de diâmetro que, justapostas, preenchem o espaço do pulmão. As células que formam os alvéolos (*pneumócitos tipo I*) são extremamente delgadas, a fim de facilitar as trocas gasosas com os capilares a elas justapostos.

Entre os endotélios capilares e os pneumócitos tipo I, há um finíssimo interstício repleto de fibras elásticas e colágenas, as quais promovem a *elasticidade* dos pulmões.

Ventilação pulmonar

A ventilação pulmonar é o processo físico que possibilita a entrada e a saída de ar dos pulmões. Vamos explicar como se dá esse processo. Porém, como à primeira vista o mecanismo da ventilação pode parecer um pouco complicado, sugerimos que você leia os próximos parágrafos com muita atenção, e tantas vezes quantas forem necessárias para que possa adquirir uma compreensão correta do fenômeno da ventilação pulmonar.

Como você estudou em Biofísica, o ar é um fluido, e só é possível acelerar fluidos submetendo-os a uma diferença de pressão. Como os alvéolos e as vias respiratórias são estruturas anatômicas abertas, mantêm contato com o ar atmosférico. Portanto, a pressão intra-alveolar tem valor igual ao da pressão atmosférica. O ar só poderá se deslocar em direção aos alvéolos se a pressão atmosférica se tornar maior que a pressão intra-alveolar. Como não é possível aumentar a pressão atmosférica, a solução é diminuir a pressão intra-alveolar, ou seja, torná-la uma pressão negativa, subatmosférica.

Para diminuir a pressão intra-alveolar, basta aumentar o volume dos alvéolos, pois, segundo a lei de Boyle, quanto maior o volume de um recipiente, menor é a pressão que um gás exerce em seu interior, considerando a quantidade de gás constante. Logo, para que a pressão intra-alveolar diminua, basta que os pulmões se expandam durante a inspiração. A consequência é a entrada de ar até a pressão intra-alveolar se igualar à atmosférica.

No entanto, o que causa a distensão dos pulmões? A pressão intrapleural negativa. Vamos explicar melhor. O que faz com que a pressão intrapleural seja negativa é o fato de a caixa torácica ser inextensível, criando um vácuo dentro da cavidade pleural. Isso ocorre em virtude das características elásticas intrínsecas da caixa torácica e dos pulmões. Se realizarmos um experimento retirando os pulmões da caixa torácica, vamos observar que a elasticidade dos músculos da parede torácica tende a tracioná-la para fora, ou seja, sem os pulmões a tendência do tórax é expandir-se ainda mais. Por outro lado, os pulmões, se forem retirados da caixa torácica, tendem a colapsar (retrair-se) por causa das muitas fibras elásticas que existem em torno dos alvéolos.

Como a parede torácica tende a se expandir (trazendo consigo a pleura parietal) e os pulmões tendem a colapsar (levando com eles a pleura visceral), ocorre um discreto afastamento dos dois folhetos pleurais, aumentando o volume da cavidade pleural e gerando nesta uma pressão de sucção (pressão negativa). É como tapar o orifício de uma seringa e puxar o êmbolo, criando um vácuo em seu interior.

Outro importante fator que contribui para que a pressão intrapleural seja negativa é a contínua retirada de líquido do espaço pleural pelos capilares linfáticos. Este é o mesmo mecanismo que produz a pressão negativa encontrada na maioria dos espaços teciduais do nosso organismo.

A caixa torácica não é imóvel. Ela aumenta de volume pela contração de músculos como o diafragma e os músculos intercostais.

Na verdade, a contração do diafragma é o principal evento que deflagra a inspiração. O diafragma é um músculo de contração voluntária, que funciona como o êmbolo de uma seringa. Quando o êmbolo da seringa é puxado, o volume no interior da seringa aumenta e a pressão no interior da seringa diminui, permitindo a aspiração de líquidos. Do mesmo modo, ao se contrair o diafragma, aumenta-se o volume da cavidade torácica.

Quando a caixa torácica se expande, traciona a pleura parietal para fora, e isto aumenta o volume da cavidade pleural, fazendo com que a pressão intrapleural se torne ainda mais negativa. A pressão intrapleural negativa traciona a pleura visceral em direção à pleura parietal, e, como a pleura visceral está aderida ao parênquima pulmonar, o pulmão é tracionado em direção à parede torácica. Consequentemente, o pulmão se distende, causando aumento do volume dos alvéolos, e, com o aumento do volume alveolar, a pressão intra-alveolar diminui. A pressão intra-alveolar, que era igual à pressão atmosférica, passa a apresentar valores negativos (subatmosféricos), propiciando a entrada de ar nos pulmões. Estes são os fenômenos mecânicos que possibilitam que a inspiração ocorra.

Para que a expiração ocorra, basta que os músculos intercostais e o diafragma relaxem e as próprias forças elásticas existentes no pulmão cuidem de "tracionar" as pleuras e a caixa torácica até a posição original, gerando uma pressão intra-alveolar positiva que faz com que o ar saia dos pulmões.

Na verdade, existem dois tipos de forças elásticas que atuam na expiração:

▸ As forças elásticas do tecido pulmonar, que são determinadas, principalmente, pelas fibras elásticas e pelas fibras colágenas existentes no interstício pulmonar
▸ As forças elásticas causadas pela tensão superficial existente no interior dos alvéolos, as quais representam cerca de dois terços do total das forças elásticas nos pulmões normais.

A tensão superficial – determinada pelas pontes de hidrogênio entre moléculas polares – é um efeito que ocorre na camada superficial de um líquido, fazendo com que a superfície deste se comporte como uma membrana elástica.

Como o interior dos alvéolos é repleto de moléculas de água, a tensão superficial é tão grande que poderia chegar a impedir a abertura dos alvéolos. Para compreender como a tensão superficial da água produz o colabamento do alvéolo, basta pegar um saco plástico e colocar um pouquinho de água no seu interior: as paredes do saco grudam uma na outra, de tal maneira que se torna difícil abri-lo.

A tensão superficial alveolar só não inviabiliza a respiração porque existe no interior alveolar uma substância produzida pelos pneumócitos tipo II, denominada surfactante, que atua como detergente, reduzindo a tensão superficial da água. Um dos maiores dramas no parto de crianças prematuras é que o pulmão de fetos com menos de aproximadamente 30 semanas ainda não produz surfactante. Logo, se o problema não for imediatamente tratado com a aplicação de surfactante sintético pelas vias respiratórias, o bebê pode morrer por incapacidade de respirar.

Glossário

Bronquíolos terminais
Canais microscópicos que ligam a árvore respiratória aos sacos alveolares

Bronquíolo respiratório
Última porção do bronquíolo terminal, onde já ocorre hematose

Ventilação pulmonar
Processo físico de entrada e saída de ar nos pulmões

Pressão intra-alveolar
Pressão existente no interior dos alvéolos

Pressão negativa
Pressão menor que a atmosférica

Lei de Boyle
Quanto maior o volume de um recipiente, menor é a pressão que um gás exerce em seu interior

Pressão intrapleural
Pressão existente no interior da cavidade pleural

Tensão superficial
Efeito que ocorre na camada superficial de um líquido, fazendo com que a superfície deste se comporte como uma membrana elástica

Pneumócito tipo II
Célula produtora de surfactante

Surfactante
Molécula que atua como detergente, reduzindo a tensão superficial no interior dos alvéolos

Pressão transpulmonar
Diferença entre a pressão intrapleural e a pressão intra-alveolar

🫁 **A inspiração é um processo ativo, pois depende de trabalho muscular. A expiração é um processo passivo, que ocorre em virtude das forças elásticas existentes nos pulmões.**

Observe na Figura 12.5 as alterações da pressão intrapleural e intra-alveolar durante um ciclo respiratório (inspiração e expiração). Para efeitos comparativos, considera-se que a pressão atmosférica tem valor de 0 mmHg. Assim, podemos ver pela figura que a inspiração se dá por uma sequência de sucções – ou seja, A se expande tracionando B, que se expande tracionando C e D, gerando uma pressão intra-alveolar subatmosférica que possibilita a entrada de ar. Na expiração ocorre exatamente o oposto, ou seja, as estruturas vão se retraindo até gerar uma pressão intra-alveolar positiva que expulsa o ar dos pulmões.

A diferença numérica entre o valor da pressão intrapleural e a pressão intra-alveolar é denominada pressão transpulmonar. Como mencionamos nos parágrafos anteriores, a expansão torácica ocorre justamente por causa da diferença entre a pressão na cavidade pleural e a pressão no alvéolo. Assim, podemos afirmar que, quando os valores da pressão transpulmonar estão baixos, a ventilação fica prejudicada. Veja a Figura 12.6.

🫁 $P_{transpulmonar} = P_{alveolar} - P_{pleural}$

🫁 **A pressão transpulmonar é a pressão que mantém as vias respiratórias abertas, tanto na inspiração quanto na expiração.**

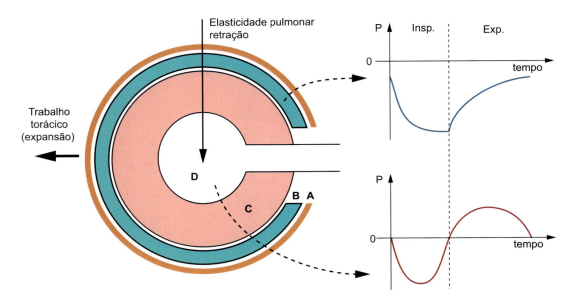

Figura 12.5 Esquemas da inspiração e da expiração e as pressões intra-alveolar (*gráfico de baixo*) e intrapleural (*gráfico de cima*). **A.** Caixa torácica, que se expande e se contrai. **B.** Cavidade pleural (vácuo). **C.** Parênquima pulmonar (e suas fibras elásticas). **D.** Alvéolos em comunicação com a atmosfera.

Propriedades mecânicas do aparelho respiratório

Movimentos do esqueleto torácico

A caixa torácica não é um arcabouço rígido; os ossos das costelas encontram-se articulados tanto ao esterno quanto às vértebras da coluna. Normalmente, quando mantemos nosso ritmo ventilatório basal (respiração durante o repouso), apenas o diafragma é mobilizado na inspiração. Uma deflexão de poucos centímetros na cúpula diafragmática garante um aumento de 500 mℓ no volume pulmonar. Veja a Figura 12.7.

Se for necessário mobilizar uma quantidade um pouco maior de ar, os diâmetros transversal e anteroposterior do tórax devem aumentar. Os músculos intercostais ligam as costelas umas às outras, e por ocasião da inspiração profunda eles tracionam os arcos costais para cima, aumentando o diâmetro transverso do tórax (movimento em alça de balde), e tracionam o externo para cima e para a frente (movimento em braço de bomba), aumentando o diâmetro anteroposterior do tórax (Figura 12.8).

Se for necessária a mobilização de volumes muito grandes de ar (inspiração forçada), por exemplo, durante exercícios extenuantes, outros músculos do tórax, do pescoço e da cintura escapular entram em ação durante a ventilação, elevando o limite superior da caixa torácica através das primeiras duas costelas e a cintura escapular, expandindo o ápice do pulmão. Ao conjunto desses músculos que são mobilizados em condições ventilatórias extremas damos a denominação *musculatura acessória* da respiração.

Mencionamos que, para que a expiração ocorra, não é necessário qualquer trabalho muscular. Isto é verdadeiro em condições de repouso, mas para realizar expirações forçadas os músculos torácicos e abdominais devem se contrair.

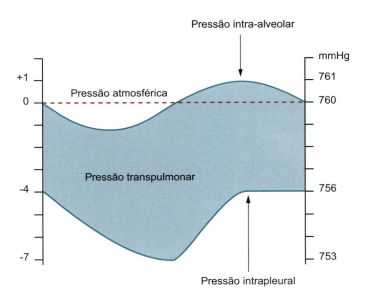
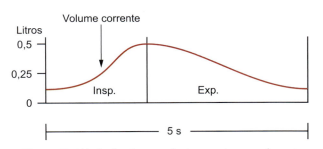

Figura 12.6 Variação da pressão transpulmonar durante um ciclo respiratório (inspiração e expiração). Observe que a pressão transpulmonar é determinada pelas pressões pleural e alveolar.

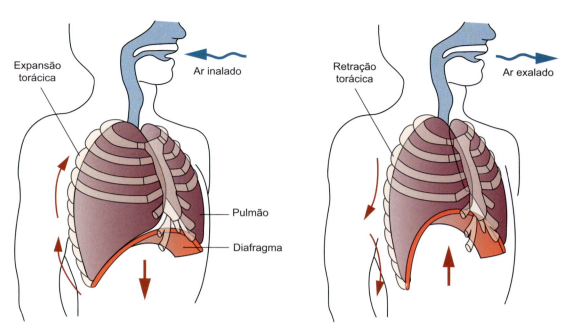

Figura 12.7 Movimentos do diafragma.

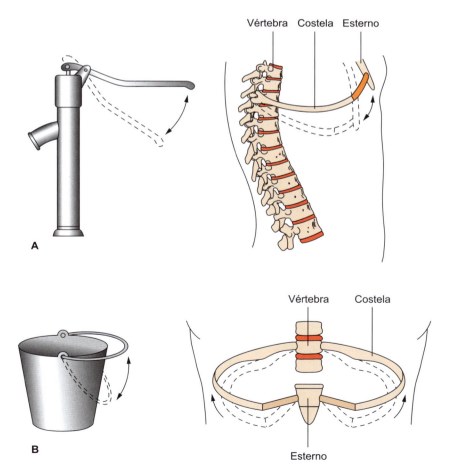

Figura 12.8 Movimento em braço de bomba (**A**) com aumento no diâmetro anteroposterior do tórax. Movimento em alça de balde (**B**) com aumento no diâmetro transverso do tórax.

Volumes e capacidades pulmonares

Os volumes e as capacidades pulmonares constituem medidas do desempenho respiratório que podem ser obtidas a partir de um exame denominado *espirometria*, no qual se pede que o paciente inspire profundamente e em seguida sopre com toda a sua força dentro de um tubo conectado a um computador.

Os volumes pulmonares (Figura 12.9) são os seguintes:

- *Volume corrente* (VC): volume de ar (cerca de 500 mℓ) inspirado ou expirado durante uma respiração em repouso
- *Volume de reserva inspiratória* (VRI): volume extra de ar (cerca de 3.000 mℓ) que pode ser inspirado em uma inspiração forçada
- *Volume de reserva expiratória* (VRE): volume extra de ar (cerca de 1.000 mℓ) que pode ser expirado em uma expiração forçada, após o fim da expiração do volume corrente de repouso
- *Volume residual* (VR): volume de ar (cerca de 1.000 mℓ) que permanece nos pulmões mesmo após uma expiração forçada de intensidade máxima.

As capacidades pulmonares (Figura 12.9) são combinações de dois ou mais volumes pulmonares. As capacidades pulmonares são as seguintes:

- *Capacidade inspiratória* (CI): volume de ar (cerca de 3.500 mℓ) medido pedindo-se ao indivíduo que, após uma inspiração máxima, expire normalmente (de maneira não forçada). Portanto: CI = VRI + VC
- *Capacidade vital* (CV): volume de ar (cerca de 4.500 mℓ) medido pedindo-se ao indivíduo que, após inspiração máxima, expire o máximo que puder. Portanto: CV = VRI + VC + VRE
- *Capacidade residual funcional* (CRF): volume de ar (cerca de 2.000 mℓ) que permanece nos pulmões após uma expiração normal. Portanto: CRF = VRE + VR
- *Capacidade pulmonar total* (CTP): é a soma de todos os volumes respiratórios (cerca de 5.500 mℓ).

Ventilação alveolar

Os volumes e as capacidades pulmonares variam fisiologicamente em função de idade, sexo, altura, massa magra, postura etc.

Observando a dinâmica dos volumes pulmonares, podemos concluir que a renovação do ar alveolar é um processo contínuo e gradativo. Ininterruptamente, o ar corrente se mistura ao ar remanescente nos alvéolos. Assim, nossos pulmões estão longe de "jogar fora" todo o gás carbônico e "repor" todo o oxigênio a cada ciclo ventilatório. Dos 3.000 mℓ de ar contidos nos pulmões em uma situação de repouso, apenas 500 mℓ são provenientes de uma nova inspiração. Desses 500 mℓ do volume corrente, pelo menos um terço permanece no espaço morto anatômico, ou seja, fica preenchendo as vias respiratórias. Logo, na verdade, apenas cerca de 350 mℓ de ar inspirado chegam às regiões de troca respiratória (bronquíolos respiratórios e alvéolos) a cada ciclo ventilatório. Esse volume de ar, 350 mℓ, está relacionado com um parâmetro muito importante denominado ventilação alveolar, que é a quantidade de ar efetivamente trocada nos alvéolos por minuto. Uma vez que a ventilação alveolar (VA) é medida em litros/min, ela depende do *volume de ar efetivamente trocado* e da frequência respiratória, que corresponde à quantidade de incursões respiratórias (inspirações e expirações) que ocorrem durante 1 min. Em condições de repouso, a frequência respiratória é de cerca de 10 a 14 incursões/min.

O volume de ar que entra nos alvéolos por minuto é denominado volume-minuto, e é dado pelo produto do volume corrente pela frequência respiratória.

Já o volume de ar que efetivamente realiza trocas gasosas – e que determina a ventilação alveolar – pode ser calculado

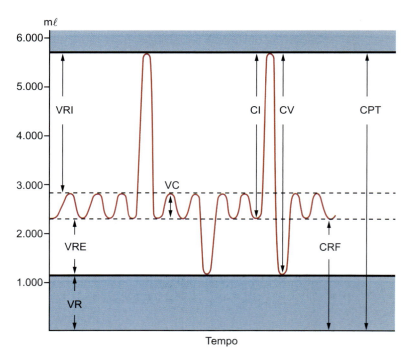

Figura 12.9 Volumes e capacidades pulmonares. (Veja o significado das siglas no texto.)

ao subtrair-se do volume corrente (total de ar inspirado em uma inspiração) o ar que fica retido no espaço morto.

A importância do conceito de ventilação alveolar e os fatores que a determinam podem ser mais bem compreendidos pela análise dos parâmetros respiratórios representados na Tabela 12.1. Suponhamos que o paciente que apresenta esses parâmetros esteja sendo submetido a ventilação mecânica e que a regulagem da frequência e do volume corrente oferecido a ele seja efetuada em três condutas distintas (A, B e C). O volume-minuto (volume total de ar que entra na árvore respiratória por minuto), dado pelo produto do volume corrente (VC) pela frequência respiratória (f) é de 8 ℓ. A ventilação alveolar (volume de ar que efetivamente realiza hematose por minuto) é dada pela equação VA = (VC – 150) × f, ou seja, a VA corresponde à diferença entre o volume de ar que entra a cada inspiração (volume corrente) e o volume de ar que fica no espaço morto e não realiza hematose (aproximadamente 150 mℓ), multiplicada pelo número de incursões respiratórias por minuto (f).

Observe como a VA varia em função de variações da f e do VC, ainda que o volume-minuto permaneça o mesmo (8 ℓ).

Tendo em conta esses cenários, qual seria a melhor conduta a ser adotada para aumentar a oxigenação do sangue do paciente? Está claro que a melhor estratégia é aumentar o volume corrente e diminuir a frequência respiratória (conduta C), e a explicação para isso é: com o aumento da frequência respiratória, a ventilação do espaço morto também aumenta e, em consequência, a ventilação alveolar é reduzida.

Difusão de gases para o sangue

A pressão parcial de um gás é a pressão que esse gás exerce no recipiente que o contém. O gás inspirado apresenta, nos alvéolos, uma pressão parcial de oxigênio (PO_2) de 100 mmHg, e uma pressão parcial de gás carbônico (PCO_2) de 40 mmHg.

Na atmosfera, a PO_2 é de 160 mmHg e a PCO_2 é de 0,3 mmHg. Logo, o ar alveolar que expiramos, apesar de conter muito mais CO_2 do que o gás atmosférico, continua sendo muito rico em oxigênio. Os seres humanos podem sobreviver com até metade dessa concentração de oxigênio no gás alveolar, e isto explica por que podemos manter a respiração presa por um bom tempo: mesmo sem renovação do gás, o pulmão realiza hematose até a pressão de O_2 alveolar chegar a 45 mmHg.

A Tabela 12.2 traz tanto as pressões parciais dos gases respiratórios em diversos segmentos da árvore respiratória, no sangue arterial, no sangue venoso e nos tecidos, como o coeficiente de solubilidade dos gases em meio aquoso e o coeficiente de difusão. O coeficiente de difusão (CD) reflete a facilidade com que um gás se difunde. O CD é diretamente proporcional à pressão parcial e ao coeficiente de solubilidade do gás.

Mais uma vez, cabe lembrar que o processo de hematose (difusão de gases pela membrana alveolocapilar) e o processo de difusão tecidual são regidos exclusivamente por leis físicas, ou seja, pela diferença de pressão parcial dos gases entre os meios em questão. A Figura 12.10 ilustra a difusão dos gases na hematose e a distribuição desses gases nos tecidos.

> **Glossário**
> **Ventilação alveolar**
> Volume de ar efetivamente trocado nos alvéolos durante 1 min
> **Membrana alveolocapilar**
> Estrutura formada por epitélio alveolar, interstício e endotélio capilar
> **Edema pulmonar**
> Acúmulo de líquido no interstício pulmonar

> A difusão de gases ocorre em função da diferença de pressão parcial desses gases nos meios em questão e termina quando as pressões parciais desses gases se igualam nos meios em questão.

Para que ocorra hematose, os gases respiratórios precisam atravessar três estruturas, que, em conjunto, recebem o nome de membrana alveolocapilar: epitélio alveolar, interstício e o endotélio capilar (Figura 12.11).

Na membrana alveolocapilar, a difusão de gases entre os alvéolos e o sangue depende de quatro fatores principais:

▸ *Espessura da membrana alveolocapilar*: a espessura ideal da membrana para que ocorra uma difusão eficiente é de 0,5 mm. Contudo, diversos fatores podem alterar essa espessura, como o edema pulmonar, que acontece em situações extremas de hipertensão venosa pulmonar e na hipertensão arterial sistêmica. A presença de irritantes (fumaça tóxica, por exemplo) nos alvéolos também pode causar edema por inflamação aguda da membrana

Tabela 12.1 Relação entre frequência respiratória e ventilação alveolar.

Conduta	VC	f	Volume-minuto	VA = (VC – 150) × f
A	500 mℓ	16	500 × 16 = 8.000 mℓ	(500 – 150) × 16 = 350 × 16 = 5.600 mℓ
B	250 mℓ	32	250 × 32 = 8.000 mℓ	(250 – 150) × 32 = 100 × 32 = 3.200 mℓ
C	1.000 mℓ	8	1.000 × 8 = 8.000 mℓ	(1.000 – 150) × 8 = 850 × 8 = 6.800 mℓ

Tabela 12.2 Pressões parciais, coeficiente de solubilidade (CS) e coeficiente de difusão (CD) de gases.

Gás	Atmosfera	Traqueia e brônquios	Alvéolo	Sangue arterial	Sangue venoso	Tecido periférico	CS no plasma	CD
H_2O	Traços	47,0	47,0	–	–	–	–	–
O_2	159,1	149,2	105,0	100,0	40,0	< 5,0	0,024	1*
CO_2	0,3	0,3	40,0	40,0	45,0	45,0	0,570	20,30
CO	Traços	–	–	–	–	–	0,018	0,53
N2	600,6	563,5	573,0	573,0	573,0	573,0	0,012	0,53
He	Traços	–	–	–	–	–	0,008	0,09

Foi arbitrado um CD de valor 1 para o oxigênio, a fim de que se possa avaliar quanto os outros gases são mais ou menos difusíveis que o O_2.

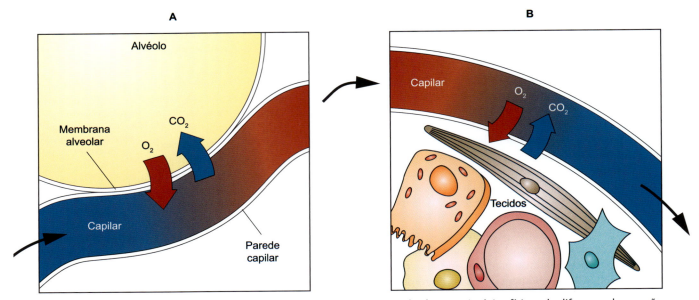

Figura 12.10 A difusão de gases tanto nos alvéolos (**A**) quanto nos tecidos (**B**) obedece a princípios físicos de diferença de pressões parciais nos meios em questão.

- *Área total da membrana alveolocapilar*: quanto maior a superfície de troca, mais eficiente é a hematose. Doenças degenerativas (fibrose pulmonar) ou o enfisema reduzem a área total da barreira por destruição de septos alveolares, prejudicando a função respiratória por piorarem a difusão de gases
- *Coeficiente de difusão dos gases*: quanto maior o coeficiente de difusão de um gás, maior a facilidade com que esse gás atravessa a membrana. Ou seja, mesmo sob baixas pressões parciais, é possível transportar grandes massas de um gás, desde que esse gás apresente um alto coeficiente de difusão (p. ex., o CO_2 é 20 vezes mais difusível que o O_2, como mostra a Tabela 12.2)
- *Pressão parcial dos gases nos alvéolos*: quanto maior a pressão parcial do gás no alvéolo, maior a difusão desse gás através da barreira. Em muitos procedimentos de ventilação mecânica, aumenta-se a pressão parcial do oxigênio tanto enriquecendo a concentração de oxigênio na mistura quanto aplicando à mistura pressões positivas maiores que a pressão atmosférica. Por exemplo, uma solução com 100% de

🫁 FISIOLOGIA EM FOCO

Respiração boca a boca

Algumas situações podem provocar parada respiratória, como narcose profunda, afogamento, intoxicações exógenas ou parada cardíaca. Diante de uma parada respiratória e na falta de equipamentos apropriados, deve-se lançar mão da respiração boca a boca.

Alguns se perguntam se essa técnica funciona para oxigenar o sangue da vítima, uma vez que se assopra para os pulmões dela ar expirado, rico em CO_2. Na verdade, o ar expirado é rico em CO_2, mas, como vimos aqui, ele continua bastante rico em oxigênio, uma vez que o ar expirado é uma mistura do ar alveolar com o ar contido no espaço morto (que é rico em oxigênio, como mostra a Tabela 12.2). Logo, existe O_2 suficiente no ar expirado para tranquilamente manter a hematose e, assim, a oxigenação dos tecidos.

Além disso, o CO_2 que o paciente recebe é útil para estimular seu centro respiratório, como veremos mais adiante.

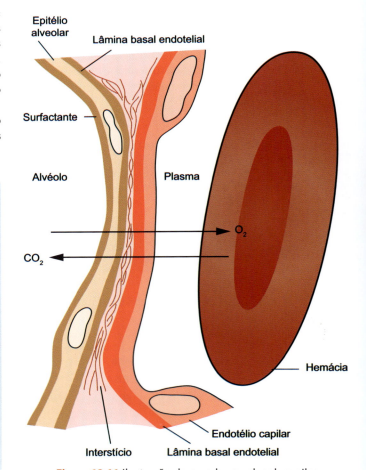

Figura 12.11 Ilustração da membrana alveolocapilar.

oxigênio a 1.000 mmHg (aproximadamente 1,25 atm) aumenta em dez vezes a difusão de oxigênio pela barreira alveolocapilar.

Relação ventilação/perfusão (V/Q)

A relação ventilação/perfusão (V/Q) consiste na razão existente entre o volume de ar da ventilação e o volume de sangue que chega ao pulmão, e seu valor normal é de cerca de 0,8. Para que ocorra uma troca gasosa satisfatória, é necessário que o volume de ar que entra no alvéolo (V) seja próximo ao volume de sangue (Q) que passa pelo pulmão. Essa relação entre o ar alveolar e o débito cardíaco é chamada relação ventilação/perfusão (índice V/Q).

No pulmão normal, essa relação deve ser inferior a 1, já que o pulmão não é todo ventilado a cada inspiração. Variações na relação V/Q dependem da complacência e da permeabilidade das vias respiratórias e também do fluxo sanguíneo que chega ao pulmão. A relação V/Q pode estar comprometida de duas maneiras:

- V/Q > 0,8: nesse caso, a ventilação é normal e o fluxo sanguíneo é baixo. Isso gera aumento do espaço morto (aumento da quantidade de O_2 que não passa para o capilar), produzindo hipoxemia (PO_2 baixa no sangue) e hipercapnia (retenção de CO_2 no sangue). Essa situação ocorre na embolia pulmonar maciça
- V/Q < 0,8: nesse caso, a ventilação é baixa e o fluxo sanguíneo é normal. Essa situação pode ser chamada de *shunt* intrapulmonar, já que ocorre relativa mistura de sangue arterial e sangue venoso (pois o sangue passa pelo alvéolo mas não é totalmente oxigenado). Essa situação ocorre nas doenças pulmonares obstrutivas (asma etc.). As variações da relação V/Q estão ilustradas na Figura 12.12.

Transporte de gases respiratórios no sangue

Transporte do oxigênio

Apesar da alta concentração de nitrogênio na atmosfera, uma quantidade muito pequena desse gás circula livremente no sangue, pois seu coeficiente de solubilidade é muito pequeno.

O mesmo acontece com o oxigênio, que, apesar de ser duas vezes mais solúvel que o nitrogênio, ainda apresenta um coeficiente de solubilidade muito baixo no plasma. Assim, apenas 3% do oxigênio difundido circulam livremente no plasma. Os 97% restantes são transportados por uma proteína que tem alta afinidade com o O_2 – a hemoglobina. Assim como há, por exemplo, lipoproteínas para transportar lipídios no meio aquoso do plasma, há também a hemoglobina para transportar oxigênio, possibilitando que, apesar do seu baixo coeficiente de solubilidade, haja quantidades satisfatórias de O_2 circulando no sangue. Para termos uma ideia quantitativa da importância da hemoglobina, sob uma pressão de 100 mmHg, somente cerca de 0,5 mℓ do gás se difunde em 100 mℓ de água. Já em 100 mℓ de sangue, a hemoglobina garante o transporte de mais de 20 mℓ de O_2. Logo, sem a hemoglobina, o O_2 não poderia ser adequadamente transportado e não chegaria de modo eficiente ao seu destino: todos os nossos tecidos.

A hemoglobina é uma proteína que fica localizada no interior das hemácias. Cada molécula de hemoglobina tem um átomo de ferro capaz de se ligar a quatro moléculas de oxigênio. A ligação do oxigênio com a hemoglobina forma a oxi-hemoglobina (HbO_2).

> Após a ligação de uma molécula de oxigênio à hemoglobina, a afinidade da hemoglobina para se ligar à segunda molécula de oxigênio aumenta, e assim por diante.

A curva de dissociação da oxi-hemoglobina (Figura 12.13) mostra que ocorre um aumento progressivo do percentual de hemoglobina que se liga ao oxigênio, à medida que a PO_2 do sangue aumenta.

Algumas informações podem ser obtidas por meio da observação da curva mostrada na Figura 12.13:

- Quando a PO_2 é de 95 mmHg (sangue arterial), cerca de 97% da hemoglobina estão saturados com O_2. Nessa situação, quatro moléculas de O_2 estão ligadas a uma molécula de hemoglobina

Glossário

Hemoglobina
Proteína presente nas hemácias que tem alta afinidade química com o oxigênio, transportando quase a totalidade deste gás no plasma

Oxi-hemoglobina
Forma oxidada da hemoglobina que confere a cor vermelha ao sangue

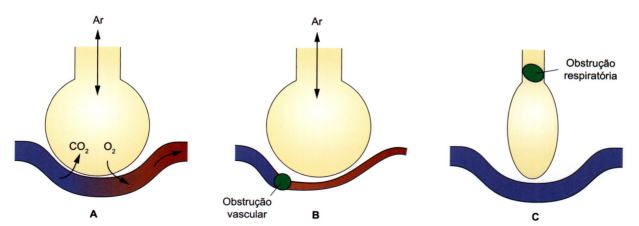

Figura 12.12 Variações da relação V/Q. **A.** Situação normal. **B.** Aumento do espaço morto. **C.** *Shunt* (sangue pouco oxigenado nos capilares).

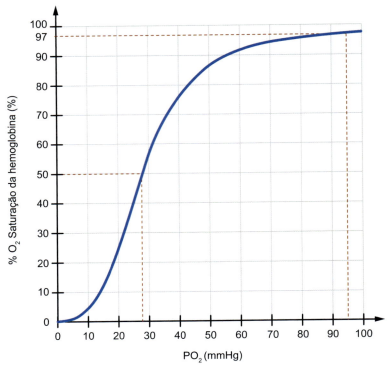

Figura 12.13 Curva de saturação da hemoglobina em função da PO$_2$.

- Quando a PO$_2$ é de 40 mmHg (sangue venoso), cerca de 75% da hemoglobina estão saturados com O$_2$. Nessa situação, três moléculas de O$_2$ estão ligadas a uma molécula de hemoglobina
- Quando a PO$_2$ é de 25 mmHg (sangue venoso durante exercício físico moderado), cerca de 50% da hemoglobina estão saturados com O$_2$. Nessa situação, duas moléculas de O$_2$ estão ligadas a uma molécula de hemoglobina.

Ainda conforme a Figura 12.13, mais de 90% da hemoglobina é saturada mesmo quando a PO$_2$ cai a níveis de 60 mmHg. Ou seja, mesmo com essa pressão parcial de O$_2$ baixa, o sangue continua transportando cerca de 20 mℓ de O$_2$ por decilitro de sangue. O valor de saturação do sangue venoso é de 70%, que é alcançado com uma PO$_2$ de 40 mmHg. Logo, no sangue venoso ainda são encontrados cerca de 13 mℓ de oxigênio por decilitro de sangue. O sangue venoso ainda tem, portanto, uma importante reserva de oxigênio.

> Nos tecidos metabolicamente ativos, nos quais ocorre aumento da PCO$_2$, da temperatura e da concentração de H$^+$ (redução do pH), a curva de dissociação da hemoglobina desvia-se para a direita.

O que significa o desvio da curva para a direita? Observe na curva da Figura 12.13 que, para um determinado valor da PO$_2$, o percentual de saturação da hemoglobina fica menor quando a curva é desviada para a direita. Uma saturação menor significa menor afinidade da hemoglobina com o O$_2$, o que, por sua vez, significa maior facilidade para o O$_2$ ser liberado para os tecidos.

> Quanto menor for a afinidade da hemoglobina com o O$_2$, mais fácil fica a liberação do oxigênio para os tecidos.

De fato, durante seu metabolismo os tecidos produzem CO$_2$, que é difundido para os capilares venosos. Em consequência, o pH do sangue cai, facilitando a dissociação da HbO$_2$, o que libera oxigênio para os tecidos satisfazerem sua demanda metabólica. O inverso acontece nos pulmões: quando o CO$_2$ é excretado, a afinidade da hemoglobina com o O$_2$ aumenta, fazendo com que o O$_2$ que chega dos alvéolos se ligue prontamente a ela.

Outro fator capaz de desviar a curva de saturação da oxi-hemoglobina para a direita, facilitando a liberação de O$_2$ para os tecidos, é uma enzima denominada 2,3-difosfoglicerato (*2,3-DPG*), a qual é produzida quando a PO$_2$ diminui cronicamente de valor, como ocorre, por exemplo, quando viajamos para locais situados a grandes altitudes, onde o oxigênio atmosférico é mais rarefeito.

Damos o nome de hipoxemia à redução da PO$_2$ no sangue. Já a redução de oxigênio nos tecidos recebe o nome de hipoxia. É importante diferenciar esses conceitos, uma vez que existem outras causas de hipoxia que não estão relacionadas com a hipoxemia. Para melhor compreensão, listamos a seguir os principais tipos de hipoxia:

- *Hipoxia hipoxêmica*: ocorre em função de baixa PO$_2$ no sangue, que ocasiona menor difusão de oxigênio para os tecidos
- *Hipoxia anêmica*: ocorre quando a concentração de hemoglobina no sangue diminui (anemia). Nessa situação existirá menos hemoglobina para transportar o oxigênio até os tecidos
- *Hipoxia histotóxica*: ocorre quando substâncias tóxicas (como o monóxido de carbono e o cianureto), que têm uma afinidade com a hemoglobina centenas de vezes maior

que a do oxigênio, se ligam a ela, impedindo que o O_2 se ligue e seja transportado até os tecidos
- *Hipoxia de estase*: ocorre em situações nas quais o fluxo sanguíneo fica mais lento (cardiopatias, doenças vasculares), fazendo com que as hemácias circulem mais lentamente, dificultando a oferta de O_2 para os tecidos.

Clinicamente, a hipoxia pode manifestar-se como cianose, uma coloração azulada das extremidades do corpo causada por aumento da hemoglobina reduzida (não ligada ao oxigênio) nos tecidos.

Transporte do gás carbônico

Cerca de 70% do CO_2 é transportado em forma de bicarbonato, 23% são transportados ligados à hemoglobina e 7% são transportados livre no sangue.

O gás carbônico, em virtude do seu alto coeficiente de difusão (*vinte vezes* maior que o do oxigênio), encontra grande facilidade em se difundir através da membrana alveolocapilar. Assim, sob uma pressão parcial de CO_2 de 40 mmHg, há aproximadamente 10 mℓ de CO_2 suspensos em 100 mℓ de plasma. Contudo, no sangue, a maior parte desse gás está em forma de bicarbonato (70% do CO_2). O restante do gás carbônico está associado à hemoglobina e a proteínas do plasma, formando carbaminopeptídeos (7%), ou então se encontra livremente dissolvido no plasma (3%).

A conversão de gás carbônico em bicarbonato obedece à seguinte equação química:

$$CO_2 + H_2O \leftrightarrow H_2CO_3 \leftrightarrow HCO_3^- + H^+$$

A produção de ácido carbônico (H_2CO_3) a partir do CO_2 e da água é catalisada pela enzima anidrase carbônica. Já a dissociação do ácido carbônico em bicarbonato e hidrogênio ocorre de maneira espontânea. Essas reações ocorrem dentro das hemácias, onde existe a enzima anidrase carbônica. Nos pulmões, onde o CO_2 deverá ser eliminado, o ácido carbônico é reconvertido em CO_2 e água.

O ácido carbônico tem baixo potencial para dissociação em bicarbonato e hidrogênio, sendo que aproximadamente 1 entre cada 20 moléculas se dissocia em meio aquoso. Somente as moléculas dissociadas, as quais liberam hidrogênio, interferem no pH do meio, logo o H_2CO_3 é um ácido fraco (pois tem baixo poder de ionização). Contudo, mesmo sendo o H_2CO_3 um ácido fraco, grandes quantidades dele podem provocar quedas substanciais no pH do sangue – tanto que uma importante causa de acidose é a redução da eliminação de gás carbônico. Inclusive a principal causa de morte por parada respiratória não é a hipoxia em si (uma vez que o sangue contém uma grande reserva de oxigênio), mas a acidose. Veremos adiante em mais detalhes como o sistema respiratório participa do equilíbrio do pH do sangue. A Figura 12.14 esquematiza o transporte dos gases respiratórios (O_2 e CO_2) no sangue.

Controle neural da respiração

A função do sistema respiratório é cuidadosamente assistida por centros neurais no bulbo cerebral, os quais controlam o ritmo ventilatório. A ventilação (movimentos de inspiração e expiração) é um fenômeno automático, podendo, porém, ser modulado por nossa vontade. Respiramos distraídos, dormindo, em coma, a um ritmo que corresponda às necessidades do meio interno, mas podemos acelerar voluntariamente a

> **Glossário**
>
> **Hipoxemia**
> Redução da PO_2 no sangue
> **Hipoxia**
> Redução da oxigenação nos tecidos
> **Cianose**
> Coloração azulada das extremidades do corpo causada por aumento da hemoglobina reduzida (não ligada ao oxigênio) nos tecidos
> **Bicarbonato**
> Ânion responsável pelo transporte do CO_2 no plasma
> **Carbaminopeptídeos**
> Proteínas associadas ao gás carbônico
> **Anidrase carbônica**
> Enzima que viabiliza a conversão de CO_2 e água em ácido carbônico (H_2CO_3)
> **Acidose**
> Redução do pH do sangue

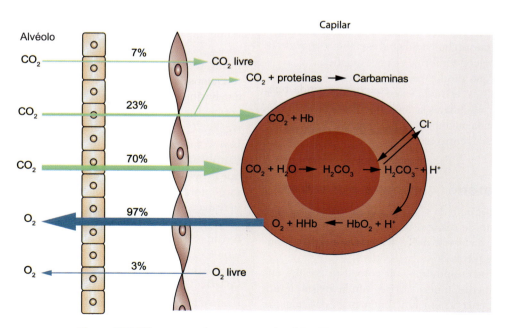

Figura 12.14 Transporte dos gases respiratórios (O_2 e CO_2) no sangue.

CASO CLÍNICO: SARA

Uma senhora de 76 anos compareceu ao plantão de emergência de um hospital geral queixando-se de astenia, adinamia, dispneia e anorexia. Ela relata que há 3 dias vem apresentando tosse produtiva com expectoração esverdeada e hemoptoicos. No exame físico a paciente se mostrou febril, mucosas coradas e levemente desidratadas, normotensa e taquipneica. Ao exame do tórax foram encontrados os seguintes achados na base do hemitórax direito: expansibilidade torácica levemente diminuída, frêmito toracovocal aumentado e som maciço à percussão. A ausculta revelou murmúrio vesicular diminuído, som bronquial, crepitações finas e som de atrito pleural. Foi solicitado um hemograma, que mostrou leucocitose com desvio à esquerda e velocidade de hemossedimentação (VHS) acelerada, e uma radiografia de tórax em incidência posteroanterior que revelou uma imagem de condensação na base do campo pleuropulmonar direito, definindo o diagnóstico de pneumonia. O clínico geral que atendeu a paciente optou por interná-la e instituiu imediatamente uma antibioticoterapia venosa. Após 48 horas de internação a paciente evoluiu com hipotensão arterial, queda acentuada do estado geral e piora da dispneia. Foi solicitada uma gasometria arterial que revelou os seguintes achados: acidose, hipoxemia e hipercapnia. A paciente foi transferida para a UTI sem suspeita de sepse e síndrome da angústia respiratória aguda (SARA).

Pesquise sobre a SARA. Explique suas causas, seus sinais e sintomas e suas consequências.

---

respiração, suspendê-la por um tempo, modular a ventilação para falar, cantar ou assobiar. Contudo, sabemos que ninguém consegue cometer suicídio prendendo a respiração, e que, se ficarmos imersos em água, mesmo sabendo que inspirar água é fatal, acabamos inspirando e nos afogando. Isso ocorre porque o sistema nervoso autônomo (SNA) assume o controle absoluto da respiração em situações extremas, passando por cima da nossa vontade.

Diversos receptores, tanto nos pulmões como em locais estratégicos do leito arterial e mesmo no centro respiratório, comunicam o atual estado da PO_2, da PCO_2 e do pH do sangue ao centro respiratório bulbar, o qual estabelece os padrões respiratórios fisiológicos conforme as necessidades.

A musculatura que produz os movimentos ventilatórios, conforme estudamos, é estriada esquelética, sendo inervada por motoneurônios medulares sediados no corno anterior da substância cinzenta da medula espinhal. Esses motoneurônios recebem comando do centro respiratório bulbar e também de centros corticais.

Centro respiratório

O componente autônomo da ventilação é gerado e controlado por um conjunto de núcleos que se estende ao longo do tronco encefálico, da ponte até a base do bulbo. A Figura 12.15 ilustra o esquema do centro respiratório.

Apesar de o centro respiratório ser composto por um circuito filogeneticamente muito antigo, ainda existe muita controvérsia a respeito do seu funcionamento, das relações entre seus grupos de neurônios e das relações entre esses neurônios e a periferia para a calibração dos movimentos ventilatórios. Ainda é objeto de intensa discussão a diversidade farmacológica nas sinapses que conectam essa rede neural. Descreveremos de um ponto de vista panorâmico a estrutura funcional do centro respiratório, composto basicamente por quatro grupos de núcleos pontinos e bulbares, como veremos a seguir.

Grupo respiratório dorsal

Localizado bilateralmente na porção dorsal inferior da ponte e ao longo do bulbo, seus neurônios geram o ritmo respiratório, controlando o principal músculo da inspiração: o diafragma. Alguns autores até chamam o grupo respiratório dorsal (GRD) de centro inspiratório, pois nele se encontra a maior parte dos neurônios responsáveis pelo controle da ventilação. Ao GRD chegam informações dos mecanorreceptores dos pulmões e das vias respiratórias inferiores, bem como dos corpos aórticos e dos corpos carotídeos que veiculam informações sobre as condições bioquímicas do meio interno, principalmente o pH, a PO_2 e a PCO_2. Essas informações são veiculadas pelos nervos vago e glossofaríngeo.

Sabe-se que a gênese do ritmo respiratório ocorre no GRD. As primeiras evidências desse fato foram observadas quando se realizou uma secção transversal separando a ponte e o bulbo do restante do encéfalo. Nessa situação experimental, o ritmo respiratório se mantém e ainda é capaz de adaptar-se a variações do meio interno. Com uma secção que separe a ponte do bulbo manifesta-se um ritmo respiratório bastante irregular. Alguns neurônios do GRD são responsáveis por um ritmo de potenciais de ação espontâneos, de frequência crescente, que dura cerca de 2 segundos, cessando abruptamente ao longo dos 3 segundos seguintes. Essa atividade, conhecida como rampa inspiratória, garante uma inspiração inicialmente suave, que se torna progressivamente mais intensa, até ser interrompida para que ocorra a expiração espontânea.

Grupo respiratório ventral

Um conjunto também bilateral de grupamentos neuronais reúne alguns núcleos justapostos, localizados ventralmente ao longo do bulbo. Seus neurônios conectam-se a músculos inspiratórios e expiratórios situados na parede torácica e no diafragma, além de também inervarem músculos acessórios da ventilação (os músculos da cintura escapular, os músculos cervicais e a parede abdominal), utilizados em situações extremas. Quando, em atividade, esses neurônios emitem fibras colaterais que inibem o GRD. O grupo respiratório ventral (GRV) é conhecido como centro expiratório, uma vez que provê inervação para os músculos que produzem a expiração forçada. Todavia, esse grupo está relacionado com ventilação em situações extremas (como hipoxia, acidez do sangue ou exercício extenuante), que exigem expirações forçadas a fim de mobilizar grandes volumes de gases (O_2 e/ou CO_2).

Grupo respiratório da ponte (GRP)

É uma formação neuronal localizada na região ventral da ponte, também conhecida como centro pneumotáxico. Está relacionado com modulação do ritmo respiratório mediante

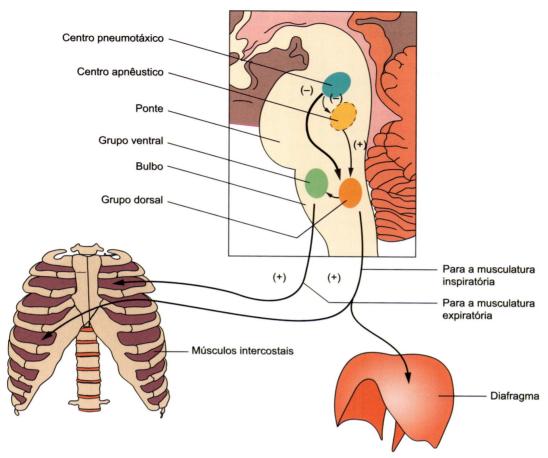

Figura 12.15 Centro respiratório composto por quatro formações neurais no bulbo e na ponte, responsáveis pelo controle do ritmo ventilatório espontâneo.

ajuste fino da rampa inspiratória (por meio do centro apnêustico) e mediante modulação do GRV. Assim como o GRD, o GRP recebe aferências de mecanorreceptores do pulmão.

Centro apnêustico

O centro apnêustico (CA) consiste em formações neurais mal definidas na porção inferior na ponte, que provavelmente estão envolvidas na modulação da duração da rampa inspiratória e do período de inatividade dos neurônios do GRD. Lesões das conexões do CA com o GRP produzem uma inspiração sustentada e profunda, intercalada por curtos e raros períodos de expiração.

Sinalização periférica para controle da respiração

A frequência respiratória e a amplitude dos movimentos ventilatórios são moduladas com base no estado do sistema respiratório e do meio interno, conforme mencionamos. Tanto estímulos mecânicos de distensão do parênquima pulmonar, das vias respiratórias e da musculatura respiratória quanto informações sobre a composição química do sangue e do líquido cerebrospinal constituem sinais suficientes para os delicados sistemas de feedback calibrarem a atividade respiratória, objetivando preservar a homeostase. As informações químicas referem-se ao estado do meio interno, enquanto as informações mecânicas se referem ao estado do aparelho respiratório. Essas duas modalidades de informação são processadas nas diversas estações do centro respiratório para que a resposta ideal seja executada. A precisão é absoluta.

Serão descritos adiante os principais reflexos neurais que modulam o comportamento ventilatório do sistema respiratório.

Receptores no aparelho respiratório

Os pequenos bronquíolos e os alvéolos pulmonares são estruturas muito delicadas e, para protegê-las contra lesões, diversos receptores sensíveis ao estiramento dessas estruturas estão presentes no aparelho respiratório.

O reflexo de Hering-Breuer de insuflação promove uma redução da amplitude e da frequência respiratórias caso ocorra distensão das paredes dos pequenos bronquíolos.

Glossário

Centro respiratório
Conjunto de núcleos, da ponte e do bulbo, que controlam a ventilação

Centro inspiratório
Conjunto de núcleos na porção dorsal da ponte que controlam a contração dos músculos inspiratórios

Corpos aórticos e carotídeos
Conjuntos de quimiorreceptores presentes na artéria aorta e no bulbo carotídeo, respectivamente

Rampa inspiratória
Atividade neuronal constituída por frequência crescente de potenciais de ação (em rampa)

Centro expiratório
Grupo de neurônios que controla a expiração forçada

Centro pneumotáxico
Grupo de neurônios relacionado com o ajuste fino da rampa inspiratória, por meio do centro apnêustico

Reflexo de Hering-Breuer de insuflação
Promove redução da frequência respiratória quando ocorre hiperinsuflação do pulmão

Já o reflexo de Hering-Breuer de desinsuflação promove aumento da frequência respiratória quando ocorre rápido esvaziamento dos pulmões (como acontece, por exemplo, no pneumotórax). Esse reflexo é causado por redução volumétrica do pulmão e deflagrado pelos receptores J (justacapilares), encontrados no fino interstício dos septos alveolares e nas paredes dos seus capilares. Os receptores J também parecem responder à elevação do fluxo sanguíneo e a elevações da pressão capilar pulmonar (que ocorrem, por exemplo, na insuficiência cardíaca), aumentando a frequência respiratória.

Outros fenômenos reflexos desencadeados diretamente no aparelho respiratório, como o espirro ou a tosse, são mediados por receptores na mucosa das vias respiratórias a partir da cavidade nasal. Alguns *receptores para substâncias irritantes* promovem broncoconstrição, tosse e aumento da frequência respiratória. Acúmulo de muco e corpos estranhos produzem reflexo de espirro ou tosse para limpar a árvore respiratória.

Receptores nos sistemas muscular e articular

Receptores para distensão muscular, receptores articulares e nociceptores (superficiais e profundos) produzem exacerbação da frequência respiratória. Situações que cursam com incremento da atividade articular ou muscular (como o exercício físico) promovem um expressivo aumento do metabolismo, o qual produz maior demanda da função cardiorrespiratória para a manutenção da homeostase.

Quimiorreceptores centrais e periféricos

O estado bioquímico do meio interno (pressões dos gases e pH) é, de longe, o mais importante modulador da ventilação pulmonar. Por intermédio de receptores *in situ* ou de receptores no leito arterial (corpos carotídeos e aórticos), o centro respiratório é muito sensível às variações de PO_2 e PCO_2 e ao pH.

Existem *quimiorreceptores centrais,* na área quimiossensível da ponte, que detectam a acidez do líquido cerebrospinal, bem como a quantidade de gás carbônico contida nele e no sangue. Sabe-se que a área quimiossensível da ponte é o principal sensor do meio interno que norteia o controle da respiração.

Já foi afirmado que o transporte de CO_2 no sangue se dá, principalmente, em forma de bicarbonato (ou seja, ácido carbônico dissociado em bicarbonato e hidrogênio). Logo, uma elevação dos níveis de CO_2 no sangue gera uma proporcional redução do pH em virtude de maior formação de H_2CO_3. No entanto, mudanças no pH do sangue têm influência menor e mais lenta sobre a área quimiossensível, pois os hidrogênios no sangue, ao contrário do CO_2, não passam pela barreira hematencefálica. Logo, apenas os hidrogênios contidos no liquor (formados a partir do CO_2 que atravessou a barreira) estimulam diretamente a região quimiossensível (Figura 12.16). As respostas ao pH do sangue e às alterações da PO_2 são mediadas principalmente por receptores periféricos, nos corpos carotídeos e aórticos.

> Os receptores centrais são sensíveis à PCO_2 do sangue. Os receptores periféricos são sensíveis à PO_2 e ao pH do sangue.

A seguir será discutido o papel do sistema respiratório no equilíbrio do pH do sangue.

Pulmões e equilíbrio acidobásico

O sistema respiratório é importante para a manutenção do equilíbrio acidobásico. Os delicados mecanismos de manutenção do pH do sangue serão mais detalhados no Capítulo 14, *Sistema Urinário*. Contudo, esse tema será discutido neste capítulo em virtude da importância do sistema respiratório na garantia desse parâmetro homeostático. Para que ocorra estabilidade no meio interno, o pH do sangue arterial não pode sair muito da *faixa de 7,35 a 7,45*. Valores abaixo de 7,0 são críticos, e abaixo de 6,8 são incompatíveis com a vida.

Em condições normais, o sangue arterial apresenta os seguintes parâmetros: PO_2 = 100 mmHg; PCO_2 = 40 mmHg, concentração de HCO_3^- (bicarbonato) de cerca de 24 mEq/ℓ e pH de 7,35 a 7,45.

Os pulmões são úteis na defesa contra um excesso de íons H^+, pois o H^+ liga-se ao bicarbonato e forma H_2CO_3. Esse ácido carbônico, nos capilares pulmonares, é quebrado em água e gás carbônico, o qual é eliminado por ocasião da expiração. Assim, a eliminação pulmonar de CO_2 indiretamente ajuda a eliminar íons hidrogênio (ácidos) em excesso.

Imagine uma situação em que a hematose esteja prejudicada (p. ex., por um edema pulmonar ou simplesmente por redução da ventilação nos pulmões). Os níveis de CO_2 no sangue vão subir e, com isso, a concentração de H_2CO_3 (ácido carbônico) também vai aumentar. Logo, o pH do sangue vai diminuir. Geralmente nessas situações, causadas por hipoventilação alveolar, pode ocorrer também uma redução da PO_2. Esse fenômeno é chamado de acidose respiratória.

Nem sempre uma acidose respiratória cursa com redução do pH do sangue, pois outros mecanismos, como a retenção de bicarbonato e a eliminação de H^+ pelos rins,

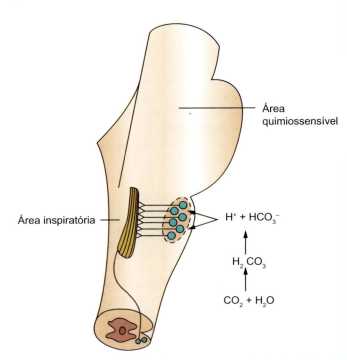

Figura 12.16 Estimulação da área quimiossensível pelo H^+ liquórico, formado a partir do CO_2 do sangue.

podem compensar a acidose, eliminando o excesso de hidrogênio. Nesses casos, ocorre a *acidose respiratória compensada* pelos rins. Com a leitura do Capítulo 14 isso será mais bem entendido.

VAMOS PENSAR UM POUCO?

Um rapaz, após sofrer uma queda, traumatizou a região entre a terceira e a quarta costela. Foi imediatamente levado para um hospital de emergência, aonde chegou queixando-se de dispneia e dor torácica intensas. Ao exame apresentava-se corado, hidratado e taquipneico. No exame físico foi observado hematoma na região torácica, desvio do mediastino para a direita, e, na região do hemitórax esquerdo, foram observados os seguintes achados: expansibilidade torácica diminuída e som timpânico à percussão. A ausculta pulmonar revelou total ausência de sons à esquerda. Foi solicitada uma radiografia de tórax, que mostrou fratura da 4ª costela e pneumotórax à esquerda (a pleura parietal foi rompida pela costela fraturada). O paciente foi então submetido a uma drenagem torácica fechada (drenagem em selo d'água), conforme a Figura 12.17. Explique, do ponto de vista da mecânica respiratória e das pressões envolvidas nesse processo, como funciona a drenagem em selo d'água. Por que a extremidade do dreno deve, necessariamente, ficar abaixo do nível do tórax e imersa em líquido?

Por outro lado, alguns fenômenos podem causar um aumento da frequência respiratória sem que haja uma necessidade orgânica para tal. Alguns exemplos são o transtorno do pânico, a ansiedade, as alterações no SNC ou então o caso de o paciente estar em ventilação mecânica (respirador artificial) e ser submetido a uma frequência respiratória muito alta. Nessas circunstâncias, ocorre um aumento da eliminação de gás carbônico e, com isso, um aumento do pH do sangue. Esse fenômeno é chamado de alcalose respiratória.

Nos casos de acidose de causa não respiratória (acidose metabólica), o excesso de H^+ pode acelerar o centro respiratório, produzindo hiperventilação, a qual elimina CO_2 para tentar compensar a acidose.

Infelizmente, nos casos de alcalose não respiratória (alcalose metabólica) os pulmões não podem ajudar muito, pois o ideal seria reter CO_2 e formar ácido carbônico para neutralizar as bases

Glossário

Reflexo de Hering-Breuer de desinsuflação
Promove aumento da frequência respiratória quando ocorre redução volumétrica do pulmão

Receptores J (justacapilares)
Receptores dos septos alveolares sensíveis à redução volumétrica do pulmão e também à variação do fluxo sanguíneo alveolar

Área quimiossensível da ponte
Detecta a acidez do liquor, bem como a quantidade de gás carbônico contida nele e no sangue

Acidose respiratória
Acidificação do sangue causada por hipoventilação alveolar

Alcalose respiratória
Alcalinização do sangue causada por hiperventilação alveolar

Acidose metabólica
Acidificação do sangue de causa não respiratória (insuficiência renal etc.)

Alcalose metabólica
Alcalinização do sangue de causa não respiratória (vômitos, administração de bicarbonato etc.)

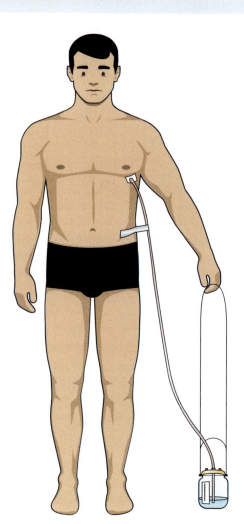
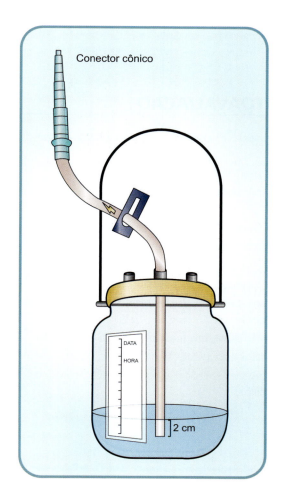

Figura 12.17 Drenagem torácica em selo d'água.

em excesso, porém, para reter CO_2, seria necessário produzir uma hipoventilação alveolar, o que é inviável, pois isso ocasionaria também má oxigenação (hipoxemia).

Em função dessas limitações na manipulação de valências ácidas e básicas, os pulmões ajudam na homeostase acidobásica, mas o protagonista é o rim.

O método de avaliação das pressões parciais, do pH e da concentração de bicarbonato no sangue arterial é chamado de gasometria arterial.

Gasometria arterial
Método de mensuração das pressões parciais de gases, do pH e da concentração de bicarbonato no sangue arterial

RESUMO

- O aparelho respiratório é composto pelas vias respiratórias, pelos alvéolos, pelas pleuras (parietal e visceral) e pela parede torácica
- A pressão intrapleural é negativa, produzida pela caixa torácica, inextensível e que, na verdade, cria vácuo dentro da cavidade pleural. Isso se deve às características de elasticidade da caixa torácica e dos pulmões
- A renovação do ar alveolar é um processo contínuo e gradativo, havendo sempre mistura do ar corrente com o ar remanescente nos alvéolos
- A difusão de gases ocorre em função da diferença de pressão parcial desses gases nos meios em questão, até as pressões parciais se igualarem
- Na barreira alveolocapilar, a difusão de gases entre as fases aérea e líquida depende de cinco fatores: espessura da barreira alveolocapilar, área total da barreira alveolocapilar, coeficiente de solubilidade dos gases, pressão parcial dos gases na fase gasosa e perfusão da barreira alveolocapilar
- A hemoglobina é um carreador de oxigênio presente nas hemácias
- O gás carbônico é transportado no sangue principalmente em forma de bicarbonato; uma pequena parte é associada a proteínas do sangue e outra parte permanece em suspensão na fase aquosa
- Centros neurais no bulbo cerebral controlam o ritmo ventilatório. A ventilação é automática, porém pode ser modulada pela consciência
- A musculatura que produz os movimentos ventilatórios é do tipo estriado esquelético, sendo inervada por motoneurônios medulares típicos. O diafragma é inervado pelo nervo frênico
- O centro respiratório é composto pelos grupos respiratório dorsal, respiratório ventral e respiratório da ponte e centro apnêustico
- A frequência respiratória e a amplitude dos movimentos ventilatórios são moduladas com base no estado mecânico do sistema respiratório (distensão da parede torácica e do parênquima do pulmão) e na bioquímica do meio interno (pH, PO_2 e PCO_2 no sangue e no liquor)
- O reflexo de Hering-Breuer de insuflação promove redução de amplitude e frequência respiratórias
- Os pulmões são úteis na defesa contra um excesso de íons H^+, pois o H^+ se liga ao bicarbonato e forma H_2CO_3, que é quebrado em água e gás carbônico, o qual é eliminado na expiração.

AUTOAVALIAÇÃO

12.1 Qual a importância do surgimento do sistema respiratório nos seres heterótrofos aeróbios?

12.2 Como ocorre o processo de ventilação pulmonar?

12.3 Descreva os movimentos do esqueleto torácico durante o processo de respiração.

12.4 Descreva os volumes e as capacidades pulmonares, definindo cada um deles.

12.5 De que modo ocorre o processo de trocas gasosas nos pulmões? E nos tecidos?

12.6 Como ocorre o transporte de oxigênio?

12.7 Como ocorre o transporte de gás carbônico?

12.8 Quais são os principais reflexos que modulam o comportamento ventilatório do sistema respiratório?

12.9 De que maneira o pulmão atua no controle do equilíbrio acidobásico?

12.10 Explique o que significa a ventilação alveolar.

12.11 Discuta as variações da pressão intrapleural e explique como o ar entra e sai dos alvéolos pulmonares.

12.12 Faça uma análise da curva de saturação da hemoglobina e elabore um pequeno texto com as suas conclusões.

12.13 Explique o(s) mecanismo(s) pelo(s) qual(is) se dá o aumento da ventilação pulmonar durante o exercício físico.

12.14 Chama-se fração inspirada de oxigênio (FIO_2) a quantidade de oxigênio retirada do ar atmosférico. Quando respiramos ar ambiente, a FIO_2 é de aproximadamente 21% (porcentagem de O_2 no ar atmosférico). A quase totalidade dos 79% restantes é composta pelo gás nitrogênio. Faça uma pesquisa e responda: se o nitrogênio é muito mais abundante no ar atmosférico, por que a evolução nos arquitetou para respirarmos oxigênio, e não nitrogênio?

12.15 Neste capítulo você estudou a relação V/Q (ventilação/perfusão). Pesquise como fica essa relação nas seguintes afecções: asma brônquica, insuficiência cardíaca congestiva, bronquite crônica, enfisema pulmonar, derrame pleural, embolia pulmonar, pneumotórax e pneumonia.

12.16 Redija um texto explicando como se dá a regulação neural da respiração.

13 Sistema Circulatório

Objetivos de estudo, 240
Conceitos-chave do capítulo, 240
Introdução, 241
Funções metabólicas do sistema circulatório, 241
Constância do meio interno, 241
Sistemas circulatórios aberto e fechado, 241
Funções do sistema circulatório, 242
Coração, 244
Vasos sanguíneos, 250
Regulação da função cardíaca, 258
Sangue: um tecido líquido, 264
Resumo, 265
Autoavaliação, 266

Objetivos de estudo

- Adquirir visão evolutiva do sistema circulatório
- Compreender a real função da existência de um sistema circulatório fechado em humanos
- Entender como funcionam o coração, as artérias, as veias e os capilares
- Saber quais são os mecanismos que fazem o sangue circular e que controlam sua pressão
- Explicar o ciclo cardíaco e os fenômenos que nele ocorrem
- Compreender quais são os determinantes do débito cardíaco
- Entender os determinantes da pressão arterial
- Descrever o papel dos rins e do sistema simpático na regulação da pressão arterial
- Compreender os processos básicos envolvidos na fisiologia do sangue

Conceitos-chave do capítulo

- Acetilcolina
- Acidose local
- Albumina
- Aldosterona
- Angiotensina
- Angiotensinogênio
- Arritmia cardíaca
- Artérias
- AVC
- Barorreceptores
- Bradicardia
- Bulhas cardíacas
- Capacitância
- Capilar
- Cardiomiócito
- Ciclo cardíaco
- Circulação dupla
- Circulação pulmonar
- Complacência
- Complacência ventricular
- Condicionamento físico aeróbico
- Contração isovolumétrica
- Coração
- Coração direito
- Coração esquerdo
- Coxins plantares
- Cronotropismo
- Débito cardíaco
- Débito sistólico
- Diástole
- Dispneia
- Diurese por pressão
- Edema
- Edema periférico
- Edema pulmonar
- Efeito cronotrópico positivo
- Efeito dromotrópico positivo
- Efeito inotrópico positivo
- Efeito Windkessel
- Elastância
- Elefantíase (filariose)
- Eletrocardiograma
- Endotélio
- Excitabilidade (batmotropismo)
- Fenestrações
- Fluxo
- Fração de ejeção
- Frequência cardíaca
- Gradiente de concentração
- Hemácias
- Hematose
- Hiperemia ativa
- Hiperemia reativa
- Hipoxia
- Homeostase
- Inotropismo
- Isquemia
- Junções do tipo *gap*
- Lei de Frank-Starling
- Lei de Laplace
- Lei de Poiseuille (lei da quarta potência do raio)
- Leucócitos
- Linfonodos
- Lusitropismo
- Má perfusão
- Marca-passo
- Meio interno
- Metabolismo
- Natremia
- Natriurese por pressão
- Neurorregulado
- Noradrenalina
- Peptídeo atrial natriurético
- Perfusão tecidual
- Plaquetas
- Pós-carga
- Pré-carga
- Pressão arterial
- Pressão arterial média
- Pressão arterial sistêmica
- Pressão de pulso
- Pressão diastólica
- Pressão diastólica final
- Pressão hidrostática
- Pressão negativa
- Pressão negativa intrapleural
- Pressão oncótica
- Pressão sistólica
- Rede capilar
- Redistribuição de fluxo
- Renina
- Reserva funcional
- Resistência
- Resistência vascular periférica
- Restrição diastólica
- Retorno venoso
- Roda da energia
- Sangue
- Síncope
- Síndrome nefrótica
- Sistema circulatório aberto
- Sistema circulatório fechado
- Sistema excitocondutor
- Sistema imunológico
- Sistema linfático
- Sistema renina-angiotensina-aldosterona
- Sistema rim-volume
- Sistemas dissipativos
- Sístole
- Sopro cardíaco
- Substratos
- Taquicardia
- Tecido conjuntivo
- Tecido elástico
- Tensão
- Tônus simpático (tônus vasomotor)
- Valvas (mitral, tricúspide, aórtica e pulmonar)
- Vasos
- Veias
- Volemia
- Volume circulante efetivo
- Volume diastólico final
- Volume sistólico final

Introdução

Para evitar redundâncias, não repetiremos as informações fundamentais que apresentamos no Capítulo 5, *Potencial de Ação*, que trata dos mecanismos e das características do potencial de ação no músculo cardíaco e nas células dotadas de automatismo; e no Capítulo 8, *Sinapses e Músculos*, que aborda o mecanismo de contração muscular da fibra cardíaca. Também é imprescindível que o leitor tenha compreendido bem as adaptações do coração a estímulos e agressões, estudadas no Capítulo 9, *Plasticidade*.

🫀 Para compreender bem as informações deste capítulo, é imprescindível que os leitores tenham domínio do que foi estudado nos Capítulos 5, 8 e 9.

Funções metabólicas do sistema circulatório

Conforme foi discutido no Capítulo 1, *Homeostase e Alostase*, e no Capítulo 2, *A Célula*, para obter a *energia* necessária para o trabalho celular, as células dependem de reações químicas, uma vez que a energia química de tais reações será transformada em energia que será utilizada pela célula para desempenhar suas mais diversas funções. Esse conjunto de reações químicas é denominado metabolismo. A evolução dotou a célula de uma eficiente maquinaria enzimática, que são as ferramentas para que o metabolismo ocorra. No entanto, os *substratos* (nutrientes e oxigênio) necessários para que essas reações aconteçam precisam ser retirados do meio.

O sistema respiratório retira oxigênio do ar atmosférico e o *sistema digestório* absorve os nutrientes (carboidratos, lipídios e proteínas) dos alimentos, porém esses substratos (O_2 e nutrientes) precisam ser entregues "em mãos" a cada célula do nosso organismo para que o metabolismo se dê, tornando a vida possível.

Há, porém, uma nítida diferença entre os sistemas respiratório e digestório: enquanto precisamos respirar aproximadamente a cada 4 segundos, podemos ficar horas e até mesmo dias sem comer. Por quê? A explicação para isso, como quase para tudo em Fisiologia, é essencialmente evolutiva.

Do ponto de vista evolutivo, nos primórdios da humanidade o alimento só estava disponível na eventualidade de uma caçada bem-sucedida. Logo, a evolução precisou criar sistemas de armazenamento de energia, como o que ocorre nos adipócitos. A evolução não teve a mesma necessidade com relação ao oxigênio: não precisamos armazená-lo, uma vez que, enquanto existir atmosfera, haverá oxigênio disponível. Portanto, seria desperdício de energia criar processos de armazenamento de O_2, o que ocuparia espaço e nada acrescentaria ao sistema como um todo.

Ao longo do processo evolutivo, os animais depararam com barreiras para sua evolução, e muitos passaram de unicelulares a pluricelulares. Os primeiros tinham estreito contato com o meio em que estavam inseridos, efetuando de maneira facilitada suas trocas metabólicas por difusão: recebiam nutrientes e eliminavam excretas metabólicas.

Quando as células passaram a se agrupar e formar tecidos, surgiu uma situação de desigualdade: algumas células não tinham contato direto com o meio externo, mas com microambientes que as cercavam – um meio interno não tão pródigo em nutrientes como o meio externo –, o que as prejudicava. Esses sistemas caminhavam para uma complexidade cada vez maior, e era preciso garantir igualdade de condições para todas as células.

Constância do meio interno

O sistema circulatório foi criado e desenvolvido para resolver esse problema: *assegurar a constância do meio interno*, levando nutrientes e removendo excretas em todos os pontos do organismo. No entanto, por que criar um sistema para levar nutrientes até a intimidade das células? A distância é uma variável crítica para a difusão. Conforme mencionamos no Capítulo 2, a glicose gasta cerca de 3 segundos para alcançar 90% do equilíbrio de difusão em um local que dista 1 mm da fonte de glicose, como ocorre no sangue, mas levaria 11 anos para chegar à mesma concentração em um ponto a apenas 10 cm da fonte – situação totalmente incompatível com a vida.

A partir do surgimento, com a evolução, do sistema circulatório, as trocas metabólicas entre as células e o meio continuaram a ocorrer da mesma maneira (difusão simples) que nos primórdios, uma vez que agora o sistema circulatório leva diretamente os nutrientes para o entorno celular (meio interno), o qual se situa a distâncias infinitamente pequenas das células.

🫀 O sistema circulatório existe para suprir a demanda metabólica dos tecidos.

Sistemas circulatórios aberto e fechado

Do ponto de vista evolutivo, o sistema circulatório pode ser dividido em fechado – o sangue circula dentro de vasos – ou aberto, no qual o sangue se "espalha" pelos tecidos, sendo depois coletado por um vaso (Figura 13.1).

O sistema circulatório humano é fechado, altamente complexo e apresenta traços em comum com o sistema circulatório de outros animais, como a presença de um *órgão propulsor muscular* (coração), com a função de manter em movimento uma *solução aquosa complexa* (sangue), que circula através de uma *rede tubular* (vasos). As aves, por exemplo, apresentam coração tetracavitário, como o dos seres humanos.

Nos invertebrados, com exceção dos anelídeos e dos moluscos cefalópodes, essa rede tubular é aberta, e por isso diz-se que o sistema circulatório é *aberto* ou *lacunar*. Apesar da gigantesca biodiversidade dos invertebrados, é muito difícil encontrar um deles que apresente grandes dimensões corporais. Consideremos os artrópodes, pertencentes ao filo que compreende a maior quantidade de espécies conhecidas.

Glossário

Metabolismo
Conjunto de reações químicas que ocorrem nas células com o objetivo de fornecer energia para o trabalho celular

Meio interno
Compartimento intersticial que banha as células

Sistema circulatório
Sistema orgânico que tem como função primordial suprir a demanda metabólica de todos os tecidos corporais mediante circulação de nutrientes, excretas e hormônios por todo o organismo, bem como fatores do sistema imunológico

Sistema circulatório fechado
Sistema no qual o sangue circula dentro de vasos, não se comunicando diretamente com os tecidos

Sistema circulatório aberto
Sistema em que o sangue se "espalha" pelos tecidos, circulando fora dos vasos, através do interstício

Coração tetracavitário
Coração formado por quatro cavidades: dois átrios e dois ventrículos

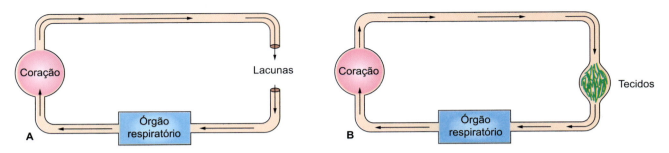

Figura 13.1 Sistema circulatório: aberto (A) e fechado (B).

Isso se dá porque, no sistema circulatório aberto, as trocas entre os vasos e os tecidos ocorre muito lentamente, uma vez que o sangue que circula nas lacunas demora a retornar aos vasos. Desse modo, as trocas metabólicas se dão de maneira muito lenta, podendo suprir apenas a demanda de tecidos muito próximos.

Funções do sistema circulatório

Durante a evolução, o surgimento de um sistema circulatório fechado, no qual o sangue flui exclusivamente dentro de vasos, propiciou o aparecimento de animais maiores e com maior complexidade orgânica, já que um sistema circulatório fechado possibilita maior eficiência na distribuição de oxigênio e nutrientes para os tecidos.

À medida que o sistema circulatório evoluiu, novas funções foram incorporadas: a regulação do equilíbrio acidobásico pelas soluções-tampão presentes no sangue; a regulação funcional dos órgãos pelo transporte de hormônios; e a termorregulação pelas trocas de calor (uma vez que o grande transportador de calor no organismo é o sangue).

Apesar de o sangue fazer parte do sistema circulatório, e a despeito de as células que o compõem (eritrócitos, leucócitos e plaquetas) desempenharem funções importantíssimas, a cinética das células sanguíneas não será abordada em detalhes neste livro, uma vez que esse estudo concerne a disciplinas como a Histologia e a Bioquímica.

A estabilidade físico-química do meio interno possibilitou um grande avanço evolutivo para os mamíferos – a conquista da independência. Os mamíferos puderam conquistar sua autonomia e expandir seu território pelo planeta. Agora, com o sistema circulatório, o meio externo já não era problema. A criação de um modo de controlar o meio interno possibilitou o desenvolvimento de um órgão importante, o cérebro. Este, por sua vez, possibilitou que os organismos se adaptassem ao meio externo, garantindo ainda mais autonomia aos seres.

Essa evolução, que criou e desenvolveu um sistema cada vez mais complexo e fundamental, impôs ao organismo uma nova necessidade: estabelecer mecanismos para a regulação do sistema circulatório, com o propósito de assegurar o suprimento adequado de oxigênio e nutrientes a cada célula, mediante ajuste do fluxo sanguíneo às necessidades de cada tecido, a cada instante. Os componentes do sistema circulatório (sangue, vasos e coração) são regulados por quatro tipos de processos:

- Controle intrínseco: relacionado com as propriedades físicas do próprio sistema
- Controle local: resultante de variações físico-químicas do meio interno
- Controle nervoso: regulação pelo sistema nervoso autônomo
- Controle humoral: realizado pelas glândulas endócrinas, por meio dos hormônios.

Roda da energia

O trabalho do coração está longe de ser realizado com facilidade; o coração é mais exigido que os outros órgãos, comportando-se como o elo mais frágil da corrente. Basta que se observem algumas situações do cotidiano para verificar que isso se confirma. Há pessoas que vivem uma vida normal ou quase normal com apenas um pulmão, apenas um rim, sem baço, com somente 25% do fígado funcionando, ou até mesmo com perda de massa encefálica. Entretanto, uma pequena área de necrose no miocárdio ocasionada por um infarto é capaz de matar mais de 40.000 pessoas por dia no mundo. Esses dados mostram que o coração trabalha quase "no limite", enquanto os outros órgãos operam com uma boa margem de segurança, ou seja, apresentam boa reserva funcional – capacidade de um determinado órgão suportar uma sobrecarga de trabalho a ele imposta.

Por que o coração é diferente dos outros órgãos, e que diferença fisiológica explica tal fato? Cada órgão trabalha para realizar somente suas funções, isto é, o fígado não gasta energia fazendo o papel dos rins, os pulmões não gastam energia fazendo o papel do intestino delgado e assim por diante. Já o coração tem que trabalhar para entregar nutrientes "na porta" de cada uma das células do nosso corpo. Além disso, como estudamos no Capítulo 9, *Plasticidade*, a plasticidade do coração é muito restrita.

Isso facilita entendermos por que nos cansamos tão facilmente quando estamos sedentários e vamos dar uma pequena corrida. Parece que o fôlego desaparece, surge a sensação de falta de ar (dispneia). Como ficamos sufocados, acreditamos que o fator limitante para a atividade que estávamos praticando é a incapacidade dos pulmões de captar O_2 do ar de modo adequado. Mas não é o que ocorre. Nossos pulmões têm uma reserva funcional muito grande, tanto é que há casos de atletas que, mesmo após terem um dos pulmões extraídos por causa de uma neoplasia, continuam praticando esportes. Quem limita nossa corrida é o coração, que não consegue enviar o tempo todo para os músculos esqueléticos o O₂ captado pelos pulmões. Por isso os cardiopatas apresentam fadiga.

A Figura 13.2 ilustra a *roda da energia*, que mostra como se dá a distribuição de oxigênio para os músculos. Repare o sentido em que gira cada catraca, e observe que a catraca do meio (representada pelo coração) é o ponto crítico do sistema, pois, ao aumentarmos o giro da catraca do músculo, se as outras estiverem com reserva, elas irão girar acompanhando a velocidade de consumo do músculo. No entanto, se a catraca do meio emperrar, por falta de reserva funcional, todo o sistema trava. Conforme mencionamos, como os pulmões têm muita reserva, a catraca pulmonar não emperra facilmente. Agora é possível entender o que significa condicionamento físico aeróbico. Como vimos no Capítulo 9, *Plasticidade*, esse tipo de condicionamento físico ocorre quando o coração se adapta ao esforço, conseguindo ejetar mais sangue por unidade de tempo.

Circulação dupla

O coração dos mamíferos é o motor da chamada circulação dupla. O sangue, para fazer o trajeto completo e retornar ao ponto de partida, tem de passar duas vezes pelo coração. Apesar de o coração ser um único órgão formado por quatro câmaras (dois átrios e dois ventrículos), pode-se dizer que ele é composto por duas bombas separadas: o coração direito, que bombeia o sangue para os pulmões, e o coração esquerdo, cuja função é bombear o sangue para os demais órgãos. Cada uma dessas bombas é formada de um átrio e um ventrículo. A função do átrio é receber e armazenar o sangue que chega ao coração. Os átrios apresentam uma contração fraca, responsável apenas por facilitar o deslocamento de sangue até o ventrículo. Este, por sua vez, apresenta grande capacidade de contração, possibilitando a ejeção do sangue até seu destino.

Os ventrículos direito e esquerdo ejetam o sangue para dois circuitos diferentes, o pulmonar e o sistêmico, respectivamente. Esses circuitos estão em série um com o outro.

Circulação sistêmica

A circulação sistêmica, ou grande circulação, é responsável pela irrigação de todos os órgãos e tecidos do corpo. Esses órgãos têm exigências metabólicas diferentes e estão situados em diferentes regiões. O ventrículo esquerdo precisa, inclusive, vencer a força da gravidade para manter o fluxo sanguíneo e a pressão adequados para a região cefálica, além de todas as outras regiões do corpo. Por isso, deve operar em regime de alta pressão, essencial para superar eventuais desníveis. Seu controle é de fundamental importância para a homeostase corporal e envolve mecanismos mais complexos, como será explicado mais adiante.

Circulação pulmonar

A circulação pulmonar, ou pequena circulação, irriga um único órgão, o pulmão. Por situar-se a uma pequena distância do coração e no mesmo nível desse órgão em termos de campo gravitacional, o fluxo sanguíneo pulmonar é regulado pela própria função cardíaca, sem a necessidade de intervenção de controles neurais e humorais mais sofisticados, como ocorre com a grande circulação. A Figura 13.3 mostra um esquema das circulações sistêmica e pulmonar.

Vasos sanguíneos

A rede vascular corporal tem características variáveis e é muito extensa: se todos os vasos do corpo humano fossem unidos em linha reta, chegariam a cerca de 100.000 km, o suficiente para dar duas voltas e meia em torno da Terra.

Quatro tipos de tecidos formam os vasos, combinando-se de diferentes maneiras. O endotélio reveste a parede interna dos vasos, formando uma camada unicelular. O tecido conjuntivo e o tecido elástico são responsáveis pela rigidez e pela elasticidade, respectivamente. Por último, a musculatura lisa garante o controle do calibre dos vasos.

Glossário

Reserva funcional
Capacidade de um determinado órgão suportar uma sobrecarga de trabalho a ele imposta

Dispneia
Sensação subjetiva de falta de ar

Fadiga
Sensação subjetiva de cansaço ou falta de energia

Condicionamento aeróbico
Capacidade de tolerar atividades físicas de longa duração

Circulação dupla
Tipo de circulação na qual o sangue das câmaras direitas não se mistura com o sangue das câmaras esquerdas

Coração direito
Porção do coração que bombeia sangue para os pulmões

Coração esquerdo
Área do coração que bombeia sangue para todo o organismo, com exceção dos pulmões

Átrios
Câmaras cardíacas que têm como função receber o sangue que chega ao coração

Ventrículos
Câmaras cardíacas cuja finalidade é contrair-se, produzindo pressão e, consequentemente, ejetando o sangue para fora do coração

Homeostase
Estado de estabilidade das diversas variáveis do meio interno, tais como temperatura, pH, pressão arterial, concentração de íons

Circulação sistêmica
Compreende o coração esquerdo e os vasos a ele conectados

Circulação pulmonar
Compreende o coração direito e os vasos a ele conectados

Endotélio
Camada única de células que reveste internamente os vasos sanguíneos

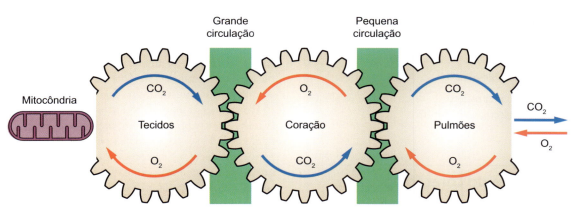

Figura 13.2 Roda da energia.

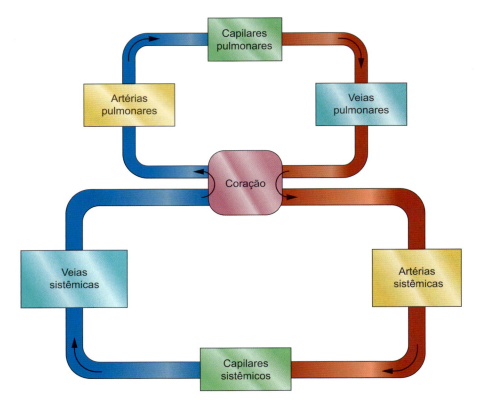

Figura 13.3 Esquema do sistema circulatório humano.

Os vasos estão ligados, partindo da saída do sangue do coração, de acordo com a seguinte disposição: artérias, arteríolas, capilares, vênulas e veias. As grandes artérias têm grande quantidade de tecido elástico. Da aorta em direção às arteríolas, decresce a quantidade de tecido elástico e aumenta a de musculatura lisa. Os capilares, região de troca, apresentam apenas endotélio e membrana basal. As vênulas e as veias têm parede delgada, com quantidade semelhante de colágeno e tecido muscular.

Em virtude de suas características histológicas, o sistema arterial trabalha sob pressão, a qual é necessária para o adequado enchimento capilar. A rede capilar é formada por endotélio fenestrado, possibilitando a troca com os tecidos – denominada perfusão tecidual –, e o sistema venoso é um sistema que funciona como reservatório de sangue, já que, por ter paredes finas, é capaz de aumentar muito seu volume (alta capacitância ou complacência). De fato, cerca de 70% de nosso sangue situam-se no leito venoso. Assim, o sistema cardiovascular é formado por três componentes principais:

- Coração, como bomba
- Sistema arterial de resistência
- Sistema venoso de capacitância.

Dado esse panorama introdutório, discutiremos os elementos que compõem o sistema circulatório.

Coração

Atividade elétrica do coração

O cardiomiócito (fibra muscular cardíaca), assim como o neurônio e a fibra muscular esquelética, é uma célula dotada de uma propriedade chamada excitabilidade (também conhecida como batmotropismo), que é a capacidade de produzir potenciais de ação quando devidamente estimulada por potenciais graduados.

O músculo cardíaco é neurorregulado, sendo, portanto, dotado de automatismo. Entretanto, apesar de cada célula cardíaca ser autoexcitável, a fim de otimizar seu trabalho o coração é dotado de um sistema especialmente concebido para gerar e conduzir estímulos – o sistema excitocondutor.

O sistema excitocondutor é formado por células musculares especializadas, e não por células nervosas, como pode parecer à primeira vista. Essas células musculares quase não têm filamentos contráteis. Para poder gerar estímulos, essas células são muito permeáveis a cátions (Na^+ e Ca^{2+}) em repouso, o que lhes confere um potencial instável (veja o Capítulo 5, *Potencial de Ação*). A capacidade das células do sistema excitocondutor de conduzir os estímulos deve-se à existência de muitas junções do tipo *gap*, tal como ocorre nas sinapses elétricas.

Os elementos do sistema excitocondutor são: *nó sinusal* (ou sinoatrial), feixes internodais, nó atrioventricular (*nó AV*), *feixe de His* (que se divide em ramos direito e esquerdo) e plexo subendocárdico de *fibras de Purkinje*. Esses elementos anatômicos são ilustrados na Figura 13.4.

Como mencionamos, todos os elementos que compõem o sistema excitocondutor têm capacidade de gerar estímulos, comportando-se como *marca-passos latentes*. Entretanto, a permeabilidade aos cátions varia entre os elementos, sendo que o elemento mais permeável é o nó sinusal. Assim, o nó sinusal é capaz de despolarizar-se a uma frequência de 70 a 80 bpm, enquanto o nó AV se despolariza a uma frequência de 40 a 60 bpm e as fibras de Purkinje são capazes de produzir

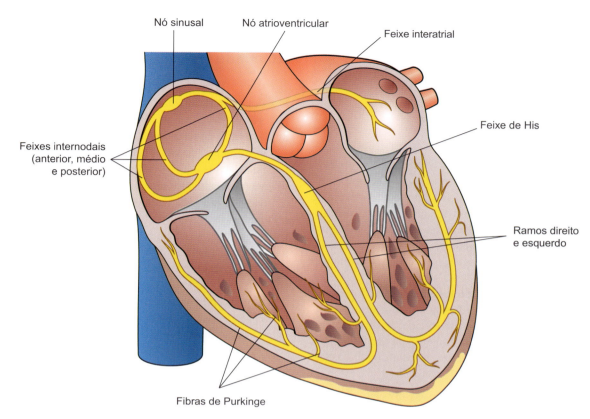

Figura 13.4 Sistema excitocondutor do coração. O nó sinusal localiza-se próximo à desembocadura da veia cava superior, e o nó atrioventricular, na porção superior do septo interventricular.

uma frequência de 15 a 40 bpm. Logo, como o nó sinusal se despolariza mais rapidamente, ele sobrepuja os outros elementos e assume o controle da frequência cardíaca, constituindo o marca-passo natural do coração.

Assim que o nó sinusal produz o estímulo, este começa a propagar-se pelos átrios, como as ondas de propagação produzidas por uma pedra que cai em um lago. Ao mesmo tempo, o estímulo passa pelos feixes internodais anterior, médio e posterior, chegando ao nó AV.

O estímulo não consegue passar diretamente dos átrios para os ventrículos sem passar pelo nó AV porque átrios e ventrículos estão separados pelo esqueleto fibroso do coração, cuja alta resistência elétrica funciona como isolante. No nó AV, o estímulo sofre um retardo fisiológico. Em seguida, o estímulo chega ao feixe de His, que se bifurca e depois termina formando as fibras de Purkinje.

O retardo que o estímulo sofre no nó AV é de fundamental importância fisiológica. Ele ocorre para que os átrios e os ventrículos se contraiam em tempos diferentes, primeiro os átrios e depois os ventrículos. O que determina a velocidade de condução do estímulo é a densidade de junções do tipo *gap* (mácula comunicante) presentes na estrutura. Como o nó AV tem menor quantidade dessas junções comunicantes em comparação com os outros elementos, ocorre o retardo. A Tabela 13.1 mostra a velocidade de condução dos elementos que compõem o sistema excitocondutor.

Nas fibras de Purkinje, a velocidade de condução é máxima, 80 vezes maior que no nó AV, para que os ventrículos se contraiam rapidamente. A contração ventricular se inicia no ápice do coração, avançando rapidamente para a base, o que possibilita que os ventrículos, ao se contraírem, acelerem a coluna de sangue em direção às artérias aorta e pulmonar.

As células ventriculares se despolarizam, produzindo um potencial de ação em platô (ver Capítulo 5, *Potencial de Ação*). O fenômeno do platô, originado por uma entrada lenta de Ca^{2+} na célula na fase de repolarização, produz um período refratário longo, o qual possibilita que uma nova contração só ocorra após um enchimento diastólico adequado.

O sistema excitocondutor tem autonomia para gerar seu próprio estímulo, porém o ritmo de disparo pode ser regulado pelo sistema nervoso autônomo, motivo pelo qual se diz que esse sistema é neurorregulado. O sistema simpático, por meio da noradrenalina, tem o poder de aumentar o ritmo do nó

Glossário

Perfusão tecidual
Troca de nutrientes entre vasos e tecidos

Complacência
Capacidade de se distender e acomodar grandes volumes

Cardiomiócito
Nome dado à fibra muscular cardíaca

Fibra muscular
Sinônimo de célula muscular

Excitabilidade
Capacidade de gerar potenciais de ação

Músculo neurorregulado
Músculo que não depende do sistema nervoso para produzir potenciais de ação, apesar de a frequência desses potenciais de ação poder ser regulada pelo sistema nervoso

Sistema excitocondutor
Tecido muscular especializado em gerar e conduzir potenciais de ação

Junções do tipo *gap*
Junções comunicantes; comunicações que existem entre células adjacentes

Marca-passo cardíaco
Estrutura capaz de produzir potenciais de ação por conta própria com a finalidade de estimular células adjacentes

Feixes internodais
Elementos do sistema excitocondutor que ligam o nó sinusal ao nó AV

Tabela 13.1 Velocidade de condução dos componentes do sistema excitocondutor.

Estrutura	Velocidade
Feixes internodais e átrios	1 m/s
Nó AV	0,05 m/s
Complexo His-Purkinje	4 m/s
Células ventriculares	0,3 m/s

sinusal, elevando a frequência cardíaca (taquicardia), e também de acelerar a velocidade de condução no nó AV. Esse efeito deve-se ao fato de o sistema simpático aumentar o influxo de Ca^{2+} para as fibras, causando também aumento da contratilidade cardíaca. O sistema parassimpático, por meio do nervo vago e da acetilcolina, faz justamente o contrário: diminui a velocidade de condução, provocando redução da frequência (bradicardia).

O aumento da frequência cardíaca é chamado efeito cronotrópico positivo; o aumento da contratilidade miocárdica, efeito inotrópico positivo; o aumento da velocidade de condução no nó AV, efeito dromotrópico positivo; o aumento da excitabilidade, efeito batmotrópico positivo; e o aumento da distensão diastólica, efeito lusitrópico positivo.

> A noradrenalina tem efeitos cronotrópico, dromotrópico e inotrópico positivos. A acetilcolina provoca cronotropismo, dromotropismo e inotropismo negativas.

A atividade dos elementos que compõem o sistema excitocondutor pode ser registrada por eletrodos colocados sobre a pele, o que é utilizado para produzir o eletrocardiograma (ECG).

Quando ocorre alguma alteração na geração ou na condução do estímulo no sistema excitocondutor, estamos diante de uma arritmia cardíaca. Existem muitos tipos de arritmia, desde as mais benignas até aquelas extremamente graves, que podem resultar inclusive em parada cardíaca.

Atividade mecânica do coração

Anatomia do coração

Embora a Anatomia não seja objeto de estudo neste livro, é importante fazermos uma breve revisão de alguns aspectos fundamentais da anatomia do coração. Reveja a Figura 13.3.

Em primeiro lugar, devemos ter em mente que o coração nada mais é que uma bomba de dois tempos: admissão e ejeção. O sangue que acabou de ser oxigenado nos pulmões, sangue arterial, chega ao átrio esquerdo (AE) pelas veias pulmonares e é aspirado para o ventrículo esquerdo (VE), passando pela valva mitral. O sangue arterial contido no VE é ejetado para a artéria aorta, passando pela valva aórtica. Da artéria aorta o sangue flui pelas artérias e pelas arteríolas e chega até a rede capilar.

Na rede capilar o oxigênio e os nutrientes se difundem para os tecidos, e o CO_2 formado no metabolismo celular se difunde para os capilares. Nesse momento, o sangue que era arterial (oxigenado) torna-se venoso e flui pela circulação venosa até chegar às veias cavas superior e inferior, que desembocam no átrio direito (AD). Do AD o sangue venoso é aspirado pelo ventrículo direito (VD), passando pela valva tricúspide, e do VD o sangue venoso é ejetado para as artérias pulmonares, passando pela valva pulmonar. Daí o sangue venoso chega aos capilares do pulmão, onde o CO_2 se difunde para os alvéolos e o O_2 dos alvéolos se difunde para os capilares pulmonares, transformando o sangue venoso em arterial – processo denominado hematose. Em seguida, o sangue arterial ganha as veias pulmonares, dirigindo-se ao AE, e o ciclo se fecha. E tudo começa novamente.

FISIOLOGIA EM FOCO

Efeito Bowditch

O efeito Bowditch, também conhecido como fenômeno *treppe* (que, em alemão, significa escada), foi observado, pela primeira vez, pelo fisiologista e médico norte-americano Henry Pickering Bowditch, em 1871.

Esse fenômeno nada mais é que a regulação do inotropismo pelo cronotropismo, isto é, quando a frequência cardíaca aumenta, a força de contração ventricular aumenta; quando a frequência cardíaca diminui, a contratilidade diminui. Em outras palavras, o que Bowditch observou é que uma taquicardia, por si só, leva a maior força de contração ventricular (efeito inotrópico positivo).

É impressionante notar como um fenômeno descrito no século XIX ainda não tem uma explicação razoável, apesar de haver várias teorias para tentar explicá-lo. Uma dessas teorias sugere que o aumento da frequência cardíaca, causada pelo aumento da frequência de potenciais de ação, possa aumentar o influxo de cálcio e, consequentemente, ocupar sítios na troponina que estavam desocupados (*reserva de contratilidade*). Além disso, é possível que a atividade das proteínas SERCA (bombas que retiram cálcio do sarcoplasma em direção ao retículo sarcoplasmático) também esteja envolvida, possibilitando maior disponibilidade de cálcio para se ligar à troponina e deflagrar a contração miocárdica (se necessário, revisite o Capítulo 8, *Sinapses e Músculos*, para rever esse mecanismo de contração).

Entretanto, o fato é que ainda não temos uma explicação fechada para esse fenômeno observado há tanto tempo. Isso serve de exemplo para entendermos como a boa ciência deve funcionar: em primeiro lugar, a simples observação dos fenômenos da natureza, para, depois, tentarmos criar algum arcabouço teórico para buscar dar conta do que se observou. Infelizmente, nos dias atuais, tem sido feito o contrário: observa-se com a mente armada, tentando ajustar as observações aos nossos modelos teóricos preexistentes. Enfim, o efeito Bowditch exemplifica que a aquisição de conhecimento deve se dar tal como antigamente: observando incansavelmente, com o espírito desarmado. Precisamos voltar a observar com atenção o que ocorre à nossa volta.

É importante fazermos algumas observações sobre a circulação do sangue no coração:

- As *artérias* pulmonares transportam sangue *venoso* e as veias pulmonares veiculam *sangue arterial*. Pode parecer estranho, mas não há nada de errado nisso. Ocorre que chamamos de artéria qualquer vaso de orientação *centrífuga* (que sai do coração) e de veia qualquer vaso de orientação *centrípeta* (que chega ao coração). Paralelamente, chamamos de sangue arterial o sangue *oxigenado* que sai dos pulmões e de sangue venoso o sangue *pouco oxigenado* que deixa os tecidos
- A função das valvas mitral, tricúspide, aórtica e pulmonar é garantir um fluxo unidirecional do sangue, não permitindo que este retorne para a câmara de onde veio. Quando alguma dessas valvas apresenta "defeitos", como dificuldade de se abrir (estenose valvar) ou dificuldade de se fechar (insuficiência valvar), ocorre turbilhonamento do fluxo sanguíneo, e a energia mecânica do choque entre os elementos do sangue transforma-se em energia sonora. Em consequência, serão escutados os chamados sopros cardíacos
- Não existem valvas separando as veias pulmonares do AE, tampouco separando as veias cavas do AD. Assim, quando o coração esquerdo não consegue lançar adequadamente o sangue adiante, o excesso de pressão no AE se transmite de maneira retrógrada aos capilares pulmonares, podendo ocasionar edema pulmonar. Do mesmo modo, um excesso de pressão no AD causado por insuficiência cardíaca direita pode aumentar de maneira retrógrada a pressão nos capilares sistêmicos, provocando edema periférico em vários locais do organismo
- Como todo fluido, o sangue acelera obedecendo a uma diferença de pressão, acelerando sempre *de um ponto de maior pressão para um ponto de menor pressão*. Na verdade, é isso que determina a abertura e o fechamento das valvas; por exemplo, a valva mitral se abre quando a pressão no AE se torna maior que a pressão no VE, e se fecha quando a pressão no VE supera a pressão no AE. Assim também acontece com todas as outras valvas.

É importante observar que é justamente o choque da coluna de sangue que ocorre em virtude do fechamento das valvas que causa sons que podem ser ouvidos com auxílio de um estetoscópio. Esses sons chamam-se bulhas cardíacas. A primeira bulha (B1) tem um som de "tum", e ocorre no fechamento das valvas atrioventriculares (mitral e tricúspide). A segunda bulha (B2) é mais aguda e tem um som de "tá", ocorrendo durante o fechamento das valvas semilunares (aórtica e pulmonar).

Já que a pressão é a variável determinante do deslocamento do sangue, o que determina a variação da pressão nas quatro câmaras cardíacas (átrios e ventrículos)? É simples: a variação de *volume* dessas câmaras. Esse é o mesmo fenômeno que ocorre com o êmbolo de uma seringa. Quando queremos esvaziar a seringa, apertamos o êmbolo, aumentando a pressão interna que leva à redução do volume. Por outro lado, quando desejamos aspirar algo para o interior da seringa puxamos o êmbolo, o que reduz a pressão interna. O mesmo acontece com o coração: quando uma câmara se contrai (sístole), a pressão em seu interior aumenta, e quando uma câmara relaxa (diástole), a pressão no interior dessa cavidade diminui. Vale ressaltar que, em condições fisiológicas, os átrios têm uma contração muito tênue, já que dispõem de poucas fibras musculares e servem mais como um reservatório de sangue. Então, doravante, quando forem mencionadas sístole e diástole, estaremos nos referindo à sístole e à diástole *ventriculares*. Além disso, como os pulmões estão em série com o coração e a circulação pulmonar trabalha de modo mais "tranquilo" sob baixa pressão e com um mínimo de sobrecarga, quando citarmos sístole e diástole estaremos nos referindo ao *ventrículo esquerdo*, a não ser que especifiquemos de outra maneira.

Ciclo cardíaco

Chamamos de ciclo cardíaco o conjunto de alterações musculares que ocorrem no coração a fim de acomodar e ejetar o sangue. Vamos estudar o ciclo cardíaco dividindo-o didaticamente em fases. Antes, porém, de explicar cada fase, cabe esclarecer que dizemos que uma contração é isovolumétrica quando o volume de sangue dentro de uma determinada cavidade não se altera, apesar de a cavidade já estar se contraindo e, portanto, reduzindo seu volume interno (e, em consequência, aumentando sua pressão interna). Isso acontece quando *todas as valvas ainda estão fechadas*, não havendo comunicação de sangue entre as cavidades. Assim, na contração isovolumétrica, o volume de sangue permanece constante, apesar de o volume da cavidade estar diminuindo.

A Figura 13.5 mostra um gráfico que evidencia as fases do ciclo cardíaco. Com base nos números (1 a 4), passamos a analisar as etapas do ciclo.

Contração isovolumétrica: do ponto 1 ao ponto 2

O ciclo tem início no ponto 1, durante a diástole. O VE é preenchido

---

Glossário

Taquicardia
Aumento da frequência cardíaca para valores acima de 100 bpm

Bradicardia
Redução da frequência cardíaca para valores abaixo de 60 bpm

Cronotropismo
Sinônimo de frequência cardíaca

Inotropismo
Sinônimo de contratilidade

Dromotropismo
Sinônimo de velocidade de condução de estímulos elétricos

Batmotropismo
Sinônimo de excitabilidade

Lusitropismo
Sinônimo de capacidade de distensão durante o relaxamento ventricular (diástole)

Eletrocardiograma
Exame que avalia a função cardíaca por meio das propriedades elétricas do coração. Amplamente utilizado para o diagnóstico de diversas disfunções cardíacas

Arritmia cardíaca
Ausência de regularidade do ritmo em virtude de alteração na geração ou na condução do estímulo elétrico no coração

Bomba de dois tempos
Compartimento que recebe um determinado fluido, ejetando-o para adiante

Sangue arterial
Sangue rico em oxigênio

Sangue venoso
Sangue pobre em oxigênio e rico em gás carbônico

Hematose
Processo de troca de gases (O_2 e CO_2) entre os capilares e os alvéolos pulmonares

Artéria
Vaso que sai do coração (orientação centrífuga)

Veia
Vaso que chega ao coração (orientação centrípeta)

Estenose valvar
Dificuldade de abertura da valva

Insuficiência valvar
Dificuldade de fechamento da valva

Sopro
Som produzido pelo turbilhonamento de um fluido

Edema
Extravasamento de líquido para o interstício

Valva
Nome que se dá a um conjunto de válvulas

Bulha cardíaca
Som que acompanha o fechamento das valvas

Valvas atrioventriculares
Correspondem às valvas tricúspide e mitral

Valvas semilunares
Correspondem às valvas aórtica e pulmonar

Ciclo cardíaco
Conjunto de alterações musculares que ocorrem no coração, a fim de acomodar e ejetar o sangue

Atividade muscular isovolumétrica
Contração ou relaxamento que acontece quando todas as valvas estão fechadas, não ocorrendo, portanto, alteração do volume da câmara

Diástole
Relaxamento das câmaras cardíacas

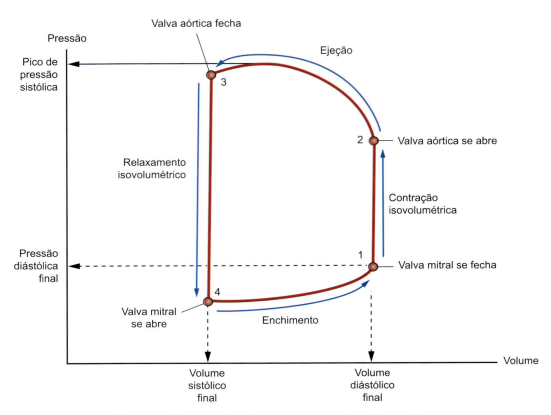

Figura 13.5 Alça pressão-volume representando o ciclo cardíaco.

com sangue oriundo do AE e seu volume aproximado é de 100 mℓ. Esse volume denomina-se volume diastólico final (VDF). A pressão ventricular é baixa porque nesse momento o músculo ventricular se encontra relaxado. No início da sístole, o VE se contrai e, em consequência, a pressão ventricular aumenta. A valva mitral se fecha logo no início da contração ventricular, quando a pressão no VE supera a pressão no AE. Como todas as valvas estão fechadas, não ocorre ejeção de sangue do VE, apesar de sua contração (contração isovolumétrica).

Ejeção ventricular: do ponto 2 ao ponto 3

No ponto 2 ocorre a abertura da valva aórtica, quando a pressão no VE ultrapassa a pressão na raiz da aorta. Em seguida, o sangue é ejetado para a aorta e o volume ventricular diminui. O volume ejetado nessa fase, denominado débito sistólico (DS), nada mais é que o volume de sangue ejetado a cada sístole (cerca de 60 mℓ). Após a ejeção, ainda resta um volume de sangue remanescente no VE – no ponto 3 –, denominado volume sistólico final (VSF), que corresponde a aproximadamente 40 mℓ.

Relaxamento isovolumétrico: do ponto 3 ao ponto 4

No ponto 3 o VE relaxa. Quando a pressão ventricular fica menor que a pressão na raiz da aorta, ocorre o fechamento da valva aórtica. Já que todas as valvas estão novamente fechadas, o volume de sangue no ventrículo é constante durante essa fase, apesar de estar ocorrendo diástole (relaxamento isovolumétrico).

Enchimento ventricular: do ponto 4 ao ponto 1

Logo que a pressão no VE cai abaixo da pressão do AE, a valva mitral se abre e tem início o enchimento do ventrículo. Durante essa fase, o volume ventricular aumenta até cerca de 100 mℓ (o volume diastólico final).

Fração de ejeção

Fração de ejeção (FE) é o valor dado pela razão entre o DS e o VDF. Seu valor normal é cerca de 60% – ou seja, de todo o sangue que chega ao VE, 60% são ejetados para a aorta e 40% (correspondentes ao VSF) permanecem no VE. De certo modo, esse VSF é uma reserva cardíaca, pois, no caso de ser preciso ejetar mais, basta o VE contrair-se com mais força.

Observando a definição da FE, fica claro que, quando o coração não está sendo competente para ejetar todo o sangue que deveria ejetar na aorta (insuficiência cardíaca), a FE cai a valores abaixo do normal.

A força de contração do VE, denominada contratilidade ou inotropismo, é dependente de cálcio, pois, conforme mencionamos no Capítulo 8, *Sinapses e Músculos*, durante uma contração grande parte da troponina existente na fibra muscular cardíaca encontra-se livre, não ligada ao Ca^{2+}. Assim, se mais cálcio entrar na fibra, mais forte será a força de contração (efeito inotrópico positivo). Esse fenômeno denomina-se reserva de contratilidade.

Releia o Capítulo 8 se julgar necessário rever os mecanismos de contração do cardiomiócito.

O coração bate 60 a 100 vezes por minuto (bpm) – valor chamado frequência cardíaca (FC). Se a FC média é de 80 bpm e se a cada batimento o VE ejeta 60 mℓ (que corresponde ao DS), conclui-se que o VE ejeta na aorta 4.800 mℓ/min. Esse valor é calculado ao multiplicarmos o DS de 60 mℓ pela FC de 80 bpm, e representa o débito cardíaco (DC). Veja a Figura 13.6.

Um dos parâmetros mais importantes na análise da dinâmica dos fluidos é o fluxo, que é o volume de fluido que circula por unidade de tempo. O DC nada mais é que o *fluxo existente no sistema circulatório*. É justamente esse o fluxo que será oferecido aos tecidos, e para *manter a vida dos tecidos, o coração trabalhará tanto quanto possível para manter o DC constante*, em torno de 5 ℓ/min.

Então, a regulação do DC se dá pela variação da FC e do DS. A FC é comandada pelo nó sinusal e pode ser regulada pelo sistema nervoso autônomo. O sistema simpático aumenta a FC (taquicardia), enquanto o sistema parassimpático, por meio do nervo vago, reduz a FC (bradicardia).

A taquicardia irá, até certo limite, produzir aumento do DC, uma vez que este é o produto do DS pela FC. E por que até certo limite? Porque, se ocorrer um aumento muito grande da FC (normalmente acima de 200 bpm), o coração baterá tão rápido, que o tempo de diástole vai ficar encurtado, reduzindo o enchimento ventricular. A redução do enchimento ventricular vai afetar o DS, pois haverá menos sangue no ventrículo para ser ejetado. Em outras palavras: quando a FC é muito alta, não dá tempo de o ventrículo se encher adequadamente, e acaba ocorrendo uma redução do DC por redução do DS, a despeito de a FC estar alta. Por esse motivo, as taquicardias acentuadas e persistentes podem ser graves, levando a um quadro de baixo débito que requer tratamento imediato.

O principal determinante da FC é o tônus simpático e parassimpático, e os determinantes do DS são o *inotropismo*, a *pré-carga* e a *pós-carga*, conceitos importantíssimos para a compreensão da fisiologia cardiovascular. Embora sejam mais usados com relação à circulação sistêmica, esses conceitos também se aplicam à circulação pulmonar.

Inotropismo: contratilidade

É fácil entender por que a força de contração do VE interfere no DS; afinal, quanto mais forte a contração, mais sangue será ejetado na sístole.

O inotropismo está diretamente relacionado com a *concentração intracelular de* Ca^{2+} em função da *reserva de contratilidade* causada pela presença de complexos troponina-tropomiosina livres (veja o Capítulo 8, *Sinapses e Músculos*). Uma descarga simpática é capaz de aumentar a contratilidade, pois a noradrenalina produz aumento do influxo de Ca^{2+} no cardiomiócito. Alguns fármacos, como os digitálicos, também aumentam a contratilidade miocárdica (efeito inotrópico positivo).

Pré-carga

Pré-carga é a tensão na parede ventricular imediatamente antes da sístole. Para compreender melhor essa definição, é preciso recordarmos um conceito da Biofísica: *tensão é uma força que tende a causar ruptura*. A lei de Laplace afirma que a tensão em uma câmara (como o VE, por exemplo) é diretamente proporcional à *pressão* no interior da câmara e ao *raio* da câmara. Em materiais dotados

Glossário

Volume diastólico final
Volume que o AE despeja no VE, ao fim da diástole

Sístole
Contração das câmaras cardíacas

Débito sistólico
Volume de sangue ejetado a cada sístole

Volume sistólico final
Volume que resta no VE após a ejeção

Fração de ejeção
Valor definido pelo quociente DS/VDF

Frequência cardíaca
Quantidade de sístoles por minuto

Débito cardíaco
Volume de sangue ejetado pelo coração em 1 minuto

Fluxo
Volume de um fluido que circula em um sistema por unidade de tempo

Digitálicos
Fármacos que aumentam a força de contração dos ventrículos

Pré-carga
Tensão na parede ventricular, imediatamente antes da sístole

Lei de Laplace
A tensão em uma cavidade é diretamente proporcional à pressão interna na cavidade e ao raio da cavidade

Tensão
Força que tende a produzir ruptura

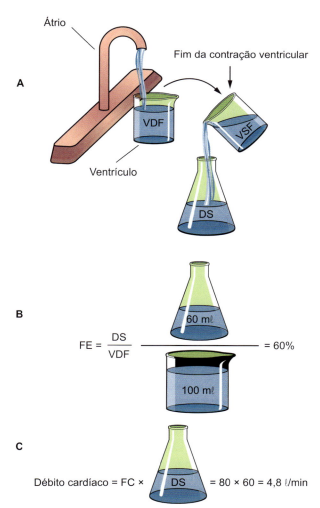

Figura 13.6 Débito sistólico (**A**), fração de ejeção (**B**) e débito cardíaco. (**C**). DS: débito sistólico; FC: frequência cardíaca; FE: fração de ejeção; VDF: volume diastólico final; VSF: volume sistólico final.

FISIOLOGIA EM FOCO

Frequência cardíaca baixa em atletas

De modo geral, os atletas que realizam atividades aeróbicas apresentam frequência cardíaca de repouso baixa. Isso ocorre porque, por mecanismos de plasticidade já estudados no Capítulo 9, *Plasticidade*, esses atletas apresentam uma discreta dilatação do VE – logo, apresentam maior enchimento ventricular e, em consequência, maior débito sistólico. Uma vez que o importante é manter o DC, diante de um DS mais elevado pode-se reduzir a FC, já que *o importante é manter o DC constante*. Exemplificando numericamente: se o DS do atleta for de 120 mℓ (o dobro do normal), ele poderá manter uma FC de apenas 40 bpm a fim de manter o DC constante (em torno de 5 ℓ/min).

de elasticidade, como os músculos, quanto maior a tensão imposta à estrutura, maior é a força elástica de reação.

Para compreender isso melhor, imagine uma bola de soprar: quanto mais cheia ela estiver, maior é a tendência de se romper (tensão maior), mas também maior é a força que tende a fazê-la retrair-se e retornar ao seu volume inicial. É o que ocorre nas cavidades ventriculares – quanto mais cheio estiver o ventrículo, com mais força ele irá se contrair. Evidentemente, isso ocorre dentro de limites muito estreitos – ou seja, enquanto as interconexões entre a actina e a miosina estiverem presentes. Se houver uma grande dilatação do ventrículo, a actina e a miosina se afastam a tal ponto que não ocorre mais contração. Por isso podemos dizer que:

> Dentro de certos limites, um aumento da distensibilidade leva a um aumento da contratilidade.

Esta é a lei de Frank-Starling, ou seja, a lei de Laplace aplicada ao coração.

Uma consequência da lei de Starling é que o *mesmo volume de sangue é ejetado pelos dois ventrículos* (direito e esquerdo), pois, ainda que, em um dado momento, chegue menos sangue a um dos ventrículos, esse se contrairá com menos força, de modo que *os débitos sistólicos do VD e do VE ficam equalizados*. Além disso, a lei de Starling tende a igualar o débito sistólico com o retorno venoso (volume de sangue que chega da circulação sistêmica ao átrio direito).

A pré-carga interfere no DS pela lei de Frank-Starling e, portanto, *quanto maior a pré-carga, maior será o DS*. O que determina a pré-carga? A pré-carga é determinada pela pressão diastólica final (PDF, também conhecida como PD_2), que é a pressão existente no interior do VE imediatamente antes da ejeção do sangue para a aorta. A PD_2 depende de dois fatores: o *volume diastólico final* (VDF) e a complacência ventricular.

O *VDF* é determinado pelo retorno venoso, que, como mencionamos, é o volume de sangue que chega ao AD. O VDF depende naturalmente da volemia, que é o volume de sangue no interior dos vasos, o qual é determinado pela concentração plasmática de Na^+ (natremia). Mais adiante, neste capítulo e no Capítulo 14, *Sistema Urinário*, voltaremos a tratar da regulação da volemia e da homeostase do sódio. As substâncias que aumentam a retenção de sódio aumentam a pré-carga.

Ainda com relação ao retorno venoso, como as veias são vasos altamente complacentes, 70% do nosso sangue encontram-se no leito venoso. Substâncias capazes de contrair a musculatura lisa das veias irão elevar a pré-carga, pois a vasoconstrição venosa faz com que o sangue represado nas veias flua para os átrios, elevando, assim, o VDF.

Complacência ventricular é a capacidade do músculo ventricular de acomodar o volume de sangue que chega até ele. Se o miocárdio estiver lesionado (endurecido), ou se houver algum derrame entre os folhetos do pericárdio, fazendo com que o ventrículo fique "apertado", ocorrerá um quadro de restrição diastólica, o que reduz o enchimento ventricular e compromete o débito cardíaco.

Em suma:

> A pré-carga é dada pela PD_2, que depende do VDF e da complacência ventricular. O VDF é determinado pelo retorno venoso, que depende da volemia. A volemia depende diretamente da natremia.

FISIOLOGIA EM FOCO

Insuficiência cardíaca

É interessante observar que, na insuficiência cardíaca, como o ventrículo não se contrai adequadamente, haverá sangue represado após a ejeção (aumento do volume sistólico final) com consequente aumento da PD_2. Esse aumento da PD_2 se transmite aos átrios e às veias pulmonares ou veias cavas (dependendo de a insuficiência cardíaca ser direita ou esquerda), produzindo edema pulmonar ou periférico.

Pós-carga

Pós-carga é a pressão que o ventrículo deve vencer para ejetar o sangue. Logo, conclui-se que, no caso do VE, a pós-carga é dada pela pressão na raiz da aorta (no VD, a pós-carga tem a ver com a pressão nas artérias pulmonares).

Como o sistema circulatório é fechado, a pressão na raiz da aorta é função direta da pressão arterial sistêmica, ou seja, a pressão existente na árvore arterial, e a pressão arterial depende diretamente da resistência vascular periférica (RVP). Mais adiante, a pressão arterial, seus determinantes e sua regulação serão estudados em detalhe. Por ora, vale destacar que:

> A pós-carga é determinada pela resistência vascular periférica.

Quanto *maior a pós-carga*, maior será a dificuldade de ejetar o sangue, e, por conseguinte, *menor será o débito sistólico* (DS). É claro também que, quanto maior a pós-carga, maior o *volume sistólico final* e, portanto, menor será a fração de ejeção.

A Figura 13.7 resume boa parte do que foi dito sobre a atividade mecânica do coração e, também, o traçado do eletrocardiograma (ECG) em que a onda P representa a despolarização atrial, o complexo QRS representa a despolarização ventricular e a onda T representa a repolarização ventricular. O traçado do ECG representa a atividade elétrica do miocárdio, sendo muito usado em cardiologia para o diagnóstico de várias disfunções (infarto, isquemia, hipertrofia ventricular, arritmias etc.). O estudo detalhado do ECG foge aos objetivos deste texto. Na Figura 13.7 também estão representadas as bulhas cardíacas, já mencionadas.

Vasos sanguíneos

Sistema arterial de resistência

Antes de abordarmos o sistema arterial, vale reforçar o conceito de fluxo. *Fluxo* é o volume de fluido por unidade de tempo; é movimento e, como tal, apresenta energia mecânica, que é dividida entre a energia potencial e a energia cinética. A *energia potencial de um fluido é determinada pela pressão*, pois a pressão é o ente físico capaz de colocar um fluido em movimento; já *a energia cinética do fluido é dada pela velocidade*, que é o ente físico que define o estado de movimento. O fluxo de sangue que passa pelo coração é de aproximadamente 5 ℓ/min, ou seja, a cada minuto, 5 ℓ de sangue são ejetados pelo coração para as artérias, fluxo denominado *débito cardíaco*, conforme mencionamos.

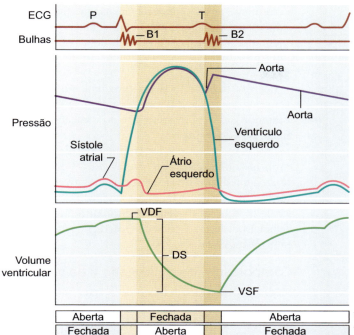

Figura 13.7 Família de gráficos representando eventos relacionados com o ciclo cardíaco. B1: primeira bulha cardíaca; B2: segunda bulha cardíaca; DS: débito sistólico; VDF: volume diastólico final; VSF: volume sistólico final.

Glossário

Lei de Frank-Starling
No coração, quanto mais distendida estiver uma cavidade, maior a força com que essa cavidade se contrai

Starling, Ernest Henry (1866-1927)
Fisiologista inglês que, entre outras contribuições para a Fisiologia, em 1915 apresentou a lei do coração ou lei de Frank-Starling

Frank, Otto (1865-1944)
Médico alemão, personagem importante da Fisiologia cardíaca. Seu trabalho nessa área precedeu o de Starling, mas o crédito é dado a ambos

Retorno venoso
Volume de sangue que chega ao AD

Pressão diastólica final
Pressão ventricular no fim da diástole

Complacência ventricular
Capacidade do ventrículo de acomodar sangue

Volemia
Volume de sangue no interior dos vasos

Natremia
Concentração plasmática de sódio

Restrição diastólica
Dificuldade no enchimento ventricular

Pós-carga
Pressão ventricular necessária para ejetar o sangue

Pressão arterial
Pressão existente no interior da árvore arterial

Resistência vascular periférica
Resistência, determinada pelo atrito, que o sangue precisa vencer para fluir ao longo do sistema arterial

Infarto
Morte celular decorrente de isquemia

Isquemia
Redução do suprimento sanguíneo

Resistência
Dificuldade de um fluido escoar determinada principalmente por forças dissipativas, tais como o atrito das moléculas do fluido entre si e com as paredes dos vasos sanguíneos

Lei da quarta potência
Se o raio de um recipiente dobrar, seu fluxo aumenta em 16 vezes

Capilar
Vaso tão fino quanto um fio de cabelo

É necessário explicar o que é resistência no caso específico do sistema circulatório, para justificar o fato de o sistema arterial ser considerado um sistema de resistência. Cabe destacar que, como a análise detalhada e formal das variáveis envolvidas na hidrodinâmica é domínio da Biofísica, neste texto os conceitos são construídos de maneira totalmente intuitiva.

Exemplificando, imagine que você esteja forçando a saída de um líquido viscoso (p. ex., um óleo) que se encontra dentro de uma seringa. A força exercida no êmbolo produz uma pressão no fluido (óleo), e essa pressão tende a acelerá-lo. Será que a força que você vai ter que aplicar para ejetar o fluido será a mesma, independentemente do calibre da agulha conectada à seringa? É claro que não. Se a agulha for grossa, o fluido sai facilmente, mas, se a agulha for muito fina, terá de ser aplicada bastante força.

Usando um exemplo análogo, para tentar relacionar o escoamento de um fluido com o raio do recipiente que ele deve atravessar, imagine que você vai beber um copo de refrigerante com um canudo. Se o canudo for grosso como um lápis, vai ser muito fácil colocar o fluido em movimento; mas, se o canudo for da espessura de um fio de cabelo, o refrigerante escoará com muita dificuldade.

Está claro que, *quanto menor o raio de um vaso, maior a resistência à passagem do fluido*, ou seja, mais difícil será o escoamento do fluido. *Resistência é isso: a dificuldade oferecida ao escoamento*.

Por volta de 1840, o médico francês Jean-Louis-Marie Poiseuille mediu em laboratório os fatores que determinam a resistência ao escoamento de um fluido. Experimentalmente, ele determinou que a resistência é diretamente proporcional à viscosidade do líquido, ao comprimento do recipiente em que ocorre o escoamento e ao raio do recipiente. No entanto, o que surpreendeu a todos no experimento de Poiseuille foi que, na verdade, o fluxo de um fluido é diretamente proporcional à quarta potência do raio, ou seja, se dobrarmos o raio de um recipiente, seu fluxo aumenta em 16 vezes. Esse resultado é conhecido como lei de Poiseuille ou Lei da quarta potência do raio.

No caso do sistema circulatório, *o raio do recipiente é praticamente o único determinante da resistência*, já que a viscosidade do sangue e o comprimento dos vasos sanguíneos não se alteram em condições fisiológicas.

Um dos motivos pelos quais o raio é tão determinante para a resistência ao escoamento de um fluido é a constituição molecular do fluido. O choque entre moléculas é particularmente relevante no caso do sangue, uma suspensão composta por água, proteínas diversas, lipídios, milhões de hemácias e milhares de plaquetas e leucócitos. Ou seja, muitos elementos com potencial de atritar, e, quanto mais fino o vaso, maior a probabilidade de choque entre as moléculas. Isso facilita percebermos por que o sistema arterial é um sistema de resistência: simplesmente porque as artérias são vasos que vão se ramificando, formando derivações cada vez mais finas. De fato, a artéria aorta tem um raio de aproximadamente 1 cm, mas vai se subdividindo até formar redes capilares que chegam à espessura de um fio de cabelo (por isso o nome "capilar").

Quanto mais um sistema se estreita, maior se torna a resistência, e justamente por isso, para vencer tal resistência e o sangue fluir, é necessário que haja pressão no interior do sistema. No sistema arteriovenoso não é diferente, e a *pressão*

> ### ❤ FISIOLOGIA EM FOCO
>
> #### Pressão arterial
>
> Em nosso cotidiano, ouvimos falar em pressão arterial com bastante frequência. É muito comum ouvir alguém dizer: a minha pressão é 12 por 8. Mas o que isso significa? Será que existem duas pressões diferentes nas artérias? Não. Na verdade, quando dizemos 12 por 8 estamos nos referindo aos valores de 120 por 80 mmHg, mas não se trata de duas pressões no sistema, e sim da *mesma pressão em momentos diferentes*. A pressão arterial é a pressão que o sangue exerce na parede das artérias; afinal, como vimos, um fluido sempre exerce pressão na parede do recipiente que o contém. Então, quando o coração não está se contraindo, a pressão no sistema é de 80 mmHg (pressão diastólica); porém, quando o coração se contrai e lança mais sangue no sistema, a pressão sobe para 120 mmHg (pressão sistólica). Portanto, quando se diz que a pressão de uma pessoa é de 12 por 8, significa que a pressão no sistema arterial é de 120 mmHg quando o coração se contrai e se mantém em 80 mmHg durante o período em que o coração está relaxado. As técnicas para aferição da pressão arterial não são objeto de estudo da Fisiologia, mas da Semiologia.

arterial (PA) é o que faz o sangue escoar e chegar aos capilares, onde se dá a perfusão tecidual – função precípua do sistema circulatório.

O coração fica um terço do tempo em sístole e dois terços do tempo em diástole; logo, o sistema arterial fica o dobro do tempo submetido à pressão diastólica. Com relação à função das pressões sistólica e diastólica, pode-se afirmar que a pressão sistólica tem por finalidade acelerar o sangue (romper sua inércia) para fora do coração. Já a pressão diastólica existe unicamente para equilibrar a resistência e permitir que o sangue possa fluir em direção aos capilares.

A diferença entre a pressão sistólica e a pressão diastólica é chamada pressão diferencial ou pressão de pulso.

A pulsação sentida sobre a artéria radial é o fluxo sanguíneo liberado pelo ventrículo esquerdo, que gera uma distensão da raiz da aorta, a qual se propaga como uma onda mecânica de pressão para as demais artérias. Apesar de as ondas de pulso percebidas serem intermitentes, *o fluxo nas artérias é contínuo*. Pressão arterial média (PAM) é um valor *hipotético* que corresponde à pressão que, em regime de fluxo contínuo, geraria o mesmo fluxo observado no regime pulsátil. Na verdade, a PAM não existe: é média aritmética ponderada entre a pressão sistólica (PS) e a pressão diastólica (PD). No cálculo, a PD recebe peso 2, porque o coração fica o dobro do tempo em diástole.

Como é média aritmética ponderada, a pressão arterial média é dada pela fórmula:

$$PAM = \frac{2PD + PS}{3}$$

Cabe ressaltar que *o fluxo arterial é contínuo*, porque as grandes artérias centrais, sobretudo a aorta, são elásticas e, portanto, atuam como um reservatório de sangue durante a sístole, armazenando um pouco do sangue ejetado pelo VE que, em seguida, é expulso para as artérias periféricas durante a diástole. Assim, sempre haverá sangue fluindo nas artérias – durante a sístole esse sangue provém da ejeção ventricular; e, durante a diástole, ele provém do sangue armazenado na aorta proximal que se dilatou em virtude de sua distensão elástica.

Por esse motivo, a aorta proximal atua como um *filtro hidráulico* que tende a amortecer as flutuações no fluxo, transformando o débito intermitente do coração em fluxo uniforme através dos capilares.

Esse efeito amortecedor (retificador) de fluxo da aorta é também conhecido como efeito Windkessel – termo alemão que designa um dispositivo usado antigamente em carros de bombeiros a fim de fazer o fluxo das mangueiras ser contínuo, apesar de as bombas de água produzirem fluxo intermitente. A Figura 13.8 ilustra a dilatação elástica da aorta que produz o efeito Windkessel.

Comportamento da pressão e da velocidade

Medidas de pressão ao longo do sistema mostraram que, enquanto a pressão na aorta é de 100 mmHg, nas arteríolas ela é de 50 mmHg, nos capilares é de 20 mmHg e nas veias cavas é de 4 mmHg. A pressão vai decaindo até chegar aos capilares (nos quais a velocidade do sangue é centenas de vezes mais lenta que na aorta), e essa redução ocorre predominantemente nos vasos pré-capilares com 10 a 300 mm de raio (Figura 13.9).

Em síntese, ocorre um *decréscimo* importante tanto *da pressão* quanto *da velocidade* à medida que o sangue percorre o sistema arterial. A seguir explicaremos por que isso ocorre. Como discutimos no primeiro capítulo deste livro, fisicamente é possível distinguir os sistemas conservativos e os não

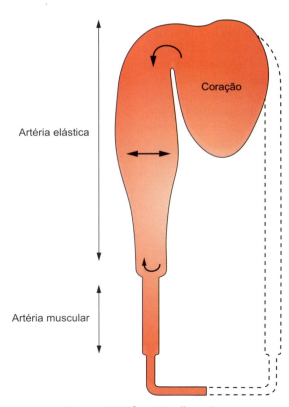

Figura 13.8 Efeito Windkessel.

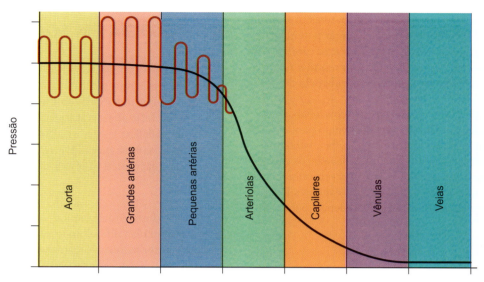

Figura 13.9 Comportamento da pressão no interior dos vasos, ao longo do sistema circulatório.

conservativos (dissipativos). Em um sistema conservativo, as transformações energéticas são tais que não existe degradação da energia, ou seja, a energia total do sistema se conserva. Um sistema como esse poderá transformar indefinidamente seus diversos tipos de energia em outros tipos de energia. Por exemplo, em um pêndulo ideal (sem atrito), aconteceria um movimento por um tempo indefinido e, nesse movimento, existiria sempre uma transformação entre a energia cinética e a energia potencial gravitacional dentro desse sistema.

Entretanto, o pêndulo perfeito não existe. Na natureza, ou seja, no mundo real, os sistemas conservativos nada mais são que um modelo teórico, o qual efetivamente não vai além da nossa imaginação. *Todos os sistemas são dissipativos.*

Em um sistema dissipativo, parte da energia se degrada, transformando-se em um tipo de energia que não pode retornar ao padrão original. Se considerarmos um pêndulo real, parte da energia inicial vai sendo transformada em calor, e este não poderá ser completamente transformado em qualquer outra modalidade de energia. Essa parcela de energia perdida pelo sistema em forma de calor é a *entropia*. À medida que o tempo passa, aumenta a entropia, o que ocasiona uma irreversibilidade das transformações. Ou seja, a cada transformação de energia, uma parcela de energia se dissipa em calor e, assim, a energia total útil vai diminuindo ao longo do tempo.

Como existem forças dissipativas importantes no sistema circulatório, este sistema é um modelo muito interessante para ilustrar os princípios da termodinâmica – a ciência da energia. Antes de discorrermos sobre as forças dissipativas, é importante recordar que fluxo é movimento, e como tal apresenta energia mecânica. Essa energia é determinada pela soma da energia potencial (pressão) com a energia cinética (velocidade).

Desde a saída do sangue do coração até seu retorno, novamente ao coração, a energia mecânica deveria se conservar, caso o sistema circulatório fosse um sistema conservativo. Sendo um sistema dissipativo, a energia mecânica não se conserva, pois uma parcela (tanto da energia cinética quanto da energia potencial) se transforma em entropia em virtude das forças dissipativas, descritas a seguir.

Como as grandes artérias apresentam um considerável grau de elasticidade, logo ao sair do coração a pressão do sangue é amortecida pela dilatação de tais artérias, representadas principalmente pela aorta. Desse modo, parte da energia potencial do sangue (pressão) é transformada em energia potencial elástica nas artérias. Lembre-se de que, em um sistema dissipativo, a cada transformação de energia é produzida uma quantidade de energia que se perde em calor (entropia). Logo, as perdas já se iniciam no momento em que o sangue deixa o coração.

Outra força dissipativa é a força de atrito do sangue com o endotélio. Apesar de o endotélio que reveste os vasos sanguíneos apresentar um dos coeficientes de atrito mais baixos da natureza, como a extensão total dos vasos é grande, existe dissipação de energia mecânica do sangue em virtude do atrito com o endotélio.

Entretanto, a *principal força dissipativa* é determinada justamente pela *resistência arterial*, uma vez que, em virtude de o sangue não ser um fluido homogêneo, já que apresenta milhões de células e proteínas em seu conteúdo, há perda de energia pelo atrito entre os componentes do próprio sangue, o que *se acentua exponencialmente à medida que o raio das artérias diminui*.

Como as artérias se bifurcam, o choque da coluna de sangue com as incontáveis bifurcações também promove dissipação de parte da energia.

> **Glossário**
>
> **Pressão diastólica**
> Pressão arterial durante a diástole
>
> **Pressão sistólica**
> Pressão arterial durante a sístole
>
> **Pressão de pulso**
> Diferença entre as pressões sistólica e diastólica
>
> **Pressão arterial média**
> Pressão média no sistema arterial durante todo um ciclo cardíaco. É dada por $\frac{2PD + PS}{3}$
>
> **Efeito Windkessel**
> Efeito de amortecimento exercido pela elasticidade da parede da aorta, que transforma um fluxo intermitente em fluxo contínuo
>
> **Sistema conservativo**
> Sistema hipotético, no qual a energia total se conserva
>
> **Sistema dissipativo**
> Sistema no qual a interação de seus elementos produz atrito, o qual dissipa energia em forma de calor
>
> **Energia mecânica**
> Soma das energias potencial e cinética

Em função de todas essas variáveis dissipativas, o sangue chega aos capilares com *baixa pressão* (energia potencial) e *baixa velocidade* (energia cinética). Após deixar os capilares, o sangue chega ao sistema venoso com baixa pressão e retorna ao coração graças à pressão aspirativa produzida pela diástole dos átrios.

Na verdade, é muito bom que seja assim, pois a baixa velocidade na rede capilar possibilita que haja tempo para que os solutos se difundam entre capilares e células. Já a baixa pressão é importante porque, se a pressão fosse elevada, os capilares poderiam "estourar", já que se trata de uma estrutura muito frágil. Além disso, uma pressão elevada nos capilares levaria certamente a extravasamento de plasma (edema) para o interstício.

Rede capilar

A única função do sistema circulatório é *suprir a demanda metabólica* dos tecidos, e é na rede capilar que se dão as trocas de nutrientes e gases entre sangue e tecidos. A arquitetura da rede capilar é ilustrada na Figura 13.10.

Cada tecido tem sua rede capilar, com milhares de vasos dispostos em paralelo. Da mesma maneira, as redes capilares dos diversos órgãos também estão dispostas em paralelo, de modo que, quando um determinado órgão necessita de mais fluxo, o fluxo nesse órgão aumenta enquanto o dos outros diminui – o que é denominado redistribuição de fluxo.

Quando uma determinada região "rouba" fluxo das outras, isso não prejudica as demais, porque o fluxo é desviado exatamente das áreas que no momento não o estão exigindo. É por isso que nos sentimos desconfortáveis se, logo após ingerirmos uma refeição pesada, tentamos praticar uma atividade física extenuante. Isso ocorre porque, nesse caso, o sangue será redistribuído do território capilar esplâncnico para o território capilar muscular, dificultando, assim, o processo digestivo.

O que possibilita que o organismo administre o fluxo capilar é a concentração local de CO_2. À medida que um tecido apresenta uma alta taxa de metabolismo, mais ele produz gás carbônico (CO_2), o qual se difunde das células para os capilares. Esse CO_2 reage com H_2O, formando ácido carbônico, e essa acidose local atua diretamente na parede das arteríolas, dilatando-as. E, conforme a *lei da quarta potência*, basta uma leve dilatação para que o fluxo aumente muito naquele local.

Esse fenômeno é chamado hiperemia ativa. O termo hiperemia significa aumento de fluxo sanguíneo. Hiperemia ativa é a hiperemia causada por maior atividade metabólica, como ocorre com os músculos durante o exercício físico e com os órgãos digestivos durante a digestão.

🫀 A atividade metabólica local regula o tônus vasomotor nas arteríolas.

Outros fatores podem também diminuir o tônus arteriolar produzindo vasodilatação, tais como redução da concentração de O_2 (hipoxia), *aumento da osmolaridade local* e presença de

> ### 🫀 FISIOLOGIA EM FOCO
>
> #### Sonolência após as refeições
>
> Um exemplo de redistribuição de fluxo é a sonolência que sentimos logo após uma refeição, quando a rede capilar do sistema digestório passa a necessitar de mais sangue. Então, para aumentar o fluxo nos capilares desse local, ocorre uma diminuição do fluxo de todos os outros territórios que naquele momento não estejam sendo muito exigidos do ponto de vista metabólico. Um desses locais é a circulação cerebral, e isso justifica a leve "preguiça" pós-prandial.

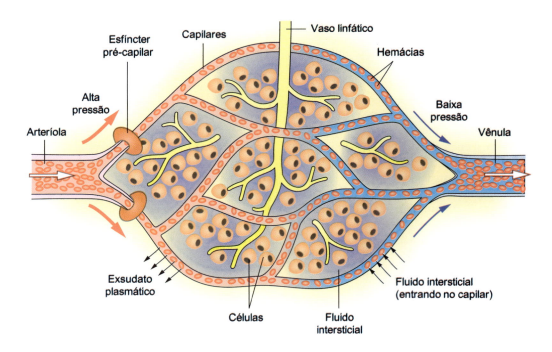

Figura 13.10 Rede capilar.

produtos da desfosforilação do ATP (adenosina, AMP e ADP). Além disso, independentemente da formação do ácido carbônico, o aumento local de CO_2 ou a redução do pH também apresentam importante ação na redução do tônus vasomotor, produzindo *vasodilatação* e aumentando o fluxo local na rede capilar. Todos esses fatores são sinalizadores de alta taxa metabólica.

Se faltar perfusão em um tecido por algum tempo, ocorrerá acúmulo de metabólitos (CO_2 etc.) e, quando o fluxo sanguíneo puder ser restabelecido, ocorrerá um fluxo quatro a sete vezes maior do que o que havia antes. Esse hiperfluxo que ocorre quando a irrigação é bloqueada e em seguida desbloqueada é chamado hiperemia reativa.

O endotélio atua como um verdadeiro tecido, produzindo diversos sinalizadores parácrinos, tais como o óxido nítrico (NO) – um potente vasodilatador – e as endotelinas – substâncias produzidas no endotélio, algumas das quais causam vasoconstrição e outras vasodilatação.

Trocas capilares

Os capilares são constituídos apenas de células endoteliais e lâmina basal. Não têm camada muscular, sendo condutores passivos. Entre os componentes do sistema circulatório, são os que apresentam as menores distensibilidade e complacência, verdadeiros *tubos rígidos*. Além disso, os capilares apresentam várias fenestrações que funcionam como poros que possibilitam a troca de substâncias.

O fluxo sanguíneo capilar é conhecido como fluxo emboliforme; os capilares sanguíneos têm seu raio com diâmetro próximo ao diâmetro das hemácias, o que causa dificuldade na passagem da célula sanguínea, *formando verdadeiros êmbolos*. Com isso, o plasma fica aprisionado entre células consecutivas que formam colunas líquidas. Quando uma partícula entra em contato com a parede do vaso, tende a aderir, propiciando uma camada estacionária. Com a chegada da hemácia seguinte, a camada estacionária é deslocada, seguindo adiante. Isso proporciona a constante renovação da camada estacionária, potencializando as trocas metabólicas, além de fornecer um fluxo com menor viscosidade.

As trocas na rede capilar ocorrem da seguinte maneira: para manter seu metabolismo de modo adequado, as células necessitam de oxigênio e glicose, solutos que chegam pelos capilares arteriais. Do mesmo modo, os capilares venosos têm que remover o excesso de dióxido de carbono produzido pelas células no processo metabólico.

Para analisar as pressões que existem em nível capilar, observe a Figura 13.11.

A pressão hidrostática (PH) é maior que a pressão oncótica (PO) na extremidade arterial do capilar, gerando uma pressão efetiva que tende a levar água do plasma em direção aos tecidos; por sua vez, na extremidade venosa do capilar, a PO supera a PH, tendendo a reabsorver os líquidos dos tecidos em direção ao capilar. Isso ocorre porque a PH vai diminuindo ao longo do trajeto do fluxo capilar, enquanto a PO vai aumentando.

Tal fato se dá porque, ao longo do trajeto do fluxo do capilar, a PH diminui já que sai água do capilar em direção ao tecido. Por esse mesmo motivo, o plasma no interior do capilar fica mais concentrado; logo, a PO aumenta.

Contudo, deve-se ressaltar que, embora essas pressões possam determinar movimento de água entre os capilares e os tecidos, não são importantes para a troca de solutos (O_2, CO_2 e glicose), uma vez que *a troca de solutos se dá por difusão*, obedecendo, portanto, a um gradiente de concentração.

> **Glossário**
>
> **Rede capilar**
> Conjunto de vasos capilares dispostos em paralelo
>
> **Redistribuição de fluxo**
> Redução do fluxo em um território arterial para que ocorra aumento de fluxo em outro
>
> **Acidose**
> Aumento da concentração de íons hidrogênio
>
> **Hiperemia**
> Aumento de fluxo sanguíneo
>
> **Hiperemia ativa**
> Aumento local de fluxo ocasionado por maior atividade metabólica
>
> **Hipoxia**
> Redução na concentração de oxigênio
>
> **Tônus vasomotor**
> Estado de semicontração em que se encontram os vasos sanguíneos
>
> **Hiperemia reativa**
> Aumento compensatório do fluxo que ocorre após um breve período de isquemia.
>
> **Fenestrações**
> Aberturas existentes na parede dos capilares
>
> **Fluxo emboliforme**
> Fluxo ligeiramente intermitente que ocorre em blocos
>
> **Pressão hidrostática**
> Pressão existente nos capilares determinada pela pressão arterial média
>
> **Pressão oncótica**
> Pressão existente nos capilares, determinada pela força osmótica das proteínas plasmáticas (principalmente a albumina)
>
> **Pressão efetiva**
> Diferença entre as pressões hidrostática e oncótica
>
> **Gradiente de concentração**
> Diferença de concentração entre dois meios em um determinado instante

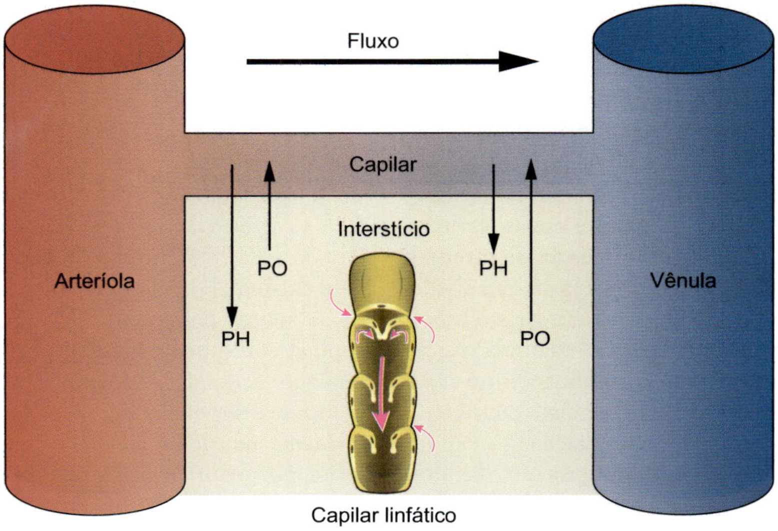

Figura 13.11 Dinâmica das pressões nas redes capilares. PH: pressão hidrostática; PO: pressão oncótica.

O fenômeno que ocorre nos capilares, e que é decisivo para a difusão dos solutos, é a velocidade do fluxo muito baixa. Assim, como o fluxo é lento, há tempo disponível para que a difusão ocorra. Quanto mais lento for o fluxo, mais eficiente será o processo de difusão.

A pressão hidrostática *nada mais é que a pressão arterial* que chega até a rede capilar. Repare que, se a pressão hidrostática não existisse, não seriam possíveis as trocas capilares nem a perfusão tecidual. Como o sistema arterial é um sistema de resistência, a única maneira de existir pressão hidrostática nos capilares é pela pressão arterial. Por isso a regulação da pressão arterial é tão importante para manter a homeostase.

A pressão oncótica é determinada pela elevada concentração de proteínas plasmáticas de alto peso molecular, como a albumina, uma proteína *sintetizada no fígado* que não passa para o interstício em virtude do seu tamanho e que apresenta alta osmolaridade, mantendo a água dentro do vaso.

Como a albumina é produzida no fígado, se um indivíduo for acometido de insuficiência hepática, certamente apresentará edema em decorrência da diminuição da pressão coloidosmótica (oncótica) capilar. Vale esclarecer que pressão oncótica (PO) é a pressão coloidosmótica exercida por proteínas. Outra causa de redução da PO é a chamada síndrome nefrótica, disfunção na qual o paciente começa a excretar proteínas na urina, com consequente redução de sua concentração no plasma.

Um aumento da pressão hidrostática capilar também pode causar edema. Tal situação ocorre, por exemplo, no caso de insuficiência venosa (varizes, tromboses etc.), pois um aumento da pressão no leito venoso se transmite de maneira retrógrada às vênulas, elevando a PH na extremidade venosa do capilar.

Naturalmente, também existem pressões hidrostática e coloidosmótica no interstício; porém, essas pressões, em condições fisiológicas, são muito pequenas para afetar a dinâmica das trocas. Uma observação sobre o interstício é importante: por meio de experimentos, constatou-se que a pressão intersticial é subatmosférica (aproximadamente –5 mmHg). Essa pressão negativa faz com que o interstício "aspire" conteúdo dos capilares, facilitando o processo de trocas.

Além disso, o interstício é formado por matriz elástica, formada por um complexo de gel proteico que tem grande atração por água. Desse modo, sempre fica um líquido aprisionado nas malhas de tecido conjuntivo do interstício, transformando o interstício em uma estrutura pouco complacente, a qual não permite que exista lugar para a deposição de água livre (edema). Ou seja, *o interstício tem a configuração de um gel*, no qual não há lugar para deposição de água oriunda dos capilares ou das células. A propósito, recentemente novas técnicas histológicas têm descoberto algumas propriedades do interstício que eram anteriormente desconhecidas. Há até um alarde na imprensa científica dizendo que o interstício seria o "*novo órgão recém-descoberto do corpo humano*", embora ainda não se saiba o suficiente a respeito do assunto. Enfim, essa é uma nova fronteira do conhecimento, e talvez se abra, com o estudo do interstício, um novo campo de investigação.

O sistema linfático também é importante no processo das trocas capilares. A circulação linfática é independente do sistema sanguíneo, apesar de desembocar nas grandes veias centrais. Os vasos linfáticos se distribuem em forma de rede, estando presentes em quase todos os órgãos. Os capilares linfáticos são fechados em sua periferia (os vasos terminam em *fundo cego*). Seu endotélio não apresenta junções seladas entre as células, além de cada célula estar conectada ao tecido conjuntivo adjacente. Como não há junções intercelulares, a movimentação do tecido gera um espaço entre as células, formando fendas pelas quais os componentes do interstício penetram no sistema linfático, como macromoléculas e células (linfócitos e bactérias, por exemplo).

Os vasos linfáticos trabalham drenando água e proteínas do interstício, e, para realizar tal tarefa, eles se dilatam, criando dentro de si uma pressão negativa que aspira substâncias do interstício. Após a entrada das substâncias aspiradas, válvulas impedem que elas retornem ao espaço intersticial.

Os capilares linfáticos, vasos de orientação centrípeta, que formam vasos cada vez maiores, são dotados de musculatura lisa e válvulas unidirecionais a fim de manter o fluxo linfático na direção central. Com relação ao fluxo sanguíneo, o fluxo linfático é extremamente lento, mas de fundamental importância para o transporte de proteínas plasmáticas extravasadas do sistema sanguíneo. Ao longo do sistema linfático existem filtros com a função de remover partículas estranhas como, por exemplo, os patógenos. Esses filtros são os nódulos linfáticos (linfonodos). A maioria dos vasos linfáticos convergem para formar o maior vaso linfático do organismo – o ducto torácico, que irá desembocar no sistema venoso central, o qual devolve à circulação sanguínea partículas drenadas nos tecidos.

Doenças como a filariose (elefantíase), que acometem os capilares linfáticos, causam grande edema, uma vez que um grande montante de água e proteínas deixa de ser drenado, acumulando-se no interstício.

Os processos inflamatórios e alérgicos também causam edema com bastante frequência, porque vários sinalizadores químicos que existem no processo inflamatório causam vasodilatação e, em consequência, *aumentam a permeabilidade capilar*, possibilitando o "vazamento" de líquido para o espaço intercelular (interstício).

Resumindo as causas de edema, podemos sintetizá-las em quatro grupos:

▸ Aumento da PH capilar (p. ex., insuficiência venosa)
▸ Diminuição da PO (p. ex., doença hepática e doença renal)
▸ Obstrução linfática (p. ex., filariose)
▸ Aumento da permeabilidade capilar (p. ex., inflamação e alergias).

A seguir serão descritas algumas redes capilares especiais.

Na *microcirculação pulmonar*, as forças opostas que regulam a saída (PH) e a entrada de líquido (PO) dos capilares também existem, porém operam de modo diferente, uma vez que, na circulação pulmonar, a PO supera a PH ao longo de todo o capilar. O resultado é que não há fluxo de saída de líquidos, e qualquer acúmulo de água no interstício pulmonar é prontamente reabsorvido ao longo de toda a extensão capilar. Logo, *o volume intersticial pulmonar é mínimo*, e isso é muito importante, pois reduz as distâncias a serem percorridas pelos gases respiratórios durante sua difusão. Como mencionamos, um aumento da PD_2 ventricular pode, de maneira retrógrada, causar aumento da PH pulmonar, gerando congestão vascular pulmonar (insuficiência cardíaca congestiva) e até edema alveolar, que, se não for prontamente tratado, leva à morte em poucos minutos.

Já na *microcirculação do* glomérulo renal ocorre o contrário. A pressão hidrostática (PH) capilar é muito alta (40 a 50 mmHg), de modo que ocorre *filtração* ao longo de todo o capilar glomerular. O resultado disso é a formação do *filtrado glomerular*, que representa a primeira etapa na formação da urina, conforme estudaremos no Capítulo 14, *Sistema Urinário*.

Na *microcirculação hepática*, na qual a pressão hidrostática (PH) é muito baixa, há capilares livremente permeáveis a proteínas – os capilares sinusoides, que formam uma extensa rede entre placas adjacentes de hepatócitos. Esses capilares são os mais permeáveis do corpo, graças aos poros de até 1 mm entre as células endoteliais, e por isso possibilitam que o fígado exerça sua função de *depuração* de milhares de substâncias diferentes.

A rede capilar termina desembocando nas vênulas, e a partir destas começa o sistema venoso. A partir daqui, vamos falar sobre esse sistema.

Sistema venoso de capacitância

De maneira mais formal, pode-se afirmar que capacitância é o mesmo que *complacência*, que, por sua vez, é o aumento em volume causado por um aumento de pressão; em outras palavras, complacência é a medida da capacidade de deformação de um tecido por unidade de tensão. Em termos da Física, *complacência é o inverso de* elastância – ou seja, quanto mais resistência elástica apresentar uma estrutura, menos complacente ela é.

De modo mais simples, no caso do sistema venoso pode-se dizer que *capacitância* é a capacidade de acomodar grandes volumes de sangue sem que isso cause um aumento significativo na pressão no interior do vaso. O sistema venoso apresenta tal capacidade de acomodar grandes volumes de sangue, sendo capaz de conter até 80% do total de sangue circulante, porque a parede das veias é bastante delgada, o que faz com que elas ofereçam pouca resistência à deformação (dilatação). Além disso, ao contrário do que acontece com o sistema arterial, no sistema venoso as veias vão sucessivamente desembocando em veias maiores; logo, o raio vascular vai aumentando, oferecendo cada vez menos resistência ao fluxo de sangue.

O sistema venoso trabalha sob baixa pressão, sendo cerca de 20 vezes mais complacente do que o sistema arterial. Isso se deve, conforme já discutimos, à dissipação de energia potencial do sangue ao longo do sistema circulatório, porém outros fatores contribuem para tornar a pressão venosa ainda mais baixa, tais como a grande complacência e a baixa resistência ao fluxo existentes no sistema venoso.

A pressão venosa muito baixa constitui uma variável que precisou ser contornada pela evolução: se é a pressão que determina a aceleração de um fluido, e a pressão venosa é baixa, como ocorrerá o retorno venoso desde a periferia até o átrio direito (AD)? Essa situação é agravada se lembrarmos que, muitas das vezes, esse retorno venoso precisa se dar contra a força de campo gravitacional. Por exemplo, quando estamos de pé, como o sangue dos pés chega ao coração?

A seguir serão descritos os fatores que facilitam o *retorno venoso* do sangue ao AD:

- *Pressão negativa intrapleural*. Durante a inspiração, a pressão negativa intrapleural ajuda a aspirar o sangue contido nas grandes veias abdominais (cerca de 300 mℓ) em direção ao coração
- *Coxins plantares*. Na planta dos pés existe uma rede de capilares (os coxins plantares) que, ao serem pressionados (p. ex., durante uma caminhada), ejetam sangue em direção ao coração
- *Pressão hidrostática*. Durante a sístole, a pressão arterial se propaga ao longo do sistema produzindo a pressão hidrostática em nível capilar, a qual se transmite às vênulas, "empurrando" o sangue em direção ao coração
- *Diástole do AD*. A diástole do AD faz com que a pressão nessa câmara fique menor, "aspirando" o sangue contido nas veias cavas
- *Válvulas*. As veias contêm válvulas que direcionam o sangue em sentido ascendente (para o coração). Quando ocorre alguma incompetência dessas válvulas em direcionar o sangue, surgem dilatações – as varizes. Como o sangue fica represado nas varizes, essa estase venosa pode levar à formação de coágulos (trombos), que eventualmente se soltam, ganham a circulação e vão parar no sistema arterial pulmonar, gerando embolia pulmonar
- *Coração periférico*. A contração dos músculos da panturrilha ajuda a bombear o sangue para cima. Por esse motivo, a panturrilha é conhecida como coração periférico. Observe as válvulas e a ação da panturrilha na Figura 13.12.

Vale salientar que a regulação do retorno venoso é de importância capital para a manutenção de um débito cardíaco adequado, pois o retorno venoso determina o *volume diastólico final*, que vai determinar a *pré-carga*. Em função da lei de Starling, quanto maior a pré-carga, maior será a força de contração e, em consequência, o débito cardíaco.

Convém ressaltar que as veias também apresentam musculatura lisa em sua parede, e essa musculatura lisa é dotada de abundante inervação simpática (tônus simpático). Se houver um aumento da atividade simpática, ocorrerá *vasoconstrição venosa*, a qual possibilitará que o sangue contido no leito

---

Glossário

Albumina
Proteína plasmática de alto peso molecular, que exerce força osmótica em direção ao interior do vaso

Edema
O mesmo que inchaço

Síndrome nefrótica
Doença na qual ocorre perda de proteínas pelos rins

Pressão subatmosférica
Pressão menor que a pressão atmosférica (760 mmHg ou 1 atm, ao nível do mar)

Sistema linfático
Sistema formado por vasos em fundo cego que aspiram proteínas e água do interstício, devolvendo-as à circulação venosa

Pressão negativa
Pressão que aspira em vez de ejetar

Linfonodos
Massas de tecido existentes no sistema linfático que têm a função de reter as impurezas da linfa

Filariose
Infestação parasitária que obstrui os vasos linfáticos

Insuficiência cardíaca congestiva
Falência do ventrículo esquerdo que acarreta congestão de sangue nos capilares pulmonares

Glomérulo renal
Rede capilar dos rins

Sinusoides
Capilares que apresentam grandes fenestrações, sendo, portanto, altamente permeáveis

Elastância
Resistência à distensão

Varizes
Dilatações que ocorrem nas veias

Estase
Redução acentuada da velocidade de escoamento do sangue

Trombo
Coágulo que, ao se formar, pode obstruir um vaso sanguíneo

Embolia
Obstrução de um vaso em decorrência de um trombo formado em um local distante

Tônus simpático
Estado de atividade contínua do sistema nervoso simpático

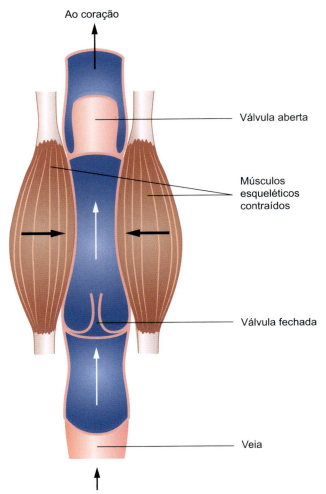

Figura 13.12 Coração periférico e sistema de válvulas.

venoso seja imediatamente bombeado em direção ao coração, aumentando a pré-carga e, por conseguinte, o débito.

Esse mecanismo é extremamente importante para o organismo se defender contra alterações da perfusão tecidual, como será visto mais adiante. Por esse motivo, o sistema venoso é literalmente um grande reservatório de volume (sangue).

Por falar em volume, é claro que o retorno venoso (quantidade de sangue que retorna ao AD) depende diretamente do volume de sangue contido nas veias. O volume total de sangue circulante é chamado *volemia*. A volemia é fundamental para a manutenção da pressão arterial, e o principal determinante da volemia é a concentração plasmática de *sódio*. Como se sabe, o sódio sempre traz consigo a água; assim, o binômio sódio-água é que dá volume ao sangue.

A homeostase do sódio será abordada em detalhes no Capítulo 14, *Sistema Urinário*. Por ora, vale lembrar que *o retorno venoso depende da volemia, a qual depende do sódio plasmático*. Além disso, *o retorno venoso determina a pré-carga*, a qual é determinante para o débito sistólico. A seguir serão estudados os mecanismos alostáticos que regulam a função cardíaca.

Regulação da função cardíaca

A fim de cumprir sua missão – *levar nutrientes aos tecidos* –, o sistema circulatório se viu obrigado pela evolução a dotar cada tecido de uma rede capilar e, para economizar espaço, cada rede capilar apresenta centenas de capilares em paralelo. Isso criou um pequeno problema: já que as artérias se ramificam consecutivamente, e vão diminuindo de diâmetro, isso impõe uma resistência ao fluxo do sangue. Uma vez que a evolução, diante de problemas, busca e encontra soluções, a solução encontrada foi dotar o sistema arterial de uma pressão capaz de suplantar a resistência – *a pressão arterial*.

Fica claro, portanto, que, para cumprir seu papel, em última instância o que o sistema cardiovascular precisa regular é a pressão arterial.

> Uma pressão arterial adequada é condição necessária para uma boa perfusão tecidual.

Torna-se claro que o elemento central para a regulação circulatória é a manutenção da pressão arterial (PA) dentro dos limites da normalidade. A seguir serão abordados os determinantes da PA.

Frequência cardíaca (FC). Fator fundamental de regulação da PA, na medida em que dita o ritmo da ejeção de sangue nas artérias.

Débito sistólico (DS). Sofre influências da contratilidade cardíaca e do retorno venoso.

Resistência vascular periférica (RVP). Está relacionada com o tônus arteriolar (diâmetro das arteríolas, determinado pelo seu estado de semicontração).

Portanto, pode-se dizer que a pressão arterial é diretamente proporcional a esses três fatores citados, podendo ser expressa matematicamente pelo produto:

$$PA = DS \times FC \times RVP$$

Lembrando que DS × FC nos dá o débito cardíaco (DC), podemos ainda exprimir a PA como:

$$PA = DC \times RVP$$

> O débito cardíaco é dado pelo produto do débito sistólico pela frequência cardíaca.

> A pressão arterial é dada pelo produto do débito cardíaco pela resistência vascular periférica.

Essa última maneira de expressar a PA é interessante, porque dá uma ideia mais palpável dos fatos, uma vez que, se uma pessoa está com uma PA de 120 × 80, na verdade os 120 mmHg correspondem à pressão arterial quando o DC é ejetado, e os 80 mmHg correspondem à pressão à qual o sistema arterial está sujeito durante a diástole, já que, durante a diástole, quem mantém a pressão dentro dos vasos é a RVP. Assim, na verdade, *a pressão sistólica é determinada pelo DC, e a pressão diastólica é determinada pela RVP*.

Portanto, estudar os mecanismos de regulação existentes no aparelho cardiovascular corresponde a estudar como se dá a regulação da pressão arterial (PA). Desse modo, controlar a PA nada mais é que controlar seus determinantes, que são o DS, a FC e a RVP.

Exclusivamente com finalidade didática, a regulação da circulação será apresentada mediante mecanismos neurais e depois mediante mecanismos renais. Esses processos alostáticos visam, em última instância, *controlar a PA*.

🧪 FISIOLOGIA EM FOCO

Medida da pressão arterial

Quando vamos aferir a PA de uma pessoa, colocamos um manguito comprimindo a artéria braquial e o diafragma de um estetoscópio em posição distal ao manguito. Inflamos o manguito até cerca de 200 mmHg e vamos desinsuflando-o lentamente. Quando a pressão do manguito (que antes estava comprimindo a artéria braquial) se iguala à pressão sistólica, inicia-se um fluxo intermitente e turbulento, e no ponto em que a pressão sistólica excede a pressão do manguito um jato de sangue passa a cada batimento cardíaco, e ouve-se um som de batida no estetoscópio. Quando começamos a ouvir, registramos a pressão sistólica.

Continuamos a desinsuflar o manguito e, quando a pressão no manguito se iguala à pressão diastólica, as batidas intermitentes deixam de ser ouvidas, pois se restabelece um fluxo normal e silencioso. A pressão diastólica é registrada exatamente no ponto em que deixamos de ouvir as batidas. Observe a Figura 13.13.

Papel do sistema nervoso

O músculo cardíaco que compõe o coração e o músculo liso que compõe a parede dos vasos sanguíneos são sistemas *neurorregulados* – ou seja, apesar de apresentarem automatismo, podem ser modulados pelo sistema nervoso autônomo simpático e parassimpático.

O músculo cardíaco é regulado tanto pelo sistema simpático, por meio de fibras pós-ganglionares oriundas do tronco simpático, quanto pelo sistema parassimpático, por meio de fibras oriundas do nervo vago. No coração, o simpático e o parassimpático exercem ações contrárias. Como mencionamos, o sistema simpático (pela noradrenalina) apresenta efeitos inotrópico, cronotrópico e dromotrópico *positivos*, enquanto o sistema parassimpático (por meio da acetilcolina) exerce efeitos inotrópico, cronotrópico e dromotrópico *negativos*.

Já a musculatura lisa dos vasos recebe inervação predominantemente simpática, e sua regulação se dá em função de a ação simpática ser mais ou menos intensa. A essa ação simpática contínua chamamos *tônus simpático* ou *tônus vasomotor*. Assim, nos vasos a regulação se dá da seguinte maneira: se o tônus vasomotor estiver aumentado, ocorre *vasoconstrição*; se o tônus vasomotor estiver diminuído, ocorre *vasodilatação*.

Veja na Figura 13.14 a ilustração da distribuição dos sistemas simpático e parassimpático nas estruturas do sistema circulatório.

Há muito tempo se sabe que no tronco encefálico, na altura do *bulbo*, existe um centro nervoso relacionado com o controle da circulação. Funcionalmente, fala-se em um *centro vasomotor*, um *centro cardioacelerador* e um *centro cardioinibitório*, mas, segundo alguns autores, essa suposta divisão funcional não encontra correlato anatômico satisfatório.

Por outro lado, a própria anatomia dos centros bulbares envolvidos no controle circulatório é muito confusa. Tem sido sugerido que algumas estruturas – como o núcleo do trato solitário, as regiões caudoventrolateral e rostroventrolateral do bulbo e a área depressora gigantocelular, além de vários núcleos diencefálicos – desempenham papel relevante na regulação circulatória, mas estamos longe de um consenso a esse respeito na literatura. Diante de toda essa miscelânea de nomenclaturas, é mais prudente considerarmos somente que a regulação cardiovascular é determinada por núcleos vasomotores do bulbo.

> **Glossário**
>
> **Mecanismos alostáticos**
> Mecanismos que ocorrem em busca da manutenção da homeostase
>
> **Núcleos vasomotores**
> Núcleos bulbares que regulam o tônus vascular

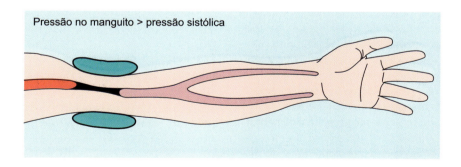

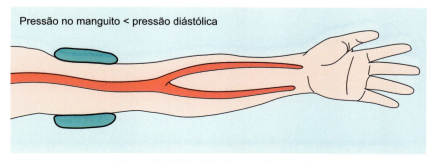

Figura 13.13 Medida da pressão arterial.

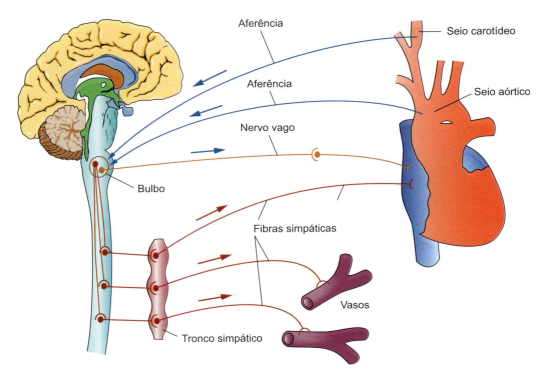

Figura 13.14 Vias de neurorregulação no sistema cardiovascular.

As principais aferências que chegam a esses núcleos vasomotores partem de receptores que são sensores de pressão (barorreceptores) existentes no *seio carotídeo*, que se localiza na bifurcação da artéria carótida comum, e também no *arco aórtico*. Os sinais nervosos oriundos dos seios carotídeos trafegam pelo nervo glossofaríngeo (NC IX), e os oriundos da crossa da aorta chegam ao bulbo por intermédio do nervo vago (NC X). A localização desses barorreceptores é altamente estratégica, pois eles são capazes de flagrar alterações de pressão na parede arterial tão logo o sangue é ejetado do VE.

Para entender como opera o reflexo barorreceptor, podemos citar um exemplo de uma situação real. Suponha que você esteja deitado e, de repente, se levante. De uma hora para outra, o sangue terá que atingir seu cérebro, que agora está acima do coração. Para lançar o sangue contra a força da gravidade, o ideal é que sua pressão suba instantaneamente. De fato, se estiver tudo bem com você, você consegue se levantar sem sentir tontura ou ter sensação de desmaio (síncope). Como isso se passa?

Quando você se levanta de repente, a coluna de sangue do pescoço desce sob ação da gravidade, e daí os barorreceptores do seio carotídeo percebem a *queda da pressão*. Imediatamente são mandados estímulos ao centro vasomotor do bulbo, e ocorre aumento do tônus vasomotor, mediante hiperatividade simpática. O tônus simpático aumentado restabelece a pressão arterial, elevando-a.

Resta explicar como o tônus simpático aumenta a PA. Para respondermos a essa questão de maneira completa, devemos lembrar quem são os determinantes da pressão arterial (DS, FC e RVP) e analisar a ação do sistema nervoso simpático em cada um deles. Vejamos:

A *ativação simpática aumenta o DS por três mecanismos*: em primeiro lugar, o aumento do tônus vasomotor produz uma importante *vasoconstrição venosa*, a qual bombeia sangue para o AD, aumentando o retorno venoso e, em consequência, a pré-carga. Em segundo lugar, o sistema nervoso simpático aumenta a força de contração do VE, e esse efeito *inotrópico positivo* também aumenta o DS. Por fim, em terceiro lugar, o sistema nervoso simpático atua nos rins por intermédio de nervos do plexo renal, aumentando a produção de *renina* (que estudaremos mais adiante) e aumentando a *reabsorção tubular de sódio*. Com isso ocorre aumento da *volemia* e, em consequência, do *retorno venoso*.

A ativação simpática aumenta a FC. Isso produz uma *taquicardia* por ação direta no nó sinusal (efeito cronotrópico positivo).

A ativação simpática produz vasoconstrição arteriolar. Isso determina um aumento da RVP, produzindo um aumento da pós-carga.

O aumento do tônus simpático produz um espectro muito grande de ações fisiológicas, atuando em todos os determinantes da PA. Sem dúvida, pode-se afirmar que:

O tônus simpático é o sentinela do sistema cardiovascular.

Conforme mencionamos, o sistema nervoso simpático é capaz de contrair artérias, veias e o coração. Em momentos de estresse ou durante o exercício físico, o sistema nervoso simpático é ativado, aumentando o débito cardíaco e a perfusão tecidual.

No entanto, se os barorreceptores detectarem *elevação da pressão arterial*, ocorrerá *ativação vagal* (parassimpática), que produzirá efeitos no coração, tais como redução da FC e redução da contratilidade, reduzindo o DS (efeitos cronotrópico e inotrópico negativos). Ao mesmo tempo, ocorrerá redução do tônus simpático, ocasionando vasodilatação periférica, com consequente redução da RVP.

Além dos barorreceptores, existem também quimiorreceptores na aorta e nas artérias carótidas, capazes de detectar sinais de *má perfusão* (redução de O_2, aumento de CO_2 ou redução do pH). Esses sinais de má perfusão são sugestivos de *baixo débito cardíaco*. Para restaurar a homeostase, ocorre aumento do tônus simpático a fim de restabelecer o débito cardíaco. Existem ainda receptores de baixa pressão nos átrios e nas artérias pulmonares.

Contudo, é importante ressaltar que todas essas ações que ocorrem durante a regulação neural são extremamente eficientes, além de serem acionadas de maneira imediata face a alterações da PA. Entretanto, como nada é perfeito, todos esses mecanismos neurais são considerados *mecanismos rápidos* de controle da PA, já que, com o passar do tempo, esses mecanismos começam a não funcionar porque os barorreceptores se adaptam aos novos níveis (altos ou baixos) de pressão, passando então a funcionar para manter a pressão nesses novos níveis.

Esse é o problema: os barorreceptores *não* "sabem" quais são os níveis fisiológicos de pressão. Eles são sensíveis a *alterações* na PA, e não a valores anormais. Assim, se a pessoa ficar com uma pressão arterial média de 150 mmHg (um valor elevado) durante dias, os barorreceptores irão operar a fim de *manter a pressão nesse nível* (150 mmHg), mesmo se tratando de um nível patológico, e até perigoso. Em última análise, *a função do sistema de barorreceptores não é manter a pressão normal, mas sim manter a pressão constante.*

Vamos agora explicar o mecanismo da resposta isquêmica do sistema nervoso: quando falta irrigação no cérebro, ocorre acúmulo de CO_2 no líquido cerebrospinal, e isso funciona como um alarme, o qual informa que é preciso que haja uma hipertensão reflexa a fim de tentar garantir um suprimento sanguíneo adequado aos neurônios que ainda não foram lesionados.

A isquemia no sistema nervoso faz com que o hipotálamo – que é o cérebro do sistema nervoso autônomo – dispare sinais aumentando vigorosamente o tônus simpático, e este, como já sabemos, aumenta a PA. Além disso, a ativação simpática causa também uma ativação da *medula adrenal*, que, por sua vez, libera adrenalina diretamente no sangue, produzindo uma verdadeira "tempestade simpática" por todo o organismo.

É bom lembrar que a resposta isquêmica do sistema nervoso não ocorre somente em casos patológicos, como o derrame. Qualquer situação que ocasione uma queda muito brusca da pressão arterial pode deflagrar esse mecanismo, que é altamente eficiente para restabelecer a PA. É interessante notar que a resposta isquêmica não atua em casos de hipertensão, mas sim somente na hipotensão.

Papel dos rins

Os barorreceptores adaptam-se a novos valores pressóricos (estejam eles dentro da normalidade ou não) dentro de 1 a 2 dias. Após esse período, entram em cena os mecanismos de controle da PA a longo prazo, em que os rins desempenham o papel de protagonistas.

Naturalmente, a leitura do próximo capítulo possibilitará uma melhor compreensão do que vamos explicar agora; portanto, sugerimos que, após estudar a fisiologia renal, você volte a este capítulo e releia o que foi discutido. Alguns termos que vamos utilizar talvez ainda não sejam familiares, por isso vamos nos preocupar em entender os fenômenos renais que o controle da PA envolve, sem nos preocuparmos, por ora, com muitos detalhes.

Inicialmente, é preciso que fique claro que os rins regulam a PA mediante manipulação do *volume* (volemia) e, para isso, o fazem mediante manipulação do mais importante determinante da volemia: o *sódio* (lembre-se de que a água sempre acompanha o sódio). A volemia é também conhecida como volume circulante efetivo, o qual compreende o binômio sódio-água. Ao excretar mais sódio, a volemia fica reduzida, e, ao reter sódio, fica aumentada.

O primeiro mecanismo de regulação renal da PA baseia-se em princípios meramente biofísicos. Quando a pressão arterial estiver elevada, maior será a pressão de filtração no glomérulo renal e, em consequência, mais volume (sódio e água) passará para o filtrado. Esse filtrado é candidato a se tornar urina, caso não haja reabsorção. Acontece que a pressão aumentada nos capilares peritubulares reduz a reabsorção do sódio filtrado, e teremos, portanto, maior excreção de sódio (natriurese por pressão) e de água (diurese por pressão).

No próximo capítulo esses mecanismos serão mais bem esclarecidos; por ora, basta a seguinte informação: quanto maior a PA → maior a filtração renal de Na^+ e H_2O → maior a excreção de sódio e água na urina. Esse sistema de regulação é, na verdade, muito simples: quanto maior o volume (volemia), maior a filtração e a excreção de volume; por esse motivo, ele é conhecido como *sistema rim-volume*. É interessante observar que o sistema rim-volume é um sistema que não se satura, apresentando ganho linear ao longo do tempo, ou

---

Glossário

Barorreceptor
Receptor neural capaz de captar alterações de pressão

Síncope
O mesmo que desmaio

Volume circulante efetivo
Conjunto composto por água e sódio, presentes no sangue

Natriurese por pressão
Eliminação renal de sódio determinada pela pressão nos capilares dos rins

Diurese por pressão
Eliminação renal de água determinada pela pressão nos capilares dos rins

Sistema rim-volume
Mecanismo de regulação da pressão arterial por meio da diurese

---

FISIOLOGIA EM FOCO

Pressão arterial e AVC

Imagine que uma pessoa acaba de sofrer um acidente vascular cerebral (AVC) e você resolve aferir a pressão arterial dessa pessoa. Certamente você encontrará níveis pressóricos muito elevados, e isso pode levar você à seguinte conclusão: a pressão arterial elevada foi a responsável pelo derrame. Nesse caso, seu raciocínio estará correto? Será que a hipertensão arterial foi a *causa* do derrame?

É até possível que níveis elevados de PA possam causar um derrame, mas uma coisa é certa: todo derrame vai ter como consequência um grande aumento da PA. Ou seja, todas as vezes que ocorre *isquemia* (falta de irrigação sanguínea) no sistema nervoso, imediatamente os centros vasomotores bulbares são violentamente acionados e ocorre uma brusca e grave elevação da PA, e esta chega a valores extremos. Esse fenômeno, que ocorre em casos patológicos, é conhecido como *resposta isquêmica do sistema nervoso*.

seja, não opera apenas até um certo limite de volume, sendo capaz de aumentar a excreção frente a qualquer aumento de volume extracelular.

> O sistema de regulação rim-volume opera por meio da natriurese por pressão e da diurese por pressão.

O segundo sistema de regulação renal é o chamado sistema renina-angiotensina-aldosterona (SRAA). O funcionamento desse sistema baseia-se no seguinte: quando a pressão arterial está baixa, naturalmente ela estará baixa também nas arteríolas que compõem o glomérulo renal. Ocorre que na parede das *arteríolas glomerulares aferentes* existem células musculares lisas modificadas, denominadas *células justaglomerulares* – barorreceptores que, pelo seu grau de estiramento, detectam variações pressóricas.

Quando as células justaglomerulares detectam que a pressão na arteríola glomerular aferente está baixa, elas secretam na corrente sanguínea uma *enzima* denominada renina. Como a renina é liberada no sangue, ela pode ser considerada um hormônio.

Fisiologicamente, circula no sangue uma proteína plasmática, produzida no *fígado*, denominada angiotensinogênio. Esse angiotensinogênio é naturalmente inativo, mas, se houver renina no sangue, esta atua sobre o angiotensinogênio, transformando-o em angiotensina I. A angiotensina I também é inativa, porém, ao circular pelo sangue, sofre ação da *enzima conversora de angiotensina* (ECA), produzindo a angiotensina II. No passado se pensava que a ECA fosse produzida nos pulmões, mas, atualmente, sabemos que essa enzima é produzida pelo endotélio de toda a árvore vascular, estando, portanto, presente constantemente no plasma. Veja um esquema do SRAA na Figura 13.15.

A angiotensina II, um dos mais potentes vasoconstritores, é extremamente ativa, produzindo um amplo espectro de ações fisiológicas. A vasoconstrição venosa aumenta o DS e a vasoconstrição arterial determina aumento da RVP, sendo esse conjunto de efeitos, por si só, capaz de restabelecer a PA.

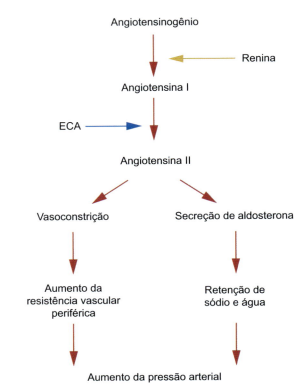

Figura 13.15 Esquema simplificado do sistema renina-angiotensina-aldosterona (SRAA). ECA: enzima conversora da angiotensina.

No entanto, isso não é tudo. A angiotensina II vai até a zona glomerular do córtex adrenal, estimulando a secreção de aldosterona, hormônio que atua nos túbulos renais aumentando grandemente a reabsorção de sódio (e, por conseguinte, de água), o que eleva o volume plasmático (volemia). A elevação do volume circulante efetivo acarreta aumento da pré-carga e, consequentemente, do DS (débito sistólico).

FISIOLOGIA EM FOCO

Angiotensina II

Como foi dito anteriormente, hoje sabemos que a angiotensina II é um hormônio (já que atua a distância) que apresenta muitas funções. Vamos então resumir suas ações:

- Age diretamente sobre os vasos sanguíneos, promovendo vasoconstrição
- Aumenta a síntese e a liberação de noradrenalina nas terminações nervosas que inervam os vasos sanguíneos
- Aumenta a transmissão nervosa nos gânglios simpáticos
- Aumenta a produção de adrenalina pela medula adrenal
- Aumenta a sensação de sede, provocando maior ingesta hídrica e consequente aumento da volemia
- Ativa áreas do sistema nervoso central que causam aumento do tônus simpático
- Estimula a liberação de ADH (vasopressina) pela neuro-hipófise
- Causa hipertrofia da musculatura lisa (aumentando a pós-carga) e do músculo cardíaco (aumentando a força de ejeção)
- Estimula a zona glomerular do córtex adrenal a produzir aldosterona.

Analisando os múltiplos efeitos da angiotensina II, fica fácil observar que já não faz mais sentido separar o controle neural do controle humoral da pressão arterial, já que, ao mesmo tempo que o sistema nervoso simpático atua sobre a mácula densa induzindo a produção de renina, a angiotensina II atua aumentando, por meio de diversos mecanismos listados anteriormente, o tônus simpático. Ou seja, não dá mais para separar regulação nervosa de regulação endócrina. Tudo atua sinergicamente, reciprocamente e simultaneamente. Tudo está integrado, em busca da homeostase.

Finalmente, é bom observar que, a cada dia, se descobrem mais mediadores químicos. Em biologia, "quanto mais se cava, mais fundo o buraco vai ficando". De fato, atualmente já se isolaram várias substâncias químicas da família da angiotensina II. São elas: angiotensina III, angiotensina 1-7, angiotensina 1-9 e alamandina. Por enquanto ainda não sabemos com clareza a ação de cada uma dessas substâncias. Se elas existem, deve haver um motivo para sua existência; todavia, elas ainda são um mistério. E, certamente, a cada dia, novas substâncias serão descobertas...

Parece que a angiotensina II tem ainda outras ações, tais como exacerbar a liberação do ADH (hormônio antidiurético) pela hipófise posterior, aumentando a retenção de água livre. É possível também que a angiotensina II seja capaz de, ao atuar em nível hipotalâmico, aumentar o tônus simpático.

🫀 **Resumindo as ações renais de regulação da PA, podemos dizer que o rim atua por meio de dois sistemas: o sistema rim-volume e o SRAA.**

Para finalizar, uma consideração importante: atualmente essa hipótese "*renocêntrica*" do controle a longo prazo da PA tem sido questionada, pois parece que, mesmo na regulação a longo prazo, o sistema nervoso simpático continua tendo seu papel, pois estudos mostram que, atuando por meio de nervos que se dirigem aos rins, o sistema nervoso simpático tem, pelo menos, duas ações importantíssimas em nível renal.

🫀 **O aumento do tônus simpático aumenta a secreção de renina e a reabsorção tubular de sódio.**

Assim, parece que continua existindo o *primado do sistema simpático* no controle da PA, pois o sistema simpático atua tanto isoladamente, na regulação a curto prazo, como em harmonia com os rins, na regulação a longo prazo.

Como vimos, o SRAA é muito eficiente para corrigir quedas na PA. Porém, e se acontecer o contrário, ou seja, se houver aumento abrupto da PA, como, por exemplo, no caso de alguém receber uma administração de soro fisiológico (NaCl)?

Para se proteger contra sobrecarga de volume, que poderia causar aumento da PD_2 e consequentes congestão e edema pulmonar, existem receptores nos *átrios* que, quando distendidos excessivamente, secretam um *hormônio* denominado peptídeo atrial natriurético (PAN).

Os principais alvos do PAN são os rins e os músculos lisos dos vasos sanguíneos. Ao ser secretado na circulação, o PAN atua da seguinte maneira: nos rins, inibe a absorção de sódio nos túbulos renais, inibe a ação da aldosterona e neutraliza o sistema renina-angiotensina-aldosterona. Em consequência, ocorrerá maior excreção de sódio. Nos vasos sanguíneos o PAN distende a musculatura lisa (efeito vasodilatador) e aumenta a permeabilidade capilar, permitindo a saída de água e sódio dos vasos.

Outro peptídeo da mesma família do PAN é o *peptídeo cerebral natriurético* (PCN), que é produzido pelo cérebro mas também pelos ventrículos, quando esses são distendidos por sobrecarga de volume. O PCN também é um hormônio, em que pese não conhecermos bem suas ações, que promove aumento da excreção de sódio e de água livre, reduzindo a volemia, e, consequentemente, a pré-carga. O PAN e o PCA também reduzem a atividade do sistema renina-angiotensina-aldosterona, diminuindo, dessa maneira, a pós-carga. Visto que o PCN aumenta quando há distensão ventricular, sua dosagem se mostra aumentada na insuficiência cardíaca, já que, nesse caso, os ventrículos se dilatam na tentativa de aumentar a tensão na parede e gerar maior força de contração.

Com o avanço das técnicas de biologia molecular, certamente mais e mais hormônios e sinalizadores químicos serão descobertos, ainda que seu mecanismo de ação possa permanecer incerto por muito tempo.

> **Glossário**
>
> **Sistema renina-angiotensina-aldosterona**
> Mecanismo de regulação da pressão arterial que envolve mediadores químicos e sua influência no tônus arteriolar
>
> **Renina**
> Hormônio produzido nos rins que transforma angiotensinogênio em angiotensina I
>
> **Angiotensinogênio**
> Proteína produzida no fígado, precursora da angiotensina I
>
> **Angiotensina I**
> Substância precursora da angiotensina II
>
> **Angiotensina II**
> Substância com potente ação vasoconstritora
>
> **Aldosterona**
> Hormônio produzido nas glândulas adrenais que atua aumentando a reabsorção renal de sódio
>
> **Peptídeo atrial natriurético**
> Hormônio produzido nos átrios, com ação oposta à da angiotensina II

🫀 FISIOLOGIA EM FOCO

Sinopse do sistema cardiovascular

Do ponto de vista funcional, a circulação sistêmica – ou grande circulação –, pode ser compreendida levando-se em conta seus quatro principais componentes: (a) a bomba cardíaca; (b) o sistema arterial de resistência; (c) o sistema venoso de capacitância; (d) a rede capilar.

O primeiro componente consiste no coração agindo como uma bomba hidráulica que tem como função produzir pressão para vencer a resistência imposta pelo atrito de escoamento, acelerando a coluna de sangue em direção aos tecidos.

O segundo componente, o sistema arterial, abriga cerca de 30% de todo o volume sanguíneo do organismo e trabalha produzindo pressão na coluna de sangue. Essa pressão é produzida em virtude do tônus arterial, que é um estado de semicontração constante da musculatura lisa das artérias.

O terceiro componente é o sistema venoso, considerado um sistema de capacitância por possuir alta complacência (capacidade de acomodar volume), já que abriga cerca de 70% do volume de sangue, funcionando como um reservatório. Por fim, a rede capilar constitui o quarto componente. A rede capilar encontra-se distribuída em paralelo e é responsável, em última análise, pelo processo de troca de nutrientes e gases respiratórios com os tecidos – processo conhecido como perfusão tecidual ou perfusão tissular. À circulação que ocorre nos capilares damos o nome de microcirculação.

Com relação à função cardíaca. São três os seus determinantes, a saber:

▸ Inotropismo: é a contração em si, ou seja, a força de contração – ou contratilidade – do ventrículo esquerdo (VE)

▸ Pré-carga: refere-se ao que ocorre imediatamente antes da contração. A pré-carga é a tensão na parede do VE no momento imediatamente anterior à contração. Ela depende do volume sanguíneo circulante (volemia) e da complacência ventricular (capacidade do VE de acomodar volume)

▸ Pós-carga: refere-se ao que ocorre imediatamente após a contração. A pós-carga é a pressão que o VE tem que vencer parar ejetar o sangue no sistema arterial. Ela é determinada, portanto, pela pressão na raiz da artéria aorta, que por sua vez é determinada pela pressão arterial sistêmica.

Sangue: um tecido líquido

O sangue que circula no interior do sistema circulatório é, sem dúvida, um órgão à parte. Ele é constituído por uma parte líquida, denominada plasma, e pela parte sólida (células). O *plasma* contém 90% de água e 10% de proteínas plasmáticas, cujas principais são *albumina* (que mantém a pressão oncótica do sangue), *globulinas* (que transportam substâncias e participam da formação de anticorpos) e o *fibrinogênio* (importante para a coagulação do sangue). Já as células sanguíneas são as hemácias, os leucócitos e as plaquetas. Todas essas células são produzidas na medula óssea rubra (existente em ossos do esqueleto axial, como esterno, costela, bacia e vértebras).

As hemácias (também chamadas de glóbulos vermelhos ou eritrócitos) são células anucleadas, em formato de disco bicôncavo, e possuem, em seu interior, a *hemoglobina*, cuja função principal é transportar oxigênio dos alvéolos pulmonares até todos os nossos tecidos. Esse transporte se dá à custa da ligação do oxigênio com o ferro existente na hemoglobina. Por serem anucleadas, as hemácias não se reproduzem e, após cerca de 90 dias circulando, vão perdendo sua elasticidade e sua capacidade de fluir na intimidade da rede capilar, sendo então destruídas no baço (chamamos essa destruição de hemólise).

Após a hemólise, o ferro é reaproveitado, já que ele é a matéria-prima essencial para a formação da hemoglobina. Assim, o ferro circula pelo sangue ligado a uma proteína chamada *transferrina* e vai para a medula óssea, para que se forme hemoglobina e, consequentemente, novas hemácias. O que restar de ferro na circulação vai ser armazenado no fígado, na forma de uma proteína denominada *ferritina*. A ferritina é muito importante como uma reserva de ferro, quando não o estamos ingerindo na dieta convencional. Após a hemólise, a hemoglobina sem o ferro passa a se chamar *porfirina*, que é tóxica, devendo ser eliminada. Para tanto, ela é transformada no fígado em *bilirrubina* e excretada pela urina (por meio do sangue) e pelas fezes (por meio da bile).

A redução da concentração de hemoglobina no sangue, ocasionando uma queda na oxigenação tecidual, se denomina *anemia*. As anemias podem ter diversas causas, quais sejam: (a) déficit de produção: ocorre na carência de ferro (falta de ingesta ou excesso de perdas, como ocorre nas hemorragias), doenças da medula óssea (aplasia medular), carência de fatores necessários à síntese de hemoglobina (hipotiroidismo, hipovitaminoses etc.) e doenças que afetam a estrutura química da hemoglobina (hemoglobinopatias); (b) excesso de destruição: ocorre na esplenomegalia (aumento importante do baço), nas doenças autoimunes (o sistema de defesa destrói as hemácias) e na reação hemolítica induzida por fármacos.

Os leucócitos (também chamados de glóbulos brancos) também são produzidos na medula óssea. São responsáveis pelo processo de defesa do organismo, ao qual chamamos de imunidade. Os leucócitos atuam nos processos inflamatórios, nas infecções (por vírus, fungos, bactérias e parasitas) e na vigilância contra células tumorais. O sistema imunológico é extremamente complexo, já que tem que dar conta de diversos tipos de agressão que nosso corpo sofre diariamente. Por esse motivo, seu estudo mereceu a criação de uma disciplina que estuda somente ele: a Imunologia. Vamos aqui dar apenas uma visão muito global e superficial do fenômeno da imunidade. *Grosso modo*, nosso sistema de defesa se alicerça em dois tipos de imunidade: inata e adquirida.

A *imunidade inata* corresponde a uma resposta rápida e estereotipada a um grande número de estímulos, os quais, ao longo de milênios de evolução, se mostraram nocivos a nós. Essa imunidade inata é composta por barreiras (químicas, físicas e biológicas), células especializadas e moléculas solúveis. As principais células que atuam na imunidade inata são os macrófagos (fagocitam grandes áreas onde há processo inflamatório), os neutrófilos (fagocitam invasores "corpo a corpo"), as células dendríticas (têm a função de apresentar antígenos às outras células) e as células *natural killer* (NK), responsáveis pelo ataque a células tumorais. Mastócitos, basófilos e eosinófilos também participam da imunidade inata, que ainda conta com a participação de moléculas solúveis, tais como proteínas do sistema complemento, proteínas de fase aguda, citocinas e quimiocinas.

Já a *imunidade adquirida* (ou adaptativa) depende da ativação de células especializadas (linfócitos) que formam uma memória de todas as agressões que, no passado, se mostraram ameaçadoras ao organismo. Esse tipo de imunidade é um grande exemplo de plasticidade e "inteligência celular", um mecanismo extremamente preciso e orquestrado, uma obra-prima que faz parte das maravilhas do corpo humano. A imunidade adquirida, para reconhecer e atacar os antígenos que guarda em sua memória celular, também conta com moléculas solúveis (anticorpos, citocinas e quimiocinas) e células especializadas (linfócitos T e B, células apresentadoras de antígenos e células NK/T e linfócito T [LT]).

A resposta imune é algo extremamente complexo, multifatorial e, a cada dia, se descobrem mais células, mais moléculas, mais funções. Além disso, hoje sabemos que o sistema imunológico trabalha de maneira totalmente integrada aos sistemas nervoso e endócrino (veja o último boxe "Fisiologia em Foco" do Capítulo 7, *Comunicação Celular*). Atualmente se acredita também que quase todas as doenças que nos acometem são, em última análise, um desequilíbrio do sistema imunológico, que, por motivos pouco ou nada conhecidos, passa a reconhecer nossos próprios tecidos como inimigos e os ataca. Enfim, esse é um tema apaixonante, extremamente importante, mas complexo e dinâmico. Por isso, nos limitamos aqui a "dar um voo panorâmico" sobre o assunto, sem descer às minúcias e detalhes, até porque, como dissemos, atualmente isso é objeto de estudo dos tratados de Imunologia, além de mudar a cada dia.

A terceira população de células do sangue são as plaquetas (trombócitos). Em verdade, as plaquetas são fragmentos de uma célula denominada *megacariócito*, presente na medula óssea. Elas duram apenas cerca de 8 dias (em média) no sangue e são responsáveis pelo importantíssimo processo de coagulação sanguínea (também chamado de *hemostasia*).

Quando um vaso sanguíneo se rompe, inicia-se um processo complexo para, inicialmente, formar um coágulo e fazer cessar o sangramento, mas, em seguida, é necessário que se deflagre, de maneira sincrônica e coordenada, um segundo processo que tem por objetivo desmanchar o coágulo (tão logo o tecido que sangrou se recupere) a fim de que o fluxo sanguíneo se reestabeleça. A formação do coágulo se chama *coagulação*; sua dissolução se chama *fibrinólise*. Reforçando, ambos os processos, que são extremamente complexos e representam mais uma das maravilhas de nosso corpo, devem ocorrer de maneira absolutamente coordenada. Aqui daremos, apenas, uma visão muito geral de ambos, já que eles são estudados em mais detalhes em outras disciplinas e seu conhecimento muda a cada dia.

Um espasmo vascular reflexo é o primeiro fenômeno que ocorre quando um vaso sanguíneo é lesado. Quando o vaso é de pequeno calibre, normalmente esse espasmo já basta para deter o sangramento. Se o vaso for maior, a lesão de suas paredes expõe suas moléculas constituintes (fosfolipídios etc.) para o sangue. Chamamos esse conjunto de moléculas da parede do vaso, que passa a ter contato com o sangue após uma lesão, de *fator tecidual*. Pois bem, parece ser a presença desse fator tecidual o gatilho para deflagrar toda a cascata de coagulação. O fator tecidual, de alguma maneira ainda não totalmente conhecida, ativa as plaquetas, que começam a migrar para o local lesado, ativando mais plaquetas. O aglomerado de plaquetas que se forma (chamado *tampão plaquetário*) é a segunda etapa da coagulação (a primeira é o espasmo vascular) e tem por objetivo tapar o local lesado. Paralelamente, o fator tecidual, juntamente com fatores liberados pelas plaquetas, ativa uma cascata de 12 proteínas existentes no sangue, conhecidas como fatores de coagulação. Essas proteínas vão se ativando em cascata e terminam por ativar uma proteína plasmática chamada *protrombina*, transformando-a em *trombina*.

A trombina atua sobre o *fibrinogênio* (outra proteína plasmática), transformando-o em *fibrina*. A fibrina forma uma rede (semelhante e uma teia de aranha) sobre o local lesado. Essa rede aprisiona plaquetas e então se forma um coágulo (*rede de fibrina*) que pode chegar a um tamanho considerável e suficiente para deter o sangramento.

Alguns autores citam uma via intrínseca e uma via extrínseca da cascata de coagulação sanguínea, porém, recentemente, esse conceito vem sendo cada vez mais questionado, pois parece que tudo ocorre ao mesmo tempo. Em verdade, o que temos é uma visão muito superficial de um processo extremamente complexo, dinâmico e inacessível à observação em tempo real. Tudo aqui, assim como na resposta imune, acontece de maneira muito rápida e utilizando uma quantidade muito grande de moléculas, muitas das quais, certamente, estamos ainda muito longe de conhecer.

Após a formação do coágulo e a reparação do tecido lesado, é necessário desfazer o trombo, a fim de que o fluxo sanguíneo normal se reestabeleça. À medida que o vaso se recompõe, a rede de fibrina vai soltando fragmentos (os *produtos de degradação de fibrina*), os quais, juntamente com a trombina, passam a ativar uma proteína presente no plasma chamada *plasminogênio*, transformando-o em *plasmina*. A plasmina promove a lise (dissolução) do coágulo (rede de fibtina) e a circulação se reestabelece. O sangue volta a fluir normalmente. É bom que se diga que a intimidade do processo de fibrinólise também é, ainda, um grande mistério.

Qualquer desequilíbrio nesse delicado e perfeito sistema de hemostasia/fibrinólise pode ser fatal, pois, se o sistema não estiver totalmente equilibrado, podemos sangrar até morrer, ou, no outro extremo, ter o sangue todo coagulado e a circulação paralisada.

Enfim, como foi dito, ainda estamos muito longe de conhecer (se é que algum dia conheceremos) a intimidade desses processos biológicos que ocorrem em nível molecular e de maneira muito rápida e complexa. Por isso, nos limitamos aqui a apresentar uma visão bem geral desses fenômenos. Mais detalhes podem ser encontrados em tratados de Imunologia, Histologia, Patologia e, principalmente, na busca por artigos de revisão atualizados sobre o tema.

RESUMO

- O sistema circulatório existe para suprir a demanda metabólica dos tecidos
- O coração é a bomba reguladora do sistema circulatório. Ele é formado por cardiomiócitos, que são dotados de excitabilidade (batmotropismo), a capacidade de produzir potenciais de ação
- O nó sinusal se despolariza mais rapidamente, sendo, portanto, o marca-passo natural do coração. No nó atrioventricular (AV) ocorre um retardo natural na velocidade de condução do impulso. Isso ocorre a fim de que átrios e ventrículos não se contraiam ao mesmo tempo
- Nas fibras de Purkinje, a velocidade de condução é máxima (80 vezes maior que no nó AV). Isso ocorre a fim de que os ventrículos se contraiam rapidamente
- O aumento da frequência cardíaca é chamado de efeito cronotrópico positivo; o aumento da contratilidade miocárdica, de efeito inotrópico positivo; e o aumento da velocidade de condução no nó AV, de efeito dromotrópico positivo
- O ciclo cardíaco pode ser dividido em fases: contração isovolumétrica, ejeção ventricular, relaxamento isovolumétrico e enchimento ventricular
- Débito sistólico (DS) é o volume de sangue ejetado a cada sístole; volume diastólico final (VDF) é o volume que chega ao VE através do AE; volume sistólico final (VSF) é o volume que resta no VE após a ejeção. O DS pode ser calculado pela fórmula: DS = VSF − VDF. A fração de ejeção (FE) é dada por: $FE = \dfrac{DS}{VDF}$

- Débito cardíaco (DC) é o volume de sangue que o coração bombeia por minuto. A fim de manter a vida dos tecidos, o coração fará tudo o que puder para manter o DC constante, em torno de 5 ℓ/min
- Três fatores alteram o DS: pré-carga, pós-carga e inotropismo. Pré-carga é a tensão na parede ventricular, imediatamente antes da sístole; pós-carga é a pressão que o ventrículo deve vencer para ejetar o sangue; inotropismo é a contratilidade (força de contração do VE)
- A lei de Frank-Starling estabelece que, no coração, dentro de certos limites, um aumento da distensibilidade acarreta exacerbação da contratilidade
- Como o sistema arterial apresenta alta resistência, para vencer tal resistência e a fim de que o sangue possa fluir, é necessária a existência de uma pressão no interior das artérias – a pressão arterial (PA)
- Quando o coração não está se contraindo, a pressão no sistema arterial é de 80 mmHg (pressão diastólica); porém, quando o coração se contrai e lança mais sangue no sistema, a pressão sobe para 120 mmHg (pressão sistólica)
- O fluxo sanguíneo é constante e não intermitente, pois a aorta proximal atua como um filtro hidráulico que tende a amortecer as flutuações no fluxo, transformando o débito intermitente do coração em fluxo uniforme por meio dos capilares, o chamado efeito Windkessel

- O fluxo capilar é regulado da seguinte maneira: quanto mais alta a taxa de metabolismo de um tecido, mais ele produz gás carbônico (CO_2), o qual apresenta ação vasodilatadora, aumentando o fluxo
- A pressão hidrostática (PH) é maior que a pressão oncótica (PO) na extremidade arterial do capilar, o que gera uma pressão efetiva que tende a levar água do plasma em direção aos tecidos; por outro lado, na extremidade venosa do capilar a PO supera a PH, tendendo a reabsorver os líquidos dos tecidos em direção ao capilar. Isso ocorre porque a PH diminui ao longo do trajeto do fluxo capilar, enquanto a PO aumenta
- Alguns fatores facilitam o retorno venoso ao AD: (a) a pressão negativa intrapleural, (b) os coxins plantares, que, ao serem pressionados, ejetam sangue em direção ao coração, (c) a pressão hidrostática nos capilares, (d) a diástole do AD, aspirando o sangue contido nas veias cavas, (e) as válvulas das veias que direcionam o sangue em sentido ascendente (para o coração) e (f) a contração dos músculos da panturrilha
- Os determinantes da pressão arterial são: (a) a frequência cardíaca (FC), (b) o débito sistólico (DS) e (c) a resistência vascular periférica (RVP)
- A ativação simpática aumenta o DS por três mecanismos: (a) aumento do tônus vasomotor, produzindo vasoconstrição venosa; (b) aumento da força de contração do VE; (c) o sistema nervoso simpático atua nos rins por meio de nervos do plexo renal, aumentando a produção de renina e exacerbando a reabsorção tubular de sódio. Além disso, a ativação simpática apresenta efeito cronotrópico positivo e produz vasoconstrição arteriolar, aumentando a RVP
- Os rins também controlam a PA mediante manipulação do volume (volemia), e o fazem por meio da manipulação do sódio
- O sistema renina-angiotensina-aldosterona (SRAA) funciona da seguinte maneira: quando as células justaglomerulares detectam que a pressão na arteríola glomerular aferente está baixa, secretam renina, que atua sobre o angiotensinogênio, transformando-o em angiotensina I, a qual, sob ação da enzima conversora de angiotensina (ECA), produz angiotensina II. Esta produz vasoconstrição e estimula a produção de aldosterona
- O sangue é considerado um tecido líquido. Ele é composto por plasma (que contém as proteínas plasmáticas) e células (hemácias, que transportam oxigênio; leucócitos, que compõem o sistema imunológico e são responsáveis pela defesa inata e adquirida; e plaquetas, que fazem parte do sistema de coagulação).

AUTOAVALIAÇÃO

13.1 Um homem de 73 anos apresenta-se ao setor de emergência de um hospital queixando-se de dor torácica, dispneia ao esforço e síncope. Esse paciente tem uma história de 10 anos de hipertensão. Foi feito um diagnóstico de estenose da valva aórtica. Com base nos conhecimentos adquiridos neste capítulo, responda:

a) O que é dispneia?

b) O que é síncope?

c) O que significa afirmar que esse paciente tem hipertensão?

d) O que é estenose da valva aórtica? Como pode ser percebida clinicamente?

13.2 Por que os seres humanos necessitam de um sistema circulatório fechado?

13.3 Faça um esquema das fases do ciclo cardíaco, relacionando o trajeto do sangue com as diferenças de pressão nas câmaras e com a abertura e o fechamento das valvas.

13.4 Explique o funcionamento da roda da energia.

13.5 Imagine que um paciente recebeu um coração transplantado. Como esse coração foi retirado de um doador, ele não apresenta qualquer inervação, logo não pode ser neurorregulado. Explique como, mesmo na ausência de neurorregulação, o sistema circulatório é capaz de regular o fluxo sanguíneo para os tecidos em função de sua demanda.

13.6 O que é débito cardíaco? Explique seus determinantes.

13.7 O que é fração de ejeção? Explique seus determinantes.

13.8 O que é a PD_2? Explique seus determinantes e diga o que ocorre quando a PD_2 aumenta.

13.9 O que é pressão arterial? Explique seus determinantes.

13.10 Explique a lei de Poiseuille e a lei de Frank-Starling.

13.11 Como funciona o sistema renina-angiotensina-aldosterona?

13.12 Explique o sistema rim-volume e a diurese por pressão.

13.13 Explique a resposta isquêmica do sistema nervoso que ocorre em casos de acidente vascular cerebral.

13.14 Pesquise e redija um resumo sobre: insuficiência cardíaca, edema agudo de pulmão, hipertensão arterial, angina, *cor pulmonale* e infarto agudo do miocárdio.

13.15 Faça uma pesquisa e responda à seguinte pergunta: o lusitropismo é um processo ativo (ATP-dependente) ou passivo? Justifique sua resposta.

13.16 Faça uma pesquisa e defina os seguintes termos: inotropismo, cronotropismo, dromotropismo, batmotropismo e lusitropismo.

13.17 Faça uma pesquisa e responda: qual é o papel da sístole atrial no enchimento ventricular? Nos casos de fibrilação atrial, o enchimento ventricular fica seriamente comprometido? Justifique.

13.18 Faça uma pesquisa e explique como um aumento do cronotropismo pode aumentar o inotropismo (efeito Bowditch ou efeito *treppe*).

13.19 Liste as ações do hormônio angiotensina II.

13.20 Explique as ações dos hormônios PAN e PCN.

13.21 Pesquise sobre os diferentes tipos de anemia e explique suas causas.

13.22 Diferencie imunidade inata de imunidade adquirida.

13.23 Descreva, sucintamente, as etapas da coagulação sanguínea.

13.24 Qual é a importância de haver um balanço preciso entre coagulação e fibrinólise?

13.25 Na hipertensão arterial, o principal mecanismo envolvido é o aumento da resistência vascular periférica, a qual é determinada pelo balanço entre substâncias vasoconstritoras (angiotensina, noradrenalina, vasopressina, endotelina) e substâncias vasodilatadoras (óxido nítrico, prostaciclina, peptídeo atrial natriurético). Faça uma pesquisa e redija um resumo sobre cada uma dessas substâncias.

13.26 Neste capítulo, você estudou a alça volume-pressão e também aprendeu que os determinantes da função cardíaca são: a contratilidade (inotropismo), a pré-carga e a pós-carga. Agora, utilize seus conhecimentos para interpretar os gráficos mostrados na Figura 13.16, que mostram o efeito dos aumentos de pré-carga (A), pós-carga (B) e do uso de um fármaco cardiotônico, ou seja, que aumenta o inotropismo (C) sobre o ciclo cardíaco.

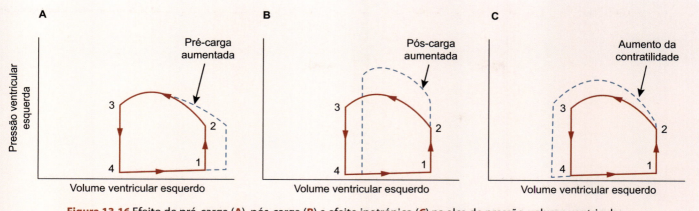

Figura 13.16 Efeito de pré-carga (**A**), pós-carga (**B**) e efeito inotrópico (**C**) na alça de pressão-volume ventricular.

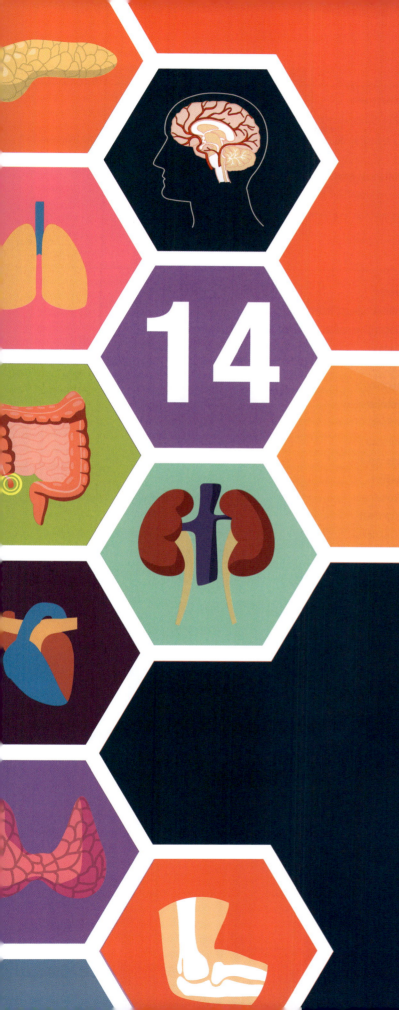

14

Sistema Urinário

Objetivos de estudo, 270
Conceitos-chave do capítulo, 270
Introdução, 271
Anatomia funcional dos rins, 271
Funções não excretoras, 273
Funções excretoras, 276
Funções reguladoras, 283
Micção, 287
Resumo, 289
Autoavaliação, 290

Objetivos de estudo

- Compreender a morfologia e a fisiologia do sistema renal
- Entender o néfron como unidade funcional do rim e distinguir seus subtipos
- Descrever a autorregulação do rim, bem como a regulação de diversos parâmetros, tais como pressão arterial, equilíbrio hidrossalino e equilíbrio acidobásico
- Compreender o papel dos rins na remoção de substâncias exógenas, na gliconeogênese e na eritropoese
- Descrever como ocorre a ativação da vitamina D
- Caracterizar os mecanismos de filtração, excreção, reabsorção e secreção, bem como os locais em que ocorrem

Conceitos-chave do capítulo

- Ácido úrico
- Acidose
- Alcalose
- Animais amoniotélicos
- Animais ureotélicos
- Animais uricotélicos
- Aparelho justaglomerular
- Arteríola aferente do glomérulo
- Arteríola eferente do glomérulo
- Balanço glomerulotubular
- Calcitriol
- Carga filtrada
- Células justaglomerulares
- Ciclo da ornitina
- Creatina
- Creatinina
- Diurese
- Equilíbrio hidrossalino
- Eritropoese
- Eritropoetina
- Excreção
- Feedback tubuloglomerular
- Filtração glomerular
- Filtrado
- Glicogênio
- Glicogenólise
- Gliconeogênese
- Glicosúria
- Glomérulo
- Hálito cetônico
- Hemólise
- Hidronefrose
- Limiar renal
- Mácula densa
- Membrana apical
- Membrana basolateral
- Micção
- Nefrolitíase
- Néfrons
- Néfrons corticais
- Néfrons justamedulares
- Osteodistrofia urêmica
- Parênquima renal
- Pressão efetiva de filtração
- Proteinúria
- Reabsorção tubular
- Rede capilar peritubular
- Reflexo da micção
- Resíduos nitrogenados
- Rins
- Secreção tubular
- Sistema multiplicador de contracorrente
- Tampões
- Taxa de filtração glomerular
- Ureia
- Uremia
- Urina
- Urobilina
- Vasos retos
- Vitamina D

Introdução

O sistema urinário é composto pelos rins e pelas vias coletoras de urina – a pelve renal, os ureteres, a bexiga urinária e a uretra. Como os rins são os elementos realmente funcionais do sistema, neste capítulo abordaremos apenas a fisiologia desse órgão. Ao fim, será estudado o reflexo da micção.

Para uma adequada compreensão da fisiologia renal, é imprescindível que o Capítulo 2, *A Célula*, tenha sido bem compreendido, pois não voltaremos aqui aos temas nele abordados, como fisiologia da água e dos compartimentos orgânicos.

Outro pré-requisito fundamental para o entendimento da fisiologia renal, principalmente a função tubular, é o conhecimento acerca do funcionamento do transporte ativo secundário (*contratransporte* e *cotransporte*), estudado no Capítulo 3, *A Membrana Celular*.

Antes de prosseguir, é fundamental recordarmos alguns aspectos anatômicos e histológicos dos rins, evidenciando seus aspectos funcionais.

Anatomia funcional dos rins

Existem fundamentalmente dois tipos de néfrons (Figura 14.1) no rim: os néfrons corticais (90% do total) e os néfrons justamedulares (os 10% restantes), com funções distintas. Os primeiros, como o próprio nome diz, situam-se no córtex renal e são os responsáveis pelas funções clássicas de *reabsorção e secreção* de substâncias. Já os néfrons justamedulares, localizados mais profundamente, no limite entre o córtex e a medula renal, têm a alça de Henle bastante comprida, a qual muitas vezes chega até a papila renal. Esses néfrons, com suas longas alças, estão relacionados com os mecanismos de concentração e diluição da urina, sendo responsáveis pela regulação da osmolaridade plasmática.

Não apenas a localização e o comprimento da alça diferem nesses dois tipos de néfron. A vascularização de cada um deles também tem suas peculiaridades. As artérias renais (uma para cada rim) são ramos diretos da aorta abdominal, a partir da qual a artéria renal se divide em artérias segmentares, que se subdividem consecutivamente até formar a arteríola aferente do glomérulo. Essas artérias formam uma verdadeira rede capilar vascular enovelada chamada glomérulo renal, que desemboca na arteríola eferente do glomérulo – o que constitui uma situação inusitada: uma rede capilar, o glomérulo, interposta entre duas arteríolas.

> **Glossário**
>
> **Rins**
> Elementos funcionais do sistema urinário
>
> **Urina**
> Produto final do processamento renal. Corresponde ao volume filtrado menos o volume reabsorvido mais o volume secretado
>
> **Néfrons**
> Unidades funcionais dos rins; são aproximadamente 1 milhão em cada um dos rins
>
> **Néfrons corticais**
> Situam-se no córtex renal, são os responsáveis pelas funções de reabsorção e secreção e representam cerca de 90% do total de néfrons
>
> **Néfrons justamedulares**
> Localizados mais profundamente, no limite entre o córtex e a medula renal, têm a alça de Henle muito comprida, estão relacionados com os mecanismos de concentração e diluição da urina e representam 10% do total dos néfrons
>
> **Arteríola aferente do glomérulo**
> Arteríola que origina o glomérulo
>
> **Glomérulo**
> Rede capilar enovelada presente nos néfrons, interposta entre as arteríolas glomerulares aferente e eferente
>
> **Arteríola eferente do glomérulo**
> Arteríola na qual o glomérulo desemboca

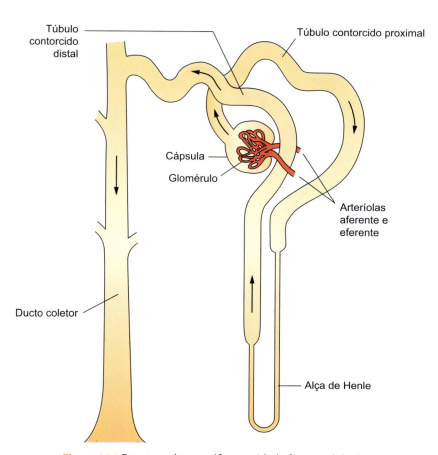

Figura 14.1 Estrutura de um néfron, unidade funcional do rim.

A partir desse ponto, a divisão vascular muda: nos néfrons *corticais*, a *arteríola eferente* dá origem à rede capilar peritubular, que termina nas vênulas renais, as quais acabam por originar a veia renal, tributária da veia cava inferior. Nesse caso, ocorre outro arranjo anatômico inusitado: uma arteríola (eferente) interposta entre duas redes capilares em série (glomerular e peritubular) (Figura 14.2).

Nos néfrons *justamedulares*, a *arteríola eferente* vai dar origem aos vasos retos, que formam alças na medula renal (tão compridas quanto as alças de Henle justamedulares), terminando nas vênulas renais, as quais drenam seu conteúdo para a veia renal (que é tributária da veia cava inferior).

As diferenças anatômicas entre as vasculaturas cortical e justamedular são de extrema importância funcional. Entretanto, vale lembrar que os *néfrons justamedulares são minoria* – apenas 10% dos néfrons são justamedulares, e eles têm relação unicamente com a regulação da osmolaridade, não tendo participação em outras funções renais.

Por esse motivo, quando no texto forem mencionados néfrons, a não ser que seja especificado o contrário, estaremos nos referindo aos *néfrons corticais*. Veja a Figura 14.3.

O sistema urinário e, por conseguinte, os rins costumam ser associados à ideia de excreção, e por isso pode-se erroneamente considerar a fisiologia renal sinônimo de fisiologia de um sistema puramente excretor. De fato, a excreção é uma das funções do rim, mas há outras igualmente importantes. Neste capítulo, estudaremos primeiro as funções não excretoras e depois a excreção, concomitantemente com as funções regulatórias exercidas pelo néfron. Tais funções envolvem a regulação de variáveis alostáticas como controle de sais, ácidos, volemia e osmolaridade. A maioria dessas funções regulatórias ocorre sob o comando do sistema endócrino, mediante atuação de hormônios.

Assim, a função renal será vista neste livro em três dimensões funcionais:

▸ Funções não excretoras
▸ Funções excretoras
▸ Funções reguladoras.

Embora o senso comum alimente a ideia de que tudo o que é eliminado do organismo – como suor, urina, fezes, lágrimas – constitui excreta (produto da excreção) e haja também quem associe o conceito de excreção à eliminação de algo que não serve ou que é tóxico, como urina e fezes, por exemplo, do ponto de vista biológico, o conceito de excreção restringe-se à eliminação de produtos do metabolismo, como CO_2 e o *nitrogênio* oriundo do metabolismo proteico. Sob esse prisma, o sistema digestório, por exemplo, não teria função excretora, enquanto os pulmões, ao eliminar gás carbônico, seriam órgãos excretores. A eliminação dos

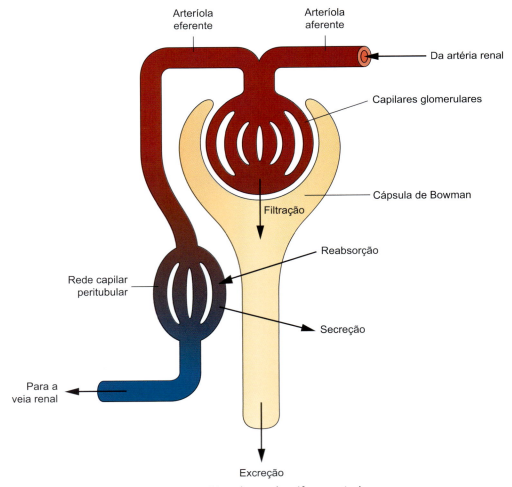

Figura 14.2 Vasculatura do néfron cortical.

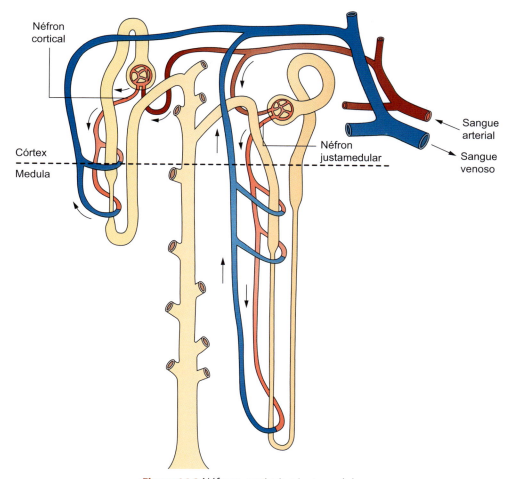

Figura 14.3 Néfrons corticais e justamedulares.

produtos nitrogenados do metabolismo cabe aos rins – os órgãos excretores por excelência.

> Excreção é a eliminação de resíduos oriundos do metabolismo celular.

No corpo humano, os rins desempenham algumas importantes funções não ligadas à excreção. Mesmo os seres unicelulares têm necessidade de eliminar os resíduos (escórias) produzidos no metabolismo, e a evolução do sistema excretor, ao longo da escala zoológica, culminou nos néfrons, estruturas excretoras por excelência. Como no caso do corpo humano a complexidade é muito grande, algumas células do parênquima renal (tecido epitelial que forma os rins) se especializaram em exercer outras funções importantes para a alostase.

Para se ter ideia da importância dos rins nos seres humanos, basta dizer que ambos os rins, apesar de corresponderem a apenas 0,4% do nosso peso corporal, recebem 20% do débito cardíaco, o que equivale, em um homem de 70 kg, a 1,2 ℓ de sangue por minuto.

Em virtude de sua abundante vascularização e também pelo fato de o rim ser uma interface entre o *sangue* e o que será eliminado para o meio externo pela *urina*, a evolução deu a essa estrutura anatômica outras atribuições além da excreção de produtos do metabolismo celular. Essas funções serão estudadas a seguir.

Funções não excretoras

Remoção de substâncias exógenas e endógenas

Como mencionamos nos parágrafos anteriores, o termo excreção só se aplica à remoção de substâncias oriundas do metabolismo celular. Entretanto, os rins também têm a função de remover do sangue substâncias não produzidas em consequência dos processos metabólicos da célula. É o caso, por exemplo, dos medicamentos e de alguns hormônios.

Além disso, e apesar de não serem substâncias exógenas, diversos hormônios também são eliminados por via renal. Cabe salientar que, em muitos casos, a transformação de medicamentos e hormônios em metabólitos inativos é função do *fígado*, ou seja, o fígado promove a desintoxicação do sangue, transformando substâncias ativas em inativas e, em algumas situações, eliminando os metabólitos inativos por meio da bile.

Para desempenhar suas funções de desintoxicação, o fígado não remove diretamente a substância do organismo: apenas a

Glossário

Rede capilar peritubular
Rede capilar originada pela arteríola glomerular eferente dos néfrons corticais que termina nas vênulas renais, as quais dão origem à veia renal

Vasos retos
Vasos originários da arteríola glomerular eferente dos néfrons justamedulares; formam longas alças na medula renal, terminando por desembocar em vênulas renais

Excreção
Eliminação dos resíduos do metabolismo celular

Parênquima renal
Tecido epitelial que constitui a maior parte dos rins

FISIOLOGIA EM FOCO

Rins e medicamentos

Ao longo da vida, o organismo é exposto a substâncias "estranhas" (como os fármacos), e muitas delas são eliminadas pelos rins.

A eliminação de fármacos pelos rins faz com que, com frequência, as doses dos medicamentos e principalmente os intervalos entre as administrações precisem ser corrigidos em pacientes que apresentam insuficiência renal. Exemplificando: caso, em se tratando de uma pessoa que tenha função renal normal, um determinado medicamento deva ser tomado de 8/8 h, em um paciente com insuficiência renal o mesmo fármaco será tomado apenas 1 vez/dia, ou até mesmo de a cada 2 dias, pois, se for administrado de 8/8 h, poderá acumular-se no sangue e alcançar uma concentração tóxica para o organismo.

transforma e, após essa modificação, a excreção propriamente dita é desempenhada pelo rim.

A grande capacidade excretora dos rins justifica-se pelo fato de as células tubulares terem uma membrana apical, voltada para a luz do túbulo (que contém o filtrado glomerular), e uma membrana basolateral, voltada para o capilar peritubular (que contém o que foi reabsorvido pela célula tubular). Assim, a célula tubular serve de *interface entre o que fica* (o que foi reabsorvido e volta para o sangue) e *o que sai* (que será eliminado pela urina). Veja a Figura 14.4.

Gliconeogênese

Como vimos no Capítulo 2, *A Célula*, a glicose é o principal combustível envolvido na geração de energia para ressintetizar ATP necessário para as células, e, como a glicose não é produzida no organismo humano, precisa ser obtida da digestão dos nutrientes conseguidos pela alimentação.

Esse processo precisa acontecer – e acontece – 24 horas por dia, durante todo o tempo, estejamos dormindo ou acordados. Todavia, de maneira aparentemente contraditória, podemos ficar horas ou mesmo dias sem comer. Isso é possível porque a glicose não utilizada fica armazenada em forma de glicogênio no músculo e no fígado. O glicogênio armazenado no músculo é utilizado no metabolismo da célula muscular, e o glicogênio hepático armazenado no fígado pode, sob estímulo hormonal, ser quebrado em glicose (glicogenólise), cair na corrente sanguínea e servir de combustível para o cérebro. Os neurônios precisam de glicose o tempo todo, e para facilitar seu metabolismo, no caso específico do sistema nervoso, a glicose nem precisa da insulina para entrar no neurônio. No intervalo entre as refeições, o músculo utiliza as reservas de glicogênio muscular, e o sistema nervoso usa as reservas de glicogênio hepático.

Se as reservas de glicogênio se esgotarem e não houver alimento disponível, os músculos utilizarão os *ácidos graxos livres* (provenientes da quebra dos triglicerídios) em seu metabolismo, por meio da betaoxidação, produzindo energia. Como para o sistema nervoso só serve a glicose, a solução será a sua produção a partir de substratos não glicídicos, como o glicerol (derivado dos lipídios), aminoácidos (exceto a lisina e a leucina) derivados das proteínas e o lactato derivado da glicólise anaeróbica. Essa reação de transformação de aminoácidos, lactato ou glicerol em glicose é denominada gliconeogênese.

Para que seja eficiente, a gliconeogênese precisa ocorrer em locais *muito vascularizados*, pois ao mesmo tempo que os substratos não glicídicos precisam chegar prontamente à célula em que a gliconeogênese ocorre, o produto – a glicose – tem de se tornar imediatamente disponível na circulação para

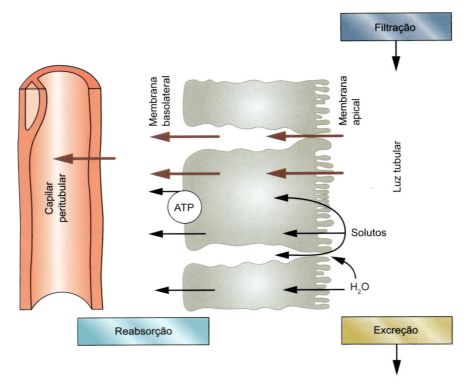

Figura 14.4 Célula tubular. Observe as membranas basolateral e apical em posições opostas.

ser utilizado pelos neurônios. O principal local em que a gliconeogênese ocorre é o fígado, uma verdadeira "esponja" de sangue. O segundo local é o rim, em virtude da sua abundante vascularização. O terceiro local é nas células do intestino delgado. A gliconeogênese renal torna-se um fenômeno mais relevante durante jejuns prolongados. Em alguns casos, pacientes com insuficiência renal podem apresentar hipoglicemia (queda nos níveis de glicose no sangue) decorrente, entre outros fatores, de perda do aporte de glicose produzida nos rins pela gliconeogênese.

Eritropoese

Eritropoese é a "fabricação" de hemácias, células anucleadas também conhecidas como glóbulos vermelhos ou eritrócitos. A "alma" da hemácia é a hemoglobina, que apresenta duas funções importantíssimas para a alostase: transporte de oxigênio para todos os tecidos e função de tamponamento no equilíbrio acidobásico. Sem as hemácias, o oxigênio não chegaria aos tecidos, o que resultaria em morte celular.

Para alcançar todos os tecidos, as hemácias necessitam de uma membrana muito elástica, pois precisam mover-se no interior de capilares cujo diâmetro é muito pequeno. Para exercer tal função, a hemácia não pode envelhecer, mas, com o tempo, a membrana celular das hemácias vai se desidratando e enrijecendo, o que impede que essas células alcancem tecidos muito longínquos.

Como não é possível manter as hemácias jovens para sempre, a estratégia que a natureza adotou para elas foi a reciclagem: as hemácias não têm núcleo; logo, não podem se reproduzir, sendo destruídas quando começam a envelhecer.

Na *polpa vermelha do baço* existem espaços vasculares que funcionam como uma peneira, na qual os furos são mais finos que os mais finos dos capilares. Portanto, se a hemácia conseguir passar nessa peneira, isso significa que também conseguirá passar por qualquer capilar; ou seja, essa hemácia ainda está "boa". No entanto, se a hemácia já estiver envelhecida ou menos elástica, ela ficará retida; nesse caso, os macrófagos, que ficam de prontidão no baço, imediatamente fagocitam essa hemácia, destruindo-a. A destruição das hemácias é conhecida como hemólise. Nesse processo de destruição da hemoglobina, o ferro é retirado do grupo heme, sendo reciclado, ou seja, vai para a medula óssea vermelha para servir para a síntese de novas hemácias, ou então, se estiver "sobrando", vai ficar armazenado no hepatócito em forma de ferritina. O grupo heme sem o ferro, denominado porfirina, é muito tóxico, vai para o fígado e é finalmente transformado em bilirrubina, então excretada pela bile.

Após a destruição das hemácias velhas, novas hemácias precisam ser prontamente fabricadas. O processo de "fabricação" das células do sangue (hemácias, leucócitos e plaquetas) se dá na medula óssea vermelha, a qual preenche o interior dos ossos do esqueleto axial. Na medula óssea existem células-tronco pluripotentes capazes de se diferenciar em qualquer linhagem hematológica, ou seja, mesma célula-tronco da medula óssea pode se diferenciar tanto em hemácias quanto em leucócitos ou em megacariócitos (cujos fragmentos constituem as plaquetas), dependendo da sinalização que ela recebe.

As células renais produtoras de eritropoetina são dotadas de quimiorreceptores que detectam quando a concentração de oxigênio está baixa no sangue. No caso de hipoxemia (baixa de O_2 no sangue), o sangue que chega aos rins estará pouco saturado de O_2, e os quimiorreceptores renais serão ativados, a eritropoetina será liberada no sangue e rapidamente a medula óssea irá produzir novas hemácias. Como o ideal é que os sensores para hipoxemia estejam em um local que cumpra dois requisitos – tenha uma irrigação abundante, recebendo grande fluxo sanguíneo, e apresente um grande consumo de O_2, de modo que seja muito sensível a mínimas alterações na concentração de O_2 disponível –, a natureza colocou esses sensores nos rins.

Conforme mencionamos, o rim tem vascularização muito abundante e recebe uma boa fatia do débito cardíaco. Com relação ao consumo de O_2, também preenche esse requisito; afinal, os rins são responsáveis por aproximadamente 8% do consumo de oxigênio do corpo – o que, em relação ao seu peso, indica um alto metabolismo. É por esse motivo que os rins são tão sensíveis a quedas da pressão arterial. Se a pressão arterial cair abaixo dos níveis desejáveis, os rins são um dos primeiros órgãos a mostrar precocemente sinais de má perfusão (insuficiência renal aguda).

Na verdade, apesar de ser muito difícil definir a principal função de um órgão versátil como o rim, pode-se afirmar que talvez sua

Glossário

Membrana apical
Região da membrana das células tubulares que fica voltada para a luz do túbulo

Membrana basolateral
Região da membrana das células tubulares que fica voltada para a luz do capilar peritubular

Glicogênio
Polímero formado por moléculas da glicose que não foi utilizada no metabolismo. Funciona como reserva de glicose

Glicogenólise
Reação de quebra do glicogênio armazenado, tanto o muscular quanto o hepático, sob ação hormonal. A glicogenólise produz glicose

Gliconeogênese
Reação de transformação de substratos não glicídicos (glicerol, lactato e aminoácidos) em glicose

Eritropoese
Processo de produção de hemácias

Hemoglobina
Pigmento presente nas hemácias que tem a função de transportar oxigênio no sangue

Tempo de vida das hemácias
O tempo médio de vida de uma hemácia é de 90 a 120 dias. Um órgão decisivo no processo de reciclagem das hemácias é o baço

Hemólise
Processo de destruição das hemácias

Medula óssea vermelha
Porção da medula óssea na qual ocorre eritropoese

Ferritina
Substância presente nos hepatócitos que atua como reserva de ferro

Porfirina
Produto tóxico resultante do metabolismo da hemoglobina

Bilirrubina
Substância que, oriunda da porfirina, é excretada pela bile

Hipoxemia
Redução na concentração de oxigênio no sangue

Eritropoetina
Hormônio, produzido nas células renais, capaz de induzir a eritropoese na medula óssea vermelha

Anemia
Redução na concentração de hemoglobina do sangue

FISIOLOGIA EM FOCO

Rins e anemia

Para que uma nova hemácia seja formada (eritropoese), é preciso que a célula-tronco da medula óssea seja estimulada por um hormônio capaz de induzir a eritropoese na medula óssea vermelha. Esse hormônio, denominado eritropoetina, é usado em pacientes que sofreram hemorragia e que, por motivos religiosos, não aceitam receber transfusão de sangue. Como a eritropoetina é produzida no parênquima renal, eis aí mais uma nobre função dos rins: controlar a eritropoese. Por isso, praticamente todos os pacientes portadores de insuficiência renal crônica apresentam anemia.

principal missão seja *conservar o sódio no organismo*, o que pode ser comprovado por níveis elevados de sódio na urina como sinal precoce de insuficiência renal. Essa função retentora de sódio é de fundamental importância alostática, já que é o sódio que determina a volemia e, em consequência, a pré-carga e o débito sistólico.

Para realizar essa tarefa, a quase totalidade do sódio filtrado é reabsorvida, e essa reabsorção ocorre por *processo ativo* mediante a bomba de Na^+/K^+, que, para cada ATP, empurra três sódios para fora da célula, ao mesmo tempo que puxa dois potássios para dentro. Além disso, praticamente todo o processo de reabsorção e secreção nos túbulos ocorre graças ao cotransporte ou ao contratransporte com o sódio, processos ativos secundários que implicam gasto de ATP (se necessário, reveja o Capítulo 3, *A Membrana Celular*). Observe na ilustração da Figura 14.5 a relação entre consumo de oxigênio e reabsorção de sódio.

Logo, pode-se afirmar que os rins consomem ATP 24 horas por dia, a fim de que a função tubular se processe de modo correto. Portanto, como a ressíntese de ATP é dependente de oxigênio, qualquer redução, por menor que seja, no teor de O_2 no sangue que chega aos rins provocará ativação dos quimiorreceptores e produção de eritropoetina pelas células epiteliais específicas que revestem os capilares peritubulares renais.

🫀 Os rins produzem o hormônio eritropoetina.

Ativação da vitamina D

A vitamina D é um grupo de pró-hormônios lipossolúveis, e suas duas formas principais são a vitamina D_2 e a vitamina D_3. A vitamina D_2 (ergocalciferol) está presente em vegetais. A vitamina D_3 (colecalciferol) é produzida pela exposição ao sol, especificamente à radiação ultravioleta B. A denominação "vitamina" foi atribuída inicialmente porque se conhecia apenas o ergocalciferol, obtido pela ingesta de vegetais, mas depois se verificou que a ação desse composto no organismo deve-se ao colecalciferol (vitamina D_3), que existe na pele em forma inativa. Como o colecalciferol, após ser ativado, atua pela corrente sanguínea, na verdade ele é um pró-hormônio.

Basta uma mínima exposição ao sol (minutos por dia) para que os raios ultravioleta ativem a vitamina D_3 na pele. Ao ser ativada, a vitamina D_3 cai na corrente sanguínea e alcança o *fígado*, onde sofre sua primeira hidroxilação (adição de OH) na posição 25, formando um composto denominado 25-OH-vitamina D_3. Esse composto também é inativo e, após ser formado, alcança a circulação e chega aos rins. No rim, sob ação de uma enzima denominada 1α-hidroxilase, a 25-OH-vitamina D_3 sofre a segunda hidroxilação, agora na posição 1, formando a 1,25(OH)$_2$-vitamina D_3 ou calcitriol. Mais detalhes sobre a vitamina D e o metabolismo ósseo serão discutidos em maior profundidade no próximo capítulo (Capítulo 15, *Sistema Endócrino*).

🫀 Os rins produzem o hormônio calcitriol.

Funções excretoras

Como definimos anteriormente, excreção é a eliminação de *resíduos resultantes do metabolismo celular*. O organismo humano forma continuamente produtos finais dos processos metabólicos. Na maioria dos casos, tais produtos são inúteis ou, em concentrações elevadas, prejudiciais.

Já nos primórdios do surgimento da vida na Terra, os seres vivos eram grandes consumidores de energia. Desde o surgimento dos organismos mais primitivos, a principal fonte de energia para a vida são as moléculas orgânicas. Há 4 bilhões de anos, os primeiros seres vivos, heterótrofos fermentadores, faziam uso das substâncias orgânicas que encontravam no "caldo quente e nutritivo" em que se formavam.

Atualmente os seres heterótrofos se mantêm à custa da energia química armazenada em moléculas orgânicas, obtidas pela ingestão de tecidos ou fluidos de outros seres vivos.

Tais moléculas orgânicas são os nutrientes, representados principalmente por carboidratos, gorduras e proteínas.

A energia liberada por grama oxidado de cada nutriente é a seguinte: 4 kcal para os carboidratos, 4 kcal para proteínas e 9 kcal para as gorduras. Podemos observar que os açúcares (carboidratos) não são as moléculas orgânicas mais energéticas, mas mesmo assim os seres vivos evoluíram no sentido de utilizarem os carboidratos como combustível celular.

> ### 🫀 FISIOLOGIA EM FOCO
>
> #### Rins e doenças osteometabólicas
>
> O calcitriol, um hormônio altamente ativo, cai na corrente sanguínea e chega aos *enterócitos*, onde aumenta muito a absorção intestinal de *cálcio* e *fósforo*. A atividade da 1α-hidroxilase é aumentada pelo PTH (hormônio das paratireoides). Dessa maneira, o rim contribui significativamente para a homeostase do cálcio e do fósforo. Como esses dois elementos químicos se unem nos ossos formando cristais de hidroxiapatita, na insuficiência renal crônica é comum que os pacientes apresentem déficits de cálcio e fósforo, o que acarreta osteomalacia (ossos "moles"). Esse quadro é denominado *osteodistrofia urêmica*.

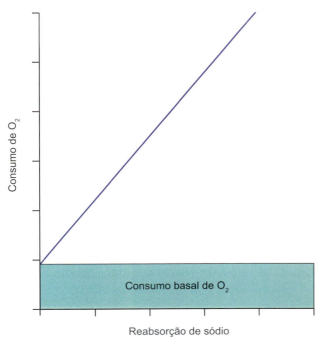

Figura 14.5 Custo metabólico da reabsorção de sódio.

São aventadas algumas explicações para que isso tenha ocorrido: os carboidratos são as moléculas mais abundantes na biosfera e contêm muita energia química armazenada em suas ligações. Além disso, para a combustão de 1 g de carboidrato é necessário 0,8 ℓ de O_2, enquanto para queimar 1 g de gordura são necessários 2 ℓ de O_2.

Além disso, há um outro motivo, talvez o mais forte deles, para a utilização dos carboidratos como fonte preferencial de energia: a oxidação dos carboidratos nas mitocôndrias origina resíduos que não poluem tanto o meio intracelular quanto os aqueles gerados a partir de outros nutrientes.

A oxidação de carboidratos produz CO_2 e água. A água não é tóxica para o organismo e o CO_2 é prontamente transportado para os pulmões e expirado na atmosfera. Já as gorduras, em sua oxidação, produzem cetonas, além de CO_2 e água. As cetonas de baixo peso molecular são voláteis e difundem-se facilmente no ar ou na água. As de peso molecular mais elevado são eliminadas pela urina, exigindo maior trabalho em sua excreção. No jejum prolongado e nas dietas alimentares em que há menor ingestão de carboidratos, as gorduras são oxidadas e produzem um hálito de "maçã verde" denominado hálito cetônico.

Em comparação com o metabolismo dos açúcares e das gorduras, o metabolismo proteico é o que gera mais resíduos metabólicos. O esqueleto carbônico dos aminoácidos é convertido em moléculas que são degradadas em CO_2 e água, mas resta o grupo amina (NH_2). Antes de ser eliminado do corpo, o grupo amina é convertido em compostos genericamente chamados resíduos nitrogenados, sendo os mais comuns a ureia, o ácido úrico e a amônia (NH_3).

Ao longo da escala zoológica existem animais (amoniotélicos) que excretam o nitrogênio por meio da amônia, que, por ser extremamente tóxica, é excretada por animais que vivem na água, onde a amônia pode ser diluída. Outros animais (uricotélicos) que vivem em ambientes em que há escassez de água excretam o nitrogênio por meio do ácido úrico, insolúvel em água. Já os animais ureotélicos são aqueles que produzem e eliminam ureia; entre eles estão alguns invertebrados terrestres, peixes cartilaginosos, anfíbios adultos e mamíferos. Por ser bastante solúvel em água, a ureia precisa ser excretada juntamente com a urina.

Assim, o fígado tem o aparato enzimático necessário para transformar a amônia (muito tóxica) em ureia. Essa reação é denominada ciclo da ornitina.

Os principais resíduos do metabolismo que deverão ser excretados pelos rins são: do metabolismo das proteínas, a *ureia*; do metabolismo dos ácidos nucleicos, o ácido úrico; do metabolismo da creatina muscular, a creatinina; e, do metabolismo da hemoglobina, a urobilina, que dá cor à urina. Como o principal deles é a ureia, quando um paciente tem insuficiência renal, a ureia deixa de ser excretada e acumula-se no sangue – configurando um quadro de uremia.

Visão geral do néfron

Conforme mencionamos, há basicamente dois tipos de néfrons: os corticais e os justamedulares. A seguir serão descritos os *néfrons corticais*, que representam a maioria e desempenham as funções de excreção. Os néfrons justamedulares serão discutidos quando abordarmos a regulação da osmolaridade.

Para facilitar a compreensão da função do néfron, mencionaremos alguns dados numéricos. Por dia, passam pelos rins cerca de 900 ℓ de sangue, e cerca de 180 ℓ são filtrados pela membrana glomerular. Ocorre que só urinamos cerca de 1 a 2 ℓ por dia. Isso significa que cerca de 179 ℓ do filtrado são reabsorvidos para o sangue na medida em que o filtrado percorre os túbulos renais.

Como durante o dia o volume sanguíneo total circula através dos rins aproximadamente 300 vezes, a filtração glomerular é capaz de remover rapidamente as escórias produzidas no metabolismo.

Já a reabsorção tubular é uma espécie de "operação pente fino", na qual o filtrado é cuidadosamente analisado à medida que percorre o longo trajeto dos túbulos renais. As substâncias úteis são reabsorvidas pela rede capilar peritubular e retornam à circulação sistêmica. As substâncias inúteis ou que estejam em excesso seguem o trajeto tubular até serem eliminadas na urina.

Existe ainda o processo de secreção tubular, no qual uma substância pode ser secretada da célula tubular diretamente para a luz dos túbulos, saindo na urina. Grande parte dos processos de reabsorção e secreção é controlada por hormônios. O sistema endócrino é informado instantaneamente sobre variações de vários íons. Se em um dado momento um determinado íon estiver faltando, um hormônio vai aos túbulos e comanda a reabsorção daquele. Caso contrário, se houver um íon em excesso, um hormônio fará esse íon ser secretado pelos túbulos a fim de ser eliminado.

Logo, os três processos básicos que ocorrem no néfron são: *filtração glomerular*, *reabsorção tubular* e *secreção tubular* (Figura 14.6).

Função glomerular: filtração

A filtração é um método em que se separam substâncias *sob pressão*. Formalmente, a filtração pode ser

---

Glossário

Transporte ativo
Forma de transporte que ocorre contra gradiente, demandando energia para acontecer

Colecalciferol
Outro nome para a vitamina D_3

Hormônio
Sinalizador humoral que atua pelo sangue

1α-hidroxilase
Enzima responsável pela formação do calcitriol

Calcitriol
Hormônio produzido pelas células renais a partir da vitamina D e que atua no enterócito (célula da superfície intestinal) aumentando a absorção de cálcio e fósforo

Hálito cetônico
Hálito de "maçã verde" presente em pessoas com restrição alimentar prolongada, que produzem cetonas pela queima de gorduras

Resíduos nitrogenados
Produtos do metabolismo das proteínas que contêm o grupamento amina. Os mais comuns são a ureia, o ácido úrico e a amônia (NH_3)

Animais amoniotélicos
São aqueles que excretam o nitrogênio por meio da amônia, a qual, por ser extremamente tóxica, é excretada por animais que vivem na água

Animais uricotélicos
São aqueles que vivem em ambientes em que há escassez de água e que excretam o nitrogênio por meio do ácido úrico, insolúvel em água

Animais ureotélicos
São aqueles que produzem e eliminam ureia, a qual, por ser bastante solúvel em água, precisa ser excretada juntamente com a urina

Ureia
Produto do metabolismo das proteínas

Ciclo da ornitina
Conjunto de reações que engloba o aparato enzimático necessário para transformar amônia (muito tóxica) em ureia

Ácido úrico
Produto do metabolismo dos ácidos nucleicos

Creatinina
Produto do metabolismo da creatina muscular

Urobilina
Produzida pelo metabolismo da hemoglobina; dá a cor característica à urina

Uremia
Sinônimo de insuficiência renal. Se um paciente tem insuficiência renal, a ureia deixa de ser excretada, acumulando-se no sangue

Filtração glomerular
Processo de filtração do sangue que ocorre no glomérulo renal. É um método no qual se separam substâncias sob pressão. Proteínas e hemácias não são filtradas

Reabsorção tubular
Processo em que as substâncias úteis do filtrado são reabsorvidas pela rede capilar peritubular e retornam à circulação sistêmica. Dos 180 ℓ filtrados por dia, cerca de 179 ℓ são reabsorvidos

Secreção tubular
Processo em que uma substância pode ser secretada da célula tubular diretamente para a luz dos túbulos, saindo então na urina. Normalmente esse processo ocorre em resposta a estímulos hormonais

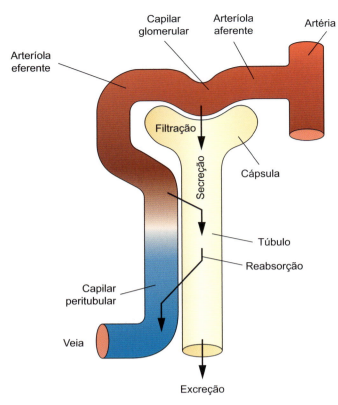

Figura 14.6 Operações que ocorrem no néfron: filtração, reabsorção e secreção.

definida como um processo de separação de um sistema sólido-líquido ou sólido-gasoso e que consiste em fazer tal sistema passar através de um material poroso (filtro) que retém o corpo sólido e deixa passar a fase líquida ou gasosa.

Para que ocorra filtração nos rins, as arteríolas aferentes que chegam aos néfrons formam uma rede capilar enovelada denominada *glomérulo*. Quando o sangue passa pelos glomérulos, cerca de 20% sofrem o processo de *filtração glomerular* sob pressão, formando o filtrado. À medida que esse filtrado passa pelos túbulos, vai sendo processado, ou seja, as células tubulares vão modificando a composição desse filtrado. Na verdade, 99% do filtrado são reabsorvidos nas diversas porções do néfron, pois a filtração funciona como um processo de triagem no qual a membrana glomerular não permite a filtração de substâncias grandes como as hemácias nem das proteínas plasmáticas. *Hemácias* e *proteínas* sequer são filtradas, porque são sempre úteis à economia do organismo. Assim, o filtrado contém apenas água e elementos do plasma, sem as proteínas.

A membrana glomerular é composta pelo conjunto das seguintes estruturas: o endotélio capilar, com fenestrações por onde as hemácias não passam; a membrana basal, que circunda o endotélio; e o epitélio da cápsula de Bowman. Todas as três camadas são ricas em cargas elétricas negativas fixas, as quais impedem a filtração de proteínas por repulsão eletrostática. Algumas doenças renais fazem essas cargas negativas da membrana se perderem. Com isso, ocorre a filtração de proteínas e o aparecimento delas na urina (proteinúria). Em lesões anatômicas graves da membrana glomerular, as hemácias podem ser filtradas, sendo eliminadas na urina (hematúria).

Ainda não se conhece totalmente a estrutura da membrana glomerular, mas é tentadora a concepção de uma estrutura gelatinosa com poros não permanentes que permitem a penetração de água e moléculas menores.

A pressão existente nos glomérulos é a pressão hidrostática do sangue, que tende a acelerar o filtrado para fora (em direção à cápsula de Bowman, a porção inicial do néfron). Em oposição à filtração existem duas pressões: a pressão oncótica no glomérulo, determinada pelas proteínas plasmáticas ali existentes; e a pressão hidrostática na cápsula de Bowman (pressão capsular), que vai aumentando à medida que o filtrado se acumula na cápsula. A pressão capsular pode ficar aumentada nos casos de nefrolitíase, quando um cálculo obstrui o ureter e provoca uma alta pressão retrógrada quando a urina vai se represando no ponto de obstrução, o que pode culminar em uma pressão capsular tão alta que o rim acometido deixa de filtrar, gerando um quadro denominado hidronefrose.

Assim, a pressão efetiva de filtração (PEF) é determinada pela aritmética entre a pressão hidrostática (PH) do glomérulo, a pressão oncótica (PO) e a pressão capsular (PC): PEF = PH − PO − PC. Conforme ocorre a filtração, o conteúdo glomerular fica mais concentrado (pois sai a água e ficam as proteínas plasmáticas) − logo, a PEF decresce da arteríola aferente para a eferente (Figura 14.7).

Como a filtração é um processo dependente de pressão, a pressão hidrostática no glomérulo é duas a três vezes maior que a pressão hidrostática nas outras redes capilares. Por esse motivo, não ocorre filtração nas redes capilares convencionais − a pressão tem sempre como objetivo vencer uma resistência, e a resistência no glomérulo renal é bem maior do que em outros leitos capilares, uma vez que no glomérulo a rede capilar não termina em uma vênula, mas em uma outra arteríola (eferente), a qual, como todo vaso arterial, tem uma camada muscular que lhe confere alta resistência e baixa complacência.

Taxa de filtração glomerular (TFG) é o volume de plasma filtrado por minuto.

Em condições normais, a taxa de filtração glomerular (TFG) é de cerca de 125 mℓ/min. Evidentemente, o fator que determina a TFG é a pressão efetiva de filtração (PEF). Conforme dissemos nos parágrafos anteriores, um aumento na pressão capsular (PC) pode comprometer a TFG, mas variações da PC não ocorrem em condições fisiológicas, como também não ocorrem variações importantes na pressão oncótica (PO) glomerular. Entretanto, além da PC e da PO, um determinante fundamental da PEF e, por conseguinte, da TFG é a pressão hidrostática (PH), que depende diretamente da pressão arterial sistêmica (PA).

Assim como mencionado no parágrafo anterior, a PC e a PO não variam em condições fisiológicas. No entanto, não se pode afirmar o mesmo acerca da pressão arterial, que pode sofrer variações fisiológicas durante o sono, as mudanças posturais, o exercício físico etc.

Poderíamos esperar, portanto, que uma alteração da PA levasse a uma alteração da PH e, em consequência, da TFG, o que seria problemático, porque o ideal é que, independentemente das flutuações fisiológicas da PA, a TFG se mantenha constante a fim de que as funções excretórias não fiquem prejudicadas. Felizmente, é exatamente isso o que acontece, ou seja, a pressão hidrostática do glomérulo se autorregula. Se a

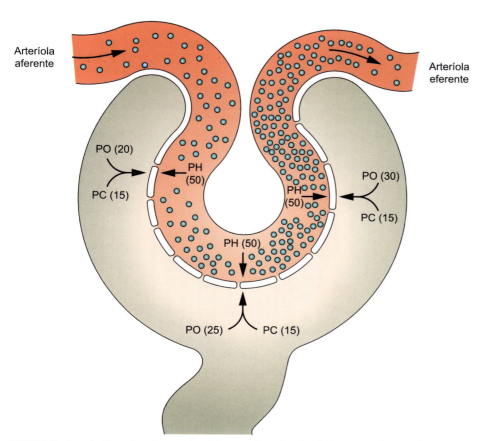

Figura 14.7 Dinâmica da filtração glomerular. PC: pressão capsular; PH: pressão hidrostática; PO: pressão oncótica.

PA cai, a PH glomerular se mantém constante. Isso é possível porque há dois determinantes fundamentais sobre a PH: o tônus das arteríolas aferentes do glomérulo e o tônus das arteríolas eferentes do glomérulo. A Figura 14.8 ilustra os efeitos do aumento do tônus (vasoconstrição) de cada uma das duas arteríolas.

Os tônus arteriolares aferente e eferente podem ser modificados por vários fatores, tais como inervação simpática, inervação dopaminérgica, hormônios diversos e sinalizadores parácrinos como óxido nítrico, prostaglandinas, endotelina e bradicinina.

Na Figura 14.8 observa-se que, se o tônus da arteríola glomerular aferente aumenta, a PH diminui, ao passo que, se ocorre vasoconstrição da arteríola eferente, a PH aumenta. Entretanto, um grande aumento (superior a três vezes o normal) do tônus da arteríola eferente pode piorar a TFG porque, ao aumentarmos a resistência (tônus) da arteríola eferente, na verdade a PH é aumentada, mas a PO também aumenta, pois o sangue que fica represado no glomérulo sofre filtração e fica concentrado. Desse modo, em um dado momento a PO supera a PH e a TFG cai.

Portanto, a única situação em que ocorre aumento da PH e da TFG ao mesmo tempo é aquela em que ocorre uma *vasodilatação da arteríola aferente*.

O aumento do calibre da arteríola aferente tem ainda outra vantagem: manter constante o fluxo sanguíneo renal, a despeito de quedas na pressão arterial, pois, ainda que a PA seja reduzida, uma vez que o fluxo sanguíneo aumenta proporcionalmente à quarta potência do raio do vaso, se aumentarmos o raio da arteríola aferente o fluxo sanguíneo renal também aumentará. Isso é fundamental, pois garante que o parênquima renal seja adequadamente perfundido, ainda que a pressão arterial esteja em níveis mais reduzidos que o normal.

Então, se a PA cair a níveis reduzidos, basta que ocorra vasodilatação da arteríola aferente, pois assim a TFG e a perfusão renal se mantêm normais. Esse fenômeno de autorregulação do fluxo sanguíneo renal é denominado feedback tubuloglomerular.

Na maioria dos néfrons, observa-se que um pequeno segmento do túbulo contorcido distal aproxima-se intimamente de um segmento da arteríola aferente. Onde isso ocorre nota-se uma diferenciação tanto na parede do túbulo contorcido distal quanto na parede da arteríola. A parede do túbulo, que normalmente é constituída por um epitélio cuboide, passa a exibir nesse segmento um epitélio diferenciado, com grande

Glossário

Filtrado
Líquido resultante do processo de filtração. Em 24 horas formam-se aproximadamente 180 ℓ de filtrado glomerular

Endotélio capilar
Tecido epitelial de camada única que reveste internamente os capilares

Membrana basal
Material acelular produzido pelo epitélio e formado por fibras e polissacarídeos

Epitélio capsular
Tecido que reveste a cápsula de Bowman

Proteinúria
Presença de proteínas na urina causada geralmente por lesão glomerular

Hematúria
Presença de hemácias na urina causada geralmente por lesão glomerular

Pressão hidrostática
Pressão existente no interior dos capilares, determinada pela pressão arterial

Pressão oncótica
Pressão osmótica exercida pela albumina

Pressão capsular
Pressão que o filtrado exerce no interior da cápsula de Bowman

Nefrolitíase
O mesmo que cálculo ("pedra") renal

Hidronefrose
Quadro gerado por grande aumento da pressão capsular, em que o rim acometido deixa de filtrar

Pressão efetiva de filtração
Pressão resultante das pressões hidrostática, oncótica e capsular

Taxa de filtração glomerular
Volume de plasma filtrado por minuto. O fator que determina a TFG é a pressão efetiva de filtração (PEF)

Fluxo sanguíneo renal
Volume de sangue que passa pelos rins por unidade de tempo

Feedback tubuloglomerular
Mecanismo de autorregulação do fluxo sanguíneo renal. Quanto menos sódio chega à mácula densa, mais a arteríola aferente se dilata

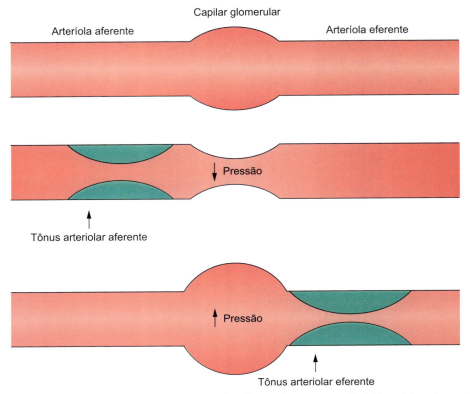

Figura 14.8 Efeito da vasoconstrição das arteríolas glomerulares na pressão hidrostática glomerular.

quantidade de células cilíndricas, umas bem próximas às outras. Essa região recebe o nome de mácula densa. Já na parede da arteríola aferente, nota-se grande quantidade de células, com aspecto bem diferente do daquelas que formam o restante da parede do vaso. Tais células são, na verdade, fibras musculares lisas modificadas que apresentam em seu citoplasma grande quantidade de grânulos de secreção, o que demonstra que são células produtoras de alguma substância. A substância produzida nessas células, chamadas células justaglomerulares, é o hormônio renina.

O conjunto formado por células justaglomerulares (na parede das arteríolas) e a mácula densa (na parede do túbulo contorcido distal) é denominado aparelho justaglomerular. Portanto, pode-se afirmar que a renina é produzida por esse aparelho (Figura 14.9).

Não existe consenso sobre os mecanismos exatos envolvidos no feedback tubuloglomerular, porém uma das hipóteses mais aceitas atualmente sugere que, quando ocorre uma queda na PA, a PH glomerular cai, e a TFG é reduzida. Se a filtração diminui, menos sódio será filtrado e menos sódio chegará ao túbulo distal. Desse modo, *menos sódio chegará à mácula densa*. A mácula densa é um sensor de sódio, e, sempre que ela detecta um baixo teor de Na^+, um sinal provavelmente parácrino é enviado para a arteríola aferente (que tangencia a mácula densa, conforme mostra a Figura 14.9), e *a arteríola aferente se dilata*, restaurando o fluxo sanguíneo renal e a pressão hidrostática glomerular (e, por conseguinte, a TFG). A Figura 14.10 ilustra a relação entre PA e fluxo sanguíneo renal.

Função tubular: reabsorção e secreção

A reabsorção tubular representa a "operação pente fino" que o néfron faz no filtrado, reabsorvendo 99% deste. A maior parte do processo de reabsorção ocorre já no túbulo contorcido proximal. Existem substâncias totalmente reabsorvidas, uma vez que são úteis ao organismo, como é o caso, por exemplo, da glicose. Em condições fisiológicas, toda a carga filtrada (quantidade da substância presente no filtrado) de glicose é reabsorvida.

Praticamente todo o processo de reabsorção tubular ocorre por transporte ativo secundário. Como já dissemos, *o sódio é o personagem principal envolvido na função renal*, e a função do rim é poupar sódio. Com base nessas premissas, sempre que o sódio é reabsorvido, algumas substâncias são reabsorvidas com ele por *cotransporte*, enquanto outras são secretadas por *contratransporte*.

Como o cotransporte (simporte) e o contratransporte (antiporte) são modalidades de transporte ativo secundário, os

🫀 FISIOLOGIA EM FOCO

O *clearance* de creatinina

Uma maneira de medir a TFG é analisar quanto uma determinada substância que não é nem reabsorvida nem secretada é filtrada por minuto. Conhecendo-se as concentrações plasmática e urinária da substância, bem como a volemia, pode-se calcular a depuração ou *clearance* dessa substância em mℓ/min. A creatinina (oriunda do metabolismo da creatina) presta-se bem ao cálculo da depuração, pois, uma vez que ela praticamente não é reabsorvida nem secretada, a quantidade de creatinina na urina corresponde aproximadamente à sua quantidade filtrada. Assim, o *clearance* de creatinina é um exame muito útil para se avaliar a função glomerular dos rins.

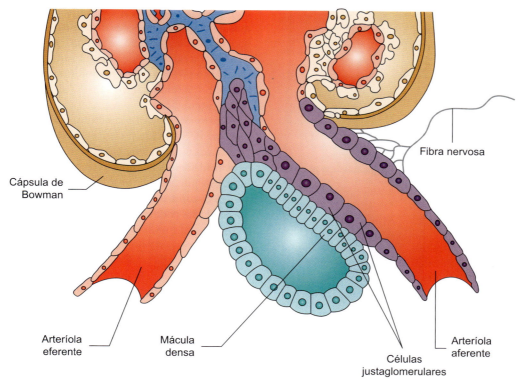

Figura 14.9 Aparelho justaglomerular formado pela mácula densa e por células justaglomerulares.

processos tubulares de reabsorção e secreção são dependentes de ATP (Figura 14.11).

Vale recordar que a membrana das células tubulares divide-se funcionalmente em duas: a *membrana apical*, que fica voltada para o túbulo, e a *membrana basolateral*, voltada para o capilar peritubular. Em outras palavras, a membrana apical fica em contato com o filtrado (candidato a se tornar urina), e a membrana basolateral fica em contato com o sangue.

Para ser reabsorvida, uma substância tem que primeiro atravessar a membrana apical, para depois atravessar a membrana basolateral. *Na membrana basolateral existe uma*

Glossário

Mácula densa
Região epitelial do túbulo contorcido distal, adjacente à arteríola aferente, que apresenta receptores que detectam a concentração de sódio presente no filtrado

Células justaglomerulares
Fibras musculares lisas modificadas, presentes na parede da arteríola aferente e ricas em grânulos secretores de renina

Renina
Hormônio que deflagra uma cascata de eventos que culmina na formação de angiotensina II (poderoso agente vasoconstritor)

Aparelho justaglomerular
Conjunto formado por células justaglomerulares (na parede das arteríolas aferentes) e pela mácula densa (na parede do túbulo contorcido distal)

Carga filtrada
Quantidade (massa) de uma substância presente no filtrado

Depuração
Taxa que mede o volume excretado de uma determinada substância por unidade de tempo – por exemplo, mililitros por minuto (mℓ/min)

Clearance
Termo em inglês que significa depuração

Clearance de creatinina
Exame laboratorial utilizado para se avaliar a filtração glomerular

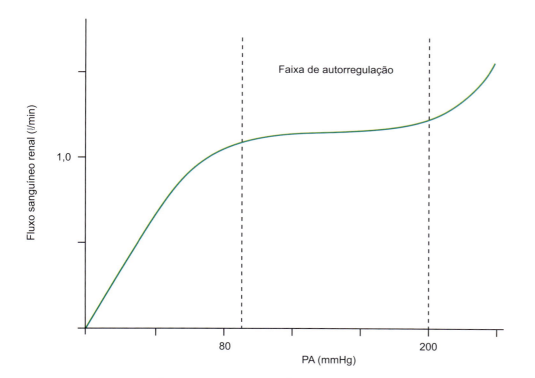

Figura 14.10 Fluxo sanguíneo renal em função da pressão arterial (PA).

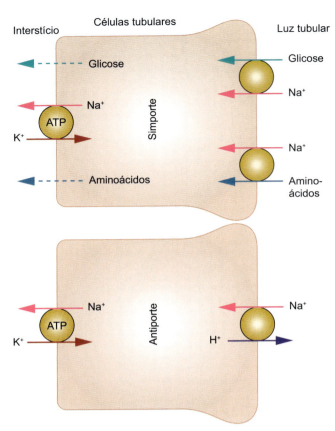

Figura 14.11 Processos tubulares: reabsorção por simporte e secreção por antiporte.

bomba de Na⁺/K⁺/ATPase que funciona ininterruptamente. Isso explica por que o consumo de O_2 no rim é tão alto (veja a Figura 14.5).

Tal bomba deixa o citoplasma da célula tubular exaurido (depletado) de sódio. Logo, qualquer sódio que estiver passando no filtrado tubular tenderá a entrar na célula tubular por *difusão*, obedecendo a um gradiente de concentração.

Uma vez tendo se difundido através da membrana apical e chegado ao citoplasma, esse sódio é bombeado ativamente para o capilar peritubular, sendo, portanto, reabsorvido.

É muito importante insistir no fato de que a glicose e os aminoácidos são reabsorvidos por simporte juntamente com o sódio. Com efeito, sabe-se que dietas muito ricas em açúcares ou proteínas podem induzir maior reabsorção de Na⁺ (já que, para serem reabsorvidos, a glicose e os aminoácidos usam o sódio), e essa maior reabsorção de sódio no túbulo proximal vai fazer com que o filtrado chegue ao túbulo distal com pouco sódio, ativando a mácula densa e deflagrando o feedback tubuloglomerular, que vai dilatar a arteríola aferente e produzir um *hiperfluxo* renal. Em pacientes com o rim debilitado, esse hiperfluxo pode sobrecarregar os rins. Por esse motivo, os doentes renais precisam controlar seus níveis de glicose no sangue e adotar uma dieta hipoproteica.

Além do mais, maior absorção de sódio leva a hipervolemia, pois o sódio aumenta a osmolaridade, causando aumento da sede com consequente aumento do volume plasmático, o qual eleva a pressão arterial. Paralelamente, como o sódio é reabsorvido no néfron proximal (juntamente com a glicose e com os aminoácidos), a carga filtrada de sódio que chega à mácula densa, nas porções distais do néfron, fica diminuída, e isso deflagra a produção de renina, que, em última análise, irá aumentar a produção de angiotensina II, elevando significativamente a pressão arterial (conforme foi estudado no capítulo anterior, quando falamos sobre o sistema renina-angiotensina-aldosterona).

Dentro do mesmo raciocínio, podemos compreender por que o diabetes melito pode levar à hipertensão arterial. Acontece que a hiperglicemia, característica do diabetes, aumenta a quantidade de glicose filtrada pelo néfron, e, ao ser reabsorvida, essa glicose traz junto o sódio (por simporte). Da mesma maneira, atletas que ingerem altas doses de proteínas e aminoácidos podem acabar hipertensos, por conta do simporte aminoácido-sódio. Portanto:

> Tanto a sobrecarga de glicose quanto a sobrecarga de proteína podem causar hipertensão arterial.

Existe um mecanismo interessante de regulação da reabsorção tubular: se houver um aumento expressivo da taxa de filtração, ocorrerá também um aumento na reabsorção a fim de manter a proporção de substância reabsorvida próxima do constante. Por exemplo: 65% do sódio são reabsorvidos no túbulo contorcido proximal. Se 100 g de sódio forem filtrados, 65 g deverão ser reabsorvidos. Entretanto, se forem filtrados 200 g, a reabsorção deverá aumentar para 130 g a fim de que os mesmos 65% sejam reabsorvidos. Esse aumento da reabsorção proporcional ao aumento da filtração recebe o nome de *balanço glomerulotubular*.

O mecanismo do balanço glomerulotubular pode ser explicado da seguinte maneira: à medida que ocorre um aumento na taxa de filtração, o sangue que permanece no glomérulo fica muito concentrado, já que as proteínas plasmáticas não são filtradas. Assim, a pressão oncótica (PO) na arteríola eferente fica elevada e, por conseguinte, ocorre *aumento na pressão oncótica da rede capilar peritubular*, o que produz uma força que favorece a reabsorção para o interior do capilar peritubular; como consequência, maior filtração ocasiona maior reabsorção.

🔥 FISIOLOGIA EM FOCO

A urina doce

Um fato interessante sobre a reabsorção de glicose merece atenção. O nível normal de glicose no sangue, denominado glicemia, é de até 110 mg/dℓ. Acima disso provavelmente a pessoa já está diabética. No entanto, a glicose só aparece na urina (*glicosúria*) quando seus níveis no sangue estão acima de aproximadamente 180 mg/dℓ. Então, se um diabético que estiver, por exemplo, com glicemia de 155 mg/dℓ fizer um exame de urina, o exame nada acusará.

Ocorre que até uma concentração sanguínea de 180 mg/dℓ a glicose é toda reabsorvida após ser filtrada nos rins. Acima desse valor, a capacidade de reabsorção fica saturada (por saturação das proteínas cotransportadoras), e o que exceder esses 180 mg/dℓ será eliminado na urina. Esse valor que estabelece o limite de reabsorção de uma substância é chamado *limiar renal*.

No capítulo anterior, sobre fisiologia cardiovascular, ficou claro que um importante mecanismo para o controle da pressão arterial é o sistema rim-volume, que se baseia na natriurese por pressão e na diurese por pressão. Se a pressão arterial estiver muito alta, a pressão hidrostática capilar também estará alta e ocorrerá maior filtração de água e sódio, e estes serão eliminados.

Embora ocorra maior filtração de água e sódio na hipertensão arterial, estes não são reabsorvidos pelo balanço glomerulotubular porque, no caso de hipertensão arterial, a pressão hidrostática (PH) está aumentada não apenas no glomérulo mas também nos capilares peritubulares. Logo, a PH gera uma força contrária à reabsorção; assim, não ocorrerá o balanço glomerulotubular e, em consequência, haverá natriurese e diurese.

Conforme ilustra a Figura 14.11, há um mecanismo de antiporte Na^+/H^+, ou seja, na membrana apical, quando um sódio entra para ser reabsorvido, um hidrogênio (próton) é secretado e será eliminado na urina. Esse mecanismo é importantíssimo no equilíbrio acidobásico, pois, sempre que houver excesso de valências ácidas (H^+), estas poderão ser eliminadas na urina. Adiante discutiremos em mais detalhes o papel dos rins na homeostase do íon hidrogênio (equilíbrio acidobásico).

Funções reguladoras

Muitas vezes se atribui aos rins um papel central na regulação de parâmetros como o equilíbrio hidrossalino (hidreletrolítico) e a pressão arterial (volemia), em virtude de ser nos rins que ocorrem a eliminação ou o reaproveitamento dos diversos íons, tais como o sódio, o potássio e o cálcio, entre outros. Contudo, é importante ressaltar que, na maioria das vezes, os processos de reabsorção e secreção tubulares desses íons estão condicionados a hormônios:

- A aldosterona aumenta a reabsorção de sódio, regulando o volume circulante efetivo
- O paratormônio (PTH) aumenta a reabsorção de cálcio, regulando a homeostase do Ca^{++}
- A aldosterona induz a secreção de K^+ e de H^+, regulando a homeostase desses íons
- O PTH induz a secreção de fosfato, regulando sua homeostase
- A angiotensina II aumenta a reabsorção de sódio e água, ajudando a regular a pressão arterial
- O hormônio antidiurético (ADH) aumenta a reabsorção de água livre
- O peptídeo atrial natriurético (PAN) diminui a reabsorção de sódio e água.

Até mesmo o sistema nervoso simpático desempenha papel importante, atuando nas células tubulares e aumentando a reabsorção de sódio.

Dessa maneira, entendemos que, apesar de todos esses íons serem manipulados nos rins, esse órgão é apenas executor de ordens vindas principalmente dos hormônios.

Para estudar a regulação da volemia e, em decorrência, da pressão arterial, consulte o Capítulo 13, *Sistema Circulatório*, no qual foi discutido o sistema renina-angiotensina-aldosterona (SRAA). No Capítulo 15, *Sistema Endócrino*, serão abordados o sistema endócrino e os hormônios por ele produzidos, além da regulação de íons como sódio, potássio e cálcio.

A seguir serão abordadas duas funções regulatórias em que os rins desempenham o papel principal: a regulação da osmolaridade e o equilíbrio acidobásico.

Regulação da osmolaridade

Para seu pleno funcionamento, nossa maquinaria metabólica e enzimática necessita que algumas variáveis estejam fixadas em determinados valores. Por exemplo, para que todas as reações químicas em nosso organismo aconteçam da maneira correta e no tempo certo, é necessário que nossa temperatura corporal seja de cerca de 36°C e que o pH do nosso sangue arterial esteja em torno de 7,4.

Outro parâmetro fundamental para a homeostase é a osmolaridade plasmática, que deve manter-se sempre em torno de 300 mOsm/ℓ. Se a osmolaridade estiver em níveis diferentes do normal, ocorrerá movimento anormal de água livre (água não acompanhada de sódio), prejudicando as muitas reações de hidrólise que ocorrem todo o tempo em nossos sistemas celulares.

Os rins desempenham papel muito importante na regulação da osmolaridade plasmática. Nesse caso, quem atua são os *néfrons justamedulares*, que representam 10 a 15% da quantidade total de nossos néfrons. É importante lembrar que esses néfrons apresentam duas características peculiares: (a) *são muito longos*, podendo chegar até a papila renal; (b) *são acompanhados pelos vasos retos*, e não pela rede capilar peritubular.

Os néfrons justamedulares foram surgindo ao longo da evolução à medida que, para conquistar o ambiente terrestre, os animais passaram a ser capazes de reter água livre e eliminar uma urina altamente concentrada, apesar da escassez de água no ambiente terrestre. Os camelos, por exemplo, que ficam dias no deserto sem beber água, apresentam uma quantidade maior de néfrons justamedulares do que os seres humanos, e além disso têm uma alça de Henle muito maior. Logo, em termos evolutivos, o aumento da alça de Henle foi um fator decisivo para possibilitar a conquista do ambiente terrestre pelos animais.

Para que o rim possa regular a osmolaridade e manipular a água livre, o pré-requisito básico é que a medula renal se torne *hipertônica* (com alta concentração de Na^+). Quanto mais em

Glossário

Balanço glomerulotubular
Regulação da reabsorção tubular a fim de manter a proporção de substância reabsorvida próxima do constante. Quanto mais é filtrado, mais é reabsorvido

Glicosúria
Presença de glicose na urina

Limiar renal
Quantidade limítrofe que uma substância, ao ser filtrada pelo rim, pode ser reabsorvida. Quando o limiar renal é ultrapassado, a substância aparece na urina

Sistema rim-volume
Mecanismo de regulação da pressão arterial que opera por meio da diurese por pressão e da natriurese por pressão

Natriurese
Volume de sódio eliminado pela urina

Diurese
Volume urinário. A diurese normal é de cerca de 1 a 1,5 ℓ por dia

Diurese por pressão
Quanto maior for a pressão hidrostática na vasculatura renal, maior será a diurese

Natriurese por pressão
Quanto maior for a pressão hidrostática na vasculatura renal, maior será a excreção de sódio na urina

Equilíbrio hidrossalino
Regulação dos níveis plasmáticos de água e eletrólitos

Volemia
Volume circulante efetivo, ou seja, o volume ocupado pelo sangue dentro dos vasos, o qual é determinado principalmente pela água e pelo sódio

Osmolaridade
Parâmetro que mede a concentração de solutos em uma determinada solução

Água livre
Conjunto de moléculas de água não acompanhadas pelo sódio

direção à papila, mais hipertônica, resultado de uma propriedade especial do ramo ascendente espesso da alça de Henle.

❤ **O ramo ascendente da alça é impermeável à água e bombeia sódio para o interstício. Já o ramo descendente é permeável à água e ao sódio, entrando em equilíbrio com o interstício.**

O filtrado passa pela alça de Henle, quando atinge o ramo ascendente, o Na$^+$ é bombeado para o interstício enquanto a água é retida, deixando o filtrado hipotônico. Assim, a cada passagem do filtrado pela alça, mais sódio vai ficando retido no interstício, enquanto a água vai embora em direção às porções terminais do néfron.

Como o fluxo do filtrado vai em um sentido e o fluxo de sódio em outro, isso imita um sistema físico em que o conteúdo de dois tubos adjacentes se desloca em direções opostas, originando concentrações de solutos progressivamente maiores. Esse sistema é conhecido como sistema multiplicador de contracorrente.

Os vasos retos acompanham a alça de Henle. Se o fluxo sanguíneo nos casos retos fosse muito rápido, os íons concentrados na medula renal poderiam ser absorvidos rapidamente pelos vasos retos e a medula renal ficaria "lavada". Entretanto, sabiamente a natureza fez o fluxo nos vasos retos ser extremamente lento (cerca de 1% do fluxo dos outros vasos renais). Assim, o sangue dos vasos retos vai entrando em equilíbrio osmótico com a medula renal, de modo que sua hipertonicidade fica mantida. Veja a Figura 14.12.

Outro fator que contribui para hipertonicidade medular é a *reabsorção ativa de ureia* no ducto coletor, o que deixa o interstício saturado de ureia osmoticamente ativa.

Os mecanismos anteriormente descritos permitem que a osmolaridade na região da papila fique em torno de 1.200 mOsm/ℓ – quatro vezes maior que a osmolaridade plasmática, que fica em torno de 300 mOsm/ℓ.

O fato de a medula renal se tornar hipertônica é crucial para a regulação da osmolaridade porque, como, ao passar pelo ramo ascendente da alça, o filtrado perde sódio e retém água, esse filtrado chega hipotônico (rico em água livre) ao ducto coletor (porção final do néfron). Ocorre que no ducto coletor existem canais de água denominados aquaporinas, que normalmente ficam fechados.

Entretanto, se o plasma estiver hipertônico e precisarmos reter água livre, osmorreceptores hipotalâmicos detectam a situação e daí ocorre a liberação do *hormônio antidiurético (ADH)*. O ADH faz as aquaporinas se abrirem, e, como a medula está "salgada", a água sai rapidamente do ducto coletor (hipotônico) em direção ao interstício, onde ela será reabsorvida para a circulação sanguínea, restabelecendo-se a osmolaridade plasmática.

Flutuações em que a osmolaridade plasmática varia em *até 10%* são prontamente corrigidas por esse mecanismo do ADH e sequer são percebidas. Se a alteração de osmolaridade for de magnitude maior, outros receptores hipotalâmicos são acionados, e dá-se então a sensação de *sede*.

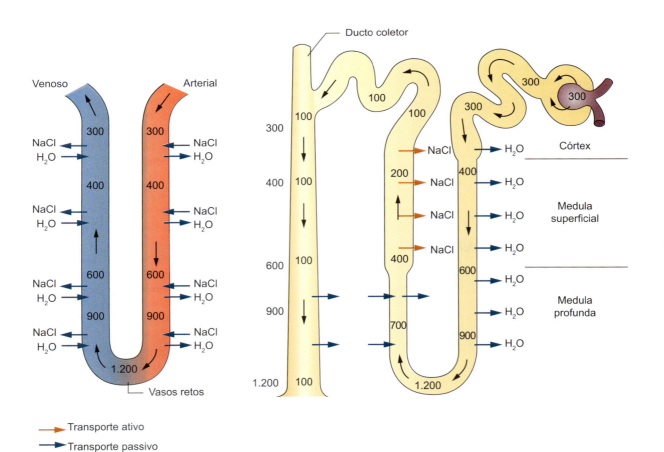

Figura 14.12 Osmolaridade na alça de Henle e nos vasos retos.

Esse é o papel dos rins na homeostase da água livre. Apesar de, nesse caso, os rins terem uma participação mais ativa, por meio do mecanismo de contracorrente, o controle da situação continua sendo do sistema endócrino, pelo ADH, produzido no hipotálamo e armazenado na hipófise posterior (neuro-hipófise).

Regulação do equilíbrio acidobásico

Como já sabemos, para que nosso vasto aparato enzimático funcione adequadamente são necessárias várias condições de estabilidade, e uma delas é um pH oscilando em uma faixa muito estreita: 7,35 a 7,45. O pH, sigla que significa *potencial hidrogeniônico*, é uma medida em escala logarítmica da *concentração do íon hidrogênio* (H^+). Quanto mais ácida uma solução, maior a sua concentração de H^+ e *menor* o seu pH.

Apesar de quimicamente existirem diferentes maneiras de se definirem ácidos e bases, para os objetivos do nosso estudo as definições são as seguintes: ácido é toda substância capaz de liberar íons H^+; base é toda substância capaz de captar íons H^+.

O sangue humano contém naturalmente substâncias capazes de *amortecer* variações bruscas do pH. Essas substâncias são os tampões e as substâncias anfóteras, que ficam de prontidão, preparadas para amortecer qualquer mudança repentina do pH.

A Figura 14.13 ilustra o experimento de Pitts, no qual é infundida durante 90 minutos uma solução de ácido clorídrico (HCl) 0,3 N no sangue de um cão de cerca de 20 kg. Paralelamente, a mesma solução ácida foi colocada em um recipiente que continha aproximadamente a mesma quantidade de água que o cão, mantendo-se o mesmo ritmo de administração utilizado no animal.

Pelo exemplo ilustrado na figura é possível observar que o pH da água baixa de 7,44 para 1,34. Entretanto, quando a mesma solução é infundida no sangue do cão, a queda é de 7,44 para 7,14 – uma enorme diferença! Contudo, ao se medir o bicarbonato sanguíneo do cão antes e após a infusão, observou-se que baixara de 27 para 7 mEq/ℓ. Isso deixa claro que o bicarbonato tamponou, de modo muito eficiente, o ácido clorídrico ao longo dos 90 minutos de infusão.

Tampões são substâncias capazes de captar íons H^+ e "guardá-los" para devolvê-los lentamente, quando estiverem escassos. Esse "guardar e devolver" lentamente significa que a substância, para ser um tampão eficiente, deve ter uma constante de dissociação baixa. Explicando de outra maneira: sabe-se que o cloro reage facilmente com o hidrogênio. Em tese, o cloro seria adequado para tamponar o H^+; porém, ao se ligar a ele e formar HCl, esse ácido clorídrico formado começa quase instantaneamente a se dissociar novamente em H^+ e Cl^-, pois o HCl tem constante de dissociação muito alta (motivo pelo qual é considerado um ácido forte). Ou seja, o cloro não consegue "guardar" o hidrogênio por um bom tempo – logo, não se presta a ser um tampão, pois não amortece coisa alguma.

Por outro lado, o íon bicarbonato (HCO_3^-), ao reagir com o H^+, forma o ácido carbônico (H_2CO_3), um ácido fraco (apresenta uma constante de dissociação muito baixa) que tem condição de "guardar" o próton (H^+) por muito tempo.

Além disso, o ácido carbônico é um composto instável que tende a se dissociar espontaneamente em água e CO_2, o qual é eliminado com facilidade na expiração pelos pulmões. Logo, o bicarbonato tem a dupla vantagem de transformar uma acidez real em acidez potencial e, ao mesmo tempo, dar origem a produtos até certo ponto atóxicos e facilmente elimináveis.

Por reunir as características mais adequadas, *o bicarbonato é o principal tampão existente em nosso sangue*, daí a queda brusca do HCO_3^- na experiência de Pitts ilustrada na Figura 14.13.

Além disso, o ácido carbônico existente no sangue é capaz de tamponar bases fortes. Se for injetada NaOH (soda

> **Glossário**
>
> **Sistema multiplicador de contracorrente**
> Processo que gera hipertonicidade medular à custa de reabsorção ativa de sódio para o interstício sem que ocorra reabsorção concomitante de água
>
> **Aquaporinas**
> Canais na membrana específicos para a passagem de água
>
> **Osmorreceptores**
> Receptores sensíveis à variação da osmolaridade
>
> **ADH**
> Hormônio, produzido no hipotálamo e armazenado na neuro-hipófise, que tem a função de promover a reabsorção de água livre
>
> **pH**
> Medida que indica o grau de acidez de uma solução
>
> **Ácido**
> Substância capaz de liberar íons hidrogênio
>
> **Base**
> Substância capaz de captar íons hidrogênio
>
> **Tampões**
> Substâncias capazes de amortecer variações de pH do meio atuando ora como ácido, ora como base

---

FISIOLOGIA EM FOCO

ADH e bebidas alcoólicas

O hormônio antidiurético responde de maneira bifásica ao álcool. Quando ingerido em doses muito baixas, o álcool estimula a secreção hipotalâmica de vasopressina (ADH).

Em doses um pouco maiores, o álcool inibe a secreção do ADH, o qual é liberado para impedir a excreção renal de água livre. Por esse motivo, quando uma pessoa bebe, a água continua sendo eliminada pela urina mesmo quando sua quantidade no sangue já é baixa. Em consequência, pode ocorrer desidratação.

Quando a pessoa toma cerveja, ingere grande quantidade de água, o que, por si só, é suficiente para aumentar a quantidade de urina formada. Além disso, ela ingere álcool, o que aumenta ainda mais a quantidade de água na urina (mediante inibição do ADH). Por isso, a ingestão de cerveja vem acompanhada de vontade persistente de urinar.

No caso da ingestão de vinho, cachaça, vodca, uísque ou conhaque, a quantidade de urina também aumenta em consequência do efeito do álcool sobre o ADH, embora não seja tão grande como no caso da ingestão de cerveja, pois essas bebidas contêm menos água.

Por outro lado, a ingestão de bebidas que contêm maior teor alcoólico e menor quantidade de água aumenta o risco de desidratação, já que a eliminação de água pela urina é maior, sem que essa diurese seja contrabalançada por um aumento da ingestão hídrica.

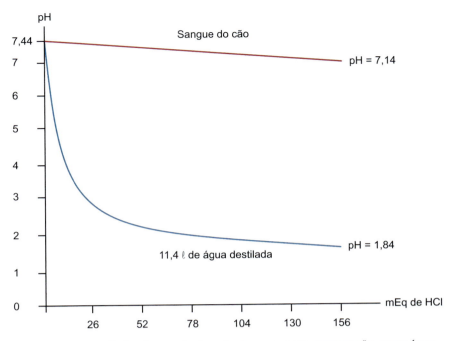

Figura 14.13 Poder de amortecimento do sangue em comparação com a água.

cáustica) no sangue, esta reagirá com H^+ e o HCO_3^- oriundos do H_2CO_3, produzindo $NaHCO_3$ (uma base fraca) e água.

Além do tampão bicarbonato também existem no sangue humano substâncias anfóteras que ajudam a amortecer variações bruscas do pH. No corpo humano, algumas proteínas plasmáticas comportam-se como substâncias anfóteras, mas a principal proteína com propriedades anfóteras que existe no sangue é a *hemoglobina*.

A hemoglobina pode ser comparada a uma esponja que absorve os íons H^+ à medida que estes se acumulam e, em seguida, vai liberando-os lentamente, como se a esponja estivesse sendo espremida aos poucos pela diminuição de concentração de H^+ do meio. Isso mostra que *a função da hemoglobina vai muito além de transportar O_2*: ela é fundamental na manutenção do equilíbrio acidobásico.

Uma diferença importante entre um tampão e uma substância anfótera é que os tampões se esgotam à medida que vão reagindo com o H^+, ao passo que as substâncias anfóteras se conservam, variando apenas o seu grau de ionização.

É possível constatar que os tampões e as substâncias anfóteras, representados principalmente pelo bicarbonato (os tampões) e pela hemoglobina (as substâncias anfóteras), representam a "tropa de choque", que visa manter uma "ordem acidobásica" em nosso organismo, defendendo-nos contra uma *diminuição* (acidose) ou um *aumento* do pH (alcalose).

Os ácidos e as bases que foram neutralizados pelo bicarbonato ou pela hemoglobina precisam ser eliminados do organismo, e há duas maneiras de isso ocorrer. Se a substância neutralizada puder ser eliminada em forma de gás, sua eliminação ocorrerá pelas vias respiratórias – ou seja, pelos pulmões, com o CO_2, oriundo do ácido carbônico. O próprio gás carbônico tem o poder de ir ao centro respiratório no bulbo e aumentar a ventilação alveolar, a fim de ser eliminado na atmosfera. Veja o gráfico na Figura 14.14.

Se a eliminação não puder se dar por via respiratória, ocorrerá em solução aquosa. Nesse caso, a eliminação será feita pelos rins.

Como estudamos anteriormente, os rins podem facilmente eliminar H^+ por secreção tubular por meio de antiporte com o Na^+. Esse mecanismo pode, inclusive, ser potencializado pela aldosterona.

Além disso, os rins também são capazes de aumentar a reabsorção tubular de bicarbonato (HCO_3^-). A Figura 14.15 ilustra uma das muitas reações passíveis de acontecer na célula tubular. Nessa situação o rim, ao mesmo tempo que elimina um H^+, reabsorve um bicarbonato.

Na verdade, os rins têm várias maneiras de combater as alterações do equilíbrio acidobásico, mas, de modo geral, o papel dos rins é eliminar H^+ e reter HCO_3^-.

Outras maneiras de o rim atuar no equilíbrio acidobásico são a excreção de H^+ em forma de amônio ou então as substâncias fosfatadas. Contudo, não é escopo da Fisiologia discutir as reações bioquímicas que ocorrem na intimidade da célula tubular, e sim ter uma compreensão geral dos fenômenos.

Talvez, em virtude de os rins atuarem continuamente eliminando hidrogênio e reabsorvendo bicarbonato, isso possa explicar o fato de o sangue humano ser, em condições fisiológicas, levemente alcalino. Cabe salientar que o pH do sangue não é neutro (pH = 7), mas discretamente básico (pH = 7,3 ± 0,05).

Como os rins desempenham papel crucial no equilíbrio acidobásico, é muito comum pacientes com insuficiência renal apresentarem *acidose metabólica*, a qual será abordada mais adiante.

Além dos pulmões e dos rins, há outras maneiras de combater alterações do equilíbrio acidobásico. Uma delas é o chamado tamponamento celular. Como o K^+ é um íon quase exclusivamente intracelular, e como ele tem a mesma valência do H^+, as células em geral podem retirar hidrogênio do

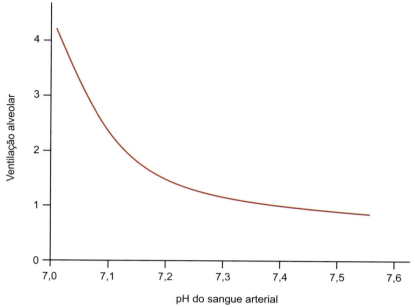
Figura 14.14 Ventilação alveolar em função do pH do sangue.

sangue (reduzindo a acidose), trocando-o pelo potássio, que então sai da célula.

Por esse motivo, é comum *uma acidose levar a uma hiperpotassemia* (excesso de K^+ no sangue, que saiu da célula para ser trocado pelo H^+). De maneira análoga, *uma alcalose pode levar a uma hipopotassemia*.

Reciprocamente, não é raro que alterações da homeostase do potássio levem a alterações acidobásicas em função da troca do K^+ pelo H^+.

Outro mecanismo de tamponamento de valências ácidas seria por meio de sais de cálcio, mas, para ficar disponível a fim de formar sais no sangue, esse mineral precisa sair dos ossos, podendo levar a quadros de desmineralização óssea.

As alterações do equilíbrio acidobásico são denominadas acidose (pH < 7,35) ou alcalose (pH > 7,45). A acidose ou alcalose são chamadas de respiratória se a origem do distúrbio for nos pulmões. Se a causa do distúrbio for outra qualquer (não pulmonar), a acidose ou alcalose são chamadas de metabólica. O estudo detalhado das doenças que causam distúrbios acidobásicos não é objetivo do curso de Fisiologia.

Micção

Após passar pelo sistema tubular e ultrapassar as papilas renais, o filtrado de todos os néfrons de cada rim é recolhido nos cálices menores, nos cálices maiores e na pelve renal, chegando finalmente ao ureter, que é formado por músculo liso dotado de automatismo. As contrações peristálticas ureterais impulsionam a urina em direção à bexiga urinária.

A bexiga é constituída de uma camada muscular (músculo detrusor) que, ao se contrair, promove a diminuição do volume, fazendo com que a pressão vesical aumente e o conteúdo da

Glossário

Substâncias anfóteras
Substâncias que *podem ser doadoras ou captadoras de H^+*, conforme a acidez existente no meio

Acidose
Diminuição do pH (abaixo de 7,35)

Alcalose
Aumento do pH (acima de 7,45)

Tamponamento celular
Processo de troca do hidrogênio extracelular pelo potássio intracelular

Acidose respiratória
Acidose de causa respiratória

Acidose metabólica
Acidose de causa não respiratória

Alcalose respiratória
Alcalose de causa respiratória

Alcalose metabólica
Alcalose de causa não respiratória

Micção
Emissão de urina pela uretra

Detrusor
Músculo vesical que se contrai, propiciando a micção

🔍 FISIOLOGIA EM FOCO

Insuficiência renal aguda

Um homem de 64 anos procura o posto de saúde com algumas queixas vagas, tais como astenia, tosse seca, prurido, náuseas, anorexia, cefaleia leve e dores ósseas discretas. Relata ainda que tem apresentado uma discreta poliúria. Ao ser levantada sua história patológica pregressa, ele informou ser diabético há mais de 30 anos, porém disse que de uns tempos para cá sua glicose não tem estado alta (*sic*). Ao exame físico observaram-se significativa palidez cutaneomucosa, discreto edema periorbital, e a pressão arterial estava elevada. Foram solicitados exames de sangue de rotina que revelaram: hemoglobina baixa, glicose baixa e níveis moderadamente elevados de ureia e creatinina. Foi solicitado então um *clearance* de creatinina, que se mostrou baixo. O exame de urina revelou proteinúria. Uma densitometria óssea mostrou sinais de osteodistrofia. O paciente foi diagnosticado como portador de insuficiência renal crônica e foi orientado a se submeter a acompanhamento ambulatorial. Vinte dias depois o mesmo paciente chegou ao setor de emergência em franca oligúria e rebaixamento do nível de consciência. Estava clinicamente edemaciado e com a pressão arterial muito elevada e ritmo cardíaco irregular. Os exames laboratoriais revelaram aumento importante da ureia e da creatinina, bem como hiperpotassemia e diminuição do sódio urinário. Uma radiografia de tórax demonstrou sinais de congestão pulmonar. Foi feita uma gasometria arterial que evidenciou acidose metabólica. Diante desse quadro foi dado o diagnóstico de insuficiência renal aguda (IRA), e o paciente foi imediatamente internado para tratamento.

Faça uma pesquisa discuta as causas e o quadro clínico da IRA. Justifique os sinais e sintomas apresentados no caso clínico acima.

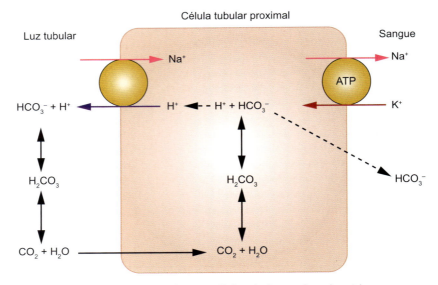

Figura 14.15 Atuação de uma célula tubular em face de acidose.

bexiga seja expelido. Há também um músculo *esfíncter interno* que fica contraído enquanto a bexiga está relaxada (se enchendo), para impedir que a urina vaze para a uretra durante o enchimento vesical.

O *detrusor é inervado pelo sistema parassimpático*, por meio dos nervos esplâncnicos pélvicos. Portanto, a ato da micção (esvaziamento vesical) é comandado pelo sistema parassimpático.

O esfíncter interno é inervado por fibras simpáticas, portanto, acredita-se que a ação do *simpático* na bexiga seja *relaxar o detrusor e contrair o esfíncter interno*, para possibilitar um enchimento vesical satisfatório.

Há ainda o músculo *esfíncter externo da bexiga*, localizado no assoalho pélvico, com *controle voluntário*, o que possibilita o controle do ato de urinar.

Os centros nervosos relacionados com a inervação da bexiga e o ato de micção encontram-se no segmento sacral da medula espinhal.

O reflexo da micção se dá da seguinte maneira: à medida que a bexiga enche e seu volume chega ao máximo (350 a 650 mℓ), a tensão em sua parede aumenta e mecanorreceptores aí localizados detectam o aumento de tensão e enviam, através de fibras sensoriais, essa informação à medula, estabelecendo-se, então, um arco reflexo, no qual fibras parassimpáticas deixam a medula e dirigem-se ao detrusor para contraí-lo.

Apesar de o reflexo da micção ser completamente autônomo da medula espinhal, ele pode ser inibido ou facilitado por centros superiores, localizados principalmente na ponte. Por isso a micção só ocorre se permitirmos. Se o reflexo da micção for muito potente ou então se quisermos urinar no momento, produziremos voluntariamente uma inibição do esfíncter externo, via nervo pudendo, e a micção acontece (Figura 14.16).

Glossár

Reflexo da micção
Reflexo neural que culmina em contração d músculo detrusor

🫀 FISIOLOGIA EM FOCO

Doença renal crônica

A doença renal crônica (DRC) tem se tornado, de uns anos para cá, um problema de saúde pública em todo o mundo. No Brasil, ela tem alta morbidade e alta mortalidade, além de gerar grandes custos para o sistema de saúde. Há grande comprometimento na qualidade de vida dos doentes, que passam a viver à custa de terapia renal substitutiva (hemodiálise ou diálise peritoneal). Muitos só conseguirão sobreviver se conseguirem um doador compatível para um transplante renal.

A principal causa da DRC é a lesão vascular que afeta os glomérulos, já que esses são estruturas vasculares extremamente delicadas. As principais causas de lesão vascular, que acabam por afetar os glomérulos, são a hipertensão arterial e o diabetes melito. Como essas doenças são extremamente prevalentes, a DRC, por consequência, também o é.

No início a DRC não apresenta sintomas. Tal qual a hipertensão arterial e o diabetes, ela é um inimigo silencioso, pois, muitas vezes, quando se chega ao diagnóstico, a função renal já está condenada a ir declinando progressivamente. O primeiro indício da DRC é a perda de proteína pela urina (albuminúria). Depois, com o tempo, podem aparecer: edema, anemia (por falta de eritropoetina), desmineralização óssea (por falta de calcitriol), acidose metabólica (por causa da falência da função tubular), desnutrição (por perda de proteínas pela urina) e retenção de escórias nitrogenadas (ureia e creatinina) no sangue.

Como dissemos, a mortalidade é muito elevada. A única maneira de evitar as consequências nefastas da DRC é se o diagnóstico se der em fases iniciais. Esse é o desafio, pois só se consegue diagnosticá-la se procurarmos por ela. Afinal, só se encontra o que se procura, mas só se procura o que se conhece.

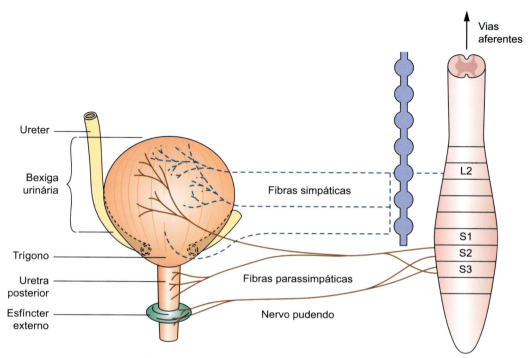

Figura 14.16 Elementos neurais envolvidos no reflexo da micção.

🫀 FISIOLOGIA EM FOCO

Queda de períneo

Qualquer situação que cause afrouxamento do assoalho pélvico (como ocorre, por exemplo, em mulheres que tiveram muitos partos vaginais) pode originar alteração na angulação entre a uretra e o colo vesical, ocasionando *incontinência urinária* (perda involuntária de urina), que também pode ser decorrente de doenças neurológicas que comprometam os centros ou as vias neurais relacionadas com o ato da micção.

RESUMO

- Existem fundamentalmente dois tipos de néfrons no rim: os corticais (90%) e os justamedulares (10%). Os néfrons corticais situam-se no córtex renal e são os responsáveis pelas funções clássicas de reabsorção e secreção de substâncias. Os néfrons justamedulares localizam-se no limite entre o córtex e a medula renal, apresentam a alça de Henle muito comprida e estão envolvidos nos mecanismos de concentração e diluição da urina (regulação da osmolaridade)

- Nos néfrons corticais, a arteríola eferente vai originar a rede capilar peritubular, que termina nas vênulas renais, as quais acabam por originar a veia renal, tributária da veia cava inferior. Nos néfrons justamedulares, a arteríola eferente vai originar os vasos retos, que formam alças na medula renal, terminando nas vênulas renais. Estas drenam seu conteúdo para a veia renal, afluente da veia cava inferior

- Os rins são muito sensíveis a quedas da pressão arterial. Se a pressão arterial cair abaixo dos níveis desejáveis, os rins são um dos primeiros órgãos a sucumbir, apresentando rapidamente sinais de má perfusão (insuficiência renal aguda)

- A principal função do rim é conservar o sódio no organismo. Essa função retentora de sódio é de fundamental importância alostática, já que é o sódio que determina a volemia e, em consequência, a pré-carga e o débito sistólico. Para esse controle, é necessário o consumo de ATP, pois este possibilita o funcionamento da bomba de sódio-potássio, que reabsorve Na^+ ativamente

- No metabolismo das proteínas é produzida ureia; no metabolismo dos ácidos nucleicos é produzido ácido úrico; no metabolismo da creatina muscular é produzida creatinina; e no metabolismo da hemoglobina é produzida urobilina, que dá cor à urina

- Os três processos básicos que ocorrem no néfron são filtração glomerular, reabsorção tubular e secreção tubular

- Filtração glomerular, um processo de filtração do sangue que ocorre no glomérulo renal, é um método em que se separam substâncias sob pressão. Proteínas e hemácias não são filtradas. Filtrado é o líquido resultante do processo de filtração. Em 24 horas formam-se aproximadamente 180 ℓ de filtrado glomerular

- Reabsorção tubular é o processo em que as substâncias úteis do filtrado são reabsorvidas pela rede capilar peritubular e retornam à circulação sistêmica. Dos 180 ℓ filtrados por dia, cerca de 179 ℓ são reabsorvidos

- Secreção tubular é o processo em que uma substância pode ser secretada da célula tubular diretamente para a luz dos túbulos, sendo então eliminada na urina. Normalmente esse processo ocorre em resposta a estímulos hormonais

- A pressão efetiva de filtração (PEF) é determinada pela aritmética entre a pressão hidrostática do glomérulo (PH), a pressão oncótica (PO) e a pressão capsular (PC): PEF = PH − PO − PC

- O tônus arteriolar aferente e o eferente podem ser modificados para interferir na filtração renal. Vários fatores – como inervação simpática, tônus dopaminérgico, diversos hormônios e sinalizadores parácrinos como óxido nítrico, prostaglandinas, endotelina e bradicinina – podem modificar o tônus arteriolar
- O fenômeno de autorregulação do fluxo sanguíneo renal é denominado feedback tubuloglomerular. Quanto menos sódio chega à mácula densa, mais a arteríola aferente se dilata
- O conjunto formado por células justaglomerulares (na parede das arteríolas) e a mácula densa (na parede do túbulo contorcido distal) é chamado aparelho justaglomerular
- No balanço glomerulotubular, havendo um aumento na taxa de filtração, o sangue que permanece no glomérulo fica muito concentrado, já que as proteínas plasmáticas não são filtradas. Assim, haverá aumento da pressão oncótica no capilar peritubular, o que favorece a reabsorção. Ou seja, quanto mais se filtra, mais se reabsorve
- Os rins desempenham papel central na regulação de parâmetros como o equilíbrio hidrossalino (hidreletrolítico) e a pressão arterial (volemia). Na maioria das vezes, os processos de reabsorção e secreção tubulares dos diversos íons estão condicionados a hormônios
- Os rins desempenham papel muito importante na regulação da osmolaridade plasmática. O ramo ascendente da alça é impermeável à água e bombeia sódio para o interstício
- O pH pode ser mantido dentro de limites ótimos tanto pela ventilação quanto pelo sistema urinário. Se a eliminação não puder ocorrer por via respiratória (pulmões), ocorrerá por meio dos rins
- Além de funções excretoras, os rins apresentam, ainda, as seguintes funções: gliconeogênese, metabolismo da vitamina D e eritropoese.

AUTOAVALIAÇÃO

14.1 Qual é a unidade funcional dos rins? Quais são seus dois tipos? Descreva cada um deles.

14.2 Que funções o rim exerce? Descreva sucintamente cada uma delas.

14.3 Quando um paciente ingere um medicamento ou uma substância exógena qualquer, o organismo precisa eliminar essa substância. De que mecanismos o organismo lança mão para eliminá-la?

14.4 Como ocorre o processo de gliconeogênese? Qual a importância desse mecanismo para o organismo?

14.5 Qual é o papel dos rins na eritropoese?

14.6 De que maneira os rins atuam na ativação da vitamina D?

14.7 Em diversas situações, as revistas divulgam dietas que se tornam moda entre as pessoas que querem perder peso. Uma delas é a dieta muito rica em proteínas e gorduras mas pobre em carboidratos (dieta *low carb*). Que riscos uma dieta com excesso de proteínas pode ter para o organismo? Por que essa dieta é também chamada de cetogênica? Por que, em que pesem seus supostos efeitos adversos, ela emagrece mesmo sendo hipercalórica?

14.8 Quais são as diferenças entre os processos de filtração glomerular, reabsorção tubular e secreção tubular?

14.9 Quais são as pressões envolvidas no processo de filtração glomerular? Explique cada uma delas.

14.10 Explique o mecanismo de feedback tubuloglomerular.

14.11 Explique como ocorre o controle de sódio e potássio pelos rins.

14.12 Qual é o papel dos rins na regulação da pressão arterial?

14.13 Como ocorre o processo de balanço glomerulotubular?

14.14 Os rins desempenham papel importante na regulação da osmolaridade. Como isso ocorre?

14.15 Indivíduos que ingerem bebida alcoólica em grande quantidade têm "ressaca" no dia seguinte em decorrência dos efeitos da desidratação do organismo. Por que a desidratação ocorre? Explique os efeitos do álcool no organismo.

14.16 Como se dá a regulação do pH pelos rins?

14.17 Explique os seguinte achados que ocorrem na doença renal crônica (DRC): anemia, fadiga, edema, hipertensão arterial, acidose metabólica, desnutrição, desmineralização óssea, albuminúria e aumento da creatinina plasmática.

14.18 Faça uma pesquisa e escreva um texto sobre a hemodiálise e a diálise peritoneal.

14.19 Explique como o excesso na ingesta de açúcar e proteínas pode ocasionar a hipertensão arterial.

14.20 Explique como o diabetes melito pode elevar a pressão arterial.

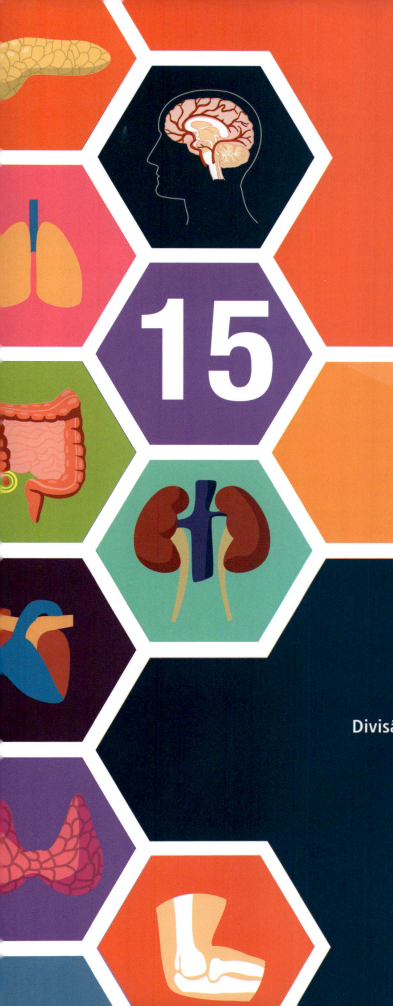

15

Sistema Endócrino

Objetivos de estudo, 292
Conceitos-chave do capítulo, 292
Introdução, 293
Divisão funcional do sistema endócrino, 293
Sistema endócrino periférico, 294
Sistema endócrino central, 313
Resumo, 318
Autoavaliação, 319

Objetivos de estudo

- Compreender o papel do sistema endócrino (periférico e central) na fisiologia humana
- Reconhecer a estreita conexão entre os sistemas endócrino e nervoso
- Entender a função dos diversos hormônios produzidos no organismo
- Conhecer o mecanismo fisiopatológico de algumas afecções que acometem o sistema endócrino
- Saber distinguir os efeitos do estresse agudo dos efeitos do estresse crônico

Conceitos-chave do capítulo

- Acromegalia
- Adeno-hipófise
- Adrenalina
- Aldosterona
- Androgênios
- Angiotensina II
- Calcemia
- Calcitonina
- Calcitriol
- Catecolaminas
- Células de Leydig
- Células de Sertoli
- Cetose
- Ciclo menstrual
- Coloide
- Córtex adrenal
- Corticoides
- Cortisol
- Diabetes melito
- Di-hidrotestosterona (DHT)
- Doença de Addison
- Efeito catabólico
- Enzima 1α-hidroxilase
- Esperma (sêmen)
- Espermatozoide
- Esteroides
- Esteroidogênese
- Estradiol
- Estresse
- Feocromocitoma
- Folículo tireoidiano
- Folículos ovarianos

- Fosfatúria
- Gametas
- Glândula pineal
- Glândulas
- Glândulas adrenais (suprarrenais)
- Glicocorticoides
- Glicogenogênese
- Glicogenólise
- Gliconeogênese
- Glicostato
- Globulina transportadora de tiroxina
- Glucagon
- Gônadas
- Gonadotrofinas
- HCG (gonadotrofina coriônica humana)
- Hidroxiapatita
- Hipófise (glândula pituitária)
- Hipofiseotrofinas
- Hipotálamo
- Hormônio do crescimento (GH)
- Hormônios
- Ilhotas pancreáticas (ilhotas de Langerhans)
- Incretinas
- Inibina
- Insulinorresistência
- Iodo
- Leptina
- Medula adrenal
- Melatonina
- Menopausa
- Menstruação
- Mineralocorticoides

- Neuro-hipófise
- Ocitocina
- Osteoblastos
- Osteoclastos
- Osteoporose
- Ovários
- Óvulo
- Paratireoides
- Paratormônio (PTH)
- Pró-hormônio
- Prolactina
- Puberdade
- Remodelação óssea
- Renina
- Ritmo circadiano
- SHBG
- Síndrome de Cushing
- Sistema endócrino central (SEC)
- Sistema endócrino periférico (SEP)
- Termogênese
- Testículos
- Testosterona
- Tireoglobulina (TGB)
- Tireoide (ou tiroide)
- Tiroxina
- Tri-iodotironina (T_3)
- TSH (hormônio estimulador da tireoide)
- Virilização
- Zona fasciculada
- Zona glomerular
- Zona reticular

Introdução

Em última instância, a principal função da célula é ressintetizar o ATP a fim de obter energia, por meio de um conjunto de processos bioquímicos denominado metabolismo.

Os protagonistas desse processo são os nutrientes (principalmente a *glicose*), íons como *sódio* e *potássio* (que garantem a existência dos potenciais de membrana) e *cálcio* (fundamental na contração muscular, nas sinapses e na coagulação sanguínea), e as *enzimas intracelulares* (responsáveis pelas reações metabólicas). O *suporte necessário* para que o trabalho celular se dê de maneira harmoniosa é a constância do meio interno (homeostase), a qual é obtida por meio de adaptações (alostase) instantâneas.

Todo esse processo é regido pelo sistema endócrino, que regula as concentrações de íons (Na^+, K^+, Ca^{2+}), a disponibilidade de nutrientes e a atividade das enzimas que atuam nos processos metabólicos. Justamente por ser esse sistema o maestro da alostase é que o deixamos para o fim.

Os elementos do sistema endócrino são as glândulas endócrinas, que não têm ducto secretor e liberam os produtos por elas sintetizados *diretamente* no sangue. Como vimos no Capítulo 7, *Comunicação Celular*, esses produtos – sinalizadores celulares que atuam na corrente sanguínea – são denominados hormônios, termo muito genérico que descreve qualquer molécula produzida em um determinado local para atuar a distância, sendo transportada pelo sangue.

A propósito, para se compreender adequadamente este capítulo é importante que todas as informações prestadas no Capítulo 7 tenham sido bem entendidas. É bom frisar que hormônios podem ser produzidos por órgãos não glandulares, por exemplo, a eritropoetina (veja o Capítulo 14, *Sistema Urinário*) produzida pelos rins, ou o peptídeo atrial natriurético (PAN) (veja o Capítulo 13, *Sistema Circulatório*) produzido pelo coração. Além disso, a maior produção de hormônios no corpo humano parece ocorrer em duas estruturas que não são formadas por tecido epitelial glandular – o sistema digestório (que produz mais de 200 hormônios) e o tecido adiposo (que fabrica dezenas de hormônios). Portanto, podemos até dizer que os rins, os órgãos digestivos e os adipócitos são também órgãos endócrinos, apesar de não serem *glândulas endócrinas*.

Neste capítulo, descreveremos apenas as glândulas endócrinas, uma vez que as funções endócrinas de outros órgãos não glandulares já foram estudadas nos capítulos referentes aos seus respectivos sistemas. Logo, quando aludirmos a sistema endócrino estaremos nos referindo ao conjunto de glândulas endócrinas. Falaremos também, mais adiante, do adipócito, uma vez que os outros órgãos endócrinos não glandulares (células do tubo digestivo, rins, células cardíacas etc.) já foram abordados em capítulos anteriores.

Além de atuar como regente da alostase, o sistema endócrino tem outras importantes funções para a espécie, tais como o controle do crescimento e do desenvolvimento do indivíduo e o controle dos processos reprodutivos que visam perpetuar nossos genes. Assim, o sistema endócrino é fundamental para a manutenção do espécime.

🔴 O sistema endócrino é igualmente fundamental para o *espécime* e para a *espécie*.

O sistema nervoso e o sistema endócrino têm muito em comum, mas entre eles há algumas diferenças fundamentais que convém destacarmos. Embora ambos sejam reguladores, o sistema nervoso controla nossas relações com o meio externo (ambiente), enquanto o sistema endócrino controla as relações entre as diversas partes do meio interno. Por exemplo, se os níveis de glicose no sangue de um tigre começarem a cair, seu sistema endócrino perceberá essa queda e liberará hormônios que mobilizarão os estoques corporais de energia, ao mesmo tempo que informarão a situação ao sistema nervoso. Daí, caberá a este encontrar a maneira mais adequada de obter comida naquele momento, ou seja, qualquer estratégia de caça terá que ser meticulosamente planejada de acordo com as condições ambientes, e é justamente nesse momento que o sistema nervoso entra em ação, percebendo as condições do ambiente, processando essas condições e elaborando um plano de ação. Para que tudo isso ocorra, é fundamental que os dois sistemas reguladores (endócrino e nervoso) interajam durante todo o tempo.

Até algum tempo atrás não se sabia exatamente como isso ocorria, mas hoje sabemos que grande parte dos hormônios atua diretamente em receptores nos neurônios e *muitos hormônios atuam como neurotransmissores*. Paralelamente, muitos neurônios produzem e secretam hormônios, e todas *as glândulas endócrinas têm inervação abundante*. Ou seja, os dois sistemas se regulam mutuamente.

Divisão funcional do sistema endócrino

Quando estudamos o sistema nervoso, nós o classificamos como sistema *nervoso central* e *sistema nervoso periférico*. Pelo mesmo motivo didático, vamos empregar uma classificação bastante útil do ponto de vista funcional: sistema endócrino periférico (SEP) e sistema endócrino central (SEC), estudando-os separadamente. O SEC, que tem funções eminentemente reguladoras (controlando inclusive parte do SEP), compreende o eixo hipotálamo-hipófise e as funções neuroendócrinas. Já o SEP compreende as glândulas endócrinas que regulam processos específicos da fisiologia celular.

Ao fim do estudo de cada glândula existe um boxe – *Fisiologia em foco* –, no qual discutimos as disfunções mais comuns que podem acometer cada glândula estudada. Procure

---

Glossário

Energia
Medida da capacidade da célula de desempenhar suas funções

Metabolismo
Conjunto de reações químicas que ocorrem para produzir energia para o trabalho celular

Endócrino
O advérbio grego *éndon* significa *dentro, no interior de*

Glândula
Tecido especializado em secretar substâncias

Glândulas endócrinas
Glândulas que não têm ducto secretor e que liberam os produtos por elas sintetizados diretamente no sangue

Hormônios
Sinalizadores celulares que atuam a distância, por intermédio do sangue

Órgãos endócrinos
Estruturas não glandulares que produzem hormônios – por exemplo, o tubo digestivo e os adipócitos

Espécie
Conjunto de indivíduos semelhantes e capazes de gerar descendentes férteis

Espécime
Nome dado a cada indivíduo pertencente a uma espécie

Sistema endócrino periférico
Sistema que compreende as glândulas endócrinas periféricas (tireoide, paratireoides, pâncreas endócrino, adrenais e gônadas)

Sistema endócrino central
Sistema que compreende o eixo hipotálamo-hipófise e a glândula pineal

relacionar o quadro clínico das disfunções (hiperfunção e hipofunção) com as funções normais da glândula.

Sistema endócrino periférico

As *glândulas periféricas* que compõem o SEP produzem hormônios que regulam o conjunto de funções celulares vitais. Algumas dessas glândulas são reguladas por outras glândulas pertencentes ao sistema endócrino central (SEC), e outras não. Os hormônios reguladores produzidos no SEC serão citados apenas quando for necessário e, posteriormente, serão descritos na seção correspondente a eles.

De modo geral, as glândulas periféricas têm sensores relacionados com os hormônios que elas estão regulando. Tais sensores detectam flutuações para mais ou para menos, e daí a glândula aumenta ou diminui a produção de seus hormônios. Tudo isso funciona dentro de um processo de feedback negativo, que foi estudado no Capítulo 1, *Homeostase e Alostase*. Passaremos agora a descrever as glândulas periféricas da seguinte maneira: citaremos o hormônio envolvido nos processos celulares e a glândula periférica que atua como gestora da função. Veja na Tabela 15.1 os elementos envolvidos na regulação do meio interno.

Regulação do metabolismo: a tiroxina

Enzimas são proteínas capazes de catalisar as reações químicas celulares, aumentando sua velocidade em milhares de vezes. Assim, quanto mais enzimas estiverem disponíveis, maior a eficiência do trabalho celular. Como toda proteína, as enzimas são produzidas a partir da transcrição do RNA por meio de um código determinado pelo DNA. Assim, *a função do RNA é decodificar as informações do DNA e transformá-las em proteínas*.

Vamos recordar a estrutura do DNA (genoma). Na espécie humana, ele é constituído por 46 cromossomos, cada qual formado por uma fita de DNA. Todos os cromossomos são formados por quatro bases nitrogenadas (adenina, timina, guanina, citosina – A, T, G e C). Cada *conjunto* formado pela combinação dessas quatro bases nitrogenadas corresponde a um gene. Em nosso genoma existem aproximadamente 3 bilhões de bases nitrogenadas e cerca de 25 mil genes.

Os genes contêm a informação necessária para a síntese de aminoácidos que irão compor as proteínas. No DNA existem vários receptores para substâncias que, ao se ligarem a eles, induzem a formação de proteínas. Essas substâncias são, por exemplo, os chamados fatores de transcrição de genes e também alguns hormônios que atuam no núcleo da célula.

Na biblioteca de DNA existem informações sobre, por exemplo, como transformar uma maçã que comemos em energia para a ressíntese do ATP. A comparação do genoma com uma biblioteca é, naturalmente, apenas um recurso didático. É preciso ter em conta que, da mesma maneira que o ambiente produz plasticidade alterando as sinapses (biblioteca sináptica), hoje sabemos que esse mesmo *meio ambiente é capaz de alterar a* expressão *e a* penetrância *dos genes* (ligando-os ou desligando-os), ou seja, começa a fazer sentido para a ciência falar em *plasticidade genética*.

É como se nossas bibliotecas fossem compostas por livros escritos a lápis, e o *ambiente* fosse *capaz de apagar e reescrever informações*. Tanto isso é verdade que, atualmente, existem vários casos de gêmeos univitelinos (que nasceram, portanto, com o mesmo genoma) que, após anos vivendo separados e expostos a estímulos diferentes, passaram a apresentar significativas diferenças em suas bibliotecas genéticas (genomas).

O principal hormônio no corpo humano que tem a capacidade de comandar a produção de enzimas atuando diretamente nos genes é o hormônio produzido na glândula tireoide.

A tireoide (ou tiroide) é uma glândula localizada anteriormente à laringe, constituída por dois lobos ligados por um istmo. Cada lobo é aproximadamente do tamanho da falange distal do dedo polegar. Uma tireoide aumentada de volume e visível caracteriza o bócio.

Histologicamente, a tireoide é constituída por milhões de pequenas "esferas" denominadas folículos tireoidianos. Observe a estrutura dos folículos na Figura 15.1.

O folículo, considerado a *unidade funcional da tireoide*, é composto por células foliculares (epitélio folicular) que circundam uma região central formada por uma solução gelatinosa – o coloide. Na vizinhança dos folículos existem muitos vasos sanguíneos, como ocorre em toda glândula endócrina, já que os hormônios produzidos são lançados no sangue. Existem ainda, entre os folículos, as chamadas células parafoliculares, também conhecidas como *células C*, por produzirem o hormônio calcitonina.

A calcitonina será discutida mais adiante, já que nada tem a ver com a função tireoidiana, mas sim com o metabolismo do cálcio. Aliás, as células parafoliculares só estão localizadas na tireoide por "acidente de percurso", pois sua origem embriológica (crista neural) é totalmente diferente da origem embrionária dos folículos tireoidianos (bolsas endodérmicas da faringe). Por ora discutiremos somente os folículos tireoidianos.

No interior do folículo, mais especificamente no coloide, existe uma proteína de peso molecular muito elevado chamada tireoglobulina (TGB). Essa proteína funciona como uma esteira de montagem, pois é sobre ela que ocorre a síntese dos hormônios tireoidianos. Ligados à TGB existem muitos aminoácidos *tirosina*.

A síntese dos hormônios tireoidianos começa com a captação de iodo do sangue pelas células foliculares. O iodo é proveniente de fontes dietéticas. Atualmente existe uma lei que obriga a que o sal de cozinha seja iodado, e mínimas quantidades de sal de cozinha que ingerimos já são mais que suficientes para suprir nossa demanda diária por esse mineral.

Tabela 15.1 Variáveis biológicas e seus hormônios reguladores.

Variável biológica	Hormônio	Glândula envolvida
Enzimas do metabolismo	Tiroxina	Tireoide
Cálcio	Paratormônio	Paratireoides
Sódio e potássio	Aldosterona	Córtex adrenal
Resposta ao estresse	Cortisol e adrenalina	Córtex adrenal e medula adrenal
Glicose	Insulina e glucagon	Pâncreas endócrino
Gametas	Testosterona e estradiol	Gônadas (testículos e ovários)

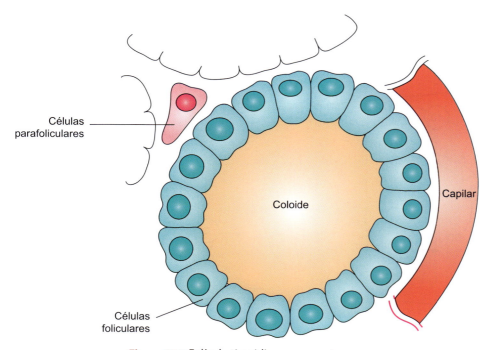

Figura 15.1 Folículo tireoidiano e seu entorno.

O iodo é captado ativamente através de uma bomba de cotransporte Na⁺/I⁻ (*bomba de iodeto*). Em seguida esse iodo é oxidado, sendo então levado até o coloide, onde é ligado à tirosina, que se encontra ligada à TGB. A ligação do iodo com a tirosina denomina-se organificação do iodo. Tanto a oxidação quanto a organificação do iodo ocorrem sob o comando da enzima tireoperoxidase (TPO).

A ligação de um iodo a uma tirosina forma uma monoiodotirosina (MIT), e a ligação de dois iodos com uma tirosina forma uma di-iodotirosina (DIT). A MIT e a DIT são as precursoras dos hormônios tireoidianos. A etapa seguinte na síntese hormonal é o acoplamento dessas iodotirosinas para formarem uma iodotironina. O acoplamento de uma MIT com uma DIT forma a tri-iodotironina (T_3), e o acoplamento de duas DIT forma a tetraiodotironina (T_4), também chamada *tiroxina*. A T_3 e a T_4 são os hormônios tireoidianos ativos. Todas essas etapas (da organificação ao acoplamento) ocorrem dentro do coloide, sobre a "esteira" da tireoglobulina. Ou seja, T_3 e T_4 ainda estão ligadas à TGB.

Agora a TGB é endocitada para o interior da célula epitelial folicular, em seguida é hidrolisada, e daí ocorre a liberação de T_3 e T_4. A TGB, juntamente com a MIT e a DIT, retorna ao coloide e é reciclada. A T_3 e a T_4 são então liberadas para o sangue. Estude com atenção a Figura 15.2, que mostra todas essas etapas da síntese da T_3 e da T_4. Preocupamo-nos em descrever em detalhes essas etapas, pois existem doenças que acometem cada uma delas, podendo comprometer a síntese da T_3 e da T_4.

Acabamos de dizer que a tireoide libera T_3 e T_4 (tiroxina), mas esses hormônios não são liberados em proporções iguais. O que ocorre é que 90% dos hormônios liberados correspondem à tiroxina, e somente cerca de 10% correspondem a T_3.

Porém, apesar de haver uma liberação muito maior de T_4, na verdade o hormônio ativo é a T_3. A T_4 é, na verdade, um pró-hormônio. Para ser ativa, a tiroxina precisa perder um iodo e transformar-se em T_3 – este, sim, é ativo.

> A tireoide libera principalmente T_4, mas o hormônio ativo é a T_3. A T_3 atua como um verdadeiro fertilizante molecular, estimulando a expressão de genes.

No entanto, se o "verdadeiro hormônio" é a T_3, por que a tireoide praticamente só libera a tiroxina na circulação?

O motivo é simples. A tireoide disponibiliza o pró-hormônio (T_4) para a circulação. Daí, cada célula, de acordo com sua necessidade momentânea de fabricar enzimas, converte a T_4 em T_3. Esse processo se dá da seguinte maneira: a tireoide libera T_4 (tiroxina), e esta migra pelo plasma ligada a uma proteína plasmática chamada globulina transportadora de tiroxina ou TBG (cuidado para não confundir TBG com TGB, que é a tireoglobulina).

Glossário

Hiperfunção endócrina
Excesso de produção de hormônios por uma glândula endócrina

Hipofunção endócrina
Redução da produção de hormônios por uma glândula endócrina

Feedback
Regulação de um processo pelo seu resultado

Feedback negativo
Quanto maior o resultado, mais inibido fica o processo

Feedback positivo
Quanto maior o resultado, mais forte torna-se o processo

Genoma
Conjunto de todos os genes de um determinado indivíduo

Cromossomo
Estrutura formada por uma fita de DNA, composta por um conjunto de genes

Bases nitrogenadas
Unidades químicas que, ao se combinarem, formam os genes

Gene
Conjunto de bases nitrogenadas, responsável por determinar a síntese de uma proteína

Fatores de transcrição
Substâncias que ativam os genes, induzindo-os a deflagrar o processo de síntese proteica

Expressão gênica
Processo pelo qual a informação codificada por um dado gene é decodificada em uma proteína

Penetrância gênica
Probabilidade de um determinado gene se expressar

Tireoide
Glândula localizada anteriormente à laringe, constituída por dois lobos ligados por um istmo

Bócio
Aumento do volume da tireoide

Folículo tireoidiano
Unidade funcional da tireoide

Coloide
Solução gelatinosa localizada no interior do folículo tireoidiano

Células parafoliculares
Células, adjacentes aos folículos, que produzem calcitonina

Calcitonina
Hormônio produzido pelas células parafoliculares da tireoide

Tireoglobulina
Proteína de peso molecular muito elevado que funciona como uma esteira de montagem, pois é sobre ela que ocorre a síntese dos hormônios tireoidianos

Organificação
Ligação do iodo com o aminoácido tirosina, formando as iodotirosinas

Tireoperoxidase
Enzima responsável pela oxidação e organificação do iodo

Acoplamento
Ligação de iodotirosinas entre si

Iodotironina
Produto do acoplamento das iodotirosinas

Tri-iodotironina (T_3)
Produto do acoplamento de uma monoiodotirosina (MIT) com uma di-iodotirosina (DIT), sendo a forma ativa da tiroxina

Tiroxina ou tetraiodotironina (T_4)
Produto do acoplamento de duas di-iodotirosinas (DIT). É o principal hormônio sintetizado pela tireoide

Pró-hormônio
Substância precursora da forma ativa de um hormônio

Globulina transportadora de tiroxina
Proteína plasmática que transporta T_3 e T_4 no sangue

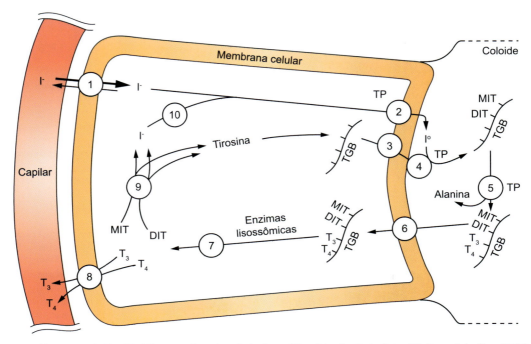

Figura 15.2 Síntese e liberação de T₃ e T₄: (1) captação ativa de iodeto; (2) oxidação do iodeto; (3) tireoglobulina (TGB) produzida pela célula folicular sendo levada para o coloide; (4) organificação do iodo; (5) acoplamento de iodotirosinas; (6) endocitose da TGB; (7) hidrólise da TGB; (8) liberação de T₃ e T₄; (9) desiodinação da monoiodotironina (MIT) e da di-iodotironina (DIT); (10) reciclagem do iodeto.

Ao chegar às células periféricas, a T₄ entra nelas e, caso seja necessário, é convertida em T₃ no meio intracelular por ação de uma enzima denominada 5'-deiodinase, que retira iodo do anel externo da T₄. Existe ainda nos tecidos extratireoidianos uma enzima denominada 5-deiodinase, que retira o iodo do anel interno da T₄, transformando-o em T₃ reversa (rT₃), que é uma forma inativa. Em seguida a rT₃ é metabolizada e seus metabólitos são excretados pela urina e pela bile. Assim, no citoplasma das células, o balanço entre 5'-deiodinase e 5-deiodinase determina o destino da T₄ – ser ativada (T₃) ou inativada (rT₃).

Ação da T₃ nas células

A bem da verdade, é bom que se entenda que a T₃ atua praticamente em todas as células do corpo. Assim, se houver deficiência na produção de tiroxina, todas as reações químicas celulares acontecerão de maneira mais vagarosa, como um filme que passa em câmara lenta.

> A T₃ atua diretamente nos genes, aumentando a produção de enzimas.

Para se ter uma ideia, uma das enzimas que tem sua produção aumentada pela ação da T₃ é a ATPase. Assim, a T₃ viabiliza a função da bomba de Na⁺/K⁺, bem como a hidrólise do ATP. Não é preciso dizer mais nada, não é? Sem ATP a célula para, e sem T₃ não tem ATP. Por isso, é usual dizer que a função primordial do hormônio tireoidiano (T₃ produzido a partir da T₄) é *aumentar o consumo de oxigênio* e a produção de calor nas células (termogênese). Ora, isso nada mais é que *aumentar o metabolismo basal* (metabolismo em repouso). Lembre-se disso: qualquer reação celular só ocorre de maneira plena se a tireoide estiver funcionando adequadamente!

Outra ação da T₃ é aumentar o número de receptores beta-adrenérgicos, facilitando a ação do sistema nervoso simpático. A T₃ também atua diretamente no coração, aumentando a frequência cardíaca.

É óbvio também que a T₃ é fundamental durante a *embriogênese*, bem como durante o período de *crescimento*. Sua importância na vida intrauterina é especialmente marcante no desenvolvimento do sistema nervoso. Tanto é que bebês que nascem com hipotireoidismo congênito e não recebem prontamente diagnóstico e tratamento irão fatalmente apresentar retardo mental (*cretinismo*) e *nanismo*. Daí a importância do famoso teste do pezinho, que é realizado nos bebês ainda na maternidade, pois, entre outras doenças, ele é capaz de diagnosticar precocemente o hipotireoidismo congênito, possibilitando que o bebê comece imediatamente a receber tratamento com tiroxina.

A regulação da função tireoidiana se dá por feedback negativo com a hipófise. A hipófise anterior produz o TSH (hormônio estimulador da tireoide), que atua na tireoide, via AMP-cíclico, acelerando todas as etapas de biossíntese da tiroxina.

Além disso, o TSH exerce efeito trófico sobre a tireoide, aumentando o volume dos folículos e a vascularização da glândula.

Quando a tireoide produz muita T₄, esta, ao chegar à célula hipofisária, é convertida em T₃, que inibe a secreção de TSH. Paralelamente, se a produção de tiroxina diminuir, a hipófise secreta mais TSH, a fim de aumentar a produção e a secreção de tiroxina.

Regulação do cálcio: paratormônio, calcitriol e calcitonina

Além de sua importância na contração muscular, na transmissão sináptica e na coagulação sanguínea, o cálcio atua como

VAMOS PENSAR UM POUCO?

Com base nos seus conhecimentos de fisiologia, assinale (A) se os seguintes sinais e sintomas forem de hipotireoidismo, (B) se forem de hipertireoidismo, e (C) se puderem surgir tanto no hipotireoidismo quanto no hipertireoidismo. Justifique cada uma de suas respostas.

Pele seca ( )
Hipertensão arterial ( )
Aumento da sensibilidade ao frio ( )
Depressão ( )
Hipomnésia ( )
Sudorese quente ( )
Astenia e adinamia ( )
Alopecia ( )
Unhas quebradiças ( )
Tremores de extremidades ( )
Constipação ( )
Edema ( )
Emagrecimento ( )
Anemia ( )
Taquicardia ( )
Surto psicótico ( )

---

segundo mensageiro em inúmeros processos de transdução intracelular de sinais. Para que a vida seja possível, os níveis de cálcio no sangue (*calcemia*) devem ficar dentro de uma faixa estreita de 9 a 11 mg/dℓ. No sangue, 50% do cálcio circulam *ligados à albumina* e 50% circulam livres (forma ativa). A fração ligada à albumina, devido ao seu tamanho, não é filtrada no glomérulo renal.

A principal fonte de cálcio para o organismo vem da dieta. Devemos ingerir diariamente, no mínimo, 800 a 1.000 mg de cálcio. As principais fontes deste mineral são o queijo, o leite, laticínios e também carne, ovos e algumas verduras. Um copo médio de leite com duas fatias de queijo já nos garante um aporte de cálcio adequado. Em períodos críticos, como gravidez e crescimento, a demanda nutricional por cálcio pode dobrar.

O cálcio, após ingerido, é absorvido na mucosa intestinal, e sua absorção nos enterócitos é totalmente dependente do hormônio calcitriol, produzido nos rins a partir da segunda hidroxilação da *vitamina D₃*, conforme estudamos no Capítulo 14, *Sistema Urinário*. O calcitriol também aumenta a absorção de fósforo no intestino. Se julgar necessário, reveja, no Capítulo 14, o metabolismo da vitamina D e a formação do calcitriol.

Aproximadamente 99% do cálcio encontra-se em seu maior local de depósito – o osso. A estrutura dos ossos assemelha-se ao concreto armado utilizado em obras de engenharia civil. O concreto é formado por cimento e brita, que confere dureza à estrutura; no osso temos os cristais de fosfato de cálcio, formados por cálcio e fósforo, também conhecidos como cristais de hidroxiapatita, os quais representam a parte mineral do osso, conferindo dureza ao osso. Além do concreto, a estrutura de concreto armado contém as ferragens (vergalhões), que conferem certa flexibilidade; no osso essa flexibilidade é conferida pela matriz proteica (matriz osteoide), formada por colágeno.

Ao contrário do que possa parecer, o osso é um *tecido vivo* e muito ativo do ponto de vista metabólico. Durante todo o tempo, parte do osso está sendo reabsorvida e novo osso está sendo formado, em um ciclo conhecido como remodelação óssea. Esse processo ocorre por um fino balanço entre dois tipos celulares – um que forma osso (os osteoblastos) e outro que reabsorve osso (os osteoclastos); quanto maior a atividade osteoblástica, mais osso se forma, e quanto maior a *atividade osteoclástica*, mais osso é reabsorvido e, nesse caso, o *cálcio retirado do tecido ósseo vai para o sangue*,

---

Glossário

5'-deiodinase
Enzima que retira iodo do anel externo da T₄, transformando-a em T₃

ATPase
Enzima que catalisa a hidrólise do ATP

Termogênese
Produção de calor nas células, resultante das reações químicas do metabolismo

Metabolismo basal
Conjunto de reações químicas que ocorrem no indivíduo quando este não está realizando atividade física

TSH (hormônio estimulador da tireoide)
Hormônio que atua na tireoide, acelerando todas as etapas de biossíntese da tiroxina

Calcitriol
Hormônio produzido pelas células renais a partir da vitamina D. O calcitriol atua no enterócito, aumentando a absorção de cálcio e fósforo

Hidroxiapatita
Cristal mineral do osso, formado por cálcio e fósforo

Matriz osteoide
Matriz proteica do osso, formada por colágeno

Remodelação óssea
Processo pelo qual parte do osso é reabsorvida e novo osso é formado

Osteoblastos
Tipos celulares que formam osso

Osteoclastos
Tipos celulares que reabsorvem osso

FISIOLOGIA EM FOCO

Disfunções tireoidianas

O *hipotireoidismo* representa um mau funcionamento da tireoide, que passa a produzir pouco hormônio, provocando um ou mais sintomas, tais como desânimo, fraqueza, diminuição da memória, aumento de peso, secura da pele, queda de cabelos, constipação intestinal etc.

Se ocorrer logo ao nascimento, o hipotireoidismo provoca déficit de crescimento e retardo mental grave; daí a importância de todo recém-nascido ser submetido ao teste do pezinho, visando diagnosticar e prevenir os males dessa situação.

Já no *hipertireoidismo*, ocorre produção excessiva de hormônios pela tireoide, provocando um quadro de irritação e ansiedade, sudorese excessiva, taquicardia, emagrecimento, pele quente, tremores e insônia, podendo ainda ocorrer aumento de volume do pescoço e dos olhos.

As *tireoidites* são inflamações que acometem a tireoide. Podem ocorrer no período pós-parto ou em qualquer outra época. Alguns tipos de tireoidite são extremamente dolorosos, originando uma dor muito forte no pescoço que pode irradiar-se para a garganta ou até para os ouvidos.

Finalmente, existem os *bócios*, que são o aumento de volume da glândula (podendo causar desconforto ao engolir e alterações estéticas), e os *nódulos tireoidianos*. Os nódulos são, na verdade, um "caroço" que surge no pescoço, podendo ser visível pelo próprio paciente ou então ser percebido a um exame clínico. A grande maioria dos nódulos é de origem benigna.

FISIOLOGIA EM FOCO

Vitamina D

Como sabemos, as vitaminas são substâncias que nosso organismo não é capaz de produzir, porém são fundamentais para o bom funcionamento de todas as nossas células. Já que não as produzimos, devemos, necessariamente, obtê-las de fontes externas. Praticamente todas as vitaminas nós obtemos a partir da dieta (principalmente de fonte vegetal, exceto a vitamina B_{12}, que obtemos ingerindo carne). Uma dessas vitaminas – a vitamina D (chamada de calciferol) – também vem do ambiente, e se apresenta, quimicamente, em duas formas (vitâmeros) principais: a vitamina D_2 (ergocalciferol ou ergosterol), que vem dos alimentos que ingerimos (principalmente vegetais e fungos comestíveis), e a vitamina D_3 (colecalciferol), que pode ser obtida a partir dos alimentos (peixes gordurosos de águas frias e profundas) ou então a partir da ativação de uma molécula oriunda do colesterol (7-deidrocolesterol ou 7-DHC) existente em nossa pele, nas camadas profundas de nossa epiderme, mas que precisa ser ativada por uma fonte externa (os raios ultravioleta B provenientes da exposição solar). É importante ressaltar que, na espécie humana, somente 10 a 20% da vitamina D que necessitamos provém da dieta; por conseguinte, 80 a 90% é sintetizado endogenamente, a partir da exposição ao sol (para tanto, basta tomar 10 minutos de sol, em pequenas áreas do corpo, preferencialmente entre as 10 e as 15 horas). Com efeito, somente 10 a 20% da vitamina D é, de fato, uma vitamina (algo que não produzimos), visto que sua grande maioria é sintetizada por nós a partir dos raios solares. Assim, a vitamina D é dual: um pouco é vitamina, e o resto é um pró-hormônio, como explicitaremos no parágrafo seguinte.

Tanto a vitamina D_2 (ergocalciferol) quanto a vitamina D_3 (colecalciferol), por serem lipossolúveis, são transportadas no plasma ligadas a uma proteína: a proteína transportadora de vitamina D, também conhecida como *vitamin D binding protein* (DBP). Em seguida, elas vão para o fígado, onde sofrem a primeira hidroxilação, formando a 25-OH-Vit.D (calcidiol) e, depois, nos rins, por ação da enzima 1α-hidroxilase, ocorre a segunda hidroxilação, formando a $1,25(OH)_2$Vit.D (calcitriol). Como foi dito no Capítulo 14, *Sistema Urinário*, o calcitriol é a forma ativa que funciona como um hormônio, aumentando a absorção de cálcio e fósforo nas células intestinais (enterócitos). Por essa razão, a vitamina D (calciferol) é um pró-hormônio, ou seja, ela é precursora de um hormônio fundamental no metabolismo ósseo (calcitriol).

Entretanto, para além de sua ação no metabolismo ósseo, as pesquisas têm mostrado que receptores de vitamina D podem ser encontrados em inúmeras células do nosso corpo, e não apenas nos osteoblastos (responsáveis pela formação óssea), como se supunha. Na realidade, encontramos a expressão de receptores de vitamina D em várias outras células, incluindo células beta das ilhotas pancreáticas, células envolvidas na resposta imunológica (como células mononucleares e linfócitos T e B ativados), células envolvidas na gênese e proliferação de tumores (neoplasias) e também na maioria de nossos órgãos, incluindo cérebro, coração, pele, gônadas, próstata, mama e intestino. Consequentemente, têm sido feitos muitos estudos a fim de avaliar o impacto extraesquelético da deficiência de vitamina D, pois, já que os receptores para a vitamina D são praticamente universais em nossos tecidos, suspeita-se (embora ainda não haja nada conclusivo nesse sentido) de possível associação entre a deficiência de vitamina D e condições como doenças cardiovasculares, diabetes melito, hipertensão arterial, doenças do tecido conjuntivo (colagenoses), doenças degenerativas, doença intestinal inflamatória, hepatite crônica, alergias, intolerâncias alimentares, asma, infecções respiratórias e até diversos tipos de câncer.

---

elevando a calcemia. Doenças como a osteoporose podem surgir quando ocorre um desequilíbrio e a atividade osteoclástica supera a atividade osteoblástica.

É importante ressaltar que, sempre que temos cálcio e fósforo juntos, eles tendem a se unir, formando cristais. Essa formação de cristais, se ocorrer em qualquer tecido ou no sangue, é extremamente indesejável, pois tais cristais tendem a se precipitar, provocando processos inflamatórios e outras alterações patológicas. O único lugar onde o casamento entre cálcio e fósforo é bem-vindo é no osso, pois os cristais de hidroxiapatita formados vão mineralizar o tecido. Defeitos de *mineralização* causam doenças como o *raquitismo* (em crianças) e a *osteomalacia* (em adultos), além de enfraquecimento dos dentes.

O cálcio é tão importante que a natureza arquitetou as glândulas paratireoides unicamente para regular a calcemia. As paratireoides são pequenas glândulas em número de duas a seis, que se situam adjacentes à região posterior da glândula tireoide. Elas produzem o paratormônio (PTH), que é um peptídeo que atua em receptores de membrana, ativando o AMP cíclico das células-alvo em que atua.

As paratireoides não recebem qualquer comando da hipófise. Quem regula a secreção de PTH é o próprio cálcio, por feedback negativo. Quando a concentração de cálcio nas artérias que nutrem as paratireoides está baixa, o PTH é produzido e secretado para o sangue. No entanto, como o PTH restabelece a calcemia? O PTH atua em algumas "frentes de trabalho" para cumprir sua função. Vamos analisar algumas delas.

Uma das ações do PTH é ativar a enzima 1α-hidroxilase nos rins. Dessa maneira, é produzido mais *calcitriol*, e assim *aumenta a absorção intestinal de cálcio e fósforo*.

O PTH também atua no osso, *aumentando muito a atividade osteoclástica*. Com isso, cristais de hidroxiapatita são "dissolvidos", e o cálcio e o fósforo caem na corrente sanguínea.

Acontece que essas duas ações (muito eficientes por sinal) trazem um inconveniente: ao aumentarem tanto o cálcio quanto o fósforo no sangue, surge o risco de se formarem cristais de cálcio e fósforo na circulação e nos tecidos. Para que isso não ocorra, o PTH atua em sua terceira "frente de trabalho": os rins. Nos túbulos renais, o PTH atua aumentando a *reabsorção tubular de cálcio*, ao mesmo tempo que aumenta a *secreção tubular de fósforo*, fazendo com que o fósforo seja eliminado na urina (fosfatúria). Dessa maneira, o fosfato é eliminado, e a calcemia elevada não vai produzir formação de cristais em locais indesejados.

Além do PTH existe um outro hormônio envolvido no metabolismo do cálcio: a calcitonina. Esse hormônio, que já foi mencionado anteriormente, é produzido nas *células parafoliculares da tireoide*. A calcitonina tem *ação antagônica à do PTH*, ou seja, reduz os níveis de cálcio no sangue (calcemia) caso eles tendam a se elevar.

Parece que os efeitos da calcitonina são mais pronunciados na *fase pós-prandial*, pois logo após nos alimentarmos ocorre maior aporte de cálcio no intestino, e esse cálcio tende a ser rapidamente absorvido, podendo causar uma hipercalcemia. Para evitar isso, alguns *hormônios gastrintestinais*, como a gastrina e a colecistocinina, produzem um aumento de secreção da calcitonina, a qual atua no osso, nos rins e no intestino, realizando as ações opostas àquelas que o PTH realiza e, dessa maneira, reduzindo a calcemia.

Regulação do sódio e do potássio: aldosterona

Antes de avançarmos, vamos abrir parênteses para falar algo sobre as glândulas suprarrenais (ou adrenais). As adrenais apresentam duas regiões distintas – o córtex e a medula, os quais são totalmente distintos em todos os aspectos, apenas ocupando o mesmo local. O córtex adrenal é derivado do *mesoderma*, enquanto a medula adrenal é oriunda do *neuroectoderma* (crista neural).

O córtex adrenal é dividido em três camadas distintas: a zona glomerular (que produz os mineralocorticoides, sendo o principal a aldosterona), a zona fasciculada (que produz os glicocorticoides, sendo o principal o cortisol) e a zona reticular (que produz androgênios fracos como a *deidroepiandrosterona*, ou *DHEA*, e a *androstenediona*).

Todos os hormônios do córtex adrenal são classificados como esteroides, por apresentarem um anel ciclopentanoperidrofenantreno em sua estrutura. O precursor de todos os esteroides é o colesterol. O colesterol, ao contrário do que muitos imaginam, é quase totalmente produzido no fígado, sofrendo mínima influência de fatores dietéticos. O processo de síntese dos esteroides é denominado esteroidogênese. A Figura 15.3 ilustra esse processo.

Todos os esteroides nascem do colesterol. O que vai determinar se uma zona da adrenal irá produzir preferencialmente determinado esteroide é o aparato enzimático existente na zona em questão. Por exemplo, a zona glomerular produz aldosterona porque tem as enzimas que possibilitam que o colesterol se transforme até esse ponto.

Há casos em que recém-nascidos nascem com deficiência de alguma das enzimas envolvidas na esteroidogênese. Nessa situação, haverá deficiência de algum dos hormônios produzidos no córtex adrenal, ocasionando um quadro denominado *hiperplasia adrenal congênita*.

É interessante observar que nas *gônadas* também ocorre a esteroidogênese, produzindo os mesmos androgênios que a zona reticular da adrenal, porém as reações vão um pouco mais longe. Nos testículos, a *androstenediona se transforma em* testosterona e, nos ovários, a molécula de *testosterona é aromatizada e forma o* estradiol.

A zona reticular praticamente não tem importância funcional. Parece que o único papel fisiológico dos androgênios adrenais é o fato de eles serem responsáveis pelo surgimento e pela manutenção dos pelos axilares e pubianos nas mulheres. Não se conhece outra função para os androgênios adrenais, porém, em casos de tumores, em que a sua secreção aumenta muito, podem surgir sintomas de virilização (barba, voz grave, hipertrofia do clitóris) em mulheres.

Os esteroides sempre migram no plasma ligados a proteínas plasmáticas (globulinas transportadoras), e seus receptores são sempre intracelulares (nucleares). No núcleo das células-alvo os esteroides promovem a fabricação de enzimas que possibilitam que suas ações fisiológicas ocorram. Após exercerem suas ações, os esteroides são metabolizados no fígado e excretados na urina.

🔶 FISIOLOGIA EM FOCO

Disfunções das paratireoides

As paratireoides, devido à sua função de regular o metabolismo do cálcio e do fósforo, têm importante ação na formação e na manutenção de todas as estruturas ósseas do corpo humano.

As doenças que poderíamos citar como decorrentes de alterações no metabolismo ósseo seriam o *raquitismo* (que ocorre em crianças, afetando seu crescimento e provocando deformidades esqueléticas), a *osteomalacia* (que ocorre em adultos, causando quadros de dores ósseas difusas) e alguns tipos de osteoporose (redução da densidade óssea, podendo causar fraturas).

Outras doenças que podem acometer essas glândulas, ocasionando transtornos no metabolismo do cálcio e do fósforo, são o hipoparatireoidismo e o hiperparatireoidismo, mas felizmente essas doenças são relativamente raras.

No *hiperparatireoidismo* (excesso de PTH), podem ocorrer sintomas como fadiga, cólicas renais, depressão, hipertensão arterial, dor abdominal, náuseas, aumento do volume urinário, dores ósseas e coceiras pelo corpo.

Já no *hipoparatireoidismo* (falta de PTH) o paciente pode apresentar cãibras, formigamentos, espasmos musculares, calvície em placas, pelos finos, pele escamosa, unhas quebradiças, alterações dentárias e catarata.

Glossário

Osteoporose
Processo patológico no qual há uma diminuição da densidade mineral óssea

Calcemia
Nível de cálcio no sangue

1α-hidroxilase
Enzima responsável pela formação do calcitriol

Fosfatúria
Eliminação de fósforo pela urina

Glândulas suprarrenais (adrenais)
Glândulas localizadas sobre os rins e que apresentam duas regiões distintas: o córtex e a medula

Córtex adrenal
Camada mais externa das glândulas adrenais

Zona glomerular
Região do córtex adrenal que produz os mineralocorticoides

Mineralocorticoides
Esteroides que promovem a reabsorção renal de sódio e a excreção renal de potássio. O principal mineralocorticoide é a aldosterona

Zona fasciculada
Região do córtex adrenal que produz os glicocorticoides

Glicocorticoides
Esteroides que promovem a gliconeogênese. O principal glicocorticoide é o cortisol

Zona reticular
Região do córtex adrenal que produz os androgênios adrenais

Androgênios adrenais
Esteroides responsáveis pelo surgimento de pelos axilares e pubianos. Os principais são a deidroepiandrosterona e a androstenediona

Esteroides
Hormônios produzidos pelo córtex adrenal e pelas gônadas, que têm um anel ciclopentanoperidrofenantreno em sua estrutura

Esteroidogênese
Processo de síntese dos esteroides, a partir do colesterol

Testículos
Gônadas masculinas

Testosterona
Esteroide responsável pelos caracteres sexuais no homem

Ovários
Gônadas femininas

Estradiol
Esteroide responsável pelos caracteres sexuais na mulher

Virilização
Desenvolvimento de características masculinas em mulheres

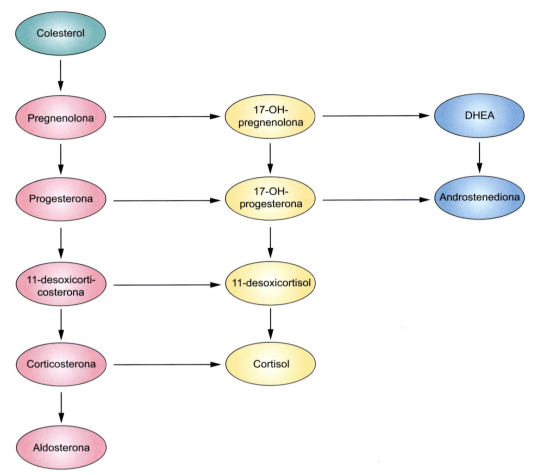

Figura 15.3 Esteroidogênese adrenal. DHEA: deidroepiandrosterona.

A medula adrenal, como dissemos, tem um comportamento totalmente diferente do córtex e não produz esteroides. Falaremos sobre ela mais adiante. Agora que já fizemos uma breve apresentação do córtex adrenal, vamos voltar ao tema da discussão: o sódio e o potássio, e o controle de ambos pela aldosterona.

O sódio, como já sabemos, é um íon predominantemente extracelular responsável (juntamente com a água que sempre o acompanha) pela volemia (volume circulante efetivo), que é o principal determinante do retorno venoso e da pré-carga. Se porventura ocorrer excesso de sódio no sangue, esse problema é prontamente resolvido por meio da natriurese por pressão, estudada no capítulo anterior. Além disso, em casos de sobrecarga de volume os átrios secretam o PAN (peptídeo atrial natriurético), que aumenta a excreção renal de sódio.

Porém, quando ocorre redução do sódio plasmático, com consequente redução da volemia, ocorrerá redução da pressão arterial e da pressão hidrostática capilar, ocasionando um quadro de má perfusão tecidual generalizada (choque circulatório), que potencialmente leva à morte. Para evitar tudo isso, o aparelho justaglomerular (veja o Capítulo 14, *Sistema Urinário*) detecta a baixa do sódio e produz *renina*. A renina transforma o angiotensinogênio em angiotensina I, que por sua vez é transformada em *angiotensina II*. Essa cascata de eventos do sistema renina-angiotensina-aldosterona (SRAA) foi amplamente discutida no Capítulo 13, *Sistema Circulatório*.

A angiotensina II, entre outras ações já debatidas no Capítulo 13, atua diretamente na zona glomerular do córtex adrenal, estimulando a liberação de *aldosterona*, a qual *aumenta a reabsorção tubular de sódio nos rins*.

Além do sódio, o potássio também é um íon fundamental. O potencial de repouso das células é decisivo para que ocorra o potencial de ação nos tecidos excitáveis, além de ser muito importante para diversas funções em todas as células, como discutido no Capítulo 4, *Potencial Graduado*. O potencial de repouso é causado pela alta permeabilidade da membrana em repouso ao potássio. Se houver excesso de potássio no meio extracelular, isso dificultará a força de difusão do potássio de dentro para fora da célula, por reduzir o gradiente de concentração deste íon. Assim sendo, o excesso de potássio no sangue (hiperpotassemia) é uma situação muito grave, podendo inclusive fazer com que o coração pare em diástole.

Para prevenir essa situação, *o excesso de potássio, por si só, é um forte estímulo à secreção de aldosterona*. A aldosterona atua aumentando a secreção tubular de potássio, eliminando-o na urina.

Não são comuns situações em que ocorra diminuição da concentração extracelular de potássio, uma vez que praticamente todo o potássio já fica mesmo no meio intracelular. Em síntese, aumento de sódio ou diminuição de potássio no sangue são situações muito raras.

Já a diminuição de sódio ou o aumento de potássio no sangue são situações potencialmente muito graves. Em algum desses casos – hipovolemia ou hiperpotassemia – ocorrerá a liberação de aldosterona, que irá comandar a reabsorção renal de sódio e a excreção renal de potássio. Além disso, foi demonstrado que a aldosterona também é capaz de aumentar a reabsorção de sódio pelo cólon e promover a excreção de potássio nas fezes.

> Os estímulos para a secreção de aldosterona são a angiotensina II e o potássio.

Em condições fisiológicas, a zona glomerular do córtex adrenal praticamente não recebe controle hipofisário. Quem de fato regula a secreção de aldosterona são os níveis sanguíneos de Na$^+$ e K$^+$.

Resposta ao estresse: adrenalina e cortisol

Estresse

Vamos agora explicar a relação que existe entre o estresse e as reações fisiológicas do organismo. Como se sabe, o simples fato de estarmos vivos significa estarmos sujeitos a estressores durante todo o tempo. Definimos estresse como qualquer evento, *real ou imaginário*, que *ponha em risco* a estabilidade, exigindo uma resposta alostática do organismo. Por este conceito, qualquer sutil *ameaça à estabilidade*, ainda que imaginária, é estresse. Assim, é óbvio que no cotidiano estamos sujeitos a essas "ameaças", que podem ser representadas por levar um susto, tomar um tropeção, derramar café na camisa branca, ouvir o noticiário sensacionalista da televisão, sentir fome ou frio, praticar uma atividade física, fazer sexo ou contrair um resfriado.

Naturalmente, todos esses exemplos configuram uma situação de ameaça aguda. Observe que essas ameaças agudas (*estresse agudo*) não caracterizam uma doença, mas são nada mais nada menos que fatores que irão desencadear reações normais, previsíveis e *transitórias*. É importante que se diga isso, pois muitas vezes o estresse é confundido com doença; logo, visto como algo nefasto e perigoso, como se fosse o verdadeiro mal da civilização moderna.

De fato, o estresse até pode ser considerado o mal de todos os males, quando a "ameaça" começa a durar muito tempo. Nesse caso, já nem tem sentido falar em ameaça. O que temos agora é um fator externo efetivamente atuando no intuito de desestabilizar nossa homeostase. Logo, o *estresse crônico* realmente nada tem de fisiológico; ao contrário, ele promove uma sobrecarga alostática por gerar um grande dispêndio de energia no sistema. O problema não é o estresse, e sim a duração desse estresse. Não é do estresse crônico que falamos aqui, e sim do estresse agudo.

Já sabemos que o sistema nervoso é o grande agente que efetua as negociações entre a homeostase e o ambiente, logo ele é fundamental nas reações ao estresse. Porém, a abrangência das ações do sistema nervoso às vezes é limitada, pois ele opera por intermédio de neurotransmissores, e, como sabemos, a ação dos neurotransmissores é muito curta e bastante localizada. Quando queremos uma reação de alerta mais eficiente, o ideal seria lançar o agente sinalizador no sangue.

Para resolver essa situação, a natureza engendrou um elemento anatômico que, ao mesmo tempo que tem estrutura de sistema nervoso, funciona como se fosse uma glândula endócrina: a medula adrenal.

Adrenalina

A medula adrenal nada tem a ver com o córtex adrenal, como já dissemos. Da mesma maneira que os gânglios do sistema nervoso, a medula adrenal é uma estrutura derivada do neuroectoderma.

Conforme você sabe, o sistema nervoso simpático (SNS) caracteriza-se por apresentar fibras pré-ganglionares curtas e fibras pós-ganglionares longas. As fibras pós-ganglionares são as que chegam à intimidade do órgão-alvo e aí liberam a noradrenalina. Pois bem: a medula adrenal tem exatamente a mesma estrutura, mas, por não apresentar fibra pós-ganglionar, lança seu produto (adrenalina) no sangue, acabando por alcançar todos os órgãos – logo, não tem um órgão-alvo como o SNS; *seu "órgão-alvo" é todo o organismo*, uma vez que a adrenalina, por ser lançada no sangue, passa a ser um hormônio. Concluímos que a medula adrenal nada mais é que *um gânglio simpático que perdeu sua fibra pós-ganglionar* durante a evolução.

As fibras simpáticas pós-ganglionares secretam preferencialmente o neurotransmissor noradrenalina, apesar de produzirem também um pouco de adrenalina. Já a medula adrenal secreta cerca de 80% de adrenalina e 20% de noradrenalina. Isso faz pouca diferença fisiológica, pois os efeitos da adrenalina e da noradrenalina são muito parecidos – afinal, a noradrenalina nada mais é que a adrenalina com um radical metil a menos. Ambas derivam do aminoácido tirosina e têm a dopamina como substância precursora. Em virtude de sua estrutura química, a adrenalina e a noradrenalina são conhecidas como catecolaminas.

Como dissemos, o principal hormônio produzido pela medula adrenal é a *adrenalina*. Por ser um hormônio, a adrenalina tem uma duração de ação bem mais prolongada e muito mais abrangente do que a de um neurotransmissor. Porém, sua ação é praticamente a mesma de uma descarga simpática generalizada, ou seja, o espectro de alterações fisiológicas que ocorrem diante de uma situação de alerta. Vamos detalhar isso melhor.

Quando uma pessoa se vê diante de uma grande ameaça, tem duas possibilidades: enfrentar a ameaça e lidar com ela ou abandonar o local e escapar da ameaça – ou seja, *lutar ou fugir* (do inglês *fight or flight*). Contudo, tanto para lutar como para fugir precisamos de algumas adaptações que propiciem um fluxo máximo de sangue aos músculos esqueléticos e um estado de alerta total. Quem vai nos preparar para a luta ou para a fuga é a adrenalina. Quando o cérebro percebe o perigo, o hipotálamo produz uma descarga simpática por ativação do neurônio pré-ganglionar que chega à medula adrenal.

A *adrenalina* promove, entre outras, as seguintes adaptações:

- Ativação geral do estado de vigília
- Aumento da frequência e da amplitude respiratórias

> **Glossário**
>
> **Choque circulatório**
> Quadro de má perfusão tecidual generalizada
>
> **Hiperpotassemia**
> Excesso de potássio no sangue
>
> **Estresse**
> Qualquer evento, real ou imaginário, que ponha em risco a estabilidade, exigindo uma resposta alostática do organismo
>
> **Medula adrenal**
> Estrutura de sistema nervoso que funciona como uma glândula endócrina, liberando catecolaminas no sangue
>
> **Noradrenalina**
> Neurotransmissor oriundo da adrenalina
>
> **Adrenalina**
> Principal hormônio produzido pela medula adrenal
>
> **Catecolaminas**
> Hormônios produzidos na medula adrenal. As principais catecolaminas são a adrenalina e a noradrenalina

- Aumento do débito cardíaco (tanto da frequência cardíaca como do débito sistólico)
- Dilatação das pupilas
- Diminuição do peristaltismo
- Inibição do reflexo de micção
- Lipólise e aumento da glicemia a fim de fornecer combustível para o músculo
- Sudorese (para possibilitar melhor eliminação de calor diante do estresse)
- Vasoconstrição nos territórios esplâncnico e cutâneo a fim de redistribuir o fluxo para a musculatura
- Vasodilatação muscular e coronariana.

A medula adrenal, por ser uma estrutura muito mais neural do que endócrina, naturalmente não recebe qualquer regulação da hipófise. Então, como se dá a regulação por feedback da secreção de adrenalina pela medula adrenal?

Acontece que o neurônio pré-ganglionar que chega à medula adrenal tem um receptor 2 pré-sináptico. Quando a medula adrenal produz muita adrenalina, essa mesma adrenalina se liga a esses receptores do tipo 2 e, por mecanismo de inibição pré-sináptica, o sistema nervoso deixa de estimular a medula adrenal, a qual, em resposta, diminui sua secreção de adrenalina. Eis aí o feedback negativo.

Entretanto, não é somente a adrenalina que nos auxilia na resposta ao estresse agudo. O córtex adrenal também participa.

Cortisol

Já estudamos a zona glomerular do córtex adrenal e de seu hormônio, a aldosterona. Também já citamos a zona reticular, que produz androgênios. Agora vamos discutir as funções da *zona fasciculada* e seu hormônio principal – o *cortisol*, o qual é muito importante na resposta ao estresse.

No tópico anterior dissemos que o hipotálamo, por meio de *impulsos nervosos*, ativa a medula adrenal durante o estresse. Mas a ação do hipotálamo no estresse vai além disso. O hipotálamo também atua através de *impulsos químicos*, produzindo hormônios (que estudaremos adiante, quando discutirmos o sistema endócrino central). Um desses hormônios é o hormônio liberador de corticotrofina (CRH), que promove a liberação do hormônio adrenocorticotrófico (ACTH) hipofisário. O ACTH, que tem uma atuação discreta na zona reticular do córtex adrenal, tem como principal ação uma grande capacidade de *estimular a zona fasciculada das adrenais*, fazendo-as aumentar de tamanho e *produzir cortisol*. Logo, o estímulo para a secreção de cortisol é central (oriundo do sistema nervoso, por meio do hipotálamo).

Uma prova de que o estímulo para a secreção de cortisol vem de uma estrutura neuroendócrina como o hipotálamo é que o cortisol é um dos hormônios periféricos cuja secreção mais sofre variação ao longo do dia (ritmo circadiano). Isso ocorre porque no hipotálamo existe o *núcleo supraquiasmático*, que, em função de vários estímulos, inclusive o ciclo claro-escuro, faz com que quase todos os hormônios hipotalâmicos sejam produzidos de maneira pulsátil. Ainda não se conhece bem a função da grande quantidade de ritmos biológicos determinados pelo hipotálamo. Sabe-se, por exemplo, que as respostas do sistema imunológico, a temperatura corporal, a pressão arterial e outras variáveis biológicas oscilam ao longo do dia.

Atualmente, um novo ramo da ciência, a cronobiologia, tem procurado desvendar o segredo dos ritmos no corpo humano.

Ritmo de secreção do cortisol

O cortisol, por exemplo, tem sua secreção máxima por volta das 8 horas da manhã, e parece que a fase REM do sono tem influência nesse padrão. Aliás, há pesquisadores que acreditam que uma das grandes funções do sono REM é contribuir para a modulação de ritmos biológicos, ajudando, assim, a regular os sistemas endócrino e imunológico. É possível que essa flutuação hormonal seja importante até para os mecanismos de consolidação da memória, os quais ficam profundamente prejudicados se houver privação do sono.

Pelo fato de o cortisol estar bem mais elevado na parte da manhã, acredita-se também que ele seja um dos fatores responsáveis pela interrupção do sono; isto é, da mesma maneira que é possível que a *melatonina* (que será discutida mais adiante) seja o hormônio do sono, é também possível que o cortisol seja o *hormônio do despertar*.

O conhecimento desses detalhes é importante, pois, se formos coletar o sangue de uma pessoa para dosar hormônios, a hora da coleta pode fazer toda a diferença na interpretação dos resultados. Por isso a endocrinologia é tão complexa, pois, além de existirem muitos hormônios e muitas interações entre eles, seu padrão de secreção varia muito ao longo do dia. Veja a Figura 15.4.

Cortisol e regulação do estresse

Fundamentalmente, o papel do cortisol na regulação do estresse é ajudar a fornecer "combustível" para o trabalho muscular durante o estresse agudo. Isso é feito por intermédio do *aumento da gliconeogênese* hepática, que é a produção de glicose a partir de substratos não glicídicos, tais como aminoácidos (exceto leucina e lisina), lactato e o glicerol oriundo da hidrólise dos triglicerídeos armazenados no tecido adiposo.

De fato, os principais precursores não carboidratos para a gliconeogênese são o lactato, os aminoácidos (exceto lisina e leucina) e o glicerol. Os aminoácidos provêm das proteínas ingeridas na alimentação e, durante o jejum prolongado, da degradação das proteínas dos músculos esqueléticos. O lactato é produzido pelo músculo esquelético ativo quando este realiza glicólise anaeróbica. Quanto ao glicerol, este é obtido a partir da hidrólise de triglicerídeos nos adipócitos, que produz glicerol e ácidos graxos livres. Os ácidos graxos (já que os animais não conseguem convertê-lo em glicose) servirão como precursor de energia por intermédio da betaoxidação. Já o glicerol, este sim, é um precursor de glicose, podendo entrar na via da gliconeogênese ou da glicólise. A gliconeogênese ocorre principalmente no fígado, embora uma pequena fração também ocorra nos rins e no intestino delgado.

O cortisol estimula a gliconeogênese.

A glicose produzida por gliconeogênese será então ofertada aos músculos e ao cérebro, para que possamos "lutar ou fugir". A fim de disponibilizar glicerol para a gliconeogênese, o cortisol promove a *lipólise* (hidrólise de triglicerídios do adipócito). Paralelamente, para disponibilizar aminoácidos, o cortisol promove a quebra de proteínas musculares (proteólise).

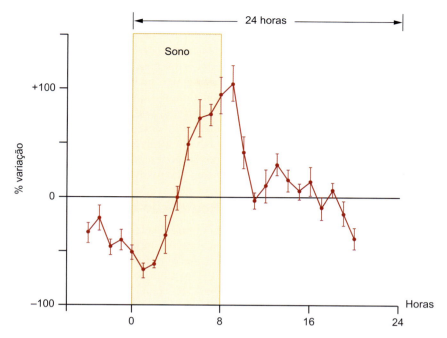

Figura 15.4 Ritmo circadiano do cortisol.

Se a exposição ao estresse for aguda (rápida), a proteólise será mínima, não trazendo maiores consequências. Porém, diante de uma exposição mais prolongada – por mais de 1 hora, aproximadamente – esse efeito catabólico (destruição proteica) torna-se pronunciado e pode levar a perda de massa muscular. Por esse motivo, os atletas devem evitar sessões de treinamento muito prolongadas, caso o objetivo do exercício seja aumentar a massa muscular.

Outro aspecto importante da ação do cortisol durante a exposição prolongada ao estresse refere-se ao metabolismo lipídico. Apesar de, agudamente, o cortisol promover a lipólise, sabe-se que *em concentrações maiores e mantidas por mais tempo*, o mesmo cortisol produz uma hiperglicemia (aumento de glicose no sangue) persistente, que tende a elevar os níveis plasmáticos de insulina. Essa interação do cortisol com a insulina (ambos em níveis elevados) parece produzir uma deposição acentuada de gordura na região central do corpo (face, pescoço e abdome), mas os mecanismos que explicam esse efeito crônico do cortisol na distribuição de gordura ainda estão longe de serem totalmente compreendidos. Sabe-se também que níveis elevados de cortisol aumentam o apetite.

> **Em doses persistentemente elevadas, o cortisol é hiperglicemiante e catabolizante.**

Como podemos observar, a secreção contínua de cortisol é, sem a menor sombra de dúvida, prejudicial para a economia do organismo. Mas uma pergunta não quer calar: se o estresse faz parte da vida de todas as espécies, por que a evolução nos dotou de um mecanismo adaptativo (a elevação do cortisol) que pode vir a nos prejudicar, no caso de um estresse crônico?

A resposta a essa pergunta está justamente na palavra "crônico". É fundamental que se compreenda que, definitivamente, *não fomos arquitetados pela natureza para conviver com estresse crônico*. Pelo contrário, fomos concebidos para conviver com ele e nos adaptar a situações *agudas* de estresse, como fugir de um predador, por exemplo. O estresse crônico provoca sobrecarga alostática, a qual, por sua vez, provoca desequilíbrio e doença.

Assim, é totalmente equivocada a ideia de que fomos feitos para funcionar "sob pressão". É comum vermos pessoas se vangloriarem de trabalhar 15 horas diárias, trocar o dia pela noite e dormir muito pouco em nome da produção e da cobrança de resultados que a sociedade moderna muitas vezes impõe.

Devemos respeitar a opção de vida de quem assim procede, porém é importante que se diga que a natureza parece não aceitar esse ritmo de vida "moderno". Ao contrário: tal "ritmo frenético" produz estresse crônico e sobrecarga alostática, culminando nas tão propaladas e prevalentes "doenças dos tempos modernos", tais como hipertensão arterial, dislipidemias, diabetes, depressão e ansiedade, entre tantas outras. Afinal, sempre que se afronta a natureza, paga-se o preço por isso. Observe que, apesar dos avanços da ciência, a prevalência dessas doenças só vem aumentando.

Vejamos o exemplo de uma zebra das savanas africanas: por ela ser um dos alvos preferenciais dos leões predadores, que habitam a mesma savana, seria lícito supormos que a zebra é um animal profundamente e cronicamente estressado, já que está 24 horas por dia sujeita a sofrer predação. Porém, não é isso o que ocorre.

Glossário

CRH
Hormônio hipotalâmico que estimula a secreção de ACTH na hipófise

ACTH
Hormônio hipofisário que estimula a secreção de cortisol nas adrenais

Ritmo circadiano
Variação de valores metabólicos e fisiológicos ao longo do dia

Cronobiologia
Ramo da ciência que tem procurado desvendar o segredo dos ritmos no corpo humano

Endocrinologia
Especialidade médica que estuda as disfunções hormonais

Gliconeogênese
Produção de glicose a partir de substratos não glicídicos

Efeito catabólico
Destruição proteica

Hiperglicemia
Aumento de glicose no sangue

Na verdade, uma zebra só fica estressada quando o leão predador está diante dela, na iminência de atacá-la. Quando o leão se vai, ela retorna a seu estado normal e sequer se lembra do ocorrido. A zebra não tem substrato neural suficiente para ficar pensando e se perguntando: e se o leão aparecer de novo? Quando será que ele vai aparecer novamente? Como vai ser quando isso acontecer?

Nesse aspecto, a zebra leva uma vantagem sobre nós, seres humanos. Nós somos suficientemente inteligentes para imaginarmos situações estressantes e antecipá-las muito antes que aconteçam, se é que vão realmente acontecer; antecipá-las de maneira neurótica só porque situações similares já ocorreram um dia, apesar de nenhuma evidência concreta nos assegurar que elas irão voltar a acontecer. A inteligência, nesse caso, tem seu preço. Como o cérebro humano é capaz de realizar operações de integração temporal, para nós existem lembranças passadas e especulações acerca do futuro. A capacidade de "viver o futuro no presente" provoca uma sobrecarga alostática, caracterizando a ansiedade.

O problema disso é que o hipotálamo, uma parte filogeneticamente muito antiga do cérebro (sistema límbico), não sabe que estamos apenas fazendo um exercício mental de antecipação; ao contrário, ele "pensa" que a ameaça está de fato ocorrendo no presente e dispara a secreção dos hormônios de estresse, colocando-nos sob o perigoso jugo do estresse crônico, com todos os malefícios que este acarreta à nossa economia biológica.

Outra ação digna de nota do cortisol é a sua discreta ação antialérgica e anti-inflamatória. Sabemos que o cortisol inibe literalmente todos os passos da cascata de eventos inflamatórios e alérgicos. Isso faz com que, durante a "luta" ou a "fuga", características da reação de estresse, fiquemos mais resistentes à dor que sempre acompanha as inflamações.

O cortisol aumenta nossa resistência ao estresse.

Em virtude desses efeitos, existem muitos medicamentos quimicamente semelhantes ao cortisol (os corticoides), que são amplamente utilizados *em doses elevadas* com o objetivo de reduzir as reações alérgicas, inflamatórias e imunológicas.

A *ação imunossupressora* que o cortisol desempenha quando seus níveis encontram-se elevados de maneira persistente explica grande parte das doenças causadas por *baixa imunidade* que frequentemente surgem durante episódios de estresse crônico. É fato bem conhecido que pessoas estressadas são bem suscetíveis a contrair infecções diversas. Além disso, a cada dia a ciência está mais convencida da relação entre estresse e o surgimento de diversos tipos de câncer.

Podemos sintetizar as ações do cortisol e dos outros hormônios do estresse dizendo que tais hormônios exibem ações *permissivas, estimulantes, supressivas* e *preparatórias*.

Essas ações podem ser mais bem ilustradas por meio de uma analogia. Em reação ao estresse causado por um ataque de um exército invasor, uma resposta imediata seria receber o inimigo com uma rajada de tiros, de maneira semelhante ao que fazem, em um primeiro momento, os hormônios do estresse (catecolaminas, CRH etc.). Entre as ações que modelam tal resposta estão as *ações permissivas* que ocorrem durante o ataque, tais como a organização e a alocação de defesas. *Ações estimulantes* incrementam ainda mais a resposta e se dão após o ataque, como o recrutamento de combatentes, que já estavam na reserva, para a batalha. Ações *supressivas*, que restringem as reações de defesa, poderiam incluir um cessar-fogo para evitar uma autodestruição pelo fogo amigo (nesse caso, o fogo amigo poderia ser representado por uma hiper-reação, semelhante à que ocorre na autoimunidade). Ações *preparatórias* seriam, por exemplo, instituir o racionamento de suprimentos – uma ação que, apesar de não repelir o invasor, viabiliza a sobrevivência da tropa caso o conflito ainda dure por longo tempo – ou então otimizar as estratégias de reação, como desenvolver sistemas de detecção mais apurados.

Regulação da glicose: insulina e glucagon

Não é novidade o fato de a glicose estar entre os protagonistas quando o assunto é metabolismo celular. Afinal de contas, a glicose é a "lenha" que queima na fogueira metabólica das células, a fim de que estas obtenham energia para a ressíntese do ATP. Vamos agora discutir um órgão endócrino fundamental para a homeostase da glicose: o pâncreas.

Na verdade, o pâncreas é uma glândula mista, com duas regiões funcionalmente distintas. Uma delas é o ácino pancreático, que produz enzimas digestivas, tais como tripsina, amilase e lipase pancreáticas. Essas enzimas são lançadas na segunda porção do duodeno pelo ducto pancreático. Por terem um ducto excretor, os ácinos pancreáticos caracterizam o que chamamos de pâncreas exócrino, estudado no Capítulo 11, *Sistema Digestório*.

A outra região do pâncreas é caracterizada pelas ilhotas pancreáticas (ilhotas de Langerhans). Trata-se, de fato, de inúmeras "ilhas" de células no interior do parênquima do órgão. As ilhotas têm uma intensa atividade secretória, porém, como não têm ducto excretor, lançam seus produtos no sangue,

FISIOLOGIA EM FOCO

Disfunções ligadas à adrenalina e ao cortisol

Existem doenças que se caracterizam pelo excesso de produção dos hormônios das adrenais. As principais são a síndrome de Cushing e o feocromocitoma.

A *síndrome de Cushing* é geralmente causada por um tumor, que leva a hiperprodução de cortisol, e caracteriza-se por deposição de gordura no abdome, fraqueza muscular, estrias avermelhadas, aumento de pelos, surgimento espontâneo de hematomas e aumento de gordura na face e no pescoço. O quadro clínico é semelhante ao provocado pelo uso constante de medicamentos à base de corticoides.

O *feocromocitoma* (tumor da medula adrenal com hipersecreção de adrenalina) é uma doença na qual ocorrem crises de hipertensão arterial, podendo ou não acompanhar-se de dor de cabeça, sudorese e palpitações. Qualquer paciente jovem com hipertensão arterial merece uma investigação médica para se excluir a possibilidade de feocromocitoma.

Além das doenças citadas (que são causadas por excesso de hormônios), existe uma outra que é causada pela falta dos hormônios das adrenais. É a *doença de Addison*, que se caracteriza clinicamente por fraqueza, perda de peso, dores abdominais discretas e escurecimento de algumas áreas da pele e das mucosas.

caracterizando-se, portanto, como uma estrutura endócrina – o *pâncreas endócrino*.

O pâncreas humano compreende 1 a 2 milhões de ilhotas, as quais têm tipos distintos de células. Cerca de 60% das ilhotas são constituídas por células beta, que secretam *insulina*, e 25% são constituídas por células alfa, que secretam *glucagon*. O restante da população de ilhotas é composto por células produtoras de outras substâncias, como *somatostatina* e *polipeptídeo pancreático*. As células relacionadas com o metabolismo da glicose são as células beta e as células alfa.

Os hormônios produzidos pelo pâncreas endócrino são peptídeos que circulam livremente no sangue e que atuam em receptores de membranas. O glucagon atua ativando cascatas de segundos mensageiros (AMP-cíclico), com consequente ativação de proteinoquinases e fosforilação de enzimas intracelulares.

Insulina

A insulina, apesar de ser um peptídeo, não atua por intermédio de segundos mensageiros, configurando uma exceção. Ao se ligar ao seu receptor, a insulina faz com que ele se autofosforile e produza sua ação biológica fosforilando outras proteínas e enzimas intracelulares, mediando numerosas respostas, das quais a principal é *viabilizar a ligação da glicose com sua proteína carreadora*, a fim de que a glicose possa penetrar na célula. O principal modo de transporte de glicose para a célula é a difusão facilitada, que já foi estudada no Capítulo 3, *A Membrana Celular*. É interessante lembrar que algumas células, como os neurônios e as hemácias, não dependem de insulina para captar glicose.

Na ausência de insulina, a glicose disponível no sangue não é captada para os tecidos, acumulando-se no sangue e produzindo a hiperglicemia, que é característica do diabetes melito. O diabetes melito caracteriza-se por uma *deficiência na produção ou na ação da insulina*, o que leva a um aumento exagerado da glicemia. O defeito na produção (diabetes do tipo 1) se dá por lesões nas células beta. Já a deficiência na ação (diabetes do tipo 2) ocorre por falhas nos receptores periféricos de insulina nos tecidos.

Quando a falha ocorre nos receptores, o diabetes surge apesar de a produção de insulina ser normal. O problema aqui é que a insulina não consegue atuar, por encontrar um receptor "danificado". Nesse caso, dizemos que existe uma resistência periférica à ação da insulina, ou insulinorresistência.

A insulina atua principalmente em três locais distintos: *músculo esquelético*, *fígado* e *tecido adiposo*. Vamos analisar a atuação da insulina em cada um deles.

No músculo esquelético, a insulina atua *aumentando a captação da glicose* pelas fibras musculares. Além disso, parece que a insulina também ativa enzimas oxidativas, otimizando o processo de queima da glicose (*glicólise*).

🔖 **No músculo, a insulina aumenta a captação de glicose e estimula a glicólise.**

No fígado, a insulina aumenta a captação de glicose, e também aumenta a estocagem de glicose em forma de glicogênio (glicogenogênese), ao mesmo tempo que inibe a quebra do glicogênio em glicose (glicogenólise). Além disso, a insulina inibe a gliconeogênese.

🔖 **No fígado, a insulina estimula a glicogenogênese, ao mesmo tempo que inibe a glicogenólise e a gliconeogênese.**

Para que ocorra gliconeogênese, são necessários substratos não glicídicos, como aminoácidos e glicerol. Uma vez que inibe a gliconeogênese, a insulina atua inibindo a disponibilidade desses substratos. No caso dos aminoácidos, a insulina *inibe a proteólise, estimulando a síntese proteica* – por esse motivo, *a insulina é o hormônio mais anabolizante de que se tem notícia*.

No caso do glicerol, no adipócito a insulina *inibe a lipólise, promovendo a lipogênese*. Quando existe déficit de insulina, ocorre uma lipólise acentuada. Como a quebra das gorduras produz cetonas (os chamados corpos cetônicos, que têm valência ácida), a deficiência de insulina pode produzir acúmulo de corpos cetônicos (cetose) e acidose. No adipócito, a insulina inibe a lipólise e promove a lipogênese.

🔖 **A insulina promove a síntese proteica e inibe a proteólise.**

Glucagon

Como dissemos, o outro hormônio que controla a homeostase da glicose é o glucagon. A principal ação do glucagon é prover o sangue de glicose durante os períodos de jejum. Para isso, o glucagon atua principalmente no fígado, fazendo exatamente o contrário do que a insulina faz, ou seja, *promove a glicogenólise e a gliconeogênese*. Juntamente com o glucagon, outros hormônios, como o *cortisol* e o *hormônio do crescimento* (GH), também têm ação hiperglicemiante, antagonizando a ação da insulina. Os hormônios que têm ação antagônica à insulina são conhecidos como *hormônios contrarreguladores*.

🔖 **A principal ação do glucagon é promover a glicogenólise hepática durante o jejum.**

A Figura 15.5 apresenta um panorama das ações da insulina.

Com relação à regulação de sua função, o pâncreas endócrino não recebe controle hipofisário, realizando seu feedback diretamente com a glicose. Quanto mais glicose houver disponível no sangue, mais insulina é secretada para metabolizá-la (feedback positivo), e quanto menos glicose no sangue, mais glucagon é liberado (feedback negativo).

As células do pâncreas têm sensores de glicose (glicostato) capazes de detectar alterações da glicemia. O Capítulo 4,

---

Glossário

Integração temporal
Associar o presente ao passado e inferir o futuro a partir do presente

Ansiedade
Quadro de antecipação de um suposto problema futuro

Corticoides
Medicamentos quimicamente semelhantes ao cortisol

Ilhotas pancreáticas (ilhotas de Langerhans)
Região secretora de hormônios, localizada no interior do parênquima pancreático

Langerhans, Paul (1847-1888)
Médico alemão que descobriu a estrutura das células insulares do pâncreas

Células beta
Células das ilhotas que secretam insulina

Células alfa
Células das ilhotas que secretam glucagon

Diabetes melito
Processo patológico que se caracteriza por uma deficiência na produção ou na ação da insulina. Há cerca de 180 milhões de pessoas acometidas de diabetes melito em todo o mundo, dez milhões das quais no Brasil

Insulinorresistência
Resistência periférica à ação da insulina

Glicogenogênese
Estocagem de glicose na forma de glicogênio

Glicogenólise
Quebra do glicogênio em glicose

Gliconeogênese
Produção de glicose a partir de substratos não glicídicos

Cetose
Acúmulo de corpos cetônicos, que surge quando ocorre lipólise acentuada

Acidose
Acúmulo de hidrogênio, com redução do pH

Glucagon
Hormônio cuja principal ação é prover o sangue de glicose durante os períodos de jejum

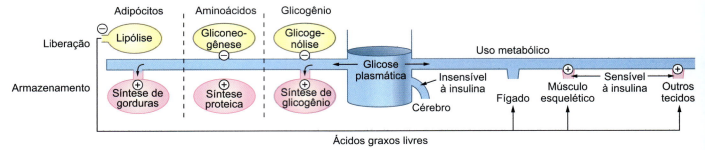

Figura 15.5 Ações metabólicas da insulina.

Potencial Graduado, traz um quadro que mostra o funcionamento do glicostato funciona, bem como a importância dos potenciais de membrana para seu funcionamento.

Além da própria glicemia, atualmente foi descoberta cerca de uma dezena de hormônios gastrintestinais (como o peptídeo insulinotrópico dependente de glicose [GIP] e o peptídeo semelhante ao glucagon tipo 1 [GLP-1]), que são secretagogos (aumentam a secreção) da insulina. Esses hormônios são conhecidos como incretinas.

Quando o alimento chega ao estômago e ao intestino delgado, imediatamente as incretinas são liberadas. A presença de incretinas no sangue indica que um determinado montante de glicose está prestes a ser absorvido da luz intestinal para o sangue. Assim, imediatamente as ilhotas estimulam a secreção de insulina, visando "recepcionar" adequadamente a glicose que está para chegar. O papel das incretinas parece ser tão importante, que alguns autores já até utilizam o termo *"eixo enteropancreático"*. Recentemente têm sido descritas potenciais moléculas que teriam a ação de inibir a secreção das incretinas, e, por esse motivo, estão sendo chamadas de *anti-incretinas*. Enfim, a descoberta de moléculas sinalizadoras relacionadas à ação da insulina representa uma fronteira do conhecimento, que abre perspectivas para futuras intervenções terapêuticas.

FISIOLOGIA EM FOCO

Incretinas e diabetes

O conhecimento das incretinas lançou luz sobre uma modalidade terapêutica no mínimo inusitada: o tratamento cirúrgico do diabetes. A cirurgia consiste na retirada de parte do estômago e em alterar a anatomia do intestino a fim de acelerar o trânsito alimentar. Com um estômago menor, o alimento chega mais rápido ao intestino, o que estimula a produção de incretinas.

Além disso, o paciente ainda perde peso, o que é extremamente benéfico, já que está provado que *a obesidade aumenta a insulinorresistência*. A cirurgia ainda é muito recente e encontra-se em fase experimental, porém os resultados iniciais são promissores, pois muitos pacientes submetidos ao procedimento até já se livraram da necessidade de usar insulina. Entretanto, ainda é cedo para decretar sua validade terapêutica, pois, como se trata de um procedimento recente, só o tempo poderá evidenciar possíveis efeitos adversos no longo prazo.

O adipócito: funções endócrinas

Já que falamos em obesidade, é interessante relatarmos algumas novidades que têm surgido na ciência a respeito dos adipócitos. Até relativamente pouco tempo atrás, considerava-se que a célula adiposa nada mais era que uma depositária de gordura em forma de triglicerídios. Entretanto, hoje sabemos que os adipócitos são, na verdade, *importantes órgãos endócrinos*, já que produzem diversos hormônios, que só modernamente vêm sendo identificados. A esses hormônios damos o nome de adipocinas.

A cada dia são descobertas novas adipocinas, bem como são novas ações delas. No metabolismo glicídico, por exemplo, algumas potencializam a ação da insulina, tendo, portanto, ação hipoglicemiante, como a *leptina*, a *adiponectina*, a visfatina e a omentina. Já outras, como a *resistina*, a interleucina 6 e o TNF-alfa, têm ação anti-insulínica, causando insulinorresistência. Parece existir um verdadeiro *eixo ilhota-adipócito*. Mas não é apenas no metabolismo glicídico que as adipocinas atuam. Parece que elas têm ação em muitos sistemas e funções corporais.

De todas as adipocinas conhecidas, a mais conhecida é a leptina, tida como *hormônio da magreza*. A leptina funciona como um "adipostato", ou seja, quando o tecido adiposo está repleto de triglicerídios, ele produz a leptina, que vai ao hipotálamo e avisa que está na hora de parar de comer, para que o adipócito não fique mais cheio do que deve. Em indivíduos obesos esse mecanismo parece não funcionar tão bem assim. Além da leptina, a insulina também parece ser um importante sinalizador periférico para regular a ingesta de alimentos.

Porém, a leptina parece ter muitas outras funções. Estudos mostram que esse hormônio também atua no controle da função reprodutora por meio de sua ação em centros hipotalâmicos, além de ser importante em processos imunológicos, na cicatrização, na angiogênese e na função cardiovascular. De agora em diante, com o progresso da biologia molecular, a cada dia se descobrirão novos hormônios e novas funções para os hormônios já conhecidos.

 O tecido adiposo é a maior glândula endócrina do corpo humano.

Manutenção da espécie: as funções reprodutoras

Os sistemas reprodutores masculino e feminino têm basicamente duas funções, as quais se inter-relacionam diretamente. A primeira é gerar gametas, que são as células que se fundem durante a

FISIOLOGIA EM FOCO

Diabetes melito

O *diabetes melito* (DM) é uma doença que se caracteriza por falência parcial ou total do pâncreas endócrino.

Esta doença está se tornando uma epidemia mundial (pandemia). Atualmente, o DM é a quarta causa de morte em vários países do Terceiro Mundo. Para termos uma ideia da magnitude e da gravidade dessa situação, previsões estimam que um terço da população mundial será diabética em 2050.

As consequências desta moléstia são inúmeras. Um paciente com diabetes mal controlado poderá vir a apresentar complicações como cegueira, amputação de membros, infarto do miocárdio, AVC, insuficiência renal, impotência, alterações digestivas, distúrbios neurológicos, entre outras.

As pessoas mais propensas a desenvolver diabetes são aquelas que têm parentes próximos com a doença e que estão com excesso de peso.

Se a pessoa está emagrecendo, apesar de se alimentar adequadamente, sente muita sede e bebe muita água, urina em excesso, sente dores nas pernas, apresenta coceiras ou corrimentos vaginais inexplicáveis, está sentindo a vista embaçada ou tem parente diabético, é recomendado que faça um exame de sangue para dosar a taxa de glicose (glicemia).

Este exame deve ser feito após jejum alimentar de pelo menos 8 horas. Caso a glicemia esteja acima de 110 mg/dℓ, convém procurar assistência médica para confirmar o diagnóstico.

---

fecundação, carreando os genes do pai e da mãe. O gameta masculino é o espermatozoide, e o gameta feminino é o óvulo.

A segunda função do sistema reprodutor é produzir hormônios que garantam as características sexuais, viabilizando a atração entre os sexos e o ato da cópula. Esses hormônios são conhecidos como *esteroides sexuais*, representados pela *testosterona* no homem e pelos estrogênios na mulher, sendo que o principal estrogênio ativo é o *estradiol*.

Essas duas funções são exercidas pelas glândulas endócrinas com função reprodutora, conhecidas genericamente como *gônadas*. A gônada masculina é representada pelos *testículos*, e a feminina, pelos *ovários*. Assim sendo, os testículos têm a dupla função de produzir espermatozoides e testosterona, bem como os ovários devem produzir óvulos e estradiol.

É importante ressaltar que ambas as gônadas recebem um intenso controle do sistema endócrino central, representado pelo eixo hipotálamo-hipófise. A hipófise anterior secreta dois hormônios, conhecidos como gonadotrofinas, que regulam a função reprodutiva. São eles o hormônio foliculoestimulante (FSH) e o hormônio luteinizante (LH). De modo geral, o FSH controla a produção de gametas, enquanto o LH regula a síntese de esteroides sexuais. Ambas as gonadotrofinas são controladas pelo hormônio hipotalâmico denominado hormônio liberador de gonadotrofinas, ou GnRH, também conhecido como LHRH.

O LHRH, assim como muitos outros hormônios hipotalâmicos, é secretado em pulsos. Alguns estudos sugerem que, quando a frequência desses pulsos é rápida, o LHRH induz a célula gonadotrófica da hipófise a produzir LH. Se a frequência dos pulsos for mais lenta, será produzido preferencialmente o FSH.

É interessante comentar que esse caráter pulsátil é condição necessária para o correto funcionamento do sistema. Um exemplo disso é o que ocorre na puberdade, período desencadeado pelo amadurecimento dos núcleos hipotalâmicos e que ocorre por volta dos 12 anos de idade, levando ao aparecimento dos caracteres sexuais secundários.

Curiosamente, parece que mesmo antes da puberdade o hipotálamo já secreta LHRH, porém este não é secretado em pulsos. Assim, o que determina o início da puberdade não é o início da secreção de LHRH, mas sim o início da secreção pulsátil desse hormônio. Para se ter uma ideia da importância dos *ritmos pulsáteis* na fisiologia do *hipotálamo endócrino*, basta mencionar que, se quisermos impedir que a puberdade ocorra em uma criança, basta administrar o próprio LHRH em uma injeção de liberação prolongada, que garanta níveis contínuos desse hormônio no sangue. Ou seja, o próprio LHRH, se for administrado de *maneira contínua*, apresenta *ação oposta* à sua ação fisiológica.

Os esteroides sexuais (testosterona e estradiol) são produzidos a partir do colesterol, tal como acontece com os esteroides adrenais. Na verdade, os esteroides sexuais são descendentes dos androgênios produzidos na zona reticular do córtex adrenal. Nas adrenais, os androgênios produzidos são a *DHEA* e a *androstenediona*. No testículo existe uma enzima que é capaz de transformar a androstenediona em *testosterona*. Já no ovário, a testosterona é aromatizada por uma enzima *aromatase* e dá origem ao *estradiol*. Assim como há quem diga que Eva se originou da costela de Adão, o hormônio feminino é produzido a partir do hormônio masculino.

Os esteroides, em virtude de sua estrutura lipídica, são transportados no sangue ligados a uma globulina conhecida como SHBG (do inglês *sexual hormone-binding globulin*, globulina ligada aos hormônios sexuais) e, como sempre ocorre, somente a porção livre (não ligada à SHBG) é

Glossário

Glicostato
Estrutura que funciona como sensor de glicose

Secretagogo
Diz-se de qualquer substância que aumente a secreção de outra substância

Incretinas
Hormônios gastrintestinais (como o peptídeo insulinotrópico dependente de glicose [GIP] e o peptídeo semelhante ao glucagon tipo 1 [GLP-1]), que são secretagogos da insulina

Adipocinas
Substâncias produzidas pelo adipócito

Leptina
Hormônio produzido pelos adipócitos, que tem como função estimular a saciedade no hipotálamo

Gameta
Célula que se funde durante a fecundação, carreando os genes do pai e da mãe

Espermatozoide
Gameta masculino

Óvulo
Gameta feminino

Gonadotrofinas
Hormônios que regulam a função reprodutiva. São dois: o FSH (hormônio foliculoestimulante) e o LH (hormônio luteinizante)

LHRH
Hormônio hipotalâmico que estimula a produção de gonadotrofinas

Puberdade
Período caracterizado pelo aumento dos pulsos de LHRH, levando ao aparecimento dos caracteres sexuais secundários

Caracteres sexuais secundários
Características sexuais que surgem após a puberdade

Secreção pulsátil
Secreção que ocorre em picos ao longo do dia

SHBG
Globulina ligada aos hormônios sexuais. É uma proteína plasmática que carreia os hormônios sexuais

biologicamente ativa. Os esteroides, como já foi dito, atuam em receptores nucleares, comandando a transcrição de determinados genes e sendo, portanto, capazes de induzir transformações fenotípicas intensas e duradouras. Tanto isso é verdade que, se um homem começar a receber administração de estrogênio, seu corpo vai adquirir aparência feminina. O inverso também ocorre, se uma mulher utilizar testosterona.

É impressionante como os hormônios sexuais são capazes também de atuar no comportamento, determinando em grande parte as diferenças entre o modo de agir de homens e mulheres. Vamos falar um pouco mais sobre essa questão.

Quando observamos o comportamento de homens e mulheres, sem sombra de dúvida as diferenças são muito marcantes. Entretanto, sempre existiu muita dúvida acerca da base biológica de tais diferenças – ou seja, será que as enormes diferenças de comportamento entre homens e mulheres são devidas a determinantes biológicos, ou é o ambiente, isto é, a maneira diferente como meninos e meninas são criados, que determina tais diferenças?

Apesar de o ambiente ter uma sabida influência no comportamento humano, já existem evidências mais do que suficientes de que as diferenças entre machos e fêmeas existem desde o nascimento, sendo determinadas principalmente por fatores biológicos.

Estudos indicam que os hormônios sexuais, ao *sensibilizarem o hipotálamo fetal* ainda na vida intrauterina, são os grandes responsáveis por tais diferenças. Na verdade, parece que o hormônio testosterona, produzido pela gônada fetal, é o responsável pela formação de um fenótipo masculino e, mais ainda, de um cérebro masculino. Na *ausência de testosterona*, cujo surgimento está ligado ao *cromossomo Y*, o embrião irá se tornar do sexo *feminino*. Então, se o genótipo for XY, o Y comandará a diferenciação no sentido masculino, por meio da testosterona.

Um experimento muito interessante mostrou que as diferenças comportamentais de fato existem, mesmo em animais – portanto, sem a interferência de variáveis culturais. Foram oferecidos brinquedos, tais como bonecas, carrinhos e bolas, a macacos machos e fêmeas, sem que os animais tivessem tido contato prévio com esses brinquedos. Os machos mostraram-se muito mais interessados nos carrinhos e nas bolas, enquanto as fêmeas nitidamente preferiram as bonecas.

Outra pesquisa, em que foi dada a macacos machos e fêmeas a oportunidade de brincar com macaquinhos de pelúcia, carros ou livros, revelou que as fêmeas preferem os bonecos, os macacos preferem os carrinhos, enquanto os livros atraem a ambos em proporções quase iguais.

Resultados semelhantes foram encontrados em bebês humanos. Um estudo filmou mais de 100 bebês enquanto eles olhavam tanto para o rosto de uma pesquisadora, junto ao berço, quanto para um objeto (uma bola). Os meninos apresentaram preferência pela bola e as meninas mostraram preferência pelos rostos.

Existem até diferenças anatômicas no cérebro de homens e mulheres. Estruturas como o núcleo supraquiasmático e a comissura anterior são diferentes em um sexo e o outro.

O mais interessante é que a maioria dos estudos, para avaliar diferenças tanto anatômicas quanto funcionais ou comportamentais, mostra claramente o seguinte:

- Os cérebros masculino e feminino efetivamente diferem entre si
- Existe uma grande semelhança entre o cérebro das mulheres e o dos homossexuais masculinos
- Da mesma maneira, as semelhanças são também flagrantes entre o cérebro dos homens e das homossexuais femininas.

Esses dados apontam para a possibilidade de a exposição do hipotálamo à testosterona ser um fator determinante para a orientação sexual.

Vamos agora descrever separadamente as gônadas masculina e feminina, bem como a ação de seus esteroides sexuais. Do ponto de vista comportamental, já sabemos que

A testosterona é o hormônio da competição; o estradiol é o hormônio da sedução.

Gametas masculinos e testosterona

Noventa por cento do volume testicular correspondem aos *túbulos seminíferos*, onde existem as espermatogônias, que vão se diferenciando até se transformarem em *espermatozoides*. Estes são lançados na luz do túbulo, seguindo seu caminho (epidídimo, ducto deferente, uretra) até o meio exterior. Estima-se que a produção diária de espermatozoides alcance cerca de 100 milhões.

Durante seu trajeto de saída para o meio exterior, juntam-se aos espermatozoides as secreções da vesícula seminal (que contém frutose para nutrir os espermatozoides) e da próstata (que contém tampões que ajudam a neutralizar a acidez vaginal). Ao conjunto de espermatozoides, líquido seminal e líquido prostático damos o nome de esperma (ou sêmen).

Além das espermatogônias, existem as células de sustentação (células de Sertoli) e as células intersticiais (células de Leydig) no testículo. As células de Sertoli produzem um hormônio denominado inibina, que exerce feedback negativo com o FSH. Já as células de Leydig produzem a testosterona, que apresenta feedback negativo com o LH. Observe a Figura 15.6.

Pelo que acabamos de dizer, fica claro que, no homem, *a função do FSH é estimular a espermatogênese*, e *a função do LH é promover a síntese e a secreção de testosterona*. Tanto o LH quanto o FSH são comandados pelo LHRH hipotalâmico.

Os espermatozoides são os gametas que levam o patrimônio genético do pai para a célula-ovo que dará origem à criança. Já a testosterona é um hormônio que tem funções bem diversificadas, atuando nas diversas fases da vida do homem, que vão desde a fase embrionária até a fase adulta.

Nas fases de embrião e de feto, a testosterona é responsável pelo desenvolvimento das glândulas sexuais masculinas (testículos) e dos órgãos genitais masculinos (caracteres sexuais primários, que já nascem presentes no menino). Além disso, no período pré-natal é a testosterona que determina a masculinização (virilização) do feto, bem como a *masculinização do cérebro fetal*.

Na vida intrauterina, quem estimula a produção de testosterona é o hormônio trofoblástico gonadotrofina coriônica humana (HCG), que tem uma estrutura química muito semelhante à do LH. Aliás, esse mesmo HCG é muito utilizado como teste de gravidez, já que começa a ser produzido logo no início da gestação. A testosterona também é importante para que ocorra a

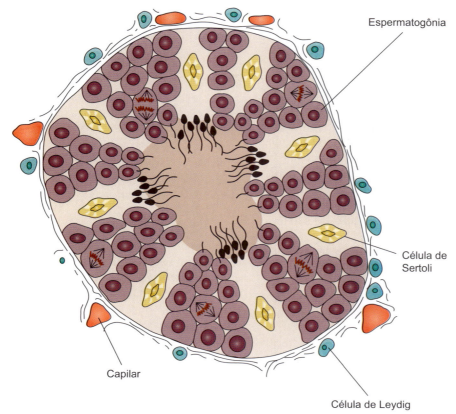

Figura 15.6 Visão histológica do testículo.

descida dos testículos para a bolsa escrotal antes do nascimento. A não descida dos testículos recebe o nome de criptorquia.

Durante a puberdade, a testosterona é responsável pelo aparecimento de caracteres sexuais secundários, tais como presença de pelos corporais, presença de barba, aumento de oleosidade da pele, engrossamento da laringe (tornando a voz mais grave), aumento da massa e da força musculares, ou seja, todas as características fenotípicas de um homem.

Além disso, no adulto do sexo masculino a testosterona controla todas as funções sexuais (libido, potência sexual, fertilidade), além de preservar a aparência masculina que se desenvolveu na puberdade. A testosterona mantém o desempenho e a saúde física masculinos e também tem influência no humor e na sensação de bem-estar, aumentando ainda a produção de hemácias e produzindo aumento da massa óssea.

Na verdade, quase todas essas ações descritas acontecem graças a um metabólito da testosterona, a di-hidrotestosterona (DHT). Ocorre que, ao chegar aos seus tecidos-alvo, a testosterona sofre a ação da enzima 5α-redutase, que transforma a testosterona em DHT, e é este que realmente vai promover as ações androgênicas. Convém ressaltar que, em alguns tecidos, como os adipócitos e os neurônios hipotalâmicos, a testosterona é aromatizada em estradiol, por ação da enzima *aromatase*.

Outro papel decisivo da testosterona é atuar como agente facilitador para que o FSH estimule a espermatogênese. Assim, só é possível ao homem ser totalmente fértil se ele apresentar níveis de testosterona dentro da normalidade, ou seja, *para que a fertilidade seja plena, além do FSH, a testosterona também é importante*. Consequentemente, o LH acaba também sendo importante, pois é ele que estimula a produção de testosterona. Portanto, só existe fertilidade masculina se houver uma boa saúde hipotálamo-hipofisária.

A espermatogênese depende do FHS e da testosterona.

Para exercer todas as suas ações biológicas, a testosterona precisa promover um grande aumento da síntese proteica. De fato, a testosterona é um hormônio que tem uma *grande potência anabólica*, e isso faz com que muitos atletas ou pessoas que buscam atender determinados padrões de desempenho ou de estética aumentando a massa magra empreguem doses suplementares da própria testosterona ou então de outros androgênios que imitam suas ações – os esteroides anabolizantes –, prática que está longe de ser isenta de riscos.

Excessos de testosterona no homem podem causar calvície, aumento dos níveis sanguíneos de colesterol, hipertrofia da próstata e um grande aumento de agressividade que pode levar a psicose. Além disso, pode ocorrer grande retenção de sódio (pois a testosterona em excesso pode ocupar receptores da aldosterona), o que leva a um quadro de sobrecarga de

---

Glossário

Comissura anterior
Conjunto de fibras nervosas que comunicam os dois hemisférios cerebrais

Esperma (sêmen)
Conjunto formado por espermatozoides, líquido seminal e líquido prostático

Células de Sertoli
Células de sustentação do testículo

Células de Leydig
Células intersticiais no testículo. Produzem testosterona e são estimuladas pelo LH

Inibina
Hormônio produzido pelas células de Sertoli, que exerce feedback negativo com o FSH

HCG (gonadotrofina coriônica humana)
Hormônio trofoblástico que estimula a produção de testosterona

Criptorquia
Ausência da descida dos testículos para a bolsa escrotal

Di-hidrotestosterona (DHT)
Metabólito ativo da testosterona

5α-redutase
Enzima que converte testosterona em DHT

volume e possível insuficiência cardíaca. Além disso, pelo fato de os esteroides passarem muitas vezes pelo fígado a fim de sofrerem biotransformação, o uso indiscriminado de esteroides pode causar lesões hepáticas graves, tais como hepatite medicamentosa e câncer de fígado.

Como se tudo isso não bastasse, a testosterona em excesso, por inibir os pulsos hipotalâmicos de LHRH, causará redução na produção hipofisária de LH e FSH, hormônios que são tróficos (mantêm o desenvolvimento) para o testículo. Os testículos então se atrofiam, chegando a ficar menores que um caroço de milho, acabando por sofrer um processo de fibrose. Com isso, vêm a infertilidade definitiva e a necessidade de o indivíduo tomar suplementos de testosterona pelo resto da vida, já que sua fonte natural (o testículo) não funciona mais.

Nas mulheres, que muitas vezes recorrem à testosterona em busca de coxas e glúteos hipertrofiados, também ocorrem efeitos colaterais desagradáveis, tais como virilização (barba, pelos, engrossamento de voz, acne, calvície), atrofia das mamas e hipertrofia do clitóris.

Gametas femininos e estradiol

Os ovários têm uma particularidade que os difere de outras glândulas endócrinas: não são os mesmos ao longo do mês, já que passam por fenômenos cíclicos que se repetem aproximadamente a cada mês. Esse conjunto de alterações ocorridas nos ovários ou então em outros órgãos – nesse caso comandadas pelos hormônios ovarianos – é o chamado ciclo menstrual.

Os hormônios responsáveis por essas alterações são diversos e cada um atua em uma fase do mês, mas em geral podemos dizer que os ovários secretam estrogênios e progesterona. Os estrogênios são um conjunto de esteroides que compreendem a *estrona* (E_1), o *estradiol* (E_2) e o *estriol* (E_3). Na verdade, nos humanos, o estrógeno mais abundante e ativo é, indiscutivelmente, o E_2, que, como já dissemos, é *produto da aromatização da testosterona*. Daqui em diante, consideraremos hormônios ovarianos o E_2 e a progesterona.

O estradiol é o hormônio feminino por excelência, ou seja, responde por todas as alterações fenotípicas da mulher. O E_2 confere à mulher suas curvas características, promovendo uma *deposição de gordura predominantemente nos quadris e nas coxas*. Além disso, o E_2 é responsável pelo *desenvolvimento das mamas*, além de auxiliar na *fixação de cálcio nos ossos e conferir à pele uma textura hidratada e sedosa*. Já a progesterona é um hormônio que existe para preparar o organismo feminino para a gestação.

É importante ressaltar que, mesmo na mulher, *o hormônio responsável pela libido é a testosterona*. Nas mulheres os níveis de testosterona são dez vezes menores que nos homens. Metade da testosterona feminina é produzida na teca ovariana (veja adiante) e metade é produzida na zona reticular do córtex adrenal.

O ovário é formado por unidades denominadas *folículos ovarianos*, que têm o formato de pequenas esferas.

Portanto, *a menina já nasce com o patrimônio folicular que irá acompanhá-la ao longo de sua existência*. Quando esses folículos se esgotam, vem a menopausa, ou seja, a parada dos ciclos menstruais, e tem início um período da vida da mulher denominado climatério (cabe aqui uma observação: menopausa e climatério não são sinônimos. Menopausa é tão somente a última menstruação da vida da mulher – portanto, um momento –, ao passo que climatério é um período de transição em que a mulher passa da fase reprodutiva para a fase de pós-menopausa, logo, trata-se de um intervalo de tempo, que pode começar já antes da menopausa e até continuar após esta, podendo se prolongar por anos). Além disso, diferentemente dos homens, que produzem espermatozoides em larga escala por dia, a mulher prepara cuidadosamente um único óvulo por mês, na esperança de que ele seja fecundado.

Na puberdade, quando então se iniciam os pulsos do LHRH, a hipófise começa a ativar os ovários com o LH e o FSH, e daí os ciclos menstruais se iniciam. Na estrutura morfológica do folículo, existem basicamente duas camadas de células que circundam o óvulo, uma mais interna, chamada camada *granulosa*, e outra mais externa, denominada *teca*.

Parece que, na mulher adulta normal, as células da granulosa produzem principalmente estradiol e progesterona. Entretanto, a produção de estradiol requer cooperação das células da teca, onde os androgênios são produzidos (a partir do colesterol) na dependência do estímulo do LH e depois aromatizados pelas células da granulosa (na dependência do FSH).

> ### FISIOLOGIA EM FOCO
> #### Produção de gametas nos homens e nas mulheres
> Um detalhe interessante que diferencia homens e mulheres é que o testículo produz milhões de espermatozoides por dia, e essa produção só tem início após a puberdade. Já nas meninas a situação é bem diferente. De uma população de mais de 7 milhões de folículos primordiais na formação do ovário, só a terça parte chegará até o nascimento. Desses 2 a 3 milhões de folículos, pouco mais de um décimo chegará à puberdade. Desses 200 a 300 mil folículos presentes no início da puberdade, somente 300 terão a chance de desempenhar o papel principal, que é a ovulação.

> ### FISIOLOGIA EM FOCO
> #### Evolução, menstruação e climatério
> Parece que, evolutivamente, a mulher foi concebida pela engenharia da natureza para engravidar novamente tão logo desse à luz. Assim sendo, *a menstruação talvez seja um evento que não foi previsto pela evolução* (nem daria tempo para ficar menstruada, pois a mulher emendaria uma gravidez na outra). De fato, até hoje não existem provas irrefutáveis de que a menstruação é necessária para que a mulher seja saudável.
>
> Com relação ao climatério, é provável também que, nos primórdios, as mulheres nunca vivessem o suficiente para que seu patrimônio folicular se esgotasse. Logo, *o climatério também não estava previsto pela evolução*, pois no climatério a mulher passa a apresentar uma verdadeira insuficiência ovariana, já que, com o fim dos folículos, também tem fim a sua produção hormonal, uma vez que tanto o E_2 quanto a progesterona são produzidos no folículo.

Entretanto, a progesterona é formada principalmente na segunda metade do ciclo menstrual, ou seja, após ocorrer a ovulação, pois nessa fase o folículo, agora sem o óvulo (que acabou de ser liberado na tuba uterina), passa a se chamar *corpo-lúteo*,[1] *que é o grande produtor de progesterona*.

Caso não ocorra a fecundação, o corpo-lúteo tem um tempo de vida de aproximadamente 14 dias. Isso é um determinismo biológico, cuja causa ainda é obscura para a ciência, apesar de existirem algumas teorias. Após esses 14 dias, o corpo-lúteo definha – ou seja, degenera e sofre fibrose, passando a se denominar corpo albicante, o qual se mistura ao estroma (tecido conjuntivo) ovariano – e a produção de progesterona se reduz. Com a queda abrupta da progesterona ocorre uma isquemia nos vasos do endométrio, que "despenca", soltando pedaços e sangue. Eis a menstruação.

Caso ocorra fecundação, tão logo a célula-ovo se implante no endométrio surge o trofoblasto, que produz HCG, que, por ter estrutura semelhante à do LH, mantém o corpo-lúteo, e este mantém a produção de progesterona, a qual é indispensável para a continuidade da gravidez.

Após o primeiro trimestre de gestação a placenta já está madura e passa a produzir progesterona e outros hormônios que levam a gestação até o termo. A partir daí o corpo-lúteo não é mais necessário. *A placenta é um órgão endócrino transitório* que produz hormônios fundamentais para a gestação. Para continuar desenvolvendo nosso raciocínio, vamos supor que não tenha havido fecundação e vamos discutir os eventos do ciclo menstrual. Porém, antes de prosseguirmos, é bom deixar claro que *a principal função do FSH é promover o desenvolvimento do folículo dominante*, enquanto *a função do LH é promover a ovulação e luteinizar o folículo*.

> A placenta é um órgão endócrino transitório.

É importante ressaltar que o E_2 tem feedback negativo principalmente com o FSH, e a progesterona tem feedback negativo principalmente com o LH.

A cada ciclo, um único folículo é "escolhido" para se desenvolver, passando a denominar-se *folículo dominante*. Parece que essa escolha depende da capacidade do folículo de produzir E_2 e assim aumentar seus próprios receptores de FSH, já que parece que nem todos os folículos são capazes de produzir estradiol, mas somente aqueles cujas células da granulosa adquirem receptores para o FSH. Observe na Figura 15.7 as transformações que ocorrem no folículo desde o início do ciclo até se luteinizar.

Ciclo menstrual

Para estudar o ciclo menstrual, consideraremos o primeiro dia de menstruação o primeiro dia do ciclo. A partir disso os eventos são os seguintes:

- O corpo-lúteo definha e os níveis de E_2 e progesterona caem
- Como feedback, os níveis de FSH e de LH sobem
- O FSH promove o crescimento folicular, que vai produzindo cada vez mais E_2. Nessa fase o endométrio vai proliferando por ação do E_2
- Quando os níveis de E_2 atingem concentração muito alta, ocorre feedback positivo do E_2 com LH, advindo, então, um pico de LH
- O pico de LH faz com que o folículo se rompa, liberando o óvulo (eis a ovulação). Além disso, o LH vai promovendo a transformação do folículo em corpo-lúteo (luteinização)
- O corpo-lúteo torna o endométrio secretor, isto é, faz com que o endométrio fique "fofo" como um ninho, pronto para receber a célula-ovo caso a fecundação ocorra
- Não havendo fecundação, após 14 dias o corpo-lúteo definha. Tudo começa novamente.

Podemos verificar que a ovulação é o fenômeno que divide o ciclo mais ou menos ao meio. Devido às características do endométrio, a primeira fase do ciclo é chamada *fase proliferativa*, e a segunda, de *fase secretora*.

Apesar de existirem quatro hormônios (E_2, progesterona, LH e FSH) envolvidos no processo, sem sombra de dúvida o estradiol (E_2) é o grande maestro da ovulação, pois o ciclo menstrual humano é um evento cíclico, dependendo essencialmente de alterações nas concentrações de estradiol em alguns momentos-chave. Vejamos:

- O início do ciclo é deflagrado por uma elevação no FSH, que ocorre em resposta ao declínio no estradiol e na progesterona na fase lútea precedente
- Como promove aumento de receptores de FSH no folículo, o estradiol mantém a sensibilidade folicular ao FSH
- Em altas concentrações locais, o estradiol incrementa a resposta folicular ao LH, trabalhando sinergicamente com o FSH para induzir receptores de LH
- A ovulação é desencadeada pela elevação periférica rápida do estradiol no meio do ciclo. O pico de estradiol produz um pico de LH (feedback positivo), o qual promove a ovulação e a luteinização do folículo
- A regressão do corpo-lúteo pode estar ligada à sua própria produção diminuída de estradiol e a um efeito luteolítico local.

A Figura 15.8 mostra a "dança" dos quatro hormônios (E_2, progesterona, LH e FSH) ao longo do ciclo menstrual.

Como vimos, para ocorrer de maneira harmônica e fisiológica, o ciclo menstrual depende de um ajuste muito fino entre vários hormônios. As intensas alterações hormonais podem produzir grandes alterações comportamentais, já que todos

---

Glossário

Folículos ovarianos
Células em formato de pequenas esferas que formam o ovário

Ovulação
Fenômeno pelo qual o folículo ovariano libera o ovócito (gameta) na tuba uterina

Ciclo menstrual
Conjunto de alterações ocorridas nos ovários ou então em outros órgãos, porém comandadas pelos hormônios ovarianos

Menopausa
Última menstruação

Climatério
Período de transição em que a mulher passa da fase reprodutiva para a fase de pós-menopausa

Progesterona
Esteroide feminino que viabiliza o surgimento e a manutenção da gravidez

Menstruação
Sangramento endometrial que ocorre no fim do ciclo menstrual, quando os níveis de progesterona caem

Corpo-lúteo
Nome que o folículo recebe após liberar o óvulo

---

[1] De acordo com o VOLP (Vocabulário Ortográfico da Língua Portuguesa editado pela Academia Brasileira de Letras), corpo-lúteo é escrito com hífen. De fato, biologicamente, isso faz sentido, já que se trata de uma unidade morfofuncional, ou seja, uma verdadeira glândula transitória produtora de progesterona. O hífen não é usado no caso do corpo albicante (branco), pois esse não é um elemento que forma uma unidade funcional; ao contrário, ele é tão somente um corpo-lúteo que degenerou, se atrofiou e não tem mais qualquer função.

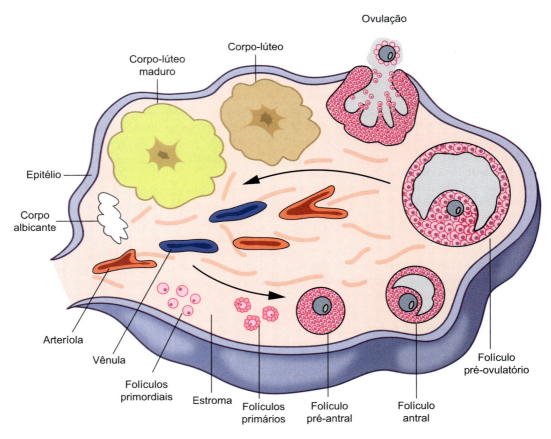

Figura 15.7 Alterações no ovário ao longo do ciclo menstrual. FSH: hormônio foliculoestimulante; LH: hormônio luteinizante.

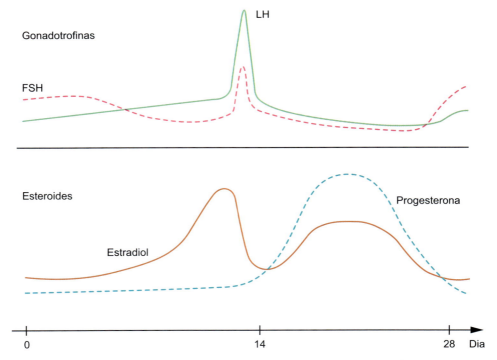

Figura 15.8 Oscilações hormonais durante um ciclo menstrual.

esses hormônios têm muitos receptores no sistema nervoso central. Isso explica, por exemplo, a ocorrência da chamada tensão pré-menstrual (TPM) em algumas mulheres.

De fato, a ovulação é um fenômeno muito delicado, pois depende da perfeita interação dos hormônios. Algumas disfunções mínimas na secreção de LH podem afetar esse processo, produzindo ciclos anovulatórios. Isso ocorre, por exemplo, na chamada síndrome dos ovários policísticos, que é extremamente comum, sendo uma causa de infertilidade (*toda síndrome anovulatória produz infertilidade*).

Nesta síndrome, ocorre uma produção aumentada de LH, por motivos ainda não totalmente esclarecidos. Esse discreto aumento do LH produz *hiperestímulo da teca*, com aumento da produção de androgênios, o que leva a *hirsutismo* (excesso de pelos), irregularidade menstrual e, eventualmente, aumento de peso. O tratamento da síndrome consiste no uso de fármacos que induzem a ovulação ou então no uso de pílulas, que passam a simular um ciclo, desde que, é claro, a paciente não esteja pretendendo engravidar.

Terminamos o estudo das glândulas que compõem o sistema endócrino periférico. No próximo item, passaremos a analisar o sistema endócrino central.

Sistema endócrino central

Hipófise

A hipófise, também conhecida como glândula pituitária, é uma pequena estrutura que fica alojada em uma estrutura do crânio denominada sela túrcica. No passado, a hipófise era considerada a glândula-mestra do sistema endócrino, pois pensava-se que ela seria o "maestro" do sistema, comandando todas as outras glândulas periféricas. Hoje sabemos que essa ideia é equivocada, por dois motivos.

Primeiramente, como já vimos, existem glândulas periféricas que não recebem comando da hipófise, sendo reguladas por feedbacks feitos com os próprios parâmetros que elas regulam. Explicando de outra maneira: as paratireoides são reguladas pelos níveis de cálcio, e o pâncreas endócrino é regulado pelos níveis de glicose. Somente a tireoide, parte do córtex adrenal e as gônadas são reguladas pela hipófise.

Em segundo lugar, os hormônios hipofisários que regulam a tireoide (TSH), o córtex adrenal (ACTH) e as gônadas (FSH e LH) são, na verdade, regulados pelo hipotálamo, como veremos adiante. Assim, se existe um maestro no sistema, este seria o hipotálamo, não a hipófise.

Para fins didáticos, a hipófise é dividida em duas partes: a hipófise anterior, ou adeno-hipófise, e a hipófise posterior, ou neuro-hipófise. Na verdade, essas duas partes são diferentes em termos anatômicos e funcionais e, além de tudo, têm origem embriológica distinta. Apesar de vizinhas, elas não têm qualquer relação uma com a outra.

Adeno-hipófise

A adeno-hipófise produz seis hormônios. Quatro deles já foram mencionados quando estudamos as glândulas do sistema endócrino periférico: o ACTH, que estimula as zonas fasciculada e reticular do córtex adrenal; o TSH, que estimula a tireoide; e as gonadotrofinas (FSH e LH), que estimulam as gônadas.

Resta estudar dois hormônios da adeno-hipófise que ainda não foram abordados: o hormônio do crescimento (GH) e a prolactina.

O GH, também conhecido como somatotrofina ou hormônio somatotrófico, assim *como todos os outros hormônios hipofisários e hipotalâmicos*, é um peptídeo, que atua por intermédio do AMP cíclico. O hormônio do crescimento recebeu esse nome porque promove o crescimento ósseo durante a infância. Entretanto, as ações do GH se dão por intermédio de um peptídeo produzido no fígado conhecido como somatomedina C ou IGF-1 (fator de crescimento semelhante à insulina tipo 1).

Na verdade, o GH atua em receptores no fígado, e este produz o IGF-1, que irá atuar nas epífises ósseas estimulando as mitoses e promovendo o crescimento. Quando os níveis de IGF-1 estão elevados, a secreção de GH diminui, e quando o IGF-1 está baixo, a adeno-hipófise produz mais GH, estabelecendo-se, dessa maneira, uma alça de feedback negativo.

O IGF-1 promove o crescimento ósseo até a puberdade. Depois do fim dessa fase da vida, não crescemos mais. Por quê? Ocorre que os hormônios sexuais que afloram na puberdade (testosterona nos meninos e E$_2$ nas meninas) atuam nas epífises ósseas, soldando-as. Por isso, apesar de haver no mercado certos produtos que fazem promessas enganosas, não há como aumentar a estatura de adultos, uma vez que as zonas de cartilagem em crescimento das epífises ósseas não mais existem.

Mas, para crescermos, não basta que os ossos se alonguem. O crescimento é um evento complexo; para que ocorra, estão envolvidas grandes alterações metabólicas. Em primeiro lugar, o pré-requisito básico para que o crescimento adequado aconteça é uma boa saúde. É preciso boa oxigenação (crianças anêmicas crescem menos), ritmo de sono adequado, boa nutrição (desnutrição e doenças intestinais que dificultam a absorção de nutrientes – como a doença celíaca – comprometem o crescimento). Além disso, crianças com infecções e verminoses também apresentarão dificuldade de crescimento. Como o metabolismo energético precisa estar a todo vapor, o hormônio tireoidiano (*tiroxina*) também é fundamental para o crescimento.

> **Glossário**
>
> **Tensão pré-menstrual**
> Conjunto de alterações comportamentais que acometem algumas mulheres em período fértil
>
> **Hipófise (glândula pituitária)**
> Pequena estrutura (do tamanho da falange distal do nosso dedo mínimo) que fica alojada em uma estrutura do crânio denominada sela túrcica
>
> **Adeno-hipófise**
> O mesmo que hipófise anterior. Produz vários hormônios
>
> **Neuro-hipófise**
> É a hipófise posterior. Apenas armazena hormônios produzidos no hipotálamo
>
> **Hormônio do crescimento**
> Também chamado somatotrofina ou hormônio somatotrófico, promove o crescimento das epífises ósseas e é um poderoso anabolizante. GH é sigla da designação em inglês, *growth hormone*
>
> **Prolactina**
> Hormônio da adeno-hipófise que tem como principal função a produção de leite pelas glândulas mamárias
>
> **IGF-1**
> Substância produzida no fígado sob ação do GH, responsável pelas ações fisiológicas do GH no fígado

FISIOLOGIA EM FOCO

Pílulas anticoncepcionais

As pílulas anticoncepcionais (compostas de estrogênio e/ou progesterona em doses baixas), usadas para evitar a gravidez, não impedem que todos os fenômenos do ciclo menstrual ocorram. Na verdade, apenas impedem o pico de LH no meio do ciclo, não ocorrendo, assim, a ovulação. Por esse motivo, esses medicamentos são chamados *anovulatórios*.

Outro pré-requisito indispensável para crescermos é que ocorra uma atividade anabólica intensa, a qual se caracteriza por uma síntese proteica acelerada. De fato, *o GH é um hormônio extremamente anabolizante*. Isso explica uma questão importante: por que, mesmo após o término do crescimento, continuamos a produzir GH normalmente? Exatamente pelos seus efeitos anabólicos.

Sabe-se que, com o avançar da idade, a produção de GH vai diminuindo. Acredita-se que essa queda "fisiológica" do GH possa explicar vários fenômenos ligados ao envelhecimento, tais como acúmulo de gordura abdominal, perda de massa muscular, diminuição da elasticidade da pele, além da sensação de desânimo característica da idade. Muitos estudiosos, fazendo uma analogia com a menopausa, chamam esse quadro de somatopausa e sugerem a administração de GH a pacientes idosos para melhorar seu bem-estar geral. Os resultados parecem muito promissores, mas o tratamento com GH é muito caro.

Uma outra ação do GH, que já foi discutida quando falamos dos hormônios contrarreguladores da insulina, é que, quando em excesso, o GH antagoniza a ação periférica da insulina, promovendo hiperglicemia.

A síntese e a secreção de GH são controladas por dois hormônios hipotalâmicos: o *hormônio liberador de GH (GHRH) estimula a liberação* de GH, e *a somatostatina a inibe*.

Outro hormônio importante da adeno-hipófise é a *prolactina*. Sabemos que a prolactina tem como principal função a *produção de leite pelas glândulas mamárias*. A produção de prolactina é estimulada pelos estrogênios (que estão muito elevados durante a gravidez, já que a placenta os produz) e por estímulos neurais desencadeados pela sucção dos mamilos.

Um detalhe importante sobre a prolactina é que, quando seus níveis se encontram elevados, ela inibe o LHRH, produzindo amenorreia (ausência de menstruação por ausência de ciclos menstruais). Isso explica por que uma mulher que está amamentando tem baixíssima probabilidade de engravidar.

Até hoje ninguém sabe ao certo, apesar de existirem muitas teorias, por que os homens têm prolactina. Alguns acreditam que a prolactina tenha alguma ação na espermatogênese, e há ainda teorias que sugerem um papel da prolactina no orgasmo masculino.

Como os níveis de prolactina sobem após orgasmo masculino, especula-se que esse hormônio seja o responsável por dois efeitos: a falta de desejo logo após o orgasmo (impedindo que ocorram orgasmos múltiplos) e o sono que acomete os homens nesse momento. Além disso, evidências mostram que a prolactina tem uma certa importância na *regulação do sistema imunológico*.

Assim como o GH, a prolactina também é regulada por dois hormônios hipotalâmicos – o hormônio liberador de tireotrofina (TRH) e a dopamina. *O TRH*, o hormônio hipotalâmico que estimula a produção de TSH (que estimula a tireoide), *estimula a liberação de prolactina*. Quando ocorre hipotireoidismo (níveis baixos de tiroxina), por feedback a T_4 baixa faz subirem os níveis de TRH, e como consequência a prolactina pode aumentar. Por esse motivo, não é raro vermos pacientes com hipotireoidismo apresentando *hiperprolactinemia* (prolactina elevada no sangue), a qual pode ocasionar galactorreia (descarga líquida pelos mamilos), além de irregularidade menstrual nas mulheres e impotência nos homens, já que a prolactina inibe o LHRH.

Já a dopamina inibe a secreção de prolactina. Repare que, aqui, a dopamina, que é um neurotransmissor, comporta-se como hormônio, já que ela sai do hipotálamo e chega à hipófise através do sangue. Assim sendo, medicamentos que aumentam a dopamina (utilizados na doença de Parkinson) e que a diminuem (utilizados nas psicoses) podem produzir alterações nos níveis de prolactina.

Como dissemos, os hormônios da adeno-hipófise são finamente regulados pelo hipotálamo. Para facilitar tal regulação, a circulação sanguínea da hipófise e a do hipotálamo estão conectadas por um sistema porta, que se caracteriza por veias que comunicam duas redes capilares.

A artéria hipofisária superior chega ao hipotálamo e ramifica-se em uma rede capilar que capta os hormônios hipotalâmicos. Daí o sangue cai diretamente em veias porta que terminam em outro plexo capilar, agora localizado na hipófise, que capta os hormônios hipofisários. Esses capilares hipofisários drenam para veias hipofisárias, que terminam no sistema venoso cerebral formado pelos seios da dura-máter. A Figura 15.9 mostra um esquema da circulação portal hipofisária.

Neuro-hipófise

Com relação à neuro-hipófise, é importante dizer que, na verdade, esta glândula *não produz nenhum hormônio*: apenas armazena hormônios produzidos no hipotálamo. Esses hormônios são o *hormônio antidiurético (ADH) e a ocitocina*, que são produzidos no hipotálamo e chegam até a hipófise posterior "escorregando" em axônios. O transporte desses hormônios ao longo do axônio se dá por meio de proteínas denominadas neurofisinas.

O ADH, estudado no Capítulo 14, *Sistema Urinário*, é o responsável pela regulação da osmolaridade plasmática. Ele é também conhecido como *vasopressina*, em virtude de, em altas concentrações, ser capaz de promover vasoconstrição periférica com aumento da pós-carga. Parece também que o ADH tem papel em funções cognitivas, como memória e aprendizado.

Já a ocitocina é um hormônio que, na mulher, é importante para duas funções: a fase de expulsão do feto durante o trabalho de parto e a ejeção de leite pelas mamas. A administração de ocitocina a mulheres grávidas produz abortamento por aumentar as contrações do útero (miométrio).

Nos homens, alguns estudos sugerem que a ocitocina teria papel na ejaculação. Além disso, sabe-se que os níveis de ocitocina se elevam durante o ato sexual e atingem o pico um pouco antes do orgasmo, o que sugere que esse hormônio seja uma resposta central ao prazer sexual. Com base nesses achados, alguns estudos sugerem também ser a ocitocina um hormônio decisivo para explicar o fenômeno da paixão em humanos.

Neuro-hipófise e comportamento

Pesquisas recentes em algumas espécies de roedores que têm um comportamento predominantemente monogâmico mostram que uma atividade sexual intensa libera hormônios que atuam no cérebro, estabelecendo fortes laços entre o casal. Enquanto nas fêmeas o hormônio liberado é a ocitocina, o

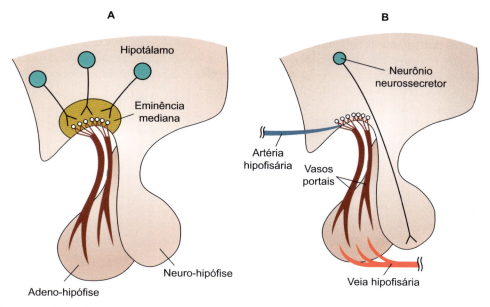

Figura 15.9 A. Eixo hipotálamo-adeno-hipófise. **B.** Circulação portal hipofisária e eixo hipotálamo-neuro-hipófise.

qual é associado ao comportamento materno e à lactação, nos machos o hormônio liberado é a vasopressina, ligado à agressividade e ao comportamento paterno. Caso a produção desses hormônios seja bloqueada durante o acasalamento, as ligações monogâmicas não se formam. Nos humanos, a ocitocina e a vasopressina também são produzidas em resposta à atividade sexual e atuam em receptores cerebrais localizados em áreas associadas ao comportamento.

Fato interessante é que a monogamia é bem mais rara no reino animal do que se imaginava anteriormente. Estudos publicados recentemente sobre a evolução da monogamia mostram que, embora o comportamento monogâmico social seja característico de muitas espécies (muitas aves e 3 a 10% dos mamíferos formam pares monogâmicos), a monogamia genética é um fenômeno extremamente raro. Um grupo de pesquisadores americanos estudou 180 espécies monogâmicas de aves canoras nos últimos dez anos, e a análise do DNA dos filhotes mostrou que somente 10% deles haviam sido concebidos pelo pai social.

> **Glossário**
>
> **Somatopausa**
> Diminuição na produção do hormônio de crescimento que ocorre ao longo do envelhecimento
>
> **Galactorreia**
> Secreção anormal de fluidos pelas glândulas mamárias
>
> **Neurofisinas**
> Proteínas que transportam hormônios do hipotálamo até a neuro-hipófise
>
> **ADH**
> Hormônio responsável pela regulação da água livre
>
> **Ocitocina**
> Hormônio que, na mulher, é importante para duas funções: a fase de expulsão do feto durante o trabalho de parto e a ejeção de leite pelas mamas
>
> **Leite materno**
> A produção de leite é promovida pela prolactina, e a ejeção é promovida pela ocitocina
>
> **Hipogonadismo**
> Redução na produção de hormônios sexuais
>
> **Diabetes insípido**
> Doença causada pela falta de produção de ADH. Não tem relação com o diabetes melito

🫀 FISIOLOGIA EM FOCO

Disfunções da hipófise

As doenças que acometem a produção de GH são: *nanismo hipofisário*, causado por uma deficiência de GH na infância. Quando ocorre excesso de GH nas crianças, estas apresentarão *gigantismo*. Se esse excesso ocorrer na fase adulta, quando as epífises ósseas já estiverem soldadas, o paciente irá apresentar *acromegalia*, que se caracteriza clinicamente por aumento de extremidades (mãos, pés, mandíbula, seios da face), acompanhado de artrose, sudorese intensa, aumento da língua (macroglossia), hiperglicemia e hipertrofia cardíaca. Normalmente essas doenças relacionadas ao GH são causadas por tumores.

Com relação à prolactina, quando esta é produzida em excesso, provoca uma disfunção hormonal que leva a alterações menstruais e infertilidade nas mulheres, e impotência e infertilidade nos homens. Esses sintomas ocorrem porque a hiperprolactinemia inibe os pulsos de LHRH, produzindo um quadro de hipogonadismo. Além disso, o excesso de prolactina pode ainda causar *galactorreia*, que é a saída de líquido leitoso ou opaco pelas mamas. Não se conhecem as consequências da redução dos níveis sanguíneos de prolactina.

A falta de produção de ADH ou a resistência renal à produção deste causa também diabetes insípido. Indivíduos acometidos dessa doença chegam a liberar até 10 ℓ/dia de urina totalmente diluída. Por causa disso, o paciente sente uma sede intensa e constante.

A poligamia é interessante para algumas espécies, pois possibilita maior heterogeneidade genética, mas também é interessante para os animais se fingirem de monogâmicos, pois dessa maneira os parceiros sexuais cuidarão das crias pensando que os filhotes são seus.

Hipotálamo

O hipotálamo é uma região pertencente ao diencéfalo, onde definitivamente os dois grandes sistemas alostáticos (sistema nervoso e sistema endócrino) se misturam por completo. No hipotálamo, neurotransmissores se comportam como hormônios e hormônios se comportam como neurotransmissores, em um processo de total integração e intersecção de funções.

Da mesma maneira que podemos afirmar que o hipotálamo é o "cérebro" do sistema nervoso autônomo, também podemos dizer que o hipotálamo é o "cérebro" do sistema endócrino.

Do ponto de vista funcional, o hipotálamo endócrino divide-se em duas regiões: uma que tem neurônios grandes, denominada sistema magnocelular, e uma área com neurônios pequenos, chamada *sistema parvocelular*.

O sistema magnocelular é representado principalmente pelos seguintes núcleos:

- Núcleo supraóptico. Produz o hormônio ocitocina, que é levado até a neuro-hipófise pela neurofisina I
- Núcleo paraventricular. Produz o hormônio ADH, que chega à neuro-hipófise por meio da neurofisina II.

Já o sistema parvocelular compreende principalmente o núcleo arqueado e também o núcleo supraquiasmático, responsável pelos ritmos pulsáteis. Esses neurônios situam-se em uma região denominada eminência mediana. A eminência mediana é uma área elevada na região infundibular do hipotálamo, localizada ventralmente ao terceiro ventrículo e adjacente ao núcleo arqueado. É composta pela porção terminal dos neurônios hipotalâmicos e pela rede capilar do sistema portal hipofisário, e atua como conexão neuroendócrina entre o hipotálamo e a glândula hipófise.

No sistema parvocelular são produzidos os hormônios que estimulam o adeno-hipófise, denominados hipofiseotrofinas. O nome desses hormônios termina com as letras RH, do inglês *releasing hormone*, que significa hormônio de liberação. As principais hipofiseotrofinas são as seguintes:

- LHRH ou GnRH (hormônio liberador de gonadotrofinas): estimula a secreção de FSH e LH
- GHRH (hormônio liberador de GH): estimula a secreção de GH
- Somatostatina: inibe a secreção de GH. Tem também um efeito inibitório sobre a secreção de TSH
- TRH (hormônio liberador de TSH): estimula a secreção de TSH. Atua também estimulando a secreção de prolactina
- Dopamina: inibe a secreção de prolactina
- CRH (hormônio liberador de ACTH): estimula a secreção de ACTH.

A Figura 15.10 ilustra as interações do eixo hipotálamo-hipófise.

Além de estimular a hipófise, o hipotálamo também desempenha papel importantíssimo no controle da ingesta alimentar e do peso corporal. Afinal, no hipotálamo estão os centros da fome (hipotálamo lateral) e da saciedade (hipotálamo medial). Hoje sabemos também que o hipotálamo, por intermédio de descargas autônomas, regula o consumo de energia por intermédio da queima de calorias (termogênese).

Inúmeros hormônios e sinalizadores, tanto centrais como periféricos, interferem no balanço entre fome e saciedade, bem como na ativação da termogênese (Tabela 15.2).

Como podemos observar pela Tabela 15.2, são muitos os hormônios e sinalizadores envolvidos nesse processo complexo, e a cada dia a ciência descobre mais substâncias a eles relacionadas, e outras interações delas. Por esse motivo é tão complicado tratar a obesidade, que vem se transformando em uma verdadeira epidemia dos tempos modernos, com sérias consequências para a saúde. A dura realidade é que a obesidade ainda é uma doença sem cura. A Figura 15.11 ilustra os intricados meandros do controle alimentar.

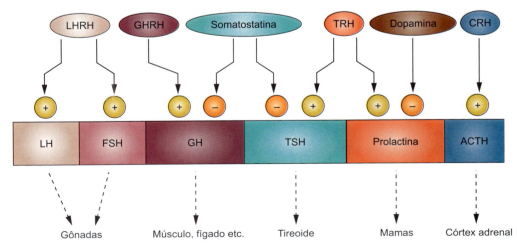

Figura 15.10 Hipofiseotrofinas e suas ações. ACTH: hormônio adrenocorticotrófico; CRH: hormônio liberador de corticotrofina; FSH: hormônio foliculoestimulante; GH: hormônio do crescimento. GHRH: hormônio liberador do hormônio do crescimento; GnRH: hormônio liberador de gonadotrofinas; LH: hormônio luteinizante; TRH: hormônio liberador do hormônio estimulador da tireoide; TSH: hormônio estimulador da tireoide.

Tabela 15.2 Neuropeptídeos envolvidos na regulação do apetite.

Produção	Orexígenos	Anorexígenos
Central	• Neuropeptídeo Y • MSH • Orexinas (hipocretinas) • AgRP • Galanina • Opioides endógenos • Endocanabinoides	• CART • Melanocortinas • CRH • Serotonina • Neurotensina
Periférica	• Grelina	• Peptídeo YY • Colecistocinina • Leptina • Amilina • Insulina • GLP • Bombesina

MSH: hormônio estimulante de melanócitos; AgRP: peptídeo relacionado com o agouti; CART: transcripto regulado por cocaína e anfetamina; CRH: hormônio liberador de corticotrofina; GLP: peptídeo semelhante ao glucagon.

Glândula pineal

Assim como o hipotálamo, a glândula pineal também se localiza no diencéfalo. Até hoje, pouco se sabe sobre essa glândula, até porque é comum ela se calcificar após a puberdade. Sabemos que o hormônio produzido por ela é a melatonina, que deriva do aminoácido triptofano – que também dá origem à serotonina.

Sob o aspecto filogenético, a glândula pineal já existe em vertebrados inferiores, desde peixes até algumas aves, passando pelos anfíbios e répteis. Nesses animais ela é constituída de células fotossensíveis (como a retina), mostrando-se capaz de perceber os ciclos claro-escuro. Por esse motivo, é considerada um "terceiro olho".

Nos seres humanos, a glândula pineal não tem células fotossensíveis, sendo dependente de informações provenientes da retina (pela via retino-hipotalâmica) para detectar a luz.

Sabe-se que *a luz inibe a síntese de melatonina, e que a melatonina inibe os pulsos de LHRH* – inibindo, portanto, as gônadas. Como a luz inibe a melatonina – que inibe as gônadas –, a luz acaba estimulando as gônadas.

Há pesquisadores que afirmam que, se não houvesse luz artificial e nossos ritmos biológicos fossem ditados única e exclusivamente pela luz natural, muitas doenças não existiriam, e os níveis de estresse seriam infinitamente mais baixos.

Pelos fatos de a melatonina atuar diretamente no núcleo supraquiasmático (nosso relógio biológico) e de quase todas as nossas funções fisiológicas acontecerem obedecendo a ritmos, é lícito supor que a melatonina esteja envolvida em um sem-número de processos, tais como regulação do sistema imunológico, controle da pressão arterial, modulação do humor e mecanismos de vigilância contra células tumorais. A melatonina também tem ação antioxidante.

Em virtude desse amplo espectro de ações, tem sido proposto que a melatonina seria uma substância milagrosa, que poderia inclusive retardar o envelhecimento. No entanto, convém termos cautela quanto a esse tipo de afirmativa, uma vez que a ciência ainda está engatinhando no conhecimento da melatonina e da glândula pineal.

Tão grande é o desconhecimento sobre essa glândula que ela continua sendo considerada por muitos a "sede da alma" – uma estrutura que faria a interface entre o corpo e o espírito.

Glossário

Hipotálamo
Região pertencente ao diencéfalo, onde os dois grandes sistemas alostáticos (sistema nervoso e sistema endócrino) se misturam por completo

Hipotálamo endócrino
Região do hipotálamo que apresenta núcleos que secretam hormônios

Núcleo arqueado
Núcleo hipotalâmico que secreta hipofiseotrofinas

Núcleo supraquiasmático
Núcleo hipotalâmico gerados dos ritmos pulsáteis

Hipofiseotrofinas
Hormônios hipotalâmicos que estimulam a adeno-hipófise

Hipotálamo lateral
Região lateral do hipotálamo

Hipotálamo medial
Região medial do hipotálamo

Glândula pineal
Glândula localizada no diencéfalo, cuja função é pouco conhecida

Melatonina
Hormônio produzido pela glândula pineal

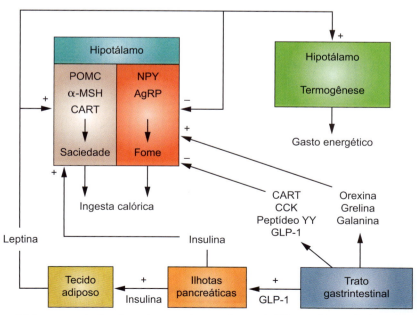

Figura 15.11 Elementos envolvidos no controle alimentar e na termogênese. AgRP: peptídeo relacionado com o agouti; CART: transcripto regulado por cocaína e anfetamina; CCK: colecistocinina; GLP-1: peptídeo semelhante ao glucagon tipo 1; α-MSH: fração alfa do hormônio melanócito-estimulante; NPY: neuropeptídeo Y; POMC: pró-opiomelanocortina.

🫀 FISIOLOGIA EM FOCO

Disruptores endócrinos

De uns anos para cá, alguns fenômenos bastante intrigantes, envolvendo o sistema endócrino, vêm sendo observados. É fato que, nos últimos anos, tem ocorrido um aumento, aparentemente inexplicável, na incidência de distúrbios reprodutivos em meninos, como a criptorquia, a hipospadia e o câncer testicular. Já nas meninas, observa-se que a puberdade feminina tem eclodido bem mais cedo, possibilitando, inclusive, que meninas engravidem antes dos 10 anos de idade. Além disso, algumas outras doenças têm surgido com muito mais frequência que antes (leucemias, tumores cerebrais, doenças neurodegenerativas e distúrbios neurocomportamentais). Uma hipótese supostamente explicativa para esses fenômenos vem ganhando força: a ideia de que tudo isso pode ser causado pelos ditos disruptores endócrinos (lembre-se de que definimos disruptor no Capítulo 1, *Homeostase e Alostase*).

Os disruptores endócrinos são definidos pela maior organização científica que estuda endocrinologia – a Endocrine Society –, como "substâncias químicas exógenas (não naturais) ou mistura de substâncias químicas, que interferem com qualquer aspecto da ação hormonal". Reparem que é um conceito um tanto amplo e vago. Em verdade, segundo esse conceito, qualquer substância que venha de fora do organismo, e que poderia, de alguma maneira, interferir na produção, secreção ou ação de um sinalizador químico endógeno (hormônio), seria candidata a ser um disruptor endócrino.

Atualmente, há mais de 85.000 substâncias químicas produzidas, das quais milhares podem ser disruptores endócrinos. Os principais candidatos são: pesticidas (DDT, glifosato etc.), metais (chumbo, cádmio, mercúrio, alumínio etc.), conservantes alimentares, material usado em brinquedos, componentes de cosméticos, materiais eletrônicos, produtos usados em peças de vestuário etc. Esses disruptores poderiam entrar em contato com nosso organismo a partir de ingestão de água contaminada, alimentação, contato com a pele, inalação, e até por via placentária (mãe contaminando o feto).

Por enquanto ainda é muito cedo para se afirmar algo acerca da possível relação de causalidade entre esses produtos (oriundos do processo de industrialização) e doenças diversas. No entanto, se algum dia essa relação ficar comprovada teremos a confirmação da antiga frase que diz que "o progresso esmaga o ser humano."

De fato, a pineal é a estrutura do corpo humano que mais recebe conotações místicas, esotéricas e metafísicas.

A respeito da melatonina, porém, há uma certeza: é a única substância que, se for administrada ao ser humano na hora certa e em dosagens adequadas, é capaz de provocar o surgimento de episódios diários de sono, *com a mesma arquitetura do sono fisiológico* noturno.

Por esse motivo, a melatonina tem utilidade cientificamente validada unicamente no chamado *jet lag*, que é o conjunto de alterações que ocorrem devido a assincronismos de fuso horário em viagens aéreas muito longas. Nem mesmo na insônia comum seu uso encontra justificativa cientificamente robusta.

É possível que, no futuro, a melatonina possa ser mais utilizada na terapêutica como fármaco anti-hipertensivo, hipnótico, antidepressivo e imunomodulador, entre outras ações. Porém, até o presente momento, não há um corpo de evidências que possa lastrear o uso da melatonina como uma pílula milagrosa.

🫀 FISIOLOGIA EM FOCO

Tumores da glândula pineal

Os tumores pineais atípicos (tumores de células germinativas), mais comuns na infância, muitas vezes causam *puberdade precoce*. Isso ocorre porque a melatonina, em condições normais, inibe o LHRH. Como o tumor destrói os pinealócitos, ocorre liberação dos pulsos de LHRH, e a puberdade se inicia antes do tempo. Os tumores da glândula pineal podem, ainda, obstruir a drenagem do líquido em torno do cérebro, acarretando aumento do cérebro e do crânio (*hidrocefalia*) e uma disfunção cerebral grave. Existem também tumores da pineal que causam *puberdade retardada*. Nesse caso, o tumor ocorre nos pinealócitos, que, quando são tumorais, exacerbam a produção de melatonina e, assim, inibem a puberdade. No caso da glândula pineal, têm sido relatados casos de tumores que podem originar puberdade precoce ou puberdade retardada, dependendo da localização do tumor.

RESUMO

- Os elementos do sistema endócrino são as glândulas endócrinas. Porém, há hormônios que podem ser produzidos por órgãos não glandulares, por exemplo, a eritropoetina produzida pelos rins, ou o PAN, produzido pelo coração
- A função primordial do hormônio tireoidiano (T_3 produzida a partir da T_4) é aumentar o consumo de oxigênio e a produção de calor nas células (termogênese)
- Uma das ações do PTH é ativar a enzima 1α-hidroxilase nos rins. Dessa maneira se produz mais calcitriol, e, assim, se aumenta a absorção intestinal de cálcio e fósforo. O PTH também atua no osso, aumentando muito a atividade osteoclástica. Com isso, cristais de hidroxiapatita são "dissolvidos", e o cálcio e o fósforo caem na corrente sanguínea
- Além do PTH existe outro hormônio envolvido no metabolismo do cálcio – a calcitonina. Esse hormônio tem ação antagônica à do PTH, ou seja, reduz os níveis de cálcio no sangue (calcemia) caso eles tendam a se elevar. Para evitar elevações pós-prandiais da calcemia, hormônios gastrintestinais estimulam a secreção de calcitonina
- Quando ocorre redução do sódio plasmático, com consequente redução da volemia, ocorrerá liberação de aldosterona, que promove retenção de sódio e excreção de potássio
- A adrenalina produzida na medula adrenal promove, entre outras, as seguintes adaptações: aumento das frequências cardíaca e respiratória, midríase,

- redução do peristaltismo, sudorese, lipólise, vasoconstrição cutânea e esplâncnica, vasodilatação muscular e coronariana
- O papel do cortisol é ajudar a fornecer glicose para o trabalho muscular durante estresse agudo. Isso é feito pelo aumento da gliconeogênese hepática, renal e intestinal
- A principal ação do glucagon é promover a glicogenólise hepática, durante o jejum
- A insulina viabiliza a ligação da glicose com sua proteína carreadora, a fim de que a glicose possa penetrar na célula
- No músculo, a insulina aumenta a captação de glicose e estimula a glicólise. No fígado, a insulina estimula a glicogenêse, ao mesmo tempo que inibe a glicogenólise e a gliconeogênese. No adipócito, a insulina inibe a lipólise e promove a lipogênese
- Na mulher, a principal ação do estrogênio (estradiol) é regular o ciclo menstrual e manter os caracteres sexuais secundários. Já a progesterona é um hormônio que prepara o corpo da mulher para a gravidez e mantém a gravidez, caso ocorra
- No homem, a testosterona mantém os caracteres sexuais secundários e viabiliza a espermatogênese
- A adeno-hipófise produz seis hormônios: o ACTH, que estimula as zonas fasciculada e reticular do córtex adrenal; o TSH, que estimula a tireoide; as gonadotrofinas (FSH e LH), que estimulam as gônadas; o hormônio de crescimento (GH); e a prolactina
- O GH, também conhecido como somatotrofina ou hormônio somatotrófico, promove o crescimento ósseo durante a infância. Entretanto, as ações do GH se dão através de um peptídeo produzido no fígado, conhecido como somatomedina C ou IGF-1
- A prolactina tem como principal função a produção de leite pelas glândulas mamárias. A produção de prolactina é estimulada pelos estrogênios (que estão muito elevados durante a gravidez, já que a placenta os produz) e por estímulos neurais desencadeados pela sucção dos mamilos
- A neuro-hipófise, na verdade, não produz hormônio: apenas armazena o ADH e a ocitocina, hormônios produzidos no hipotálamo
- O ADH é o grande responsável pela regulação da osmolaridade plasmática. Já a ocitocina é um hormônio que, na mulher, é importante para duas funções: a fase de expulsão do feto durante o trabalho de parto e a ejeção de leite pelas mamas
- Além do ADH e da ocitocina, o hipotálamo produz hipofiseotrofinas, hormônios que estimulam o adeno-hipófise: LHRH, GHRH, somatostatina, TRH, dopamina e CRH
- A melatonina, produzida na glândula pineal, é a única substância que, se for administrada ao ser humano na hora certa e em dosagens adequadas, é capaz de provocar o surgimento de episódios diários de sono, com a mesma arquitetura do sono fisiológico noturno.

AUTOAVALIAÇÃO

15.1 Uma gestante em iminência de trabalho de parto, ao chegar ao hospital, recebe uma solução de soro que contém ocitocina. Qual o motivo desse procedimento?

15.2 Medindo 2,55 m, Leonid Stadnik, falecido em 2014, aos 44 anos, foi considerado o homem mais alto do mundo. Até os 41 anos, ele continuou crescendo. Explique o que pode ter acontecido com o senhor Stadnik.

15.3 Com 74,6 cm de altura, He Pingping, falecido em 2010, foi considerado o menor homem do mundo. Discuta as possíveis causas endocrinológicas para a baixa estatura.

15.4 Polidipsia, polifagia e poliúria são sintomas comuns aos diabéticos. Pesquise o que significam esses termos e por que esses sintomas ocorrem.

15.5 Explique as etapas da síntese de tiroxina pela tireoide.

15.6 Antes de ser obrigatória a presença de iodo no sal de cozinha, havia um número considerável de pessoas com bócio. Pesquise sobre o bócio e sua relação com o iodo.

15.7 Descreva as manifestações clínicas do hipotireoidismo e do hipertireoidismo.

15.8 Descreva as ações do PTH.

15.9 Escreva um resumo sobre as incretinas e as adipocinas.

15.10 Faça uma pesquisa sobre os hormônios gastrintestinais.

15.11 Escreva uma dissertação sucinta diferenciando as funções endócrinas do córtex e da medula adrenal.

15.12 Diferencie, do ponto de vista funcional, a adeno-hipófise da neuro-hipófise.

15.13 Elabore um resumo sobre o hipotálamo endócrino e as hipofiseotrofinas.

15.14 Quais são os possíveis efeitos deletérios do uso de esteroides anabolizantes?

15.15 Tendo em vista as ações da testosterona no hipotálamo fetal, comente as diferenças entre o cérebro masculino e o cérebro feminino.

15.16 Como o organismo reage ao estresse agudo? E ao estresse crônico?

15.17 Este capítulo abordou as glândulas paratireoides e mostrou que elas existem fundamentalmente para controlar os níveis de cálcio. Além das muitas funções que o Ca^{2+} exerce no organismo, parece que ele também deflagra o início da vida. De fato, um bioquímico inglês (Michael Whitaker, da Newcastle University) fez uma foto inédita, que mostra o primeiro sinal químico disparado em um ovo recém-fertilizado. A foto, obtida a partir do ovo de um ouriço-do-mar, mostra que, logo após a fecundação, íons cálcio são injetados no óvulo pelo espermatozoide. É esse sinal que diz ao ovo para começar a se dividir em células e mais células, e dar início à vida. Pesquise sobre a "onda de cálcio" que ocorre após a fecundação.

15.18 Escreva um pequeno texto sobre a glândula pineal.

15.19 Em nosso organismo, existe uma grande população de células difusamente distribuídas, derivadas da crista neural, que são capazes de captar e descarboxilar precursores de aminas, transformando-os em hormônios peptídeos. Esse conjunto de células constitui o chamado sistema APUD (do inglês, *amine precursor uptake and decarboxylation*). Alguns tumores endócrinos, genericamente conhecidos como APUDomas, podem acometer o sistema APUD. Faça uma pesquisa e redija um texto sucinto sobre esse tipo de tumor, evidenciando suas possíveis manifestações clínicas.

15.20 Diariamente surgem novos produtos que prometem melhorar nosso desempenho físico e psíquico, combatendo o estresse do cotidiano, nos tornando mais fortes e belos, além de se proporem a retardar o envelhecimento estético e celular. São os chamados compostos emagrecedores, rejuvenescedores e tonificantes, que compreendem, entre muitas outras substâncias, hormônios como a DHEA (deidroepiandrosterona), melatonina, pregnenolona, androstenediona e estimulantes da secreção de hormônio do crescimento (pró-GH), amplamente divulgados pela mídia leiga. Faça uma pesquisa na internet (utilizando o site www.pubmed.com) e verifique se existem estudos clínicos controlados que respaldem o uso de tais substâncias para fins terapêuticos em humanos.

15.21 O que são disruptores endócrinos? Faça uma pesquisa a respeito desse tema.

15.22 Pesquise sobre as possíveis ações extraesqueléticas da vitamina D.

15.23 A pandemia viral do ano de 2020 – a COVID-19, causada por um coronavírus (SARS-CoV-2) – trouxe à baila uma discussão que perpassa a medicina desde tempos imemoriais, qual seja, a relação agente-hospedeiro. Dito de uma maneira mais clara, sabemos que o poder destrutivo de qualquer doença infecciosa depende não só do contato com o bioagente (no caso, o vírus), mas também da capacidade de nosso organismo se defender do ataque viral, ou seja, do estado funcional de nosso sistema imunológico. Atualmente se acredita que nossa capacidade de defesa seja o fator decisivo para definir se, ao sermos contaminados pelo vírus, ficaremos assintomáticos, teremos sintomas (leves ou mais graves), necessitaremos hospitalização ou até iremos a óbito. Nesse sentido, muito se tem discutido na ciência se haveria alguma medida a ser tomada com o intuito de fortalecer nossa imunidade. Uma possibilidade promissora, baseada em uma abundante quantidade de estudos científicos, é o consumo de vitamina D. Faça uma pesquisa e redija um resumo acerca do possível papel da vitamina D na otimização da resposta imune.

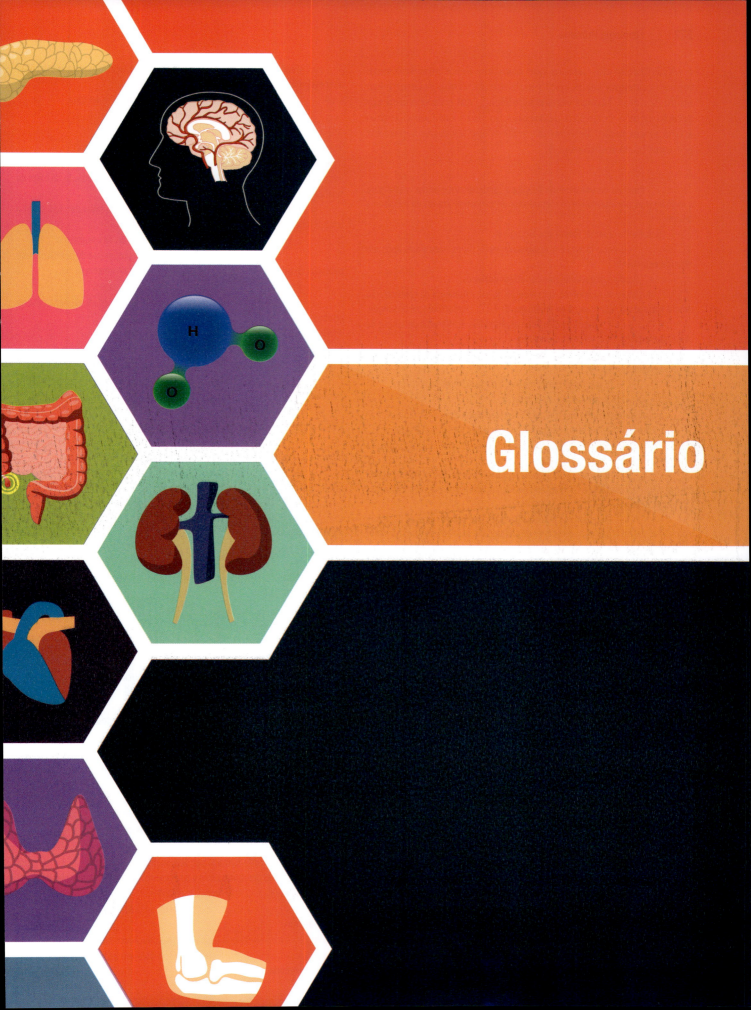

Glossário

A definição dos termos que constam deste glossário nem sempre consigna sua acepção mais estrita, como ocorreria em um dicionário. Muitas vezes o significado das palavras está em acordo com o contexto do trecho do livro em que o termo aparece; em razão disto, as diversas acepções estão separadas por uma barra inclinada (/).

A

Absorção – Processo de transferência de glicose, aminoácidos e ácidos graxos para o meio interno, por intermédio de mecanismos de transporte através da membrana celular.

Ácido – Substância capaz de liberar íons hidrogênio.

Ácido láctico – O ácido láctico é o responsável pelas dores musculares após um exercício extenuante.

Ácido úrico – Produto do metabolismo dos ácidos nucleicos.

Acidose – Acúmulo de hidrogênio, com redução do pH. / Aumento da concentração de íons hidrogênio. / Diminuição do pH (abaixo de 7,35). / Redução do pH do sangue.

Acidose metabólica – Acidose de causa não respiratória. / Acidificação do sangue de causa não respiratória (insuficiência renal etc.).

Acidose respiratória – Acidose de causa respiratória. / Acidificação do sangue causada por hipoventilação alveolar.

Ácinos pancreáticos – Estruturas que compõem a parte exócrina do pâncreas.

Acoplamento – Ligação de iodotirosinas entre si.

ACTH – Hormônio hipofisário que estimula a secreção de cortisol nas adrenais.

Actina – Proteína contrátil, composta por filamentos finos, que se liga à miosina.

Adaptação – Diminuição do potencial receptor em resposta a uma estimulação sustentada.

Adaptação lenta – Alteração do potencial receptor que ocorre durante todo o tempo em que o estímulo é aplicado. Os receptores de adaptação lenta são também chamados receptores tônicos.

Adaptação rápida – Alteração do potencial receptor que ocorre somente quando o estímulo começa e termina. Os receptores de adaptação lenta são também chamados receptores fásicos.

Adenilciclase – Enzima que ativa o AMP cíclico.

Adeno-hipófise – O mesmo que hipófise anterior. Produz vários hormônios.

ADH – Hormônio responsável pela regulação da água livre. / Hormônio, produzido no hipotálamo e armazenado na neuro-hipófise, que tem a função de promover a reabsorção de água livre.

Adipocinas – Substâncias produzidas pelo adipócito.

ADP (difosfato de adenosina) – Molécula resultante da perda de um grupo fosfato do ATP.

Adrenalina – Hormônio da classe das catecolaminas secretado por células da medula da glândula adrenal / Principal hormônio produzido pela medula adrenal.

Afasia motora – Incapacidade de articular palavras, relativa a lesão restrita ao lobo frontal, à esquerda.

Afasia sensorial – Incapacidade de compreender a linguagem falada, relativa a lesão restrita ao lobo temporal, à esquerda.

Agnosia – Alteração da capacidade de reconhecimento consciente de objetos.

Água livre – Conjunto de moléculas de água não acompanhadas pelo sódio.

Ajuste preparatório – Função de planejamento de ações e estratégias.

Albumina – Proteína plasmática de alto peso molecular, que exerce força osmótica em direção ao interior do vaso.

Alcalose – Aumento do pH (acima de 7,45).

Alcalose metabólica – Alcalose de causa não respiratória. / Alcalinização do sangue de causa não respiratória (vômitos, administração de bicarbonato etc.).

Alcalose respiratória – Alcalose de causa respiratória. / Alcalinização do sangue causada por hiperventilação alveolar.

Aldosterona – Hormônio produzido nas glândulas adrenais que atua aumentando a reabsorção renal de sódio.

Alodinia – Sensação dolorosa desencadeada por estímulos que normalmente não causariam dor.

Alostase – Fenômeno de variação interna das partes do organismo para manutenção da constância do todo (manutenção da homeostase).

Amilase salivar – Enzima que hidrolisa o amido em maltose e dextrina.

Amnésia – Perda total ou parcial da memória.

AMP cíclico – Segundo mensageiro ativado pela adenilciclase.

Ampère – Unidade que mede a intensidade de uma corrente elétrica.

Amplificação – Aumento da potência de um sinal externo através de cascatas químicas celulares. Maximização da resposta do receptor, com minimização do custo da sinalização.

Anabolizantes – Hormônios que promovem o crescimento muscular, tais como a testosterona, a insulina e o hormônio do crescimento (GH).

Anatomia – Estudo da forma e da estrutura dos elementos de um sistema.

Androgênios adrenais – Esteroides responsáveis pelo surgimento de pelos axilares e pubianos. Os principais são a deidroepiandrosterona e a androstenediona.

Anemia – Redução na concentração de hemoglobina do sangue.

Anfetamina e cocaína – Substâncias que aumentam a atividade da dopamina no cérebro.

Angiotensina I – Substância precursora da angiotensina II.

Angiotensina II – Substância com potente ação vasoconstritora.

Angiotensinogênio – Proteína produzida no fígado, precursora da angiotensina I.

Anidrase carbônica – Enzima que viabiliza a conversão de CO_2 e água em ácido carbônico (H_2CO_3).

Animais amoniotélicos – São aqueles que excretam o nitrogênio por meio da amônia, a qual, por ser extremamente tóxica, é excretada por animais que vivem na água.

Animais ureotélicos – São aqueles que produzem e eliminam ureia, a qual, por ser bastante solúvel em água, precisa ser excretada juntamente com a urina.

Animais uricotélicos – São aqueles que vivem em ambientes em que há escassez de água e que excretam o nitrogênio por meio do ácido úrico, insolúvel em água.

Ansiedade – Quadro de antecipação de um suposto problema futuro.

Ansiolítico – Medicamento para ansiedade. Muitos ansiolíticos são agonistas de canais inibitórios GABAérgicos.

Antidepressivo – Fármaco que bloqueia a recaptação de serotonina e tem atividade antidepressiva.

Anti-histamínico – Substância utilizada como antialérgico. Produz bloqueio dos receptores de histamina.

Antipsicótico – Fármaco que bloqueia a atividade da dopamina e atua sobre sintomas psicóticos, como delírios e alucinações.

Aparelho justaglomerular – Conjunto formado por células justaglomerulares (na parede das arteríolas aferentes) e pela mácula densa (na parede do túbulo contorcido distal).

Apetite – Desejo inato que conduz à ação.

Aplysia sp. – Molusco marinho conhecido como lesma-do-mar.

Apoptose – Morte celular programada.

Apraxia – Incapacidade de executar comportamentos motores sequenciados, embora os movimentos estejam preservados.

Aprendizado – Processo de aquisição, retenção e recuperação de informações.

Aprendizado associativo – Modalidade de aprendizado na qual ocorre uma associação entre dois estímulos, ou entre um estímulo e uma resposta.

Aprendizado não associativo – Modalidade de aprendizado que não depende da associação entre estímulos nem da associação entre estímulo e resposta.

Aquaporina – Canal de membrana específico para passagem de água.

Aquisição – Processo de chegada da informação ao sistema nervoso.

Arco sináptico – Circuito formado por dois ou mais neurônios ligados em série por sinapses. Nas pontas desse arco estão o neurônio receptor e o neurônio efetor.

Área de associação límbica – Produz as emoções.

Área de associação parieto-occipitotemporal – Armazena as memórias e os conhecimentos.

Área de associação pré-frontal – Coordena a produção dos nossos comportamentos.

Área motora suplementar – Planeja atos com base em informações armazenadas em nossa memória.

Área postrema – Região do tronco encefálico que produz o reflexo de vômito. Também chamada de centro do vômito.

Área pré-motora – Planeja atos com base em informações vindas por meio dos sentidos.

Área quimiossensível da ponte – Detecta a acidez do liquor, bem como a quantidade de gás carbônico contida nele e no sangue.

Área tegmentar ventral – Região do mesencéfalo que é sede de neurônios dopaminérgicos que inervam o cérebro.

Áreas de associação – Realizam processamento associativo das informações sensoriais.

Áreas motoras secundárias – São responsáveis pelo planejamento motor.

Áreas sensoriais primárias – Recebem a informação transduzida.

Áreas sensoriais secundárias – Analisam a informação sensorial.

Armazenagem – Processo de estocagem da informação em redes neurais distribuídas.

Arquicórtex – Região filogeneticamente mais antiga do córtex cerebral, formada principalmente pelo córtex olfatório.

Arritmia cardíaca – Ausência de regularidade do ritmo em virtude de alteração na geração ou na condução do estímulo elétrico no coração.

Artéria – Vaso que sai do coração (orientação centrífuga).

Arteríola aferente do glomérulo – Arteríola que origina o glomérulo.

Arteríola eferente do glomérulo – Arteríola na qual o glomérulo desemboca.

Associações – Relações funcionais entre informações diferentes, tais como um estímulo e uma resposta.

Atenção ativa – Fenômeno voluntário, relacionado com o foco atencional (o tamanho do contexto é importante). Também chamada de atenção voluntária.

Atenção passiva – Relaciona-se com um estímulo que se sobressai ao contexto (o tamanho do contexto não importa). Também chamada de atenção reflexa.

Atividade aeróbica – Atividade física de longa duração, que requer grande oferta de oxigênio aos músculos.

Atividade muscular isovolumétrica – Contração ou relaxamento que acontece quando todas as valvas estão fechadas, não ocorrendo, portanto, alteração do volume da câmara.

ATP (trifosfato de adenosina) – Molécula detentora de energia potencial para a célula.

ATPase – Enzima que catalisa a hidrólise do ATP. / Enzima responsável pela hidrólise (quebra) do ATP.

ATPase extracelular – Enzima digestiva que hidrolisa o ATP presente nos alimentos.

Átrios – Câmaras cardíacas que têm como função receber o sangue que chega ao coração.

Autoionização – Capacidade de uma molécula se ionizar de modo independente.

Automatismo – Capacidade de produzir, de maneira autônoma, potenciais de ação.

Automatismos primários – Movimentos automáticos que já existem quando nascemos, como o ato de mamar.

Automatismos secundários – Movimentos automáticos aprendidos, como andar de bicicleta.

Autonomia – Capacidade de um ser vivo de manter sua homeostase.

Auto-organização – É a capacidade do organismo de organizar-se de maneira espontânea.

Autótrofos – Por produzirem seu próprio alimento, os seres fotossintetizantes são denominados seres autótrofos.

B

Balanço glomerulotubular – Regulação da reabsorção tubular a fim de manter a proporção de substância reabsorvida próxima do constante. Quanto mais é filtrado, mais é reabsorvido.

Barorreceptor – Receptor neural capaz de captar alterações de pressão.

Base – Substância capaz de captar íons hidrogênio.

Bases nitrogenadas – Unidades químicas que, ao se combinarem, formam os genes.

Bastonetes da retina – Células fotorreceptoras muito sensíveis à intensidade de energia luminosa, feitos para a visão noturna. Os bastonetes, contudo, não conseguem transduzir com clareza informações sobre forma e cor, como fazem os cones da retina.

Batmotropismo – Sinônimo de excitabilidade.

Bibliotecas anterior e posterior – Conjunto de informações registradas no tecido neural, codificadas por neurônios e armazenadas nas suas conexões.

Bicarbonato – Ânion responsável pelo transporte do CO_2 no plasma.

Bile – Solução emulsificante produzida no fígado e armazenada na vesícula biliar. Emulsifica os lipídios, viabilizando sua digestão.

Bilirrubina – Substância que, oriunda da porfirina, é excretada pela bile.

Bócio – Aumento do volume da tireoide.

Bomba de dois tempos – Compartimento que recebe um determinado fluido, ejetando-o para adiante.

Bomba de sódio-potássio – Bomba transportadora que, ao mesmo tempo que retira 3 íons Na^+ de dentro da célula, captura 2 íons K^+ para dentro da célula.

Bombas de recaptação – Proteínas que aspiram continuamente os neurotransmissores (NT) da fenda sináptica para o neurônio pré-sináptico, onde o NT será reaproveitado.

Bombas eletrogênicas – Bombas que produzem excesso ou falta de cargas elétricas no meio intracelular.

Bombas neutras – Bombas que movimentam a mesma quantidade de cargas para dentro e para fora da célula.

Bombas transportadoras – Proteínas que, por meio de consumo de energia, transportam substâncias contra um gradiente eletroquímico.

Bradicardia – Redução da frequência cardíaca para valores abaixo de 60 bpm.

Broca, Paul (1824-1880) – Cientista, médico, anatomista e antropólogo francês que estudou o papel do cérebro na produção da linguagem.

Bronquíolo respiratório – Última porção do bronquíolo terminal, onde já ocorre hematose.

Bronquíolos terminais – Canais microscópicos que ligam a árvore respiratória aos sacos alveolares.

Buffer – Em computação, área que armazena dados durante um intervalo de tempo muito curto.

Bulha cardíaca – Som que acompanha o fechamento das valvas.

C

Calcemia – Nível de cálcio no sangue.

Calcitonina – Hormônio, produzido nas células parafoliculares da tireoide, que reduz os níveis de cálcio no sangue (calcemia), caso eles tendam a se elevar.

Calcitriol – Hormônio produzido pelas células renais a partir da vitamina D e que atua no enterócito (célula da superfície intestinal) aumentando a absorção de cálcio e fósforo.

Calmodulina – Proteína que se liga fortemente ao cálcio.

Calo ósseo – Acúmulo de cálcio que surge no local em que o osso foi fraturado, servindo de substrato para a regeneração óssea.

Campo dendrítico – Região do neurônio que recebe os sinais de chegada (*inputs*) oriundos de outros neurônios.

Campo efetor – Área controlada por um mesmo motoneurônio inversamente proporcional à precisão e à gravidade do movimento.

Campo receptivo – Área da pele ou da retina que, quando estimulada, é capaz de ativar uma única célula sensorial.

Campo receptivo visual – Cada parte da retina que converge para uma mesma célula ganglionar.

Campo visual – Região do espaço abrangida pela visão, projetada em cada retina pela convergência dos raios luminosos através da pupila e do cristalino. O campo visual mede aproximadamente 135° na horizontal e 135° na vertical.

Canais de cálcio dependentes de voltagem – São os receptores de di-hidropiridina.

Canais de membrana – Proteína que atravessa a membrana e pode deslocar-se ao longo desta, com a finalidade de transportar substâncias entre os meios extra- e intracelular.

Canais de rianodina – Canais que se abrem em presença de uma substância denominada rianodina.

Canal mecano-dependente – Sua ativação é dependente de forças mecânicas.

Canal voltagem-dependente – Depende da diferença de potencial (DDP) da membrana para ser ativado.

Cannon, Walter (1871-1945) – Fisiologista norte-americano que cunhou o conceito de homeostase.

Capacitância – Capacidade de armazenar cargas elétricas.

Capacitor – Dispositivo capaz de armazenar energia potencial elétrica.

Capilar – Vaso tão fino quanto um fio de cabelo.
Caracteres sexuais secundários – Características sexuais que surgem após a puberdade.
Carbaminopeptídios – Proteínas associadas ao gás carbônico.
Carboidrato – Molécula orgânica que tem fórmula geral $C_n(H_2O)_n$, em que n é o número de átomos.
Cardiomiócito(s) – Nome dado à fibra muscular cardíaca. / Células musculares do coração que formam um sincício funcional.
Carga alostática – Quantidade de energia metabólica que deverá ser dispensada por determinado mecanismo alostático para a manutenção da homeostase.
Carga filtrada – Quantidade (massa) de uma substância presente no filtrado.
Catecolaminas – Hormônios derivados de aminoácidos. / Hormônios produzidos na medula adrenal. As principais catecolaminas são a adrenalina e a noradrenalina.
Cavidade pleural – Espaço virtual fechado, delimitado pelas duas lâminas pleurais.
Célula – Menor sistema da natureza que pode ser classificado como vivo.
Célula G – Célula endócrina da mucosa do antro, que produz a gastrina.
Célula ganglionar magnocelular – Integra os sinais dos bastonetes, que transduzem luminosidade, com baixa definição para forma e alta sensibilidade para contrastes. Seus campos receptivos são grandes e abundantes, localizados na periferia da retina.
Célula ganglionar parvocelular – Integra os sinais dos cones, que transduzem informação sobre cores, e com alta definição para formas e baixa sensibilidade para contrastes. Seus campos receptivos são pequenos, numerosos, e localizam-se no centro da retina.
Célula marca-passo – Célula capaz de gerar potenciais de ação de maneira autônoma, sem precisar ser estimulada por outras células.
Célula parietal – Célula da mucosa gástrica que secreta ativamente HCl para a luz do estômago.
Célula-alvo – Célula que contém os receptores, que pode, inclusive, ser a própria célula para um determinado sinalizador.
Células alfa – Células das ilhotas que secretam glucagon.
Células beta – Células das ilhotas que secretam insulina.
Células de Leydig – Células intersticiais no testículo. Produzem testosterona e são estimuladas pelo hormônio luteinizante (LH).
Células de Sertoli – Células de sustentação do testículo.
Células justaglomerulares – Fibras musculares lisas modificadas, presentes na parede da arteríola aferente e ricas em grânulos secretores de renina.
Células marca-passo – Células capazes de gerar potenciais de ação periódicos.
Células parafoliculares – Células, adjacentes aos folículos, que produzem calcitonina.
Células principais – São responsáveis pela secreção de pepsinogênio.
Células satélites – Células-tronco totipotentes adormecidas, que se localizam na periferia da fibra muscular.
Células sensoriais – Células especializadas em captar as energias (som, luz etc.) provenientes do meio ambiente.
Centro expiratório – Grupo de neurônios que controla a expiração forçada.
Centro inspiratório – Conjunto de núcleos na porção dorsal da ponte que controlam a contração dos músculos inspiratórios.
Centro pneumotáxico – Grupo de neurônios relacionado com o ajuste fino da rampa inspiratória, por meio do centro apnêustico.
Centro respiratório – Conjunto de núcleos, da ponte e do bulbo, que controlam a ventilação.
Cerebelo – Órgão responsável pelo ajuste motor dos comportamentos, ou seja, pela correção e sutileza dos movimentos. / Parte do encéfalo responsável pela correção do equilíbrio, postura corporal, controle do tônus muscular e dos movimentos voluntários, bem como pela aprendizagem motora.
Cérebro – Grande sede dos comportamentos do sistema nervoso, com exceção dos reflexos.
Cetose – Acúmulo de corpos cetônicos, que surge quando ocorre lipólise acentuada.
Choque circulatório – Quadro de má perfusão tecidual generalizada.
Cianose – Coloração azulada das extremidades do corpo causada por aumento da hemoglobina reduzida (não ligada ao oxigênio) nos tecidos.

Ciclo cardíaco – Conjunto de alterações musculares que ocorrem no coração, a fim de acomodar e ejetar o sangue.
Ciclo da ornitina – Conjunto de reações que engloba o aparato enzimático necessário para transformar amônia (muito tóxica) em ureia.
Ciclo de Krebs – Ciclo de quebra progressiva de cadeias carbônicas obtendo CO_2 e H^+.
Ciclo menstrual – Conjunto de alterações ocorridas nos ovários ou então em outros órgãos, porém comandadas pelos hormônios ovarianos.
Circulação dupla – Tipo de circulação na qual o sangue das câmaras direitas não se mistura com o sangue das câmaras esquerdas.
Circulação pulmonar – Compreende o coração direito e os vasos a ele conectados.
Circulação sistêmica – Compreende o coração esquerdo e os vasos a ele conectados.
Citocina – Sinalizador parácrino que estabelece comunicação entre células do sistema imunológico.
Citoesqueleto neuronal – Conjunto de proteínas filamentosas ou tubulares, com função contrátil ou de sustentação, presentes no citoplasma dos neurônios.
Clasmocitose – Processo de excreção celular.
Clearance – Termo em inglês que significa depuração.
Clearance **de creatinina** – Exame laboratorial utilizado para se avaliar a filtração glomerular.
Climatério – Período de transição em que a mulher passa da fase reprodutiva para a fase de pós-menopausa.
Coacervados – Aglomerados de moléculas proteicas que possivelmente deram origem à vida na Terra.
Codificação – Processo no qual a intensidade de um potencial graduado é transformada em uma frequência de potenciais de ação.
Código de frequência – Quanto maior o potencial receptor, maior a frequência de potenciais de ação no neurônio sensorial.
Código de população – Quanto maior o número de campos receptivos estimulados, mais intensa será a percepção do estímulo.
Códigos – Conjunto de potenciais de ação deflagrados em um conjunto de neurônios em um determinado intervalo de tempo. São entidades físicas.
Cognição consciente – Conjunto de computações mentais complexas que se dão à luz da consciência. Equivale ao conceito de pensamento.
Cólica – Sensação dolorosa causada por distensão da musculatura lisa da parede de órgãos ocos.
Colinesterase – Enzima que quebra a acetilcolina.
Coloide – Solução gelatinosa localizada no interior do folículo tireoidiano.
Coluna cortical – Conjunto de neurônios que formam uma unidade funcional microscópica, com cerca de menos de 1 mm de raio.
Colunas de orientação – São ativadas por uma determinada orientação do estímulo, visual ou tátil.
Colunas topográficas – Representam uma parte do corpo do animal, sendo ativadas com estimulação dessa parte.
Combustão – Reação química que libera calor (energia). Só ocorre em presença de oxigênio.
Comissura – Feixe de axônios que conectam os hemisférios cerebrais. A maior das comissuras é o corpo caloso.
Comissura anterior – Conjunto de fibras nervosas que comunicam os dois hemisférios cerebrais.
Compartimento – No organismo humano, área separada fisicamente dos outros meios, preenchida por um líquido de composição química característica.
Compartimento extracelular – É dividido em duas partes, intravascular e o interstício, e tem composição química diferente daquela encontrada no interior das células.
Compartimento intracelular – Delimita o espaço interno da célula e tem composição química característica.
Compartimento intravascular – É formado por sangue e linfa.
Complacência – Capacidade de se distender e acomodar grandes volumes.
Complacência ventricular – Capacidade do ventrículo de acomodar sangue.
Comportamento – Resposta coordenada do organismo ao ambiente visando a um objetivo.

Comportamento apetitivo – Comportamento que visa à satisfação do apetite, a qual produz prazer.
Comportamento compulsivo – Comportamento que se repete indefinidamente, além do controle do paciente.
Comportamento defensivo – Comportamento que visa evitar problemas e confrontos, os quais produzem desprazer.
Comportamento disfuncional – Comportamento que envolve dispêndio desnecessário de energia.
Comportamentos estereotipados – Comportamentos que não variam, apesar da variabilidade do estímulo.
Comportamentos inatos – Comportamentos que podem ser manifestados logo ao nascer, que não dependem de aprendizado nem de experiência prévia.
Computações neuronais – Operações com informações realizadas pelos neurônios.
Comunicação autócrina – Tipo de sinalização em que uma célula produz um sinalizador que atua nela própria.
Comunicação celular – Processo de transferência de informação de uma célula para outra.
Comunicação direta – Aquela que se dá entre células que se tocam. Também chamada de comunicação por contato.
Comunicação indireta a distância – Também chamada comunicação endócrina, ocorre a distâncias da ordem de centímetros (célula-interstício-sangue-interstício-célula).
Comunicação indireta local – Aquela que se dá entre células não adjacentes (célula-interstício-célula).
Comunicação parácrina – Tipo de sinalização em que uma célula produz um sinalizador que se difunde no interstício e atua nas células vizinhas.
Condicionamento – Sinônimo de aprendizado associativo.
Condicionamento aeróbico – Capacidade de tolerar atividades físicas de longa duração.
Condicionamento clássico – Aprendizado que associa dois estímulos. No condicionamento clássico aprende-se a responder a um estímulo que anteriormente era ineficiente.
Condicionamento instrumental – O mesmo que condicionamento operante.
Condicionamento operante – Aquele que associa uma resposta a um reforço ou punição. No condicionamento operante aprende-se um novo comportamento que antes não existia.
Condução decremental – Condução que vai diminuindo de intensidade ao longo do tempo.
Condução eletrotônica – Transmissão de uma corrente de íons que ocorre ao longo da membrana.
Cones da retina – Células transdutoras de ondas eletromagnéticas para os canais de codificação de forma e cor.
Conexina – Proteína que forma as junções comunicantes.
Conhecimentos – Informações a respeito do mundo e do meio ambiente.
Consolidação – Conjunto de alterações bioquímicas que possibilitam que a informação adquirida seja armazenada.
Continência fecal – Controle voluntário da defecação.
Contração rápida e contração lenta – Classificação das unidades motoras em função da velocidade de contração.
Contraste – Variável que salienta a percepção de descontinuidades espaciais no contexto do estímulo.
Contratransporte (antiporte) – Modo de transporte ativo em que, enquanto uma substância entra na célula, outra sai da célula.
Controle inibitório – Função cognitiva que atua como uma "censura" interna, inibindo movimentos e atos impróprios ao propósito que se quer atingir.
Coração direito – Porção do coração que bombeia sangue para os pulmões.
Coração esquerdo – Área do coração que bombeia sangue para todo o organismo, com exceção dos pulmões.
Coração tetracavitário – Coração formado por quatro cavidades: dois átrios e dois ventrículos.
Cordados – Seres que têm coluna vertebral.
Cordas vocais – Par de pregas articuladas, dispostas em V, que produzem uma abertura variável por onde o ar que passa faz as pregas vibrarem, produzindo o som da voz.

Corpo-lúteo – Nome que o folículo recebe após liberar o óvulo.
Corpos aórticos e carotídeos – Conjuntos de quimiorreceptores presentes na artéria aórtica e no bulbo carotídeo, respectivamente.
Corpúsculo denso – Estrutura do músculo liso na qual as miofibrilas se ligam.
Córtex – Estrato de tecido mais superficial de um órgão. No cérebro e no cerebelo, uma camada de corpos neuronais, células da glia e fibras amielínicas com espessura entre 1 e 3 mm.
Córtex adrenal – Camada mais externa das glândulas adrenais.
Córtex motor primário – Envia informações à medula espinhal para produção de movimentos. / Porção do córtex frontal na qual há um mapa topográfico das unidades motoras do corpo.
Córtex orbitofrontal – Porção do córtex pré-frontal que repousa sobre as órbitas dos olhos.
Córtex pré-frontal – Região cortical do lobo frontal que se situa anteriormente à área motora primária.
Corti, Alfonso Giacomo Gaspare (1822-1876) – Anatomista italiano que realizava pesquisas no sistema auditivo de mamíferos.
Corticoides – Medicamentos quimicamente semelhantes ao cortisol.
Corticosteroide – Hormônio esteroide oriundo do córtex da glândula adrenal.
Cortisol – Corticosteroide (glicocorticoide) endógeno.
Cotransporte (simporte) – Modo de transporte ativo em que duas substâncias entram ou saem juntas da célula.
Craniometria – Sistema de medição do crânio e de suas partes.
Creatinina – Produto do metabolismo da creatina muscular.
CRH – Hormônio hipotalâmico que estimula a secreção de hormônio adrenocorticotrófico (ACTH) na hipófise.
Criptorquia – Ausência da descida dos testículos para a bolsa escrotal.
Cromossomo – Estrutura formada por uma fita de DNA, composta por um conjunto de genes.
Cronobiologia – Ramo da ciência que tem procurado desvendar o segredo dos ritmos no corpo humano.
Cronotropismo – Sinônimo de frequência cardíaca.

D

Darwin, Charles Robert (1809-1982) – Naturalista britânico que propôs a teoria da seleção natural.
Débito cardíaco – Volume de sangue ejetado pelo coração em 1 minuto.
Débito sistólico – Volume de sangue ejetado a cada sístole.
Decisões econômicas – Decisões baseadas na relação entre custo e benefício.
Decisões racionais – Decisões baseadas no pensamento lógico, ponderando-se causas e consequências.
Deglutição – Passagem do bolo alimentar da boca até o estômago, passando pelo esôfago.
5'-deiodinase – Enzima que retira iodo do anel externo da T_4, transformando-a em T_3.
Dependência química – Perda do controle quanto ao uso de determinada substância psicoativa. Se a substância não for consumida, o dependente apresenta sintomas de abstinência.
Depressão de longa duração – Diminuição persistente da força sináptica após a estimulação de baixa frequência de uma sinapse química.
Depuração – Taxa que mede o volume excretado de uma determinada substância por unidade de tempo – por exemplo, mililitros por minuto (mℓ/min).
Dermátomo – Região da superfície cutânea inervada pelos segmentos espinais e pelas três divisões do nervo trigêmeo.
Despolarização – Diminuição da diferença de potencial; é uma redução da polaridade.
Detrusor – Músculo vesical que se contrai, propiciando a micção.
Dextrina – Oligossacarídeo formado por três glicoses.
Diabetes insípido – Doença causada pela falta de produção de hormônio antidiurético (ADH). Não tem relação com o diabetes melito.
Diabetes melito – Processo patológico que se caracteriza por uma deficiência na produção ou na ação da insulina. Há cerca de 180 milhões de pessoas acometidas de diabetes melito em todo o mundo, dez milhões das quais no Brasil.

Diacilglicerol – Segundo mensageiro ativado pela fosfolipase C.
Diástole – Relaxamento das câmaras cardíacas.
Difusão – Processo de transporte que ocorre a favor de um gradiente.
Difusão facilitada – Transporte passivo de substâncias por meio de uma proteína transportadora.
Difusão simples – Transporte passivo de substâncias através de canais da membrana.
Digitálicos – Fármacos que aumentam a força de contração dos ventrículos.
Di-hidrotestosterona (DHT) – Metabólito ativo da testosterona.
Dispneia – Sensação subjetiva de falta de ar.
Dissacaridases – Enzimas (maltase, sacarase e lactase) que degradam os dissacarídeos (maltose, sacarose e lactose).
Dissacarídeos – Carboidratos formados por dois monossacarídeos (monoses) ligados entre si.
Diurese – Volume urinário. A diurese normal é de cerca de 1 a 1,5 ℓ por dia.
Diurese por pressão – Eliminação renal de água determinada pela pressão nos capilares dos rins. / Quanto maior for a pressão hidrostática na vasculatura renal, maior será a diurese.
Doença de Alzheimer – Quadro demencial que cursa inicialmente com perda de memória recente
Doenças mentais – Transtornos psiquiátricos caracterizados por comportamentos sem objetivo, mal-adaptativos e prejudiciais ao indivíduo.
Dor referida – Dor percebida como advinda de uma área diferente daquela em que o estímulo doloroso está ocorrendo.
Dromotropismo – Sinônimo de velocidade de condução de estímulos elétricos.

E

Edema – Extravasamento de líquido para o interstício. / O mesmo que inchaço. / Retenção de líquido no sarcoplasma.
Edema pulmonar – Acúmulo de líquido no interstício pulmonar.
Edição – Reprodução de uma determinada informação, porém após esta passar por ajustes, correções e contextualizações devidas.
Efeito catabólico – Destruição proteica.
Efeito placebo – É o efeito produzido pela administração de um placebo.
Efeito Windkessel – Efeito de amortecimento exercido pela elasticidade da parede da aorta, que transforma um fluxo intermitente em fluxo contínuo.
Efluxo – Saída de um determinado íon de uma célula.
Eicosanoides – Sinalizadores parácrinos constituídos de 20 carbonos e derivados de ácidos graxos.
Elastância – Resistência à distensão.
Elasticidade – Fenômeno de acomodação reversível diante de um estímulo.
Eletrocardiograma – Exame que avalia a função cardíaca por meio das propriedades elétricas do coração. Amplamente utilizado para o diagnóstico de diversas disfunções cardíacas.
Eletroencefalograma – Captação e registro da atividade elétrica cerebral obtida pelo eletroencefalógrafo.
Embolia – Obstrução de um vaso em decorrência de um trombo formado em um local distante.
Embriogênese – Desenvolvimento do embrião a partir da célula-ovo até o feto maduro.
Emoção – Experiência subjetiva que não pode ser descrita pela linguagem.
Emoções secundárias – Emoções derivadas das emoções primitivas de prazer e de desprazer, construídas a partir de uma experiência ambiental.
Encruzilhada parieto-occipitotemporal – Região de confluência dos córtices parietal (somestésico), occipital (visual) e temporal (auditivo).
Endocanabinoides – Substâncias semelhantes ao princípio ativo da maconha produzidas no neurônio pós-sináptico e que atuam, de maneira retrógrada, no neurônio pré-sináptico.
Endócrino – O advérbio grego *éndon* significa *dentro, no interior de.*
Endocrinologia – Especialidade médica que estuda as disfunções hormonais.
Endorfinas – Sinalizadores relacionados com a modulação da dor.
Endotélio – Camada única de células que reveste internamente os vasos sanguíneos.

Endotélio capilar – Tecido epitelial de camada única que reveste internamente os capilares.
Energia – Medida da capacidade da célula de desempenhar suas funções.
Energia mecânica – Soma das energias potencial e cinética.
Energia potencial – Modalidade de energia capaz de produzir movimento.
Engrama – Marca duradoura impressa em uma rede neural. O mesmo que traços de memória.
Enteroquinase – Enzima da mucosa duodenal ativadora da tripsina.
Entrópico – Relativo à entropia, que é a medida do progressivo aumento da desordem no universo, irreversível.
Enzimas – Proteínas que têm a função de acelerar as reações químicas que ocorrem nas células.
Epitélio capsular – Tecido que reveste a cápsula de Bowman.
Equilíbrio – Estado de estabilidade espontânea no qual não ocorre mais troca de energia. O equilíbrio entre a célula (ou outro elemento vivo) e o meio é o que chamamos de morte.
Equilíbrio hidrossalino – Regulação dos níveis plasmáticos de água e eletrólitos.
Eritropoese – Processo de produção de hemácias.
Eritropoetina – Hormônio, produzido nas células renais, capaz de induzir a eritropoese na medula óssea vermelha.
Esfíncter – Espessamento da musculatura circular lisa, com grande tônus constritor, que permanece a maior parte do tempo contraída, impedindo o trânsito através do tubo digestivo. Os esfíncteres relaxam nos momentos propícios, possibilitando a passagem de conteúdo alimentar.
Espaço morto anatômico – Parte da árvore respiratória na qual não ocorre hematose.
Espécie – Conjunto de indivíduos semelhantes e capazes de gerar descendentes férteis.
Espécime – Nome dado a cada indivíduo pertencente a uma espécie.
Esperma (sêmen) – Conjunto formado por espermatozoides, líquido seminal e líquido prostático.
Espermatozoide – Gameta masculino.
Espinhas dendríticas – Estruturas diminutas localizadas em regiões pós-sinápticas (dendritos) das sinapses excitatórias.
Estabilidade – Manutenção da configuração no decorrer do tempo. É um processo dinâmico em que há gasto de energia.
Estase – Redução acentuada da velocidade de escoamento do sangue.
Estenose valvar – Dificuldade de abertura da valva.
Esteroide(s) – Hormônio derivado do colesterol. / Hormônios produzidos pelo córtex adrenal e pelas gônadas, que têm um anel ciclopentanoperidrofenantreno em sua estrutura.
Esteroidogênese – Processo de síntese dos esteroides, a partir do colesterol.
Estímulo – Agente ou fator externo capaz de transformar o indivíduo.
Estímulo condicionado – Estímulo que só produz resposta se for associado a um estímulo incondicionado.
Estímulo incondicionado – Aquele que, por si só, produz resposta, não dependendo de mais nada.
Estímulo, segundo Skinner – É um reforço ou uma punição.
Estradiol – Esteroide responsável pelos caracteres sexuais na mulher. / Principal esteroide sexual feminino produzido sobretudo pelos ovários.
Estresse – Evento que leva o organismo a uma resposta adaptativa. / É uma força contrária à homeostase, que exige do organismo uma resposta alostática. / Qualquer evento, real ou imaginário, que ponha em risco a estabilidade, exigindo uma resposta alostática do organismo.
Esvaziamento gástrico – Processo paulatino com movimentos peristálticos de alta potência que projetam o quimo através do piloro para o duodeno.
Eucarionte – Célula que tem estruturas membranosas em seu interior, entre elas a membrana nuclear (carioteca).
Evocação – Processo de trazer à tona uma informação previamente armazenada.
Excitabilidade – Capacidade de gerar potenciais de ação.
Excreção – Eliminação dos resíduos do metabolismo celular.
Experiências – Percepções conscientes e subjetivas a respeito do mundo e dos pensamentos.

Expressão gênica – Processo pelo qual a informação codificada por um dado gene é decodificada em uma proteína.

Exterocepção – Percepção de sensações produzidas na pele (interface entre o corpo humano e o meio ambiente), tais como tato, pressão, temperatura etc.

Extinção – Fenômeno no qual o traço de memória se desfaz. O mesmo que esquecimento.

F

Fadiga – Sensação subjetiva de cansaço ou falta de energia.

Fagocitose – Processo de assimilação celular.

Faixa de tolerância – Intervalo dentro do qual a sobrecarga alostática ainda consegue ser compensada.

Fase cefálica da digestão – Etapa em que se inicia o processo digestivo. Inicia-se quando vemos alimentos, sentimos seu odor ou pensamos neles.

Fase de mistura – Movimentos peristálticos de baixa potência que favorecem a digestão química do bolo alimentar.

Fator de crescimento epidérmico – Fator que propicia a cicatrização de lesões na mucosa da orofaringe, comuns em acidentes durante a mastigação.

Fatores de transcrição – Proteínas ligadas diretamente ao DNA que, uma vez fosforiladas, comandam a síntese de novas proteínas. / Substâncias que ativam os genes, induzindo-os a deflagrar o processo de síntese proteica.

Feedback – Regulação de um processo pelo seu resultado.

Feedback negativo – Situação em que o efeito de um processo reduz a intensidade desse processo. Sinônimo de retroalimentação negativa. / Quanto maior o resultado, mais inibido fica o processo.

Feedback positivo – Situação em que o efeito de um processo aumenta a intensidade desse processo. Sinônimo de retroalimentação positiva. / Quanto maior o resultado, mais forte torna-se o processo.

Feedback tubuloglomerular – Mecanismo de autorregulação do fluxo sanguíneo renal. Quanto menos sódio chega à mácula densa, mais a arteríola aferente se dilata.

Feixe prosencefálico medial – Elemento anatômico situado entre a área septal e o tegmento do mesencéfalo. Contém fibras que percorrem nos dois sentidos o hipotálamo lateral, onde muitas delas terminam. Constitui a principal via de ligação do sistema límbico com a formação reticular.

Feixes internodais – Elementos do sistema excitocondutor que ligam o nó sinusal ao nó atrioventricular (AV).

Fenda sináptica – Espaço entre os neurônios que compõem a sinapse. / Local em que os neurotransmissores (NT) são liberados.

Fenestrações – Aberturas existentes na parede dos capilares.

Fenômeno de saturação – Ocorre quando todos os transportadores já estão ligados à substância que está se difundindo.

Fermentação – Processo de quebra de moléculas orgânicas para a produção de ATP, que ocorre sem a participação do oxigênio.

Ferritina – Substância presente nos hepatócitos que atua como reserva de ferro.

Fibra muscular – Sinônimo de célula muscular.

Fibras brancas – Fibras anaeróbicas que realizam contração rápida e sofrem fadiga rapidamente.

Fibras vermelhas – Fibras aeróbicas que realizam contração lenta e são resistentes à fadiga.

Filariose – Infestação parasitária que obstrui os vasos linfáticos.

Filogenia – História evolutiva de uma espécie.

Filtração glomerular – Processo de filtração do sangue que ocorre no glomérulo renal. É um método no qual se separam substâncias sob pressão. Proteínas e hemácias não são filtradas.

Filtrado – Líquido resultante do processo de filtração. Em 24 horas formam-se aproximadamente 180 ℓ de filtrado glomerular.

Fisiologia – É o estudo da alostase. / Estudo das funções de cada um dos elementos de um sistema, levando-se em conta as interações entre eles.

Fluxo – Volume de um fluido que circula em um sistema por unidade de tempo.

Fluxo emboliforme – Fluxo ligeiramente intermitente que ocorre em blocos.

Fluxo sanguíneo renal – Volume de sangue que passa pelos rins por unidade de tempo.

Folículo tireoidiano – Unidade funcional da tireoide.

Folículos ovarianos – Células em formato de pequenas esferas que formam o ovário.

Força de difusão – Força que faz com que uma substância vá de um meio mais concentrado para um meio menos concentrado.

Força elétrica – Força determinada pela atração ou repulsão de cargas elétricas.

Força muscular – Relaciona-se com a capacidade de um músculo realizar trabalho.

Fosfatúria – Eliminação de fósforo pela urina.

Fosfolipase C – Enzima que ativa o diacilglicerol.

Fosforilação – Adição de um radical fosfato à estrutura de uma proteína, alterando sua conformação espacial e sua função.

Fotossíntese – Processo de obtenção de energia a partir da fotossensibilização do pigmento clorofila, existente nos vegetais.

Fóvea – Região central da retina em que estão os menores campos receptivos parvocelulares. Logo, tem alta definição para formas. A fóvea é o centro do campo visual.

Fração de ejeção – Valor definido pelo quociente débito sistólico (DS)/volume diastólico final (VDF).

Frank, Otto (1865-1944) – Médico alemão, personagem importante da Fisiologia cardíaca. Seu trabalho nessa área precedeu o de Starling, mas o crédito é dado a ambos.

Frenologia – Pseudociência que correlacionava o formato do crânio com a personalidade.

Frequência cardíaca – Quantidade de sístoles por minuto.

Freud, Sigmund (1856-1939) – Neurologista austríaco que concebeu várias teorias sobre a mente e o subconsciente, as quais deram origem à Psicanálise.

Funções executivas – Conjunto de habilidades que, de maneira integrada, possibilitam ao indivíduo direcionar comportamentos para objetivos, realizando ações voluntárias.

Fusos neuromusculares – Receptores capazes de detectar o grau de estiramento das fibras musculares.

G

Gage, Phineas (1819-1861) – Operário norte-americano que, em um acidente com explosivos, teve seu cérebro (córtex pré-frontal) perfurado por uma barra de metal, sobrevivendo apesar da gravidade do acidente.

Galactorreia – Secreção anormal de fluidos pelas glândulas mamárias.

Gall, Franz (1758-1828) – Criador da frenologia, doutrina segundo a qual o formato do crânio tem correlação com a personalidade.

Gameta – Célula que se funde durante a fecundação, carreando os genes do pai e da mãe.

Gânglio – Grupamento ou aglomerado de corpos celulares localizado fora do sistema nervoso central.

Gasometria arterial – Método de mensuração das pressões parciais de gases, do pH e da concentração de bicarbonato no sangue arterial.

Gastrina – Hormônio produzido principalmente no estômago, que tem a função de estimular a produção de suco gástrico.

Gene – Conjunto de bases nitrogenadas, responsável por determinar a síntese de uma proteína.

Genoma – Conjunto de todos os genes de um determinado indivíduo.

Glândula – Tecido especializado em secretar substâncias.

Glândula pineal – Glândula localizada no diencéfalo, cuja função é pouco conhecida.

Glândulas endócrinas – Glândulas que não têm ducto secretor e que liberam os produtos por elas sintetizados diretamente no sangue. / Órgãos especializados na secreção de hormônios.

Glândulas suprarrenais (adrenais) – Glândulas localizadas sobre os rins e que apresentam duas regiões distintas: o córtex e a medula.

Glicocorticoides – Esteroides que promovem a gliconeogênese. O principal glicocorticoide é o cortisol.

Glicogênio – Polímero formado por moléculas da glicose que não foi utilizada no metabolismo. Funciona como reserva de glicose.

Glicogenogênese – Estocagem de glicose na forma de glicogênio.

Glicogenólise – Quebra do glicogênio em glicose. / Reação de quebra do glicogênio armazenado, tanto o muscular quanto o hepático, sob ação hormonal. A glicogenólise produz glicose.

Gliconeogênese – Produção de glicose a partir de substratos não glicídicos. / Reação de transformação de substratos não glicídicos (glicerol, lactato e aminoácidos) em glicose.
Glicostato – Estrutura que funciona como sensor de glicose.
Glicosúria – Presença de glicose na urina.
Globulina transportadora de tiroxina – Proteína plasmática que transporta T_3 e T_4 no sangue.
Glomérulo – Rede capilar enovelada presente nos néfrons, interposta entre as arteríolas glomerulares aferente e eferente.
Glomérulo renal – Rede capilar dos rins.
Glucagon – Hormônio cuja principal ação é prover o sangue de glicose durante os períodos de jejum.
Gonadotrofinas – Hormônios que regulam a função reprodutiva. São dois: o FSH (hormônio foliculoestimulante) e o LH (hormônio luteinizante).
Gradiente de concentração – Diferença de concentração entre dois meios em um determinado instante.
Gradiente eletroquímico – Diferença de concentração ou de cargas elétricas entre dois meios.
Grelina – Hormônio produzido pelas células gástricas quando o estômago está vazio. Atua no hipotálamo lateral produzindo a fome.
GTP e GDP – Siglas de guanosina trifosfato e guanosina difosfato.
Gustação – Transdução sensorial dos cinco sabores: salgado, doce, amargo, ácido e *umami*.

H

Habituação – Aprender a não reagir a um estímulo inofensivo. / Ausência de resposta após muitas exposições a um estímulo.
Hálito cetônico – Hálito de "maçã verde" presente em pessoas com restrição alimentar prolongada, que produzem cetonas pela queima de gorduras.
Haustração – Movimento lento de mistura que ocorre nos segmentos do intestino grosso.
HCG (gonadotrofina coriônica humana) – Hormônio trofoblástico que estimula a produção de testosterona.
Hebb, Donald Olding (1904-1985) – Psicólogo canadense que concebeu a hipótese de que "a função faz o neurônio".
Hematose – Processo de passagem do oxigênio captado na atmosfera para o sangue. / Processo de troca de gases (O_2 e CO_2) entre os capilares e os alvéolos pulmonares.
Hematúria – Presença de hemácias na urina causada geralmente por lesão glomerular.
Hemisferectomia total – Retirada cirúrgica de metade do cérebro.
Hemoglobina – Proteína presente nas hemácias que tem alta afinidade química com o oxigênio, transportando quase a totalidade deste gás no plasma. / Pigmento presente nas hemácias que tem a função de transportar oxigênio no sangue.
Hemólise – Processo de destruição das hemácias.
Hering, Ewald (1834-1918) – Fisiologista alemão que desenvolveu estudos em inúmeros campos da Fisiologia.
Heterótrofos – Os animais são denominados seres heterótrofos, organismos que obtêm energia consumindo outros organismos.
Hidrocortisona – Corticosteroide sintético usado como medicação.
Hidrólise – Decomposição (quebra) de uma substância por meio da água. / Reação de quebra de uma molécula que ocorre por meio da água.
Hidronefrose – Quadro gerado por grande aumento da pressão capsular, em que o rim acometido deixa de filtrar.
Hidrossolúvel – Que se dissolve na água.
Hidroxiapatita – Cristal mineral do osso, formado por cálcio e fósforo.
1α-hidroxilase – Enzima responsável pela formação do calcitriol.
Hiperalgesia – Sensação dolorosa de intensidade maior que a normal.
Hiperemia – Aumento de fluxo sanguíneo.
Hiperemia ativa – Aumento local de fluxo ocasionado por uma maior atividade metabólica.
Hiperemia reativa – Aumento compensatório do fluxo que ocorre após um breve período de isquemia.
Hiperfunção endócrina – Excesso de produção de hormônios por glândula endócrina.
Hiperglicemia – Aumento dos níveis de glicose no sangue.
Hiperplasia – Aumento da *quantidade* de fibras musculares.
Hiperpolarização – Aumento da diferença de potencial; é uma exacerbação da polaridade.
Hiperpotassemia – Excesso de potássio no sangue.
Hipertrofia – Aumento do *volume* da fibra muscular.
Hipertrofia cardíaca – Aumento de volume das células do miocárdio.
Hipertrofia miocárdica concêntrica – Crescimento da massa muscular dos ventrículos em direção à luz ventricular que reduz o volume deste.
Hipertrofia miocárdica excêntrica – Dilatação da cavidade ventricular.
Hipertrofia miofibrilar – Aumento do número de miofibrilas.
Hipertrofia sarcoplasmática – Aumento do volume do citoplasma da fibra muscular.
Hipocampo – Estrutura cortical localizada no lobo temporal medial e responsável pela consolidação de memórias.
Hipófise (glândula pituitária) – Pequena estrutura (do tamanho da falange distal do nosso dedo mínimo) que fica alojada em uma estrutura do crânio denominada sela túrcica.
Hipofiseotrofinas – Hormônios hipotalâmicos que estimulam a adeno-hipófise.
Hipofunção endócrina – Redução da produção de hormônios por uma glândula endócrina.
Hipoglicemia – Redução das taxas de glicose no sangue a valores inferiores à normalidade.
Hipogonadismo – Redução na produção de hormônios sexuais.
Hipotálamo – Porção do diencéfalo que controla a homeostase mediante mecanismos neurais e endócrinos. / Região pertencente ao diencéfalo, onde os dois grandes sistemas alostáticos (sistema nervoso e sistema endócrino) se misturam por completo.
Hipotálamo endócrino – Região do hipotálamo que apresenta núcleos que secretam hormônios.
Hipotálamo lateral – Região lateral do hipotálamo.
Hipotálamo medial – Região medial do hipotálamo.
Hipoxemia – Redução da PO_2 no sangue. / Redução na concentração de oxigênio no sangue.
Hipoxia – Redução da oxigenação nos tecidos. / Redução na concentração de oxigênio.
Histamina – Sinalizador parácrino responsável pelos processos alérgicos. / Sinalizador químico que, entre muitas outras funções, estimula a secreção de ácido clorídrico pelo estômago.
Homeostase – Estado de estabilidade das diversas variáveis do meio interno, tais como temperatura, pH, pressão arterial, concentração de íons. / Estado de estabilidade de um organismo vivo.
Homo sapiens – Do latim, "homem que sabe". Nome científico da espécie humana, ou "homem moderno".
Hormônio (s) – Sinalizador humoral que atua pelo sangue. / Sinalizador responsável pela comunicação endócrina. / Sinalizadores celulares que atuam a distância, por intermédio do sangue.
Hormônio do crescimento – Também chamado somatotrofina ou hormônio somatotrófico, promove o crescimento das epífises ósseas e é um poderoso anabolizante. GH é sigla da designação em inglês, *growth hormone*.

I

IGF-1 – Substância produzida no fígado sob ação do GH, responsável pelas ações fisiológicas do GH no fígado.
Ilhotas pancreáticas (ilhotas de Langerhans) – Região secretora de hormônios, localizada no interior do parênquima pancreático.
Imagem – Produto da percepção representado no sistema nervoso.
Imaginação – Processo de criar em nossa mente imagens que não existem no mundo real.
Incretinas – Hormônios gastrintestinais (como o peptídeo insulinotópico dependente de glicose [GIP] e o peptídeo semelhante ao glucagon tipo 1 [GLP-1]), que são secretagogos da insulina.
Infarto – Morte celular decorrente de isquemia.
Influxo – Entrada de um determinado íon em uma célula.
Informação – É o agente capaz de determinar um processo de transformação na natureza.

Infrarregulação – Diminuição da sensibilidade da célula-alvo, quando está exposta a um excesso de ligantes.

Inibição lateral – Processo no qual um neurônio sensorial, ao ser estimulado, inibe os neurônios vizinhos.

Inibina – Hormônio produzido pelas células de Sertoli, que exerce feedback negativo com o hormônio foliculoestimulante (FSH).

Inotropismo – Sinônimo de contratilidade.

Insuficiência cardíaca congestiva – Falência do ventrículo esquerdo que acarreta congestão de sangue nos capilares pulmonares.

Insuficiência valvar – Dificuldade de fechamento da valva.

Ínsula – Região do cérebro localizada nas profundezas do sulco lateral.

Insulina – Hormônio que atua no metabolismo da glicose.

Insulinorresistência – Resistência periférica à ação da insulina.

Integração temporal – A atividade (potenciais de ação) das células que representam diferentes partes de um mesmo objeto está sincronizada para possibilitar a integração da informação relativa a esse objeto. Diversas células em regiões distintas do cérebro disparam seus potenciais de ação em sincronia, o que produz uma organização virtual, uma coletividade anatomicamente segregada mas funcionalmente integrada.

Integração temporal – Associar o presente ao passado e inferir o futuro a partir do presente.

Interocepção – Percepção das sensações produzidas nas vísceras. A interocepção é o sentido que nos informa se há algo errado no funcionamento de nossos órgãos, por meio do monitoramento dos níveis de glicose, oxigênio, eletrólitos etc.

Interstício – Compartimento que banha as células e realiza trocas com o meio intracelular.

Iodotironina – Produto do acoplamento das iodotirosinas.

Isometria – Processo de trabalho muscular sem variação do comprimento das fibras.

Isquemia – Redução do suprimento sanguíneo.

J

James, William (1842-1910) – Filósofo e psicólogo norte-americano, que lançou luz sobre vários processos mentais que hoje são objeto de estudo da Neuropsicologia.

Junção comunicante – Local de união dos citoplasmas de duas células, que possibilita o contato entre elas.

Junções do tipo *gap* – Junções comunicantes; comunicações que existem entre células adjacentes.

K

Kandel, Eric Richard (1929-) – Neurocientista austríaco laureado com o prêmio Nobel de Medicina em 2000.

L

Labilidade – Em Biologia, tempo muito curto de estabilidade ou grande sensibilidade a agentes físicos e químicos.

Lamarck, Jean-Baptiste (1744-1829) – Naturalista francês que postulou a lei do uso e desuso.

Lâmina parietal da pleura – Porção da pleura que fica aderida à parede torácica, revestindo-a. Também conhecida como pleura parietal.

Lâmina visceral da pleura – Porção da pleura que fica aderida aos pulmões, revestindo-os. Também conhecida com pleura visceral.

Langerhans, Paul (1847-1888) – Médico alemão que descobriu a estrutura das células insulares do pâncreas.

Laringe – Estrutura cartilaginosa que sedia as cordas vocais.

Lei da quarta potência – Se o raio de um recipiente dobrar, seu fluxo aumenta em 16 vezes.

Lei das energias específicas – Princípio que postula que cada receptor é sensível a uma única forma de energia (luz, calor etc.).

Lei de Boyle – Quanto maior o volume de um recipiente, menor é a pressão que um gás exerce em seu interior.

Lei de Frank-Starling – No coração, quanto mais distendida estiver uma cavidade, maior a força com que essa cavidade se contrai. / Também chamada *lei do coração*. Essa lei estabelece que, quanto maior a distensão de uma câmara cardíaca, maior a força de contração desenvolvida.

Lei de Laplace – A tensão em uma cavidade é diretamente proporcional à pressão interna na cavidade e ao raio da cavidade.

Lei do uso e desuso – Segundo essa lei, ao longo da evolução os indivíduos perdem as características que não utilizam e desenvolvem aquelas que de que fazem uso.

Leite materno – A produção de leite é promovida pela prolactina, e a ejeção é promovida pela ocitocina.

Leptina – Hormônio produzido pelos adipócitos que induz à saciedade. / Hormônio produzido pelos adipócitos, que tem como função estimular a saciedade no hipotálamo.

Leucotrienos – Sinalizadores parácrinos relacionados com processos inflamatórios e alérgicos.

LHRH – Hormônio hipotalâmico que estimula a produção de gonadotrofinas.

Ligante químico – Molécula que pode se acoplar à estrutura do canal pelo lado de dentro ou pelo lado de fora da célula e modificar a conformação espacial do canal para que ele se torne permeável à passagem de solutos.

Limiar – Voltagem à qual os canais de Na^+ voltagem-dependentes se abrem.

Limiar renal – Quantidade limítrofe que uma substância, ao ser filtrada pelo rim, pode ser reabsorvida. Quando o limiar renal é ultrapassado, a substância aparece na urina.

Linfonodos – Massas de tecido existentes no sistema linfático que têm a função de reter as impurezas da linfa.

Lipase lingual – Enzima, produzida na língua, que atua quebrando triglicerídios em ácido graxo e glicerol.

Lipossolúvel – Que se dissolve em meio lipídico.

Lisozima – Enzima que hidrolisa certas glicoproteínas da parede celular de bactérias, participando da higienização bucal.

Lobos cerebrais – Divisões anatômicas do cérebro. Os lobos são: frontal, parietal, temporal e occipital, para cada hemisfério.

Lusitropismo – Sinônimo de capacidade de distensão durante o relaxamento ventricular (diástole).

M

MacLean, Paul (1913-2007) – Neurologista norte-americano que dedicou grande parte de sua vida ao estudo das emoções.

Mácula densa – Região epitelial do túbulo contorcido distal, adjacente à arteríola aferente, que apresenta receptores que detectam a concentração de sódio presente no filtrado.

Maltose – Dímero formado por duas glicoses.

Mapa topográfico – Representação da superfície corporal ou do campo visual nos córtices somatossensorial e visual primários, respectivamente.

Marca-passo cardíaco – Estrutura capaz de produzir potenciais de ação por conta própria com a finalidade de estimular células adjacentes.

Mastigação – Processamento mecânico que tritura os alimentos com os dentes, misturando-o à saliva por meio dos movimentos da língua.

Mastócito – Célula derivada dos monócitos do sangue periférico, relacionada com os processos alérgicos.

Matriz osteoide – Matriz proteica do osso, formada por colágeno.

Mecanismos alostáticos – Mecanismos que ocorrem em busca da manutenção da homeostase.

Medula adrenal – Estrutura de sistema nervoso que funciona como uma glândula endócrina, liberando catecolaminas no sangue.

Medula espinhal – Estrutura alojada na coluna vertebral da qual surgem os nervos espinhais.

Medula óssea vermelha – Porção da medula óssea na qual ocorre eritropoese.

Meio interno – Compartimento intersticial que banha as células. / Também chamado de meio intersticial, é o ambiente líquido, intrínseco ao corpo, que banha as células.

Meios isoelétricos – Meios com a mesma quantidade de cargas elétricas.

Melatonina – Hormônio produzido pela glândula pineal.

Membrana alveolocapilar – Estrutura formada por epitélio alveolar, interstício e endotélio capilar.

Membrana apical – Região da membrana das células tubulares que fica voltada para a luz do túbulo.

Membrana basal – Material acelular produzido pelo epitélio e formado por fibras e polissacarídeos.

Membrana basilar – Membrana localizada no ouvido interno, que vibra sob efeito das ondas sonoras. Nessa membrana situa-se o órgão de Corti.

Membrana basolateral – Região da membrana das células tubulares que fica voltada para a luz do capilar peritubular.

Membrana celular – Fronteira física que delimita a célula, organismo vivo, do resto do mundo. De natureza fluídica, é sede de vários mecanismos funcionais da célula.

Membrana pós-sináptica – Local rico em receptores no qual os neurotransmissores (NT) atuam.

Membrana pré-sináptica – Local em que as vesículas de neurotransmissores (NT) se ancoram, a fim de que estes sejam liberados.

Membrana tectória – Membrana localizada no ouvido interno, onde se insere a extremidade apical dos estereocílios.

Membro fantasma – Experiência de sentir ou perceber um membro que tenha sido amputado, o qual se comporta de modo similar ao membro real.

Memória – Conjunto de informações adquiridas durante o processo de aprendizado.

Memória de trabalho – Do inglês *working memory*. Fenômeno elétrico que tem a função de gerenciar a realidade (trabalhar com memórias). Não forma traços bioquímicos. / Memória que armazena a informação somente enquanto esta está sendo utilizada. O mesmo que memória operacional.

Memória declarativa – Aquela que pode ser evocada por meio da linguagem.

Memória procedural – Memória que, ao ser evocada, produz movimentos.

Menopausa – Última menstruação.

Menstruação – Sangramento endometrial que ocorre no fim do ciclo menstrual, quando os níveis de progesterona caem.

Metabolismo – Conjunto de reações químicas que ocorrem nas células com o objetivo de fornecer energia para o trabalho celular.

Metabolismo basal – Conjunto de reações químicas que ocorrem no indivíduo quando este não está realizando atividade física.

Micção – Emissão de urina pela uretra.

Micelas – Microgotas de lipídios que podem ser facilmente acessadas pelas enzimas lipases.

Microrruptura de fibras – Microtraumatismo que lesiona as células musculares, induzindo-as a se reproduzirem.

Mídia – É o meio físico que contém e veicula a informação.

Mineralocorticoides – Esteroides que promovem a reabsorção renal de sódio e a excreção renal de potássio. O principal mineralocorticoide é a aldosterona.

Miofibrila – Conjunto de sarcômeros unidos em série. As miofibrilas são estruturas cilíndricas, dispostas em feixes longitudinais que preenchem quase todo o citoplasma da célula (fibra) muscular.

Miofibrila – Parte da célula muscular composta por proteínas contráteis.

Miosina – Proteína contrátil, composta por filamentos grossos, que traciona a actina, promovendo o encurtamento do sarcômero e, em consequência, a contração muscular.

Miosinofosfatase – Enzima que desfosforila a cabeça da miosina.

Miosinoquinase – Enzima de importância fundamental na contração muscular. / Enzima que fosforila a cabeça da miosina.

Miostatina – Substância que limita o crescimento do tecido muscular.

Molécula anfipática – Molécula que apresenta uma região hidrofílica (solúvel em água) e uma região lipofílica (insolúvel em água, porém solúvel em lipídios).

Monótono – Algo relativamente contínuo, invariável e uniforme.

Motivação – Faculdade que dirige o comportamento de um indivíduo na direção de obter prazer ou evitar o desprazer.

Moto-contínuo – Uma máquina que, uma vez acionada, funcionaria para sempre com o uso de energia do próprio trabalho.

Motoneurônio – Célula nervosa que se origina na coluna anterior da medula espinhal em direção à fibra muscular esquelética.

Motoneurônios gama – Neurônios responsáveis por reflexos posturais.

Movimento browniano – Movimento aleatório de partículas macroscópicas dispersas em um fluido, que ocorre em consequência dos choques das moléculas do fluido com as partículas.

Movimento de mistura – Constrições estáticas e alternantes da musculatura lisa do tubo digestivo, com a finalidade de misturar o bolo alimentar com os sucos digestivos.

Musculatura extraocular – Musculatura que movimenta o globo ocular; músculos oculomotores.

Músculo antagonista – Músculo que se opõe ao trabalho de outro para reverter ou estabilizar o movimento.

Músculo neuro-operado – Depende do sistema nervoso para realizar o trabalho contrátil.

Músculo neurorregulado – Músculo capaz de se contrair por automatismo, uma vez que gera seus próprios potenciais de ação, apesar de poder ser regulado pelo sistema nervoso. / Músculo que não depende do sistema nervoso para produzir potenciais de ação, apesar de a frequência desses potenciais de ação poder ser regulada pelo sistema nervoso.

Músculos multiunitários – Músculos que podem apresentar graus variáveis de contração.

Músculos unitários – Músculos que não são capazes de se contrair de modo gradual, isto é, ou se contraem de maneira completa ou não se contraem.

N

Nanograma – Unidade de massa que equivale a um bilionésimo do grama.

Nanômetro – Milionésimo de milímetro.

Natremia – Concentração plasmática de sódio.

Natriurese – Volume de sódio eliminado pela urina.

Natriurese por pressão – Eliminação renal de sódio determinada pela pressão nos capilares dos rins. / Quanto maior for a pressão hidrostática na vasculatura renal, maior será a excreção de sódio na urina.

Necrose – Morte celular.

Nefrolitíase – O mesmo que cálculo ("pedra") renal.

Néfrons – Unidades funcionais dos rins; são aproximadamente 1 milhão em cada um dos rins.

Néfrons corticais – Situam-se no córtex renal, são os responsáveis pelas funções de reabsorção e secreção e representam cerca de 90% do total de néfrons.

Néfrons justamedulares – Localizados mais profundamente, no limite entre o córtex e a medula renal, têm a alça de Henle muito comprida, estão relacionados com os mecanismos de concentração e diluição da urina e representam 10% do total dos néfrons.

Nervos cranianos – Doze pares de nervos pelos quais se propagam informações relacionadas com o cérebro e o tronco encefálico.

Nervos espinhais – Nervos provenientes da medula espinal.

Neurofisinas – Proteínas que transportam hormônios do hipotálamo até a neuro-hipófise.

Neuro-hipófise – É a hipófise posterior. Apenas armazena hormônios produzidos no hipotálamo.

Neuroplasticidade – Processo de plasticidade que ocorre no sistema nervoso.

Neurotransmissor(es) – Sinalizador parácrino que estabelece comunicação entre neurônios. / Ligantes químicos capazes de abrir canais na membrana.

Nocicepção – Transdutor de estímulos nocivos ao corpo.

Nociceptor silente – Receptor que só gera sinais dolorosos na vigência de processos inflamatórios nos tecidos.

Noradrenalina – Neurotransmissor oriundo da adrenalina.

Núcleo arqueado – Núcleo hipotalâmico que secreta hipofiseotrofinas.

Núcleo olivar superior (oliva superior) – Núcleo do tronco encefálico relacionado com a recepção de sinais vindos do ouvido interno.

Núcleo supraquiasmático – Núcleo hipotalâmico gerado dos ritmos pulsáteis. / Núcleo hipotalâmico que exerce o controle do ciclo sono-vigília.

Núcleos cerebrais – Coleções de massa cinzenta no interior do cérebro, abaixo do córtex cerebral (tálamo, os núcleos da base, o núcleo acumbente, a amígdala, o hipotálamo e o subtálamo). O cerebelo também apresenta núcleos.

Núcleos da base – Formados pelo putame, pelos globos pálidos interno e externo e pelo núcleo caudado. Arquiva os repertórios de automatismos. / Grupo de núcleos no cérebro interconectados com o córtex, o tálamo e o tronco encefálico. São um local de armazenagem da memória motora.

Núcleos vasomotores – Núcleos bulbares que regulam o tônus vascular.

Nutrientes – Substâncias químicas que viabilizam a produção de energia nos seres heterótrofos, sendo, portanto, indispensáveis à sua vida.

Nutrientes energéticos – Ao serem quebrados, fornecem energia para o trabalho celular. São representados pelos carboidratos e lipídios.

Nutrientes estruturais – Ao serem quebrados, fornecem aminoácidos que são utilizados na construção das estruturas celulares. São representados pelas proteínas.

O

Ocitocina – Hormônio que, na mulher, é importante para duas funções: a fase de expulsão do feto durante o trabalho de parto e a ejeção de leite pelas mamas.

Odorante – Molécula capaz de ativar receptores na mucosa olfatória, produzindo uma sensação de odor.

Olds, James (1922-1976) – Psicólogo norte-americano que descreveu o centro do prazer no cérebro.

Olfação – Transdução complexa de inúmeras substâncias odoríferas em solução no ar.

Ondas lentas – Ondas elétricas de baixa frequência, que ocorrem no músculo liso.

Ontogenético – Relativo ao desenvolvimento de um indivíduo desde a concepção até a idade adulta.

Ontogenia – Desenvolvimento de um indivíduo desde a concepção até a idade adulta.

Orexinas – Sinalizadores relacionados com o controle do apetite para alimentos.

Organificação – Ligação do iodo com o aminoácido tirosina, formando as iodotirosinas.

Órgãos de Corti – Estrutura que contém células ciliadas que transduzem mecanicamente as frequências específicas com a vibração da membrana timpânica.

Órgãos endócrinos – Estruturas não glandulares que produzem hormônios – por exemplo, o tubo digestivo e os adipócitos.

Órgãos neurotendinosos – Receptores sensíveis ao estiramento dos tendões.

Osmolaridade – Parâmetro que mede a concentração de solutos em uma determinada solução.

Osmorreceptores – Receptores sensíveis à variação da osmolaridade.

Osteoblastos – Tipos celulares que formam osso. / Tipos celulares que reabsorvem osso.

Osteoporose – Processo patológico no qual há uma diminuição da densidade mineral óssea.

Ovários – Gônadas femininas.

Ovulação – Fenômeno pelo qual o folículo ovariano libera o ovócito (gameta) na tuba uterina.

Óvulo – Gameta feminino.

Óxido nítrico – Sinalizador parácrino que atua como potente vasodilatador.

Oxi-hemoglobina – Forma oxidada da hemoglobina que confere a cor vermelha ao sangue.

P

Paixão – Termo alegórico para designar nossos afetos.

Paladar – Percepção dos sabores, dada pela associação entre a gustação e a olfação.

Pâncreas – Glândula mista (endócrina e exócrina) que se localiza no terço superior do abdome, retroperitoneal. Produz o suco pancreático com enzimas digestivas e também hormônios relacionados com o metabolismo.

Papez, James (1883-1958) – Neuroanatomista norte-americano que concebeu o circuito das emoções – o sistema límbico.

Paramécio – Protozoário de vida livre.

Parede torácica – Conjunto formado pelos músculos do tórax e pelo gradil costal.

Parênquima renal – Tecido epitelial que constitui a maior parte dos rins.

Pavlov, Ivan Petrovitch (1849-1936) – Fisiologista russo que desenvolveu o conceito de condicionamento clássico.

Penetrância gênica – Probabilidade de um determinado gene se expressar.

Pensamento – Produção de ideias, de conteúdo linguístico, em nosso cérebro.

Pepsina – Forma ativa do pepsinogênio, ativada por pH ácido.

Pepsinogênio – Forma inativa da pepsina.

Peptídeo atrial natriurético – Hormônio produzido nos átrios, com ação oposta à da angiotensina II.

Perfusão tecidual – Troca de nutrientes entre vasos e tecidos.

Período crítico de plasticidade – Período no qual o potencial para ocorrer plasticidade é máximo.

Período refratário absoluto – Período em que nenhum estímulo é capaz de provocar potenciais de ação, já que, nesse período, os canais de Na^+ voltagem-dependentes se encontram inativados.

Peristalse – Processo coordenado de contração da musculatura lisa no tubo digestivo que propicia o deslocamento da massa alimentar no sentido craniocaudal.

pH – Medida que indica o grau de acidez de uma solução.

Pixel – É o menor item de informação de uma imagem digital. É um ponto. O termo é formado por aglutinação das sílabas iniciais das palavras de língua inglesa *picture* (*pix*) e *element*.

Placa motora – Nome dado à sinapse entre neurônio motor e fibra muscular esquelética.

Placebo – Qualquer tratamento ou substância que não tem ação direta na doença do paciente ou nos sintomas por ela produzidos, mas que produz melhora *subjetiva*.

Plasticidade – Conjunto de transformações persistentes que ocorrem perante um estímulo do meio.

Platô – Intervalo de tempo durante o qual o potencial da célula permanece constante.

Plexo mioentérico – Rede que se conecta às camadas musculares do tubo digestivo, constituindo a porção motora do sistema nervoso entérico.

Plexo submucoso – Rede que se conecta a células exócrinas na mucosa e células endócrinas na região submucosa e, também, aos receptores da mucosa. Seria o sistema sensorial entérico, além de comandar a produção de hormônios e regular o fluxo sanguíneo.

Pluricelular – Organismo formado por mais de uma célula. Unicelular é o formado por apenas uma célula.

Pneumócito tipo II – Célula produtora de surfactante.

Ponto cego – Região na retina de emergência do nervo óptico que reúne os axônios das células ganglionares. Nessa região não há fotorreceptores.

Porfirina – Produto tóxico resultante do metabolismo da hemoglobina.

Pós-carga – Pressão ventricular necessária para ejetar o sangue.

Potenciação de longa duração – Aumento persistente da força sináptica após a estimulação de alta frequência de uma sinapse química.

Potenciais graduados – Variações contínuas da voltagem da membrana.

Potencial de ação – Voltagem que se estabelece na face interna da membrana das células musculares e neuronais quando são estimuladas.

Potencial de inversão – Potencial capaz de inverter a polaridade da membrana. Sinônimo de potencial de ação.

Potencial de placa motora – Potencial graduado produzido na fibra muscular, em virtude da liberação de acetilcolina na placa motora.

Potencial de repouso – Tensão negativa que existe na face interna da membrana de todas as células do corpo humano.

Potencial elétrico – Capacidade de atrair ou repelir cargas elétricas.

Potencial gerador – Potencial graduado capaz de produzir potenciais de ação.

Potencial receptor – Potencial graduado resultante do processo de transdução sensorial.

Prazer – Emoção ou sensação agradável.

Prazer e desprazer – Emoções mais primitivas e inatas das quais derivam todas as outras a partir das experiências ambientais.

Pré-carga – Tensão na parede ventricular, imediatamente antes da sístole.

Pressão arterial – Pressão existente no interior da árvore arterial.

Pressão arterial média – Pressão média no sistema arterial durante todo um ciclo cardíaco. É dada por $\frac{2PD + PS}{3}$.

Pressão capsular – Pressão que o filtrado exerce no interior da cápsula de Bowman.

Pressão de pulso – Diferença entre as pressões sistólica e diastólica.

Pressão diastólica final – Pressão ventricular no fim da diástole.
Pressão efetiva – Diferença entre as pressões hidrostática e oncótica.
Pressão efetiva de filtração – Pressão resultante das pressões hidrostática, oncótica e capsular.
Pressão hidrostática – Pressão existente no interior dos capilares, determinada pela pressão arterial média.
Pressão intra-alveolar – Pressão existente no interior dos alvéolos.
Pressão intrapleural – Pressão existente no interior da cavidade pleural.
Pressão negativa – Pressão menor que a atmosférica. / Pressão que aspira em vez de ejetar.
Pressão oncótica – Pressão existente nos capilares, determinada pela força osmótica das proteínas plasmáticas (principalmente a albumina). / Pressão osmótica exercida pela albumina.
Pressão subatmosférica – Pressão menor que a pressão atmosférica (760 mmHg ou 1 atm, ao nível do mar).
Pressão transpulmonar – Diferença entre a pressão intrapleural e a pressão intra-alveolar.
Primatas – Ordem de mamíferos que compreende os macacos em geral, inclusive o ser humano.
Princípio da linha rotulada – Princípio que postula que cada modalidade sensorial passa por uma via neural específica.
Princípio do tamanho – As unidades motoras de contração lenta (formadas por neurônios menores) se contraem antes das unidades de contração rápida (formadas por neurônios maiores).
Procarionte – Célula que não tem núcleo individualizado nem membranas internas.
Processamento serial – Processamento ao longo de um circuito de células interligadas uma após a outra, em série.
Processo alostático – Processo de integração entre os elementos de determinado sistema.
Processos ativos primários – Transporte através de bombas transportadoras.
Progesterona – Esteroide feminino que viabiliza o surgimento e a manutenção da gravidez.
Pró-hormônio – Substância precursora da forma ativa de um hormônio.
Prolactina – Hormônio da adeno-hipófise que tem como principal função a produção de leite pelas glândulas mamárias.
Propriocepção – Sensibilidade própria aos ossos, aos músculos, aos tendões e às articulações. Fornece informações sobre a estática, o equilíbrio e o deslocamento do corpo no espaço.
Proteinúria – Presença de proteínas na urina causada geralmente por lesão glomerular.
Puberdade – Período caracterizado pelo aumento dos pulsos de hormônio liberador de hormônio luteinizante (LHRH), levando ao aparecimento dos caracteres sexuais secundários.
Punição – Estímulo que reduz a probabilidade de um comportamento ocorrer.

Q

Quilomícron – Elemento sintetizado no intestino a partir da absorção dos ácidos graxos de cadeia longa.
Quimo – Nome dado ao bolo alimentar quando este sai do estômago e chega ao duodeno.

R

Rampa inspiratória – Atividade neuronal constituída por frequência crescente de potenciais de ação (em rampa).
Reabsorção tubular – Processo em que as substâncias úteis do filtrado são reabsorvidas pela rede capilar peritubular e retornam à circulação sistêmica. Dos 180 ℓ filtrados por dia, cerca de 179 ℓ são reabsorvidos.
Reação exotérmica – Reação química que libera calor (energia).
Receptor – Unidade de transdução de informação em um potencial graduado.
Receptor polimodal – Receptor que responde a estímulos de natureza (química, elétrica, mecânica) diferente.

Receptores J (justacapilares) – Receptores dos septos alveolares sensíveis à redução volumétrica do pulmão e também à variação do fluxo sanguíneo alveolar.
Receptores metabotrópicos – Receptores que ativam cascatas enzimáticas no neurônio pós-sináptico.
Receptores qualitativos – Receptores especializados em detectar os atributos (cor, cheiro, temperatura etc.) do estímulo.
Receptores topográficos – Receptores especializados em localizar estímulos no espaço.
Recompensa – O mesmo que reforço positivo.
Rede capilar – Conjunto de vasos capilares dispostos em paralelo.
Rede capilar peritubular – Rede capilar originada pela arteríola glomerular eferente dos néfrons corticais que termina nas vênulas renais, as quais dão origem à veia renal.
Rede de relações – Há uma verdadeira rede de relações entre as células de diferentes especialidades dentro de um organismo, e essas relações são o objeto de estudo da fisiologia dos sistemas.
Redes neurais – Conjuntos de neurônios que realizam determinado processamento da informação.
Redistribuição de fluxo – Redução do fluxo em um território arterial para que ocorra aumento de fluxo em outro.
5α-redutase – Enzima que converte testosterona em DHT.
Reflexo da micção – Reflexo neural que culmina em contração do músculo detrusor.
Reflexo de Hering-Breuer de desinsuflação – Promove aumento da frequência respiratória quando ocorre redução volumétrica do pulmão.
Reflexo de Hering-Breuer de insuflação – Promove redução da frequência respiratória quando ocorre hiperinsuflação do pulmão.
Reflexo enterogástrico – Reflexo neural, mediado pelo SNE, que inibe o esvaziamento gástrico.
Reflexo gastrocólico – Reflexo neural, desencadeado no estômago, que promove aumento da peristalse no íleo terminal.
Reflexo patelar – Reflexo de contração do quadríceps evocado pela percussão do tendão da patela.
Reforço – Estímulo que aumenta a probabilidade de um comportamento ocorrer. / Repetição do estímulo, visando fortalecer o aprendizado.
Regeneração – Resposta do organismo a uma agressão ou lesão.
Regra de Hebb – Neurônios que disparam juntos passam a ter suas conexões fortalecidas.
Relação – Interação entre os elementos da natureza.
Relação estrutural – É a relação de dependência anatômica.
Relação funcional – É a relação pela qual o estado do primeiro elemento influencia o estado do segundo.
Remodelação óssea – Processo pelo qual parte do osso é reabsorvida e novo osso é formado.
Remodelação ventricular – Alteração morfológica que ocorre nos ventrículos após parte do ventrículo ter sofrido necrose.
Renina – Hormônio produzido nos rins que transforma angiotensinogênio em angiotensina I. / Hormônio que deflagra uma cascata de eventos que culmina na formação de angiotensina II (poderoso agente vasoconstritor).
Repertório motor – Conjunto de movimentos realizados com um objetivo comum.
Representações – Interpretações mentais produzidas pelos códigos.
Reserva de contratilidade – Capacidade de produzir uma contração mais forte, caso isso se faça necessário.
Reserva funcional – Capacidade de um determinado órgão suportar uma sobrecarga de trabalho a ele imposta.
Resíduos nitrogenados – Produtos do metabolismo das proteínas que contêm o grupamento amina. Os mais comuns são a ureia, o ácido úrico e a amônia (NH_3).
Resistência – Dificuldade de um fluido escoar determinada principalmente por forças dissipativas, tais como o atrito das moléculas do fluido entre si e com as paredes dos vasos sanguíneos.
Resistência vascular periférica – Resistência, determinada pelo atrito, que o sangue precisa vencer para fluir ao longo do sistema arterial.

Respiração – Processo pelo qual o oxigênio é absorvido pelas células e usado na oxidação de moléculas orgânicas, resultando em liberação de energia para outros processos metabólicos.

Resposta(s) – Comportamento produzido pelo sistema nervoso, perante um estímulo. / Estímulos causam respostas fisiológicas, programadas. Agressões produzem respostas desordenadas (sobrecarga alostática) na tentativa de manter a estabilidade do sistema.

Resposta, segundo Pavlov – Comportamento esperado, o qual faz parte do repertório comportamental do animal.

Resposta, segundo Skinner – É um novo comportamento, o qual foi aprendido.

Restrição diastólica – Dificuldade no enchimento ventricular.

Retorno venoso – Volume de sangue que chega ao átrio direito (AD).

Retroalimentação negativa – Situação em que o efeito de um processo reduz a intensidade desse processo.

Retroalimentação positiva – Situação em que o efeito de um processo aumenta a intensidade desse processo.

Ribonuclease – Enzima que hidrolisa o ácido ribonucleico (RNA).

Rins – Elementos funcionais do sistema urinário.

Ritmo circadiano – Variação de valores metabólicos e fisiológicos ao longo do dia.

Rivalidade binocular – Fenômeno de competição perceptual entre as vias visuais esquerda e direita quando são apresentadas imagens diferente a cada olho, ao mesmo tempo.

S

Saciedade – Experiência de plenitude gástrica e nutrição adequada. É o oposto da fome.

Sais biliares – Moléculas anfipáticas que produzem uma emulsão com as gorduras, facilitando o contato com as enzimas pancreáticas e, assim, sua digestão.

Saliva – Solução hipotônica aquosa de enzimas, muco e íons, produzida pelas glândulas salivares e secretada na boca.

Sangue arterial – Sangue rico em oxigênio.

Sangue venoso – Sangue pobre em oxigênio e rico em gás carbônico.

Sarcômero – Complexo proteico formado principalmente por actina e miosina.

Secreção pulsátil – Secreção que ocorre em picos ao longo do dia.

Secreção tubular – Processo em que uma substância pode ser secretada da célula tubular diretamente para a luz dos túbulos, saindo então na urina. Normalmente esse processo ocorre em resposta a estímulos hormonais.

Secretagogo – Diz-se de qualquer substância que aumente a secreção de outra substância.

Sensibilização – Aprender a ficar em estado de alerta após receber um estímulo nocivo.

Sensibilização central – Aumento da sensibilidade dolorosa por aumento da excitabilidade da transmissão dolorosa na medula espinhal.

Sensibilização periférica – Aumento da sensibilidade dolorosa por diminuição do limiar de ativação dos nociceptores.

Sentimento – Emoção com uma representação consciente, derivada de uma resposta emocional a um estímulo ambiental ou imaginário.

Sequência de Pavlov – *Durante o treinamento*: estímulo condicionado → estímulo incondicionado → resposta. *Após o aprendizado*: estímulo condicionado → resposta.

Seres aeróbicos – Organismos que oxidam moléculas orgânicas, por meio da respiração, a fim de obter energia.

Servomecanismo – Qualquer mecanismo ou dispositivo que se autorregula.

SHBG – Globulina ligada aos hormônios sexuais. É uma proteína plasmática que carreia os hormônios sexuais.

Sinapse – Ponto em que neurônios vizinhos interagem.

Síncope – O mesmo que desmaio.

Sincronizados – Dois ou mais fenômenos que ocorrem no mesmo intervalo de tempo.

Síndrome nefrótica – Doença na qual ocorre perda de proteínas pelos rins.

Singularidade – Propriedade que se refere ao fato de cada ser humano ser único, em função de sua biografia e de suas vivências, ou seja, de suas memórias.

Sinusoides – Capilares que apresentam grandes fenestrações, sendo, portanto, altamente permeáveis.

Sistema – Conjunto de elementos que se inter-relacionam.

Sistema binário – Sistema que comporta apenas duas alternativas opostas, como 0 ou 1.

Sistema circulatório – Sistema orgânico que tem como função primordial suprir a demanda metabólica de todos os tecidos corporais mediante circulação de nutrientes, excretas e hormônios por todo o organismo, bem como fatores do sistema imunológico.

Sistema circulatório aberto – Sistema em que o sangue se "espalha" pelos tecidos, circulando fora dos vasos, através do interstício.

Sistema circulatório fechado – Sistema no qual o sangue circula dentro de vasos, não se comunicando diretamente com os tecidos.

Sistema conservativo – É um sistema no qual *não* ocorre perda de energia em forma de calor quando seus elementos interagem, conservando-se a energia total. / Sistema hipotético, no qual a energia total se conserva.

Sistema digestório – Sistema dedicado a assimilação (ingestão), quebra e absorção de nutrientes, e a eliminação dos resíduos produzidos no processo digestivo. Anteriormente denominado sistema digestivo.

Sistema dissipativo – É um sistema no qual ocorre perda de energia em forma de calor (entropia) quando seus elementos interagem. / Sistema no qual a interação de seus elementos produz atrito, o qual dissipa energia em forma de calor.

Sistema endócrino central – Sistema que compreende o eixo hipotálamo-hipófise e a glândula pineal.

Sistema endócrino periférico – Sistema que compreende as glândulas endócrinas periféricas (tireoide, paratireoides, pâncreas endócrino, adrenais e gônadas).

Sistema excitocondutor – Tecido muscular especializado em gerar e conduzir potenciais de ação.

Sistema interoceptivo – Sistema responsável pela interocepção.

Sistema límbico – Conjunto de estruturas filogeneticamente primitivas que produzem as emoções e controlam os impulsos.

Sistema linfático – Sistema formado por vasos em fundo cego que aspiram proteínas e água do interstício, devolvendo-as à circulação venosa.

Sistema multiplicador de contracorrente – Processo que gera hipertonicidade medular à custa de reabsorção ativa de sódio para o interstício sem que ocorra reabsorção concomitante de água.

Sistema nervoso autônomo – Divisão do sistema nervoso responsável pela regulação de estruturas que não estão sob nosso comando voluntário, tais como vasos sanguíneos, vísceras, glândulas e músculos neurorregulados (músculos liso e cardíaco). / Responsável pelo controle neural do meio interno. Divide-se em sistema nervoso simpático e sistema nervoso parassimpático.

Sistema nervoso autônomo parassimpático – Divisão do sistema nervoso autônomo que inerva estruturas da cabeça, bem como estruturas próximas à região sacral da coluna vertebral.

Sistema nervoso autônomo simpático – Divisão do sistema nervoso autônomo que inerva estruturas próximas às regiões torácica e lombar da coluna vertebral.

Sistema nervoso de relação – Ocupa-se de nossas relações com o meio ambiente.

Sistema nervoso entérico – Sistema nervoso segmentar composto por neurônios localizados nos plexos mioentérico e submucoso do tubo digestivo.

Sistema renina-angiotensina-aldosterona – Mecanismo de regulação da pressão arterial que envolve mediadores químicos e sua influência no tônus arteriolar.

Sistema reticular ativador ascendente – Conjunto de neurônios que secretam dopamina, noradrenalina, serotonina, histamina e acetilcolina e se projetam para todo o cérebro, modulando o funcionamento neural.

Sistema rim-volume – Mecanismo de regulação da pressão arterial por meio da diurese. / Mecanismo de regulação da pressão arterial que opera por meio da diurese por pressão e da natriurese por pressão.

Sistemas monoaminérgicos – Conjunto dos neurônios dopaminérgicos, serotoninérgicos e noradrenérgicos do tronco encefálico que modulam a atividade cerebral.

Sístole – Contração das câmaras cardíacas.

Skinner, Burrhus Frederic (1904-1990) – Psicólogo norte-americano que se dedicou ao estudo do condicionamento operante.

Sobrecarga alostática – Fenômeno no qual o organismo sofre demanda de energia maior do que a oferta.

Somação – Processo no qual as intensidades dos potenciais elétricos se somam algebricamente.

Somatopausa – Diminuição na produção do hormônio de crescimento que ocorre ao longo do envelhecimento.

Somestesia – É o conjunto de sensações produzidas por receptores difusos.

Sopro – Som produzido pelo turbilhonamento de um fluido.

Starling, Ernest Henry (1866-1927) – Fisiologista inglês que, entre outras contribuições para a Fisiologia, em 1915 apresentou a lei do coração ou lei de Frank-Starling.

Subcórtex – Conjunto de núcleos de neurônios situados inferiormente ao córtex cerebral.

Substância branca – Axônios mielinizados que preenchem o interior do encéfalo e da medula espinhal.

Substância cinzenta – Tecido nervoso sem mielina. Compreende os corpos celulares e os axônios desmielinizados.

Substâncias anfóteras – Substâncias que *podem ser doadoras ou captadoras de H+*, conforme a acidez existente no meio.

Sucesso evolutivo – Capacidade da espécie de se adaptar ao meio ambiente, conseguindo perpetuar seus genes por meio de seus descendentes.

Surfactante – Molécula que atua como detergente, reduzindo a tensão superficial no interior dos alvéolos.

T

Tampões – Substâncias capazes de amortecer variações de pH do meio atuando ora como ácido, ora como base.

Tamponamento celular – Processo de troca do hidrogênio extracelular pelo potássio intracelular.

Taquicardia – Aumento da frequência cardíaca para valores acima de 100 bpm.

Tato epicrítico – Tato discriminativo para percepção de texturas e formas.

Tato protopático – Tato grosseiro para percepção de áreas de pressão.

Taxa de filtração glomerular – Volume de plasma filtrado por minuto. O fator que determina a TFG é a pressão efetiva de filtração (PEF).

Taxonomia – Ramo do saber que se incumbe de classificar elementos.

Tecidos excitáveis – Tecidos capazes de gerar e conduzir potenciais de ação.

Tempo de vida das hemácias – O tempo médio de vida de uma hemácia é de 90 a 120 dias. Um órgão decisivo no processo de reciclagem das hemácias é o baço.

Tensão – Força que tende a produzir ruptura.

Tensão pré-menstrual – Conjunto de alterações comportamentais que acometem algumas mulheres em período fértil.

Tensão superficial – Efeito que ocorre na camada superficial de um líquido, fazendo com que a superfície deste se comporte como uma membrana elástica.

Teoria do portão da dor – Teoria que propõe que estímulos táteis podem ser capazes de bloquear, em nível medular, estímulos dolorosos.

Teoria dos sistemas – Define sistema como um conjunto de elementos que se inter-relacionam.

Termogênese – Produção de calor nas células, resultante das reações químicas do metabolismo. / Produção de calor oriunda da queima de calorias.

Testículos – Gônadas masculinas.

Testosterona – Hormônio sexual masculino que tem forte ação anabolizante. / Esteroide responsável pelos caracteres sexuais no homem. / Esteroide sexual masculino produzido nos testículos.

Tireoglobulina – Proteína de peso molecular muito elevado que funciona como uma esteira de montagem, pois é sobre ela que ocorre a síntese dos hormônios tireoidianos.

Tireoide – Glândula localizada anteriormente à laringe, constituída por dois lobos ligados por um istmo.

Tireoperoxidase – Enzima responsável pela oxidação e organificação do iodo.

Tiroxina ou tetraiodotironina (T_4) – Produto do acoplamento de duas di-iodotirosinas (DIT). É o principal hormônio sintetizado pela tireoide.

Titina ou conectina – Proteína muito longa e extremamente elástica que conecta um sarcômero a outro sarcômero adjacente.

Tomografia por emissão de pósitrons e ressonância magnética funcional – Técnicas de neuroimagem que possibilitam o estudo de grupos neuronais em atividade.

Tônus muscular – Está relacionado com a resistência à tensão (força de estiramento) em um músculo.

Tônus simpático – Estado de atividade contínua do sistema nervoso simpático.

Tônus vasomotor – Estado de semicontração em que se encontram os vasos sanguíneos.

Transdução – É o processo de transferência de informação de uma mídia (ou meio) para outra.

Transdução de força – Transformação dos potenciais de ação do motoneurônio em força de contração muscular.

Transdução intercelular – Processo no qual a informação vinda de uma célula é interpretada em outra célula.

Transdução sensorial – Transformação de energias oriundas do meio ambiente em potenciais elétricos celulares. É a transformação de "linguagem do universo" em "linguagem do cérebro".

Transportadores – Proteínas especiais cuja conformação se altera com a acoplagem da molécula.

Transporte ativo – Forma de transporte que ocorre contra gradiente, demandando energia para acontecer. / Transporte que depende de consumo de energia, já que ocorre contra uma força, seja elétrica ou de difusão.

Transporte passivo – Transporte que ocorre a favor de uma força, seja elétrica ou de difusão.

Tri-iodotironina (T_3) – Produto do acoplamento de uma monoiodotirosina (MIT) com uma di-iodotirosina (DIT), sendo a forma ativa da tiroxina.

Tripsina – Principal enzima proteolítica do suco pancreático, secretada em forma de tripsinogênio.

Trombo – Coágulo que, ao se formar, pode obstruir um vaso sanguíneo.

Tronco encefálico – Porção filogeneticamente antiga do encéfalo – constituída por bulbo, ponte e mesencéfalo –, que controla funções autônomas, o sono, o movimento ocular, a respiração, entre outras.

Tropomiosina – Proteína que recobre os locais ativos da actina. Para haver contração é preciso que a tropomiosina mude sua conformação espacial, deixando expostos os locais ativos da actina.

Troponina – Proteína que se liga ao cálcio, iniciando o processo de contração muscular. A troponina regula a interação dependente de cálcio da miosina com a actina.

TSH (hormônio estimulador da tireoide) – Hormônio que atua na tireoide, acelerando todas as etapas de biossíntese da tiroxina.

Tubo neural – Estrutura tubular formada nas primeiras semanas do desenvolvimento embrionário derivada do ectoderma.

U

Unidade motora – Conjunto de fibras musculares inervadas por um único motoneurônio.

Ureia – Produto do metabolismo das proteínas.

Uremia – Sinônimo de insuficiência renal. Se um paciente tem insuficiência renal, a ureia deixa de ser excretada, acumulando-se no sangue.

Urina – Produto final do processamento renal. Corresponde ao volume filtrado menos o volume reabsorvido mais o volume secretado.

Urobilina – Produzida pelo metabolismo da hemoglobina; dá a cor característica à urina.

V

Vacúolo – Loja intracelular formada a partir de uma invaginação da membrana plasmática.

Valva – Nome que se dá a um conjunto de válvulas.

Valvas atrioventriculares – Correspondem às valvas tricúspide e mitral.

Valvas semilunares – Correspondem às valvas aórtica e pulmonar.

Varizes – Dilatações que ocorrem nas veias.

Vasos retos – Vasos originários da arteríola glomerular eferente dos néfrons justamedulares; formam longas alças na medula renal, terminando por desembocar em vênulas renais.

Veia – Vaso que chega ao coração (orientação centrípeta).

Ventilação alveolar – Volume de ar efetivamente trocado nos alvéolos durante 1 minuto.
Ventilação pulmonar – Processo físico de entrada e saída de ar nos pulmões.
Ventrículos – Câmaras cardíacas cuja finalidade é contrair-se, produzindo pressão e, consequentemente, ejetando o sangue para fora do coração.
Via mesolímbica – Via responsável pelos reforços positivos (via do prazer) e negativos. O neurônio disparador da via é dopaminérgico. O principal constituinte da via mesolímbica é o feixe prosencefálico medial.
Vias respiratórias – Ductos para condução do ar atmosférico até os alvéolos.
Virilização – Desenvolvimento de características masculinas em mulheres.
Volemia – Volume circulante efetivo, ou seja, o volume ocupado pelo sangue dentro dos vasos, o qual é determinado principalmente pela água e pelo sódio. / Volume de sangue no interior dos vasos.
Volume circulante efetivo – Conjunto composto por água e sódio, presentes no sangue.
Volume diastólico final – Volume que o átrio esquerdo (AE) despeja no ventrículo esquerdo (VE), ao fim da diástole.
Volume sistólico final – Volume que resta no VE após a ejeção.
Vômito – Regurgitação do conteúdo gástrico provocada por peristalse reversa.

W

Wernicke, Karl (1848-1905) – Médico, anatomista, psiquiatra e neuropatologista alemão que estudou o papel do cérebro na percepção da linguagem.
Wundt, Wilhelm Maximilian (1832-1920) – Médico, filósofo e psicólogo alemão, considerado por muitos o pai da psicologia experimental.

X

Xerostomia – Ausência de secreção salivar. Sensação de secura na boca.

Z

Zona fasciculada – Região do córtex adrenal que produz os glicocorticoides.
Zona glomerular – Região do córtex adrenal que produz os mineralocorticoides.
Zona reticular – Região do córtex adrenal que produz os androgênios adrenais.

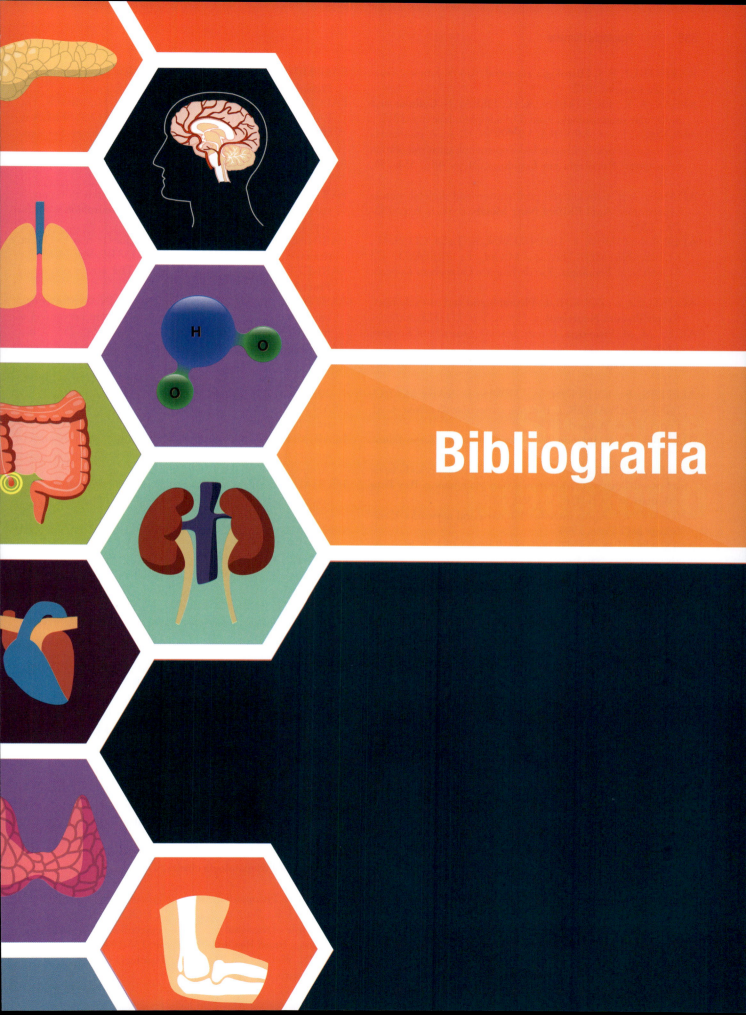
Bibliografia

AARESTRUP, B. J. **Histologia essencial**. Rio de Janeiro: Guanabara Koogan, 2012.

ABBAS, A. K.; LICHTMAN, A. H.; PILLAI, S. **Cellular and molecular immunology**. 9. ed. Philadelphia: Elsevier, 2017.

ABRAMOV, D. M.; MOURÃO JÚNIOR, C. A. A psiquiatria enquanto ciência: sobre que bases epistemológicas sua prática se sustenta? **Psicologia em Estudo**, v. 21, n. 4, p. 551-556, 2016.

ADAMS, G. R. Satellite cell proliferation and skeletal muscle hypertrophy. **Appl Physiol Nutr Metab**, v. 31, n. 6, p. 782-790, 2006.

ADER, J. L.; CARRÉ, F.; DIHN-XUAN, A. T.; DUCLOS, M.; KUBIS, N.; MERCIER, J.; MION, F.; PRÉFAUT, C.; ROMAN, S. **Fisiologia**. Rio de Janeiro: Guanabara Koogan, 2005.

AGOSTONI, E.; ZOCCHI, L. Pleural liquid and its exchanges. **Respir Physiol Neurobiol**, v. 159, n. 3, p. 311-323, 2007.

AIRES, M. M. **Fisiologia**. Rio de Janeiro: Guanabara Koogan, 1991.

_____. **Fisiologia**. 5. ed. Rio de Janeiro: Guanabara Koogan, 2018.

ALBERTS, B.; JOHNSON, A.; LEWIS, J.; RAFF, M.; ROBERTS, K.; WALTER, P. **Biologia molecular da célula**. 4. ed. Porto Alegre: Artmed, 2004.

ALES BELLO, A. **Introdução à fenomenologia**. Bauru: Edusc, 2006.

ALVES, G. J.; PALERMO-NETO, J. Neuroimunomodulação: sobre o diálogo entre os sistemas nervoso e imune. **Rev Bras Psiquiatr**, v. 29, n. 4, p. 363-369, 2007.

ANDERSON, J. A. **An introduction to neural networks**. Cambridge: MIT Press, 1995.

ANDRADE, V. M.; SANTOS, F. H.; BUENO, O. F. A. **Neuropsicologia hoje**. São Paulo: Artes Médicas, 2004.

ANTCZAK, S. **Fisiopatologia básica**. Rio de Janeiro: Editora LAB, 2005.

ANTONOV, I.; ANTONOVA, I.; KANDEL, E. R.; HAWKINS, R. D. Activity-dependent presynaptic facilitation and Hebbian LTP are both required and interact during classical conditioning in Aplysia. **Neuron**, v. 37, n. 1, p. 135-147, 2003.

ARBIB, M. **Handbook of brain theory and neural networks**. Cambridge: MIT Press, 1995.

ARORA, S.; ANUBHUTI. Role of neuropeptides in appetite regulation and obesity-a review. **Neuropeptides**, v. 40, n. 6, p. 375-401, 2006.

ÄSTRAND, P.-O.; RODAHL, K.; DAHL, H. A.; STROMME, S. B. **Tratado de fisiologia do trabalho: bases fisiológicas do exercício**. 4. ed. Porto Alegre: Artmed, 2006.

AVANCINI, E.; FAVARETTO, J. A. **Biologia: uma abordagem evolutiva e ecológica**. São Paulo: Moderna, 1997.

AZEVEDO, M. R. A. **Hematologia básica: fisiopatologia e diagnóstico laboratorial**. 6. ed. Rio de Janeiro: Thieme Revinter, 2019.

BADDELEY, A. Working memory. **Science**, v. 255, n. 5044, p. 556-9, Jan 31 1992.

_____. Working memory: looking back and looking forward. **Nat Rev Neurosci**, v. 4, n. 10, p. 829-839, 2003.

_____. **Working memory, thought and action**. New York: Oxford University Press, 2007.

BADILLO, J. J. G.; AYESTARÁN, E. G. **Fundamentos do treinamento de força**. 2. ed. Porto Alegre: Artmed, 2001.

BAGEMIHL, B. **Biological exuberance**. New York: St. Martin's Press, 1999.

BALCAZAR, D.; REGGE, V.; SANTALLA, M.; MEYER, H.; PAULULAT, A.; MATTIAZZI, A.; FERRERO, P. SERCA is critical to control the Bowditch effect in the heart. **Sci Rep**, v. 8, n. 1, p. 12447, 2018.

BALDO, M. V. C.; REGATÃO, M. C. **Fisiologia oral**. São Paulo: Santos, 2013.

BARANAUSKAS, G. Ionic channel function in action potential generation: current perspective. **Mol Neurobiol**, v. 35, n. 2, p. 129-150, 2007.

BARINAGA, M. Visual system provides clues to how the brain perceives. **Science**, v. 275, n. 5306, p. 1583-5, Mar 14 1997.

BARNETT, M. W.; LARKMAN, P. M. The action potential. **Pract Neurol**, v. 7, n. 3, p. 192-197, 2007.

BASTOS, M. G.; BREGMAN, R.; KIRSZTAJN, G. M. Doença renal crônica: frequente e grave, mas também prevenível e tratável. **Rev Assoc Med Bras**, v. 56, n. 2, p. 248-253, 2010.

BASTOS, R. R. **O método clínico**. Juiz de Fora: Belvedere, 2013.

_____. **Já pensou se fosse assim?** Juiz de Fora: Edição do autor, 2020.

BEAN, B. P. The action potential in mammalian central neurons. **Nat Rev Neurosci**, v. 8, n. 6, p. 451-465, 2007.

BEAR, M. F.; CONNORS, B. W.; PARADISO, M. A. **Neurociências: desvendando o sistema nervoso**. 4. ed. Porto Alegre: Artmed, 2017.

BECHARA, A.; NAQVI, N. Listening to your heart: interoceptive awareness as a gateway to feeling. **Nat Neurosci**, v. 7, n. 2, p. 102-103, 2004.

BEHRENDS, J. C.; BISCHOFBERGER, J.; DEUTZMANN, R.; EHMKE, H.; FRINGS, S.; GRISSMER, S.; HOTH, M.; KURTZ, A.; LEIPZIGER, J.; MÜLLER, F.; PEDAIN, C.; RETTIG, J.; WAGNER, C.; WISCHMEYER, E. **Physiologie**. Stuttgart: Thieme Verlag, 2010.

BENEDETTI, F. **Placebo effects: understanding the mechanisms in health and disease**. New York: Oxford University Press, 2009.

BENIAS, P. C.; WELLS, R. G.; SACKEY-ABOAGYE, B.; KLAVAN, H.; REIDY, J.; BUONOCORE, D.; MIRANDA, M.; KORNACKI, S.; WAYNE, M.; CARR-LOCKE, D. L. Structure and distribution of an unrecognized interstitium in human tissues. **Scientific Reports**, v. 8, n. 1, p. 1-8, 2018.

BENSEÑOR, I. M.; ATTA, J. A.; MARTINS, M. A. **Semiologia clínica**. São Paulo: Sarvier, 2002.

BERALDO, W. T. **Fisiologia**. Belo Horizonte: Imprensa Universitária/UFMG, 1978.

BERG, J. M.; TYMOCZKO, L.; STRYER, L.; GATTO-JR, G. J. **Bioquímica**. 7. ed. Rio de Janeiro: Guanabara Koogan, 2014.

BERTALANFFY, L. V. **Teoria geral dos sistemas**. 2. ed. Petrópolis: Vozes, 1975.

BEVILACQUA, F.; BENOUSSAN, E.; JANSEN, J. M.; SPÍNOLA, F. **Fisiopatologia clínica**. 3. ed. Rio de Janeiro: Atheneu, 1985.

BIRNEY, M. **Fisiopatologia**. Rio de Janeiro: Editora LAB, 2007.

BOOTH, J. R.; WOOD, L.; LU, D.; HOUK, J. C.; BITAN, T. The role of the basal ganglia and cerebellum in language processing. **Brain Res**, v. 1133, n. 1, p. 136-144, 2007.

BORON, W. F.; BOULPAEP, E. L. **Fisiologia médica**. 2. ed. Rio de Janeiro: Elsevier, 2015.

BORTOLOTTO, L. A.; SAFAR, M. E. Perfil da pressão arterial ao longo da árvore arterial e genética da hipertensão. **Arq Bras Cardiol**, v. 86, n. 3, p. 166-169, 2006.

BRANDÃO, M. L. **Psicofisiologia**. 2. ed. São Paulo: Atheneu, 2005.

_____. As bases biológicas do comportamento: introdução à neurociência. São Paulo: EPU, 2006.

BRAUNWALD, E.; KASPER, D. L.; FAUCI, A. S.; LONGO, D. L.; HAUSER, S. L.; JAMESON, J. L. **Harrison medicina interna**. 16. ed. Rio de Janeiro: McGraw-Hill, 2006.

BRENNER, E. D.; STAHLBERG, R.; MANCUSO, S.; VIVANCO, J.; BALUSKA, F.; VAN VOLKENBURGH, E. Plant neurobiology: an integrated view of plant signaling. **Trends Plant Sci**, v. 11, n. 8, p. 413-419, 2006.

BROBECK, J. R. **Best & Taylor's: as bases fisiológicas da prática médica**. 9. ed. Rio de Janeiro: Guanabara Koogan, 1976.

BRODAL, A. **Neurological anatomy in relation to clinical medicine**. 2. ed. New York: Oxford University Press, 1969.

BROOKS, G. A.; FAHEY, T. D.; BALDWIN, K. M. **Fisiologia do exercício: bioenergética humana e suas aplicações**. São Paulo: Phorte, 2013.

BROWN, R. E.; MILNER, P. M. The legacy of Donald O. Hebb: more than the Hebb synapse. **Nat Rev Neurosci**, v. 4, n. 12, p. 1013-1019, 2003.

BROWN, W. A. The placebo effect. **Sci Am**, v. 278, n. 1, p. 90-95, 1998.

BRUNTON, L. L.; HILAL-DANDAN, R.; KNOLLMANN, B. C. **As bases farmacológicas da terapêutica de Goodman & Gilman**. 13. ed. Porto Alegre: AMGH, 2018.

BULLOCK, J.; BOYLE, J.; WANG, M. B. **Fisiologia**. 3. ed. Rio de Janeiro: Guanabara Koogan, 1998.

CALABRESE, E. J. Converging concepts: adaptive response, preconditioning, and the Yerkes–Dodson law are manifestations of hormesis. **Ageing Res Rev**, v. 7, p. 8-20, 2008.

CAMMAROTA, M.; BEVILAQUA, L. R.; KOHLER, C.; MEDINA, J. H.; IZQUIERDO, I. Learning twice is different from learning once and from learning more. **Neuroscience**, v. 132, n. 2, p. 273-279, 2005.

CANI, P. D. Human gut microbiome: hopes, threats and promises. **Gut**, v. 67, p. 1716-1725, 2018.

CARLSON, N. R. **Fisiologia do comportamento**. 7. ed. Barueri: Manole, 2002.

CARNAC, G.; RICAUD, S.; VERNUS, B.; BONNIEU, A. Myostatin: biology and clinical relevance. **Mini Rev Med Chem**, v. 6, n. 7, p. 765-770, 2006.

CARPENTER, M. B. **Neuroanatomia humana**. Rio de Janeiro: Interamericana, 1978.

CARROLL, R. G. **Fisiologia**. Rio de Janeiro: Elsevier, 2007.

_____. **Problem-based physiology**. Philadelphia: Saunders, 2009.

CARVALHO, C. R.; TOUFEN, C., JR.; FRANCA, S. A. Ventilação mecânica: princípios, análise gráfica e modalidades ventilatórias. **J Bras Pneumol**, v. 33, n. Suppl 2S, p. S54-S70, 2007.

CARVALHO, W. B.; BONASSA, J.; CARVALHO, C. R. R.; AMARAL, J. L. G.; BEPPU, O. S.; AULER, J. O. C. **Atualização em ventilação pulmonar mecânica**. São Paulo: Atheneu, 1997.

CASTRO, L. C. G. O sistema endocrinológico vitamina D. **Arq Bras Endocrinol & Metabol**, v. 55, n. 8, p. 566-575, 2011.

CATANIA, A.; LATIES, V. Pavlov and Skinner: two lives in science. **J Exp Anal Behav**, v. 72, n. 3, p. 455-461, 1999.

CHACRA, A. R. Efeito fisiológico das incretinas. **Adv Stud Med**, v. 6, n. 7B, p. S613-S617, 2006.

CHALMERS, D. J. **The conscious mind: in search of a fundamental theory**. New York: Oxford University Press, 1996.

CHAMPE, P. C.; HARVEY, R. A.; FERRIER, D. R. **Bioquímica ilustrada**. 3. ed. Porto Alegre: Artmed, 2006.

CHERNOFF, Y. O. Mutation processes at the protein level: is Lamarck back? **Mutat Res**, v. 488, n. 1, p. 39-64, 2001.

CHURCHLAND, P. S.; SEJNOWSKI, T. J. **The computational brain**. Cambridge: MIT Press, 1992.

CINGOLANI, H. E.; HOUSSAY, A. B. **Fisiologia humana de Houssay**. 7. ed. Porto Alegre: Artmed, 2004.

COLLEN, A. **10% humano: como os micro-organismos são a chave para a saúde do corpo e da mente**. Rio de Janeiro: Sextante, 2016.

COLLOCA, L.; HOWICK, J. Placebos without deception: outcomes, mechanisms, and ethics. **Int Rev Neurobiol**, v. 138, p. 219-240, 2018.

COMPRI-NARDY, M.; STELLA, M. B.; OLIVEIRA, C. **Práticas de laboratório de bioquímica e biofísica**. Rio de Janeiro: Guanabara Koogan, 2009.

COOPER, S. J. From Claude Bernard to Walter Cannon: emergence of the concept of homeostasis. **Appetite**, v. 51, n. 3, p. 419-427, 2008.

CÓRDOVA, A. **Fisiologia dinâmica**. Rio de Janeiro: Guanabara Koogan, 2006.

COSTA, C. **Filosofia da mente**. Rio de Janeiro: Jorge Zahar, 2005.

COSTA, J. V.; DUARTE, J. S. Tecido adiposo e adipocinas. **Acta Med Port**, v. 19, n. 3, p. 251-256, 2006.

COSTANZO, L. S. **Physiology: cases and problems**. 3. ed. Baltimore: Lippincott, 2009.

_____. **Fisiologia**. 7. ed. Rio de Janeiro: Guanabara Koogan, 2019.

COTRAN, R. S.; KUMAR, V.; COLLINS, T. **Patologia estrutural e funcional de Robbins**. 6. ed. Rio de Janeiro: Guanabara Koogan, 2000.

COTTON, D. H. G. **Stress management: an integrated approach to therapy**. New York: Routledge, 1990.

CRAIG, A. D. Interoception: the sense of the physiological condition of the body. **Curr Opin Neurobiol**, v. 13, n. 4, p. 500-505, 2003.

_____. Pain mechanisms: labeled lines versus convergence in central processing. **Annu Rev Neurosci**, v. 26, p. 1-30, 2003.

_____. How do you feel-now? The anterior insula and human awareness. **Nat Rev Neurosci**, v. 10, n. 1, p. 59-70, 2009.

CRAVO, S. L.; ROSA, D. A.; KALASSA, F.; KORIM, W. S.; HINRICHS, J. M.; FERREIRA-NETO, M. L.; DI MÔNACO, L. R.; PEDRINO, G. R. Os núcleos vasomotores do bulbo e a regulação cardiovascular: novas evidências e novas questões. **Medicina (Ribeirão Preto)**, v. 39, n. 1, p. 89-100, 2006.

CRICK, F.; KOCH, C. Consciousness and neuroscience. **Cereb Cortex**, v. 8, n. 2, p. 97-107, 1998.

CRUVINEL, W. D. M.; MESQUITA JÚNIOR, D.; ARAÚJO, J. A. P.; CATELAN, T. T. T.; SOUZA, A. W. S. D.; SILVA, N. P. D.; ANDRADE, L. E. C. Sistema imunitário: Parte I. Fundamentos da imunidade inata com ênfase nos mecanismos moleculares e celulares da resposta inflamatória. **Rev Bras Reumatol**, v. 50, n. 4, p. 434-447, 2010.

CUCKIERT, A.; LIBERMAN, B. **Neuroendocrinologia clínica e cirúrgica**. São Paulo: Lemos Editorial, 2002.

CURI, R.; PROCOPIO, J. **Fisiologia básica**. Rio de Janeiro: Guanabara Koogan, 2009.

CURTIS, H. **Biologia**. 2. ed. Rio de Janeiro: Guanabara Koogan, 1977.

DALGALARRONDO, P. **Psicopatologia e semiologia dos transtornos mentais**. 3. ed. Porto Alegre: Artmed, 2019.

DAMASIO, A. R. **O erro de Descartes: emoção, razão e o cérebro humano**. São Paulo: Companhia das Letras, 1996.

_____. **O mistério da consciência**. São Paulo: Companhia das Letras, 2000.

_____. **Em busca de Espinosa: prazer e dor na ciência dos sentimentos**. São Paulo: Companhia das Letras, 2004.

DARWIN, C. **A origem das espécies**. São Paulo: Editora Martin Claret, 2004.

DASSEN, R.; FUSTINONI, O. **Sistema nervioso**. Buenos Aires: Librería y Editorial El Ateneo, 1951.

DAVIES, A.; BLAKELEY, A. G. H.; KIDD, C. **Fisiologia humana**. Porto Alegre: Artmed, 2003.

DAWKINS, M. S. **Explicando o comportamento animal**. São Paulo: Manole, 1989.

DAWKINS, R. **O gene egoísta**. São Paulo: Companhia das Letras, 2007.

DE ROBERTIS, E.; HIB, J. **Bases da biologia celular e molecular**. 4. ed. Rio de Janeiro: Guanabara Koogan, 2006.

DEGROOT, L. J.; JAMESON, J. L.; KRETSER, D.; GROSSMAN, A. B.; MARSHALL, J. C.; MELMED, S.; POTTS, J. T.; WEIR, G. C. **Endocrinology**. 5. ed. Philadelphia: Saunders, 2005.

DEJONG, R. N. **The neurologic examination: incorporating the fundamentals of neuroanatomy and neurophysiology**. 4. ed. Cambridge: Harper & Row Publishers, 1979.

DELAMATER, A. R. The role of the orbitofrontal cortex in sensory-specific encoding of associations in Pavlovian and instrumental conditioning. **Ann N Y Acad Sci**, v. 1121, p. 152-173, 2007.

DEL-CLARO, K. **Comportamento animal: uma introdução à ecologia comportamental**. Jundiaí: Editora Livraria Conceito, 2004.

DENNETT, D. C. Animal consciousness: what matters and why. **Social Research**, v. 62, p. 691-720, 1995.

DESPOPOULOS, A.; SILBERNAGL, S. **Color atlas of physiology**. 5. ed. Stuttgart: Thieme, 2003.

DÍAZ, C. J. **Diagnóstico diferencial Daimon**. Madrid: Ediciones Daimon, 1963.

DOUGLAS, C. R. **Tratado de fisiologia aplicada às ciências médicas**. 6. ed. Rio de Janeiro: Guanabara Koogan, 2006.

DOYA, K. Complementary roles of basal ganglia and cerebellum in learning and motor control. **Curr Opin Neurobiol**, v. 10, n. 6, p. 732-739, 2000.

DUARTE, A. C.; DIAS, C. O.; FELGA, J. E. **Tópicos de bioquímica celular**. Juiz de Fora: Editora da UFJF, 1998.

EATON, D. C.; POOLER, J. P. **Fisiologia renal de Vander (série LANGE)**. 8. ed. Porto Alegre: AMGH, 2016.

ECO, U. **Obra aberta**. 9. ed. São Paulo: Perspectiva, 2007.

EICHENBAUM, H.; DUDCHENKO, P.; WOOD, E.; SHAPIRO, M.; TANILA, H. The hippocampus, memory, and place cells: is it spatial memory or a memory space? **Neuron**, v. 23, n. 2, p. 209-226, 1999.

ELLENBOGEN, J. M.; HU, P. T.; PAYNE, J. D.; TITONE, D.; WALKER, M. P. Human relational memory requires time and sleep. **Proc Natl Acad Sci**, v. 104, n. 18, p. 7723-7728, 2007.

ENGEL, A. K.; ROELFSEMA, P. R.; FRIES, P.; BRECHT, M.; SINGER, W. Role of the temporal domain for response selection and perceptual binding. **Cereb Cortex**, v. 7, n. 6, p. 571-582, 1997.

EPSTEIN, I. **Teoria da informação**. 2. ed. São Paulo: Atica, 1988.

EZEILO, G. C. **Textbook of physiology**. New York: Oxford University Press, 2004.

FAILACE, R. **Hemograma**. 4. ed. Porto Alegre: Artmed, 2003.

FANSELOW, M. S.; POULOS, A. M. The neuroscience of mammalian associative learning. **Annu Rev Psychol**, v. 56, p. 207-234, 2005.

FARIA, N. C.; MOURÃO JÚNIOR, C. A. Aprendizagem: uma abordagem psicofisiológica. **Revista Ciências Humanas**, v. 10, n. 1, p. 99-107, 2017.

FAROOQI, I. S.; O'RAHILLY, S. Leptin: a pivotal regulator of human energy homeostasis. **Am J Clin Nutr**, v. 89, n. 3, p. 980S-984S, 2009.

FELIG, P.; BAXTER, J. D.; FROHMAN, L. A. **Endocrinology and metabolism**. 4. ed. New York: McGraw-Hill, 2001.

FELTRE, R.; YOSHINAGA, S. **Química**. São Paulo: Moderna, 1974.

FERREIRA, A. B. H. **Novo Aurélio século XXI: o dicionário da língua portuguesa**. 3. ed. Rio de Janeiro: Nova Fronteira, 1999.

FERREIRA, C. N.; SOUSA, M. D. O.; DUSSE, L. M. S. A.; CARVALHO, M. D. G. O novo modelo da cascata de coagulação baseado nas superfícies celulares e suas implicações. **Rev Bras de Hematol Hemoter**, v. 32, n. 5, p. 416-421, 2010.

FEYNMAN, R. P.; LEIGHTON, R. B.; SANDS, M. **Lições de física de Feynman**. Porto Alegre: Bookman, 2008.

FINK, G. D. Sympathetic activity, vascular capacitance, and long-term regulation of arterial pressure. **Hypertension**, v. 53, n. 2, p. 307-312, 2009.

FISCHBACH, F. **A manual of laboratory and diagnostic tests**. 6. ed. Philadelphia: Lippincott, 2000.

FOSCHINI, R. M. S. A.; RAMALHO, F. S.; BICAS, H. E. A. Células satélites musculares. **Arq Bras Oftalmol**, v. 67, n. 4, p. 681-687, 2004.

FOSS, M. L.; KETEYAN, S. J. **Bases fisiológicas do exercício e do esporte de Fox**. 6. ed. Rio de Janeiro: Guanabara Koogan, 2000.

FOX, S. I. **Fisiologia humana**. 7. ed. Barueri: Manole, 2007.

FREEMAN, W. J. The physiology of perception. **Sci Am**, v. 264, n. 2, p. 78-85, 1991.

FROMM, J.; LAUTNER, S. Electrical signals and their physiological significance in plants. **Plant Cell Environ**, v. 30, n. 3, p. 249-357, 2007.

FUENTES, D.; MALLOY-DINIZ, L. F.; CAMARGO, C. H. P.; COSENZA, R. M. **Neuropsicologia: teoria e prática**. Porto Alegre: Artmed, 2008.

FURNESS, J. B. The enteric nervous system and neurogastroenterology. **Nat Rev Gastroenterol Hepatol**, v. 9, p. 286-294, 2012.

FUSTER, J. M. Frontal lobe and cognitive development. **J Neurocytol**, v. 31, n. 3-5, p. 373-385, 2002.

_____. **Cortex and mind: unifying cognition**. New York: Oxford University Press, 2003.

_____. **The prefrontal cortex**. 5. ed. London: Academic Press, 2015.

FUTUYMA, D. J. **Biologia evolutiva**. 2. ed. São Paulo: Funpec, 2002.

GABRIEL, M. **Eu não sou meu cérebro**. Petrópolis: Vozes, 2018.

GALLUCCI, C. **Choque**. 2. ed. Rio de Janeiro: Editora de Publicações Médicas, 1987.

GANONG, W. F. **Fisiologia médica**. 22. ed. Rio de Janeiro: McGraw-Hill, 2006.

GARDNER, E.; GRAY, D. J.; O'RAHILLY, R. **Anatomia**. 2. ed. Rio de Janeiro: Guanabara Koogan, 1967.

GAZZANIGA, M. S. **The new cognitive neurosciences**. 2. ed. Cambridge: MIT Press, 2000.

GAZZANIGA, M. S.; IVRY, R. B.; MANGUN, G. R. **Neurociência cognitiva: a biologia da mente**. 2. ed. Porto Alegre: Artmed, 2006.

GLASS, D. J. Signalling pathways that mediate skeletal muscle hypertrophy and atrophy. **Nat Cell Biol**, v. 5, n. 2, p. 87-90, 2003.

GOLAN, D. E.; TASHJIAN JR, A. H.; ARMSTRONG, E. J.; ARMSTRONG, A. W. **Princípios de farmacologia: a base fisiopatológica da farmacoterapia**. 3. ed. Rio de Janeiro: Guanabara Koogan, 2014.

GOLDBERG, E. **O cérebro executivo: lobos frontais e a mente civilizada**. Rio de Janeiro: Imago, 2002.

_____. **The new executive brain: frontal lobes in a complex world**. New York: Oxford University Press, 2009.

GOLDBERGER, E. **Alterações do equilíbrio hídrico, eletrolítico e ácido-base**. 4. ed. Rio de Janeiro: Guanabara Koogan, 1973.

GOLDMAN, L.; AUSIELLO, D. **Cecil tratado de medicina interna**. 22. ed. Rio de Janeiro: Elsevier, 2005.

GOLDMAN-RAKIC, P. S. Cellular basis of working memory. **Neuron**, v. 14, n. 3, p. 477-485, 1995.

GOULD, S. J. **Darwin e os grandes enigmas da vida**. 2. ed. São Paulo: Martins Fontes, 1992.

GRANGER, J. P. Regulation of extracellular fluid volume by integrated control of sodium excretion. **Adv Physiol Educ**, v. 20, n. 1, p. S157-S168, 1998.

GRIFFIN, J. E.; OJEDA, S. R. **Textbook of endocrine physiology**. 5. ed. New York: Oxford University Press, 2004.

GROS, G.; ROLLEMA, H. S.; JELKMANN, W.; GROS, H.; BAUER, C.; MOLL, W. Net charge and oxygen affinity of human hemoglobin are independent of hemoglobin concentration. **J Gen Physiol**, v. 72, n. 6, p. 765-773, 1978.

GROSSBERG, S. How does a brain build a cognitive code? **Psychol Rev**, v. 87, n. 1, p. 1-51, 1980.

GUERRA, M. O. **Reprodução feminina: fisiologia do hipotálamo, hipófise e ovário**. Juiz de Fora: Editar, 2001.

HAEBISCH, H. **Fundamentos de fisiologia respiratória humana**. São Paulo: E.P.U., 1980.

HALL, J. E. **Guyton & Hall physiology review**. Philadelphia: Elsevier, 2006.

_____. **Guyton & Hall: perguntas e respostas em fisiologia**. 2. ed. Rio de Janeiro: Elsevier, 2012.

_____. **Guyton & Hall: tratado de fisiologia médica**. 13. ed. Rio de Janeiro: Elsevier, 2017.

HALL, J. E.; HALL, M. E. **Guyton and Hall textbook of medical physiology**. 14. ed. Philadelphia: Elsevier, 2021.

HAM, A. W.; CORMACK, D. H. **Histologia**. 8. ed. Rio de Janeiro: Guanabara Koogan, 1983.

HAYKIN, S. **Redes neurais**. 2. ed. Porto Alegre: Bookman, 2001.

HEBB, D. O. **The organization of behavior**. New York: Wiley, 1949.

_____. **Distinctive features of learning in the higher animal**. London: Oxford University Press, 1961.

HEDGE, G. A.; COLBY, H. D.; GOODMAN, R. L. **Fisiologia endócrina clínica**. Rio de Janeiro: Interlivros, 1988.

HERRERA, D. G.; ROBERTSON, H. A. Activation of c-fos in the brain. **Prog Neurobiol**, v. 50, n. 2-3, p. 83-107, 1996.

HEWITT, P. G. **Física conceitual**. 12. ed. Porto Alegre: Bookman, 2015.

HOENIGSBERG, H. The future of selection: individuality, the twin legacies of Lamarck & Darwin. **Genet Mol Res**, v. 1, n. 1, p. 39-50, 2002.

HOPFIELD, J. J. Neural networks and physical systems with emergent collective computational abilities. **Proc Natl Acad Sci**, v. 79, n. 8, p. 2554-2558, 1982.

HORGAN, J. **A mente desconhecida: por que a ciência não consegue replicar, medicar e explicar o cérebro humano**. São Paulo: Companhia das Letras, 2002.

HOUAISS, A. **Dicionário Houaiss da Língua Portuguesa**. Rio de Janeiro: Objetiva, 2001.

HUETTEL, S. A.; SONG, A. W.; MCCARTHY, G. **Functional magnetic resonance imaging**. 2. ed. Sunderland: Sinauer, 2009.

HUSSERL, E. **Investigações lógicas: investigações para a fenomenologia e a teoria do conhecimento**. Rio de Janeiro: Forense, 2012.

ICHIKAWA, T.; ISHIHARA, K.; SAIGENJI, K.; HOTTA, K. Stimulation of mucus glycoprotein biosynthesis in rat gastric mucosa by gastrin. **Biochem Pharmacol**, v. 46, n. 9, p. 1551-1557, 1993.

INUI, A. Ghrelin: an orexigenic and somatotrophic signal from the stomach. **Nat Rev Neurosci**, v. 2, n. 8, p. 551-460, 2001.

IZQUIERDO, I. **A arte de esquecer: cérebro e memória**. 2. ed. Rio de Janeiro: Vieira & Lent, 2010.

_____. **Memória**. 3. ed. Porto Alegre: Artmed, 2018.

JACKLE, J. The causal theory of the resting potential of cells. **J Theor Biol**, v. 249, n. 3, p. 445-463, 2007.

JACKSON, F. Epiphenomenal qualia. **The Philosophical Quarterly**, v. 32, p. 127-136, 1982.

JAMES, W. **The principles of psychology**. Chicago: William Benton, 1952.

JAMESON, J. L.; DEGROOT, L. J. **Endocrinology: adult and pediatric**. 6. ed. Philadelphia: Saunders, 2010.

JASPERS, K. **Psicopatologia geral**. 8. ed. São Paulo: Atheneu, 2000.

JENTSCH, T. J.; STEIN, V.; WEINREICH, F.; ZDEBIK, A. A. Molecular structure and physiological function of chloride channels. **Physiol Rev**, v. 82, n. 2, p. 503-568, 2002.

JOHNSON, A. G. Surgery as a placebo. **Lancet**, v. 344, n. 8930, p. 1140-1142, 1994.

JOHNSON, L. R. **Fundamentos de fisiologia médica**. 2. ed. Rio de Janeiro: Guanabara Koogan, 2000.

JOYNER, M. J.; CHARKOUDIAN, N.; WALLIN, B. G. A sympathetic view of the sympathetic nervous system and human blood pressure regulation. **Exp Physiol**, v. 93, n. 6, p. 715-24, 2008.

JUNQUEIRA, L. C.; CARNEIRO, J. **Histologia básica**. 11. ed. Rio de Janeiro: Guanabara Koogan, 2008.

KACSOH, B. **Endocrine physiology**. New York: McGraw-Hill, 2000.

KAMVISSI, V.; SALERNO, A.; BORNSTEIN, S.; MINGRONE, G.; RUBINO, F. Incretins or anti-incretins? A new model for the "entero-pancreatic axis". **Horm Metab Res**, v. 47, n. 1, p. 84-87, 2015.

KANDEL, E. R. **In search of memory**. New York: W. W. Norton & Company, 2006.

_____. **In search of memory: the emergence of a new science of mind**. New York: W. W. Norton & Company, 2006.

KANDEL, E. R.; SCHWARTZ, J. H.; JESSELL, T. M. **Essentials of neural science and behavior**. East Norwalk: Appleton & Lange, 1995.

KANDEL, E. R.; SCHWARTZ, J. H.; JESSELL, T. M.; SIEGELBAUM, S. A.; HUDSPETH, A. J. **Principles of neural science**. 5. ed. New York: McGraw-Hill, 2013.

_____. **Princípios da neurociência**. 5. ed. Porto Alegre: AMGH, 2014.

KANT, I. **Prolegômenos a toda metafísica futura que possa apresentar-se como ciência**. São Paulo: Companhia Editora Nacional, 1959.

KATZUNG, B. G.; TREVOR, A. J. **Farmacologia básica e clínica (série LANGE)**. 13. ed. Porto Alegre: AMGH, 2017.

KEENER, J.; SNEYD, J. **Mathematical physiology**. New York: Springer, 1998.

KELLY, E. F.; KELLY, E. W.; CRABTREE, A.; GAULD, A.; GROSSO, M. **Irreducible mind: Toward a psychology for the 21st century**. Lanham: Rowman & Littlefield, 2007.

KELSO, J. A. S. **Dynamic patterns: the self-organization of brain and behavior**. Cambridge: MIT Press, 1995.

KENNEY, W. L.; WILMORE, J. H.; COSTILL, D. L. **Fisiologia do esporte e do exercício**. 5. ed. Barueri: Manole, 2013.

KIBBLE, J. D.; HALSEY, C. R. **Medical physiology: the big picture**. New York: McGraw-Hill, 2009.

KIM, J. **Philosophy of mind**. 3. ed. Boulder: Westview Press, 2011.

KLINKE, R.; SILBERNAGL, S. **Tratado de fisiologia**. 4. ed. Rio de Janeiro: Guanabara Koogan, 2006.

KNOX, F. G. **Fisiopatologia renal**. São Paulo: Harbra, 1980.

KOEPPEN, B. M.; STANTON, B. A. **Berne & Levy: fisiologia**. 6. ed. Rio de Janeiro: Elsevier, 2009.

KOESTLER, A. **O fantasma da máquina**. Rio de Janeiro: Zahar, 1969.

KOHONEN, T. **Self-organization and associative memory**. Berlin: Springer, 1984.

KOLB, B.; WHISHAW, I. Q. **Neurociência do comportamento**. Baureri: Manole, 2002.

KOOB, G. F. Neural mechanisms of drug reinforcement. **Ann N Y Acad Sci**, v. 654, p. 171-191, 1992.

KOSTOGLOU-ATHANASSIOU, I. Therapeutic applications of melatonin. **Ther Adv Endocrinol Metab**, v. 4, n. 1, p. 13-24, 2013.

KREBS, J. R.; DAVIES, N. B. **Introdução à ecologia comportamental**. São Paulo: Atheneu, 1996.

KRIEGER, E. M.; FRANCHINI, K. G.; KRIEGER, J. E. Fisiopatogenia da hipertensão arterial. **Medicina (Ribeirão Preto)**, v. 29, n. 2/3, p. 181-192, 1996.

KUBIN, L.; FENIK, V. Pontine cholinergic mechanisms and their impact on respiratory regulation. **Respir Physiol Neurobiol**, v. 143, n. 2-3, p. 235-249, 2004.

LABARBERA, M. Principles of design of fluid transport systems in zoology. **Science**, v. 249, n. 4972, p. 992-1000, Aug 31 1990.

LANDOWNE, D. **Fisiologia celular (série LANGE)**. Porto Alegre: AMGH, 2006.

LASHLEY, K. S. **Brain mechanisms and intelligence**. New York: Dover Publications, 1963.

LEDOUX, J. **O cérebro emocional**. Rio de Janeiro: Objetiva, 2001.

LEGRENZI, P.; UMILTÀ, C. **Neuromania: on the limits of brain science**. New York: Oxford University Press, 2011.

LENT, R. **Neurociência da mente e do comportamento**. Rio de Janeiro: Guanabara Koogan, 2008.

_____. **Cem bilhões de neurônios? Conceitos fundamentais de neurociência**. 2. ed. São Paulo: Atheneu, 2010.

LEVITZKY, M. G. **Fisiologia pulmonar (série LANGE)**. 7. ed. Porto Alegre: AMGH, 2008.

LINARDI, A.; SANTOS-JUNIOR, J. G.; RICHTZENHAIN, M. H. V.; ROCHA E SILVA, T. A. A. **Farmacologia essencial**. Rio de Janeiro: Guanabara Koogan, 2016.

LOGOTHETIS, N. K. What we can do and what we cannot do with fMRI. **Nature**, v. 453, n. 7197, p. 869-878, 2008.

LÓPEZ, M.; LAURENTYS, J. **Semiologia médica**. 2. ed. Rio de Janeiro: Livraria Atheneu, 1988.

LOVELOCK, J. **Gaia: a new look at life on earth**. New York: Oxford University Press, 2000.

LOVELOCK, J. E.; RAPLEY, C. G. Ocean pipes could help the Earth to cure itself. **Nature**, v. 449, n. 7161, p. 403, 2007.

LUMPKIN, E. A.; CATERINA, M. J. Mechanisms of sensory transduction in the skin. **Nature**, v. 445, n. 7130, p. 858-465, 2007.

LURIA, A. R. **A mente e a memória**. 2. ed. São Paulo: Martins Fontes, 2006.

MACEY, R. I. **Fisiologia humana**. São Paulo: Edgard Blücher, 1974.

MACHADO, A. **Neuroanatomia funcional**. 2. ed. São Paulo: Atheneu, 2000.

MACHADO, P. R.; ARAÚJO, M. I. A.; CARVALHO, L.; CARVALHO, E. M. Mecanismos de resposta imune às infecções. **Anais Bras Dermatol**, v. 79, n. 6, p. 647-662, 2004.

MACHADO, V. G.; NOME, F. Compostos fosfatados ricos em energia. **Química Nova**, v. 22, n. 3, p. 351-357, 1999.

MALLOY-DINIZ, L. F.; DIAS, N. M. **Funções executivas: modelos e aplicações**. São Paulo: Pearson Clinical Brasil, 2020.

MALNIC, G.; MARCONDES, M. **Fisiologia renal**. São Paulo: EPU, 1986.

MARCO, N. **O que é darwinismo**. 3. ed. São Paulo: Editora Brasiliense, 1993.

MARIEB, E. N.; HOEHN, K. **Anatomia e fisiologia**. 3. ed. Porto Alegre: Artmed, 2009.

MARINO, P. L. **Compêndio de UTI**. 2. ed. Porto Alegre: Artmed, 2000.

MARINO, R.; MISRA, M. Extra-Skeletal Effects of Vitamin D. **Nutrients**, v. 11, n. 7, p. 1460, 2019.

MARQUES, A. P. **Cadeias musculares**. 2. ed. São Paulo: Manole, 2004.

MARRONI, N. P.; CAPP, E. **Fisiologia prática**. Canoas: Editora da ULBRA, 2001.

MARTELLIA, A. Sistema renina angiotensina aldosterona e homeostase cardiovascular. **J Health Sci**, v. 12, n. 4, p. 51-55, 2010.

MARTINEZ, A. M. B.; ALLODI, S.; UZIEL, D. **Neuroanatomia essencial**. Rio de Janeiro: Guanabara Koogan, 2014.

MASTROCOLLA, L. E. **Ergometria**. São Paulo: Centro de Cardiologia Não Invasiva, 1992.

MAUGHAN, R.; GLEESON, M.; GREENHAFF, P. L. **Bioquímica do exercício e treinamento**. Barueri: Manole, 2000.

MCARDLE, W. D.; KATCH, F. I.; KATCH, V. L. **Fisiologia do exercício: nutrição, exercício e desempenho humano**. 8. ed. Rio de Janeiro: Guanabara Koogan, 2017.

MCEWEN, B. S. Stress, adaptation, and disease. Allostasis and allostatic load. **Ann N Y Acad Sci**, v. 840, p. 33-44, 1998.

_____. The neurobiology of stress: from serendipity to clinical relevance. **Brain Res**, v. 886, n. 1-2, p. 172-189, 2000.

_____. Physiology and neurobiology of stress and adaptation: central role of the brain. **Physiol Rev**, v. 87, n. 3, p. 873-904, 2007.

MCEWEN, B. S.; SAPOLSKY, R. M. Stress and cognitive function. **Curr Opin Neurobiol**, v. 5, n. 2, p. 205-216, 1995.

MCEWEN, B. S.; STELLAR, E. Stress and the individual: mechanisms leading to disease. **Arch Intern Med**, v. 153, n. 18, p. 2093-2101, 1993.

MCEWEN, B. S.; WINGFIELD, J. C. The concept of allostasis in biology and biomedicine. **Horm Behav**, v. 43, n. 1, p. 2-15, 2003.

MCGAUGH, J. L.; WEINBERGER, N. M.; WHALEN, R. E. **Psicobiologia: as bases biológicas do comportamento**. São Paulo: Polígono, 1970.

MCGEOCH, P. D.; BRANG, D.; RAMACHANDRAN, V. S. Apraxia, metaphor and mirror neurons. **Med Hypotheses**, v. 69, n. 6, p. 1165-1168, 2007.

MCHENRY, H. M. Fossils and the mosaic nature of human evolution. **Science**, v. 190, n. 4213, p. 425-31, Oct 31 1975.

MESQUITA JÚNIOR, D.; ARAÚJO, J. A. P.; CATELAN, T. T. T.; SOUZA, A. W. S. D.; CRUVINEL, W. D. M.; ANDRADE, L. E. C.; SILVA, N. P. D. Sistema imunitário-parte II: fundamentos da resposta imunológica mediada por linfócitos T e B. **Rev Bras Reumatol**, v. 50, n. 5, p. 552-580, 2010.

MIDDLETON, F. A.; STRICK, P. L. Basal ganglia and cerebellar loops: motor and cognitive circuits. **Brain Res Brain Res Rev**, v. 31, n. 2-3, p. 236-50, Mar 2000.

MILLER, G. Growing pains for fMRI. **Science**, v. 320, n. 5882, p. 1412-1414, 2008.

MOHRMAN, D. E.; HELLER, L. J. **Fisiologia cardiovascular (série LANGE)**. 6. ed. Porto Alegre: AMGH, 2008.

MOLINA, P. E. **Fisiologia endócrina (série LANGE)**. 4. ed. Porto Alegre: AMGH, 2014.

MOMBAERTS, P. The human repertoire of odorant receptor genes and pseudogenes. **Annu Rev Genomics Hum Genet**, v. 2, p. 493-510, 2001.

MOORE, K. L. **Embriologia clínica**. 3. ed. Rio de Janeiro: Interamericana, 1984.

MORALES-SOTO, W.; GULBRANSEN, B. D. Enteric glia: a new player in abdominal pain. **Cell Mol Gastroenterol Hepatol**, v. 7, n. 2, p. 433-445, 2019.

MORANDINI, C. **Zoologia**. 6. ed. São Paulo: Nobel, 1982.

MORRIS, J. G. **Físico-química para biólogos**. São Paulo: Editora Polígono, 1972.

MOURÃO JÚNIOR, C. A. A "neurociência" em crise. **Psicologia em Pesquisa**, v. 14, n. 4, p. 16-33, 2020.

MOURÃO JÚNIOR, C. A.; ABRAMOV, D. M. **Curso de biofísica**. Rio de Janeiro: Guanabara Koogan, 2009.

_____. **Fisiologia essencial**. Rio de Janeiro: Guanabara Koogan, 2011.

_____. **Biofísica essencial**. Rio de Janeiro: Guanabara Koogan, 2012.

MOURÃO JÚNIOR, C. A.; FARIA, N. C. Memória. **Psicologia Reflexão e Crítica**, v. 28, n. 4, p. 780-788, 2015.

MOURÃO JÚNIOR, C. A.; MELO, L. B. R. Integração de três conceitos: função executiva, memória de trabalho e aprendizado. **Psicologia: Teoria e Pesquisa**, v. 27, n. 3, p. 309-314, 2011.

MOURÃO JÚNIOR, C. A.; SCHMIDT, S. L.; MANHAES, A. C. Testosterone and free thyroxin blood in congenitally acallosal male BALB/cCF mice. **Neuro Endocrinol Lett**, v. 24, n. 6, p. 459-462, 2003.

MOURÃO JÚNIOR, C. A.; SOUZA, L. S. Fisiopatologia do choque. **HU Revista**, v. 40, n. 1-2, p. 75-80, 2014.

MURPHY, K. **Imunobiologia de Janeway**. 8. ed. Porto Alegre: Artmed, 2014.

MYERS, D. **Introdução à psicologia geral**. 5. ed. Rio de Janeiro: LTC, 1999.

NAMBU, A. Seven problems on the basal ganglia. **Curr Opin Neurobiol**, v. 18, n. 6, p. 595-604, 2008.

NASCIMENTO, J.W.L.; ALVIM, R.O.; MOURÃO JÚNIOR, C.A. Adrenocorticosteroides e antagonistas adrenocorticais. In: SANTOS, P.C.J.L. (Ed.). **Livro-texto farmacologia: casos clínicos e atividades didáticas**. Rio de Janeiro: Atheneu, 2020.

NELSON, D. L.; COX, M. M. **Princípios de bioquímica de Lehninger**. 6. ed. Porto Alegre: Artmed, 2014.

NESSE, R. M.; WILLIAMS, G. C. **Evolution and healing: the new science of darwinian medicine**. London: Orion Press, 1996.

NETO, F. T. **Nutrição clínica**. Rio de Janeiro: Guanabara Koogan, 2003.

NIEDERMEYER, E.; SILVA, F. L. **Electroencephalography: basic principles, clinical applications, and related fields**. 5. ed. Philadelphia: Lippincott Williams & Wilkins, 2005.

NOVAK, P. Autonomic disorders. **Am J Med**, v. 132, p. 420-436, 2019.

NUSSENZVEIG, H. M. **Curso de física básica**. 4. ed. São Paulo: Edgard Blücher, 2002.

ODUM, E. P. **Ecologia**. Rio de Janeiro: Guanabara Koogan, 1988.

OFFER, D.; KAIZ, M.; HOWARD, K. I.; BENNETT, E. S. The altering of reported experiences. **J Am Acad Child Adolesc Psychiatry**, v. 39, n. 6, p. 735-742, 2000.

OPARIN, A. **A origem da vida**. 9. ed. São Paulo: Global Editora, 1989.

ORTEGA, F. Fenomenologia da visceralidade: notas sobre o impacto das tecnologias de visualização médica na corporeidade. **Cad Saude Publica**, v. 21, n. 6, p. 1875-1883, 2005.

ORTH, D. N.; ISLAND, D. P.; LIDDLE, G. W. Experimental alteration of the circadian rhythm in plasma cortisol (17-OHCS) concentration in man. **J Clin Endocrinol Metab**, v. 27, n. 4, p. 549-555, 1967.

PALTA, S.; SAROA, R.; PALTA, A. Overview of the coagulation system. **Indian J Anaesth**, v. 58, n. 5, p. 515-523, 2014.

PATTON, H. D.; FUCHS, A. F.; HILLE, B.; SCHER, A. M.; STEINER, R. **Textbook of physiology**. 21. ed. Philadelphia: Saunders, 1989.

PAVAM, A. **Biologia geral**. 3. ed. Juiz de Fora: Instituto Maria, 1987.

PAVLOV, I. P. **Textos escolhidos**. São Paulo: Abril Cultural, 1980.

PEDROSO, E. R. P.; ROCHA, M. O. C.; SILVA, O. A. **Clínica médica: os princípios da prática ambulatorial.** Rio de Janeiro: Atheneu, 1993.

PEIXOTO, M. C.; ROCHA-SOUZA, A.; SOARES-FORTUNATO, J. M. Vasopressina – papel nos comportamentos, aprendizagem e memória. **Revista Portuguesa de Psicossomática,** v. 5, n. 2, p. 79-92, 2003.

PEIXOTO, P. T. C. **Compositions affectives, ville & hétérogénèse urbaine: pour une démocratie compositionnelle.** Macaé: Edição do autor, 2016.

PENFIELD, W. **O mistério da mente.** São Paulo: Atheneu, 1983.

PENROSE, R. **Shadows of the mind.** New York: Oxford University Press, 1994.

PERIAYAH, M. H.; HALIM, A. S.; SAAD, A. Z. M. Mechanism action of platelets and crucial blood coagulation pathways in hemostasis. **Int J Hematol Oncol Stem Cell Res,** v. 11, n. 4, p. 319-327, 2017.

PERL, E. R. Getting a line on pain: is it mediated by dedicated pathways? **Nat Neurosci,** v. 1, n. 3, p. 177-178, 1998.

PIMENTEL, M.; SANTOS-REBOUÇAS, C.; GALLO, C. **Genética essencial.** Rio de Janeiro: Guanabara Koogan, 2013.

POCOCK, G.; RICHARDS, C. D. **Fisiologia humana: a base da medicina.** 2. ed. Rio de Janeiro: Guanabara Koogan, 2006.

POPPER, K. **A lógica da pesquisa científica.** São Paulo: Cultrix, 1975.

_____. **O conhecimento e o problema corpo-mente.** Lisboa: Edições 70, 2009.

POPPER, K.; ECCLES, J. C. **O eu e seu cérebro.** Brasília: Editora Universidade de Brasília, 1991.

_____. **O cérebro e o pensamento.** Brasília: Editora Universidade de Brasília, 1992.

PORGES, S. W. The polyvagal theory: phylogenetic contributions to social behavior. **Physiology & Behavior,** v. 79, n. 3, p. 503-513, 2003.

_____. **Teoria polivagal.** Rio de Janeiro: Senses, 2012.

PORTH, C. M. **Fisiopatologia.** 6. ed. Rio de Janeiro: Guanabara Koogan, 2004.

PORTO, C. C. **Semiologia médica.** Rio de Janeiro: Guanabara Koogan, 1990.

_____. **Doenças do coração: prevenção e tratamento.** 2. ed. Rio de Janeiro: Guanabara Koogan, 2005.

PRIGOGINE, I.; KONDEPUDI, D. **Termodinâmica: dos motores térmicos às estruturas.** Lisboa: Instituto Piaget, 1999.

PUNT, J.; STRANFORD, S. A.; JONES, P. P.; OWEN, J. A. **Kuby: imunology.** 8. ed. New York: W. H. Freeman, 2019.

PURVES, D.; AUGUSTINE, G. J.; FITZPATRICK, D.; HAL, W. C.; LA MANTIA, A. S.; MCNAMARA, J. O.; WHITE, L. E. **Neurociências.** 4. ed. Porto Alegre: Artmed, 2010.

QUIGLEY, J. P.; TEMPLETON, R. D. Action of insulin on the motility of the gastrointestinal tract: action on the stomach following double vagotomy. **Am J Physiol,** v. 91, n. 2, p. 482-487, 1930.

RAFF, H. **Segredos em fisiologia.** Porto Alegre: Artmed, 2000.

RAFF, H.; LEVITZKY, M. **Fisiologia médica: uma abordagem integrada (série LANGE).** Porto Alegre: AMGH, 2012.

RAMACHANDRAN, V. S. **A brief tour of human consciousness.** New York: Pi Press, 2005.

RAMACHANDRAN, V. S.; BLAKESLEE, S. **Fantasmas no cérebro: uma investigação dos mistérios da mente humana.** Rio de Janeiro: Record, 2002.

RAMACHANDRAN, V. S.; ROGERS-RAMACHANDRAN, D. Synaesthesia in phantom limbs induced with mirrors. **Proc Biol Sci,** v. 263, n. 1369, p. 377-386, 1996.

RANSON, S. W.; CLARK, S. L. **Anatomia do sistema nervoso: desenvolvimento e função.** São Paulo: Editora Renascença, 1952.

RAO, M.; GERSHON, M. D. The bowel and beyond: the enteric nervous system in neurological disorders. **Nat Rev Gastroenterol Hepatol,** v. 13, n. 9, p. 517-528, 2016.

REIMÃO, R. **Medicina do sono.** São Paulo: Lemos Editorial, 1999.

REPOVS, G.; BADDELEY, A. The multi-component model of working memory: explorations in experimental cognitive psychology. **Neuroscience,** v. 139, n. 1, p. 5-21, 2006.

REY, L. **Dicionário de termos técnicos de medicina e saúde.** 2. ed. Rio de Janeiro: Guanabara Koogan, 2003.

RHOADES, R. A.; TANNER, G. A. **Fisiologia médica.** 2. ed. Rio de Janeiro: Guanabara Koogan, 2005.

RIBEIRO, S.; SHI, X.; ENGELHARD, M.; ZHOU, Y.; ZHANG, H.; GERVASONI, D.; LIN, S. C.; WADA, K.; LEMOS, N. A.; NICOLELIS, M. A. Novel experience induces persistent sleep-dependent plasticity in the cortex but not in the hippocampus. **Front Neurosci,** v. 1, n. 1, p. 43-55, 2007.

RICKLEFS, R. E. **A economia da natureza.** 3. ed. Rio de Janeiro: Guanabara Koogan, 1983.

RITTER, J. M.; FLOWER, R.; HENDERSON, G.; LOKE, Y. K.; MACEWAN, D.; RANG, H. P. **Rang & Dale: farmacologia.** Rio de Janeiro: Guanabara Koogan, 2020.

RIZZOLATTI, G.; FABBRI-DESTRO, M.; CATTANEO, L. Mirror neurons and their clinical relevance. **Nat Clin Pract Neurol,** v. 5, n. 1, p. 24-34, 2009.

ROCHA, D. M.; OLIVEIRA, G. J. **Química fisiológica.** Juiz de Fora: Esdeva, 1984.

ROSEN, E. D.; SPIEGELMAN, B. M. Adipocytes as regulators of energy balance and glucose homeostasis. **Nature,** v. 444, n. 7121, p. 847-853, 2006.

ROSENTHAL, D. M. Consciousness and the mind. **The Jerusalem Philosophical Quarterly,** v. 51, p. 227-251, 2002.

ROTELLAR, E. **ABC das alterações hidroeletrolíticas e ácido base.** 3. ed. São Paulo: Atheneu, 1996.

ROZMAN, C. **Compêndio de medicina interna.** São Paulo: Manole, 1999.

RUSSELL, B. **A perspectiva científica.** São Paulo: Companhia Editora Nacional, 1956.

RYAN, J. P.; TUMA, R. F. **Fisiologia: testes preparatórios.** 9. ed. Barueri: Manole, 2000.

SABAH, N. H. Origin of the resting potential. **IEEE Eng Med Biol Mag,** v. 18, n. 5, p. 100-105, 1999.

_____. Aspects of nerve conduction. **IEEE Eng Med Biol Mag,** v. 19, n. 6, p. 111-118, 2000.

SACKS, O. **O homem que confundiu sua mulher com um chapéu.** São Paulo: Companhia das Letras, 1997.

SACKS, O. **A mente assombrada.** São Paulo: Companhia das Letras, 2013.

SAGAN, C. **Os dragões do Éden.** São Paulo: Círculo do Livro, 1977.

_____. **O mundo assombrado pelos demônios.** São Paulo: Companhia das Letras, 2006.

SANJULIANI, A.; TORRES, M.; DE PAULA, L.; BASSAN, F. Eixo Renina-Angiotensina-Aldosterona: bases fisiológicas e fisiopatológicas. **Rev HUPE,** v. 10, n. 3, p. 20-30, 2011.

SAPOLSKY, R. M. **Por que as zebras não têm úlceras?** São Paulo: Francis, 2008.

SAPOLSKY, R. M.; ROMERO, L. M.; MUNCK, A. U. How do glucocorticoids influence stress responses? Integrating permissive, suppressive, stimulatory, and preparative actions. **Endocr Rev**, v. 21, n. 1, p. 55-89, 2000.

SCHAEFFER, J. P. **Morris' human anatomy**. 11. ed. New York: McGraw-Hill, 1953.

SCHAUFF, C.; MOFFETT, D.; MOFFETT, S. **Fisiologia humana**. Rio de Janeiro: Guanabara Koogan, 1993.

SCHEMANN, M.; NEUNLIST, M. The human enteric nervous system. **Neurogastroenterol Motil**, v. 16, n. Suppl. 1, p. 55-59, 2004.

SCHIFFMAN, F. J. **Fisiopatologia hematológica**. São Paulo: Editora Santos, 2004.

SCHOPENHAUER, A. **O mundo como vontade e como representação**. São Paulo: Editora UNESP, 2005.

SCHRIER, R. W.; ABRAHAM, W. T. Hormones and hemodynamics in heart failure. **N Engl J Med**, v. 341, n. 8, p. 577-585, 1999.

SCHULTZ, D. P.; SCHULTZ, S. E. **História da psicologia moderna**. 5. ed. São Paulo: Cultrix, 1992.

SEALE, P.; RUDNICKI, M. A. A new look at the origin, function, and "stem-cell" status of muscle satellite cells. **Dev Biol**, v. 218, n. 2, p. 115-124, 2000.

SELKURT, E. E. **Fisiologia**. 5. ed. Rio de Janeiro: Guanabara Koogan, 1986.

SELYE, H. **Stress in health and disease**. Boston: Butterworth, 1976.

_____. **The stress of life**. New York: Mc-Graw Hill, 1984.

SHARAN, M.; SINGH, M. P.; AMINATAEI, A. A mathematical model for the computation of the oxygen dissociation curve in human blood. **Biosystems**, v. 22, n. 3, p. 249-260, 1989.

SHAW, J.; PORTER, S. Constructing rich false memories of committing crime. **Psycholog Sci**, v. 26, n. 3, p. 291-301, 2015.

SHEPHERD, G. M. **The synaptic organization of the brain**. 5. ed. New York: Oxford University Press, 2004.

SILVERTHORN, D. U. **Fisiologia humana: uma abordagem integrada**. 7. ed. Porto Alegre: Artmed, 2017.

SKARDA, C. J.; FREEMAN, W. J. How brains make chaos in order to make sense of the world. **Behav Brain Sci**, v. 10, p. 161-195, 1987.

SKINNER, B. F. **Contingencies of reinforcement: a theoretical analysis**. New Jersey: Prentice-Hall, 1969.

SMITH, M. E.; MORTON, D. G. **O sistema digestivo**. Rio de Janeiro: Guanabara Koogan, 2003.

SMITH, S. A.; TRAVERS, R. J.; MORRISSEY, J. H. How it all starts: Initiation of the clotting cascade. **Crit Rev Biochem Mol Biol**, v. 50, n. 4, p. 326-336, 2015.

SOARES JUNIOR, J. M.; DE HOLANDA, F. S.; BARACAT, E. C. Melatonina e puberdade: quais as evidências? **Rev Bras Ginecol Obstet**, v. 30, n. 10, p. 483-485, 2008.

SOKOLOWSKI, R. **Introdução à fenomenologia**. São Paulo: Edições Loyola, 2004.

SOUZA, A. W. S. D.; MESQUITA JÚNIOR, D.; ARAÚJO, J. A. P.; CATELAN, T. T. T.; CRUVINEL, W. D. M.; ANDRADE, L. E. C.; SILVA, N. P. D. Sistema imunitário: parte III. O delicado equilíbrio do sistema imunológico entre os pólos de tolerância e autoimunidade. **Rev Bras Reumatol**, v. 50, n. 6, p. 665-679, 2010.

SPEROFF, L.; GLASS, R. H.; KASE, N. G. **Endocrinologia ginecológica clínica e infertilidade**. 4. ed. São Paulo: Manole, 1991.

SPRINGER, S. P.; DEUTSCH, G. **Cérebro esquerdo, cérebro direito**. 3. ed. São Paulo: Summus, 1998.

SQUIRE, L. R.; BERG, D.; BLOOM, F. E.; DU LAC, S.; GHOSH, A.; SPITZER, N. C. **Fundamental neuroscience**. 4. ed. New York: Academic Press, 2013.

SQUIRE, L. R.; KANDEL, E. R. **Memória: da mente às moléculas**. Porto Alegre: Artmed, 2003.

STAHL, S. M. **Psicofarmacologia: bases neurocientíficas e aplicações práticas**. 4. ed. Rio de Janeiro: Guanabara Koogan, 2014.

STERLING, P.; EYER, J. Allostasis: a new paradigm to explain arousal pathology. In: FISHER, S.; REASON, J. (Ed.). **Handbook of life stress, cognition and health**. New York: John Wiley & Sons, 1988. p. 629-649.

STORER, T. I.; USINGER, R. L.; STEBBINS, R. C.; NYBAKKEN, J. W. **Zoologia geral**. São Paulo: Editora Nacional, 1995.

STRYER, L. **Bioquímica**. 3. ed. Rio de Janeiro: Guanabara Koogan, 1987.

SUBEDI, B.; GROSSBERG, G. T. Phantom limb pain: mechanisms and treatment approaches. **Pain Res Treat**, v. 2011, p. 864605, 2011.

SUEZ, J.; ZMORA, N.; SEGAL, E.; ELINAV, E. The pros, cons, and many unknowns of probiotics. **Nature Med**, v. 25, n. 5, p. 716-729, 2019.

SUTERA, S. P.; SKALAK, R. The history of Poiseuille's law. **Annu Rev Fluid Mech**, v. 25, p. 1-19, 1993.

SUZUKI, W. A. Associative learning signals in the brain. **Prog Brain Res**, v. 169, p. 305-320, 2008.

SWAAB, D. F. Sexual differentiation of the brain and behavior. **Best Pract Res Clin Endocrinol Metab**, v. 21, n. 3, p. 431-444, 2007.

SWANSON, L. W. What is the brain? **Trends Neurosci**, v. 23, n. 11, p. 519-527, 2000.

TAFNER, M. A.; XEREZ, M.; RODRIGUES FILHO, I. W. **Redes neurais artificiais: introdução e princípios de neurocomputação**. Blumenau: Eko, 1996.

TANDON, O. P.; TRIPATHI, Y. **Best & Taylor's physiological basis of medical practice**. 13. ed. Gurgaon: Wolters Kluver Health, 2012.

TAVARES, P.; FURTADO, M.; SANTOS, F. **Fisiologia humana**. Rio de Janeiro: Atheneu, 1984.

THON, J. N.; ITALIANO, J. E. Platelets: production, morphology and ultrastructure. **Handb Exp Pharmacol** v. 210, p. 3-22, 2012.

TORTORA, G. J. **Corpo humano: fundamentos de anatomia e fisiologia**. 4. ed. Porto Alegre: Artmed, 2000.

UTTAL, W. R. **The new phrenology: the limits of localizing cognitive processes in the brain**. Cambridge: MIT Press, 2001.

VAISMAN, M.; ROSENTHAL, D.; CARVALHO, D. P. Enzimas envolvidas na organificação tireoideana do iodo. **Arq Bras Endocrinol Metabol**, v. 48, n. 1, p. 9-15, 2004.

VARELLA, P. P.; FORTE, W. C. N. Citocinas: revisão. **Rev Bras Alerg Imunopatol** v. 24, n. 4, p. 146-154, 2001.

VINE, A. K. Recent advances in haemostasis and thrombosis. **Retina**, v. 29, n. 1, p. 1-7, 2009.

VOET, D.; VOET, J. G. **Biochemistry**. 4. ed. New York: John Wiley & Sons, 2011.

VOLKOV, A. G.; LANG, R. D.; VOLKOVA-GUGESHASHVILI, M. I. Electrical signaling in Aloe vera induced by localized thermal stress. **Bioelectrochemistry**, v. 71, n. 2, p. 192-197, 2007.

WAKI, H.; TONTONOZ, P. Endocrine functions of adipose tissue. **Annu Rev Pathol**, v. 2, p. 31-56, 2007.

WARREN, B.; RANDALL, D.; FRENCH, K. **Fisiologia animal: mecanismos e adaptações**. 4. ed. Rio de Janeiro: Guanabara Koogan, 2000.

WEST, J. B. **Respiratory physiology: the essentials**. 8. ed. Philadelphia: Lippincott, 2008.

WHITLOCK, J. R.; HEYNEN, A. J.; SHULER, M. G.; BEAR, M. F. Learning induces long-term potentiation in the hippocampus. **Science**, v. 313, n. 5790, p. 1093-1097, 2006.

WICKELGREN, I. Getting a grasp on working memory. **Science**, v. 275, n. 5306, p. 1580-1582, 1997.

WIDMAIER, E. P.; RAFF, H.; STRANG, K. T. **Fisiologia humana de Vander, Sherman & Luciano**. 9. ed. Rio de Janeiro: Guanabara Koogan, 2006.

WILSON, D. F. Quantifying the role of oxygen pressure in tissue function. **Am J Physiol Heart Circ Physiol**, v. 294, n. 1, p. H11-H13, 2008.

XAVIER, G. F. **Técnicas para o estudo do sistema nervoso**. São Paulo: Plêiade, 1999.

YEN, S. S. C.; JAFFE, R. B. **Endocrinologia reprodutiva**. 2. ed. São Paulo: Roca, 1990.

YOUNG, V. R.; PELLETT, P. L. Plant proteins in relation to human protein and amino acid nutrition. **Am J Clin Nutr**, v. 59, n. Suppl 5, p. 1203S-1212S, 1994.

ZAGO, M. A.; FALCÃO, R. P.; PASQUINI, R. **Tratado de hematologia**. São Paulo: Atheneu, 2013.

ZARCO, P. **Exploración clínica del corazón**. Madrid: Editorial Alhambra, 1967.

ZOELLER, R. T.; BROWN, T. R.; DOAN, L. L.; GORE, A. C.; SKAKKEBAEK, N.; SOTO, A.; WOODRUFF, T.; VOM SAAL, F. Endocrine-disrupting chemicals and public health protection: a statement of principles from the Endocrine Society. **Endocrinology**, v. 153, n. 9, p. 4097-4110, 2012.

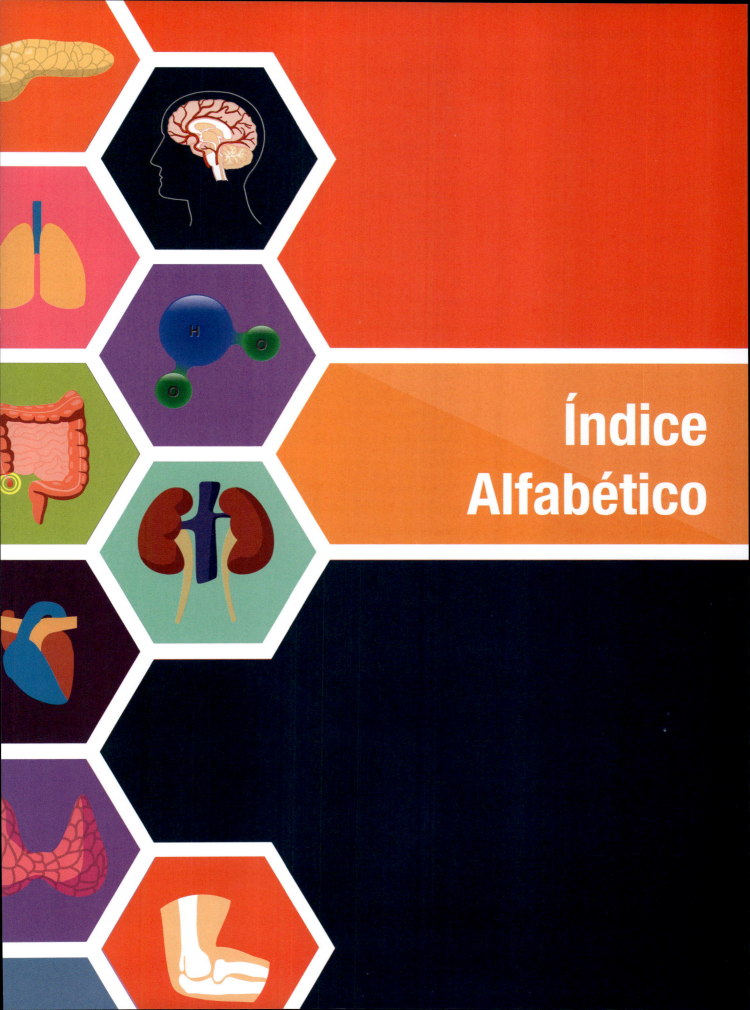

Índice Alfabético

A

Absorção intestinal, 214
Ácido, 285
- araquidônico, 102, 121
Acidose, 233, 286
- metabólica, 237
- respiratória, 236
Ácinos pancreáticos, 211
Actina, 124
Adaptação, 82
- estrutural, 141
Adenilciclase, 108
Adeno-hipófise, 313
Adrenalina, 170, 301
Afasia
- motora, 180
- sensorial, 180
Agentes parácrinos, 104
Agnosias, 191
Albumina, 32
Alcalose, 286
- metabólica, 237
- respiratória, 237
Álcool, 36
Alodinia, 91
Alostase, 10, 100
Alterações bioquímicas, 155
Amilase salivar, 208
Amnésia, 159
AMP cíclico, 108
Amplificação, 110
Anabolizante, 160
Anandamida, 120
Anatomia, 2
Anemia, 275
Anestésicos locais, 62
Anfetaminas, 195
Angiotensina II, 262
Anidrase carbônica, 233
Ansiedade, 303
Ansiolíticos, 195
Antidepressivos, 195
Anti-histamínicos, 195
Antipsicóticos, 195
Aparelho
- justaglomerular, 279
- respiratório, 226
Apetites, 170
Aplysia, 149
Apoptose, 145
Apraxia, 192
Aprendizado, 148
- associativo, 150
- não associativo, 149
- níveis de, 159
Aquaporina, 34, 284
Aquisição, 148
Arco sináptico, 171
Área(s)
- de associação, 181
- motoras
- - secundárias, 181
- - suplementares, 192
- postrema, 211
- pré-motora, 192
- sensoriais
- - primárias, 181
- - secundárias, 181
- tegmentar ventral, 185
Armazenagem, 148
Arquicórtex, 157
Arritmia cardíaca, 246
Artéria, 247

Árvore respiratória, 222
Atenção
- ativa, 175
- passiva, 175
Atividade
- aeróbica, 160
- física regular, 159
- neural, 194
Átrio, 243
Autoionização, 25
Automatismo, 124, 171
- primário, 157
- secundário, 157
Autonomia, 9
- celular, 23
Autótrofos, 201

B

Base, 285
Bastonetes, 82
Bicamada lipídica, 31
Bile, 212
Boca, 209
Bócio, 294
Bomba
- de recaptação, 120
- de sódio-potássio, 46
Bradicardia, 246
Bronquíolo(s)
- respiratório, 224
- terminais, 224
Buffer, 158
Bulbos de Krause, 88
Bulhas cardíacas, 247

C

Caixa torácica, 225
Cálcio, 110
Calcitriol, 297
Calmodulina, 110, 129
Calo ósseo, 163
Campo
- dendrítico, 147
- efetor, 13, 130
- receptivo, 85
- - visual, 186
Canais
- afinidade química dos, 34
- de cálcio dependentes de voltagem, 127
- de membrana, 33
- de rianodina, 127
- mecano-dependentes, 34
- voltagem-dependentes, 34
Câncer, 24
Capacidade pulmonar, 228
Capacitância, 70
Capacitor, 46
Capsaicina, 80
Carboidrato, 201
Cardiomiócitos, 112
Carga alostática, 12
Cascatas bioquímicas, 110, 122
Catecolaminas, 105
Cavidade pleural, 223
Célula(s), 23
- alvo, 100
- comunicação funcional das, 97
- de glia, 120
- eucarionte, 31
- excitável, 119
- ganglionares, 186
- marca-passo, 70, 123

- procarionte, 31
- sensorial, 76
Centro(s)
- apnêustico, 235
- corticais de associação, 181
- pneumotáxico, 234
- respiratório, 234
Cerebelo, 156, 194
Cérebro, 176
- biblioteca anterior, 174
- biblioteca posterior, 174
- conhecimento do, 174
- experiências do, 174
- lobos do, 179
- plasticidade do, 155
Charles Robert Darwin, 141
Cianose, 233
Ciclo
- cardíaco, 247
- de Krebs, 136
- menstrual, 310
Circuitos neurais de recompensa, 154
Circulação
- dupla, 243
- sistêmica, 243
Citocinas, 101
Citoesqueleto neuronal, 120
Clasmocitose, 202
Climatério, 310
Coacervados, 46
Coagulação sanguínea, 102
Cocaína, 195
Codificação, 64, 186
Código
- de frequência, 81
- de população, 81
Cognição consciente, 172
Colecalciferol, 276
Cólica, 215
Colinesterase, 120
Colunas
- corticais, 183
- de orientação, 183
- topográficas, 183
Coma, 196
Combustão, 221
Comissura, 179
Compactação fecal, 215
Comportamento(s), 170
- apetitivos, 170
- associativo, 173
- automáticos, 171
- compulsivos, 154
- defensivos, 170
- disfuncional, 150
- inatos, 171
- reflexos, 171
Compartimento
- extracelular, 32
- interstício, 32
- intracelular, 32
- intravascular, 32
Computações neuronais, 169
Comunicação
- autócrina, 100
- celular, 97
- direta, 99
- indireta, 103
- - local, 100
- parácrina, 100
Condicionamento
- clássico, 150, 153
- operante, 153

Condução
- decremental, 50
- eletrônica, 51
Conectina, 126
Cones, 82
Conexina, 99
Consciência, 175
- estados de, 196
Consolidação, 148
Continência fecal, 202
Contração
- intramuscular, 139
- isométrica, 131
- isotônica, 131
- lenta, 130
- muscular, 127
- - bioenergética da, 135
- rápida, 130
Contraste, 84
Contratilidade, 134
Contratransporte, 38
Controle inibitório, 158, 172
Coração, 244
- tetracavitário, 241
Cordados, 170
Cordas vocais, 223
Cardiomiócito, 244
Corpúsculos densos, 124
Correntes iônicas, 49
- tempo de difusão das, 51
Córtex
- função executiva do, 158
- motor primário, 181, 192
- orbitofrontal, 172
- pré-frontal, 148, 157, 191
Corticosteroide, 106
Cortisol, 106, 302
Coto distal, 163
Cotransporte, 38
Craniometria, 180
Creatinina, 280
Cromossomos, 294
Cronobiologia, 302

D

Débito
- cardíaco, 249
- sistólico, 248
Decisões, 173
- econômicas, 174
- racionais, 174
Defecação, 215
Deglutição, 209
Dependência química, 154
Dermátomo, 91
Desenvolvimento ontogenético, 143
Despolarização, 47, 61
Desprazer, 170
Dextrina, 208
Diabetes melito, 307
Diacilglicerol, 108
Diastólise, 247
Diferença de potencial (DDP), 55
Difosfato de adenosina (ADP), 26
Difusão, 32, 35
- facilitada, 36
- simples, 36
- tempo de, 51
Digestão, 209
- duodenal, 211
Digitálicos, 249
Dilatação cardíaca, 161
Disparo, 63

Dispneia, 242
Disruptores endócrinos, 318
Dissacaridases, 214
Distensibilidade, 134
Diurese por pressão, 283
Doença(s), 12
- de Alzheimer, 148, 159
- de Parkinson, 159
- mentais, 170
- osteometabólicas, 276
- renal crônica, 288
Dor referida, 89

E

Edema pulmonar, 229, 247
Efeito
- Bodwitch, 246
- catabólico, 303
- Windkessel, 252
- placebo, 152
Eicosanoides, 102, 121
Elasticidade, 141
Eletrocardiograma, 246
Eletroencefalógrafo, 191
Eletroencefalograma, 194
Embriogênese, 176
Emoções, 183
- primárias, 170
- secundárias, 170
Encéfalo, 159
Encruzilhada parieto-occipitofrontal, 191
Endocanabinoides, 120
Endorfinas, 120
Endotélio, 243
- capilar, 278
Energia potencial, 45
Engatilhamento, 63
Engramas, 148
Enteroquinase, 212
Envelhecimento celular, 8
Enzima, 201
Epitélio, 278
Equilíbrio, 9, 17
- acidobásico, 236
Eritropoese, 275
Esfíncteres, 202
Espaço morto anatômico, 222
Espasmos involuntários, 64
Especialização, 24
- celular, 23
Espinhas dendríticas, 145
Esqueleto torácico, 226
Esquiva inibitória, 153
Estabilidade, 9
Esteroides, 105
- anabolizantes, 161
Estímulo(s), 77, 149
- condicionado, 151
- do meio, 141
- incondicionado, 151
- intensidade do, 81
- nocivos, 89
Estradiol, 310
Estresse, 12, 15, 301
- ambiental, 169
Esvaziamento gástrico, 210
Eucarionte, 31
Evocação, 148
Evolução natural, 23
Excreção, 272
Experiência ambiental, 174
Exterocepção, 91
Extinção, 151

F

Fadiga, 243
- bioquímica da, 110
Faixa de tolerância, 13
Falência hepática, 214
Fator(es)
- de crescimento epidérmico, 208
- de transcrição, 109
Feedback
- negativo, 12
- positivo, 13
Feixe(s)
- intermodais, 245
- prosencefálico medial, 153
Fenda sináptica, 113, 120
Fenômeno(s)
- bioquímico, 155
- elétrico, 155
- eletrofisiológicos, 155
Fermentação, 221
Fibra(s)
- brancas, 130
- muscular, 124, 244
- - citoplasma da, 124
- nervosas somestésicas, 79
- vermelhas, 130
Fígado, 202
Filariose, 256
Filtração glomerular, 276
Fisiologia, 2
- objetivo da, 15
Fisioterapia, 147
Fluxo(s)
- iônicos, 60
- sanguíneo real, 279
Fome, 206
Força
- de difusão, 35
- de estiramento, 126
- elétrica, 35
- muscular, 131
Fosfatúria, 298
Fosfocreatina, 135
Fosfolipase C, 108
Fosforilação, 27
Fósforo, 107
Fotorreceptor de retina, 119
Fotossíntese, 201
Fóvea, 186
Franz Gall, 180
Frenologia, 180
Frequência respiratória, 235, 248
Funções excretoras, 276
Fusos neuromusculares, 88

G

Galactorreia, 314
Gametas
- femininos, 310
- masculinos, 307
Gânglios, 177
Gasometria arterial, 238
Gastrina, 209
Genes, 294
Genoma humano, 142, 294
Glândula(s)
- pineal, 317
- endócrinas, 104, 293
Glicogênio, 274
Glicogenólise, 274
Gliconeogênese, 274, 302
Glicose, 24, 26

Glicosúria, 282
Glomérulo, 186
- renal, 271
Glucagon, 305
Gradiente eletroquímico, 35
Grelina, 203
Grupo respiratório da ponte, 234
Gustação, 179

H

Habilidades
- cognitivas, 143
- especializadas, 24
Habituação, 97, 149
Hálito cetônico, 277
Haustrações, 215
Hemácias, 275
Hematose, 222, 246
Hematúria, 278
Hemisferectomia total, 147
Hemoglobina, 231, 275
Hering Ewald, 148
Hidrocortisona, 106
Hidrólise, 25, 201
- equação de, 27
Hidronefrose, 278
Hidroxiapatita, 297
Hiperalgesia, 91
Hipercalcemia, 129
Hiperemia reativa, 255
Hiperglicemia, 303
Hiperplasia, 160
Hiperpolarização, 47
- pós-potencial, 62
Hiperpotassemia, 300
Hipertireoidismo, 297
Hipertrofia
- cardíaca, 161
- concêntrica, 161
- excêntrica, 161
- miofibrilar, 160
- sarcoplasmática, 160
Hipocalcemia, 129
Hipocampo, 148
Hipófise, 313
- disfunções da, 315
Hipoglicemia, 151
Hipotálamo, 104, 177, 185, 316
Hipotireoidismo, 297
Hipoxemia, 232, 275
Hipoxia, 232
Histamina, 102, 209
Homeostase, 10, 169
Homo sapiens, 173
Hormônio(s), 104
- adrenocorticotrófico, 105
- estimulador da tireoide, 296
- hidrossolúveis, 105
- lipossolúveis, 105

I

Ilhotas pancreáticas, 49
Imaginações, 174
Impulsos, 172
Imunomediadores, 114
Incretinas, 306
Infarto agudo do miocárdio, 163
Influxo de sódio, 64
Informação
- armazenamento de, 154
- transdução de, 75
Infrarregulação, 113

Inibição lateral, 84
Inspiração, 225
Insuficiência
- cardíaca, 250
- renal aguda, 287
Ínsula, 92
Insulina, 108, 305
Integração
- neuroimunoendócrina, 113
- temporal, 191
Inteligência, 169
Intensidade, 83
Interocepção, 91
Intestino, 214
Isometria, 131

J

James Olds, 153
James Papez, 185
Jean-Baptiste Lamarck, 141
Junções comunicantes, 99

K

Karl Wernicke, 180

L

Labilidade, 102
Lâmina
- parietal, 222
- visceral, 222
Laringe, 223
Lei
- das energias específicas, 78
- de Boyle, 224
- de Frank-Sterling, 134, 250
- do uso e desuso, 141
Leite, 314
Leucotrienos, 102
Ligante químico, 34
Limiar, 63
Linguagem, 157
Lipase lingual, 208
Lipídios
- classes de, 31
Lisozima, 208
Locus eletrogênico, 52

M

Macroestado, 15
Maltose, 208
Mamíferos não primatas, 173
Mapas
- sensoriais, 186
- topográficos, 190
Marca-passo, 245
Mastigação, 209
Mastócito, 102
Matriz osteoide, 297
Medula espinal, 176
Meio
- ambiente, 169
- extracelular, 33
- - isoelétrico, 46
- interno, 25, 241
Melatonina, 317
Membrana
- alveolocapilar, 229
- apical, 274
- basilar, 79
- basolateral, 274
- celular, 31

- - aumento da permeabilidade da, 62
- - permeabilidade seletiva ao potássio da, 46
- plasmática, 34
- pós-sináptica, 120
- pré-sináptica, 120
- receptores de, 107
- tectória, 79
- voltagem original de, 52
Membro fantasma, 162
Memória, 148, 154
- classificação da, 157
- declarativa, 157
- de trabalho, 155, 173
- edição da, 156
- procedural, 157
- singularidade da, 156
Menstruação, 310
Mente, 186
Metabolismo, 25, 201, 241
- anaeróbico, 26
Micção, 287
- reflexo de, 288
Microbiota, 215
Microestado, 15
Microrruptura de fibras, 160
Mídia, 75
Miofibrila, 124, 160
Miosina, 124
Miosinofosfatase, 129
Miosinoquinase, 110, 129
Miostatina, 160
Modalidades sensoriais, 78
Molécula anfipática, 212
Monóxido de carbono, 121
Motilidade vascular, 102
Motivação, 185
Moto-contínuo, 8
Motoneurônios, 112
Movimento(s), 192
- browniano, 50
Musculatura extraocular, 130
Músculo, 123
- cardíaco, 127, 136, 160
- esquelético, 127, 135, 159
- liso, 129, 136
- multiunitário, 123
- propriedades fisiológicas do, 124
- unitário, 123

N

Nanogramas, 104
Nanômetros, 113
Necrose, 162
Nefrolitíase, 278
Néfrons, 271
Neolamarckismo, 142
Nervo(s), 177
- cranianos, 176
- espinhais, 176
- vago, 202
Neuro-hipófise, 314
Neurônio, 55, 155
Neuroplasticidade, 145
Neurotransmissão retrógrada, 120
Neurotransmissores, 49, 101, 119
Nêutrons, 8
Nocicepção, 89
Nociceptor silente, 89
Noradrenalina, 301
Núcleo(s)
- atômico, 8
- da base, 193
- olivar superior, 186

- supraquiasmático, 177
Nutrientes
- absorção de, 201

O

Ocitocina, 314
Olfação, 179
Ondas
- lentas, 129
- sonoras, 79
Orexinas, 120
Organismos
- pluricelulares, 24
- unicelulares, 25
Organização
- hierárquica, 180
- segregada, 182
Órgãos, 24
- de Corti, 179
- endócrinos, 293
- neurotendinosos, 88
Osmolaridade, 283
Osmorreceptores, 284
Osmose, 32
Osteoblastos, 297
Osteoclastos, 297
Osteoporose, 298
Ovário, 299
Óvulo, 307
Óxido nítrico, 103, 120

P

Paixões, 172
Pâncreas, 211
Pancreatite aguda, 212
Paramécio, 24
Parede torácica, 223, 225
Parênquima renal, 273
Paul MacLean, 184
Pavlov, 150
Penetrância de genes, 142
Pensamentos, 174
Pepsina, 209
Peptídeos, 105
Percepção, 76, 174
Perfusão tecidual, 244
Períneo, 289
Período
- crítico, 143
- refratário
- - absoluto, 64
- - relativo, 64
Peristalse, 202
pH, 285
Phineas Gage, 185
Picogramas, 104
Pílulas anticoncepcionais, 313
Pixels, 86
Placa motora, 123
Placebo, 15
Placenta, 310
Plasticidade, 141
- celular, 145
- lado negativo da, 162
- períodos críticos de,
- muscular, 159
Platô, 70
Plexo
- mioentérico, 202
- submucoso, 202
Pneumócitos, 225
Ponto cego, 186

Pós-carga, 250
Potência muscular, 160
Potencial
- de ação, 45, 59, 64
- - fases do, 63
- de placa motora, 127
- de repouso, 45
- elétrico,
- - diferencial, 45
- - variação do, 47
- gerador, 60
- graduado, 49, 55, 64
- pós-sináptico, 59
- receptor, 80
Prazer, 154, 170
Pré-carga, 249
Pressão
- arterial, 252
- diastólica, 252
- intra-alveolar, 224
- intrapleural, 224
- de pulso, 252
- negativa, 224
- osmótica, 33
- sistólica, 252
- transpulmonar, 225
Princípio
- da linha rotulada, 80
- de eletroneutralidade, 46
Privação proteico-calórica, 143
Procarionte, 31
Processamento
- associativo, 98
- sensorial, 86
Processo
- alimentar, 206
- alostático, 11
- de regulação inibitória, 12
- eletrogênico, 110
- homeostático, 11
Propagação unidirecional, 68
Propriocepção, 88
Prostaciclinas, 102, 121
Prostaglandinas, 102, 121
Proteína G, 108
Proteinofosfatases, 107
Proteinoquinases, 107
Proteinúria, 278
Prótons, 8
Pulmões, 236
Punição
- negativa, 153
- positiva, 153

Q

Quilomícrons, 215
Quimiorreceptores, 78
Quimo, 209

R

Reabsorção tubular, 277
Reações
- bioquímicas, 136
- emocionais, 184
- exotérmicas, 221
Receptores, 76
- com comportamento enzimático, 108
- de membrana, 107
- intracelulares, 109
- ionotrópicos, 119
- J, 236
- metabotrópicos, 119, 155

- polimodais, 78
- qualitativos, 77
- sensíveis à luz, 93
- topográficos, 77, 83
Rede(s)
- capilar, 253
- - peritubular, 272
- de relações, 24
- neurais, 146, 186
Reflexo
- de Hering-Breuer, 236
- enterogástrico, 210
- gastrocólico, 215
- patelar, 171
Reforço, 151
- negativo, 153
- positivo, 153
Regeneração
- cardíaca, 163
- neuronal, 162
- óssea, 163
Regra de Hebb, 147
Remodelação
- óssea, 297
- ventricular, 163
Rendimento esportivo, 133
Renina, 279
Repertório motor, 156
Repolarização, 61
Representação, 186
Reprodutibilidade, 24
Reserva
- de contratilidade, 129
- de energia, 55
Resíduos
- eliminação de, 202
Resistência
- elétrica, 50
- vascular periférica, 250
Respiração, 221
- boca a boca, 230
- celular, 36, 221
- controle neural da, 233
- regulação da, 113
Resposta, 149, 151
- fisiológica, 141
- imunológica, 75
Ressonância magnética funcional, 157
Restauração, 62
Retículo sarcoplasmático, 128
Retorno venoso, 250
Retroalimentação, 10
- negativa, 12
- positiva, 12
Ribonuclease, 208
Rigidez cadavérica, 128
Rins, 271
Ritmo circadiano, 302
Rivalidade binocular, 175

S

Saciedade, 206
Sais biliares, 212
Saliva, 207
- função enzimática da, 208
Sangue, 264
- arterial, 246
- difusão de gases do, 228
- venoso, 246
Sarcômero, 124
Saturação, 36
Secreção
- hormonal, 105

- tubular, 277
Segundos mensageiros, 108
Semicontração, 131
Sensação, 76
Sensibilização, 149
- central, 89
- periférica, 89
Sentido(s)
- da audição, 179
- da visão, 179
- do equilíbrio, 180
- químicos, 179
- somático, 179
Sentimentos, 184
Sequência de Pavlov, 151
Seres
- exotérmicos, 221
- heterótrofos, 201
- pluricelulares, 23
- unicelulares, 23
Servomecanismo, 12
Sigmund Freud, 185
Sinalização
- celular, 109
- elétrica, 98
- química, 98
Sinalizador
- extracelular, 108
- parácrino, 102
Sinapse, 52, 111, 121, 155
- elétrica, 112
- neuromuscular, 123
- química, 112
Síncope, 260
Sinusoides, 257
Sistema(s), 7, 24
- alostático, 24
- auto-organização do, 10
- binário, 59
- celulares, 144
- circulatório, 241
- conservativo, 8
- digestório, 201
- - órgãos anexos ao, 202
- dissipativo, 8
- em equilíbrio, 9
- endocanabinoide, 120
- endócrino, 293
- estável, 9
- interação entre, 8
- interoceptivo, 91
- límbico, 183
- mola-força, 144
- monoaminérgicos, 194
- muscular, 123, 128
- nervoso, 123, 169
- - autônomo, 177, 202
- - de relação, 177
- - divisão funcional do, 176
- - entérico, 202
- - somático, 177
- neuro-operado, 123
- neurorregulado, 123
- renina-angiotensina-aldosterona, 262
- respiratório, 222

- reticular ativador ascendente, 195
- retroalimentação do, 10
- somatossensorial, 187
Sístole, 248
Skinner, Burrhus Frederic, 151
Sobrecarga alostática, 13, 15
Soluto, 24
Somação, 51
- espacial, 53
- temporal, 53
Somestesia, 78
Sonhos, 196
Sono, 196
Sonolência, 254
Sons, 186
Sopros cardíacos, 247
Subcórtex, 157
Substância(s)
- branca, 179
- cinzenta, 177
- endógenas, 120
Sucesso evolutivo, 170
Suco pancreático, 212
Suprarregulação, 113

T

Tamponamento celular, 286
Taquicardia, 246
Tato discriminativo, 86
Taxa de filtração glomerular, 278
Taxonomia, 156
Tecidos, 24
- excitáveis, 45
- não excitáveis, 49
Temperatura corporal, 13
Tensão, 126
- pré-menstrual, 313
Teoria
- da domesticação, 141
- da plasticidade neuronal, 145
- da seleção natural, 141
- do portão da dor, 91
- dos sistemas, 23
Termodinâmica, 109
Termogênese, 296, 316
Testículos, 299
Testosterona, 160, 307
Tireoglobulina, 294
Tireoide, 294
Tironinas, 105
Titina, 126
Tomografia por emissão de pósitrons, 157
Tônus
- muscular, 131
- simpático, 257
- vasomotor, 255
Trabalho muscular, 131
Traço bioquímico, 158
Transdução
- de força, 132
- intercelular, 76
- sensorial, 76, 79
Transmissão sináptica, 119
Transportadores de membrana, 35

Transporte
- ativo, 35
- - primário, 37
- - secundário, 38
- de oxigênio, 231
- passivo, 35
Transtornos mentais, 122
Traqueia, 223
Trifosfato de adenosina (ATP), 26
Trifosfoinositol, 108
Tripsina, 212
Tromboxanos, 102
Tronco encefálico, 177
Tropomiosina, 127
Troponina, 127
Tubo
- digestivo, 202
- neural, 176

U

Unidade
- contrátil, 124
- motora, 129, 133
- - recrutamento da, 139
- - sincronização da, 139
Urina, 271
- doce, 282

V

Vacúolos, 201
Valvas, 247
Variação
- contínua, 48
- da voltagem, 49
- do tônus, 131
Vasos
- retos, 272
- sanguíneos, 243
Veia, 247
Velocidade de propagação, 69
Ventilação
- alveolar, 228
- pulmonar, 224
Ventrículo, 243
Via(s)
- aeróbica, 135
- do glicogênio-ácido láctico, 135
- dos fosfagênios, 135
- mesolímbica, 154
- respiratórias, 222
Vigília, 196
Vitamina D, 298
Volemia, 250, 283
Volume pulmonar, 228
Vômito, 211

W

Walter Cannon, 171
Wilhelm Wundt, 154
William James, 154

X

Xerostomia, 209